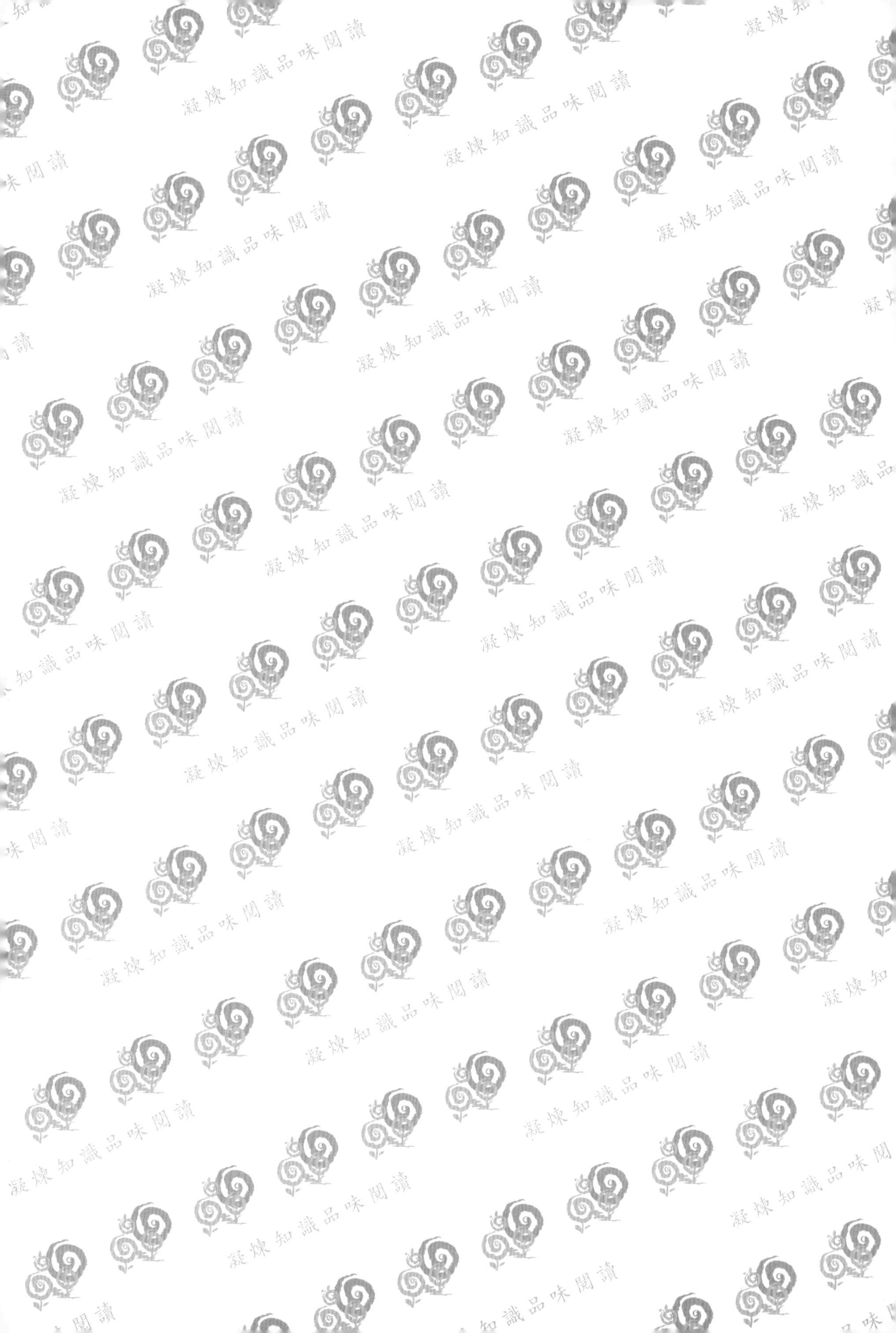

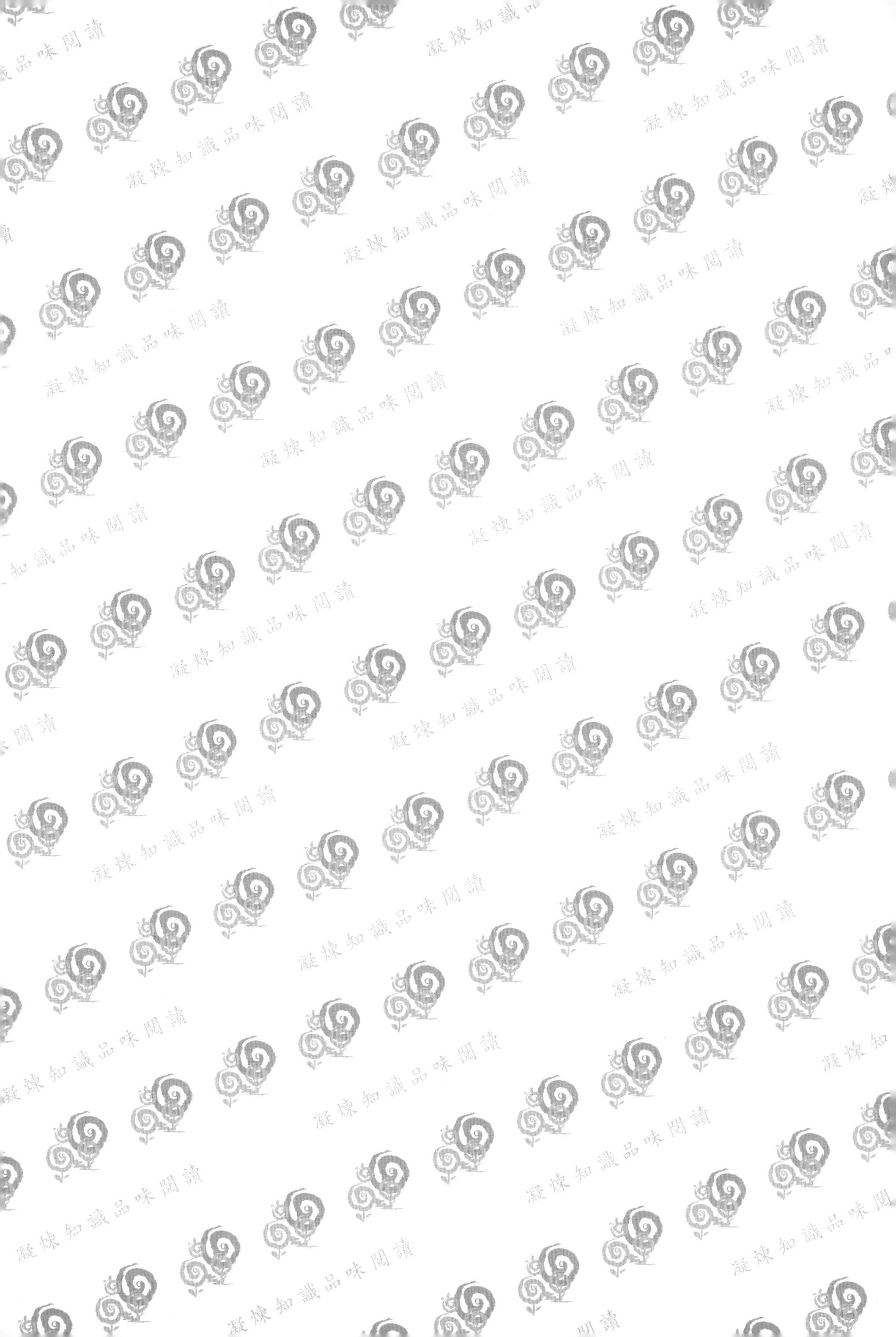

照顧服務員資格訓練指引

蕭玉霜　主編

何麗娟、吳佩姍、杜秀秀、周麗楨、林秀英
林桂連、洪子鑫、葉淑惠、廖　綠、蕭玉霜
謝文哲、釋照量　合著

五南圖書出版公司 印行

推薦序

透過長照服務法等保障，照顧服務員的名稱、待遇、福利、權益等受到保障。照顧服務員的資格、訓練、認證、繼續教育、職登、服務程序、處所、內容等受到政策法規約束，包括升遷、發展、願景及展望也與日拓展提升。

照顧服務員的角色是最了解個案，最溫暖、最貼近人心，提供個案及家屬當下最真實的需求。但他也可能是最易傷人、害人、毀人的人，駭人故事也不少。利與害之間，取決於照顧服務知識、技能的準備度，更重要是個人照顧服務的動機、意圖、接納及應對進退的態度與能力。初踏入此工作的人需時時不忘自己的初衷，不要在生涯發展過程中，讓了照顧好自己或不抵其他誘惑。

既然知識、技能、態度、規範等的準備極為重要，衛福部制定的基礎課程成為入門最低門檻。學習與學習者、教學者、環境、教學設計及規劃等眾多因素相關。當然好的教材引導也很重要。此書是依據衛福部頒布之「照顧服務員訓練課程表」所編寫，是值得參考的教材，此書有幾個特色：

1. 每章的課程綱要及學習目標均是依照衛福部頒布標準列出。讀者閱讀每章內文後，可反覆審視這些綱要及目標，回顧本章重要內容及主要該達成的目標，可慎思及查檢自己是否已很明瞭？
2. 每章最後均列出數題考題，再次加強讀者對該章的熟稔度，及熟悉課後測驗的狀況，避免考試緊張或導正自己尚不正確的概念。
3. 本書除依衛福部制定的資格課程編排，特別增加三章內容（24-26 章）
   (1) 在 24 及 25 章，透過特別議題，強化照顧服務員對於服務對象及自己權益的維護與保障。衛福部在 2022 年修訂 2018 年之「照顧服務員訓練課程表」，第一章增加「家庭暴力、老人保護及身心障礙者保護……」的學習目標。同時近年來隨著性平、性騷、性侵等議題的受關注，也凸顯這些問題的重要。
   (2) 在 26 章，給接受此課程，即將成為照顧服務員的人入行的準備及期許。讀者在閱讀時，是否能感受到作者老師的溫暖及支持呢？

教學相長，讀者與作者也一樣，透過彼此交流將可使此書更符合大眾需求，發揮更多效能。歡迎大家閱讀及不吝指教，期許這本書能對有志成為照顧服務員的你我越來越有助益。

輔仁大學護理學系

劉淑娟　兼任教授於臺北市 2024.12

推薦序

根據衛福部調查，我國長照需求人口越來越多，2021年為85.5萬多人，2024年已經攀升到89.2萬多人。2025年臺灣將邁入超高齡社會，屆時每5人就有1人是65歲以上長者，更顯照顧服務員的需求日益升高。超過100萬人，且平均照顧時間約8年至10年，有65%需仰賴家人照顧，此時長期照顧服務的重要性不言而喻。本書《照顧服務員資格訓練指引》正是為了提供這些關鍵的知識與技能，幫助照顧服務員在各種服務情境中，發揮出最佳的專業能力與素養。

本書涵蓋了長期照顧服務的多項重要面向，包括服務理念、照顧服務的相關法律與政策、身心障礙者及失智症病人的照顧技巧、家庭照顧者的支持、心理健康與壓力調適、急救與感染控制等。每一章節都能細緻地介紹照顧服務員所需具備的基本知識和技能，並結合實務操作和案例分析，幫助讀者不僅掌握理論，還能有效地應用於日常工作中。

此外，本書對照顧服務員的角色和職責進行了深入的探討，闡述他們在長期照顧服務中扮演的多重角色及其服務內容，並特別強調了服務倫理與職業道德的重要性。這不僅是提供照顧服務員的專業訓練，更是一份對生命、對人類尊嚴的深刻理解與致敬。

如果你是一位準備投身於長期照顧領域的專業人士，或是對這領域有興趣的讀者，本書將是你不可或缺的指引。它不僅是一本知識的寶庫，更是一份責任與使命的呼喚。照顧服務員的每一個細微行為，都是對他人生活的深刻關懷，這本書正是為了培養每一位照顧服務員都能成為關懷的天使，讓每一位需要照顧的人都能感受到溫暖與尊重。

在未來的日子裡，無論你是走在長期照顧的專業道路上，或是從事與照顧相關的各項事工，本書都將為你提供寶貴的指導和幫助，助你成為一位更具專業素養與人文關懷的照顧服務員。希望這本《照顧服務員資格訓練指引》能夠成為你工作與成長的夥伴，讓你在服務他人、幫助他人中獲得成就感，並持續為改善社會照顧服務需求提供貢獻。

彰化基督教醫院護理部

陳美珠　副主任謹誌

推薦序

2025年我國將邁入超高齡社會，照顧需求急遽上升，加上少子化效應，將讓家庭照顧功能更加弱化，此時更顯照顧服務員之重要性。培養具有照顧服務專業能力之合格照服員，首重教育訓練之紮實，要有紮實教育訓練必須先有良好之訓練指引教材。非常榮幸拜讀推薦《照顧服務員資格訓練指引》，這是一群實務界的照顧服務培訓老師，集畢生實務經驗，並依據衛生福利部最新的照顧服務資格訓練規定撰寫，希望給培訓者學習指引，給授課老師完整的授課概要參考，是目前國內最新最完整的照顧學寶典。

照顧的核心價值在於為每一位被照顧者的需求意願與尊嚴而存在，被照顧者笑容顯現照顧品質。當今很多照顧機構採取約束、包尿布、臥床的傳統照顧模式，可說是一種虐待模式，而非專業。約束就不會為被照顧者設想生活喝、吃、拉、動的基本照顧。好的照服員提供生活自立支援照顧模式，讓被照顧者回到生活自立，才談得上照顧專業。如同醫療機構未先醫病就先插鼻胃管，讓原本患者良好的喝、吃功能因插鼻胃管而喪失，這是醫病還是謀害，值得深思。

本書《照顧服務員資格訓練指引》值得推薦在於撰寫者全來自具有多年照顧實務經驗，唯有真正具備照顧經驗者才能以同體共存之心，寫出如此專業、簡單易懂好學的訓練指引教材。全文共26章，從照顧政策、照服員功能角色與倫理、認識身心障礙者及失智症需求與溝通、認識家庭照顧者與溝通、心理健康與壓力調適及溝通技巧、再到完整的照顧服務員基本照顧技巧、急救與感染控制、臨終關懷及認識安寧照顧。更難得的是已將生活自立支援照顧概念寫入復能及支持自立與輔具運用章節，更能顯現本書之照顧指引價值；家庭暴力、老人保護及身心障礙者保護性工作的介紹，更能體現約束絕不是保護而是虐待別人，當今性別平等教育尤其重要，最後指引照顧服務員之就業市場、人力培訓與求職技巧，是國內照顧實務專家所共同創作的照顧學寶典。

最後提醒讀者回歸照顧初衷，並無太多理論與口號，照顧在於落實一個人的生活基本需求喝、吃、拉、動，讓個案在自己可做範圍內，有支配自己生活的意識，過自己想要的生活，快樂生活，堅持照顧是為每位長者的需求意願與尊嚴而存在，提升個案的生活品質，只為再次看到那燦爛的笑容。

南開科技大學長期照顧與管理系

陳聰堅 教授於 2024.12

推薦序

2025年，臺灣將正式邁入超高齡社會。在高齡化與少子化的雙重挑戰下，照顧議題成為社會關注的焦點。然而，大眾對於「照顧」的理解是否足夠全面？許多人或許認為，照顧無非是維護身體健康，但實際上，「照顧」涵蓋的層面遠超於此。真正的照顧，不僅止於身體層面，更延伸至社會與文化層面，觸及精神需求，實現所謂的「身心靈照顧」。

照顧是一門應用科學，透過不同專業的交流與整合，建立起全面的服務模式，幫助服務使用者自主選擇適合自己的服務方式，過自己想過的生活。因此，照顧服務員的培訓不僅限於身體照顧技巧，還需隨著世代變遷與多元文化發展，拓展對身體結構、身心障礙、失智症等多方面的理解。深入學習不同文化背景，培養同理心與溝通能力，也是提升照顧品質的重要一環。

照顧的核心目標在於維持服務使用者的生活品質（quality of life）。從照顧的視角來看，生活品質可分為三個層次：生命安全、生活維持與掌握人生。首先，照顧的基礎是確保服務使用者的安全，提供基本照顧的落實以延續生命。其次，提升服務使用者的生活功能，支持其維持日常生活，依個人意願改善生活品質。當這兩個層次得到滿足後，服務使用者將開始思考更多人生規劃與夢想，探索未竟之事與未完使命，邁向真正的「生的意識」，實現對生活的掌握與追求。

本書集結多位來自不同領域的實務專家與學者，依據衛生福利部照顧服務員證照培訓架構，撰寫照顧服務員所需的技能與知識。無論是即將進入職場的新鮮人，或是在職進修的專業人員，本書皆可作為實用工具書。透過本書，讀者能提前了解不同文化背景與服務對象的特徵與需求，面對個案時具備基本概念，增強處理與解決問題的能力，成為一名專業且稱職的照顧工作者。

期盼本書能成為您在照顧工作旅程上的助力，陪伴您一同走在照顧與陪伴的路上，為每一位服務使用者帶來更美好的生活體驗。

社團法人台灣自立支援照顧專業發展協會

廖志峰 理事長謹誌

目　錄

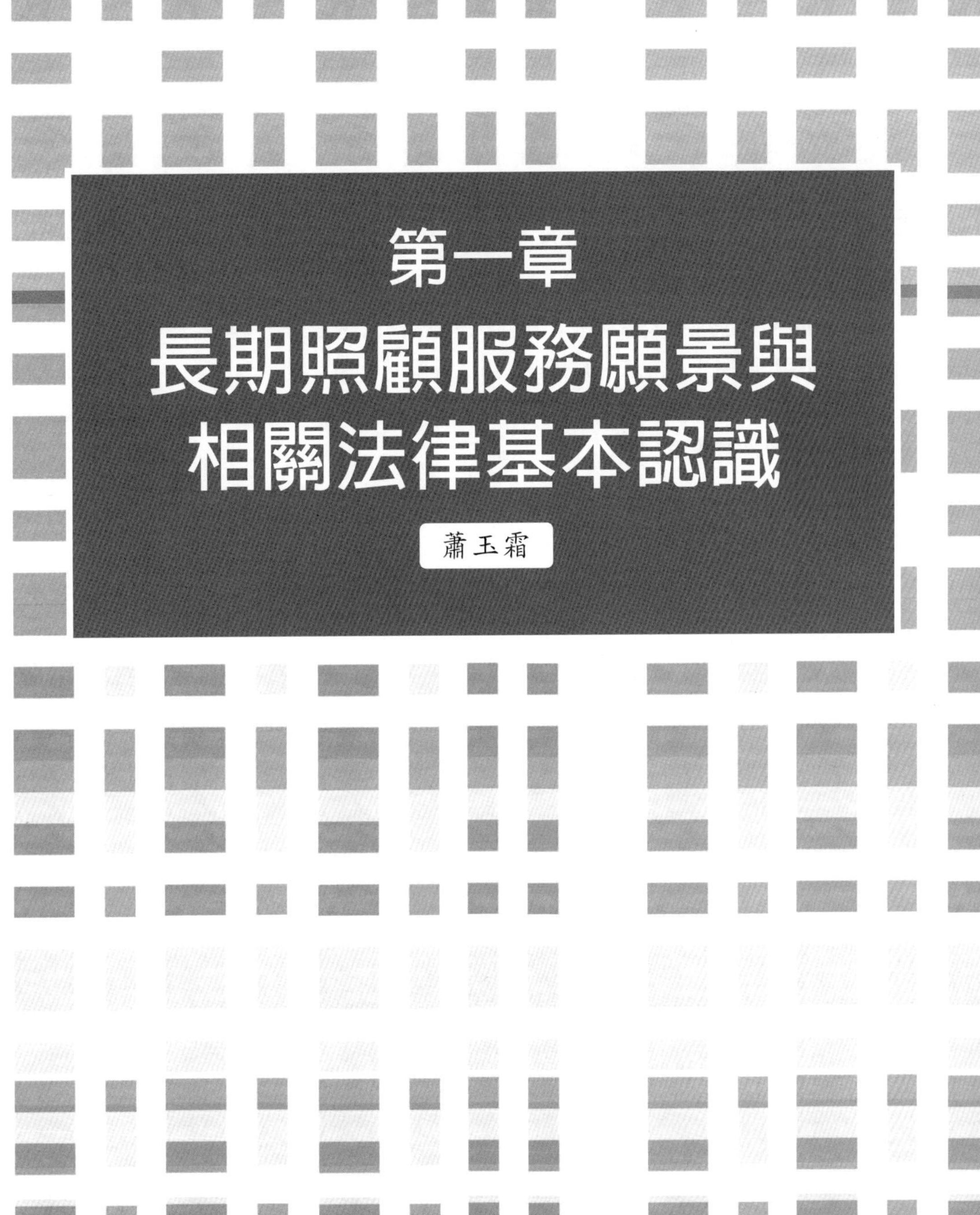

第一章
長期照顧服務願景與相關法律基本認識

蕭玉霜

課程綱要

一、照顧相關政策發展趨勢。

二、與服務對象相關之照顧服務法規。

三、涉及照顧服務員工作職責之相關工作。

學習目標

一、了解長期照顧相關政策與未來願景。

二、認識長期照顧服務法、老人福利法、身心障礙者權益保護法、護理人員法等。

三、了解照顧服務相關民法、刑法、消費者保護法等概要。

四、家庭暴力、老人保護及身心障礙者保護工作概述（含相關政策與法律；本課程非常重要，故另闢為第二十四章解說）。

前言

面對老化，您擔心？害怕嗎？

其實老化的過程需要學習，學習適應老化的身體功能變化，以及學習老化後的自我照顧技巧。其實，失能老人與其照護者都是弱勢的倚賴者，除了要面對機能老化從衣、食、住、行等無法自我照顧的狀況，還有負擔慢性病及長期的照顧人力、財力、醫療、社會與家庭環境設備等照護資源的支出。究竟誰可以施以援手？特別是政府準備了什麼長照政策與照顧資源，可以幫助我們因應長照路上的需求？

就心理層面而言，失能者不至於喪失自我控制感或否認自我價值，使其保有自信、自律、尊嚴的生活的同時，亦由此揭示社會公義的屬性。此即羅爾斯（John Bordley Rawls, 1921-2002）「差異原則」作爲公平的公義的義理，闡述社會公義必須照顧最不利者，解決資源分配公義的議題。由此可以彙整個體、政府與家庭的力量，滿足失能老人之身體、心理、社會與家庭等層面的健康照護需求，最終保障個體生命尊嚴的實踐行動，藉此便可以保障公民的基本自由，滿足公民的基本權益，概念如圖1-1（蕭玉霜，2016）。

圖 1-1　長期照護的照護模型

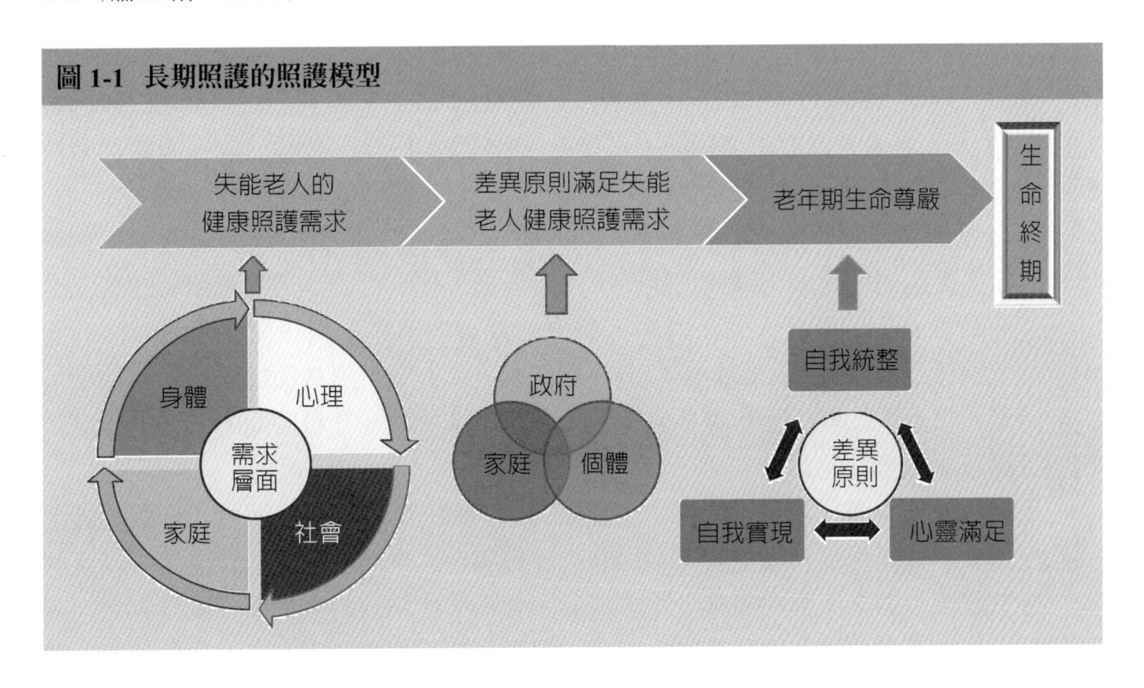

此即各國政府積極研擬政策，以因應長照路上的需求，並積極培訓照顧人才的理由。臺灣亦從「病患服務員」與「居家服務員」，或「照顧服務員」（簡稱照服員），乃至「照顧服務員資格訓練計畫」，滿足機能老化或失能從衣、食、住、行等無法自我照顧的照顧需求，還有負擔慢性病及長期的照顧人力、財力、醫療、社會與家庭環

境設備等照護資源的支出，是現代人早晚必須面對的實況。相關人力培訓請見本書第二十六章，其他照顧內容請見本書各章節。依時序與政策之調整彙整相關發展過程，簡述如下。

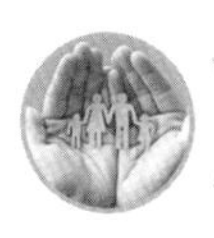

第一節　長期照顧政策之發展史

一、長期照顧資源建置的發展過程之背景

所謂長期照顧，衛生福利部（2021）「長期照顧服務法」明定爲：爲健全長期照顧服務體系提供長期照顧服務，確保照顧及支持服務品質，發展普及、多元及可負擔之服務，保障接受服務者與照顧者之尊嚴及權益而制定。不得因服務對象之性別、性傾向、性別認同、婚姻、年齡、身心障礙、疾病、階級、種族、宗教信仰、國籍與居住地域有差別待遇之歧視行爲。國家發展委員（2022）報告指出臺灣已於 1993 年成爲高齡化社會，2018 年轉爲高齡社會，推估將於 2025 年邁入超高齡社會，老年人口占總人口比例將持續提高，預估於 2039 年突破 30%，至 2070 年將達 43.6%。臺灣內政部戶政司（2004），2024 年 1 月人口總數爲 23,419,833 人，老人人口數已達 4,316,873 人，老人人口數占全臺總人口數的 18.43%，持續爲高齡社會。因此實施長期照顧政策，以因應人口快速老化刻不容緩，政府也積極建置長期照顧資源。

人口老化的影響：包括家庭結構、工作與生活型態、消費方式或經濟等。在老年階段除了要面對機能老化導致失能時，從食、衣、住、行等無法自我照顧的狀況之外，還有負擔長期的照顧人力、財力、醫療、社會與家庭環境設備等照護資源的支出；加上退休及整個勞動人口的減少造成經濟衰退。究竟，這些數據對長輩（特別是失能長輩）來說，代表什麼意義？究竟在長輩心理、行爲、社會層面的影響是什麼？相關探討請見本書其他章節。

臺灣政府爲實際了解民眾的需求，自 2005 年起特規劃每 3 年辦理「臺閩地區老人狀況調查」（衛生福利部統計處，2024），蒐集老人生活現況、社會支持、健康狀況、經濟狀況及對老人福利措施之需求情形等資料，作爲政府與民間規劃設立老人福利機構，以及其各項福利服務設施之參考，提供政府相關單位研定老人福利政策、醫療保健及制定老人安養、養護措施等之參考。

二、長期照顧制度之發展脈絡

有鑒於人口快速老化，高齡者的身體各功能都會退化，加上疾病造成的失能，以及需要長照者包含所有年齡罹患慢性病、失智及身心障礙者等，爲了回應高齡社會的長照需求，長期照顧資源之規劃及推動，包括服務對象、服務項目、服務資源連結及服務輸送流程，以及照顧服務人力資源等。簡述推展之實施概要如下：

(一) 1998 年「加強老人安養服務方案」

臺灣於 1998 年由行政院核定「加強老人安養服務方案」，行政院衛生署通過「老人長期照護三年計畫」（內政部，2000）。目標爲：保障老人經濟生活、維護老人身心健康、提升老人生活品質、充實老人照護人力設施，以及落實老人居住、安養服務。老人保護網絡體系方面，設置老人諮詢服務中心，辦理老人諮詢、諮商等服務。成立「長期照護管理示範中心」，建立個案管理制度。設置「老人保護專線」，有效運用社會資源服務老人。補助各地方政府辦理失能中低收入獨居老人緊急救援連線，建置老人福利服務網際網路資訊網站，有效增進民眾對政府推動老人福利業務的認識。編列經費積極鼓勵並補助安養機構改善設施設備，以利轉型擴大辦理老人養護業務。利用媒體宣導老人安養服務相關福利措施，辦理機構實務人員（居家服務員）職前及進階訓練班。

(二) 2000-2003 年「建構長期照顧體系先導計畫」

行政院核定「建構長期照顧體系先導計畫」（吳淑瓊，2004）。研議建構我國長期照護體系之策略藍圖，引導未來體系之發展與建構。以發展社區式長期照護體系爲目標，規劃體系之建構策略，並選擇「嘉義市」和「臺北縣三峽鎮與鶯歌鎮」兩地，進行社區長期照護體系建構之實驗工作，希望在實驗社區中，建置社區服務網絡，協助與強化家庭的照顧功能，儘量延長身心功能障礙者留住家裡的時間，提升他們自主與自尊的生活品質。並發展出九類社區式服務，還建置照顧管理機制，在管理式照護模式下，吸引一千多位民眾接受服務，誘使民眾自費負擔約 15% 的照顧費用，顯示社區式長期照護體系在臺灣的可行性。

(三) 2008-2011 年「長期照顧十年計畫（長照 1.0）」

行政院（2012）於 2007 年核定「我國長期照顧十年計畫——大溫暖社會福利套案之旗艦計畫」。建立長照服務輸送模式，建置各縣市長期照顧管理中心（22 個中心、38 個分站）作爲受理、需要評估及整合、連結、輸送長照服務單一窗口，確保長照服務提供的效率及效益，讓民眾有更多元的長照選擇權。落實在地老化，優先發展居家和社區式服務方案，規劃生活照顧及醫療專業服務，包含居家護理、居家及社區復健、喘息服務、照顧服務（居家服務、日間照顧、家庭托顧）、輔具購買／租借及居家無障礙環境改善、老人營養餐飲服務、交通接送、長期照顧機構等 8 項。

建立階梯式補助及部分負擔機制，提升民眾使用長照服務的可負擔性，且同時避免資源濫用，依據失能者家戶經濟能力，建立部分負擔機制。發展長照服務人力資源，積極推動各類長照人員（照顧服務員、社工人員、各類醫事人員、照顧管理人員）之培訓與管理。提升長照服務使用比例，宣導與建立民眾使用概念，2011 年底提高到 21%，增加 9 倍。

服務對象包括 65 歲以上老人、55 歲以上山地原住民、50 歲以上身心障礙者、65 歲以上僅工具性日常生活活動（IADL）需協助之獨居老人，而以衰弱老人及輕、中度失能（智）老人為優先。

(四) 長期照顧十年計畫 1.0 之推動（2012 至 2015 年中程計畫）

行政院（2012）為普及照顧服務、支持家庭照顧能力，建立照顧管理制度、發展人力資源與服務方案，以及建立財務補助制度。總目標在於建構完整長期照顧體系，保障身心功能障礙者獲得適切的服務，增進獨立生活能力，提升生活品質，以維持尊嚴與自主。服務對象，包括日常生活需他人協助之 65 歲以上老人、55 歲以上山地原住民、50 歲以上身心障礙者、僅工具性日常生活活動失能且獨居之老人及中、重度失能者。服務類型包括照顧服務、居家護理、社區及居家復健、輔具購買／租借及居家無障礙環境改善服務、老人營養餐飲服務、喘息服務、交通接送服務、長期照顧機構服務等 8 項。

(五) 2015 年「長照服務網」及「長期照顧服務法」

2015 年制定「長照服務網」及「長期照顧服務法」，請見本章第二節介紹。

(六) 長期照顧十年計畫 2.0 之推動（2016-2018 年）

衛生福利部（2016）為因應高齡化社會，建立優質、平價、普及的長照服務體系，實現在地老化，完善我國長照服務體系，推動「長期照顧十年計畫 2.0（2017-2026 年）」，2017 年開始實施，銜接 1.0 的服務成效，包括預防保健、活力老化、減緩失能，促進長者健康福祉，提升老人生活品質；擴大提供多目標社區式支持服務，轉銜在宅臨終安寧照顧，減輕家屬照顧壓力，減少長照負擔。除積極推廣社區整體照顧模式計畫、發展創新服務，建構以社區為基礎的健康照護團隊體系，並將服務延伸銜接至出院準備服務、居家醫療等服務。亦增加長照 1.0 現有服務之彈性，將服務對象由 4 類擴大爲 8 類、服務項目由 8 項增至 17 項。經各區域長期照顧管理中心的專員到個案家中訪視評估，利用專門的評估系統與表單，決定個案失能程度所對應之長照需要等級。失能程度界定，依失能 / 失智程度評估「長照需要等級」，由輕至重共分 1-8 級，除第 1 級無給付額度外，第 2-8 級按照等級的輕重有不同給付標準。

另有擴大實施對象與服務項目，以及增進照顧服務提供單位分布的密度，強化長照服務量能，發展在地化服務輸送體系，積極結合既有長照服務提供單位升級服務功能，並鼓勵民間服務單位投入辦理長照服務。提升實施與培植 A、擴充 B、廣布 C 之服務資源與量能，擴大在地化長照服務輸送網絡與使用。簡述如下：

1. A 級〔社區整合型服務中心（長照旗艦店）之長照服務〕：
   (1) 建立在地服務輸送體系，整合與銜接 B 級與 C 級資源。
   (2) 依該區域長期照顧管理中心研擬之照顧計畫，串聯照顧服務資源。
   (3) 提升區域服務能量，開創當地需要但尚未發展的各項長照服務項目。
   (4) 透過社區巡迴車與隨車照服員定時接送，提供資訊與宣導。
2. B 級〔複合型服務中心（長照專賣店）之長照服務〕：
   (1) 提升社區服務量能。
   (2) 增加民眾獲得多元服務。
   (3) 除提供既有服務外，擴充功能辦理其他類型之社區式長照服務。
3. C 級〔巷弄長照站（長照柑仔店）之長照服務〕：
   (1) 提供具近便性的照顧及喘息服務。
   (2) 向前延伸強化社區初級預防功能。
   (3) 就近提供社會參與及社區活動之場域。
   (4) 提供短時數照顧或喘息服務（臨托服務）、營養餐飲服務（共餐或送餐）、預防失能或延緩失能惡化服務。

(七) 設立長期照顧司

2018 年 9 月 5 日設立長期照顧司，以掌理長期照顧政策、制度發展之規劃、推動及相關法規之研擬；長期照顧人力培訓、發展之規劃、推動及執行；長期照顧服務網絡與偏遠地區長期照顧資源之規劃及推動；以及居家、社區與機構長期照顧體系之規劃、推動及執行等。

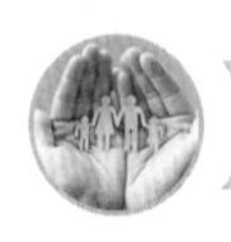

第二節　照顧服務相關法律

檢視中央法規標準法（2004），法律係由國家機關制定，主要在規範國人的外在行為，而且具有強制力，如果違反，就會受到國家公權力的強制處罰。廣義來說，法律包含憲法、法律及命令。憲法為國家的根本大法，主要乃規範國家的基本組織、人民的權利義務以及基本國策等三大部分。法律得定名為法、律、條例或通則（第2條），經立法院通過，總統公布。明文規範人民之權利、義務者，以及保障失能者及照顧者。照顧服務之相關法律可分成與服務對象有關及與照顧服務員有關之照顧服務法規。前者包括「長期照顧服務法」、「老人福利法」、「身心障礙者權益保障法」、「醫師法」與「消費者保護法」、「民法」、「刑法」。後者則有：「護理人員法」、「老人福利法」、「醫師法」、「醫療法」、「民法」與「刑法」。相關法律依據簡述如下：

一、長期照顧服務法

行政院衛生福利部（2021）為了加強長期照顧服務，2015年公告實施「長期照顧服務法」，迄今歷經4次修訂。內容涵蓋長照服務內容、長照財源、人員及機構管理、受照護者權益保障、服務發展獎勵措施等五大要素等。明定各類長照服務項目、長期照顧服務人員之專業定位和財源。長照服務項目包括居家式、社區式、機構住宿式及綜合式服務類；財源，則以促進長照相關資源之發展、提升服務品質與效率、充實並均衡服務與人力資源。

長期照顧服務法，包含「長期照顧服務法施行細則」、「長期照顧服務機構評鑑辦法」、「長照人員訓練認證繼續教育及登錄辦法」、「長照服務資源發展獎助辦法」、「長期照顧機構設立標準」、「長照服務機構設立許可及管理辦法」、「長期照顧服務機構專案申請租用公有非公用不動產審查辦法」及「外國人從事家庭看護工作補充訓練辦法」，共計8項。

本法之特色：持續現行已立案提供住宿型服務的老人福利機構、護理之家及身心障礙福利機構等機構營運，但為鼓勵前述機構轉為長照機構，訂有免經籌設許可及簡化申請文件等規定，新法亦規定可採專案申請及認定，讓長照資源發展因地制宜。為保障現有服務對象權益，規範未來從事長照服務應有訓練、職業登錄，且每6年應完成120點以上繼續教育。另為了保障聘僱外籍看護工對失能者的照顧服務品質，雇主也可視需要申請補充訓練。強化社區整體照顧服務體系發展，配合政策推動長照服務的非營利財團法人或公益社團法人，提供租用公有地之租金更為優惠之規定。

長服法與服務對象相關之照顧服務法規介紹如下：

第 1 條　長期照顧服務之提供不得因服務對象之性別、性傾向、性別認同、婚姻、年齡、身心障礙、疾病、階級、種族、宗教信仰、國籍與居住地域有差別待遇之歧視行為。

第 3 條　本法用詞，定義如下：

一、長期照顧（以下簡稱長照）：指身心失能持續已達或預期達 6 個月以上者，依其個人或其照顧者之需要，所提供之生活支持、協助、社會參與、照顧及相關之醫護服務。

二、身心失能者（以下簡稱失能者）：指身體或心智功能部分或全部喪失，致其日常生活需他人協助者。

第 8 條　中央主管機關得公告長照服務之特定範圍。

民眾申請前項服務，應由照管中心或直轄市、縣（市）主管機關評估；直轄市、縣（市）主管機關應依評估結果提供服務。

接受醫事照護之長照服務者，應經醫師出具意見書，並由照管中心或直轄市、縣（市）主管機關評估。

第二項服務，應依失能者失能程度及其家庭經濟狀況，由主管機關提供補助；依其他法令規定得申請相同性質之服務補助者，僅得擇一為之。

第四項補助之金額或比率，由中央主管機關定之。

內涵與因應：長照服務之取得，必須通過縣（市）政府之照管中心評估，或委託專業團體辦理。將加速長照整合性服務的發展。

第 9 條　長照服務依其提供方式，區分如下：

一、居家式：到宅提供服務。

二、社區式：於社區設置一定場所及設施，提供日間照顧、家庭托顧、臨時住宿、團體家屋、小規模多機能及其他整合性等服務。但不包括第三款之服務。

三、機構住宿式：以受照顧者入住之方式，提供全時照顧或夜間住宿等之服務。

四、家庭照顧者支持服務：為家庭照顧者所提供之定點、到宅等支持服務。

五、其他經中央主管機關公告之服務方式。

內涵與因應：以上條文強調社區式之整合性服務之推動，並另有明文規定應有社區代表之參與，條文中並規定「審議與諮詢長照服務及其相關計畫、社區式整合性服務區域之劃分、社區長照服務之社區人力資源開發、收退費、人員薪資、服務項目、爭議事件協調等相關事項」，涉及範圍寬廣，且直接影響長照機構人員管理與服務之提供。建置多元服務，提供使用者更多選擇，除了回應高齡者想在宅老化之期待，由社區式至住宿型之複合式長照服務提供，以提升照護效益及降低成本。但是大量的照顧人力，應要加強照顧人員的福利，以留任優質工作人員來提升照護品質。

第10條　居家式長照服務之項目如下：

一、身體照顧服務。
二、日常生活照顧服務。
三、家事服務。
四、餐飲及營養服務。
五、輔具服務。
六、必要之住家設施調整改善服務。
七、心理支持服務。
八、緊急救援服務。
九、醫事照護服務。
十、預防引發其他失能或加重失能之服務。
十一、其他由中央主管機關認定到宅提供與長照有關之服務。

第11條　社區式長照服務之項目如下：

一、身體照顧服務。
二、日常生活照顧服務。
三、臨時住宿服務。
四、餐飲及營養服務。
五、輔具服務。
六、心理支持服務。
七、醫事照護服務。
八、交通接送服務。
九、社會參與服務。
十、預防引發其他失能或加重失能之服務。
十一、其他由中央主管機關認定以社區為導向所提供與長照有關之服務。

第12條　機構住宿式長照服務之項目如下：
一、身體照顧服務。
二、日常生活照顧服務。
三、餐飲及營養服務。
四、住宿服務。
五、醫事照護服務。
六、輔具服務。
七、心理支持服務。
八、緊急送醫服務。
九、家屬教育服務。
十、社會參與服務。
十一、預防引發其他失能或加重失能之服務。
十二、其他由中央主管機關認定以入住方式所提供與長照有關之服務。

內涵與因應：以上照顧政策構思多元，以因應快速人口老化的照顧需求。不過相關福利資源之使用與支付費用勢必增加，應及早進行服務給付項目之成本分析及流程建置，以進行成本管理。例如辦理照顧管理中心，以利進行服務輸出與管理。

第13條　家庭照顧者支持服務提供之項目如下：
一、有關資訊之提供及轉介。
二、長照知識、技能訓練。
三、喘息服務。
四、情緒支持及團體服務之轉介。
五、其他有助於提升家庭照顧者能力及其生活品質之服務。

第14條　訂定長照服務發展計畫及採取必要之獎助措施。
得於資源過剩區，限制長照機構之設立或擴充；於資源不足之地區，應獎助辦理健全長照服務體系有關事項。

第15條　中央主管機關為促進長照相關資源之發展、提升服務品質與效率、充實與均衡服務及人力資源，應設置長照服務發展基金。

內涵與因應：透過由中央主管機關訂定地方主管機關獎勵之實施獎助措施（第五條第六款），鼓勵建置大量多元資源，以及長照機構設立或擴充之限制等。包括獎勵區域擴展照護機構之接收或改建與服務範圍。不過品質與資源之永續性，需要主管機關進一步規劃合一的輔導措施。

第 18-19 條 長照服務之提供，經中央主管機關公告之長照服務特定項目，應由長照人員為之。
長照人員之訓練、繼續教育、在職訓練課程內容，訓練、認證、繼續教育課程內容與積分之認定、證明效期及其更新等有關事項之辦法，由中央主管機關定之。
非經登錄於長照機構，不得提供長照服務。但已完成前條第四項之訓練及認證，並依其他相關法令登錄之醫事人員及社工人員，於報經主管機關同意者，不在此限。

內涵與因應：照顧服務員之訓練，除了建立教育訓練班與社區資源（64 條），應及早導入正式學制，以穩定專業之發展與人力培育。目前人力偏中高齡化，福利差、上班時間長，故降低就業選擇意願。應由此改善以招募優質人力。

第 42 條 長照機構於提供長照服務時，應與長照服務使用者、家屬或支付費用者簽訂書面契約。

第 43 條 未經長照服務使用者之書面同意，不得對其進行錄影、錄音或攝影，並不得報導或記載其姓名、出生年月日、住（居）所及其他足資辨別身分之資訊；其無法為意思表示者，應經其法定代理人或主要照顧之最近親屬之書面同意。

內涵與因應：上述兩條款，涉及使用者的權利與隱私，應從法規面進行督導與考核，以正向引導社會全面實施與重視，包括從照顧服員訓練與學校相關課程等導入與實施。

二、「民法」與「刑法」

照顧服務員執行業務時有其相對的責任，若是服務有過失，可能牽涉到的「民法」與「刑法」法律責任有下列二類：

1. 觸犯民法需負民事責任：賠償醫藥費、喪葬費、扶養費、精神慰問金等。
2. 觸犯刑法需負刑事責任：將被判刑，如洩露業務上知悉他人祕密罪、過失致重傷罪、過失致死罪、過失致輕傷罪等。一般而言，觸犯刑法除負刑事責任外，尚需負民事賠償之責。

(一) 與照顧服務過失有關的民法（2021）

「民法」明訂：人之權利能力，始於出生，終於死亡。以及規定：人的權利能力、行爲能力及自由不得拋棄。自由之限制，以不背於公共秩序或善良風俗者爲限。人格權（包括姓名權）受侵害時，得請求法院除去其侵害。相關條文如下：

第 18 條　人格權受侵害時，得請求法院除去其侵害；有受侵害之虞時，得請求防止之。前項情形，以法律有特別規定者為限，得請求損害賠償或慰撫金。

第 75 條　無行為能力人之意思表示，無效；雖非無行為能力人，而其意思表示，係在無意識或精神錯亂中所為者亦同。

第 79 條　限制行為能力人未得法定代理人之允許，所訂立之契約，須經法定代理人之承認，始生效力。

第 150 條　因避免自己或他人生命、身體、自由或財產上急迫之危險所為之行為，不負損害賠償之責。但以避免危險所必要，並未逾越危險所能致之損害程度者為限。前項情形，其危險之發生，如行為人有責任者，應負損害賠償之責。

第 181 條　不當得利之受領人，除返還其所受之利益外，如本於該利益更有所取得者，並應返還。但依其利益之性質或其他情形不能返還者，應償還其價額。

第 184 條　因故意或過失，不法侵害他人之權利者，負損害賠償責任。故意以背於善良風俗之方法，加損害於他人者亦同。違反保護他人之法律，致生損害於他人者，負賠償責任。但能證明其行為無過失者，不在此限。

第 188 條　受僱人因執行職務，不法侵害他人之權利者，由僱用人與行為人連帶負損害賠償責任。但選任受僱人及監督其職務之執行，已盡相當之注意或縱加相當之注意而仍不免發生損害者，僱用人不負賠償責任。如被害人依前項但書之規定，不能受損害賠償時，法院因其聲請，得斟酌僱用人與被害人之經濟狀況，令僱用人為全部或一部之損害賠償。僱用人賠償損害時，對於為侵權行為之受僱人，有求償權。

第 195 條　不法侵害他人之身體、健康、名譽、自由、信用、隱私、貞操，或不法侵害其他人格法益而情節重大者，被害人雖非財產上之損害，亦得請求賠償相當之金額。其名譽被侵害者，並得請求回復名譽之適當處分。前項請求權，不得讓與或繼承。但以金額賠償之請求權已依契約承諾，或已起訴者，不在此限。前二項規定，於不法侵害他人基於父、母、子、女或配偶關係之身分法益而情節重大者，準用之。

第196條　不法毀損他人之物者，被害人得請求賠償其物因毀損所減少之價額。

綜合以上民法條文，照顧服務員從事業務時，應注意以下事項：

1. 應尊重服務對象的人格權，不得不法侵害服務對象之身體、健康、隱私。從事業務時並依照知情同意的原則，徵求服務對象的同意，包括意識不清或昏迷的病患也應該告知技術的每一步驟。而且應與家人或法定代理人溝通。
2. 爲服務對象服務的項目，需訂契約完成後，才開始服務。限制行爲能力人應在法定代理人同意後，訂立契約。
3. 照服員應注意，應尊重並保護自己或他人生命、身體、自由或財產，避免傷害之行爲，若產生傷害，應負損害賠償之責。
4. 照服員不得收賄賂、故意占有，或毀損服務對象之物品。
5. 不法侵害他人之權利，或若有致死者，可能負全部或一部之損害賠償。因故意或過失，不法侵害他人之權利者，負損害賠償責任。

(二) 與照顧服務過失有關的刑法（2024）

「刑法」，國家對人民犯罪之行爲或結果之處罰，由法律明文規定拘束人身自由之保安處分。以保護生命、身體、財產等相關法益，藉此懲罰違反規範及破壞或威脅，導正犯罪者，使其之後不再犯罪，並警惕社會大眾不得爲之。因照顧行爲過失所造成的傷害，在刑法上有六條條文，分爲三項罪名。

1. **照顧行為過失傷害罪**：依刑法第284條，因過失傷害人者，處一年以下有期徒刑、拘役或十萬元以下罰金。此爲告訴乃論罪。
2. **照顧行為過失重傷害罪**：依刑法第284條，處三年以下有期徒刑、拘役或三十萬元以下罰金。此爲告訴乃論罪。
3. **照顧行為過失致死罪**：因過失致人於死者，處五年以下有期徒刑、拘役或五十萬元以下罰金。此爲公訴罪。

照顧服務員與刑法有關的條文如下：

第14條　行為人雖非故意，但按其情節應注意，並能注意，而不注意者，為過失。行為人對於構成犯罪之事實，雖預見其能發生而確信其不發生者，以過失論。

第277條　傷害人之身體或健康者，處五年以下有期徒刑、拘役或五十萬元以下罰金。犯前項之罪，因而致人於死者，處無期徒刑或七年以上有期徒刑；致重傷者，處三年以上十年以下有期徒刑。

第278條　使人受重傷者，處五年以上十二年以下有期徒刑。犯前項之罪因而致人於死者，處無期徒刑或十年以上有期徒刑。第一項之未遂犯罰之。

第284條　因過失傷害人者，處一年以下有期徒刑、拘役或十萬元以下罰金；致重傷者，處三年以下有期徒刑、拘役或三十萬元以下罰金。

第305條　以加害生命、身體、自由、名譽、財產之事，恐嚇他人致生危害於安全者，處二年以下有期徒刑、拘役或九千元以下罰金。

第307條　不依法令搜索他人身體、住宅、建築物、舟、車或航空機者，處二年以下有期徒刑、拘役或九千元以下罰金。

照顧服務員從事業務時應注意以下事項：

1. 服務時應審慎表現專業之知識與技能，不可傷害服務對象，或強迫服務對象接受未曾同意的檢查或治療。
2. 不可洩漏服務對象的隱私與權利。
3. 應注意維護服務對象的安全，不得疏忽導致其生命危害，或不當約束、監禁、限制其自由或虐待。對體弱意識不清的服務對象應加強其安全維護而非以約束取代。
4. 服務時應確定服務對象之個人訊息，例如避免給錯藥物，或服務有誤，導致疏忽或傷害。
5. 應立即回應服務對象的呼叫或意見，以避免傷害。例如移位或剪髮時。
6. 應避免沒有即時觀察與報告服務對象異常情況，致使延誤診治。
7. 進食時，應依病人情況餵食，例如應調整食物質地，避免食物哽塞或導致肺吸入。

三、與服務對象有關的照顧服務法規

沒有「長期照顧服務法」之前，與服務對象有關的照顧服務法規包括「老人福利法」、「身心障礙者權益保障法」、「醫師法」、「消費者保護法」等，以維護服務對象的權利，相關內容簡述如下。

(一) 老人福利法（衛生福利部，2020a）

爲維護老人尊嚴與健康，延緩老人失能，安定老人生活，保障老人權益，增進老人福利，特制定老人福利法，本法自中華民國六十九年一月二十六日公告實施至今，歷經 10 次修訂。

第三章	各項服務措施（如居家式服務、社區式服務、機構服務），以協助老人獲得所需的各項社會資源。
第五章	有關受虐老人或生活陷於困境老人可以採取的保護措施。
第六章	所列之各項罰責，以確保相關機構及扶養義務人對老人的照顧責任。照顧服務員應協助老人獲得合宜之照護與妥適之保護。

以上爲維護老人尊嚴與健康，延緩老人失能，安定老人生活，保障老人權益，增進老人福利明訂的內容，從事相關工作的人員必須審慎及重視。

(二) 身心障礙者權益保障法（衛生福利部，2020b）

爲維護身心障礙者之權益，保障其平等參與社會、政治、經濟、文化等之機會，促進其自立及發展，特制定身心障礙者權益保障法。本法自中華民國六十九年六月二日公告實施至今，歷經 19 次修訂。

第 50 條	直轄市、縣（市）主管機關應依需求評估結果辦理下列服務，以協助身心障礙者獲得所需之個人照顧：(1) 居家照顧；(2) 生活重建；(3) 心理重建；(4) 社區居住；(5) 婚姻及生育輔導；(6) 日間及住宿式照顧；(7) 家庭托顧；(8) 課後照顧；(9) 自立生活支持服務；(10) 其他有關身心障礙者個人照顧之服務。
第 51 條	直轄市、縣（市）主管機關應依需求評估結果辦理下列服務，以提高身心障礙者家庭生活品質：(1) 臨時及短期照顧；(2) 照顧者支持；(3) 照顧者訓練及研習；(4) 家庭關懷訪視及服務；(5) 其他有助於提升家庭照顧者能力及其生活品質之服務。

身心障礙者可獲得無縫隙的轉銜，而其家庭照顧者則可獲得適當的支持與訓練。

(三) 醫師法（衛生福利部，2022a）

老化過程因於身體功能之衰退，易致慢性病而需醫療，故須了解醫師法之相關規定，以保障自身的權利與義務。

第 14 條　（藥劑交付應註明事項）：醫師對於診治之病人交付藥劑時，應於容器或包裝上載明病人姓名、性別、藥名、劑量、數量、用法、作用或適應症、警語或副作用、執業醫療機構名稱與地點、調劑者姓名及調劑年、月、日。

第 15 條　（法定傳染病之消毒與報告義務）：醫師診治病人或檢驗屍體，發現罹患傳染病或疑似罹患傳染病時，應依傳染病防治法規定辦理。

亦即是透過醫師的診斷與治療後，病患應配合相關處置。照顧服務員協助藥物服用時，得核對病人姓名、藥名、用法、藥量、用藥時間。當有法定傳染病之病人或屍體時，應依照醫師指示的消毒方法消毒；絕對不告知病情及診斷，應由醫師告知，否則會受到懲處。

(四) 消費者保護法（行政院，2015）

爲保護消費者權益，促進國民消費生活安全，提升國民消費生活品質，制定消費者保護法。本法於中華民國八十三年一月十一日公告實施至今，歷經 4 次修訂。基於消費者保護法的立意，照顧服務員應保護所照顧的病人，使其安全無慮。與本節相關內容如下：

第 7 條　從事設計、生產、製造商品或提供服務之企業經營者，應確保其提供之商品或服務，無安全或衛生上的危險。

四、與照顧服務員有關的照顧服務法規

沒有「長期照顧服務法」之前，與照顧服務員有關的照顧服務法規包括「護理人員法」、「老人福利法」、「醫師法」、「就業服務法」、「勞動基準法」、「勞工保險條例」、「就業保險法」等，除了維護照顧服務員的權利，以及規定照顧服務員的義務，也包括違反義務的懲戒，還有權利受損的補償和救濟方式。

㈠ 護理人員法（衛生福利部，2023b）

照顧服務員在護理人員法的法令依據下，接受護理人員指示執行業務，包括生活協助與身體照顧。相關條文簡述如下：

第 7 條　非領有護理師或護士證書者，不得使用護理師或護士名稱。

所以照顧服務員不可權當護理人員。若違法，依第 37、38 條處以罰鍰。

第 24 條　護理人員之業務如下：(1) 健康問題之護理評估；(2) 預防保健之護理措施；(3) 護理指導及諮詢；(4) 醫療輔助行為。前項第四款醫療輔助行為應在醫師之指示下行之。

第 29 條　護理機構有下列情形之一者，處新臺幣兩萬元以上十萬元以下罰鍰；其情節重大者，並得撤銷其開業執照：(1) 容留未具護理人員資格者擅自執行護理業務；(2) 從事有傷風化或危害人體健康等不正當業務……。

第 37 條　未取得護理人員資格，執行護理人員業務者，本人及其僱主各處新臺幣一萬五千元以上十五萬元以下罰鍰。但在護理人員指導下實習之高級護理職業以上學校之學生或畢業生，不在此限。

第 38 條　違反第 7 條或第 18-1 條第二項規定者，處新臺幣一萬元以上六萬元以下罰鍰，並令限期改善；屆期未改善者，按次連續處罰。

由此可知照顧服務員執行業務的法令依據。不過，現行居家服務之法規並未規定居家服務機構必須聘請護理人員執業，所以，未聘請護理人員指導居家服務相關業務時，照顧服務員執業時產生之糾紛未具有法律保障。故在此法令基礎上，相關政策應即時進行檢討，以維護服務對象與照顧服務員的雙方權益。

㈡ 老人福利法（衛生福利部，2020a）

政府為維護老人尊嚴與健康，延緩老人失能，安定老人生活，保障老人權益，增進老人福利，特於民國六十九年一月二十六日公告實施老人福利法，迄今歷經 10 次修正。相關條文簡述如下：

第 48 條　老人福利機構有下列情形之一者，主管機關應處新臺幣六萬元以上三十萬元以下罰鍰，並公告其名稱與負責人姓名及限期令其改善：(1) 虐待、妨害服務對象之身心健康，或發現服務對象受虐事實未向直轄市、縣（市）主管機關通報；(2) 提供不安全之設施設備或供給不衛生之餐飲，經主管機關查明屬實；(3) 經主管機關評鑑為丙等或丁等，或有其他重大情事，足以影響服務對象身心健康；(4) 違反第 37 條第三項規定，規避、妨礙、拒絕檢查，或未提供必要文件、資料或協助。

第 51 條　依法令對老人負扶養義務或依契約對服務對象負照顧義務，有下列行為之一者，處新臺幣三萬元以上十五萬元以下罰鍰，並公告其姓名；涉及刑責者，應移送司法機關偵辦：(1) 遺棄；(2) 妨害自由；(3) 傷害；(4) 身心虐待；(5) 留置無生活自理能力之老人獨處於易發生危險或傷害之環境；(6) 留置老人於機構後棄之不理，經機構通知限期處理，無正當理由仍不處理者。

第 52 條　老人之扶養人或其他實際照顧老人之人違反前條情節嚴重者，主管機關應對其施以四小時以上二十小時以下之家庭教育及輔導。依前項規定接受家庭教育及輔導，如有正當理由無法如期參加者，得申請延期。不接受第一項家庭教育及輔導或拒不完成其時數者，處新臺幣一千二百元以上六千元以下罰鍰；經再通知仍不接受者，得按次處罰至其參加為止。

基於以上法令，照顧服務員應熟稔老人福利法，以協助老人獲得所需的各項社會資源，以及避免在執行業務時觸犯法令。

(三) 醫師法（衛生福利部，2022a）

第 1 條　中華民國人民經醫師考試及格並依本法領有醫師證書者，得充醫師。

第 25 條　醫師有下列情事之一者，由醫師公會或主管機關移付懲戒：(1) 業務上重大或重複發生過失行為；(2) 利用業務機會之犯罪行為，經判刑確定；(3) 非屬醫療必要之過度用藥或治療行為；(4) 執行業務違背醫學倫理；(5) 前四款及第 28-4 條各款以外之業務上不正當行為。

第 28 條　未取得合法醫師資格，擅自執行醫療業務者，處六個月以上五年以下有期徒刑，得併科新臺幣三十萬元以上一百五十萬元以下罰金，其所使用之藥械沒收之。但合於下列情形之一者，不罰：(1) 在中央主管機關認可之醫療機構，於醫師指導下實習之醫學院、學校學生或畢業生；(2) 在醫療機構於醫師指示下之護理人員、助產人員或其他醫事人員；(3) 合於第 11 條第一項但書規定；(4) 臨時施行急救。

第 28-4 條　醫師有下列情事之一者，處新臺幣十萬元以上五十萬元以下罰鍰，得併處限制執業範圍、停業處分一個月以上一年以下或廢止其執業執照；情節重大者，並得廢止其醫師證書：(1) 執行中央主管機關規定不得執行之醫療行為；(2) 使用中央主管機關規定禁止使用之藥物；(3) 聘僱或容留違反第 28 條規定之人員執行醫療業務；(4) 將醫師證書、專科醫師證書租借他人使用；(5) 出具與事實不符之診斷書、出生證明書、死亡證明書或死產證明書。

(四) 醫療法（衛生福利部，2023）

第 108 條　醫療機構有下列情事之一者，處新臺幣五萬元以上五十萬元以下罰鍰，並得按其情節就違反規定之診療科別、服務項目或其全部或一部分之門診、住院業務，處一個月以上一年以下停業處分或廢止其開業執照：(1) 屬醫療業務管理之明顯疏失，致造成病人傷亡者；(2) 明知與事實不符而記載病歷或出具診斷書、出生證明書、死亡證明書或死產證明書；(3) 執行中央主管機關規定不得執行之醫療行為；(4) 使用中央主管機關規定禁止使用之藥物；(5) 容留違反醫師法第 28 條規定之人員執行醫療業務；(6) 從事有傷風化或危害人體健康等不正當業務；(7) 超收醫療費用或擅立收費項目收費經查屬實，而未依限制將超收部分退還病人。

以上規範醫師爲醫療行爲的執行人，非醫師不得執行治療之相關業務，照顧服務員在工作時應審愼勿觸法。

(五) 就業服務法（勞動部，2023）

就業服務法爲促進國民就業，以增進社會及經濟發展而制定。並保障國民有選擇職業之自由（但爲法律所禁止或限制者，不在此限）。國民具有工作能力者，接受就業服務一律平等。並明文規定雇主對求職者不得以種族、階級、語言、思想、宗教、黨派、籍貫、出生地、性別、性傾向、年齡、婚姻、容貌、五官、身心障礙、星座、血型或以往工會會員身分爲由，予以歧視；其他法律有明文規定者，從其規定。關於性別平等及性騷擾規定內容，請見本書第二十五章性別平等之介紹。

(六) 勞動基準法（勞動部，2020）

爲規定勞動條件最低標準，保障勞工權益，加強勞雇關係，促進社會與經濟發展，特制定勞動基準法，並規定雇主與勞工所訂勞動條件，不得低於本法所定之最低標準。其他相關條文簡述如下：

第9條　勞動契約，分為定期契約及不定期契約。臨時性、短期性、季節性及特定性工作得為定期契約；有繼續性工作應為不定期契約。定期契約屆滿後，有左列情形之一者，視為不定期契約：

一、勞工繼續工作而雇主不即表示反對意思者。

二、雖經另訂新約，惟其前後勞動契約之工作期間超過九十日，前後契約間斷期間未超過三十日者。

前項規定於特定性或季節性之定期工作不適用之。

第11條　非有左列情事之一者，雇主不得預告勞工終止勞動契約：

一、歇業或轉讓時。

二、虧損或業務緊縮時。

三、不可抗力暫停工作在一個月以上時。

四、業務性質變更，有減少勞工之必要，又無適當工作可供安置時。

五、勞工對於所擔任之工作確不能勝任時。

第12條　勞工有左列情形之一者，雇主得不經預告終止契約：

一、於訂立勞動契約時為虛偽意思表示，使雇主誤信而有受損害之虞者。

二、對於雇主、雇主家屬、雇主代理人或其他共同工作之勞工，實施暴行或有重大侮辱之行為者。

三、受有期徒刑以上刑之宣告確定，而未諭知緩刑或未准易科罰金者。

四、違反勞動契約或工作規則，情節重大者。

五、故意損耗機器、工具、原料、產品，或其他雇主所有物品，或故意洩漏雇主技術上、營業上之祕密，致雇主受有損害者。

六、無正當理由繼續曠工三日，或一個月內曠工達六日者。雇主依前項第一款、第二款及第四款至第六款規定終止契約者，應自知悉其情形之日起，三十日內為之。

第14條 有下列情形之一者，勞工得不經預告終止契約：

一、雇主於訂立勞動契約時為虛偽之意思表示，使勞工誤信而有受損害之虞者。

二、雇主、雇主家屬、雇主代理人對於勞工，實施暴行或有重大侮辱之行為者。

三、契約所訂之工作，對於勞工健康有危害之虞，經通知雇主改善而無效果者。

四、雇主、雇主代理人或其他勞工患有法定傳染病，對共同工作之勞工有傳染之虞，且重大危害其健康者。

五、雇主不依勞動契約給付工作報酬，或對於按件計酬之勞工不供給充分之工作者。

六、雇主違反勞動契約或勞工法令，致有損害勞工權益之虞者。

第16條 終止勞動契約者，其預告期間依左列各款之規定：

一、繼續工作三個月以上一年未滿者，於十日前預告之。

二、繼續工作一年以上三年未滿者，於二十日前預告之。

三、繼續工作三年以上者，於三十日前預告之。

勞工於接到前項預告後，為另謀工作得於工作時間請假外出。其請假時數，每星期不得超過二日之工作時間，請假期間之工資照給。

雇主未依第一項規定期間預告而終止契約者，應給付預告期間之工資。

第37條 內政部所定應放假之紀念日、節日、勞動節及其他中央主管機關指定應放假之日，均應休假。勞工在同一雇主或事業單位，繼續工作滿一定期間者，應依下列規定給予特別休假：勞工於休假工作後，勞雇雙方如協商同意擇日補休，補休時數如何換算，仍應由勞雇雙方協商決定。

第59條 勞工因遭遇職業災害而致死亡、殘廢、傷害或疾病時，雇主應依左列規定予以補償。但如同一事故，依勞工保險條例或其他法令規定，已由雇主支付費用補償者，雇主得予以抵充之。

(七)勞工保險條例

爲保障勞工生活，促進社會安全，制定勞工保險條例。

第2條　勞工保險之分類及其給付種類如下：
一、普通事故保險：分生育、傷病、失能、老年及死亡五種給付。
二、職業災害保險：分傷病、醫療、失能及死亡四種給付。

第74-1條　明訂被保險人發生失能、老年或死亡保險事故，其本人或其受益人領取保險給付之請求權未超過第三十條所定之時效者，得選擇適用保險事故發生時或請領保險給付時之規定辦理。

(八) 就業保險法（勞動部，2022）

爲提升勞工就業技能，促進就業，保障勞工職業訓練及失業一定期間之基本生活，特制定就業保險法。被保險人及投保單位對保險人核定之案件發生爭議時，應先向勞工保險監理委員會申請審議；對於爭議審議結果不服時，得依法提起訴願及行政訴訟。

第10條　本保險之給付，分下列五種：
一、失業給付。
二、提早就業獎助津貼。
三、職業訓練生活津貼。
四、育嬰留職停薪津貼。
五、失業之被保險人及隨同被保險人辦理加保之眷屬全民健康保險保險費補助。
前項第五款之補助對象、補助條件、補助標準、補助期間之辦法，由中央主管機關定之。

第16條　失業給付按申請人離職辦理本保險退保之當月起前六個月平均月投保薪資百分之六十按月發給，最長發給六個月。但申請人離職辦理本保險退保時已年滿四十五歲或領有社政主管機關核發之身心障礙證明者，最長發給九個月。必要時得再延長之，但最長不得超過十二個月。

以上條文訂定勞工之權利與義務，但是照顧服務員對法令不熟悉，常會造成權益受損，或是違規之情事發生；就請假或離職而言，雖依勞基法規定行事，不過依工作屬性，建議提早提出。

五、照顧服務員執業時易觸犯之法規

以下為照顧服務員執行業務常見問題：

1. 過失：無認識過失或懈怠過失及有認識過失或疏虞過失說明如下：
   (1) 無認識過失或懈怠過失：指「行為人雖非故意，但按其情節應注意，並能注意，而不注意者」（刑法第 14 條）；亦即沒有故意犯罪，但因欠缺注意、疏忽而導致傷害或發生犯罪事實；例如熱敷燙傷服務對象。
   (2) 有認識過失或疏虞過失：指「行為人對於構成犯罪之事實，雖預見其能發生而確信其不發生者」（刑法第 14 條）。例如知道意識混亂不清的服務對象可能從床上跌下，卻認為不會那麼倒霉，而未圍床欄，導致服務對象摔下床。

   下列是易發生的「過失」事件之例子：
   (1) 餵食或灌食服務時，導致服務對象梗塞或致死。
   (2) 翻身或移床服務時，導致服務對象骨折或跌下床。
   (3) 遺失服務對象的假牙。
   (4) 服務時對服務對象身體不當碰觸或傷害，甚至死亡。
2. 誹謗：以言辭或文字破壞別人的名譽，例如下列情況可能構成誹謗罪：
   (1) 說某人是瘋子。
   (2) 在網路傳播某人有性病。
3. 攻擊、毆打：
   (1) 指非專業性的觸摸別人或侵犯人身自由。
   (2) 非法地限制服務對象行動的自由，例如為防止服務對象跌倒而給予不必要的身體約束。
4. 侵犯隱私：對服務對象隱私之侵犯，因工作時會接觸身體，以及涉及身體隱私部位，若不加解說與獲得同意，則可能觸犯侵犯隱私之法律，故應注意下列事項：
   (1) 執行業務時須為服務對象解說工作內容與目的，並應獲得其同意。
   (2) 執行業務時，必須依據服務對象之服務項目，接觸或暴露必須服務、治療之部位。
   (3) 即使服務對象是認知症患者，洗澡或更換衣物時，亦須解說工作內容與目的，並應獲得其同意，不應為服務之理由強制脫衣。
   (4) 因為生命危害必須做約束治療時，一定要解說工作內容與目的，不應為服務之理由強制約束。例如為了預防服務對象跌倒而為其進行約束。
   (5) 非工作所需，勿與他人談論有關服務對象的治療或診斷。
5. 虐待：對服務對象進行非服務或治療之業務行為，包括身體、言語和心理的傷害、虐待等，不僅既違反法規也涉及違背工作倫理之行爲。特別是認知症患者的服務，未獲得其同意之強制脫衣，在服務對象的認知中也是虐待行爲。

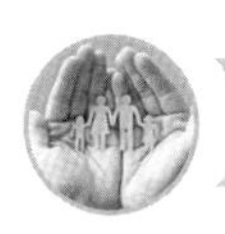

第三節　照顧服務相關政策與資源

一、照顧服務資源的意涵

資源係指可以協助個人達成目標與完成任務的能力。照顧服務時所需之資源，可分成有形資源、無形資源，或是內在資源、外在資源等。有形資源如人力、物力、財力等；無形資源，如宗教信仰。內在資源，如意志力、家庭支持；外在資源，如政府組織之補助、民間愛心會的支助等。外在資源之政府組織，涉及照顧機構之設置與管理、人員培訓等，例如縣（市）政府的照顧管理中心，管理長期照顧 2.0 服務輸送與支付；衛生福利部進行政策之規劃與管理，包括照顧服務資格計畫之管理。

長期照顧服務之服務對象，其所需的長期照顧服務資源多元，爲滿足長期照顧服務需求之服務資源的輸送，依據其失能程度提供服務。例如可以接受至居家協助生活照顧，或協助就醫之服務。相關資源請見第三章、第六章，或是第二十六章內容。

二、長期照顧服務資源的行政單位

長期照顧服務資源的行政單位，包括衛生福利部、勞動部、國軍退除役官兵輔導委員會（退輔會）、行政院農業委員會（農委會）、原住民委員會（原民會）等，依據服務對象的屬性與所需服務類別而使用不同的行政單位。簡述如下：

(一) 衛生福利部

衛生福利部是長期照顧服務政策規劃、執行與督導最高單位，包括長期照顧司、醫事司、護理及健康照護司、保護服務司、社會救助及社工司、國民健康署、社會及家庭署，以及各縣市照顧管理中心、衛生所的心理衛生中心、各縣市的精神醫療體系網，都是照顧服務資源。相關服務對象與服務輸送，請見本章第一節，以及本節後續之介紹。

(二) 勞動部

勞動部（2024）爲全國勞動業務之主管機關，主要掌理勞動政策規劃；國際勞動事務之合作及研擬；勞動關係制度之規劃及勞動關係事務之處理；勞工保險、退休、福祉之規劃、管理及監督；勞動基準與就業平等制度之規劃及監督；職業安全衛生與勞動檢查政策規劃及業務推動之監督；勞動力供需預測、規劃與勞動力發展及運用之監督；勞動法律事務之處理與相關法規之制（訂）定、修正、廢止及解釋；勞動統計之規劃、彙整、分析及管理；勞動與職業安全衛生之調查及研究等勞動事項。

(三) 國軍退除役官兵輔導委員會（退輔會）

國軍退除役官兵輔導委員會（簡稱退輔會、輔導會）（2023）爲中華民國專門處理退伍軍人五大事項（就業、就學、醫養與照顧服務等）的機關。退輔會在臺灣各地的所屬機關有 16 所榮民醫院（包含 4 所總院及 12 所分院）、15 所榮譽國民之家、19 所榮民服務處、5 個農場機構、1 個訓練機構。

(四) 農業部

農業部（2024）農村發展及水土保持署（以下簡稱本署），爲妥善照顧農村高齡者，促進健康老化，鼓勵導入青壯年人力，以建構符合農村高齡者實際之各面向需求。農委會主要推動農村居家照顧服務員培訓及農村支援服務中心，以照護失能老農並創造農村就業機會。使農村高齡者之照顧，依需求加強社區參與、文化傳承、飲食營養、心理健康、知識建立、手作課程、運動休閒與友善環境等層面，以綠場域、綠飲食、綠療育及綠陪伴四面向爲主軸，形成綠色照顧服務網絡。

(五) 原住民族委員會（原民會）

臺灣原住民族委員會（2024）爲解決原住民族長者照顧需求逐漸增加，爲滿足原住民族長者的長照需求，以「族人照顧族人」、「因族因地制宜」的照顧模式，在原住民族地區及都會原住民族聚落大力推動文化健康站，更創造留任及在外的青年返鄉工作機會，文健站提供長者照顧服務，也同時是由服務對象提供幼兒、青年及照服員學習族語和傳統文化的重要據點。

三、照顧服務人力資源

臺灣由衛生福利部（2023c）制定照顧服務員訓練計畫，依據勞動部（2002）公布照顧服務員丙級技術士檢定（現改為照顧服務單一級技術士技能檢定），使之成為一專門職業類別。照顧服務員訓練計畫於 2023 年修正為「照顧服務員資格訓練計畫」，相關內容請見本書第二十六章，內容簡述如下：

1. 受訓對象：年滿 16 歲以上、身體健康狀況良好，具擔任照顧服務工作熱忱者。
2. 訓練課程內容與時數：訓練時數共 90 小時，包含核心課程 50 小時、實作 8 小時、綜合討論與課程評量 2 小時、臨床實習 30 小時。
3. 各直轄市、縣（市）政府得依其業務需要增列照顧服務員分科訓練課程內容與時數。
4. 成績考核：受訓對象參加核心課程之出席率應達 80% 以上（核心課程採線上訓練者，應於線上完成全數課程後，並提供最近 6 個月內之線上學習證明），並完成所有臨床實習課程、實作課程、綜合討論與課程評量者，始可參加成績考核。
5. 經考評及格者，由訓練單位核發結業證明書；訓練單位並應將所在地直轄市、縣（市）政府同意備查之日期、文號載明於結業證明書內，以利查核。

課後問題

1. 居家服務的費用是由以下哪一個單位給付？(A) 勞工保險　(B) 全民健保　(C) 農漁保險　(D) 長照 2.0 基金。
2. 身心障礙者的社區照護需求有：①日間照顧；②安養護機構；③復健服務；④團體家屋；⑤心理諮詢。(A) ①②③　(B) ②③④　(C) ①③⑤　(D) ③④⑤。
3. 照顧服務與下列哪些法規最不相關？(A) 護理人員法　(B) 消基法　(C) 醫療法　(D) 食品安全衛生管理法。
4. 照顧服務員執行工作時，是基於哪個法律規範權利與義務？(A) 護理人員法　(B) 長期照顧服務法　(C) 醫療法　(D) 食品安全衛生管理法。
5. 長照 2.0 所服務的對象包括哪些？① 65 歲以上失能老人；②失能身心障礙者；③ 45 歲以上失智症患者；④ 50 歲以上失能原住民。(A) ①②　(B) ③④　(C) ①③　(D) ②④。

答案：

1.	2.	3.	4.	5.
(B)	(C)	(D)	(B)	(A)

參考文獻

內政部（2000，3 月）。**「加強老人安養服務方案」查證報告**。https://ws.ndc.gov.tw/Download.ashx?u=LzAwMS9hZG1pbmlzdHJhdG9yLzEwL3JlbGZpbGUvNTY4Ny80NzMwLzAwMjc2MDBfMTYuZG9j&n=NTcyOTExMzE1ODcxLmRvYw%3D%3D&icon=..doc

內政部戶政司（2004，無日期）。**各縣市人口年齡結構重要指標**。https://www.ris.gov.tw/app/portal/346。

行政院（2004，05 月 19 日）。**中央法規標準法**。全國法規資料庫。https://law.moj.gov.tw/LawClass/LawAll.aspx?PCode=A0030133

行政院（2015，06 月 17 日）。**消費者保護法**。全國法規資料庫。https://law.moj.gov.tw/LawClass/LawAll.aspx?pcode=J0170001

行政院國軍退除役官兵輔導委員會（2023，07 月 17 日）。**國軍退除役官兵輔導委員會處務規程**。https://law.moj.gov.tw/LawClass/LawAll.aspx?pcode=F0150034

吳淑瓊（2004）。從「建構長期照護體系先導計畫」之執行看我國社區式長期照護體系之建構。**社區發展季刊，106**，88-96。

法務部（2021，01 月 20 日）。**民法**。全國法規資料庫。 https://law.moj.gov.tw/LawClass/LawAll.aspx?pcode=B0000001

法務部（2024，07 月 31 日）。**刑法**。全國法規資料庫。https://law.moj.gov.tw/LawClass/LawAll.aspx?pcode=C0000001&kw=%e5%88%91%e6%b3%95

原住民委員會（2024，無日期）。**長照專區**。https://www.cip.gov.tw/zh-tw/news/data-list/7661900BAFAAA37D/index.html?cumid=7661900BAFAAA37D

國家發展委員會（2022，無日期）。人口推估查詢系統。https://www.ris.gov.tw/app/portal/346

勞動部（2002，12 月 19 日）。**照顧服務員職類技術士技能檢定規範**。勞動部法令查詢系統。https://laws.mol.gov.tw/FLAW/FLAWDAT0202.aspx?id=FL028053

勞動部（2020，07 月 31 日）。**勞動基準法**。勞動部法令查詢系統。https://laws.mol.gov.tw/FLAW/FLAWDAT01.aspx?id=FL014930

勞動部（2021，04 月 28 日）。**勞工保險條例**。勞動部法令查詢系統。https://laws.mol.gov.tw/FLAW/FLAWDAT0201.aspx?id=FL014980

勞動部（2022，01 月 12 日）。**就業保險法**。勞動部法令查詢系統。https://laws.mol.gov.tw/FLAW/FLAWDAT01.aspx?id=FL023221

勞動部（2023，05 月 10 日）。**就業服務法**。勞動部法令查詢系統。https://laws.mol.gov.tw/FLAW/FLAWDAT0201.aspx?id=FL015128

勞動部（2024，2 月 16 日）。**職掌及組織**。https://www.mol.gov.tw/1607/1608/1614/nodelist

農業部（2024，9 月 15 日）。農業部農村發展及水土保持署。https://www.ardswc.gov.tw/Home/News/news_more?id=f51bf8a147f14109bb093fa40f74df99

衛生福利部（2020a，5 月 27 日）。**老人福利法**。全國法規資料庫。https://law.moj.gov.tw/LawClass/LawAll.aspx?pcode=D0050037

衛生福利部（2020b，1 月 20 日）。**身心障礙者權益保障法**。全國法規資料庫。https://law.moj.

gov.tw/LawClass/LawAll.aspx?pcode=D0050046
衛生福利部（2021，6 月 9 日）。**長期照顧服務法**。全國法規資料庫。https://law.moj.gov.tw/LawClass/LawHistory.aspx?pcode=L0070040
衛生福利部（2023a，6 月 28 日）。**醫療法**。全國法規資料庫。https://law.moj.gov.tw/LawClass/LawAll.aspx?pcode=L0020021&kw=%e9%86%ab%e7%99%82%e6%b3%95
衛生福利部（2023b，6 月 21 日）。**護理人員法**。全國法規資料庫。https://law.moj.gov.tw/LawClass/LawHistory.aspx?pcode=L0020166
衛生福利部（2023c，8 月 24 日）。**照顧服務員資格訓練計畫**。https://www.mohw.gov.tw/cp-18-71164-1.html
衛生福利部 2022，6 月 21 日）。**醫師法**。全國法規資料庫。https://law.moj.gov.tw/LawClass/LawAll.aspx?pcode=L0020001&kw=%e9%86%ab%e5%b8%ab%e6%b3%95
衛生福利部長期照顧司（2012，無日期）。**我國長期照顧十年計畫——101 至 104 年中程計畫**。https://www.gender.ey.gov.tw/gecdbgia/Common/FileDownload.ashx?sn=SXQ1x1dZ2ZFdiOas55sK!Q@@
衛生福利部長期照顧司（2016，6 月）。**長期照顧十年計畫 2.0（106-115 年）**（核定本）。https://1966.gov.tw/LTC/cp-6572-69919-207.html
衛生福利部統計處（2024，6 月 7 日）。**中華民國 111 年老人狀況調查報告**。https://dep.mohw.gov.tw/DOS/cp-5095-77509-113.html
蕭玉霜（2016）。以差異原則分析長期照護之健康照護需求與實踐。**應用倫理評論，61**，93-111。https://www.airitilibrary.com/Article/Detail?DocID=10282483-201610-202004080025-202004080025-93-111

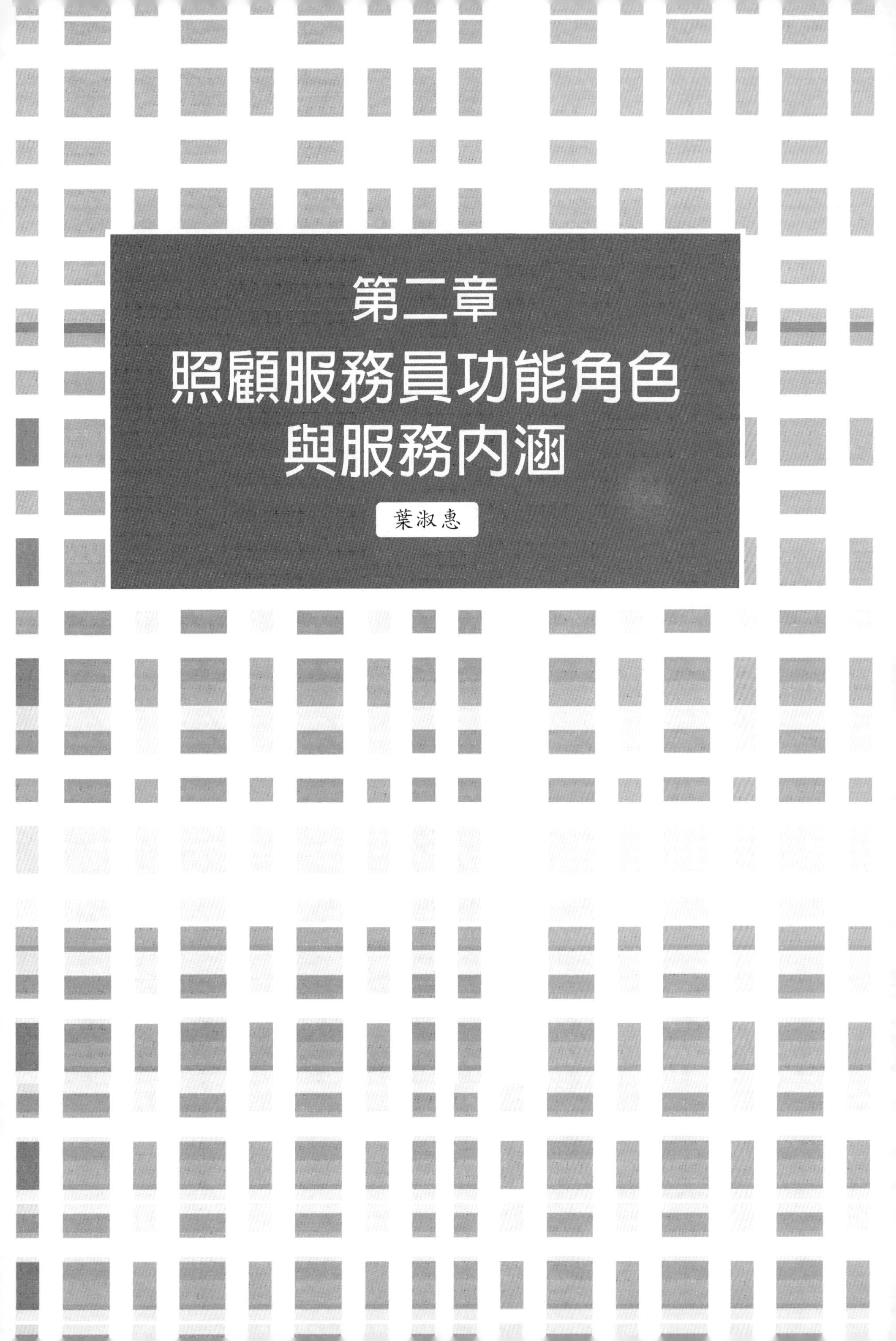

第二章

照顧服務員功能角色與服務內涵

葉淑惠

課程綱要

一、照顧服務員的角色及功能。

二、照顧服務員的工作對象及服務內容。

三、服務理念及工作倫理守則。

四、照顧服務員職涯發展。

學習目標

一、認識照顧服務員的工作場所及對象。

二、說出照顧服務員的執業範圍、角色、功能與應具備的條件。

三、認識照顧服務員的服務理念及工作倫理守則。

四、了解照顧服務員的職涯發展。

前言：照顧服務員的源起

病人的照護工作中如身體清潔、搬運、送檢體等，不需要護理專業人員就可以執行。爲了回歸護理人員專業，不浪費於非護理性工作，醫療機構自古就僱用協助病房工作員，做簡易扶助性照顧工作，因「長期照顧服務法」於 2021 年 6 月 9 日修正執行，而有法源依據。

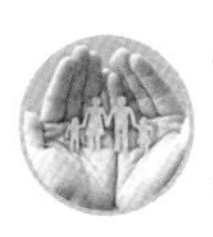

第一節　照顧服務員的角色及功能

一、照顧服務員名稱的由來

醫療機構僱用的協助照顧人員的職稱有些許差異，如國外稱爲佐理員（assistant nurse）、健康照顧助理（health care assistant）、病房佐理員（ward attendant）及助理護士（nurse's aid）等；國內稱這類輔助人員爲：日據時代稱之「附漆」、「護佐」；在日後陸續稱之爲「病房助理員」、「病患服務員」、「助理護士」等；社區居家服務的另外又有「病人照護助理員」、「居家照護佐理員」、「家事服務員」、「監護工」等名稱。直至 1993 年衛生署（現衛生福利部）發布「護理機構設置標準」，其中規定每 6 床應設 1 名以上的「病患服務員」，因此，「病患服務員」開始成爲公認的名稱。衛生署於 2003 年將醫院的病患服務員、社區居家服務與護理機構協助照護者統一稱爲「照顧服務員（以下簡稱照服員）」，並延用至今（葉淑惠、楊麗玉、楊麗珠、林麗味、葉明莉、曾錦花、李婉萍，2003）。

二、醫療照護機構僱用照顧服務員的意義

1. 僱用照服員參與病人「全責護理照護」，可節省人事費。
2. 醫療機構內減少陪伴家屬，增加院內的安寧，降低院內感染機率。
3. 護理人員可做專業性護理工作，非護理性生活照顧工作也有專人負責。
4. 減少病人家屬需到醫院照顧的經濟與精神壓力。
5. 增加照服員就業機會，健全醫療團隊成員。
6. 提供長期照顧服務團隊的重要人力。

三、長期照護人力分類

1. 專業人力：接受完整專業教育及臨床訓練，並通過國家考試認可，具備專業證照、職業執照者，如醫師、護理師、社工師、藥師、物理治療師、營養師等各類醫事人員。
2. 半專業人力：無學歷限制且已修完指定課程時數、臨床技術訓練、考試等條件，在專業人員指導下工作者，如照顧服務員。
3. 非專業人力：未受過訓練且不支薪的非正式照顧人員，如家庭照顧者、志工等。
4. 管理人力：諸如服務提供機構中的經營管理者、督導、照顧管理師等。

四、照顧服務員的角色與功能

1. 照顧者：直接提供服務對象日常生活與個人身體衛生服務。
2. 保護者：可密切觀察服務對象身心變化狀況，若有異常徵兆，應立即報告或緊急送醫。
3. 代言者：替有需求和無法表達需求的服務對象傳達訊息給相關人員，並代替爭取應有的福利和待遇。
4. 陪伴者：長照服務需求者往往都更需要被陪伴，當服務對象孤獨無助時，照服員的陪伴是最珍貴的心理支持服務。
5. 關懷者：對服務對象真誠的關心，傾聽服務對象的心聲是給予心理最大的安慰與支持。
6. 資源諮詢提供者：提供相關的社會福利及健康生活資訊給服務對象及其家屬。

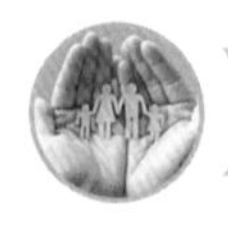

第二節　照顧服務員的服務對象及服務內容

一、長照服務提供方式

可區分為：

1. 居家式：到住家提供服務。
2. 社區式：於社區透過政府規定的場所及設施提供服務，例如家庭托顧、日間照顧、臨時住宿、團體家屋、小規模多機能機構、輔具購買／租借、居家無障礙環境改善及其他整合性服務等；但不包括機構住宿式之服務。

3. 機構住宿式：以受照顧者入住之方式，提供全天照顧或夜間住宿等服務。
4. 家庭照顧支持服務：為提升家庭照顧者能力及生活品質，提供定點、到宅等支持服務。

二、照顧服務員的工作場所

(一) 機構式服務場所

綜合醫院、慢性醫院、精神療養院、護理之家、養護機構及安養機構。

(二) 社區機構式服務場所

日間照護（顧）機構、日間托老、其他：團體家屋臨時住宿、小規模多機能機構、住宿式機構等。

(三) 社區居家式服務

照顧管理專員到宅評估受服務的對象，符合「在宅服務」條件者，即派遣照服員到申請服務者家中，按照契約的項目提供服務。服務對象為長照 2.0 規定的服務對象，排除已在機構安置、聘僱外（臺）籍看護或已領有特別照顧津貼或其他照顧費用補助者。排除部分之聘僱外（臺）籍看護近期已可提供外勞休假時的替代性喘息服務，亦即隨著時間而有滾動式修正，可與 1966 電話聯繫確定之。

三、照顧服務員的服務對象及服務內容

(一) 主要的服務對象

照服員的服務對象主要為身心障礙者、失能、失智、衰弱老人、日常生活活動（Activity of Daily Living，簡稱 ADL）及工具性日常生活活動（Instrumental Activity of Daily Living，簡稱 IADL）需要有人幫助者。

(二) 居家照服員的服務內容

1. 協助服務對象身體衛生及儀容整潔。
2. 提供安全舒適的生活環境。

3. 協助營養與排泄需求。
4. 協助服務對象獲得身、心、社交及靈性的舒適。
5. 協助服務對象活動及運動。
6. 執行照顧輔助服務。
7. 協助其他家務工作。
8. 提供相關資源。
9. 其他。

(三) 醫院照服員的服務內容

1. **一般事務工作**：(1) 量身高、體重；(2) 回應叫人鈴；(3) 病床整理；(4) 其他庶務工作。
2. **一般性技術工作（非專業性）**：(1) 協助病人及家屬環境介紹；(2) 登記輸出輸入量；(3) 適當應用床欄；(4) 協助清潔遺體與更衣；(5) 使用冰枕；(6) 通知更換靜脈點滴；(7) 在護理人員指導下，協助檢查治療環境與準備病人；(8) 發現異常狀況立即通報護理人員等
3. **身體清潔與舒適照護**：(1) 頭部清潔（洗臉、刮鬍子、洗頭、梳理及清潔眼耳鼻）；(2) 一般口腔衛生清潔（含刷牙、漱口、口腔潤溼）；(3) 身體清潔（床上擦澡、洗澡、清潔會陰部或照護皮膚）；(4) 足部清潔；(5) 協助清潔大小便及便後；(6) 更換尿布、看護墊；(7) 協助更換（穿脫）衣褲；(8) 更換床單被服類；(9) 指甲修剪。
4. **排泄照護**：(1) 倒蓄尿袋尿液；(2) 協助更換清潔人工肛門便袋；(3) 便盆、尿壺、尿套、便盆椅使用。
5. **膳食與給藥**：(1) 協助用餐或餵食；*(2) 在護理人員指導下，維持個案生理機能之管灌食等。
6. **舒適與活動**：(1) 協助翻身、拍背；(2) 姿位改變活動（如協助移位、上下床坐輪椅／椅子、輔具使用）；(3) 維持正確、舒適姿勢；(4) 協助副木／垂足板使用；*(5) 在護理人員指導下，協助溫水坐浴環境與病人之準備。
7. **安全維護**：(1) 床輪、床欄固定；(2) 協助注意點滴、導尿管、氧氣導管等各種管路通暢；(3) 協助注意臥床、行走、如廁、起坐時之安全，防止跌倒受傷害。
8. **其他**：(1) 餵食／灌食器清潔；(2) 水分補充；(3) 協助庶務性工作；(4) 清潔排泄後便器；(5) 其他非專業性臨時交辦事項等；*(6) 在護理人員指導下，協助蒐集血壓、脈搏、體溫及呼吸狀況資料；*(7) 在護理人員指導下，協助餵藥或灌藥。

註：打 * 號部分應提供教育訓練及標準作業流程。

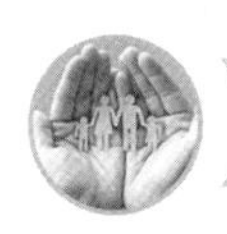

第三節　照顧服務員的服務理念及倫理原則

一、照顧服務員應具備的服務理念

1. 認知自己的角色與權限，不做超越權限範圍的事，不違反倫理道德。
2. 身心健康、情緒穩定、處事審愼、待人和氣、有奉獻的精神。
3. 對助人工作有興趣，對服務對象不挑剔、不批評、不指責、不爭執。
4. 不抱怨、具同理心，能了解服務對象，體會對方的感受。
5. 誠實、熱誠、可信、盡責、不偷懶、有效率、愉悅、平穩地完成工作。
6. 持有愛心、熱心、耐心、關心與恆心，樂於傾聽服務對象談話。
7. 了解與尊重服務對象及其家人的需要、生活方式並及時反應，但不完全順從他們的決定。
8. 有溝通能力且能維護服務對象及其家庭隱私。
9. 在服務團隊中謙恭有禮、友善、合群、合作，虛心接受專業人員的指導。
10. 具有敏銳的察覺力，正確判斷服務對象的身心問題。
11. 整潔美好的儀表、舉止文雅大方有涵養。
12. 不分性別、年齡、貧富貴賤、種族、國籍、宗教，對服務對象一視同仁。
13. 鼓勵及設法提升服務對象自我照顧及自立的能力。
14. 不斷學習進修充實專業知識，以提供更良好的照顧品質。

二、照顧服務員的倫理原則

(一) 倫理的意義

倫理是行爲之道德準則或規範，界定當爲與不當爲，是人與人相處的規則。而服務倫理讓照服員思考與判斷「該做什麼」、「不該做什麼」，倫理是探討「義務」或「應該」的主要根基。

(二) 醫學倫理原則

醫學倫理共有 ABCDE 五原則：

1. 自主原則（Autonomy）：對意識清楚、能明辨是非、對疾病有充分了解的服務對象，應尊重服務對象自主之下所做的決定及培養服務對象自我決定的能力。每一個個案都有權利決定自己要接受或不要接受某一個醫療處置。除非病人已經沒有自主行爲能力，或是他主動的放棄自主權利，任何人都不能超越個案的自主權，隨意爲病人做醫療決定（彰化基督教醫院醫學倫理中心，2024）。

2. 行善原則（Beneficence）：指「仁慈」或「善良」的德行。只有背後所隱含是爲了病人好的動機之處置，才是符合這個原則的醫療處置。
3. 保密原則（Confidentiality）：尊重病人隱私，不得無故洩露。
4. 不傷害原則（Do no harm; non-maleficence）：不讓病人的身體、心靈受到傷害，不論做什麼處置，絕對不能故意讓病人比原來的情況更糟糕。
5. 公平正義原則（Equality; justice）：以公平合理的處事態度來對待照顧對象，不分性別、種族、年齡、宗教及社經地位。對於有限的資源，必須謹守公平正義原則做合理的分配。

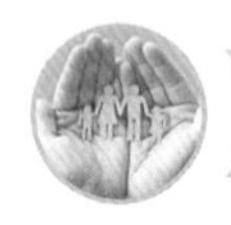

第四節　照顧服務員的工作守則

一、照顧服務員的基本責任

1. 維護服務對象生活品質。
2. 提供人性化的照顧。
3. 有道德的服務。
4. 尊重服務對象及其家屬。
5. 具團隊精神。

二、與服務對象的關係及應對技巧

1. 法律上，照服員與服務對象的關係是受案家委任，對其服務需要負責任。
2. 照服員、服務對象與案家間需要基於互信、尊重、關懷與容忍關係。
3. 照顧服務項目及內容，須依照顧服務契約評定，取得服務對象及其家屬同意。
4. 提供不超越自己能力及約定外的工作項目，以免事後產生爭執。
5. 和服務對象與家屬之間只建立職業性服務的關係。
6. 服務的項目以服務對象的需要爲優先，全力以赴運用所學。
7. 視個人能力，以接納和學習的態度，不挑選服務對象。

8. 執行任何一項生活照顧工作，應堅守服務對象的隱私。
9. 不與第三者談論服務對象疾病、家事、人際關係、生活等所得知的資訊。
10. 不私下答應服務對象的要求、請服務對象額外付費、與服務對象對立、抗爭或立即要求結案。
11. 服務關係結束後，避免與服務對象關係過於密切。
12. 結束服務關係的服務對象，不打電話去關切新照服員的工作情況或以志工方式去服務。
13. 尊重服務對象的宗教信仰，不強迫接受照服員個人的信仰。
14. 若發現服務對象的健康有異樣或改變，應主動通知機構負責人。
15. 當服務對象不了解機構之規定而有所誤會時，應由家屬出面澄清。
16. 遇到服務對象難應付時，先處理後，立即回報機構負責人。
17. 面對瀕臨死亡的服務對象，應予以尊重與照顧，幫助其安詳且尊嚴地死亡，並向家屬說明瀕死的個案可能的身體狀況。
18. 服務對象與其家屬發生爭吵時，應抒解雙方情緒，但不介入爭執。
19. 不將個資留給服務對象或其家屬，以免造成照服員家庭生活之困擾。

三、照顧服務員的一般工作守則

照顧服務時爲了保障照顧服務員和服務對象的權利與安全，照顧服務員工作時必須遵守相關的義務如下：

1. 照顧服務對象相關知識和技能，必須遵守合法合適的妥善方法，並持續進修。
2. 絕對遵守職責範圍內之照顧行爲，不擅自作主踰越權限。
3. 應公私分明，例如除了與機構聯繫外，不用案家電話、不使用非服務對象案家物品、不食用案家食物、不收受貴重禮物等。
4. 不做不人道行爲、危害服務對象安全或違反機構規定。
5. 服務時間內不得偷懶、只看書報或吃零食等行爲。
6. 遇到無法處理的事項皆應向機構負責人報告。
7. 遵守服務單位的服務規定、接受督導員指導並接受考核。
8. 提供照護活動時，不論服務對象認知退化與否，應事先給予充分說明。
9. 遇服務對象情況危急時，需給予緊急救護處理，並立即聯絡機構負責人。
10. 不得率同親友或兒女共進案家、不將私事帶進案家處理，也不將服務對象的事帶入自己的生活，不於公眾場所討論案家狀況。
11. 應按約定時間守時到案家服務，不遲到也不早退。

12.若臨時無法前往案家服務，應立即聯絡機構負責人，設法派他人服務。
13.注意正確的工作姿勢，於明亮處適量工作，以免產生職業傷害。
14.勤於學習與進修，提升知能與技能，提供更高品質服務。
15.工作之餘能調適自己，免於職業倦怠。

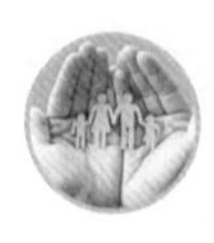

第五節　照顧服務員證照與職涯發展

一、照顧服務員之證照簡史

行政院經濟建設委員會於 2001 年 8 月 1 日制定的「照顧服務產業發展方案」中具體實施項目之一就是：健全照顧服務人力培訓與建立認證制度，以促進照顧服務專業化。行政院勞工委員會（現爲勞動部）依據「照顧服務產業發展方案」自 2003 年開始辦理「單一級照顧服務員技術士技能檢定」，2003 年 2 月 13 日行政院內政部與衛生署（現爲衛福部）公告「照顧服務員訓練實施計畫」（陳正芬，2011）。規定照服員必須接受 50 小時學科課程、40 小時實習課程的訓練，建立監護工的認證制度，並規定照服員的訓練課程內涵，以統一及提升照顧服務品質，使照服員具備照顧服務所需要的「知識」、「技能」、「情意」等基本標準，同時規定參加照服員訓練結業後，可取得訓練結業證明書，並得參加照服員單一級技術士技能檢定，及格者可取得照服員之證照。

二、照顧服務員訓練課程

行政院衛福部 2018 年 5 月 9 日顧字第 1071960347 號公告「照顧服務員訓練實施計畫」，目的在於「爲因應我國長期照顧人力需求，提升照顧服務品質，促進居家服務員、病患服務人員就業市場相互流通，增加就業機會，並整合居家服務員、病患服務人員訓練課程爲照顧服務員訓練課程，特訂定本計畫。」照服員需接受訓練時數：(1) 核心課程：50 小時；(2) 實作課程：8 小時；(3) 綜合討論與課程評量：2 小時；(4) 臨床實習課程：30 小時。

三、照顧服務員資格條件

(一) 內政部「老人福利服務專業人員資格及訓練辦法」第 5 條

有關照顧服務員應具資格：

1. 領有照顧服務員訓練結業證明書。
2. 領有照顧服務員職類技術士證。
3. 高中（職）以上學校護理、照顧相關科（組）畢業。
4. 完成經中央衛生福利主管機關公告之照顧服務員修業課程，並取得修業證書（全國法律資料庫，2024）。失智照顧型機構照服員除應具前項資格外，並應取得失智症相關訓練證明文件。

(二) 技術士技能檢定照顧服務員職類單一級申請檢定資格

須年滿 16 歲（包含大陸地區配偶取得長期居留證、依親居留證者及合法取得外僑居留證之外籍人士），取得下列證明文件之一者：

1. 2003 年 2 月 13 日以前之居家服務員、病患服務員或照顧服務員訓練結業證明文件。該訓練應經政府機關同意備查。
2. 2003 年 2 月 13 日後之照顧服務員結業證明書（內容需記載地方主管機關同意備查之日期、文號、訓練課程及時數）。
3. 高中（職）以上照顧服務員職類相關科系所（含高中相關學程）畢業。
4. 大專院校相關科系所學生，取得照顧服務理論與實務相關課程各 2 學分及照顧服務員 40 小時實習時數證明，並以就讀學校所開具之學分證明（成績單），以及符合照顧服務員訓練計畫所規定之實習單位所開具之實習時數證明爲認定依據（勞動部，2022）。

四、照顧服務員職涯發展

(一) 照顧服務員流失的原因

近年來照顧服務員流失的原因包括：(1) 工作報酬、福利及升遷機會等滿意度偏低；(2) 社會形象低；(3) 工作辛苦與壓力。

(二) 照顧服務員職涯發展之道

衛福部爲解決照服員人力短缺問題，於 2017 年 11 月 27 日在立法院社會福利及衛生環境委員會會議提出「如何解決照顧服務員面臨勞動條件惡劣、低薪及人力不足的困境」專案報告（立法院，2017），如下：(1) 提高薪資；(2) 試辦給付及支付新制；(3) 職涯發展：提供職涯願景，規劃照服員多元升遷管道；(4) 專業形象：拍攝不同特質的照服員相關宣傳影片，表揚績優照服員，研議專屬制服與識別標示，強化照服員專業形象。另外也可以增強 (5) 長期照護的服務以個別服務內容計算工作量及計費，不再只是以單一每日總工作時數計算給付標準，所以工作薪資較高；(6) 增加多元的培訓要求及課程，除了職前訓練外，依工作項目進行必要的訓練，例如足部照顧及失智個案照護課程等。

課後問題

1. 照顧服務時爲了保障照顧服務員和服務對象的權利與安全，照顧服務員工作時必須遵守相關的義務，下列何者爲非？(A) 照顧服務對象相關知識和技能，必須遵守合法合適的妥善方法，並持續進修　(B) 絕對遵守職責範圍內之照顧行爲　(C) 對服務對象好的事情，我可以自主決定實施　(D) 爲了保持良好的照顧能力，我必須適時接受教育。
2. 長照服務提供方式，包括：(A) 居家式到住家提供服務　(B) 社區式：例如家庭托顧、日間照顧　(C) 輔具購買 / 租借　(D) 以上皆是。
3. 照顧服務員的角色與功能，包括：(A) 照顧者　(B) 保護者　(C) 代言者　(D) 以上皆是。
4. 照顧服務員的服務對象及服務內容，下列何者爲非？(A) 協助服務對象身體衛生及儀容整潔　(B) 打掃家裡保持環境衛生　(C) 協助營養與排泄需求　(D) 協助服務對象獲得身、心、社交及靈性的舒適。
5. 照顧服務員應具備的服務理念，下列何者爲非？(A) 認知自己的角色與權限，不違反倫理道德　(B) 身心健康、情緒穩定　(C) 對助人工作有興趣　(D) 對服務對象不挑剔，可是服務對象誤會我，我據理力爭。
6. 照顧服務應該遵守的倫理原則，下列何者爲是？(A) 自主原則　(B) 行善原則　(C) 保密原則　(D) 以上皆是。
7. 照顧服務時爲保障照顧服務員和服務對象的權利與安全，必須遵守相關的義務，下列何者爲是？(A) 必須遵守合法合適的妥善方法，並持續進修　(B) 不做危害服務對象安全或違反機構規定的事　(C) 應公私分明，例如除了與機構聯繫外，不用案家電話　(D) 以上皆是。
8. 與服務對象的關係及應對技巧，下列何者爲是？(A) 需要基於互信、尊重、關懷與容忍關係　(B) 照服員與服務對象的關係是受案家委任，對其服務需要負責任　(C) 和服務對象與家屬之間只建立職業性服務的關係　(D) 以上皆是。
9. 照顧服務時爲了保障照顧服務員和服務對象的權利與安全，必須遵守相關的義務，下列何者爲非？(A) 遇到無法處理的事項皆應向機構負責人報告　(B) 提供照護活動時，因爲服務對象有認知退化，不須事先說明工作事項　(C) 應按約定時間守時到案家服務，不遲到也不早退　(D) 注意正確的工作姿勢，於明亮處適量工作，以免產生職業傷害。

答案：

1.	2.	3.	4.	5.	6.	7.	8.	9.
(C)	(D)	(D)	(B)	(D)	(D)	(D)	(D)	(B)

參考文獻

立法院（2017）。**如何解決照顧服務員面臨勞動條件惡劣、低薪及人力不足的困境**。https://media.ly.gov.tw/Home/Detail/305004

全國法律資料庫（2024）。**老人福利服務提供者資格要件及服務準則**。https://law.moj.gov.tw/LawClass/LawAll.aspx?PCode=D0050161。

行政院衛福部（2018）。**照顧服務員訓練實施計畫**。2018 年 5 月 9 日顧字第 1071960347 號公告。https://law.moj.gov.tw/LawClass/LawAll.aspx?PCode=D0050161

陳正芬（2011）。我國長期照顧政策之規劃與發展。**社區發展季刊，133**，3。https://cdj.sfaa.gov.tw/Journal/Content?gno=1700

勞動部（2022）。**技術士技能檢定照顧服務員職類單一級申請檢定資格**。https://laws.mol.gov.tw/FLAW/FLAWDAT01.aspx?id=FL046259

葉淑惠、楊麗玉、楊麗珠、林麗味、葉明莉、曾錦花、李婉萍（2003）。發展病患服務員與居家服務員整合性課程及配套措施。**長庚護理，14**(1)，31-41。

彰化基督教醫院醫學倫理中心（2024）。**認識醫學倫理**。https://dpt.cch.org.tw/layout/ layout_2/knowledge_detail.aspx?ID=4670&cID=461&Key=198

第三章
照顧服務資源與團隊協同合作

廖綠、林秀英

課程綱要

一、照顧服務領域相關資源的內容。

二、長期照顧服務對象。

三、跨專業團隊的各領域內涵及實務。

四、跨專業協同合作的概念與策略。

五、跨專業溝通的重要性及技術。

六、以案例解說實務運用情形。

學習目標

一、認識社政、衛（含精神照顧資源）勞政、原住民族行政體系現有照顧服務資源。

二、了解如何轉介與供給相關照顧服務資源。

三、了解各專業領域服務內涵及實務 。

四、了解跨專業協同合作模式概念。

五、了解在工作中扮演的角色與團隊間之溝通技巧。

六、透過實例說明了解實務運作。

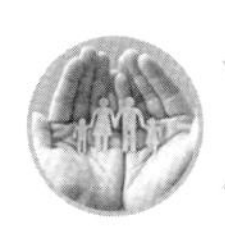

第一節　臺灣長期照護現有政策

全球高齡化的快速發展，如何改善長者長期照護與生活品質，成爲各國間普遍關注的問題（李榮輝，2005），而臺灣於 1993 年 65 歲以上老年人口便超過 7% 爲高齡化社會、於 2018 年 65 歲以上老年人口便超過 14% 爲高齡社會，預計於 2025 年 65 歲以上老年人口便超過 20% 爲超高齡社會，臺灣老人人口從 14% 上升到 20%（亦即每 5 人就有 1 人爲 65 歲以上的老人），轉變所需時間只有 7 年。因人口高齡化的趨勢，長期照顧服務的需求則是必要的（國家發展委員會，2018）（如圖 3-1、圖 3-2）。

圖 3-1　65 歲以上老人占總人口比例（%）

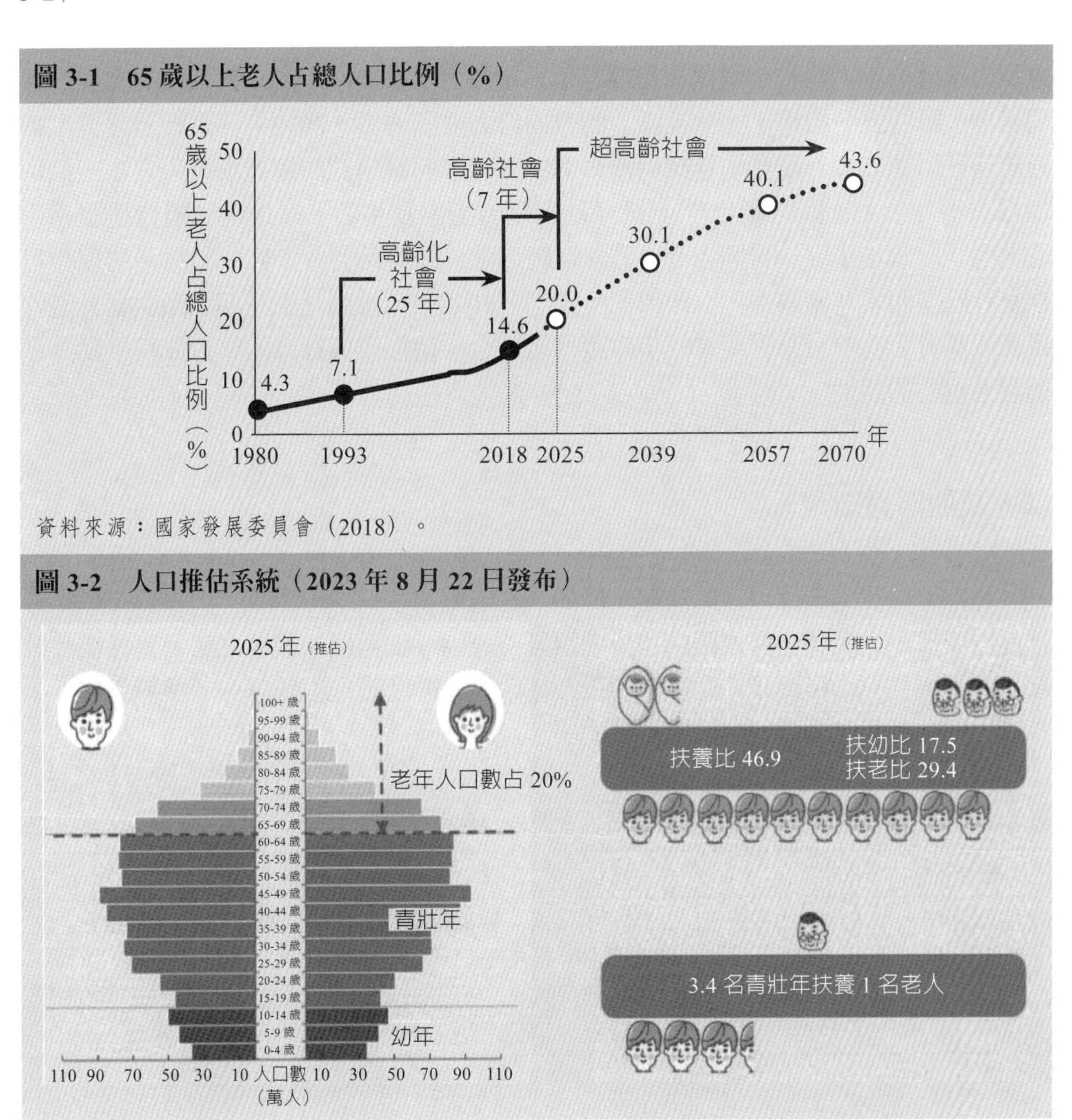

資料來源：國家發展委員會（2018）。

圖 3-2　人口推估系統（2023 年 8 月 22 日發布）

臺灣所謂長期照護，乃爲缺乏自我照顧能力的人提供服務，通常是持續一段長時間（黃明發，2004）。長期照護是對罹患慢性疾病、身心障礙者提供診斷、預防、治療、復健、支持性及維護性的服務。所以長期照護不僅具有連續性照護的概念，亦是跨越醫療與社會服務領域的照護。

一、長期照護社政

衛政與社政的整合爲推動長期照護最重要的關鍵（蕭宇涵等，2017）。2016 年開始執行長照十年計畫 2.0（簡稱長照 2.0），將服務項目從 8 項增至 17 項，並作爲衛政與社政整合照護的最佳平台，以因應臺灣快速老化的殷切需求。長期照護在社會政策上希望老年人能安心選擇「在地老化」，致力推動長期照護政策及產業發展的共同目標，以「三分機構、七分社區」的方向努力（劉曉雲，2012）。長期照護提供轉介服務、財源等多方配套，社政與衛政間的整合，照護模式的選擇應具人性化、個別性需求爲考量，社區照顧包含 A 級（社區整合型服務中心）、B 級（複合型服務中心，含「一國中學區一日照中心」）、C 級（巷弄長照站）。多數人心目中的理想目標是社區型照護（衛福部、財政部、勞動部，2022）。推動社區長期照顧服務具體的目標、落實資源整合都需要進一步政策擬定配合，使衛政與社政的整合成爲推動長期照護最重要的關鍵。

二、長期照護衛政

長期照顧從過去到現在的演變，例如「在宅服務 → 居家照顧」、「社區照顧 → 社區關懷據點」到「機構式照顧：日間照護、急性後期照護、護理之家及養護機構及精神養護機構」均橫跨了社政體系的以及衛政體系的「護理系統」、「醫療系統」，都稱之爲「長期照顧連續性照護」。如表 3-1：

表 3-1　長期照顧服務人員訓練認證繼續教育及登錄辦法

證照名稱	取得辦法
照顧服務員	1. 依據長服法第 3 條第 1 項第 4 款規定略以，長照服務人員指經本法所定之訓練、認證，領有證明得提供長照服務之人員。 2. 照顧服務員實施繼續教育訓練，依本辦法第 21 條第 2 項規定：每年應接受繼續教育 20 點（小時），本法第 9 條認證效期 6 年內達 120 點。

證照名稱	取得辦法
	3. 依本辦法第 6 條規定，長照人員應於認證證明文件有效期間為 6 年，登錄其提供服務之長照服務單位或實際提供長照服務，始得申請認證證明文件更新。
照顧管理專員及照顧管理督導	照顧管理專員及照顧管理督導資格訓練課程，課程內容包含 36 小時學理課程及 40 小時實務實習課程，方能取得資格。
教保員	教保員工作內容依照服務人員資格訓練及管理辦法第 5 條規定，照顧身心障礙者生活服務納入「生活服務員」資格。屬本辦法第 2 條照顧服務人員類型下生活服務員資格之一，在長照服務體系中，擔任執行長期照顧給付及支付之專業服務，因此衛生福利部 111 年 9 月 2 日修正該辦法，「教保員」改為專業人員類型之一。
家庭托顧	1. 家庭托顧是社區式長照服務，由長照服務對象往返家庭托顧服務機構，受過訓練的家托員，用自己的居住環境空間協助照顧失能者，包括身體照顧、日常生活照顧與安全性照顧的服務。 2. 家托照顧員資格：於 111 年 5 月 4 日修正實施，長期照顧服務機構設立標準第 4 條第 2 項規定，有關家庭托顧業務負責人，應具 500 小時以上照顧服務經驗。 3. 家托員在照顧失能者的同時在家創業穩定有經濟收入，讓家庭照顧者或二度就業者能夠兼顧家庭與就業需求，維持其家庭功能的完整性。
外籍機構看護工	1. 為維護照護品質及從業能力，外籍機構看護工實施繼續教育訓練，依本辦法第 21 條第 2 項規定：每年應接受繼續教育 20 點（小時）。 2. 依本辦法第 6 條規定，長照人員應於認證證明文件有效期間為 6 年，登錄其提供服務之長照服務單位或實際提供長照服務，始得申請認證證明文件更新。
長期照顧服務主管機關	中央為衛生福利部，在直轄市為直轄市政府，在縣（市）為縣（市）政府。 中央主管機關掌理： 1. 提供長照服務，制定全國性長照政策、法規及負責長照體系之規劃、訂定與宣導、對直轄市、縣（市）政府執行長照之監督及協調事項。 2. 長照服務使用者權益保障之規劃。 3. 長照機構之發展、獎勵及依長照服務法第 39 條規定辦理評鑑，監督長期照護（顧）業務與品質、長照機構之輔導及監督。 4. 長照人員之管理、培育規劃及訓練。 5. 長照財源之規劃、籌措及長照經費之分配及補助。 6. 長照服務資訊系統、服務品質等之研發及監測。 7. 長照服務之國際合作、交流與創新服務之規劃及推動。 8. 協調提供資源不足地區之長期照顧服務。

證照名稱	取得辦法
其他	本辦法第 3 條規定，居家服務督導員、教保員、社會工作人員（包括社會工作師）、醫事人員、照顧管理專員、照顧管理督導及中央主管機關公告指定為長照服務相關計畫人員、社區整合型服務中心個案管理人員（A 個管），任職前完成中央主管機關公告之長照共同訓練課程（Level I）。

資料來源：摘錄自衛生福利部（2023）。

三、長期照護勞政

臺灣人口老化是近年來非常重要的社會議題，老年人口增加隨著功能障礙者日益增多、長期照護需求不斷上升，此現象爲國家經濟、政治、文化進步帶來嚴重衝擊。回顧 2007 年開始推動長照十年計畫（簡稱長照 1.0）造成外籍看護工快速增長，但待遇與工作條件不佳，所以難吸引國內人力投入長期照護。行政院於 2016 年 12 月核定長期照顧十年計畫 2.0（簡稱長照 2.0），自 2017 年 1 月起實施長照 2.0，大幅擴增適用對象及服務項目，然而一旦面臨財政虧損，勢必影響福利給付，以致加重長期照護之負荷。在財源籌措方面參考我國全民健康保險法，極力推展公保、勞保、福保、農保等十幾種身分別的保險法，以回應本國高齡化社會的長照問題，並彙整全體國民皆被保障的保險，長期照護保險法以全民納保的方式，提供長期照護的給付。於 2017 年提出勞工保險條例部分條文，主要修正內容有四點：

1. 修正普通事故保險費率調整機制，由原本每兩年改爲每年調高百分之零點五。
2. 修正年金給付及老年一次金給付之平均月投保薪資計算期間，逐年延長至被保險人加保期間最高 180 個月之月投保薪資予以平均計算。
3. 中央主管機關應每年撥補挹注本保險基金不得低於新臺幣二百億元，以及定明本保險財務應由中央政府負最後支付責任並定期檢討。
4. 增訂老年年金給付之年資併計及年金分計機制。

長照保險保險費係由被保險人、雇主及政府三方共同分擔，由保險人每月定期向三方收取保險費用，能確保財源的穩定；原若以稅收作爲長照服務的長期財源，稅收容易受到景氣及民眾節稅的影響。

四、長期照護農政

(一) 建構農村社區生活支援中心

高齡者或有長期照顧需求者，在長期照顧資源缺乏地區有 26 個鄉鎮農會辦理志工協助推動服務工作，共遴選、培育與組織志工 600 名支援長期照顧，功能及成果如下（陳秀卿，2004）：

1. 關懷獨居、孤獨的高齡農民，與安養、照護中心（護理之家）等策略聯盟經營長期照顧服務工作，落實照顧農民業務。
2. 熟悉與運用各種政府與民間相關資源，提供高齡者、弱勢婦女、青少年等諮詢服務，協助農村家庭渡過困難期。
3. 與長期照顧管理中心等結合成資訊網，宣導「照顧服務福利及產業發展方案」，提供有關「失能老人及身心障礙者補助使用居家服務試辦計畫」等之資訊、諮詢及轉介服務，並協助開發案源，認識失能者家庭需求及家庭訪視技巧，開始訪視失能者家庭進行記錄與分析，志工認識與體察失能者及其家庭之困難、需求等。並熟悉與運用各種政府與民間長期照護相關資源協助農村失能者渡過困難時期。

(二) 培育照顧服務人員

農村高齡人口健康欠佳，需要照顧者（年長配偶或子女）的照顧，但人口結構改變，只能聘僱外籍看護工照顧或送安養機構，這對於農家經濟困難家庭是一大負擔。而農會開始培育家庭成員成為家庭照顧者，學得照顧技術、預防保健知能、強化自我健康管理，以提升照顧品質（陳秀卿，2004）。

(三) 支助與輔導先驅性「農村社區生活支援服務班」

1. 加強輔導農家婦女發揮經營產業的潛能、團隊經營力量，特頒訂「農村婦女開創副業獎助輔導要點」，作為輔導農家婦女經營副業，開創新的收入來源，例如生活支援服務包括到宅家事服務、到宅照顧服務及送餐服務等。
2. 培訓照顧服務員取得照顧服務結業證書，提供高齡者與失能者到宅服務，包括到宅家事、身體照顧、陪同就醫、熱餐等服務並酌收服務費，減少農家負擔。

(四) 辦理建構農村聚落居家照護環境設施之規劃研究

農村所具之特殊的建築設施、文化與生活型態，將影響農村高齡者與失能者接受照護之模式，因此已委託專家規劃研究如何利用社區活動中心、穀倉、農宅中空餘的三合院、農舍等空間，由現居環境中進行相關設施改善，期結合田園景觀、自然生態及環境資源、社區醫學資源等，共同建構農村高齡者及失能者居住之無障礙且安全、安心的社區安養照顧、居家老化的環境，有效推動農民在地老化、安老政策機制（陳秀卿，2004）。

(五) 建構銀髮族服務示範中心

落實「終身學習」及「在地老化」，輔導農民團體利用社區閒置空間經營高齡者服務工作，建立使用者付費觀念，加強侍親教育，提供服務包括醫療保健、餐飲、休閒育樂、社會支持網絡等，提升高齡者生活品質（李佩芷，2013）。

(六) 推動侍親教育工作

使用公開發表會表揚晚輩關心、照顧、奉養長輩之作為。並由經驗發表鼓勵晚輩認識高齡化可能衍生的問題與需求，學習照顧知能，防範意外事故，營造無障礙之生活環境，並鼓勵高齡者接受預防保健、生活調適、休閒育樂等服務，並推動安寧療護，讓長者安詳尊嚴地走完人生最後旅程。

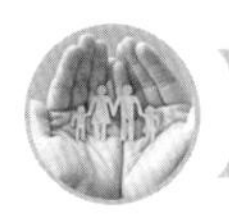

第二節　了解如何轉介及供給相關照顧服務資源

一、臺灣長期照顧制度之建構（黃龍冠、楊培珊，2021）

1. 1997-1998 年行政院研究發展考核委員會委託吳淑瓊、呂寶靜及盧瑞芬等人進行「配合我國社會福利制度之長期照護政策研究」，行政院核定加強老人安養服務方案，行政院衛生署通過老人長期照護三年計畫。
2. 行政院社會福利推動委員會亦於 2000-2003 年間推動「長期照顧體系先導計畫」。
3. 行政院於 2007 年 3 月通過我國「長期照顧十年計畫」。
4. 2015 年 5 月 15 日立法院三讀通過「長期照顧服務法」，規劃「長照保險制度 / 長照保險法」。
5. 2016 年實施「長期照顧十年計畫 2.0」。

二、失能人口快速增加（衛生福利部，2024）

臺灣於 2025 年老年人口將步入 20% 爲超高齡社會的國家，2023 年國民健康署統計目前臺灣 400 多萬名老人人口中有 12.7% 有失能狀況，更有 17.5% 有衰弱風險，如圖 3-3。

圖 3-3　臺灣將邁入超高齡社會，失能人口會大量增加

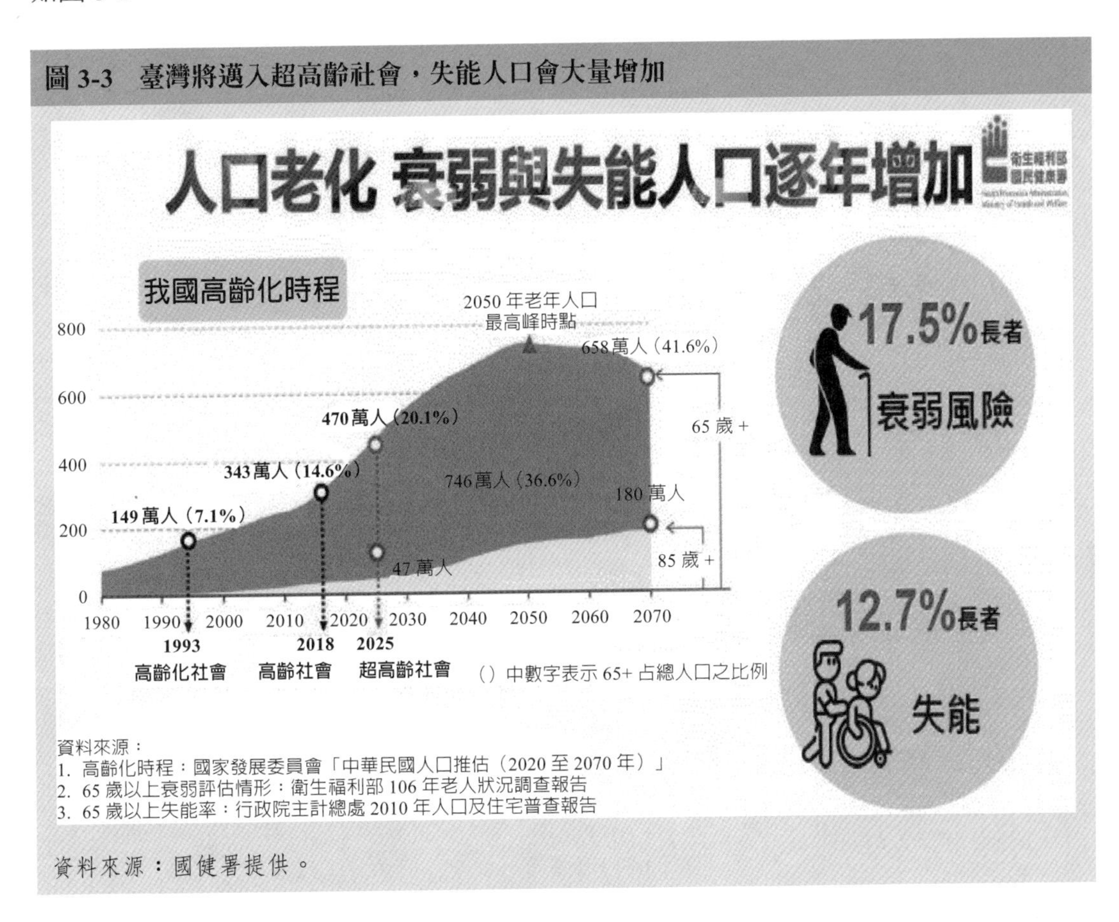

資料來源：國健署提供。

這些數據是依據世界衛生組織（WHO）長者整合式照護指引（ICOPE）發展老人健康的評估，評估內容包括長者的：「認知、行動、營養、視力、聽力及憂鬱（情緒）」（衛生福利部，2024），發現長者有 1 項以上功能異常者占 16%；而以行動能力異常者有 9.1% 比例最高、視力占 2%、認知功能占 4.3%、聽力占 2.3%、營養占 2.4%、憂鬱（情緒）占 1.5%，如圖 3-4 及圖 3-5。

圖 3-4　六項功能評估統計

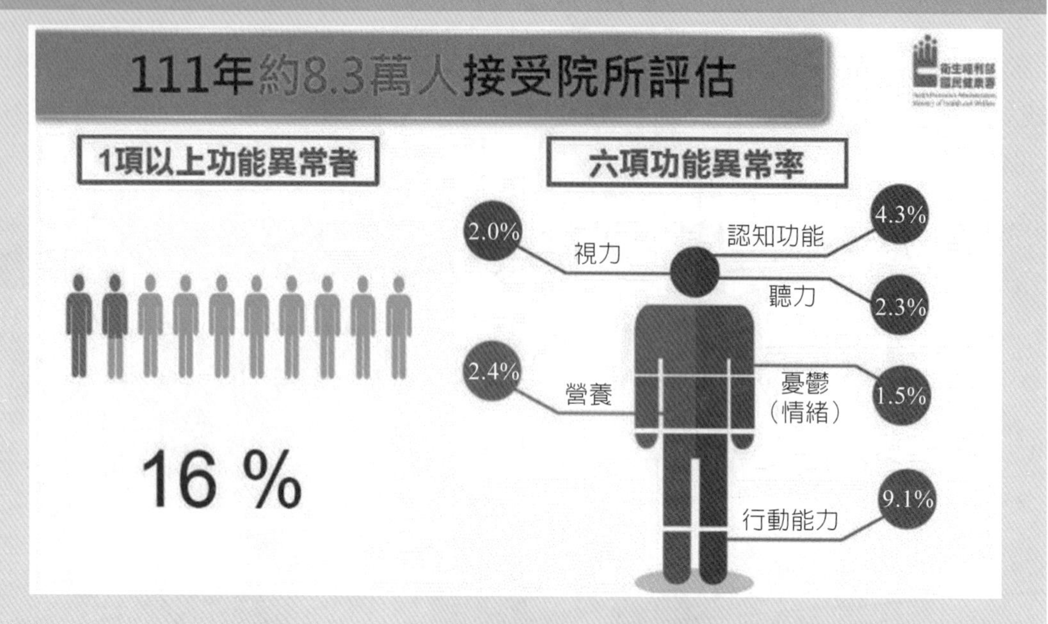

資料來源：衛生福利部（2024）。

圖 3-5　長者健康整合式評估

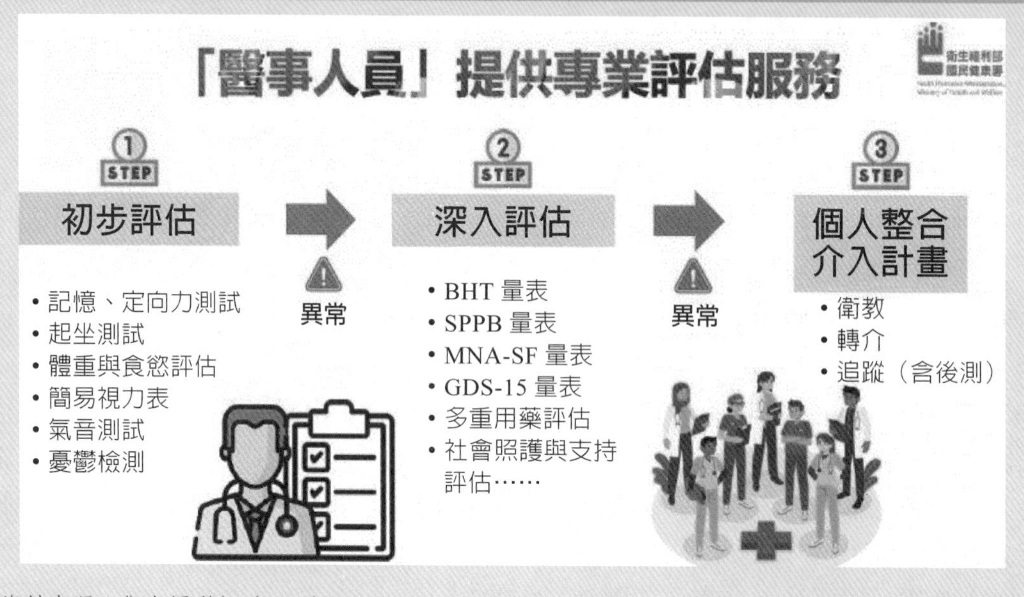

資料來源：衛生福利部（2024）。

家中若有年滿 65 歲以上長者或長者家屬，於「國健署長者量六力」LINE 官方帳號，可透過 LINE ID 搜尋「@hpaicope」或掃描下方 QR code，加入好友並註冊後，即可進行自我檢測或由家人協助檢測（衛生福利部，2024），衛教資訊之連結網址如下（圖 3-6）：

1. 加入長者量六力 讓健康不退流行：https://health99.hpa.gov.tw/material/7506
2. 六大能力之健康資訊：https://health99.hpa.gov.tw/theme/content/1163

圖 3-6　加入長者量六力，掃描下方 QR code

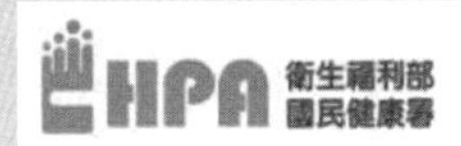

掃描 QR code 加入「國健署長者量六力」Line 官方帳號

資料來源：衛生福利部（2024）。

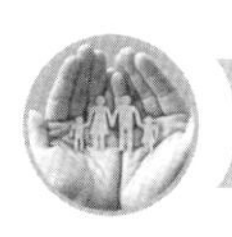

第三節　了解各專業領域服務內涵及實務

一、長期照顧服務內涵

1. 長期照顧服務是針對預期或滿六個月以上沒有辦法生活自理的個案，由長照單位或服務人員提供各種照顧及專業服務。
2. 長期照顧服務包含居家服務、日間照顧、家庭托顧、小規模多機能服務、專業服務、輔具租借／購買及居家無障礙環境改善、交通接送及喘息服務等。

二、長期照顧服務人力（衛生福利部，2024）

1. 照護「管理」人力：A 級個案管理專員、照管專員、照管督導。
2. 照護服務人力：
   (1)「基本照顧」人力：照顧服務員。
   (2)「專業照顧」人力：社工師、護理人員、物理治療師、職能治療師、語言治療師、營養師、心理諮商師……等等。

長照專業主要服務人力如圖 3-7。

圖 3-7　長照專業主要服務人力

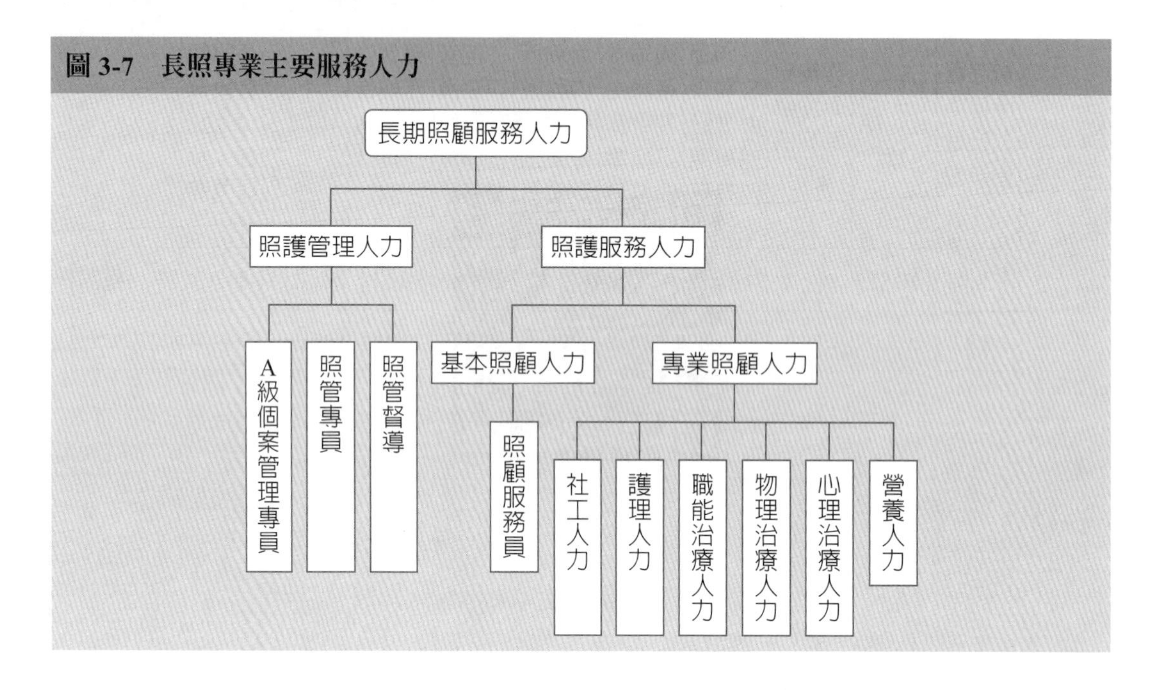

三、長期照顧服務對象及服務項目（衛生福利部，2024）

1. 長照 1.0：主要爲因老化失能衍生長照需求者，包含 65 歲以上老人、55 歲以上山地原住民、50 歲以上身心障礙者、65 歲以上僅 IADL 需協助之獨居老人。
2. 長照 2.0：除 1.0 服務對象外擴大納入：50 歲以上失智症患者、55-64 歲失能平地原住民、49 歲以下失能身心障礙者、65 歲以上僅 IADL 失能之衰弱（frailty）老人。如圖 3-8。
3. 對個案來說：最重要的專業人員爲「A 級個案管理專員」負責執行評估、介入和追蹤評鑑，一群人（其他的專業人員）則跨越專業界線，提供專業上有關評估和建議。專業人員共同擬定介入計畫，並且透過定期的會議，討論實施的問題及提供專業技巧的訓練。

圖 3-8　長照 2.0 服務對象

長照 1.0	長照 2.0
主要為因**老化失能衍生長照需求者**，包含 ①65 歲以上老人 ②55 歲以上山地原住民 ③50 歲以上身心障礙者 ④65 歲以上**僅 IADL 需協助**之**獨居**老人	除 1.0 服務對象外 擴大納入 ⑤**50 歲以上失智症患者** ⑥55-64 歲失能平地原住民 ⑦49 歲以下失能身心障礙者 ⑧65 歲以上**僅 IADL 失能**之**衰弱（frailty）**老人

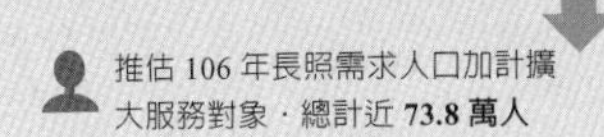

資料來源：衛生福利部（2024）。

4. 長照 2.0 服務項目如圖 3-9。

圖 3-9　長照 2.0 服務項目

長照 1.0	長照 2.0
(1) 照顧服務（居家服務、日間照顧及家庭托顧） (2) 交通接送 (3) 餐飲服務 (4) 輔具購買、租借及居家無障礙環境改善 (5) 居家護理 (6) 居家及社區復健 (7) 喘息服務 (8) 長期照顧機構服務	**彈性與擴大長照 1.0 的 9 項服務** **創新與整合 7 項服務** (9) 失智症照顧服務 (10) 原住民族地區社區整合型服務 (11) 小規模多機能服務 (12) 家庭照顧者支持服務據點 (13) 社區整體照顧模式（成立社區整合型服務中心、複合型服務中心與巷弄長照點） (14) 社區預防性照顧 (15) 預防或延緩失能之服務 **銜接 2 項服務** (16) 銜接出院準備服務 (17) 銜接居家醫療

服務項目自 8 項擴增至 17 項

四、長照 2.0 服務體系人力規劃

長照 2.0 服務體系最重要的是人力規劃，考量資源與服務使用者範圍，並結合醫療、照護、居家住宅、預防以及生活支援，擬定各項服務推動社區整體照顧模式。例如 A 級之社區整合型服務中心係在建立在地化服務體系，整合和銜接擴充 B 級之複合型服務中心及廣設 C 級之巷弄長照站。長照 2.0 服務體系建構：推動社區整體照顧模式（衛生福利部，2021）請見圖 3-10。

圖 3-10　長照 2.0 服務體系建構：推動社區整體照顧模式

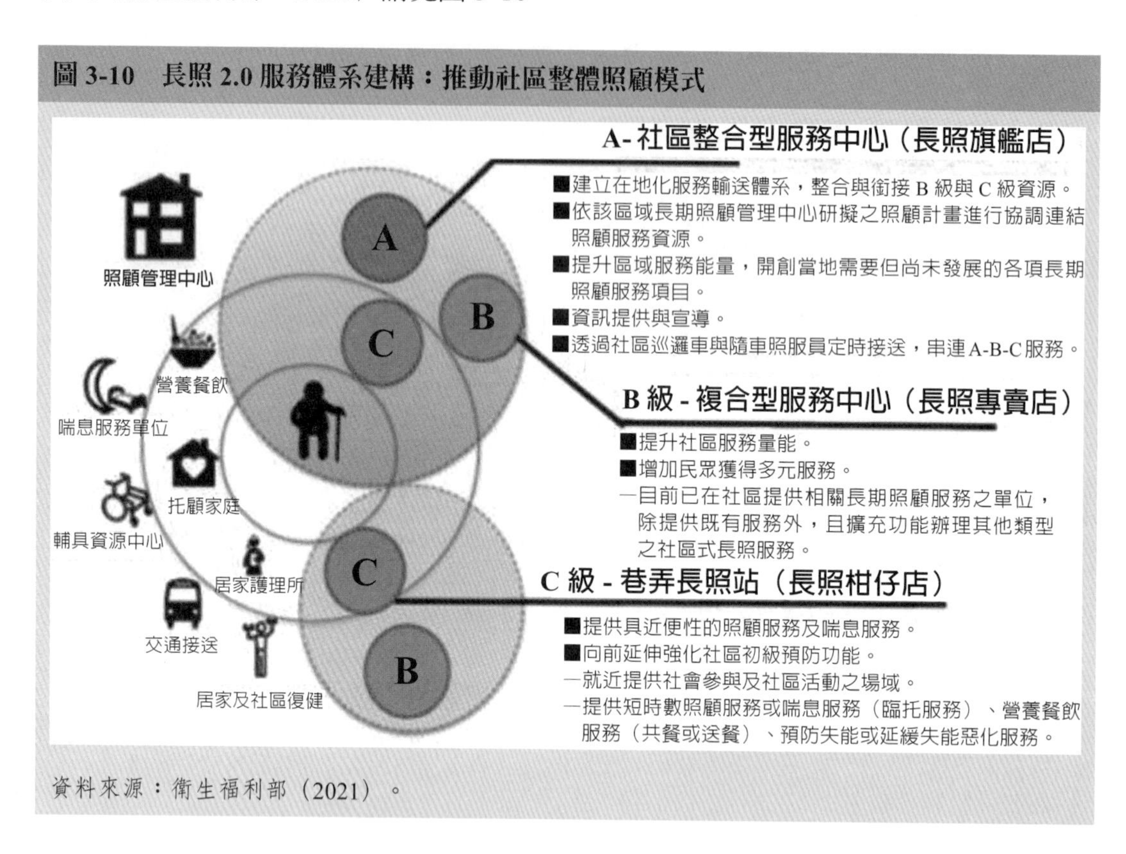

資料來源：衛生福利部（2021）。

政府在長照 2.0 的規劃下提供多項照顧策略，合併醫療、居家照顧、交通接送，爲了健康生活，從各方角度去做生活支援及預防策略，提供多元化服務（居家服務、日間照顧、家庭托顧、社區及居家復健、居家護理、餐飲服務、交通接送、輔具服務、喘息服務等）。其中 C 級單位（巷弄長照站）提供社會參與、健康促進、共餐服務、預防及延緩失能服務等。彈性化的服務，預期達成良好預防與生活支援，但人力規劃是一重大的因素。目前提供職業訓練課程外，並鼓勵民眾投入此領域，在原住民方面從族長作爲出發點，了解地區的需求執行長照計畫，建構、強化，獎勵成立相關組織推動計畫。長照 2.0 服務體系建構：服務體系運作（衛生福利部，2021）請見圖 3-11。

圖 3-11　長照 2.0 服務體系建構：服務體系運作

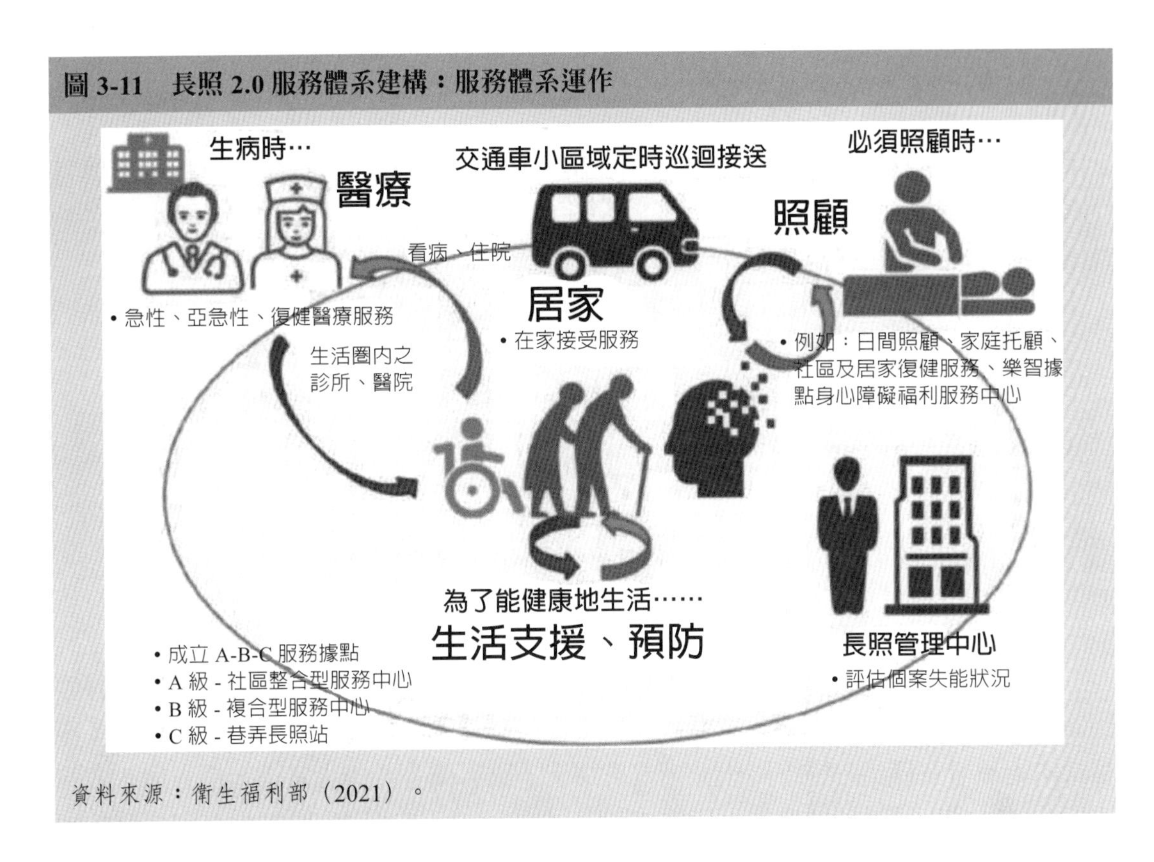

資料來源：衛生福利部（2021）。

若民眾有長期照顧需求時，可以透過長照服務專線（撥打 1966）聯絡（長期照顧，2023），如圖 3-12，也可以到各縣（市）政府衛生局當地長期照顧中心，或聯絡各醫院出院準備服務負責長期照顧管理中心的人員，協助執行評估、核定長照需求等（長照失能等級 2-8 級）及服務給付額度。

圖 3-12　1966 流程圖

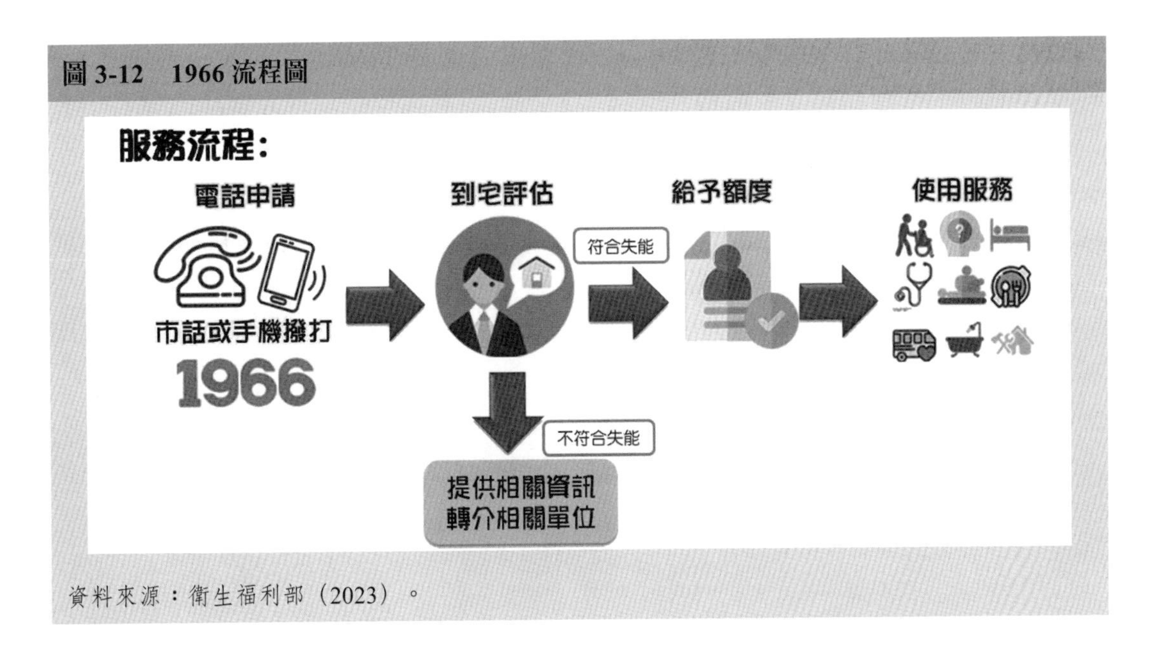

資料來源：衛生福利部（2023）。

五、長期照顧服務提供四大給付（衛生福利部，2023）

1. 照顧及專業服務：爲透過居家服務、日間照顧、家庭托顧等服務，提供身體與日常照顧服務。
2. 交通接送：提供就醫、復健交通接送服務。
3. 輔具及居家無障礙環境改造：如果需要輔具或居家環境改造（裝設扶手、移除門檻等改善工程）都可以申請。
4. 喘息服務：若家中主要照顧者需要休息，可以申請讓長輩到日間照顧中心、巷弄長照站、住宿式機構做喘息服務。

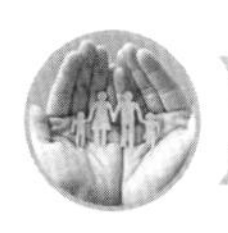

第四節　了解跨專業協同合作模式概念

病人安全是最大影響醫療品質的關鍵之一。健保署於 2016 年起推動「居家醫療照護整合計畫」。長期照顧中需要多種專業提供照護。照護面臨的問題包括缺乏多種專業的資源、各專業分屬不同組織、成員缺乏「跨專業」合作之意識（是一個有效的人際互動過程，建議溝通模式可以達成團隊目標）。而居家醫療團隊對長照服務的認識不足（施至遠、黃勝堅，2020），要克服跨專業合作的困境，需使用有效溝通、領導、情境監控、互助與工作績效方式。跨專業合作是指由不同專業領域的人所組成（陳志杰，2011），例如：

1. 事前說明：任務開始前，針對角色分配、建立期程、預期結果及可能發生的突發狀況做討論。
2. 過程中之討論：加強已在執行的計畫，評估現況是否需要調整計畫。
3. 事後檢視：在任務結束後需進行簡短、非正式訊息交換，以改善團隊的執行力和效力。
4. 情境監測工具：
   (1) 互助：團隊隊員們的責任、任務和核心能力，在工作量或壓力的高或低期間成員之中工作量是否達到平衡。
   (2) 關切：執行期間必須關切執行過程，若沒有獲得反應或討論，可以第二次查問到理解爲止。
   (3) 重申關切：若計畫修訂改變，需再次表達關切。
   (4) 口訣：處理與解決衝突的技巧需說明情況、解釋爲何困惑、建議或替代方法選擇解決方式可以確實達成目標、共識。

(5) 查檢表：每日查檢表，以確定自己和同事是否具備足夠的安全執行能力。
(6) 任務支援：保護團隊個別的成員，可防止降低效率和增加錯誤風險。
(7) 回饋：傳達評估或修訂的訊息。
(8) 溝通：建立醫療團隊間溝通模式，訊息清楚地在團隊成員之間交換。
(9) 收到確認：對訊息做確認的溝通策略，必要時需複誦訊息、發訊者，必須確認複誦與原始訊息是一致的，若不一致則需要再修正。
(10) 緊急事件時可以主動求援，幫助團隊做好事件處理準備。

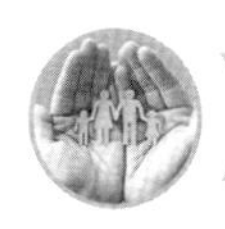

第五節　了解在工作中扮演的角色與團隊間之溝通技巧

說話是一門藝術，溝通是建立良好人際關係的基礎。溝通的意義：是將訊息及涵義經過各種方法傳達，例如媒體、口語、非口語、觀念、態度等等讓別人了解。透過溝通能彼此認識、了解、建立信任，表達訊息過程中互相影響，有效傳達訊息（李選、張婷，2010）。而「橫向溝通」比起「向上溝通、向下溝通」最常被忽視，但是職場中也是情境最多發生率也最高。（詳細人際溝通技巧請見本書第九章）

一、溝通技巧（劉必榮，2011）

1. 口語：包括說話或手語等語言傳達資訊。包括說話的音量、速度、咬字、語調、句讀、避免口頭禪等，運用語氣變化，表達情緒與需求。
2. 非口語溝通：運用眼光接觸、臉部表情、肢體語言、觸摸、空間距離、聲音線索、衣著打扮等方式，傳達相關的訊息。
3. 書寫：是指書寫、輸入或列印字母和數字、符號來傳達資訊。例如書籍、小冊子、部落格、信件、便條和其他方式分享資訊。
4. 自我表達技巧：適當地介紹自己，但避免過於揭露隱私，學會如何表達不同意見。
5. 傾聽和反應技巧：傾聽他人的想法，感受他人，並給予回應。
6. 營造氣氛的技巧：愉悅祥和的氣氛，正向的氣氛較容易達成溝通。
7. 同理心：是指能夠身處對方立場思考的一種方式。
8. 不要強調別人的錯誤：人性都一樣，再古怪、暴躁的人，都需要溫暖。

二、溝通方法

(一) 橫向溝通

部門內溝通與跨部門溝通，若內部橫向溝通很差的團隊，不僅工作效率會低下、出現惡性競爭、人員的離職率也會提高；而良好橫向溝通團隊，會激發更多創意，自然的團結更會出現良性競爭，讓部門生氣勃勃。

1. 找到彼此的雙贏目標：要達成的目標不同，必須找出兩者雙贏的目標，大家要把重點放在目標。
2. 建立固定的交流平台：資訊有落差，是一種造成橫向溝通失敗的原因。
3. 善用不同的溝通工具或是專案管理工具：有清楚的會議紀錄或溝通紀錄，善用不同的溝通工具來幫助雙方記憶，焦點管理也是很好的方法。
4. 建立人脈網絡與良好的人際關係：人脈與建立良好的人際關係是很重要的關鍵。
5. 換位思考：搞懂對方在想什麼，你才有機會突破困境。

(二) 橫向溝通的優點

1. 知識共享：不同成員之間共享訊息和知識，確保全體成員都了解及掌握狀況和目標。
2. 增進協作：橫向溝通帶來不同的觀點和想法，有助於促進創新和改進策略。
3. 促進創新：不同成員之間建立更密切聯繫關係，有效地合作解決問題和完成任務。

(三) 橫向溝通的缺點

1. 時間和成本：橫向溝通需要投入較大量時間和資源。例如安排會議、準備報告、討論等。
2. 溝通不良：容易面臨許多溝通不順暢，因爲不同部門和成員之間可能存在語言、文化和信任等問題，組織內外要花更多時間去協調與疏通。
3. 協調困難導致人員離開：溝通不良會導致協調困難，不同成員存在競爭或利益衝突等問題，有可能造成人員離開。
4. 決策滯後：橫向溝通可能會導致決策滯後，需要多方協商和確認，因而延遲進度和成果。

(四) 橫向溝通會遇到的阻礙

1. 文化差異：不同成員、主管、團隊之間存在著文化差異，導致溝通不順暢、理解不同等問題。

2. 資訊問題：資訊不對稱，常有關鍵訊息未能及時分享，導致決策效率差。
3. 態度問題：部分人員不願意主動參與溝通和合作，導致溝通功能不佳。
4. 目標不同：雙方目標不同，或是有利益衝突，導致溝通無效。
5. 隔閡問題：部門之間存在著隔閡，例如職能分工、權力分配等，都會溝通不良、導致合作困難等。

橫向溝通是職場常遇到的問題，當橫向溝通順暢時，工作效率自然會提高，當橫向溝通受阻時，可能需要一切都重來，因此千萬別輕忽。

課後問題

1. 下列何者才算身心障礙者權益保障法所涵蓋之對象？(A) 失智症者　(B) 糖尿病患　(C) 心臟病患　(D) 高血壓患者。
2. 有關長期照顧機構的安全管理，何者爲適切的？(A) 案主在機構內發生的意外不必向案家說　(B) 爲保護案主的祕密，不應向主管報告發生了意外　(C) 任何意外事故都應依規定報告　(D) 意外事故的發生一定要懲罰當事者。
3. 橫向溝通的優點，下列何者爲非？(A) 知識共享　(B) 增進協作　(C) 促進創新　(D) 時間和成本。
4. 長照法第 3 條規定，居家服務督導員、教保員、社會工作人員（包括社會工作師）、醫事人員、照顧管理專員、照顧管理督導及中央主管機關公告指定爲長照服務相關計畫人員、社區整合型服務中心個案管理人員（A 個管），任職前須完成之中央主管機關公告之長照共同訓練課程？(A)Level I　(B)Level II　(C)Level III　(D) 以上皆非。
5. 臺灣實施長期照顧十年計畫 2.0 年度？(A)2015 年　(B)2016 年　(C)2017 年　(D)2018 年。
6. 民眾有長期照顧需求時，可以撥打長照服務專線，請問長照服務專線？(A)1966　(B)1978　(C)1926　(D)1996。
7. 長照 2.0 照顧策略，包括：(A) 居家服務、日間照顧、家庭托顧　(B) 社區及居家復健、居家護理、餐飲服務　(C) 交通接送、輔具服務、喘息服務　(D) 以上皆是。
8. 下列何者是照護服務人力中「基本照顧人力」？(A) 護理人員　(B) 照顧服務員　(C) 語言治療師　(D) 心理諮商師。
9. 長期照顧服務人力之「照護管理人力」，何者爲非？(A) A 級個案管理專員　(B) 照管專員　(C) 照顧服務員　(D) 照管督導。
10. 2023 年臺灣 400 多萬名老人人口中，有多少比例有「失能狀況」，有多少比例有「衰弱風險」？(A) 有 11.7% 有失能狀況，更有 16.5% 有衰弱風險　(B) 有 12.7% 有失能狀況，更有 17.5% 有衰弱風險　(C) 有 13.7% 有失能狀況，更有 16.5% 有衰弱風險　(D) 有 9.2% 有失能狀況，更有 16% 有衰弱風險。

答案：

1.	2.	3.	4.	5.	6.	7.	8.	9.	10.
(A)	(C)	(D)	(A)	(B)	(A)	(D)	(B)	(C)	(B)

參考文獻

李佩芷（2013）。**長期照護制度之研究——以社會保險爲中心**。文化大學法律學系暨法律學研究所博碩士論文。上傳時間 2013-09-16。https://irlib.pccu.edu.tw/handle/987654321/25253

李榮輝、林愛貞、黃育玄、曾貴英、洪信嘉（2005）。各國長期照護之探討。**福爾摩莎醫務管理雜誌，1**(2)，134-144。https://doi.org/10.6771/FJHA.200512.0134

李選、張婷（2010）。**關懷與溝通：護理專業的核心價值與競爭祕訣**。臺北：華杏。

辛炳隆、賴偉文（2020）。勞保年金改革對老年經濟安全的影響與因應。**主計月刊，769**，48-54。http://www.bas-association.org.tw/catalog/arts/010901048.pdf

施至遠、黃勝堅（2020）。居家醫療服務跨專業連結之困境與挑戰。**長期照護雜誌，24**(2)，112-128 https://doi.org/10.6317/LTC.202008_24(2).0004

國家發展委員會（2023）。人口推估查詢系統。2023 年 8 月 22 日發布。https://pop-proj.ndc.gov.tw/Default.aspx

張紀倫（2024）。**人口老化背後商機：長照產業未來發展趨勢**。工研院產業服務中心。https://www.seftb.org/cp-4-2198-d3476-1.html

陳志杰（2011）。**團隊資源管理用於醫療人員團隊互動與工作績效之研究**。國立雲林科技大學工業工程學類碩士論文。https://hdl.handle.net/11296/9229q3

陳秀卿（2004）。農村長期照顧支援服務工作成果。**農政與農情，146**。https://www.moa.gov.tw/ws.php?id=7622

黃明發（2004）。從全球化老人照顧之發展趨勢對臺灣長期照顧之省思。**社區發展季刊，148**，146-158。https://cdj.sfaa.gov.tw

黃龍冠、楊培珊（2021）。以長照 2.0 爲基礎回顧臺灣長照政策發展與評析未來挑戰。**福祉科技與服務管理學刊，9**(2)，212-236。https://student.hlc.edu.tw/action/file/164/20210925114431118.pd

劉必榮（2011）。**學會溝通：創造雙贏的協調技巧**。臺北：文經。

劉曉雲（2012）。社區老人長期照護之文獻探討。**中華職業醫學雜誌，19**(2)，83-92。https://doi.org/10.30027/CJOM.201204.0003

衛生福利部（2023）。**什麼是長期照顧服務**。更新時間：112 年 2 月 17 日。https://1966.gov.tw/LTC/cp-6533-70777-207.html

衛生福利部（2024）。**長期照顧服務人員訓練認證繼續教育及登錄辦法**。更新日期：113 年 2 月 6 日。https://www.mohw.gov.tw/dl-85841-051becda-ceee-4775-9f74-0c4bf4376e2e.html

衛福部、財政部、勞動部（2022）。**長照 2.0，讓照顧的長路上更安心**。公告日期：111 年 7 月 22 日。https://www.ey.gov.tw/Page/5A8A0CB5B41DA11E/1e9bc8a6-99bc-41a5-b91f-

96e6df4df192
鄭文輝、鄭清霞（2005）。我國實施長期照護保險之可行性評估。**國家政策季刊，4**(4)，69-92。https://doi.org/10.6407/NPQ.200512.0069
蕭宇涵、蔡興治、陳厚全、戴志融、王懿範、徐永年、李孟智（2017）。衛政與社政整合之理念、模式與先驅計畫。**醫學與健康期刊，6**(2)，1-16。https://www.airitilibrary.com/Article/Detail/23046856-201709-201709210009-201709210009-1-16
羅雅馨（2014）。**跨層次觀點分析影響跨部門溝通因素探討——以A企業爲例**。逢甲大學經營管理系碩士論文。https://hdl.handle.net/11296/3ku8qm

第四章
認識身心障礙者之需求與服務技巧

林秀英

課程綱要

一、認識各類障礙者之特質與服務需求。

二、各類障礙者溝通、互動的重要性。

三、學習正向行為觀察與記錄、了解行為策略。

學習目標

一、認識各類障礙者（包括視覺障礙、智能障礙、聽覺障礙及肢體障礙等）之特質與服務需求。

二、了解與各類障礙者溝通互動之重要性及如何與之溝通。

三、學習正向行為觀察與記錄、了解行為策略。

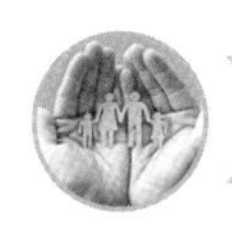

第一節　介紹各類障礙者之特質與服務需求

一、認識各類障礙者

(一) 身心障礙的定義

1. 以醫療模式認爲身心障礙是一種偏離健康的不正常狀態，關注個人損傷、障礙情形與醫療問題，影響個人活動參與、社會生活功能（張恒豪、王靜儀，2016）。
2. 身心障礙演變，於 1980 年「殘障福利法」公布時，殘障者的種類包括視聽殘障者、聽覺或平衡機能殘障者、聲言機能或言語機能殘障者、肢體殘障者、智能不足者，以及多重殘障者等六類。1990 年「殘障福利法」修正擴大原法的適用範圍，增加 顏面損傷、植物人、老人痴呆症和自閉症患者。1995 年修法，身心障礙類別增加慢性精神病患者，2001 年增加頑性（難治型）癲癇症者及其他罕見疾病（張恒豪、王靜儀，2016）。
3. 以「身心障礙者權益保障法」（2021 年 1 月 20 日修訂）：本法所稱身心障礙者，指下列各款身體系統構造或功能，有損傷或不全導致顯著偏離或喪失，影響其活動與參與社會生活，經醫事、社會工作、特殊教育與職業輔導評量等相關專業人員組成之專業團隊鑑定及評估，領有身心障礙證明者（全國法規資料庫，2019）：
   (1) 神經系統構造及精神、心智功能。
   (2) 眼、耳及相關構造與感官功能及疼痛。
   (3) 涉及聲音與言語構造及其功能。
   (4) 循環、造血、免疫與呼吸系統構造及其功能。
   (5) 消化、新陳代謝與內分泌系統相關構造及其功能。
   (6) 泌尿與生殖系統相關構造及其功能。
   (7) 神經、肌肉、骨骼之移動相關構造及其功能。
   (8) 皮膚與相關構造及其功能。

(二) 身心障礙的人口數

臺灣受高齡化影響，2020 年身心障礙人口數爲 1,197,939 人，且有逐年增加趨勢，身心障礙者成因多爲後天疾病、意外或老年退化造成，受人口高齡化影響，2024 年第一季爲 1,215,021 人，2020-2024 年身心障礙人口增加 17,082 人（占總人口數 5.19%），臺灣近 5 年內身心障礙人口歷年成長趨勢如表 4-1。

表 4-1　臺灣近 5 年內身心障礙人口歷年成長趨勢

年度	總數	年增加人數	男	女
2020 年	1,197,939		665,776	532,163
2021 年	1,203,756	5,817	667,926	535,830
2022 年	1,196,654	-7,102	662,250	534,404
2023 年	1,214,668	18,014	669,360	545,308
2024 年（第一季）	1,215,021	353	668,724	546,297

資料來源：取自衛生福利部 https://dep.mohw.gov.tw/dos/cp-5224-62359-113.html

(三) 身心障礙的人口比例

身心障礙人口比例分析與年齡呈正比，未滿 14 歲身心障礙比例爲 3.46%；15-49 歲占 23.35%；50-59 歲占 14.90%；60-64 歲占 10.85%，而 65 歲以上則達 47.44%。2023 年（12 月）按年齡別分布如表 4-2、圖 4-1。

表 4-2　2023 年（12 月）按年齡別分布

2023 年（12 月）	年齡	0-14 歲	15-49 歲	50-59 歲	60-64 歲	65 歲以上
	人數	42,030	283,633	180,986	131,799	576,220
	百分比	3.46%	23.35%	14.90%	10.85%	47.44%

資料來源：取自衛生福利部 https://dep.mohw.gov.tw/dos/cp-5224-62359-113.html

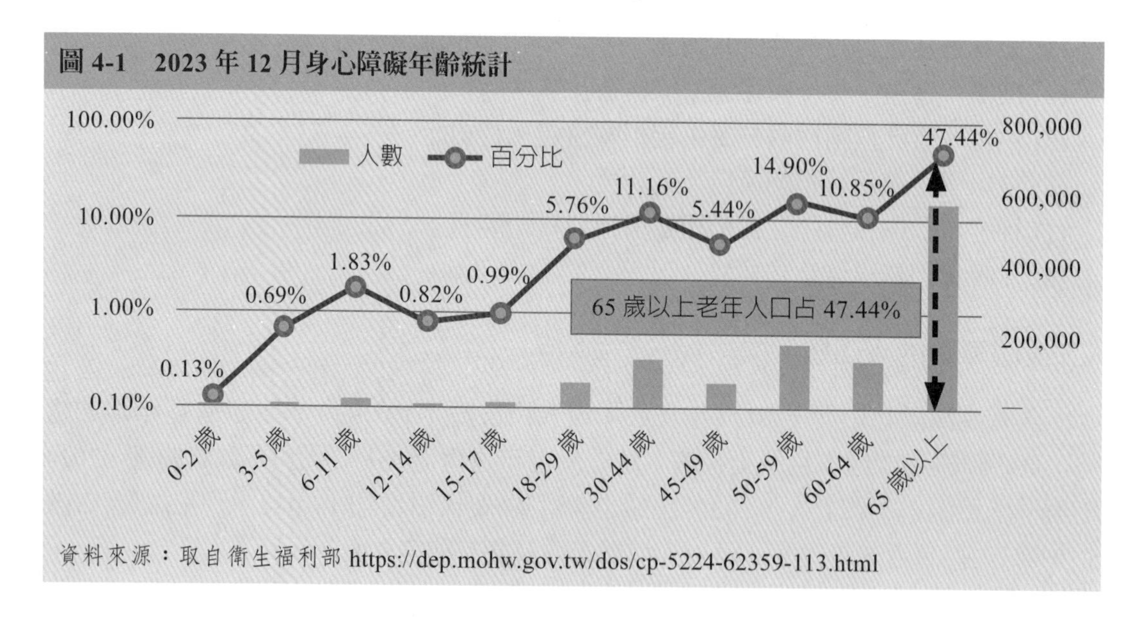

圖 4-1　2023 年 12 月身心障礙年齡統計

資料來源：取自衛生福利部 https://dep.mohw.gov.tw/dos/cp-5224-62359-113.html

(四) 國際健康功能與身心障礙分類說明

1. ICF 是「International Classification of Functioning, Disability and Health」的縮寫，臺灣翻譯「國際健康功能與身心障礙分類系統」，是世界衛生組織對人類健康狀況有清楚之描述與分類，於 2001 年提出，是一個跨醫療、教育和社會領域通用之健康分類系統。臺灣 2007 年開始運用於身心障礙者鑑定評估與福利服務輸送上，但 ICF 不只是適用身心障礙者，它可以適用於每一個人（李淑貞，2012）。
2. ICF 編碼系統以代碼（category）為最基本單位，以描述健康狀況與環境因素：
   (1) 身體功能：b1 心智功能；b2 感覺功能和疼痛；b3 發聲和言語功能；b4 心血管、血液、免疫和呼吸系統功能。
   (2) 身體構造：s1 神經系統的構造；s2 眼、耳及其相關構造；s3 涉及發聲和言語的構造；s4 心血管、免疫和呼吸系統的構造。
   (3) 活動與參與：d1 學習和應用知識；d2 一般任務和要求；d3 交流；d4 行動。

(五) 臺灣身心障礙別分布

自 2002 年 7 月 11 日起正式施行，採用 ICF 精神與架構，針對個人之身體功能、身體構造、活動及參與、環境因素四大面向進行鑑定，將身心障礙分類限制 8 大類；並加入需求評估機制，透過評估，依身心障礙者個別化需求，提供適切之福利服務。

衛生福利部（2024）公告 2023 年 12 月身心障礙等級分布如圖 4-2，2023 年 12 月按身心障礙別分布如圖 4-3。

圖 4-2　2023 年 12 月身心障礙等級分布

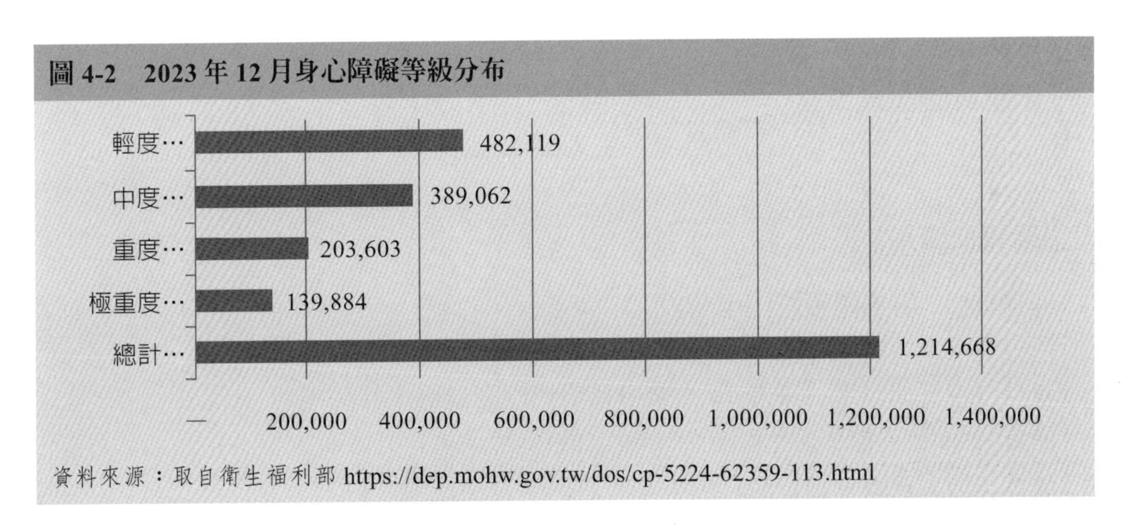

資料來源：取自衛生福利部 https://dep.mohw.gov.tw/dos/cp-5224-62359-113.html

圖 4-3 2023 年 12 月按身心障礙別分布

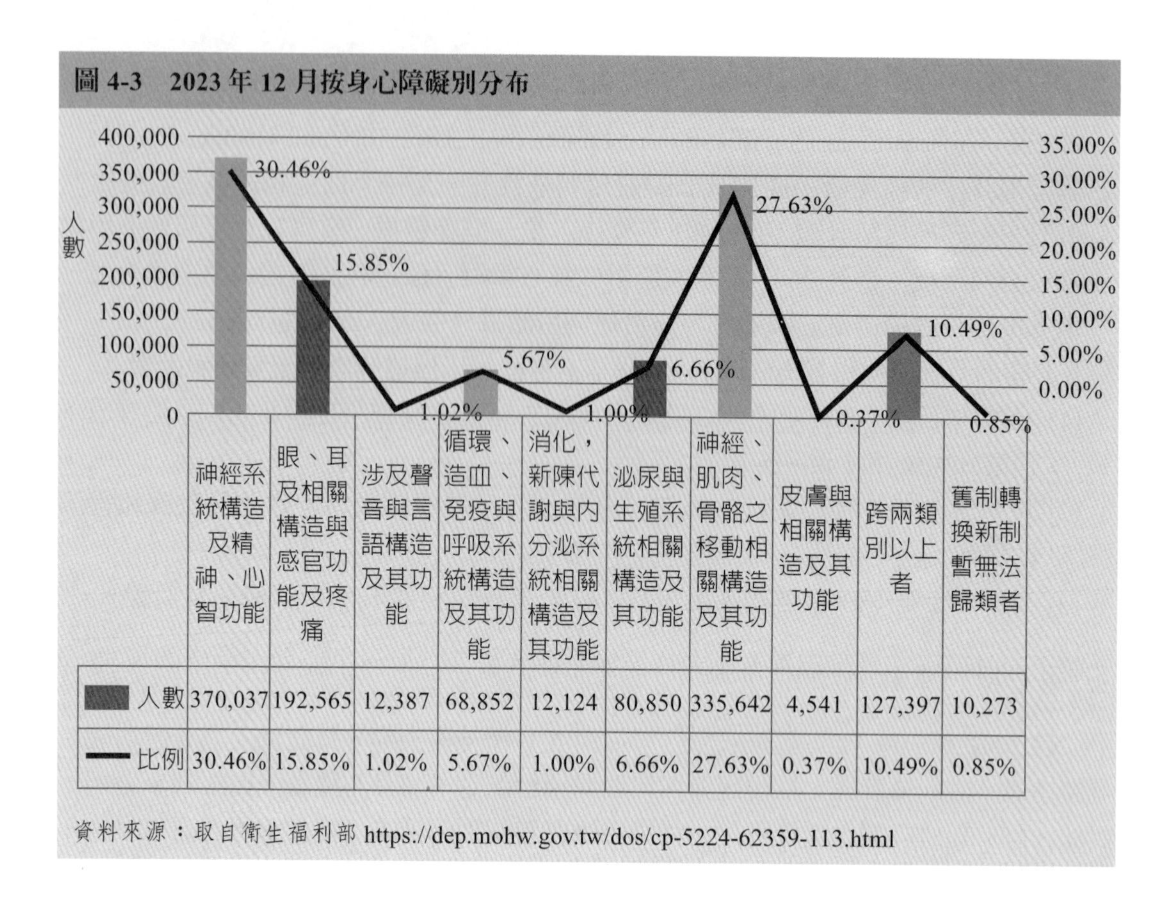

	神經系統構造及精神、心智功能	眼、耳及相關構造與感官功能及疼痛	涉及聲音與言語構造及其功能	循環、造血、免疫與呼吸系統構造及其功能	消化，新陳代謝與內分泌系統相關構造及其功能	泌尿與生殖系統相關構造及其功能	神經、肌肉、骨骼之移動相關構造及其功能	皮膚與相關構造及其功能	跨兩類別以上者	舊制轉換新制暫無法歸類者
人數	370,037	192,565	12,387	68,852	12,124	80,850	335,642	4,541	127,397	10,273
比例	30.46%	15.85%	1.02%	5.67%	1.00%	6.66%	27.63%	0.37%	10.49%	0.85%

資料來源：取自衛生福利部 https://dep.mohw.gov.tw/dos/cp-5224-62359-113.html

二、介紹各類障礙者之特質與服務需求

(一) 申請身心障礙流程

如圖 4-4。

(二) 現場申請

1. 完整填寫「身心障礙證明申請表」，並簽章。
2. 近三個月內 1 吋半身照片 3 張。
3. 身分證正反面影本（未滿 14 歲者得檢附戶口名簿影本）。
4. 印章。
5. 如委託他人代辦，請檢附代辦人身分證影本及印章。
6. 因障礙之情況有改變，自行申請重新鑑定者，應另檢具近三個月內身心障礙相關診斷證明。

圖 4-4　請領身心障礙鑑定及核發證明流程圖

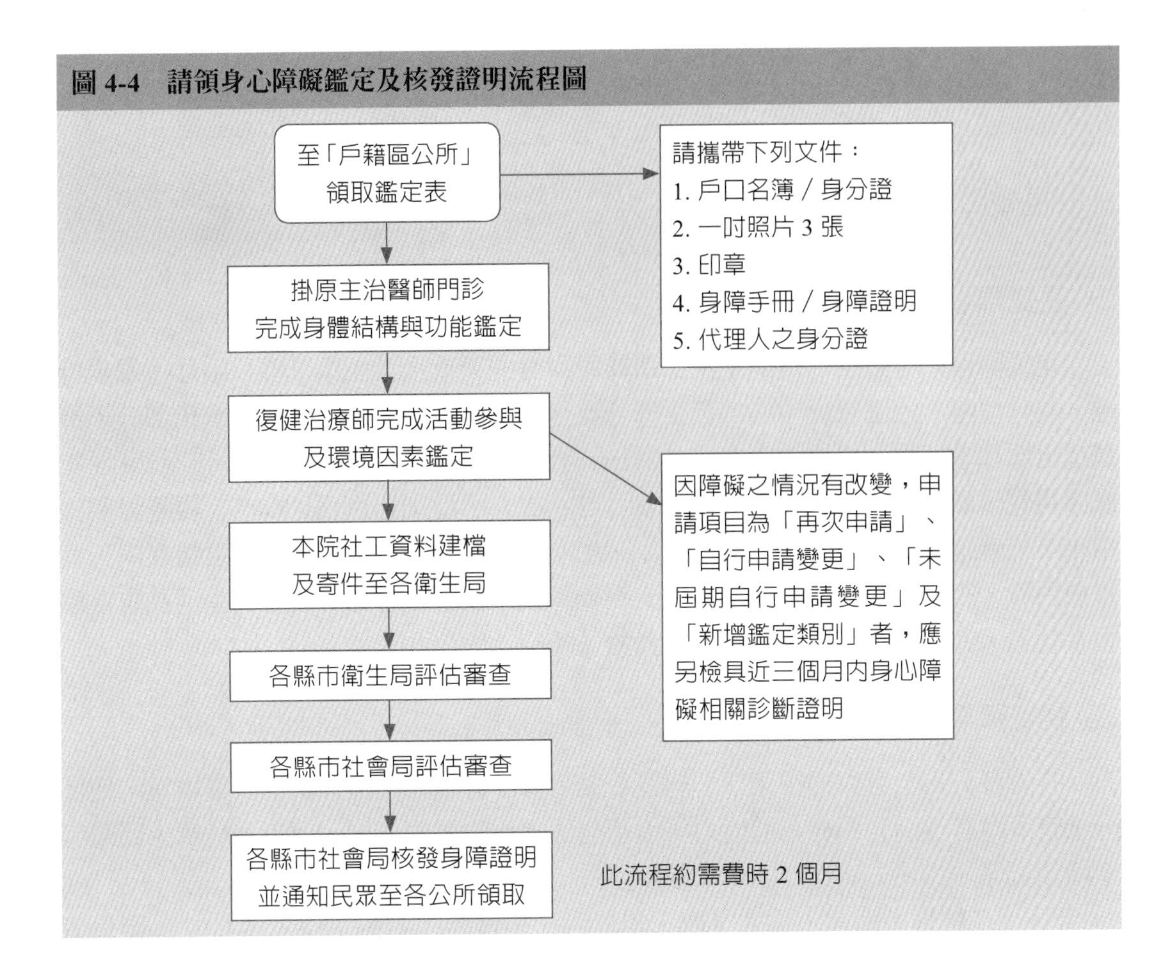

(三) 郵寄方式

1. 完整填寫「身心障礙證明申請表」，並簽章。
2. 近三個月內 1 吋半身照片 3 張。
3. 身分證正反面影本（未滿 14 歲者得檢附戶口名簿影本）。
4. 印章。
5. 如委託他人代辦，請檢附代辦人身分證影本及印章。
6. 因障礙之情況有改變，自行申請重新鑑定者，應另檢具近三個月內身心障礙相關診斷證明。
7. 重鑑應檢附原身心障礙手冊 / 證明影本。
8. 注意事項：以郵寄方式申請者，應使用 B4 大小回郵信封（黏貼 60 元郵票），並於封面處註明申請「身心障礙證明」。

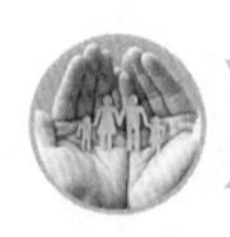

第二節　視覺障礙、智能障礙、聽覺障礙及肢體障礙

一、視覺障礙

(一) 視覺障礙的定義

視覺障礙乃導致生活行動不便，造成原因有先天或後天因素，導致眼球、視覺神經、視覺徑路、大腦視覺中心，發生部分或全部機能之障礙，經治療視覺仍部分不清楚或全部都看不到。根據陳韻文等（2016）發表研究顯示：臺灣從 2005 年至 2015 年底因視覺障礙領有殘障手冊的人口增加了 7,642 人，增加比例爲 15.4%，視覺障礙人口十年來皆以 65 歲以上的年齡層占大多數。視覺障礙成因的第一名是眼睛疾病，又以白內障、視網膜疾病、青光眼爲主。視覺障礙不僅會影響患者自身的生活品質、學習及就業，亦會增加社會照護成本及負擔（陳韻文等，2016）。

(二) 視覺障礙的分類

視障者分爲全盲與弱視兩類，弱視者雖仍有部分視力，但無法用眼鏡矯正，使部分全盲者還有辨別光源存在的能力，但卻無法掌握物體的外形、遠近、輪廓、距離等（陳韻文等，2016）。

1. 全盲：在醫學上而言，爲完全喪失視覺者，指優眼視力測定值未達 0.03。全盲者無法利用視覺學習，須經由觸覺（如點字）或聽覺（如錄音帶）讀取資訊，並必須以手杖輔助行走。
2. 部分全盲者：
   (1) 光覺：尚有殘餘視力，指視力雖能辨識強光、明暗等現象，但還不能發覺眼前三呎處光的移動。
   (2) 手動視覺：能發覺眼前三呎處的手動影像，視力值在萬國式視力表測量結果在 0.02 以下者。
   (3) 弱視：乃指優眼視力測定值在 0.03 以上未達 0.3，或其視野在 20 度以內。弱視者尚可利用視覺學習，但閱讀一般字體有困難，須借助特殊光學輔助儀器（如放大鏡、望眼鏡）或將字體放大擷取資料。
   (4) 弱視者色覺：即有辨識色彩的視覺，通常會在自己無法辨識不同色調的綠色時，才會發現自己的眼睛異常。視嚴重程度而定，綠色色弱病人難以辨識紅色和綠色，有時甚至分不出藍色和紫色以及粉紅色和灰色——光線不足時情況更嚴重。

(5) 視野狹窄：所指的是眼睛能夠看得多廣闊，包括了中央和外圍視力，中央部分最清晰，外圍部分則較爲模糊。

(6) 白內障：在眼球內面、瞳孔之後，水晶體本來是清澈透明的，如果變爲混濁時，會阻擋部分或全部光線透過，症狀爲視力模糊、複視、畏光、眩光、色彩失去鮮明度，以及需經常更換眼鏡等症狀，造成視覺模糊，即稱爲「白內障」。

(7) 視網膜疾病（裂孔性視網膜剝離）：飛蚊症症狀可能會明顯增加，如果出現「烏雲罩頂」的狀況時，大概已轉變爲視網膜剝離。糖尿病視網膜病變是指輕微視網膜點狀出血，可能無自覺症狀。如果是視網膜水腫，可能會感覺到視力模糊。

(8) 老年性黃斑部病變：脈絡膜產生新生血管時，可能會在視野中心產生黑影或察覺直線扭曲的現象。

(三) 視覺障礙的特質（鍾慧娟，2017）

1. 行動遲緩、缺乏安全感，行爲上產生退縮、自卑的現象。
2. 意志堅持但內心缺乏自信，警覺性較高。
3. 病人情緒起伏大，易暈眩、需相當注意力而常感到頭痛或有嘔吐感，喪失視覺時，對其他感官所接收到的訊息就容易產生懷疑，這種不確定感，進而造成自信心的喪失。
4. 低視能病人比全盲者自主意識強烈，對於變動的所處環境，常易呈現缺乏安全感之狀。
5. 拒向盲人機構求助。當事人的心理反應和情緒變化，往往因人格特質及周遭環境，呈現感受強弱有別、時間長短不一之現象。
6. 行動不便、挫折容忍力低，相當介意不公平對待。

(四) 視覺障礙照護

協助盲人要遵循「問、拍、引、報」原則，先詢問是否需要協助，也避免匆忙拉、推盲人前進，以免造成傷害。

1. 問：詢問協助 → 可主動詢問視障者，應向視障者打招呼，並說出自己的名字。
2. 拍：輕拍手背 → 若視障者需要引導協助時，請以手背輕觸視障者的手背，其會將手輕扣在協助者的手肘上方部位，接受引導
3. 引：引導行進 → 引導視障者時，請略在前保持半步至一步距離，並讓視障者走在右後方，但有特殊習慣之視障者不在此限。溝通時說話要口齒清晰，可藉由說話速度、音量、語調變化等加深重點。

4. 報：報導路況 → 引導時，路況若有變化，應提前告知視障者，例如對話前先描述周邊環境及人物、高低差、坑洞、障礙物，依其步幅爲衡量，告知如何通過。遇上方有障礙物，應助其以手觸摸邊緣，帶引低身通過，若離開時需告知視障者。
5. 不可責備學習遲緩，而影響其自信心。

二、聽覺障礙

(一) 聽障成因及種類（許柏仁、陳張榮，2009）

1. **先天性聽障**：指母體懷孕時或胎兒出生時，即受到病毒感染或其他原因導致聽障，常見的病毒有德國痲疹、梅毒等，其他因素如血液中 Rh 因子與母體不合、生產時缺氧窒息或腦損、新生兒高黃疸、新生兒溶血症、聽小骨硬化症等。
2. **後天性聽障**：胎兒出生後因種種原因導致的聽障：
   (1) 疾病傷害，例如腦膜炎、中耳炎、肺炎、痲疹、水痘、梅尼爾氏症等。
   (2) 外部損害，例如頭部意外受傷、噪音刺激、藥物作用、精神壓力等。
   (3) 老年化。

(二) 聽覺障礙以醫學觀點可分為下列四種（許柏仁、陳張榮，2009）

1. **傳導性聽障**：因感染而引起，例如耳垢阻塞、外耳炎、黴菌感染、腫瘤、漿液性及凹陷性中耳炎、耳膜穿孔、膽脂瘤、耳咽管病變、聽小骨硬化等。源自外耳與中耳部分對聲音傳導的干擾。
2. **感覺神經性聽障**：內耳感覺細胞（耳蝸、半規管、前庭）或神經纖維的退化，使聽神經將聲音從內耳傳到大腦的功能受損或不足，天性病變與後天性的疾病均會導致此類聽障。
3. **混合型聽障**：傳導性與感覺神經性兩者混合的聽障。
4. **中樞性聽障**：中樞神經系統中各種不同的異常所引起的聽障，例如腦部受傷、心理異常、老年化、中風等。

(三) 聽覺障礙的等級

聽覺障礙可分爲輕度、中度、重度全聾三級：

1. **輕度**：耳聽力損失在 55-69 分貝者，所受影響較少，戴上助聽器之後，困難將減少。
2. **中度**：耳聽力損失在 70-89 分貝者，即使帶了助聽器，聽不清楚的困擾依舊存在。

3. 重度：耳聽力損失在 90 分貝以上者，全聾者則可能因聲音和語言機能的喪失，而無法與他人溝通。

(四) 聽覺障礙特質

1. 聽力損失 25 分貝以上（聽不到一般講話聲音）。
2. 聽覺障礙者最顯著的生理特徵是在與人說話時，有明顯的溝通困難。特別注意對方的臉部、唇型或表情，經常會比手劃腳，想用手勢或動作協助表達意思。
3. 語言發展比同年齡的耳聽者遲緩，而且語音的發音不正確，尤其是聲母方面常有省略、替代或缺鼻音的現象。說話語調缺乏高低、抑揚頓挫、單調沒有變化。聽別人說話時特別注意對方的臉部、口形或表情，經常會比手劃腳（許柏仁、陳張榮，2009），想用手勢或動作協助表達意思。
4. 因聽不到聲音無法專心聽講，左顧右盼、期待別人提供訊息線索，過度的舉動常惹人生氣而不自知（如大聲開關門）。
5. 猜疑心較重、自我中心、固執、容忍度低、不易接受忠告及新資訊、易衝動、較缺乏創造性及安全感。

(五) 聽覺障礙照護（柯瑞英、陳明鎮，2013；郭麗琳等，2009）

1. 首先到耳鼻喉科門診找出病因，做進一步治療。
2. 進行聽力檢查與評估、治療，並配戴合適的助聽器，將有助提升生活品質。依據不同受損程度、生活型態，提供各式助聽器做選擇（如耳掛型、耳內型、口袋型等）。
3. 說話速度勿過快，咬字應清晰及簡短、明確，必要時重複說明。
4. 避免長時間接觸噪音，交談時可關閉電視、收音機或到較安靜的地方。
5. 溝通時站在病人的正前方，且光線應充足，讓病人可以清楚看到你的臉部，可靠近病人聽力較好的耳朵說話。
6. 勿亂掏耳朵、避免耳朵感染。
7. 以肢體語言或用書寫、圖卡來幫助交談。
8. 若有耳垢阻塞，則可請耳鼻喉科醫師協助清理耳垢。
9. 鼓勵使用助聽器的老人儘量延長助聽器配戴時間。

三、智能障礙

智能障礙是指在發展期間智力較同年齡者有明顯遲緩狀況，同時伴隨適應、行為方面的缺陷，導致認知、能力和社會適應有關之智能技巧的障礙。

(一) 智能障礙原因

1. 先天器質因素：致病因素包括基因遺傳、染色體變異（如唐氏症、X 染色體脆弱症候群）、出生前後物質代謝問題（如甲狀腺機能不足、苯酮尿酸症）、疾病感染（如母體感染德國麻疹、梅毒）、頭部異常（如腦水腫、小頭症）、中毒與過敏反應（如母體酗酒、藥物濫用）、妊娠異常（如早產）、生產過程意外等等，都是先天造成智能不足的因素。
2. 後天環境因素：貧乏環境下的兒童，可能因營養不良，影響兒童體力與動機；病毒感染（腦炎、腦膜炎）、外傷及物理傷害（如缺氧、車禍），或者是因醫療照護不足，沒有及時處理身體、視覺、聽覺等障礙，影響其智能發展。

(二) 智商鑑定

身心障礙分類為四級，智商鑑定採用魏氏兒童或成人智力測驗（張雅綺等，2019），如表 4-3。

表 4-3　智商鑑定採用魏氏兒童或成人智力測驗

嚴重度	智商測量	心智年齡	訓練計畫
輕度	智商檢測 IQ 55-69 分	心智年齡 7-11 歲	經過特殊教育與訓練之下，可以自理部分生活，可以從事半技術性或簡單技術性工作。
中度	智商檢測 IQ 40-54 分	心智年齡 6-7 歲	在監護指導下僅可部分自理簡單生活，在庇護下可從事非技術性的工作（如可在庇護工廠工作），病人欠缺獨立自謀生活能力。
重度	智商檢測 IQ 25-39 分	心智年齡 3-5 歲	沒有辦法獨立自我照顧，也沒有自謀生活能力，需長期養護照顧。
極重度	智商檢測 IQ 24 分以下	心智年齡 3 歲以下	沒有自我照顧能力及自謀生活能力，需長期養護照顧。

資料來源：張雅綺等（2019）。

(三) 智能障礙身心特質（陳柏旬、王雅珊，2000）

1. 學習能力
   (1) 學習速度遲緩，常會自我預期失敗，學習動機薄弱。
   (2) 學習成績低落，抽象學習效果差，想像力貧乏，缺乏創新能力。
   (3) 注意力不集中且無法持久，上課常做些無關的事情。注意廣度狹窄，不善於選擇性注意，短期記憶缺陷。
   (4) 概念組織能力差，辨認學習能力弱，對組織學習材料有困難，無法統整外在刺激、訊息，推理能力差，無法將學習內容類化在一般情境。
2. 語言發展
   智能障礙病人的語言發展與智能有密切關係，在語言方面呈現語言發展遲緩的現象，例如在語法、語意、語用等各方面都有落後現象。中度智能障礙：例如構音困難、發聲異常、口吃等；輕度智能障礙：在生活上或簡易對話上，能和成人或同儕做有效溝通。
3. 人格發展
   (1) 智能障礙病人有較高的焦慮，對失敗的預期、面臨的挫折情境比一般人多，表現防衛機制較強烈，例如否定、退化、內化、抵消、壓抑等。
   (2) 智能障礙病人人格較為僵化、缺乏彈性、分化度較低。
   (3) 智能障礙病人常將各項活動的成敗歸納為外界因素，不認為自己可以克服外界困難。
   (4) 智能障礙病人對自我與外在環境界線辨識困難，缺乏自我意識反應，對別人的反應慢。
   (5) 由於常常經驗到失敗，自己會感受到無能、自卑，行為較有退縮反應，出現與社會或同儕團體疏離的心態。
4. 生活適應（林金定等，2003）
   (1) 日常生活自理能力、事務處理能力、時間觀念都比同齡同學差。
   (2) 缺乏應變能力，無法因應問題情境調整自己的行為，因此，可能出現對周遭事物漠不關心的情形。
   (3) 較難融入同儕團體的各項活動，較常受到孤立或冷落，或者出現跟在別人後頭、受別人指使等現象。
   (4) 從外顯行為來看，可能出現表情呆滯、眼神渙散或無目標東張西望，知覺動作能力差，動作遲緩或呈現笨拙等現象。
   (5) 遇到事情常缺乏彈性，較容易表現出拒絕、退縮、固執、壓抑等行為來處理所面臨的衝突，較容易緊張、焦慮，很難放鬆自己。

智能障礙者的個別差異甚大，每一位智能障礙者都可能因智能差異、所處環境及生活經驗的不同，而出現不同的特質。

(四) 智能障礙治療（陳柏旬、王雅珊，2000）

1. 智能障礙小孩在 3 歲以前是治療的黃金時期，要儘早治療、持續做復健訓練，依照障礙程度訂定訓練目標及方法、增加語言溝通能力，讓障礙的狀況減輕或消失。
2. 運用視覺、聽覺和觸覺等方式、給予多方面刺激，教導如何照顧自己以及和別人互動。
3. 注意力不足過動症和憂鬱症是智能障礙常見的合併症，必要時配合藥物治療，改善重複行爲、憂鬱或生氣情緒、自我傷害等問題。

(五) 智能障礙照護（林金定等，2003）

1. 可在日常生活中隨時隨地教導各項生活知識與技能，並不斷練習，增加照顧自己的能力。
2. 過程中可以簡單口語詢問病人當下感覺，增加自我察覺的敏銳度。
3. 照顧者與家人相互配合，了解病人的個人特質，用適當的回應、正向鼓勵或獎勵的方法教導病人，不做不適當的處罰，才能提高病人的自信心與學習動機、培養良好的行爲。
4. 智能障礙病人會有注意力缺陷、語言能力缺陷、固著行爲及習慣行爲，不善於組織與學習，需有更大耐心慢慢教導。
5. 利用長期照護的資源與社會福利，減輕家人照顧的負擔，內容包括經濟協助、輔具補助、醫療服務、臨時托育、日間照顧、交通服務及就業準備等。

四、自閉症

(一) 自閉症的定義（廖嘉程、李嘉年，2017）

臺灣自閉症病人中約有 6 成爲兒童與青少年。自閉症是一種腦部神經功能發展異常障礙，出現溝通、人際社會互動、認知功能障礙，這些特徵影響了日後語言功能及興趣表現等方面的特殊精神病。自閉類型如表 4-4（張正芬，2000）。

表 4-4　自閉類型

類型	症狀
廣泛性自閉症	多數發病於 3 歲以前，有明顯的社交溝通、語言發展障礙。依據認知、溝通能力，可分為高功能型自閉症、低功能型自閉症。
亞斯伯格症	亞斯伯格症沒有語言發展問題，一樣具有社交溝通障礙。智商大部分高於平均值，甚至以上，許多人會認為亞斯伯格症與「廣泛性自閉症」中的「高功能型自閉症」相似。
未分類廣泛性發展障礙	非典型自閉症，指的是自閉症的症狀中，因為缺少某些障礙，以至於無法完全符合自閉症診斷。
兒童崩解症	孩童在 3 至 4 歲以前發展完全正常，但之後就會出現非常明顯的行為退化，10 歲以前原有的社交、語言能力就會喪失。

資料來源：張正芬（2000）。

(二) 造成自閉症的主要原因（張正芬，2000）

自閉症病人無法進行正常的語言表達及社交活動，常常做一些刻板重複性的動作及行爲。會發生自閉症的原因分爲：遺傳、病毒感染、新陳代謝異常，以及懷孕、出生困難造成的腦損傷還有基因問題，而造成腦部受損，所以引發的發展障礙。造成自閉症的主要原因如表 4-5。

表 4-5　造成自閉症的主要原因

原因	說明
遺傳	基因突變對大腦早期發育為最有關鍵的影響力。自閉症遺傳的機會高嗎？有報告顯示 3% 的自閉症和遺傳有關（發現 7 個相關的基因組），但自閉症真正的病因目前尚不清楚。
病毒感染	母親在懷孕時曾遭德國痲疹、流行性感冒感染，將提高孩子罹患自閉症的機率。
新陳代謝失調	孩子患有先天性新陳代謝疾病，可能影響腦細胞、腦神經傳遞功能，而增加自閉症的機率。
懷孕、出生困難造成的腦損傷	孕婦服用藥物、營養不良，以及早產、難產皆可能提高孩子罹患自閉症的機率。
基因	近年有研究指出自閉症的發生 83% 由基因決定，比過去認為基因有 90% 的影響略低，環境因素影響力接近 2 成。

資料來源：中華民國自閉症總會 https://www.parenting.com.tw/article/5090978

(三) 自閉症日常生活障礙

1. 自閉症先天性的特質為極端孤獨，缺乏與他人的情感接觸。
2. 對環境事物有要求固定不變的強烈慾望。
3. 對特定物品有特殊偏好且以精細動作玩弄這些物品。
4. 沒有語言，或雖有語言但似乎不是用來與他人溝通，保留智能成沉思狀，並具有良好認知潛能。
5. 有語言者常具極佳的記憶表現。

(四) 自閉症互動技巧

1. 固著性遊戲過程的觀察、跟隨遊戲、加入擴展遊戲。
2. 觀察病人可能會不斷重複說聽到的話，他們在說話時，可能會使用沒有意義的字句，大人先觀看孩子遊戲過程，試著在心中描述出「孩子的行為」，「找出孩子正在注意、感興趣的事物為何」。
3. 觀察後發現孩子陷入固定遊戲流程或反覆行為時，大人可先「模仿」孩子行為來與孩子互動，了解病人手勢、動作、眼神接觸都是語言的基礎，儘量鼓勵與誘發病人與照顧者有非口語互動。此障礙病人，在某些方面的能力可能很出色，例如數學或美術。建議可用孩子們擅長的能力來作為開頭，使其對話能夠建立在信心上。
4. 當孩子開始注意到大人行為後，即可試著介入孩子固定的遊戲中，示範不同玩法讓孩子感到有趣，或透過與孩子一起閱讀的方式，經由內容來產生孩子有興趣的對話。
5. 利用臉部表情加深溝通。有自閉症類群障礙的孩子，會對透過他們的臉部表情傳達感受出現困難。因此運用孩子的表情來了解他們的情緒，可以更加深與孩子溝通時的互動。

五、肢體障礙

(一) 肢體障礙定義

1. 大腦中樞神經系統功能受損，而導致動作機能異常，稱為腦性麻痺，其障礙情況以大腦受損程度而定，從輕微的動作協調不良，到全身麻痺知覺功能異常的都有，需要靠輔具協助其學習或生活。
2. 肌肉萎縮造成的進行性肌肉無力、關節發炎、骨骼或神經系統發生病變，或嚴重外傷導致的截肢、肌肉萎縮等，導致病人肢體缺損。

3. 因受疾病困擾，影響身體組織，導致體能虛弱而影響學習與行動，需要長期療養。

(二) 肢體障礙分類

有些先天缺陷出生時即有障礙現象、出生後不久即發生障礙（如腦性麻痺、小兒麻痺）、後天引起（如意外傷害）或疾病而導致肢體障礙，上肢、下肢或軀幹之機能有部分或全部障礙，導致影響學習者（蔡佳穎，2010），其肢體障礙傷害程度分析如表 4-6。

表 4-6　肢體障礙傷害程度分析

傷害程度	預後影響
輕度肢體障礙	對學習過程很少有不利的影響者。
中度肢體障礙	肢體行動不良而操作能力接近正常，或肢體行動能力接近正常而操作能力不良，經協助仍可從事正常學習者。
重度肢體障礙	行動能力與操作能力均有嚴重障礙，即無法從事學習活動者。

(三) 肢體障礙身心特質

學者指出肢體障礙身心特質（張靜芳、陳重佑，2006），若意外引起，剛開始情緒反應包括焦慮、否認、憂傷、沮喪、憤怒、攻擊，以及無助感，此時期需要周圍親友的情感支持，幫助他們接受自己成爲肢體障礙的事實。肢體障礙者會對一般同儕認同，在許多方面的表現會盡其所能，卻又擔心身體上的缺陷會影響人際關係，形成心理上的緊張和衝突。肢體障礙病人在行爲表現特徵：由於行動上的限制，活動領域及生活空間較一般同儕狹隘，生活上卻需要他人協助，因此可能產生矛盾、缺乏安全感，以及不確定感，可能在情緒上產生自我封閉的現象。肢體障礙在生活上許多方面需要他人協助，或因爲他人好奇眼光以及取笑，而產生自卑感或自我貶抑的現象。

(四) 肢體障礙照護

吳純純（2006）指出與肢體障礙者相處存在著個別差異性，事實上除了以對待一般人的方法對待肢體障礙者外，可以留意一些小細節，簡單陳述如下：

1. 心理方面：
   (1) 主動邀請肢體障礙病人參與各項學習活動，並且鼓勵他自主行動，儘量不要代替他完成，而剝奪他參與學習的機會。
   (2) 平時相處或言語表達時，要留意肢體障礙病人的心理感受，避免有輕視、排斥的舉動和表情，而傷害他的自尊心。

(3) 誠實的回答彼此的問題，承認並尊重肢體障礙對障礙的感受。

(4) 以同理心肯定他們，勿針對他們身體缺陷而否定他們的能力，把他們推到一個無能的絕望角落。眞誠地用積極、開放、接受的態度和他們接觸。

(5) 給予較多的時間讓他們說出心裡的話，而且對於他們表達的進步適時讚美，以鼓勵代替責備，提升他們學習的意願。

2. 生理方面：

(1) 因爲每位肢體障礙者傷障狀況不同，需不同的幫助方式，可以先詢問他該如何協助，可依照他們的需要主動協助。

(2) 上下樓梯時，將設有扶手那邊給病人以便他抓握扶手，必要時給予適當扶持。

(3) 若坐輪椅的肢體障礙病人，上坡時助他一臂之力往上推，下坡時輪椅倒著下坡，讓輪椅慢慢的往下滑。

(4) 協助肢體障礙病人時，要提供足夠時間，並且有耐心的等待其完成。

(5) 與病人討論，當意外事件發生時，要如何幫助他或應該採取何種行動。

(6) 細心地觀察一番，若因他的行動不便而限制了活動空間，應逐漸的誘導他擴大活動空間。

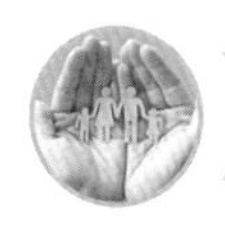

第三節　正向與支持的服務態度

關於身心障礙者之正向與支持的服務態度，衛生福利部社會及家庭署（2021）主張：正向與支持的服務態度意義，緣於身心障礙病人的身心特質，因其障礙類別產生的困難度與爭議性也更多，不但影響了學習者在教育、社會上的福祉，也對家庭帶來莫大的挑戰。核心專業人員的職掌和專業工作倫理、跨系統之相關支持人員，以及縣（市）政府監督角色等，以正向的方式去理解、鼓勵他人做事，取代過去常是懲罰的方式來做處理。正向支持秉持著「尊重」的態度，以「長期的效果」爲目標，強調行爲的介入需要考量。接觸病人之前除了解疾病原因外，可以「行爲輔導服務的流程及表單使用說明」，詳實說明具體的實作程序及各階段工作（或因病人何種原因而停止），以協助工作符合行政和專業管控標準，藉以監督團隊服務的及時性、操作流程準確度、服務的品質與績效。關於正向與行爲支持簡述如下：

一、正向與行爲支持意義

所謂的「正向行爲支持」，是一種問題解決的方法，透過了解行爲的問題與發生原因，依據個案所處的環境生態，提議適合個案個別需求的因應策略代其原先的問題行爲，以習得正向行爲改善或避免問題行爲的發生。目的不僅是要在短期內解決問題行爲的發生率，在長期期望能改善個案的生活品質。

身心障礙病人「需求」、所涉及的「問題」，通常多元且複雜，要處理嚴重情緒障礙個案的行爲是一種高複雜性的專業工作，身心障礙病人除了本身障礙外，在行爲上通常都伴隨著嚴重情緒行爲。正向支持服務的工作者，在行爲功能介入方案、進階功能分析、危機處理、社會技巧、小團體輔導、簡易功能分析、強化日常溝通與互動、社會技巧等教導融入日常照顧，進行機會式教導。危機處理或採取預防措施、使用正向來替代負向的處理策略，以緩解此議題造成的社會困擾（衛生福利部社會及家庭署，2021）。身心障礙常見行爲問題如表 4-7。

表 4-7　身心障礙常見行爲問題

行為類型	定義	常見行為問題
自傷	施於自己身體部位的行為造成病人本人身體受傷（青腫、撕裂傷、流血、嘔吐、器官疼痛或病變、失明等）	頭撞牆壁／地面／硬物、咬自己身體部位、摳自己身體部位、以利器割傷自己、敲打自己臉頰、掐自己喉嚨、拔頭髮、戳／打眼睛、反芻食物、猛力摔坐地上等
攻擊	施於他人的行為造成他人身體受傷（淤青、紅腫、撕裂傷、骨折、流血、嘔吐、腦震盪等）	用手或器物傷害他人、咬人、扯他人頭髮、用頭撞人、踢人、掐脖子、捏人、抓傷破皮等
破壞	摔丟／撕毀／敲壞公有或私人物品或設備，導致財物受損	打破馬桶蓋或鏡子、分解家具、撕衣服、啃桌椅等
不服從／不合作	以不當方式拒絕遵循他人所下的指令或活動	在指令或活動要求下，以不適當的語言、手勢或行動表達拒絕，或雖然方式適當但經常性的違抗不順從等
不適當的社會行為	行為未造成個人或他人身體的傷害，但嚴重干擾他人，或影響病人本人的活動參與及社交互動	用言語或器物威脅他人、對他人咆哮或謾罵、向人吐口水、聞人身體、摸或聞人頭髮、重複發出喧鬧聲、尖叫、攀爬高處、躺地不起、躁動不安、暴衝或暴跳、強迫性的行為、情境／活動轉換困難等

行為類型	定義	常見行為問題
固著或反覆的動作	行為重複、固定且制式化、缺乏彈性	重複口語確認、身體部位重複搖晃或擺動、行為有固定的順序或儀式、物品有固定擺放的位置與角度等
退縮	拒絕與他人互動，或參與任何活動	害怕他人靠近、無法引發其對人事物之興趣、拒絕離開床位或座位、長時間與他人保持遠距離、躲藏等
怪異的性行為／性習慣	涉及性器官、性猥褻相關的行為，未造成性侵害，但干擾他人或病人的生活或觸及法律議題	在公開情境露鳥、脫光衣物或自慰、手摸私處、拿不適當物品自慰、常用力擁抱他人、壓住他人等
過分活動	很難安靜坐下或站立、過度活動、躁動程度異於常態	精神經常亢奮不已、動個不停、來回跳躍或衝跑、安靜坐下或站立時間短暫等
其他情緒障礙或行為異常	無法歸屬在前述類別的行為、干擾團體運作的行為	蹺家／蹺離機構、在社區遊蕩、易被煽動誘騙、偷竊、網路成癮、玩火／瓦斯／汽油等危險物品、情緒起伏變化大或易莫名哭鬧、霸凌

資料來源：摘錄自衛生福利部社會及家庭署（2021）。

二、行爲診斷

身心障礙病人行爲目的或造成行爲可能原因跟長期生活背景及行爲當下需求相關，需加以評量以便擬訂正向行爲支持計畫。根據需求不同取向作爲診斷：

(一) 行為可能的原因

通常行爲是長期生活習慣或目的造成，可能的因素：

1. 生理因素：如殘障程度。
2. 心理因素：年齡、性別、自尊、自我控制、依賴程度、人際關係與負向關係等。
3. 環境因素：環境障礙（門檻、樓梯……）、職場文化、工作條件、工作內容、職場人際互動等。

(二) 行為目的

每一次行爲發生主要動機是達到想要的目的，例如：

1. 引起注意：病人過分依賴、放縱、孤立退縮、浮躁不安、容易焦慮，病情嚴重時甚至出現妄想或幻覺。

2. 感官刺激：適當、適量且有結構性的感官刺激，有助於身心障礙學生緩解焦慮、降低不當行爲的出現頻率，並獲得愉悅感，進而發展正向的情緒與自我認知，也讓各種學習課程更容易獲得成效，若不當感官刺激，則結果相反。
3. 逃避：新聞報導時常是具有爭議性的，因爲拿別人的生命和缺憾來作爲經驗交換，是一種缺乏道德適切性的作法。而身心障礙者往往說出的話在民眾信服度較差，往往會出現逃避行爲策略。
4. 獲取利益：在社會實體的建構理論上，病人取決於自己看待或詮釋他人行爲涵義，目的往往與心理預期目標而採取的行爲，若能導正後果策略避免障礙者處於障礙情境，並增加正向行爲中的區別性、增強替代的行爲策略，自我心理健康不僅有助於自我的發展與實現，也會減少障礙者處於社會不利地位。

(三) 人生態度（工作態度）

身心障礙者因認知、溝通及社交能力較低，日常生活經驗亦較爲不足，較一般人更容易產生不良的適應行爲及情緒障礙。依據病人以往言行、情緒表現及其家庭背景、教育方式分析，加強優勢、改善弱點，規劃系統性支持行動，可以比較病人在家庭支持行動介入前後的學習及工作人生觀等態度行爲的轉變，如圖 4-5。

圖 4-5　人生觀等態度行爲

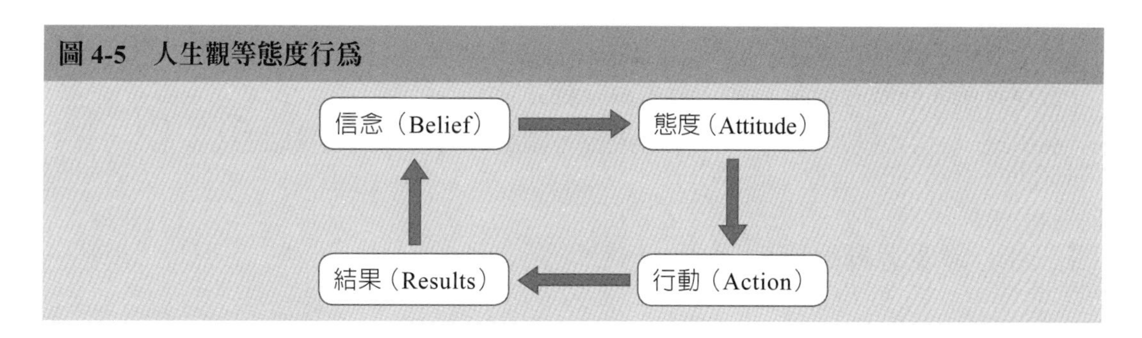

三、認識身心障礙者之需求與服務技巧

1. 與身心障礙病人建立相關良好行爲，每個病人都有個別差異存在與意義（各有所長、需要與期望）。
2. 介入最多的行爲問題是不服從行爲。介入方案中最常使用的事前介入策略爲減少環境中不良環境事件的發生；行爲教導策略是教導個案使用適當的口語或非口語溝通方法；後果策略是增加正向行爲中的區別性、增強替代行爲策略。
3. 身心障礙屬身體功能弱勢，經過持續的適性訓練可改善其生活功能，了解身心障礙病人身心狀況及活動安排如圖 4-6。

圖 4-6　了解身心障礙病人身心狀況及活動安排

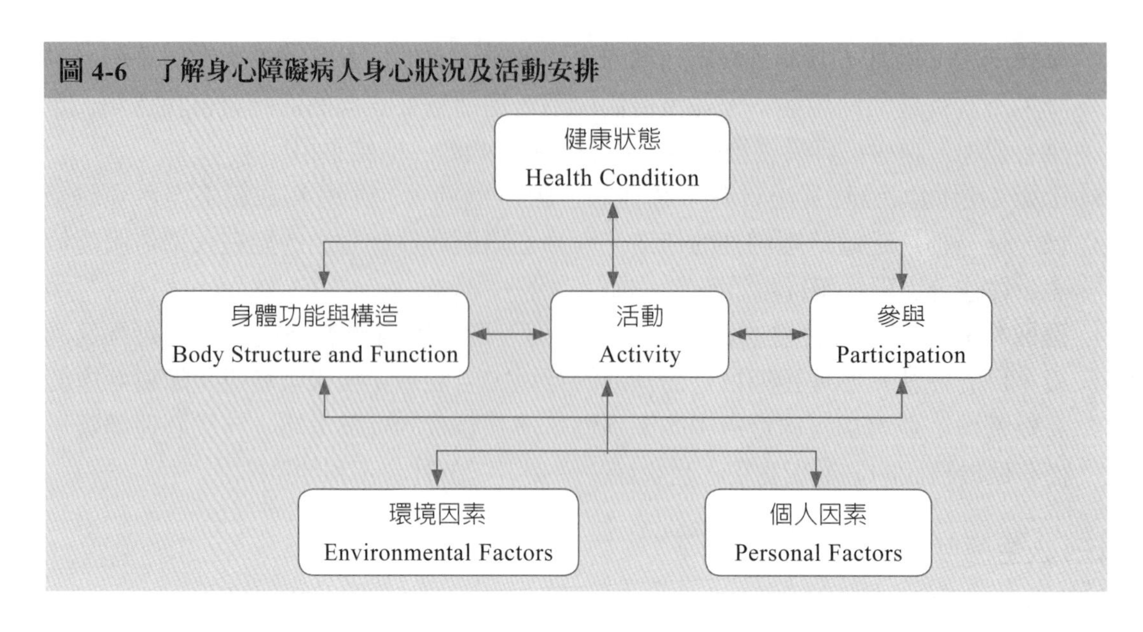

4. 社會問題強調個別化，身心障礙者通常就業率低，其原因是身心障礙功能影響工作所需的生產力外、部分也反映了社會對身心障礙者長期以來的偏見、歧視，所造成的社會排除效應，身心障礙者學習速度緩慢、理解力、注意力、記憶力不好，需要透過反覆、按部就班的方式學習。
5. 身心障礙對工作的動機，剛開始意願差→適當訓練與輔導會慢慢改變，到試著會做→我該如何做→我試著做→我去做→我做了。
6. 勇於嘗試，若成功，繼續執行；若失敗，調整方向，化阻力爲助力！

四、身心障礙者輔導成功因素（林宏熾等，2004）

生涯，是個人職業、社會、人際關係的總稱，亦即個人終身發展的歷程（林宏熾，2003）。不同身心障礙有不同特質，在需求方面明顯也不同。照顧工作者在身心障礙者生涯規劃則是要能做到了解身心障礙者的優勢、弱勢、興趣、喜好等，了解病人職業興趣趨勢、方向及生涯環境現況，儘量多元地提供身心障礙個案適合的職業輔導與就業轉銜作爲服務目標，並且能考量到個案之興趣與家庭之需要，以及增加更多的就業機會與選擇。身障者在社區中成功適應的關鍵因素分析如表 4-8。

表 4-8　身障者在社區中成功適應的關鍵因素分析

良好的生活自理能力	做好個人衛生保健技巧	功能性的人際溝通技能
處理簡易餐點的能力	整理衣物的能力	合宜的儀容整飾能力
運用社會資源的能力	獲得社會福利相關單位的協助	良好的工作態度及能力

課後問題

1. 小杰現就讀於普通班，說話時常常會產生不恰當的猶豫，以及夾雜重複音或拉長字音的現象，造成說話的不流暢，他有可能是下列哪一種狀況？(A) 口吃　(B) 迅吃　(C) 構音障礙　(D) 語言發展遲緩。
2. 小華是一位低視力兒童，常常撞到半開或全開著的櫃子，也常常被散落的地上的玩具給絆倒。下列哪一項是小華視覺功能可能的問題？(A) 視野缺陷　(B) 色覺缺陷　(C) 定向視覺缺陷　(D) 固定視覺缺陷。
3. 對於身心障礙學生的特徵，請問下列何者最有可能？(A) 甲生常要求別人複述其說話內容，可能是自閉症學生　(B) 乙生學業成績低落，學習動機也差，可能是學習障礙學生　(C) 丙生智商低於 70，有嚴重的攻擊行為和自傷行為，可能是情緒行為障礙的學生　(D) 丁生身體對空間位置的知覺較差，走路姿態較為特殊，可能是視覺障礙的學生。
4. 怡君是一位因白化症（Albinism）導致弱視的學生，如果你是她的教師，下列哪一項是符合她的特殊需求進行的調整策略？(A) 安排坐在窗口陽光充足的位置　(B) 提供簡化的教材或學習單　(C) 提供放大鏡或擴視機　(D) 加強指導點字及定向行動。
5. 下列有關視覺障礙的描述，哪一項不正確？(A) 視覺障礙兒童在身心障礙人數中所占比例較少　(B) 全盲是指優眼測定值未達 0.02　(C) 視力測定值相同者，對其殘餘視力之使用能力不一定相同　(D) 視覺障礙對精細動作協調能力也會有不良的影響。
6. 著重學生在學習中的知覺、思考、問題解決等歷程的評量，其目標在於評估學生學習的潛能，而非侷限於對學習者當時表現水準的評估是指下列哪一種評量方法？(A) 課程本位評量　(B) 檔案評量　(C) 動態評量　(D) 生態評量。
7. 一位兒童具有輕度智能障礙、有限的語言表達能力、固執行為、好動，應鑑定為？(A) 智能障礙　(B) 語言障礙　(C) 多重障礙　(D) 自閉症。
8. 依據「身心障礙教育團隊設置與實施辦法」，專業團隊成員不包括下列哪項？(A) 特殊教育師　(B) 普通教育師　(C) 語言治療師　(D) 教師助理員。
9. 由於內耳或聽覺神經的缺損所形成的聽覺障礙是哪一種聽力損失？(A) 傳音性聽覺損失　(B) 混合性聽覺損失　(C) 感音性聽覺損失　(D) 中樞聽覺障礙。
10. 照顧者協助單身案主申請身心障礙證明，應向哪一個單位提出？(A) 戶籍所在地之鄉、鎮、市、區公所　(B) 衛福部　(C) 縣（市）政府社會局　(D) 地區以上之醫院。

答案：

1.	2.	3.	4.	5.	6.	7.	8.	9.	10.
(A)	(A)	(D)	(C)	(B)	(C)	(D)	(D)	(C)	(A)

參考文獻

全國法規資料庫（2019）。**身心障礙者家庭照顧者服務辦法**。2023 年 07 月 31 日取自 https://law.moj.gov.tw/LawClass/LawAll.aspx?pcode=D0050186

吳純純（2006）**如何與肢障者相處**。身心障礙者服務資訊網。取自 http://disable1.yam.org.tw/understand/help/body01.htm

李淑貞（2012）。**ICF 簡介**。國立陽明大學輔助科技研究中心。1-8。https://newrepat.sfaa.gov.tw/home/download-file/2c90e4c7659e4b850165a7534a25050e.pdf

林宏熾（2003）身心障礙者生涯發展理論與生涯轉銜服務。**特教園丁，19**，1-17。https:// tpl.ncl.edu.tw/NclService/JournalContentDetail?SysId=A99006174

林宏熾、江佩珊、吳季樺、丘思平、林佩蓁（2004）。高中職中重度多重障礙學生自我決策狀況之分析。**特殊教育研究學刊，27**，161-182。http://bse.spe.ntnu.edu.tw/upload/journal/prog/0EC_06U_3O8_20K91023.pdf

林金定、嚴嘉楓、李志偉、吳佳玲、陳美花（2003）。以醫療社福專家觀點初探智能障礙者理想醫療照護模式。**身心障礙研究季刊，1**(2)，32-42。https://doi.org/10.30072/JDR.200310.0004

柯瑞英、陳明鎮（2013）。視障老人壓力及壓力因應。**身心障礙研究季刊，11**(3)，193-209。https://www.airitilibrary.com/Article/Detail/17292832-201309-201310240005-201310240005-193-209

張正芬（2000）。自閉症兒童問題行爲功能之探討。**特殊教育研究學刊，18**，127-150。http://bse.spe.ntnu.edu.tw/upload/journal/prog/0GF_24O8_30J5_32BL1023.pdf

張恒豪、王靜儀（2016）。從「殘障」到「身心障礙」：障礙標籤與論述的新聞內容分析。**臺灣社會學，31**，1-41。https://www.ios.sinica.edu.tw/journal/ts-31/31-1.pdf

張雅綺、黃思賓、張遠芳、梁庭瑋、徐儷瑜（2019）。魏氏兒童智力測驗第四版簡式版本於低智能兒童之效度分析。**臨床心理學刊，13**(1/2)，1-12。https://doi.org/10.6550/ACP.201912_13(1_2).0001

張靜芳、陳重佑（2006）。肢體障礙者從事健力運動的訓練概念。**中華體育季刊，20**(1)，55-65。https://doi.org/10.6223/qcpe.2001.200603.1507

許柏仁、陳張榮（2009）。聽覺障礙者參與休閒運動之現況。**大專體育，104**，53-58。https://doi.org/10.6162/SRR.2009.104.08

郭麗琳、蔡景耀、蔡宜倫、翁林仲、劉秀雯、何昭德、周碧瑟（2009）。視覺障礙社區研究與照護策略探討。**中華民國眼科醫學會雜誌，48**(3)，245-248。https://doi.org/10.30048/ACTASOS.200912.0002

陳柏旬、王雅珊（2000）。多感官教學在智能障礙學生的應用。**雲嘉特教，12**，25-32。https://special.moe.gov.tw

陳韻文、林耕國、李建興、楊孟玲、黃鐘瑩、侯鈞賀（2016）。臺灣視覺障礙及低視力輔具近況。**中華民國眼科醫學會雜誌，55**，13-21。https://doi.org/10.30048/ACTASOS.201612_55.0003

廖嘉程、李嘉年（2017）。自閉症患者社會溝通能力介入方法之後設分析文獻回顧。**身心障礙研究季刊，15**(2)，124-134。https://www.airitilibrary.com/Article/Detail/17292832-201706-201708250004-201708250004-124-134

蔡佳穎（2010）。**肢體障礙者社會支持與生活品質相關因素之探討**。高雄醫學大學醫學社會學與社會工作學研究所碩士論文。https://www.airitilibrary.com/Article/Detail/U0011-1908201014571300

衛生福利部社會及家庭署（2021）。**身心障礙者嚴重情緒行爲正向支持服務指引**。財團法人第一社會福利基金會。https://cdrc.taichung.gov.tw/FileDownload/OnlineApply/20210803090602658546309.pdf

衛生福利部統計處（2024）。**身心障礙者人數，**身心障礙統計專區。https://dep.mohw.gov.tw/dos/cp-5224-62359-113.html

鍾慧娟、蔡宜倫、郭麗琳、蔡景耀、翁林仲（2017）。臺北市某區域醫院視覺障礙者之現況分析。**北市醫學雜誌，14**(4)，461-470。https://doi.org/10.6200/TCMJ.2017.14.4.06

藍介洲（2003）。**視覺障礙者就業的潛在能力**。台北市視障者家長協會專題文章。http://forblind.com.tw/forum/article.asp?id=8&df_page=1

嚴嘉楓、吳美霖、邱春惠、林金定（2004）。智能障礙者情緒問題分析與輔導：以輕度智能障礙個案爲例。**身心障礙研究季刊，2**(2)，109-117。https://doi.org/10.30072/JDR.200404.0004

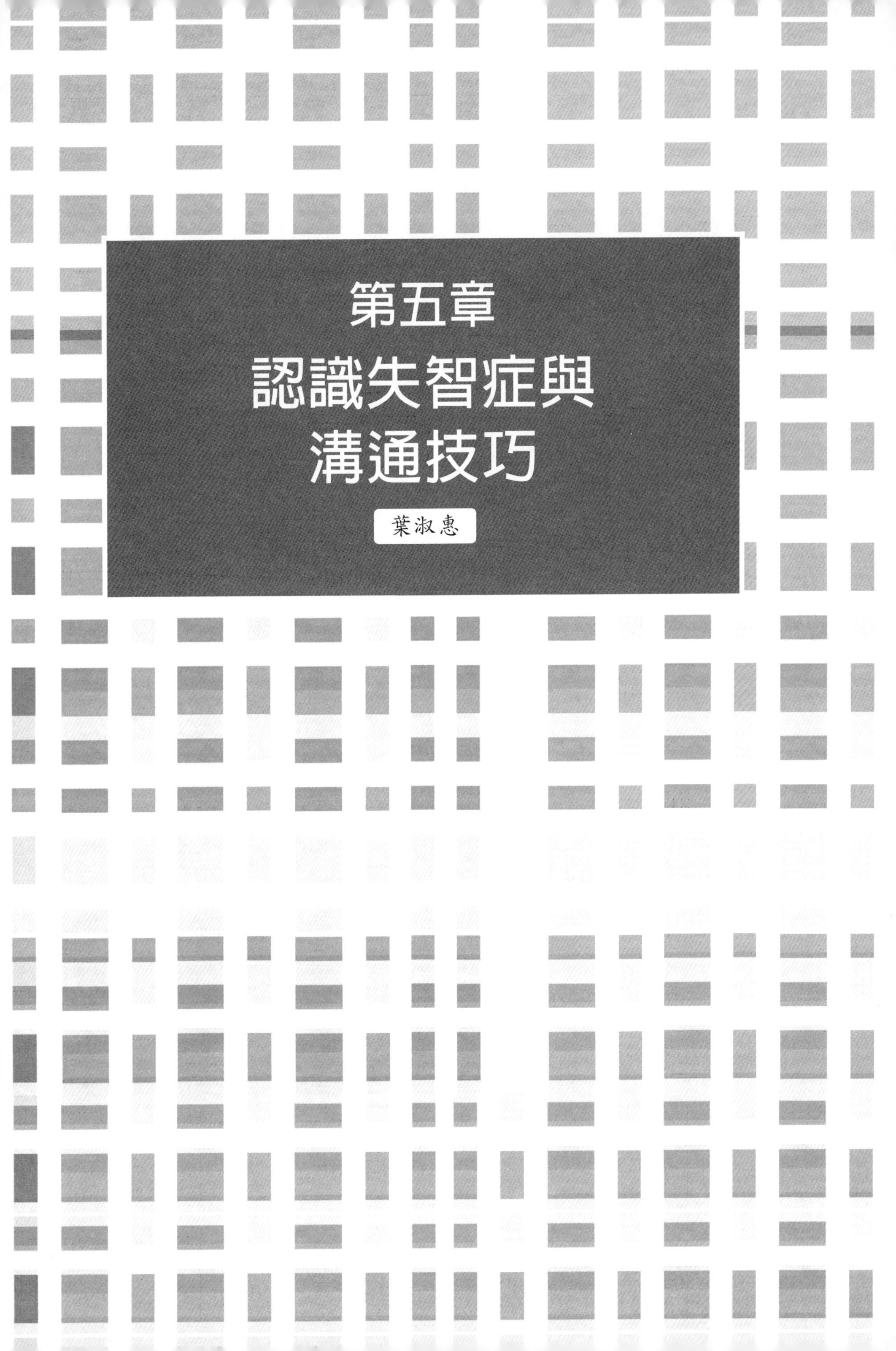

第五章
認識失智症與溝通技巧

葉淑惠

課程綱要

一、認識失智症的定義、病因、症狀、病程與治療。

二、失智症者日常生活照顧原則與應有之態度。

三、失智症者日常生活照顧內容及技巧。

四、與失智症者互動與溝通技巧。

五、促進失智症者參與生活與活動安排之原則。

六、失智友善社區的推展。

學習目標

一、理解失智症者的身體、心理及行為。

二、了解失智症者的日常生活照顧原則。

三、了解與失智症者的溝通技巧。

四、了解如何促進失智症者參與生活與活動安排之原則。

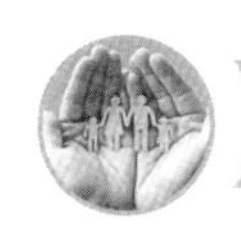

第一節　認識失智症

一、失智症的定義

失智症「dementia」一字來自拉丁語，de 意指「遠離」，mens 意指「心智」，是腦部疾病的其中一類。依國際疾病分類第 10 版，失智症是一群症狀的組合（症候群），通常伴有慢性或進行性記憶、認知、思考、語言、空間感、計算力、判斷力、學習力、注意力等多種高層次皮質機能障礙，同時可能出現干擾行為、個性改變、妄想或幻覺等症狀，這些症狀的嚴重程度足以影響其人際關係與工作能力（曾珮玲，2014）。失智症好發於年長者，早年俗稱「老人痴呆」，後因有歧視意涵，改稱「失智症」。參考國外以「認知」為病名，非臺灣的習慣用語，建議針對家庭照顧者進行疾病衛教時，可用阿茲海默症等病名，對銀髮族宣導認知健康時，以「記憶障礙」代替失智症名稱，降低社會對病人的負面刻板印象（羅彥傑，2016）。

世界衛生組織（WHO）2021 年報告全球失智者已超過 5,500 萬人，預計到 2030 年將增加至 7,800 萬人，到 2050 年更將達到 1.39 億人，依據世界衛生組織估計世界上每 3 秒就有一人罹患失智症。臺灣失智人口 2022 年底已達 32 萬人，占總人口數的 1.37%。2023 年人口的 20% 為老人，失智者中，極輕度與輕度失智者占 74%。預估在未來的 20 年內，每天有 48 人罹患失智症，每 30 分鐘就增加 1 位失智者。而且臺灣將於 2025 年進入超高齡社會，2024 年公布的臺灣社區失智症流行病學調查，預估 2031 年 65 歲以上失智症人口數將逾 47 萬人，且 65 歲以上失智症盛行率 8.34%（衛生福利部長期照顧司，2024）。國內失智症病人之總醫療費用占總體比例 8.9%。而且失智症醫療照護費用逐年上升，對國家社會經濟帶來龐大衝擊（衛生福利部護理及健康照護司，2014）。

照顧者多數為失智者的子女，照顧負荷上女性比男性重，也有工作超載與角色衝突的情況；而且影響睡眠、焦慮及經濟負擔皆與照顧負荷相關（曾珮玲，2014）。因此，照顧失智者的同時，也要了解家屬的負荷狀態，適時提供家屬可求助的資源，或報告所屬組長或督導。失智症成為臺灣高齡化社會面臨的一個重要挑戰，應儘早規劃失智照護及其友善共融的社會環境。

二、失智症的分類與病因

(一) 退化性失智症

1. **阿茲海默症**：1906 年由德國 Alois Alzheimer 醫師發現，而以其名命名。阿茲海默症占失智症中 6-7 成的成因，可能的病因：(1) 腦細胞周圍產生不溶性 β 澱粉樣蛋白質斑塊沉澱（異常老年斑），造成腦部神經細胞受到破壞及死亡；(2) 腦細胞內出現不正常腦神經纖維糾結。早期病徵最明顯爲記憶力衰退，以及對時間、地點和人物的辨認出現問題，出現兩種以上認知功能障礙，屬進行性退化並具不可逆性，爲神經退化性疾病。早期病徵也可能伴有憂鬱、焦慮等合併症，但可自理生活、行動自如、語言功能正常，故容易被以爲是正常老化，病程約 8-10 年。因爲認知逐漸退化，但行動力未喪失，故常走失，需陪伴外出。
2. **額顳葉型失智症**：以腦部額葉及顳葉受侵犯爲主，特徵爲早發性人格變化和無法控制行爲能力、不合常理的行爲及語言障礙，以至於出現自我表達障礙及漸進性退化的現象，常出現妄想或幻想，平均好發於 50 歲以後，發病時較年輕，配偶照顧者可能要上班又要照顧小孩，可能需同時照顧三代。
3. **路易氏體失智症**：第二常見的退化性失智症。病發早期就可能出現身體僵硬、手抖、走路不穩、重複跌倒現象。也可能出現明顯的症狀，例如視幻覺、聽幻覺、情緒不穩、疑心、妄想等，平均常發生於 70 歲以後。

(二) 血管性失智症

由於腦部一些大小血管阻塞或出血，導致腦細胞死亡造成智力減退。出現失智症的症狀，依受損的腦部位和程度而定。特性是認知功能突然惡化、早期常出現動作緩慢、反應遲緩、步態不穩、尿失禁、吞嚥困難、構音困難、情緒失控等。

(三) 其他因素引起的失智症

如果失智的原因是由下列的因素引起，經過治療之後，有機會可以恢復，說明如下：(1) **營養失調**：缺乏維他命 B12、葉酸等營養素；(2) **顱內病灶**：常壓性水腦症、腦部腫瘤、腦部創傷等；(3) **新陳代謝異常**：甲狀腺功能低下、電解質不平衡；(4) **傳染病**：梅毒、愛滋病等；(5) **中毒**：因藥物濫用、酗酒、一氧化碳中毒等。

三、失智症常用的評估工具

臨床上常用「臨床失智症評估量表」（Clinical Dementia Rating Scale, CDR）、「簡易心智狀態評估問卷」（Short Portable Mental Status Questionnaire, SPMSQ）及「AD8 極早期失智症篩檢量表」做評估。AD8 極早期失智症篩檢量表可用於初步評估極早期失智症病人，各認知篩檢表說明如下：

(一) 臨床失智症評估量表（CDR 量表）

臨床失智症評估量表主要用於衡量病人的記憶力、定向力、判斷及解決問題能力、參與社區活動能力、家居嗜好及個人自我照料能力等 6 種能力，每一項目又分爲 5 個程度的狀況。評估項目有嚴重程度區分，以判斷及解決問題能力這一項爲例，如果 CDR > 1 分可高度疑有失智症，可以轉介病人到醫院的失智照護中心進行更進一步的檢查及鑑別診斷，再接受必要的治療及追蹤。

(二) 簡易心智狀態評估問卷（SPMSQ）

此量表目前常於老人健康檢查時使用，可直接對老人施測，回答錯誤打 ×，簡易心智狀態評估問卷（SPMSQ）總分共有 30 分。

(三) AD8 極早期失智症篩檢量表

可詢問個案之親屬或照顧者，近幾年來病人是否常常出現表內情況，並記錄下來，以判斷其是否需要接受診療。AD8 極早期失智症篩檢量表項目如下：

1. 判斷力上的困難。例如落入圈套或騙局、財務上不好的決定、買對受禮者不合宜的禮物。
2. 對活動和嗜好的興趣降低。
3. 重複相同問題、故事和陳述。
4. 學習如何使用工具、設備和小器具有困難。例如電視、音響等。
5. 忘記正確的月分和年分。
6. 處理複雜的財物上有困難。例如個人或家庭的收支平衡、繳費單等。
7. 記住約會的時間有困難。經提醒也想不起來
8. 有持續的思考和記憶的問題。

四、失智症早期的十大症狀

失智症早期常見的十大症狀，包括：(1) 記憶衰退，影響日常生活；(2) 無法勝任原本熟悉的事務；(3) 說話表達出現問題；(4) 喪失對時間、地點的概念；(5) 判斷力變差；(6) 認知出現困難；(7) 東西擺放錯亂；(8) 行爲或情緒改變；(9) 難辨別形相與空間的關係；(10) 社交活動的退縮。

五、失智症的治療

目前失智症沒有任何方法可以阻止或復原已經受損的大腦細胞，但近期有研發一些治療，可能可以使病人的症狀獲得改善，或減緩病人心智功能退化的速度，說明如下：

(一) 藥物治療

1. 阿茲海默症：主要有膽鹼酶抑制劑、NMDA 受體拮抗劑。其他藥物有抗精神病藥物、抗憂鬱劑等。
2. 路易氏體失智症：目前只能提供症狀治療。抗巴金森藥物雖可改善顫抖等動作障礙，但可能使精神症狀增加。抗精神藥物可改善病人精神症狀，但同時可能使動作障礙更加嚴重。
3. 血管性失智症：治療重點爲降低大腦進一步受損之危險性，例如高血壓、糖尿病、高血脂之治療及抗血栓的治療。
4. 其他因素失智症：找出導致失智症之可逆性病因，針對病因治療。

(二) 非藥物治療

1. 腦循環藥物及維生素 E 是最常被提及的藥物。
2. 非藥物治療藉由環境的調整、活動的安排、溝通方式改變、由專業的輔助療法團體帶領，給予適度的刺激與活動機會，讓失智症病人運用自身所保有的能力，以延緩認知功能退化的速度。
3. 非藥物治療的方式有許多，例如認知及記憶訓練、懷舊治療、亮光治療、按摩治療、音樂治療、芳香療法、寵物治療、藝術療癒、運動治療、戲劇治療、園藝治療、白噪音、娛樂治療，或是雙任務治療也被提及能改善失智症病人的精神行爲症狀。

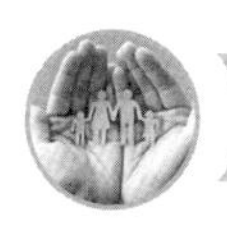

第二節　失智症病人日常生活照顧

世界衛生組織倡導減少失智症發病率和改善失智者生活，延緩與預防失智之多元性活動包括提升認知、心理、行動、營養、視力、聽力等能力，並且每週三次，每次50分鐘的中等程度運動，初步鼓勵失智者運動可由每次10分鐘開始，再每週增加至15分鐘、20分鐘……，直到每次50分鐘，漸漸穩定形成運動習慣。失智症病人日常生活照顧重點說明如下。

一、失智症病人照顧基本原則

照顧失智症病人常用的基本原則，如下列：(1) 維持或增進服務對象的能力與長處；(2) 安排服務對象有規律作息，不改變生活習慣；(3) 勿以照顧者的標準和習慣要求服務對象；(4) 服務對象拒絕時，勿強迫或勉強他做；(5) 不放棄溝通，了解服務對象過去背景及生活經驗；(6) 維護服務對象日常生活環境，不隨便改換；(7) 不改變人際關係。

二、照顧失智症病人抱持的態度

照顧失智症病人宜抱持的態度，如下列：(1) 照顧者有心尋找與失智症病人共同生活之道；(2) 照顧者不嫌照顧失智症病人是非常辛苦的工作；(3) 照顧時儘量讓失智症病人尚存的功能發揮到最大；(4) 照顧時不與失智症病人發生爭執，不以對待小孩的口氣互動；(5) 隨時向資深者學習處置問題行為的各種技巧；(6) 勿忘照服員的倫理與道德；(7) 維持幽默感，和服務對象共同歡笑，抒解壓力。

三、失智症病人日常生活照顧內容及技巧

1. 安排規律生活常規：
   (1) 透過建立固定的生活常規減少混亂產生。
   (2) 要斟酌服務對象的耐受度，在其煩躁之前停下來。
2. 用餐飲食與進食：
   (1) 給予舒適的進食環境與氣氛，餐具保持簡單與方便拿取，食物放置好在盤子

內。可給予適當協助，將餐具放在服務對象的手中，扶著其手部協助將食物送嘴邊，引導吞嚥。

(2) 將食物切小塊或磨碎，讓服務對象容易吃並預防嗆到。

(3) 提供營養的點心和飲料。

(4) 提供服務對象喜愛的食物、食物質地或溫度。針對服務對象喜好與需求提供易吞嚥的食物，避免限制食物內容與種類。

(5) 依服務對象熟悉的口味烹調但不可加重口味。

(6) 給予足夠時間咀嚼吃飯，使用簡易且重複的語句引導進食，提醒吃慢一點、要咬、要吞。亦可輕柔按摩下頷，引發吞嚥之動作。有吞嚥困難時，需尋求訓練吞嚥教導。

(7) 吃完飯後檢查口腔，確認食物已吞下，保持口腔衛生。餐後注意口腔的清潔，完全無法自己清潔的才幫他完成。

(8) 拒食時，了解可能原因，例如是否因活動量少、牙痛、便祕腹脹、憂鬱等，可先進行其他活動，再回來吃飯。

(9) 有可能忘記吃過餐食，當不斷要求進食時，不要與服務對象爭辯，可選用少量多餐方式滿足他／她。

(10) 若會不自覺將非食品放進口中，可將物品移出視線外。

3. 如廁（大小便）：

(1) 訓練一定到廁所大小便的習慣。

(2) 觀察大小便排泄型態，辨認服務對象的尿意訊號。

(3) 在適當的間隔時間引導上廁所。

(4) 廁所需有顯著的標示，且門要保持打開狀態。

(5) 夜間需起來上廁所者，睡覺前限制飲水量；在他的床旁準備便盆或尿壺，以備不時之需。

(6) 記錄排便的頻率、量和性質，注意有無便祕或尿路感染問題。

(7) 對失禁的服務對象勿指責，要有耐心維持其尊嚴，減少尷尬。

(8) 如已無法如廁者，可考慮使用紙尿褲，或床上鋪看護墊。

4. 洗澡：

(1) 儘量維持原有常規洗澡時間。若有拒絕或因洗澡爭執，不要強迫，稍後再嘗試，也可以採用較簡單的淋浴或擦澡。

(2) 了解排斥或不洗澡原因，原則上安排在吃飯前後、睡前一小時。

(3) 浴室地面需置止滑墊、牆上有扶手設施，冬天使用安全暖爐使浴室內溫暖。

(4) 沐浴前協助備妥洗澡用品及更換的衣服，注意水溫。

(5) 陪同進浴室，避免讓服務對象獨處於浴室；需要時可坐在防滑專用洗澡椅；給充分時間由他洗自己所能的部分，其他部分由照顧者幫忙，重視隱私。

(6) 洗澡過程中注意安全，可藉由服務對象喜歡的水中玩具，增加其洗澡配合度。若出現侷促不安的情形，應停止並趕快擦乾，預防著涼。

(7) 洗澡後注意皮膚照護，可適當的使用乳液、嬰兒油。

5. 睡眠：

(1) 避免讓失智者在白天過多的睡覺，宜安排增加日間活動量。

(2) 嘗試白天做戶外活動，多走路、多接觸日光。

(3) 睡前避免做較激烈的活動、看刺激性影片、喝咖啡或濃茶。

(4) 給予安靜舒適的睡眠環境與寢具，假如不想睡覺，儘量不要躺臥在床上。

(5) 必要時，報告失智者睡眠樣態，供醫師開立合宜促進睡眠的藥物，再依醫囑給予服用。

6. 服裝：

(1) 選擇季節性簡單易穿脫、少鈕扣的衣服，提供選擇的衣服種類不要複雜。依活動目的提供二選一的機會即可，鼓勵自己穿脫。必要時給口令，逐一提示或教導如何穿脫。

(2) 如果特別鍾愛某一件衣服而不更換，就另買一件相同的。

(3) 擇選使用止滑、橡膠鞋底的鞋子。

7. 維持安全的環境：

(1) 預防跌倒：不輕易移動家中的擺設；走路的動線不堆積雜物；室內光線要充足；地面保持乾燥；協助使用適當的輔助用具，例如床邊加設床欄，室內用防滑地磚。

(2) 預防環境不安全：危險物品如刀子、剪刀、繩子、鐵絲等物品妥善收好；瓦斯爐、熱水器需有安全裝置；管理好各種藥品以免服錯或誤食；桌椅的角是圓滑的，或加裝防撞膠片。

(3) 行的安全：預防走失，確定隨身帶著身分證明文件；家中門鎖加裝較難或多層鎖匙，門上也加裝風鈴或感應式門鈴等；可知會家屬，帶失智者到警局捺印指紋、申請愛心手鍊、申請 QR 碼或 GPS 追蹤系統等；避免讓服務對象騎車或開車；夜晚外出時，穿顏色明亮的衣物。

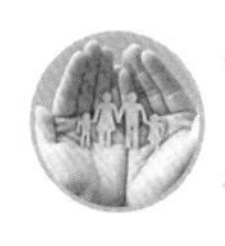

第三節　與失智症者之互動與溝通

一、溝通策略

(一) Small 等人提出的溝通策略

Small、Gutman、Makela 和 Hillhouse（2003）四位學者應用焦點團體及問卷調查，找出十項對失智症病人溝通相當有益的溝通策略：(1) 減少干擾的環境；(2) 緩慢地從前面接近病人並有眼神上的接觸；(3) 說話簡單；(4) 減緩說話速度；(5) 一次只問一個問題；(6) 使用相同的詞語並重複要傳遞的訊息；(7) 重複解釋訊息；(8) 允許足夠的時間回答；(9) 避免中斷病人說話；(10) 鼓勵病人用自己的說法去描述要表達的字句。

(二) FOCUSED 溝通策略

Ripich、Wykle 和 Niles（1995）提出的 FOCUSED 焦點溝通策略，以口訣的方式協助照顧者記憶溝通訣竅，可減少照顧者與失智症病人溝通困難的情形，也提升雙方生活滿意度。焦點溝通分爲四個層面，說明如下：

1. 目標層面：(1) 問題從人們對某個主題的了解或聽說開始；(2) 獲取事實或初步印象；(3) 啟動五種感官（視覺、聽覺、味覺、嗅覺和觸覺）。
2. 反思層面：(1) 即時情緒反應和經驗；(2) 引發和承認富有想像力、直覺和情緒反應；(3) 認可情緒、反思和初始聯想，邀請參與者發揮他們的想像力。
3. 解釋層面：(1) 你對主題／價值觀、目的、影響的意義；(2) 引發經驗和個人意義的分享；(3) 在群體內建立集體意識和共同意識；(4) 確定可用的選項和可能性。
4. 決策層面：(1) 決定決議、行動、未來方向、下一步；(2) 形成可能導致未來行動的深度集體觀點或決心；(3) 從參與者那裡汲取更深層次的意義；(4) 使對話有意義並與未來相關；(5) 揭示個人和群體的選擇。
5. 結語：確認個人或團體的意見或決議。

二、與失智者溝通的技巧

溝通的技術重點：(1) 觀察個案口語及非口語行爲；(2) 積極傾聽與回饋；(3) 問問題採開放式問題、聚焦及詮釋；(4) 眞誠與同理，表達關懷及助人意願；(5) 同理長者面對老年的失落，亦同理照顧者的身心壓力；(6) 用心聆聽，不責備，不反駁，不勸告。也可以試用天主教失智老人基金會推出的重要口訣 STE^{2}P（Smile, Thanks, Eye contact, Embracing the moment, Patience）：微笑、感謝、眼神接觸、擁抱當下、耐心。另外，遇到挫折時，增進溝通能力的方法：(1) 了解傾聽不是一件簡單的事；(2) 心理做好傾聽的準備；(3) 知道自己的偏見在哪裡；(4) 小心選擇傾聽的位置；(5) 做筆記、集中注意力；(6) 把心靈敞開。

三、與失智者溝通常見的注意事項

1. 首先要確定失智症病人聽覺與視力是否正常。協助其正確使用聽力輔助器及眼鏡等。
2. 和失智症病人說話時，先稱呼其名字，眼對眼的接觸，目光看著他，確定其注意力是集中的；言詞簡單、說清楚、講明白；善用點頭、微笑、輕觸技巧。
3. 一次講一件事；當病人重複同樣的話時，避免說「你已重複很多次了」，應協助其轉移注意力。
4. 注意病人的肢體語言及表情，因失智症病人喪失語言溝通能力時，會藉由非語言的溝通，同時也注意照顧者本身的肢體語言。
5. 將病人所表達不完整的字句加以串聯組合，幫助互動與溝通。
6. 為病人做事前，都應事先告知，增加他的安全感。
7. 病人發脾氣不願意聽時，可以溫和的口氣安撫，稍後再處理。
8. 一次只問一個問題，並允許足夠的時間回答。隨時配合生活情境問問題。
9. 多鼓勵、不禁止其說話、少責備、少催促，說正向的話。
10. 以懷舊基礎多與病人聊天，談論其喜歡、有成就、有興趣的話題。不宜因病人溝通能力受限，就疏於鼓勵表達。
11. 創造更多可參與互動的活動節目，鼓勵與稱讚其參與。
12. 遺失物品而指控別人偷竊時，避免和病人爭辯，協助一起到他最喜歡藏東西的地方找找看。
13. 面對有幻覺及妄想病人時，不要與他爭辯；受到驚嚇時，嘗試用溫柔的語調及輕握他的手給予安全感。
14. 有重複行為時，轉移注意力做他有興趣的一件新事情。
15. 遇有暴力或攻擊的行為時，保持冷靜及用溫和的態度，嘗試不要表露害怕及驚慌，給多一點的接納及包容，找出原因，預防再發生。
16. 遇有憂鬱及焦慮者，給更多的愛與支持並轉介給專業人員。

17. 不要因失智者的反應慢且不能了解，而用大聲、命令並以對待小孩的方式待之。

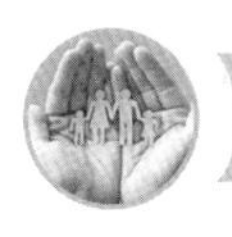

第四節　促進失智症病人參與生活活動安排之原則

一、失智症病人生活活動安排的步驟

1. 先了解個案能力與興趣。
2. 找出適當的活動，並賦予活動意義。
3. 調整活動的難度及方式。
4. 安排及引導合適的環境。
5. 強調過程中給成就及刺激。
6. 給予肯定與鼓勵，加強活動意義。

二、建立生活常規之原則

儘量依照失智症病人未生病前的生活習慣來安排其生活常規。生病後可能無法執行其常規，但仍然需要建立一個固定的生活常規，以減少混亂生活。常規的訂定最好在他尚有判斷能力時，一起討論設計適合日後的生活常規。

三、認知型態活動安排之原則

需要搭配失智症病人的喜好、能力及過去經驗安排認知活動，可透過不同主題如節慶、異國文化體驗、美食等，讓服務對象在活動中，得到歸屬感、成就感及樂趣，而非挫折感及壓迫感。**建議的認知型態活動，包括**：(1) **懷舊活動**：例如舊照片的整理、喜歡唱或聽老歌、寫作懷舊相關主題；(2) **啟發性休閒活動**：可玩玩動腦遊戲，例如填字、下棋、跳棋、繪畫、看電影討論、計算等。記憶遊戲有助培養專注力、記憶力、決策力、語言理解能力等。

四、運動安排之原則

失智者的運動安排原則，包括：(1) 體操或伸展運動的習慣，可協助失智症病人維持肌力、肌耐力、平衡力，進而減少跌倒及活動上的限制；(2) 有氧運動能促進血液循環，延緩退化，維持心肺功能；戶外的活動更可以增加日晒，消耗體力，改善夜眠狀況；(3) 持之以恆爲原則，建議延續過往習慣，或結合於日常生活中。具體建議的肢體或戶外活動項目爲：散步、爬樓梯、登山健行、太極拳、元極舞、體操、伸展操、丟／接／踢球、園藝盆栽活動、家務活動及室內的肢體活動，可選擇兼具趣味且有效運動的活動。

五、社交活動安排之原則

失智者的社交活動安排原則，如下：(1) 病人的功能減退，常較孤立，與人的互動減少，造成社交能力退化的惡性循環，需多安排各種他熟悉的社交活動；(2) 多與人互動，獲得關心的需求和活動機會，一直到失智症後期；(3) 在每天生活活動中融入互動元素，維持社交能力，增加心理支持。建議的社交活動項目爲：參與各項活動、安排家族聚會、探訪親友（打電話或寄送賀卡）、參與日間照顧中心或老人中心團體活動、宗教聚會、打招呼、握手、擁抱等。可彈性的安排失智症病人日常活動時間表。

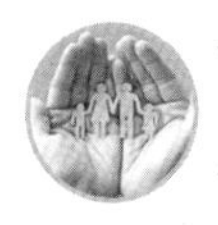

第五節　失智友善社區與傳播

藉由社區的力量及資源，例如學校師生的加入，與區公所及相關協會等團體，連結社區的內外資源共同營造失智友善瑞智園區，齊心推動對失智者及其家人友善的社區，推動預防失智及延緩老化創新策略，讓其能夠在地安全且活躍的生活，並達到在地老化，而不因失智被困於家中小室或床上。師生可與區發展協會及各里的鄰里長們、協會理事長、區長、科長及志工等共同擬定失智友善農村的執行目標與策略，包括向家屬、志工、警局、區公所等工作人員的宣導及培訓早期發現個案的知能，增加與失智個案溝通能力，防止失智者走失及協尋策略之建立，委請區公所及警察局協助失智協尋指紋建檔及填寫失智相關問卷等；並透過專家共同參與討論及指導，訂定每季進度及目標，進行逐月的評值，並以 PDCA 循環法則（計畫、執行、查核、行動）進行改善模式。亦可導入研修「失智綠色照護」、「藝術治療」、「失能者音樂體適能」及「失智友善照護之創新與經營」課程的師生，與關懷據點及失智老人日照中心的病人、家屬、志工及員工共創綠色照護，強化各據點以個案的功能爲中心的照護，來增加活動能力；進而在太陽天可以到森林或步道活動，下雨天可於室內進行藝術治療，每週各一次，共 12 次，每次 90 分鐘，並將此模式鼓勵各地的關懷據點及失智日照中心參與。

爲推廣失智友善社區共識，擬舉辦失智者及照顧者經驗分享、VR 虛擬失智實境體驗、失智症科普講座、失智友善天使志工培訓工作坊、認知及藝術治療（如新北市健腦車）、失智普篩（提供健康普篩）、科技應用 GPS 追蹤電子設備（如獨居老人健康管理系統 APP 的推廣及應用）、健康出遊等活動。期能爲社區的失智者，建立健康、友善及智能輔助的失智友善瑞智園區。透過積極推動失智友善瑞智園區，訂定核心目標與聯合國永續發展 SDGs：「良好健康和福祉」、「永續城市與社區」、「夥伴關係」，以及 UCAN 共通職能之「溝通表達」、「持續學習」、「問題解決」及「資訊科技應用」指標爲發展重點，與公所的失智友善社區之政策共同邁進。

課後問題

1. 所謂失智症，請問以下何者爲非？(A) 腦部疾病的其中一類　(B) 症狀包括記憶障礙、認知障礙　(C) 不會有大小便排泄的症狀　(D) 症狀包括認判斷力障礙。
2. 照顧失智症病人宜抱持的態度，以下何者爲是：(A) 照顧時鼓勵失智症者尙存的功能發揮到最大　(B) 照顧時要和失智者釐清是非　(C) 爲了不發生爭執，要以對待小孩的口氣互動　(D) 失智者發生問題行爲時，應該提醒他，以免再發生。
3. 失智症病人日常生活照顧內容及技巧，以下何者爲非？(A) 安排規律生活常規　(B) 透過建立固定的生活常規減少混亂產生　(C) 依他熟悉的口味烹調但不可加重口味　(D) 爲了生活規律，在其煩躁時應立即制止其行爲。
4. 失智症病人日常生活照顧技巧，以下何者爲非？(A) 應觀察大小便排泄型態，以辨認服務對象的尿意訊號　(B) 廁所需有顯著的標示，且門要保持打開狀態　(C) 對失禁的服務對象應指責，以避免再發生　(D) 門、牆應有顏色對比，以利判斷空間。
5. 與失智者溝通的技巧，以下何者爲非？(A) 積極傾聽與回饋　(B) 問題採開放式問題、聚焦及詮釋　(C) 面對老年的失落，應告知開朗些，別想太多　(D) 眞誠與同理，表達關懷及助人意願。
6. 認知型態活動安排之原則，以下何者爲非？(A) 舊照片的整理　(B) 唱或聽老歌、寫作懷舊相關主題　(C) 可玩玩動腦遊戲，如填字、下棋、跳棋、繪畫、看電影討論、計算等　(D) 有失智症，所以不可安排記憶遊戲以免產生挫折感。
7. 社交活動安排之原則，以下何者爲非？(A) 爲避免發生社交恐懼，造成社交能力退化，應儘量避免出門　(B) 需多安排各種他熟悉的社交活動　(C) 在每天生活活動中融入互動元素，維持社交能力，增加心理支持　(D) 建議的社交活動項目包括探訪親友（打電話或寄送賀卡）、參與宗教聚會、打招呼。

答案：

1.	2.	3.	4.	5.	6.	7.
(C)	(A)	(D)	(C)	(C)	(D)	(A)

參考文獻

曾珮玲（2014）。**失智症家庭照顧者之照顧負荷**。中山醫學大學醫學社會暨社會工作學系碩士論文。

衛生福利部長期照顧司（2024）。**臺灣社區失智症流行病學調查**。

衛生福利部護理及健康照護司（2014）。**失智症防治照護政策綱領暨行動方案**。

羅彥傑（2016）。失智、汙名與健康促進：評析我國對老人的健康宣導策略。**中國廣告學刊，21**，34-64。

Ripich, D., Wykle, M., & Niles, S. (1995). Alzheimer's disease caregivers: The focused program. A communication skills training program helps nursing assistants to give better care to patients with Alzheimer's disease. *Geriatric Nursing, 16*(1), 15-19.

Small, J. A., Gutman, G., Makela, S., & Hillhouse, B. (2003). Effectiveness of communication strategies used by caregivers of persons with Alzheimer's disease during activities of daily living. *Journal of Speech, Language, and Hearing Research, 46*, 1-15.

World Health Organization (2021). *Global Patient Safety Action Plan 2021-2030: Towards Eliminating Avoidable Harm in Health Care*. https://www.who.int/teams/integrated-health-services/patient-safety/policy/global-patient-safety-action-plan

第六章
認識家庭照顧者與服務技巧

林桂連、廖綠

課程綱要

一、照顧者的角色與定位。

二、家庭照顧者的壓力與負荷（包括使用居家、社區及機構服務之照顧者）。

三、照顧者的調適方式。

四、與家屬溝通的技巧與態度。

五、建立與家屬共同照顧模式。

六、案例分享。

學習目標

一、了解照顧者的角色與定位。

二、了解家庭照顧者的壓力來源與負荷。

三、說明服務對象及其家庭照顧者的調適方法。

四、了解與家屬溝通的技巧與態度。

五、了解如何與家屬共同照顧。

前言

高齡時代來臨，老化成爲全球共同議題，我國於 1993 年加入這波高齡浪潮。人口高齡化在世界各國衍生長期照護、支出增加等社經問題，沉重的生活壓力讓照顧者身心俱疲，甚至有照顧者不堪負荷選擇結束生命，在臺灣「長照悲歌」照顧殺人案件屢見不鮮，由此可知，照顧壓力全面性地影響照顧者生理、心理以及全家的生活，「照顧負荷」成爲健康照護體制中不得不面對的問題與挑戰。陳正芬等（2023）之研究發現當有家庭成員擔任「家庭照顧者」後，照顧安排便呈現凍結狀態，其他家庭成員很少因應照顧歷程提供協助，致使「恫震」殺人事件發生；當成年子女照顧者照顧年邁父母的孝心，卻因蠟燭多頭燒的情境轉爲「慈烏反撲」結局；老年配偶照顧者面臨自身衰老、經濟陷入困窘時，常走向「鶼鰈情殺」末路。依照顧壓力過程模式觀之，當壓力日積月累，且社會支持網絡薄弱時，往往致使照顧那本難唸的經「走鐘」而造成終身憾事。

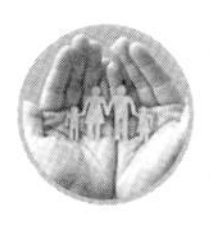

第一節　家庭照顧者之角色與功能

不論年齡大小，只要是提供照顧給因年老、疾病、身心障礙或意外等而失去自理能力的家人，就是「家庭照顧者」，依 2007 年調查，家庭照顧者以女性居多，約占 7 成。年齡介於 51-60 歲間的家庭照顧者人數與比例較高，占 32.9%，其次爲 41-50 歲，占 25.5%，再其次爲 61 歲以上，占 24.4%。平均照顧時間 9.9 年，每天平均照顧長達 13.6 小時。照顧者最感沮喪的，包括「失去自己的生活（28.3%）」、「工作與照顧難以兼顧（21.5%）」、「經濟困難（20.3%）」等（中華民國家庭照顧者關懷總會網頁，以下簡稱家總）。依據我國「長期照顧服務法」第 3 條規定，家庭照顧者係指「家庭中對失能者提供規律性照顧之主要親屬或家人」。但無明確說明「照顧多久算是主要照顧者？」家總（2020）進一步補充，不論性別與年齡，只要長期照顧因年老、生病、身心障礙、意外事故等而生活自理能力缺損者且每週負擔 20 小時以上主要照顧工作，即家庭照顧者。歸納分類過去相關主要照顧者研究定義，發現主要照顧者有三個特性：(1) 花費最多照顧時間；(2) 與被照顧者同住或陪伴時間最久；(3) 落實實際被照顧者日常生活照顧工作。美國家庭照顧者聯盟指出照顧者有時亦稱爲非正式照顧者，參與協助他人進行日常生活和醫療活動的無償人員（如配偶、伴侶、家人、朋友或鄰居）亦是照顧者（Family Caregiver Alliance, 2017）。

一、家庭照顧者樣貌

內政部每 3 年進行老年人調查之日常生活能力，包括「洗澡」、「穿脫衣服」、「上廁所」、「上下床或椅子」、「室內走動」、「吃飯」等 6 項日常生活活動（Activities of Daily Living, ADLs）；以及「處理家務」、「備餐」、「獨自外出」、「洗（晾晒）衣服」等 4 項工具性日常生活活動（Instrumental Activities of Daily Living, IADLs）。「111 年老人狀況調查」中，我國 65 歲以上人口為 404.3 萬人，與 106 年 321.9 萬人比較，增加 82.4 萬人，日常生活活動（ADLs）至少有一項困難者占 11.86%，工具性日常生活活動（IADLs）至少有 1 項困難者為 18.41%，ADL 及 IADL 皆有困難者占 62.79%。其中需要照顧協助分析：主力由家人照顧者計 63.66%，其餘由看護照顧 18.12%，居家 / 社區照顧服務員 6.72%（兼用長期照顧比例為 59.30%），其他（含鄰居朋友）1.01%，住機構者 10.48%（衛生福利部，2024）。

無償或有償的家庭照顧者往往隱藏在社會角落中，承擔相當程度的照顧壓力，張淑卿、陸子初（2019）及王雅萍（2018）表示，家庭照顧者具有多項樣貌如下：

1. 照顧者年齡偏高：老老照顧比例增高，65 歲以上照顧者達 37.1%。
2. 照顧者因照顧而存在離職問題（沒有工作）。
3. 家庭照顧者年齡越高，照顧者之間輪替比例越低：照顧者每日平均照顧時間為 11.06 小時。照顧者年齡越高，每日平均照顧時間越長，且沒有可以輪替的照顧人力。
4. 照顧者健康狀況不佳：主要照顧者表示過去一個月內健康情形每況愈下。
5. 自我健康照護情形：主要家庭照顧者表示曾因照顧而未就醫。
6. 與家人關係變差合併社交關係變不好。
7. 財務壓力大：照顧者表示照顧後家中經濟狀況變不好。
8. 整體生活狀況：家庭主要照顧者表示目前的整體生活狀況不滿意。
9. 照顧者不被家人認同。
10. 照顧者的生活型態偏向負向：因照顧而產生經濟下滑而受影響。
11. 長期照顧悲歌：當照顧壓力超出所能忍受的負荷時，往往會選擇極端的方式來解決（自殺結束生命），而雙雙死亡，令人遺憾。

二、照顧者主要照顧內容

照顧者工作內容通常包括經濟及家事方面等各項工作的執行，照顧內容越多其經歷到的壓力負擔亦隨之增加。不同的照顧角色通常會提供不同的照顧內容，在照顧工作內容上發現女性照顧者較易提供個人衛生與日常生活方面的照顧工作，男性照顧者則較常提供金錢、經濟上的管理及較有體能的照顧工作類型。家庭照顧者主要照顧內容分為以下幾類，如表 6-1。

表 6-1　家庭照顧者主要工作內容

類別	工作內容
身體照顧	失去日常生活能力常是被照顧者需要他人照顧的重點，舉凡進食、穿衣、洗澡、如廁、室內外移位或走動扶持等，不僅需要長時間提供相關的直接照顧，且需時時注意被照顧者的安全問題如擔心跌倒等。這類的照顧內容常需要經年累月的體能及精神耗損，以致照顧者無法有足夠休息時間。是長期照顧者易產生自身健康不佳且最需要他人協助的項目。
家務處理	維持被照顧者生活環境清潔，除了基本的身體照顧外，家務處理是重要內容。家務處理工作包括居家環境打掃清潔如掃地、洗碗、倒垃圾、個人衣物處理（洗衣、晾衣）及餐點準備（煮飯）等。
醫療照護	被照顧者的身體狀況不同，需要提供相關醫療復健及護理的照護，例如藥物管理、服用藥物、肢體關節復健、被動運動練習、胰島素注射，管路照護、傷口處理及陪同就醫等。
社會經濟支持	照顧期間被照顧者與其他人的社會互動如拜訪或聯繫親友、協助處理聯絡事宜、協助撥打及接聽相關電話、外出交通陪同、購買生活所需的物資，以及協助被照顧者個人財務處理等。
心理支持	傾聽並處理被照顧者心情及情緒，並適時提供娛樂休閒活動。
特殊疾病照顧問題	因有不同慢性疾病產生不同的照顧問題如呼吸器、各種管路照顧，另面對失智症之家庭照顧者，有個案相關問題行為發生如半夜醒來、大小便失禁、獨自外出迷路、東西錯置、重複相同動作及重複問問題等。

資料來源：張淑卿（2022）。

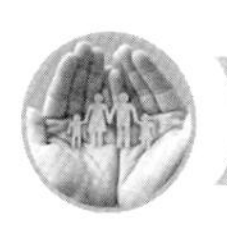

第二節　同理家庭照顧者的壓力來源與負荷

因老化帶來日常生活功能減退及慢性病纏身，致使老人多於晚年失能而需他人長期照顧。照顧執行受到社會文化與經濟因素影響，將家庭成員給予老人的照護協助歸納為四個類別，分別為：一日三餐、盥洗、穿衣服、洗澡上廁所、移動等個人事務的照顧；其次為食物製備、衣物換洗、家事清理等工具性日常生活協助，就醫、陪伴或生病之照顧，再者是關心慰藉等情感性支持，最後則是財務支持（李德芬、林美珍，2012）。王秀紅（1994）認為照護工作是多種類型混合的照顧模式，表示兒子、配偶、女兒、媳婦等不同的角色，對失能老人照顧工作的分工及角色期待與調適狀態會有不同的認知，因而呈現不同的照顧內容。子女照顧父母親的責任，是特定的個人透過長時間彼此聯繫及分享過程，點點滴滴建立起來的承諾，每個子女與父母親建立的承諾不同，所呈現的照顧行為、壓力源與負荷各有差異（邱啟潤、許淑敏、吳瓊滿，2002）。但這些家庭照顧者需要的是同理，不是同情（羅梚齡，2018）。

一、壓力來源與負荷定義

(一) 壓力源與負荷

壓力源脈絡軌跡是有跡可循的，許多擔任家中失能者的照顧者以 40 歲以上的成人為主（許淑敏、邱啟潤，2003；周月清、鄒平儀，2004），其中，多數是女性（許淑敏、邱啟潤，2003；周月清、鄒平儀，2004；陳昱名，2013；Lee, et al., 2002），又與失能者多互為配偶或公／婆媳關係（洪麗珍等，1999）。中產階級者為多（吳淑如、邱啟潤，1997），照顧者有的維持全職工作，有的則因照顧失能老人而更換職業或辭去工作（林麗嬋等 1997；周月清、鄒平儀，2004）。每個家庭人力資源不同，有的是家人輪替照護（林麗嬋等，1997），有的則由家中某位成員負責，其他家屬僅提供極少的協助（吳瓊滿、邱啟潤，1997）。以上種種原因皆可以啟動壓力泉源，在有壓力情況下，相對性會有宣洩出口，若出口堵塞會面臨身心調適障礙。馬先芝（2003）表示，負荷（Ioading）定義為「負擔、責任及過度負擔之意，由照顧經驗中所呈現的身、心、社會、經濟等層面的認知過程與問題，每個家庭在面臨照顧問題有不同的發展歷程與需求。」家庭照顧者照顧歷程面臨諸多壓力，內心的掙扎與衝突，宛如夾縫中求生，存在潛藏危機，是一群隱性病患，隨著照顧時間延長，照顧者身、心健康狀態出現每況愈下的傾向，照顧期間達 32 個月後，照顧者開始出現身心不適且需藥物舒緩，到了 38 個月，照顧者出現高血壓、糖尿病、結腸炎等疾病，甚至導致憂鬱、焦慮等情緒，逼迫的壓力常導致照顧者的身心疲潰（burnout）（李淑霞、吳淑瓊，1998）。隨著長照需求增加，男性照顧工作者亦逐年攀升（簡煌嘉，2021），Almberg 等人（1998）指出，男性照顧者最主要的照顧壓力來源是社會排除感與經濟壓力（Kramer, 2000）。男性常因照顧者角色及社會對男子氣概的期待等發生內在衝突，身心狀況產生困惑、憤怒、焦躁與不安等情緒，社會互動則有降低控制感、成就感低落等（Harris, 1993）。Almberg 等人（1998）進一步以「潛藏的受害者」（hidden victims）形容這群男性照顧者。以下彙整照顧者壓力源與負荷及相對應症狀（如表 6-2）、家庭照顧者壓力檢測表（如表 6-3）、家庭照顧者負荷表（如表 6-4）。

表 6-2　照顧者壓力源與負荷及相對應症狀

壓力源	負荷	症狀
生理壓力	身體負荷	照顧者因照顧個案過程中，注意焦點往往放在個案身上而忽略了自己的身體需求，導致身體狀況的改變。照顧工作繁重或使力技巧不當造成的肌肉痠痛、背及手肘痛等；體力過於透支且有睡眠不足及失眠情形，有的會開始有身心症狀如頭痛、腸胃不適、眩暈等。若原先照顧者個人健康不佳，會因照顧壓力使得各種疾病及生理症狀更為嚴重。
心理壓力	心理負荷	許多長期照顧個案病情變化是持續的且不定時，面對這類照顧需求變化及來自其他家人期待的壓力，深怕照顧過程的疏忽造成遺憾，照顧者常需要全面精神投入，因長時間心理的過度緊繃形成心力耗損、情緒不穩、緊張感、挫折、害怕、矛盾衝突、失落及哀慟，嚴重者甚至有憂鬱情形。根據研究發現，失智症病患問題行為造成的心理壓力，恐讓主要照顧者有憂鬱傾向。
家庭壓力	社交負荷	照顧者有相當多的壓力來自家庭中其他成員，其中包括對照顧看法的分歧、缺乏分擔照顧責任及照顧者面對家庭中多重角色需求卻難以兼顧，進而影響個人婚姻與整體家庭和諧。
社會壓力		全天候的照顧工作常讓照顧者無法像從前生活般與外界有密切接觸，可能因此失去原有社會地位及社交功能，形成社交隔離現象；同時也可能面對照顧者不同的問題需求，害怕外界指指點點、同情的眼光等社會刻板印象的壓力。
經濟壓力	經濟負荷	一個長期照顧需求的工作，需要的人力與金錢常是可觀的，且照顧者因照顧影響工作表現，通常會有辭去原來工作或降低工時的情形，影響到薪資收入與間接性的工作成就；照顧過程中若聘用照顧人力，加上醫療耗材及生活費用等支出開銷增大，如此對照顧者常形成重大的經濟壓力。
照顧壓力	照顧負荷	事件的發生與處理能力常決定一個人的壓力程度，對主要照顧者而言，若面臨被照顧者需求為其所了解且熟悉其作法，相對的照顧壓力會小一些。事實上許多的照顧者常是第一次面臨照顧問題，相關經驗較少，對疾病認知不足，對可用的照顧服務不熟悉，又不清楚可用的社會資源從何取得，這樣的情境往往形成一種照顧上的壓力。倘若照顧者需求的事件是可預期的又有充分準備的時間，則可減少照顧壓力，避免照顧者負荷的產生。

資料來源：張淑卿（2022）；朱翠燕等（2010）；吳芯慧（2006）。

表 6-3　家庭照顧者壓力檢測表

圈選說明	從來沒有	很少如此	有時如此	常常如此
1. 您覺得身體不舒服（不爽快）時，還要照顧他。	0	1	2	3
2. 感到疲倦。	0	1	2	3
3. 體力上負擔重。	0	1	2	3

圈選說明	從來沒有	很少如此	有時如此	常常如此
4. 很難把他抱起來或移動他。	0	1	2	3
5. 睡眠被干擾（病人在夜裡無法安睡）。	0	1	2	3
6. 因為照顧他讓您的健康變壞了。	0	1	2	3
7. 感到心力交瘁。	0	1	2	3
8. 照顧他，讓您精神上覺得痛苦。	0	1	2	3
9. 當你和他一起時會感到生氣。	0	1	2	3
10.因照顧家人，影響您的旅行計畫。	0	1	2	3
11.與親朋好友交往受影響。	0	1	2	3
12.您必須時時刻刻都要注意他。	0	1	2	3
13.照顧他的花費大造成負擔。	0	1	2	3
14.不能外出工作導致家庭收入受影響。	0	1	2	3
總分	0	1	2	3

說明：將 14 題的分數加起來的總分：

1. 總分是 0 分：非常好，您已經能夠克服照顧上所面臨的各種問題與壓力。
2. 總分是 10-13 分之間：您調適得很好。
3. 總是 14-25 分之間：您已經開始出現一些壓力的徵兆，建議您利用照顧者資源手冊所提供的照顧者自我照顧 3333 運動，讓自己遠離壓力，並利用社會資源減輕照顧負荷。
4. 總分是 26-42 分之間：您目前承受著相當沉重的負擔，強烈建議您可以利用心理協商或諮商服務，以確保您及被照顧者都能有良好生活品質。

資料來源：屏東縣家庭照顧者資源手冊（2021）。

表 6-4　家庭照顧者負荷表

	我們想要了解您現在照顧的感覺（先生／女士），請問您會不會因為照顧他，而……	從未	很少	有時	常常
身體負荷	使人身體疲倦，筋疲力竭。	0	1	2	3
	使您的身體健康變壞。	0	1	2	3
情緒負荷	看到他的健康情形變差，使您感到難過。	0	1	2	3
	您覺得您做的不夠多對不起他。	0	1	2	3
關係負荷	為了照顧他家人之間的關系惡化。	0	1	2	3
	無法兼顧他及其他家人之照顧。	0	1	2	3
	其他家人嫌你照顧的不夠好。	0	1	2	3
	因為他的行為讓您覺得不好意思。	0	1	2	3

	我們想要了解您現在照顧的感覺（先生／女士），請問您會不會因為照顧他，而……	從未	很少	有時	常常
時間負荷	您出外旅行受到影響。	0	1	2	3
	您必須時時刻刻注意他。	0	1	2	3
	使您沒有時間做自己想做的事。	0	1	2	3
	您與親友之間交往受到影響。	0	1	2	3
	日常生活作息受影響，整個家庭需重新適應。	0	1	2	3
	因為照顧他，您覺得很難安排或計畫未來。	0	1	2	3
	您平靜的生活安排必須全部依照他的需要來決定。	0	1	2	3
經濟負荷	照顧他的花費很大，使您付不起。	0	1	2	3
	因經濟受影響，省吃儉用，節省開銷。	0	1	2	3
正向感受	使您覺得自己很重要。	3	2	1	0
	使您受到別人的讚賞尊重。	3	2	1	0
	使您覺得盡了義務感到心安。	3	2	1	0
未歸類項目	您覺得沒有能力再長久照顧他。（不計分）				
	使您感覺生氣。（不計分）				

說明：21 分以下為低負荷；22 分至 43 分為中負荷；44 分以上為高負荷。
資料來源：屏東縣家庭照顧者資源手冊（2021）。

(二) 照顧負荷與正向因應

壓力因應（coping）意指企圖配合環境的需求，以預防負面的結果，目的在於調整正向反應。「壓力因應模式理論」，理論中認爲並非每個人對於相同外在環境刺激的反應都會相同，而是必須透過個體的「認知評估」（cognitive appraisal）的過程而產生，因應是針對某事件並決定如何去做的過程，又稱之爲調適，但無法預期結果是否會成功，也是個人採取某些方法解決壓力所帶來的衝擊，避免本身焦慮或受傷害的反應（康學蘭，2023）。例如家人倒下的初期，「新手照顧者」最大問題是尋找長照資源、照顧知識與技巧不足；約半數的家庭前六個月最混亂，是「在職照顧者」最可能選擇離職的高風險期；「資深照顧者」累積過多的身心壓力，是照顧悲劇的好發族群；即使長輩離世已卸下照顧責任的「畢業照顧者」，有無法走出悲傷與再就業困難的挑戰期。家總協會依據 2016 至 2018 年調查發現，全國家庭照顧者支持服務高風險個案，以沒有照顧替手爲最多，其次爲照顧者本身爲病人，被照顧者爲精神病患，照顧資源不足，心理不適症狀有超負荷的表現，另經濟及照顧負荷明顯增加（張淑卿，2022）；劉美桂等（2023）之研究亦表示家有失智患者負荷較高，居家服務需求相對增加。

鑒於不同階段照顧者負荷增加之因應策略，參考家庭照顧者關懷協會（2020）五階段家庭照顧者資料，彙整如圖 6-1。黃惠屏、吳瓊滿（2004）表示，長期照護病患對家庭而言是壓力，但成員間有良好溝通、積極面對並因應問題調整角色，共同尋找現有的社會資源，必能化危機爲轉機，家人的問題解決能力越深入、角色分配與執行越清楚、家人越趨近同理心的情感成分投入，主要照顧者的身、心及社會負荷便較輕。高淑芳等（1999）研究結論亦指出，要降低主要照顧者的負荷須以家庭爲單位，引導家庭重新省思及運用問題解決策略並介入（如諮商者或護理人員或社工將家庭中照顧者的角色重新定位）。又謝美娥（2002）表示，照顧失能老人將獲得照護技巧的學習、生命意義的體驗及人際間的關懷，並爲照顧者的老化歷程做準備，也給予女身教的機會，若在過程中獲得他人讚許，更可提升自我肯定及愉快、美好的感覺。中年女性照顧失能老人，配偶於照顧過程表揚其正向照顧意義，可增進夫妻親密關係；子女的身教典範及晚年的體悟，不僅助長照顧效能，更提升了照顧經驗的正向感受，改正在家照顧失能老人之負向刻板印象（李德芬、林美珍，2012）。

圖 6-1　五階段家庭照顧者

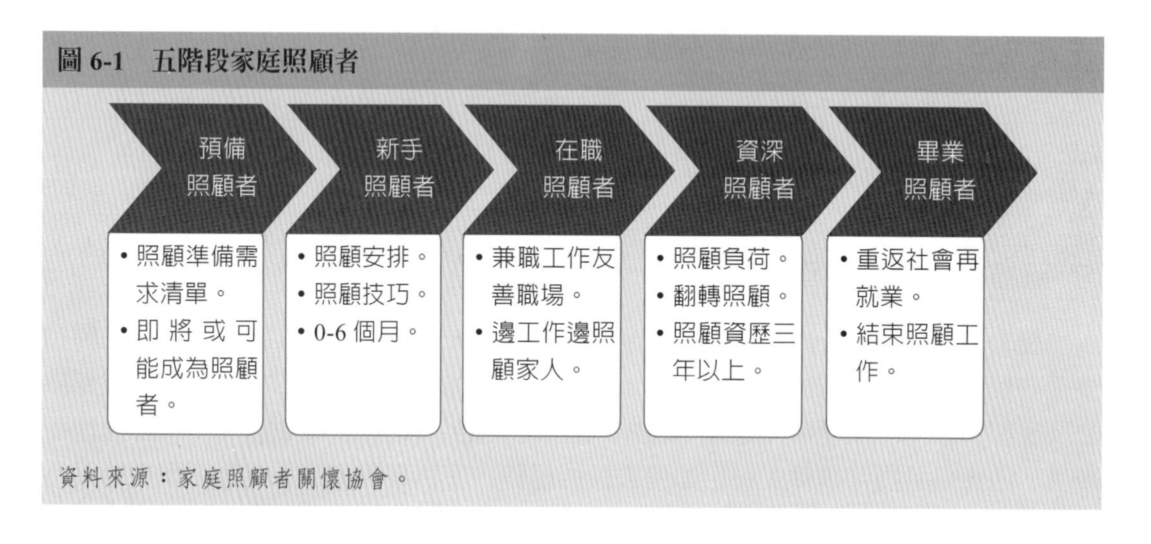

資料來源：家庭照顧者關懷協會。

二、高風險家庭初篩

根據衛福部高風險家庭初篩 2023 年新版指標（衛福部，2023），案例中小玲的母親在兩年前開始出現失智徵兆，經過醫師診斷後，確定爲中度失智症，由於父親走得早，雖然家中還有一個哥哥，但因住在外地，而且已有自己的家庭，單身的小玲便成爲唯一方便照顧母親的人。照顧兩年下來，隨著母親病況惡化，小玲身心負擔越來越沉重，即便申請了政府的協助，但失去了工作，跟朋友的往來也越來越少，每次哥哥來探望母親時，小玲總是不斷抱怨自己快撐不下去了，很想離家或找人出氣，哥哥見小玲有自殘行爲，媽媽身上也有大小不一的抓痕瘀青。

臺灣隨著高齡社會的到來，像小玲這類處境的家庭照顧者，已越來越常見了，根據家總的資料顯示，若有以下 13 項指標其中任何一項，就符合高風險的家庭照顧者。以小玲爲例，照顧母親的只有她一個人，而母親是失智症者，已符合兩項指標，可列爲高風險的家庭照顧者。另外，若子女照顧因壓力而爆發情緒不穩現象，出現家庭暴力情事包含照顧者是「施暴者」或是「受暴者」，且不管是肢體暴力或語言暴力，都會導致照顧上的問題。哥哥見此情形，故開始尋求長期照顧資源訊息。個案管理師必須進行高風險家庭照顧者初篩評估，透過指標早期發現高負荷壓力家庭照顧者（表 6-5），進行適當的轉介服務。

表 6-5　高風險家庭照顧者初篩指標

編號	指標項目	操作型定義
1.	被照顧者有嚴重情緒困擾、干擾行為致難以照顧	被照顧者具行為與心理症狀（BPSD）、自傷傷人、攻擊破壞、干擾、怪異行為（如遊走、妄想、吼叫、發出怪聲），照顧者因被照顧者行為產生身心壓力致無法照顧。
2.	高齡照顧者	1. 照顧者的年齡 65 歲以上者。 2. 原住民照顧者的年齡 55 歲以上者。 備註：照顧者的年齡如小於 18 歲，應優先通知照管中心進行照顧安排調整並同步通報社安網體系。
3.	過去無照顧經驗者	1. 因家庭變故成為家庭照顧者。 2. 面對被照顧者身體狀況、病況改變（如新增壓瘡、管路或 BPSD），而有照顧知能不足之照顧者。
4.	沒有照顧替手	1. 負擔每週 20 小時以上主要照顧工作，無其他家人、親友或照顧資源提供協助。 2. 受傳統文化或性別因素影響，不易求助，抗拒使用資源之照顧者或被照顧者。
5.	需照顧兩人以上	同時需照顧 2 名以上符合長期照顧、身心障礙、領有發展遲緩證明條件或尚需分配時間照顧其他家人（如照顧 3 歲以下孩童、精神病人等情事者）。 備註：如發現為雙老家庭（身心障礙者 35 歲以上且主要照顧者 60 歲以上），或家有 2 名以上身心障礙者或 2 名以上精神病人，應同步通報身障或社安網體系。

編號	指標項目	操作型定義
6.	照顧者因疾病或身心狀況影響照顧能力或意願	1. 照顧者具精神疾病、藥癮、酒癮或其他疾病致使照顧能力或意願受限者。 2. 出現憂鬱、焦慮、睡眠障礙等症狀致使照顧能力或意願受限者。 3. 照顧者持有身心障礙證明或領有重大傷病卡（含癌症）致使照顧能力或意願受限者或無法勝任照顧工作。 備註： 1. 疑似罹患精神疾病之人，請轉介地方政府衛生局或社區心理衛生中心。 2. 疑似施用毒品者，請轉介地方政府毒品危害防制中心。 3. 疑似酒精成癮者，請轉介地方政府衛生局。
7.	申請政府資源不符資格、資格變動，或有突發緊急需求者	1. 有經濟扶助需求，但因持有不動產或列計家戶人口變動等因素，而未符合政府法令致無法領取相關補助。 2. 因突發事故無法負擔基本生活支出等。
8.	3 個月內照顧情境有改變	1. 照顧者有急性醫療需求。 2. 被照顧者的病況改變（如頻繁進出醫院）。 3. 外籍看護工空窗期（如行蹤不明或轉換雇主）或其他照顧資源中斷等狀況。
9.	照顧者或被照顧者間曾有家暴情事	1. 照顧者自述曾對被照顧者有施暴意念或曾出現照顧疏忽，不論有無正式通報紀錄。 2. 經評估疑似有家庭暴力或照顧疏忽情事，不論有無正式通報紀錄。
10.	照顧者曾有自殺企圖或自殺意念	1. 照顧者過去曾有因照顧壓力而有自殺企圖、具體之自殺計畫或已準備好自殺工具等行為。 2. 曾在言語間表達有自殺或結束自己與照顧對象生命的想法。
高負荷家庭照顧者轉介標準，須符合下列情形之其中一項： 一、符合指標 9、10 任一項 二、符合指標任二項 三、其他經專業人員評估有轉介之必要情形		

資料來源：衛生福利部，2023 年新版。

圖 6-2　高風險家庭照顧者個案—轉介流程

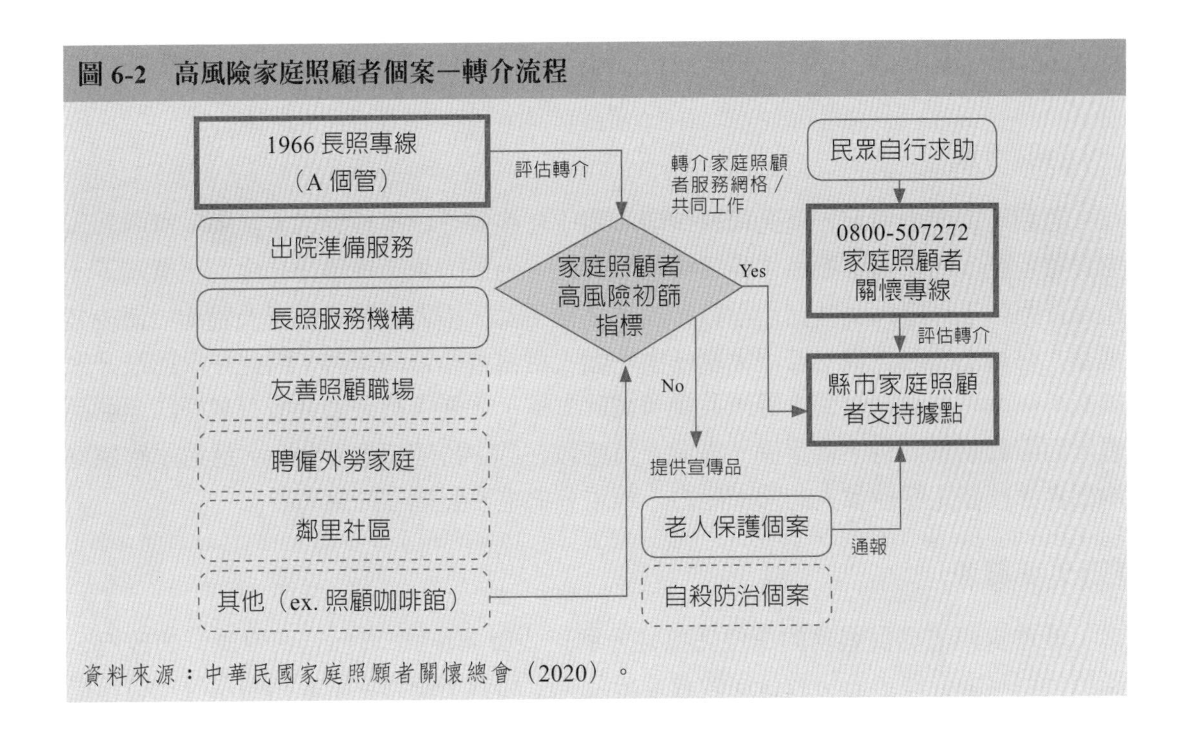

資料來源：中華民國家庭照顧者關懷總會（2020）。

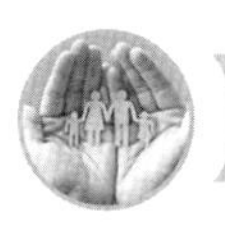

第三節　服務對象及其家庭照顧者的調適方法

經由上述之家庭照顧者壓力自我檢測，以及高風險家庭照顧者初篩表，我們可以預判，可透過合適的方式轉介資源並提供支持性服務。2017 年我國成為亞洲第一個將「照顧者」權益入法的國家，「長期照顧服務法」第 13 條規定「家庭照顧者支持服務」包括有關資訊之提供及轉介，長照知識、技能訓練，喘息服務，情緒支持及團體服務之轉介，其他有助於提升家庭照顧者能力及其生活品質之服務。另外家庭照顧者支持據點的服務包含：(1) 個案管理；(2) 照顧技巧訓練課程；(3) 居家照顧技巧指導；(4) 紓壓活動；(5) 支持團體；(6) 心理協談；(7) 志工電話關懷服務；(8) 替代照顧服務額外連結（連結照顧實務指導員服務、外籍勞工辦理到宅訓練）（取自中華民國家庭照顧者關懷總會網頁）。依據黃忠志（2014）研究顯示，被照顧者所使用的居家服務對於其干擾行為所造成的照顧負荷有降低的效果，此外也發現居家服務能有效緩衝家庭照顧者的照顧負面效應；每月平均使用居家服務 16 小時以下者之負荷顯著低於沒有使用居家服務者（沈若儀，2004）。

一、提供運用資源（整合資源並提供諮詢）

(一) 內部資源

照顧者因過去與家人互動模式習慣，造成有些資源總是被忽略，其中多爲內部人力資源，許多的家庭照顧者本身爲中高齡女性，過去的生活經驗在社會文化薰陶下，也覺得照顧工作應爲女性自己承擔，加上愛護子女，不習慣讓其他家人協助，造成其他家人有袖手旁觀之嫌；若照顧責任由一個人負擔會非常的辛苦。因此在事前最好家族間可以多一些溝通聯繫，尋求共識並彼此支援，才能讓被照顧者擁有最好的照顧品質，而照顧的家人也不會累倒。專業人員應該在其中扮演協調者角色，透過了解家庭內部資源，強化其他家人的照顧能力，藉以分擔主要照顧者的壓力。

(二) 外在資源

外在資源依提供服務的單位完整性分爲正式與非正式：(1) 正式資源：如政府公部門長期照顧管理中心、教育局教養系統及勞工局就業輔導系統等相關單位；有組織性協助的民間團體如家總會、伊甸基金會等，或具有系統專業性的醫療單位，如各級醫院等。(2) 非正式資源：除內在個人家庭資源外，其餘的親友照護資源、社會團體或社區中的志工與鄰居等。近年來隨著長照需求增加，政府不斷的宣傳長照資源服務，依照顧者需求不同提供個別性服務。

圖 6-3　搜尋家庭照顧支持性服務說明資源地圖（以臺中市南屯區爲例）

家庭照顧者支持性服務說明資源地圖：

- 歡迎善用「地圖搜尋」查詢縣市據點，也請多利用最新消息，掌握各縣市據點最新活動資訊，任何問題可洽詢家庭照顧者關懷專線 0800-507272（臺語諧音：有你，真好真好）。
- 查詢家庭照顧支持性服務資源列表服務地點，步驟 1. 輸入居住地區，步驟 2. 點選服務單位，即會顯示電話、地址及服務項目。
- 照顧技巧教學影片（家總照顧百寶箱）

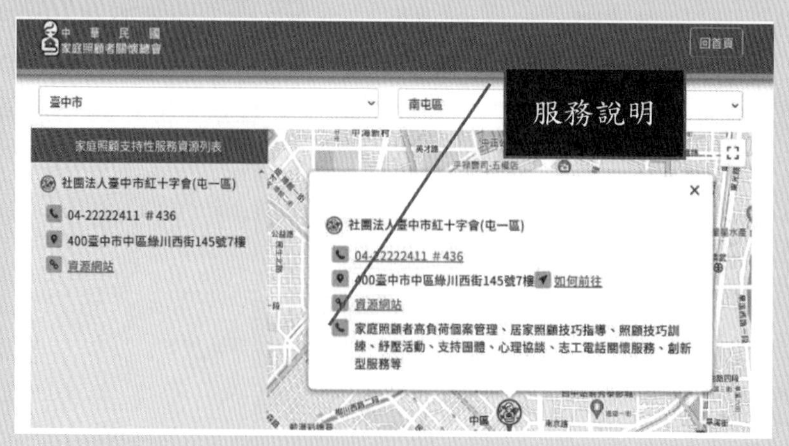

二、提供支持性服務（透過高風險家庭初篩並轉介）

透過高風險家庭初篩並轉介、評估需求後，再依據優先順序，提供支持性服務，包括家庭照顧技巧指導、照顧技巧訓練課程、情緒支持、支持性團體、心理協談、臨時替代服務、喘息服務、電話關懷等，相關支持性服務內容如表 6-6。

表 6-6　支持性服務內容

個案服務	由家照服務社工或個管員到宅訪視評估，依個案需求擬定服務處遇計畫，並依計畫提供適切服務與連結相關資源。
居家照顧技巧指導	經社工評估有提升照顧技巧需求之照顧者，提供 1-2 次由護理師或治療師等專業人員到府免費照顧技巧指導服務。
照顧技巧訓練課程	以團體課程方式，依照顧者需求或常見照顧技巧問題安排不同主題之課程。或轉介「實務指導員」、「外籍看護工到宅照護技巧指導」等資源。
情緒支持	規劃提供不同主題之活動如音樂、繪畫、經絡按摩及園藝等，提供照顧者放鬆壓力、彼此認識及互動交流機會。
支持性團體	由專業人員帶領 6-8 位家庭照顧者組成、固定聚會，讓一群有相似經驗的人分享彼此照顧經驗、情緒宣洩等，達到互相支持的效果。
心理協談	由諮商師或社工師提供 8 至 12 次一對一協談服務，以解決因照顧產生之情緒適應、角色衝突、人際關係等情緒和議題。
臨時替代服務	免費安排專業居家服務員至家中協助照顧工作，讓照顧者可以安心外出參加活動。
喘息服務	目前政府提供機構、居家、日間照顧、小規模多機能（夜間）、巷弄長照站等五種喘息服務項目，提供輕、中度失能者的照顧者每年至多 14 天，重度者每年至多 21 天「喘息服務」。
電話關懷	提供定期電話問安服務，連結長照資源及各項活動邀請資訊，作為家庭照顧者支持後盾。

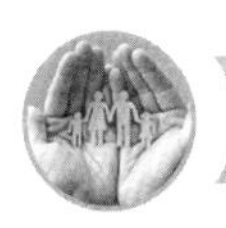

第四節　與家屬溝通的技巧與態度

家庭主要照顧者及服務對象的其他家人，因長期照顧年老生病或身心障礙的家人而擔負不同程度的負荷與壓力。照服員面對形形色色的服務對象及家屬，需要學習和了解不同背景、不同個性、不同疾病間，各有不同的需求及期待，要能夠培養良好的溝通技巧與態度。與案家進行溝通時，除了尊重以外，同理心訓練也是很重要的一環，與家屬溝通的技巧與態度如表 6-7。

表 6-7　溝通技巧與態度

服務人員角色	行為態度
傾聽陪伴者	透過會談傾聽過程，了解來自個案疾病照顧需求與照顧者壓力源，透過傾聽展現包容與接納，陪伴家庭照顧者協助其釐清照顧需求與問題。
諮詢者	面對照顧上的許多新舊問題產生的疑惑，往往困擾著照顧者個人情緒與因應方法，此時專業人員及時且適度扮演諮詢者角色，有助於照顧者照顧工作問題的解惑，但不給予不實的保證。
知識指導者	專業人員透過個別指導與回覆示教方式，扮演一位好的知識指導者，提供照顧者相關照護內容的知識，例如翻身、移位、居家抽痰、飲食調配與管灌方法、傷口處理與預防、失能者沐浴與失智症個案照護等，協助照顧者獲得合宜的照顧技巧，降低意外的產生。
同理者（支持者）	除了知識技巧的學習外，照顧者心中的苦悶更需要有人不斷的給予支持與鼓勵，才可能有勇氣走下去。專業人員適時同理其個人所陳述的壓力，並給予相對應的心理情緒支持，將會使照顧者降低社交隔離後的孤單感。
照顧資源協調者	許多的資源是存在的，家庭照顧資源有的來自家庭，有些來自外部提供，但往往需要有人去強化及溝通，專業人員的協調角色會顯得非常重要，例如透過召開家庭會議取得共識。
專業資源整合者	跨單位資源整合或轉介資源。

相關案例參考屏東縣家庭照顧者資源手冊（2021），說明如下：

(一) 情境一：家屬的愧疚感

➢ 家屬訴

「一直以爲媽媽是憂鬱，沒有想過是失智……那種感覺就是明知道可以防範，卻沒有做到防範，那種愧疚感……也許我早一點查覺，什麼事都不會發生……」

➢ 照服員的反應技巧與態度

可聆聽家屬的感受、情緒，當家屬自責或對自己沒有注意到的部分感到愧疚時，最好的反應態度是聆聽。無論其心情是正面或負面，聆聽是了解和溝通的第一步，沒有深度聆聽、太早給出回應，可能給出不切實際的建議。如上述的例子：家屬覺得有個人可以訴訴苦，而你可能是懂得那種內疚感受的人，你懂，不代表是要站在正義的一方，或以病人代言人的角色指責家屬；相反的是因爲懂，所以接納、所以包容。

家屬這時或許只要一句話「你／妳盡力了」，就可以讓心情稍稍舒緩，自責於事無補，原諒自己，放下心情才能處理好事情。保持一定的客觀性，不介入家庭紛爭。照服員是照顧的專業者，非調停者、仲裁者或治療者，應了解家庭動力然後下定論，不評價、不做判官。因爲每個家庭有家的動力、家的規則和習性，勿以健康之名指責或要求過多的改變。

(二) 情境二：情緒失控的家屬

➢ 家屬訴

「以前會對她生氣，她很盧很煩的時候，我情緒會受不了！她很挫折，後來我的愧疚感就出來了……。現在跟她講話都言不及義，不知該怎麼應對？只能瞎聊，不知道怎麼應付接下來的路。有理講不清時我就會很大聲的吼，對她生氣，我就很難過……媽媽被兇應該也蠻痛苦的。」

➢ 照服員的反應技巧與態度

照顧家屬的過程中，出現情緒是自然的反應，也是人之常情，不要輕易責備不夠好的部分。反之對願陪伴照顧家屬的親人表達感謝，他並非只是在做家人該做的事，他所做的事有很多家人不一定做得到。也要感謝他願意分享內心的掙扎、難過和不應該的那一面，願意分享就得到宣洩，願意分享就有改變的機會。當照顧者說出他實在受不了了之後如何……如何……時，反觀他在這之前是一直受著、忍著、耐著性子照顧著。因此著眼於正面的部分，給予肯定和感謝。黑暗中更容易見到光，在還沒有受不了之前，就是家屬照顧過程中發光的部分，所以對於以上的反應不但不須責備，反而要謝謝他所做一切。家屬的文化背景差異極大，但是有機會可以引導家屬接近宗教聆聽各教義，很多分享者都能由宗教中得到受苦的意義，如果家屬本身就有宗教信仰可鼓勵多運用，如果家屬沒機會接觸到，可提供資源引導製造機會，讓家屬借助宗教的力量，獲得心靈層面的支持。

面對家屬訴說，提供照顧的照顧服務員應避免以權威來對待，認爲家屬就是因不夠專業所以才會忍不住情緒，所以才生氣、大小聲，反之，照顧服務員不了解的是家人之間的情感和多年建築下來的家庭動力，更遑論每一位家屬的知識背景、人格特質，所以以謙卑的心來同理與尊重，才能更貼近照顧者和服務對象的家庭。

(三) 情境三：老人照顧老人的無力感

➢ 家屬訴

「兩個人一起跌倒，家裡沒有其他人，只好找鄰居幫忙。」

「我體力變差了，家裡又只有我，無法帶病人外出就醫時，是否可以請醫師到家裡看病？」

➢ 照服員的反應技巧與態度

年輕人移居都會區或另組小家庭，家中只剩下老人，老老相依、老老照顧，這是目前的趨勢。高齡照顧者本身體力差、生理功能退化、肢體靈活度改變、資源有限、學習力有限，本身可能也同時罹患慢性病。若照顧服務員的服務對象爲出現上述情況的生病兩老，且是二人都跌倒，這時應詳盡爲其尋求資源。但最沒有幫助的是說出「可以找你的子女回來啊！」這類建議，因爲家庭的動力和型態，不是提供照顧服務可以輕易改變或介入的。需要回報居家服務督導員，了解他們的需求才能根本解決。

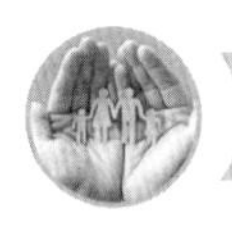

第五節　建立與家屬共同照顧模式

此外，家總也發現許多家庭因爲缺乏準備，因此碰到問題時手忙腳亂，因此提出「預備照顧者」的觀念，期待大眾能提早認識長照資源與準備。家屬如何與居服員建立「共同照顧」關係成爲一個重要的議題。爲協助照顧者度過家庭危機，產學界持續研討各種解決方式，除了實質協助外，他們也發現能成功因應的照顧者多有些共通特質，例如他們有較正向的思考模式及積極處理問題的能力，樂於社交並運用外界資源的協助，這些特質與復原力的發展高度相關（Walsh, 2016）。復原力在個體面對困境時，具有高復原力的照顧者較能適應。反之，低復原力之照顧者，則容易感受到挫敗。由此可知，「復原力」是照顧者在困境中能正向調適的緣由，協助照顧者發展潛在復原力特質是刻不容緩的工作（林俐伶、林秋菊，2019）。

一、鼓勵照顧者參與照顧計畫

鼓勵家屬實質放手照顧，因爲信任來自相處與觀察，「信任是一種選擇，也是靠相處與觀察一點一滴建立起來的。」這是使用服務快一年的劉小姐最大的心得。劉小姐的父親小中風在長照機構住了兩年後，從基金會找了居服員阿玲（化名）回家照顧。父親對阿玲的接受度很高，反而是劉小姐自己花了一段時間學習如何放手。劉小姐一開始花很多時間與阿玲相處，觀察她照顧爸爸的方式。她試吃爸爸的餐點，她發現阿玲會特別摘掉蔬菜較老的纖維；協助做復健時，爲避免重複的復健動作讓爸爸感到枯燥，會分配在一天中不同的時間做完。之後，她藉口外出採買東西，讓自己學習放手。當阿玲陪伴爸爸，她出門感到放心時，她知道她們之間的信任感產生了。家屬與居服員最常衝突的點就是，跟我原來的作法不一樣。劉小姐提醒，家屬要問自己：這個照顧有沒有安全？被照顧的人有沒有開心？如果答案都是肯定的，那爲何要糾結，爲何不放手。突破思維，家屬就可以得到一個近乎是家庭成員的好幫手。

二、提供照護資訊及訓練

「讓妳委屈了，我謝謝妳願意包容她。」這是林小姐會在母親對嵐姐出言不遜時，道出口的歉意；此外，林小姐會扮黑臉，半強制說服林奶奶一些事，讓嵐姐工作得更順利。共同照顧是家屬與居服員同心，一起爲被照顧者做出努力共同照顧的可能，一搭一唱的說服長輩。「爸爸非常喜歡嵐姐，他常開玩笑的說，說我跟嵐姐一個桌頭、一個乩童，就是爲了騙他吃飯。」可能是同心協力找出長輩不舒服的原因，「我們最近在處理媽媽的便祕問題。後來發現是咀嚼造成，因爲她整口假牙，牙齦萎縮後就跟牙齒不合，嵐姐回報問題給居家單位，居家督導提供聯絡熟悉的牙醫師及照護重點，而且將重點印下來請嵐姐細心的帶到家裡。嵐姐每個禮拜陪我帶媽去弄牙齒。也從飲食改變出發，把菜切細一點，煮爛一點。」一點一滴的用心口腔按摩，終究是改變牙齦萎縮及口乾問題，媽媽也較願意吃青菜了，便祕問題也獲得改善。互相體諒彼此的不完美也互相學習不足，照顧過程中，有許多需要決定、說服、扮黑臉的時刻，不是單靠居服員一個人能完成的。只要你曾經親身去照顧，就會知道共同合作的力量有多大，就算這個照顧不完美，但它絕對溫暖長者的心。

三、教導照顧者運用資源

教導照顧者要把資源用在有效之處，首先先了解幾個原則及步驟：

1. Why：要有用的才是資源，確定資源運用的目的。
2. What：確定與選擇要運用的資源是哪些。
3. When：何時需要資源，運用於何時。
4. Where：要在哪裡運用（地點、通路）。

5. Who：誰來運用。
6. Whom：用在誰身上。
7. How：要怎麼運用。
8. Result：運用後的結果，有無滿足當時設定的目的。
9. Improvement：尋求改善。

四、提供心理及靈性支持

1. 安寧療護在長照機構的實施狀況：長照機構可作爲安寧療護的實施場域，滿足住民與家屬的臨終照顧需求。
2. 社會工作者在安寧療護的角色功能：社會工作者在安寧療護的四階段中，有多種角色功能，例如資訊提供者、召集者、協調者、傾聽與陪伴支援者、資源連結者、轉譯者的角色。
3. 靈性陪伴的實務技巧：運用同理心的陪伴與傾聽技巧，並透過機構和居家安寧團隊共同協作，輔導住民與家屬，完成疾病末期可行的目標並建立希望，緩解靈性困擾的不適與不安。

進一步的照顧細節，請見本書第十九章安寧療護章節。

課後問題

1. 即使身爲家庭照顧者仍應享有幸福生活的權利，下列何者爲非？(A) 可以有 (B) 不需捨棄自己的社交生活 (C) 有權尋求協助 (D) 要犧牲自己才能做。
2. 接送病人就醫或代辦事項是屬於以下哪一類的照顧者壓力源？(A) 心理情緒方面 (B) 經濟方面 (C) 生理方面 (D) 專業技能方面。
3. 照顧者常要在各種角色間疲於奔命是屬於以下哪一類的壓力源？(A) 心理情緒方面 (B) 經濟方面 (C) 生理方面 (D) 專業技能方面。
4. 學習如何照顧有胃管灌食的病人，是哪一類的照顧者壓力？(A) 心理情緒方面 (B) 經濟方面 (C) 生理方面 (D) 專業技能方面。
5. 照顧者的訴苦與抱怨，照顧服務員（居家服務員）最有助益的反應是以下何者？(A) 別想太多，不要理他 (B) 把你的委屈放心的說出來吧 (C) 你還有父母可照顧比我好多了 (D) 你越說越是於事無補，反而徒增煩惱罷了。
6. 在何種情況下，照顧者可以有最好的問題處理能力？(A) 照顧者沒有罹患慢性疾病 (B) 被照顧者沒有罹患多種慢性疾病 (C) 以上皆是 (D) 以上皆非。
7. 經常使用下列何種因應行爲的照顧者，不容易有身體症狀和憂鬱焦慮症狀？(A) 逃避退縮型 (B) 憤怒轉移型 (C) 被動接受型 (D) 復原力較強有正能量思考型。

8. 照顧者權利宣言最主要的精神是下列何者？(A) 照顧者有權利保有自己的生活，無須帶著罪惡感　(B) 照顧者的付出是忠孝倫常　(C) 照顧者是爲自己積福報　(D) 照顧者的處境是因果輪迴。
9. 照顧者較少利用長照機構安置服務的因素是？(A) 傳統孝道觀念的枷鎖　(B) 現實與道德間，做決定的兩難　(C) 人云亦云內心掙扎　(D) 以上皆是。
10. 社會資源中的「喘息服務」是特別對哪些族群的照顧需求所設計？(A) 雙薪家庭　(B) 低收入者　(C) 可全民共享的社會福利　(D) 慢性或失能病人。

答案：

1.	2.	3.	4.	5.	6.	7.	8.	9.	10.
(D)	(C)	(A)	(D)	(B)	(C)	(D)	(A)	(D)	(D)

參考文獻

中華民國家庭照顧者關懷總會（2020）。**認識家總**。https://www.familycare.org.tw

內政部戶政司全球資訊網（2024）。**人口統計資料**。https://www.ris.gov. tw/app/portal/346

王秀紅（1994）。照顧者角色對婦女衝擊：護理的涵義。**護理雜誌，41**(3)，18-23。https://doi.org/10.6224/JN.41.3.18

王雅萍（2018）。**高齡父母照顧中途致障子女之壓力調適歷程研究**。國立臺灣師範大學碩士論文。https://doi.org/10.6345/THE.NTNU.DACE.004.2018.F02

朱翠燕、李素卿、王祖琪、謝瑞雲、李秋玉、林秀麗（2010）。女性照顧者負荷之質性研究。**北市醫學雜誌，7**(2)，144-153。https://doi.org/10.6200/TCMJ.2010.7.2.05

吳芯慧（2006）。**憂鬱症患者及主要照顧者健康照護與社會照顧需要之探討研究**。亞洲大學碩士論文。華藝線上圖書館。https://www.airitilibrary.com/Article/Detail?DocID=U0118-0807200916273932

吳淑如、邱啟潤（1997）。居家照護病患照護問題相關因素之探討。**護理研究，5**(3)，P279-288。

李淑霞、吳淑瓊（1998）。家庭照顧者負荷與憂鬱之影響因素。**護理研究，6**(1)，57-68。

李德芬、林美珍（2012）。中年女性照顧者照顧家中失能老人之正向生命經驗。**生命教育研究，4**(1)，55-82。https://doi.org/10.6424/JLE.201206.0055

沈若儀（2004）。**居家服務使用與家庭照顧者負荷之關係探討**。國立臺灣大學碩士論文。https://doi.org/10.6342/NTU.2004.00441

周月清、鄒平儀（2004 ）。成年心智障礙者及其主要照顧者使用臨托服務影響之研究。**社會政策與社會工作學刊，8**(2)，39-82。

林俐伶、林秋菊（2019）。在逆境中堅強——運用復原力概念於照顧者負荷。**護理雜誌，66**(3)，100-105。https://doi.org/10.6224/JN.201906_66(3).12

林麗嬋、歐美、吳肖琪（1997）。長期照護中主要照顧者之家庭功能、社會支持與情緒。**護理**

研究，5(1)，77- 85。
邱啟潤、許淑敏、吳瓊滿（2002）。主要照顧者負荷、壓力與因應之國內研究文獻回顧。**醫護科技學刊，4**(4)，273-290。https://doi.org/10.6563/TJHS.2002.4(4).1
屏東縣政府衛生局（2021，無日期）。**屏東縣家庭照顧者資源手冊**。https://reurl.cc/zD6x1k
洪麗珍、劉千琪、郭憲文、黃美娜、張麗華、林菊枝（1999）。主要照顧者接受照顧指導對居家長期臥床病患照顧影響。**護理研究，7**(4)，363-375。
馬先芝（2003）。照顧者負荷之概念分析。**護理雜誌，50**(2)，82-86。https://doi.org/10.6224/JN.50.2.82
高淑芳、盧孳豔、葉淑惠、劉雪娥（1999）。探討家庭功能、社會支持與社區殘病老人照顧者負荷之關係。**護理研究，7**(2)，173-181。
康學蘭（2023）。WHO 壓力因應指南——應用於家庭照顧者之自我照顧團體。**中華團體心理治療，29**(1)，7-15。https://www.airitilibrary.com/Article/Detail?DocID=a0000143-N202304200005-00003
張淑卿（2022）。家庭照顧者的需求與資源運用。於陳貴敏、黃美琪、陳惠姿總校訂，**長期照顧實務**（六版）（頁 11-1～21）。永大。
張淑卿、陸子初（2019）。國際失能者家庭照顧現況與支持策略。**長期照護雜誌，23**(1)，1-10。DOI:10.6317/LTC.201907 23(1).0001
許淑敏、邱啟潤（2003）。家庭照顧者的壓力源與因應行爲——以一個支持團體爲例。**護理雜誌，50**(5)，47-55。https://doi.org/10.6224/JN.50.5.47
陳正芬、方秀如（2022）。「無法盡責」的家庭照顧者？家庭照顧者服務據點的發展與挑戰。**老年學研究，1**，1-42。https://doi.org/10.29703/JGS.202201_(1).0001
陳正芬、方秀如、王彥雯（2023）。從司法判決書分析家庭照顧者殺人的趨勢與成因。**社會政策與社會工作學刊，27**(1)，47-89。https://doi.org/10.6785/SPSW.202306_27(1).0002
陳昱名（2013）。老年失智症病患家庭照顧者之照顧負荷。**崇仁學報，7**，1-22。https://www.airitilibrary.com/Article/Detail?DocID=P20110601003-201312-201405190030-201405190030-1-22
黃志忠（2014）。居家服務使用對老人家庭照顧者照顧負荷之緩衝性影響研究。**社會政策與社會工作學刊，18**(1)，1-43。https://doi.org/10.6785/SPSW.201406_18(1).0001
黃惠屏、吳瓊滿（2004）。協助一位家庭主要照顧者適應照顧壓力過程。**護理雜誌，51**(1)，99-105。
劉美桂、徐亞瑛、林志榮、蔡秀欣（2023）。長期照顧資源對失智症與非失智症家庭照顧者的照顧負荷影響之探討。**長期照護雜誌，26**(2)，213-237。https://doi.org/10.6317/LTC.202312_26(2).0006
衛生福利部（2017）。**長期照顧服務法**。取自全國法規資料庫。
衛生福利部統計處（2024，6 月 7 日）。**111 年老人狀況調查**。https://dep.mohw.gov.tw/dos/lp-5095-113-xCat-y111.html
衛生福利部統計處。**高負荷家庭初篩指標**。https://www.mohw.gov.tw/dl-78165-87c38eb9-6cd0-

4bdc-a664-4315f9304dd7.html

謝美娥（2002）。失能老人與成年子女照顧者對失能老人遷居的歷程與解釋：從家庭到機構。**社會政策與社會工作學刊，6**(2)，7-63。

簡煌嘉（2021）。**男性照顧者經驗之敘事研究——一位全職照顧失能母親的兒子**。國立暨南國際大學碩士論文。https://doi.org/10.6837/ncnu202100183

羅梚齡（2018）。**陪你走到最後——家庭照顧的困境與突破**。國立臺灣大學碩士論文。https://tdr.lib.ntu.edu.tw/handle/123456789/1352

Almberg, B., Jansson, W., Grafström, M., & Winblad, B. (1998). Differences between and within genders in caregiving strain: A comparison between caregivers of demented and non-caregivers of non-demented elderly people. *Journal of Advanced Nursing*, *28*(4), 849-858. https://doi.org/10.1046/j.1365-2648.1998.00711.x

Family Caregiver Alliance (2017). *A caregiver definition.* https://www.caregiver.org/caregiver-statistics-demographics

Harris, P. B. (1993). The misunderstood caregiver? A qualitative study of the male caregiver of Alzheimer's disease victims. *The Gerontologist*, *33*(4): 551-556.

Kramer, B. J. (2000). Husbands caring for wives with dementia: A longitudinal study of continuity and change. *Health and Social Work*, *25*(2): 97-107.

Lee, M. T. F., Lee, T. M. C., Ng, P. K. K., Hung, A. T. F., Au, A. M. L., & Wan, V. C. N (2002). Psychosocial well-being of carers of people with epilepsy in Hong Kong. *Epilepsy & Behavior*, *3*, 147-157

Walsh, F. (2016). Applying a family resilience framework in training, practice, and research: Mastering the art of the possible. *Family Process*, *55*(4), 616-632. https://doi.org/10.1111/famp.12260

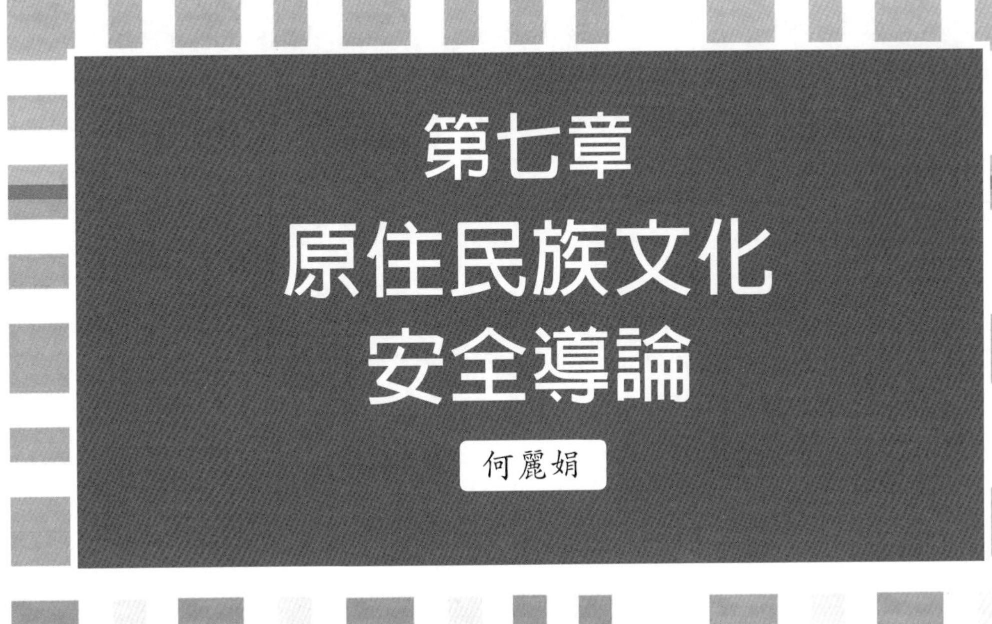

第七章
原住民族文化安全導論

何麗娟

課程綱要

一、介紹當代原住民所面臨之社會及健康不均等現象。

二、介紹文化敏感度定義及於照顧情境中之重要性。

三、介紹原住民族照顧過程之文化安全概念與因素如文化、語言、信仰、禁忌及飲食等。

四、介紹文化適切性之照顧模式、倫理困境與議題。

五、系統性介紹文化照顧知識、態度及技能，並融入於個案照顧情境中。

學習目標

一、了解原住民族社會、文化與歷史。

二、了解當代原住民族所面臨的社會與健康的不均等。

三、從文化謙遜了解文化敏感度、文化能力及文化安全之定義與重要性。

四、了解合適性長期照顧模式與運用。

五、設計文化合適性之照顧方案與策略。

前言

臺灣是由不同族群所組成的，族群之間沒有文化上的優劣，只有彼此尊重，每一個不同文化的族群形成了多元豐富的臺灣特有的文化之美。

臺灣原住民族目前共計 16 族，各族群中的生活習性、服裝、飲食習慣、部落組織、部落規範及祭儀都有其獨特性，尤其是進入到部落時，需理解其宗教、部落間的關係及親屬關係的脈絡，讓集體性的照顧服務獲得信賴及信任的關係。如何學習了解不同文化之間的多元差異，藉由同理、尊重的態度來面對；培養面對異文化應有的文化能力（cultural competence），並運用在服務的過程中，避免因文化的不同造成文化傷害，這是臺灣現今社會不可忽視的課題。

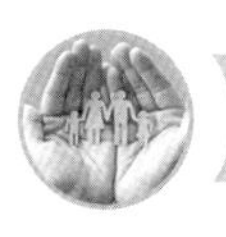

第一節　臺灣原住民族社會與文化

一、原住民族的定義

原住民族委員會（2018，以下簡稱原民會）為保障原住民族基本權利，促進原住民族生存發展，建立共存共榮之族群關係，特制定之「原住民族基本法」第 2 條之定義，原住民族係指既存於臺灣而為國家管轄內之傳統民族，並經中央原住民族主管機關報請行政院核定之民族，原住民係指原住民族之個人。另原住民族地區係指原住民傳統居住，具有原住民族歷史淵源及文化特色，經中央原住民族主管機關報請行政院核定之地區。

二、認識臺灣原住民族

(一) 人口數及族群

依據內政部（2024）2024 年第 6 週內政統計通報，2023 年底我國戶籍登記為原住民身分之人口數約有 58 萬 9,038 人，其中平地原住民 27 萬 4,817 人占 46.66%，山地原住民 31 萬 4,221 人占 53.34%，整體占總人口數的 2.5%。臺灣原住民族資訊資料網所載，臺灣原住民族包含阿美族、泰雅族、排灣族、布農族、卑南族、魯凱族、鄒族、賽夏族、雅美族、邵族、噶瑪蘭族、太魯閣族、撒奇萊雅族、賽德克族、拉阿魯哇族、卡那卡那富族等 16 族，各族群擁有自己的文化、語言、風俗習慣和社會結構，對臺灣而言，原住民族是歷史與文化的重要根源（原民會，無日期）。

有學者主張原住民族的發源地在島外，臺灣原住民的來源，大致可以分成三種說法：一是北來說；二是西來說，認爲來自中國大陸；三是南來說，認爲來自南太平洋島嶼。從臺灣的史前遺跡而言，卻是久遠且複雜，不只有單一來源，而是從多處移居而來。臺灣各原住民族擁有各自的起源傳說，近年來依據語言學、考古學和文化人類學等的研究推斷，在17世紀漢人移民臺灣之前，臺灣原住民族在臺灣的活動已有大約8,000年之久（原民會，無日期）。

(二) 語言

從語言學來說，原民會（無日期）之族群概述，主張臺灣是南島語族的祖居地，全世界的南島民族總人口數將近3億，在地理上的分布極廣，東起南美洲西岸的復活島，西到非洲東岸的馬達加斯加島，南到紐西蘭，而臺灣是分布的最北端，目前，臺灣島上的原住民人數約有50多萬人，雖然僅占了世界南島民族人口總數的0.11%，但近年來考古學、語言學、人類學等各方面的研究證據均不斷顯示，臺灣在古代南島民族的起源，以及自亞洲大陸東南地區向海洋遷徙和擴散的過程當中，占有極關鍵性的地理地位。臺灣南島民族在過去的歷史中大都沒有文字紀錄，直到300多年前，尤其在荷領時代，對臺灣部分平埔族才有較詳細可靠的紀錄。因此在那之前的歷史，都可算是史前史。對於南島民族的研究，到後來公認以語言學的研究方式探討其起源與遷徙，最爲適當。日宏煜（2021）考察：南島語族及其擴散，過去20多年來，考古學、體質人類學及民族植物學等領域嘗試使用不同的研究資料來建構南島語族的遷徙歷史，《南島起源：2019年南島語言復振國際論壇實錄》收錄了語言學、遺傳學及民族植物學等不同領域對南島民族的最新研究論點，將臺灣原住民族置於大尺度的生態系統與歷史軸線中，論述南島民族與臺灣原住民族的親緣關係、遷徙路徑與語言使用現況等議題。

(三) 名稱

400年來，臺灣原住民族在不同族群政權的統治下，有著不同的名稱，例如康熙年間，臺灣被編入清帝國版圖。清帝國開始以「番」來指稱臺灣的原住民族，再進一步將原住民分爲「熟番」、「生番」與介乎兩者間的「化番」，規範其身分認定並進行治理部署；日據時代，1923年，日本裕仁皇太子行啟臺灣之際，臺灣總督府奉其詔及日本本土輿論，研擬廢除「生蕃」或「蕃人」稱呼，改稱「高砂族」；1949年中華民國政府遷臺後，行政上被統稱爲山胞，並區分爲「山地山胞」與「平地山胞」（原民會，2019）。

1994年，中華民國憲法在臺灣進行第一次修憲，國民大會於1994年7月28日三讀通過「中華民國憲法增修條文」，其第9條第7項規定：「國家對於自由地區原住民之地位及政治參與，應予保障；對其教育文化、社會福利及經濟事業，應予扶助並促其發展。」增修條文於1994年8月1日經總統公布施行，正式將沿用40餘年之「山胞」正名為「原住民」。其後，立法院（1997）第四次修憲時，第10條第12項，國家應依民族意願，保障原住民族之地位及政治參與，並對其教育文化、交通水利、衛生醫療、經濟土地及社會福利事業予以保障扶助並促其發展。

內政部（1991）制定「原住民身分認定標準」，以為認定原住民身分，保障原住民權益。所稱原住民，包括山地原住民及平地原住民。並於2001年廢止，改為「原住民身分法」，其身分之認定如下：

1. 山地原住民：臺灣光復前原籍在山地行政區域內，且戶口調查簿登記其本人或直系血親尊親屬為原住民種族者。
2. 平地原住民：臺灣光復前原籍在平地行政區域內，且戶口調查簿登記其本人或直系血親尊親屬為原住民種族者，並申請當地鄉（鎮、市、區）公所登記為平地原住民有案者。

三、原住民族健康政策的發展

(一) 原住民族健康政策的發展

可分成下列各時期（鴻義章、林慶豐、彭玉章、呂淑妤，2002）：

1. 建立期（1945-1971）：強化山地鄉衛生所的建置與醫療人員培育。
2. 發展期（1971-1991）：重視山地鄉醫療、公共衛生計畫，推展衛生所服務與巡迴醫療。
3. 茁壯期（1991-2001）：行政院衛生署成立山地離島科辦理原住民族醫療衛生業務，大幅增加業務經費。
4. 永續期（2001至今）：原住民族健康權的倡議，衛生福利部成立。

(二) 政策目標

保障原住民族健康權利，已是世界及我國重要照護政策與目標。原住民族的健康政策朝著符合健康權的原則努力，戮力於降低新生兒死亡率及增加原住民族的平均餘命，並持續努力完善在地醫療照護、培養在地醫療人力、強化向前延伸的健康促進與預防照護，並透過因地制宜、部落智慧，建構普及、可近且高效率的健康照護環境，縮短醫療照護落差，改善健康不平等。

㈢ 原住民族健康法

衛生福利部（2023）爲執行「原住民族健康法」（以下稱原健法）第 4 條規定，特設衛生福利部原住民族健康政策會，對原住民族健康權的保障，從「計畫層次」提升爲「法律位階」，建構以原住民族爲主體之健康照護政策，縮短醫療照護落差，改善健康不平等，其任務如下，組織圖繪製如圖 7-1：

1. 原住民族健康政策之諮詢、研議。
2. 原住民族健康相關中長程計畫之諮詢、研議。
3. 原住民族醫事人力政策之諮詢、研議。
4. 原住民族健康相關之調查研究計畫及執行方案之諮詢、審議。
5. 原住民族健康國際事務之交流及推動。
6. 其他與原住民族健康有關事項之諮詢、審議。

圖 7-1　衛生福利部原住民族健康政策會

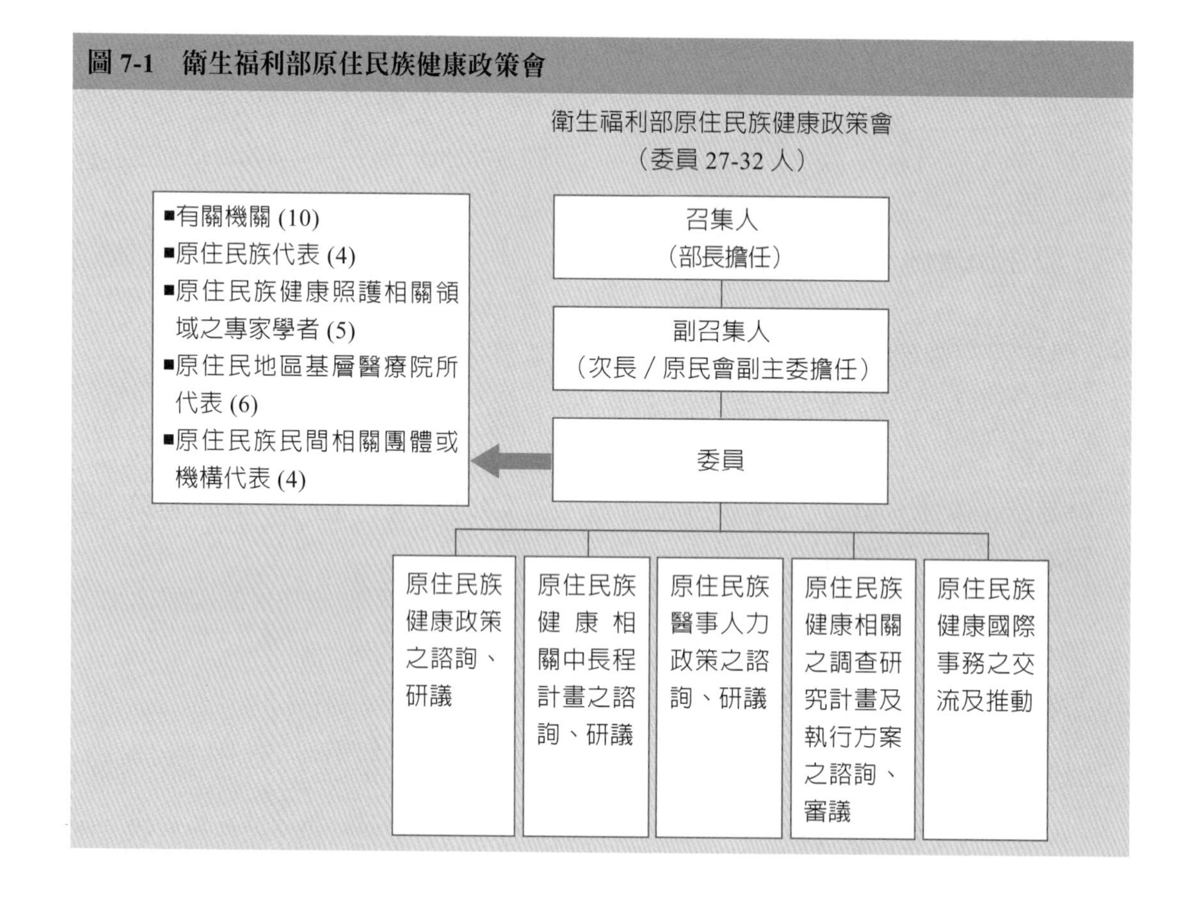

四、原住民族社會與健康的不均等

聯合國繼千禧年發展目標（The Millennium Development Goals, MDGs, 2000-2015），除了繼續提出「永續發展目標」（Sustainable Development Goals, SDGs, 2015-2030）之外，同時也提出應該重視國際與國內之健康不平等。衛生福利部（2023）定義的健康平等，是指每一個人都擁有相同的機會，達到最佳程度的健康狀態。根據聯合國原住民族永久論壇報告，原住民健康狀態跟個人、社區、環境是否和諧息息相關，這些因素就稱之爲「健康的社會決定因素」，包含貧窮、社會地位、壓力、工作環境、社會隔離、失業、社會支持、交通等。偏遠環境缺乏國家資源挹注，原住民族難以獲得適當醫療照護、教育、公平對待及社會參與，加上傳統的療癒系統無法發揮原本功能，另原住民族受到殖民傷害與土地剝奪及流失影響，導致勞動條件、社會經濟地位產生差異，連帶使得原住民族健康狀態受損。近年來，衛生福利部雖然積極推動醫療軟硬體建設的改善措施，也加強偏鄉醫療人員的教育訓練，但在社會與經濟發展面向上仍有許多落差，例如交通、基礎建設，這些都直接影響原住民族健康狀態（柯哲瑜、林俊儒，2020）。

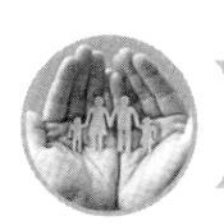

第二節　原住民健康困境

綜合而言，臺灣原住民所遇到的健康問題，大致上可以分爲 2 大因素所引起，一爲原住民族因居處偏遠所造成的衛生醫療問題；另一爲原住民族所處的氛圍，包含文化、教育、經濟、社會、習俗、行爲等所造成的影響。在這 2 大問題交互作用之下，整體而言，有以下幾個當下立即可見的困境。

一、醫療資源不均及不足

根據衛生福利部（2024，8 月 23 日）資料顯示，2021 年全國共有 23,278 家診所及醫院，包含 478 家醫院，但在原住民鄉鎮卻無醫院的醫療資源，造成醫療資源的不足及不均。依據《關鍵評論》報導（2016），當發生急症或意外時，例如車禍、腦中風、心臟病發、孕婦難產時，必須在醫療黃金時間內獲得完善的治療，搶救生命。但是從衛福部的全臺急救醫院資料，以及 Google Map 的路徑規劃功能，全臺過半數民眾住在離醫院 10 分鐘的車程距離之內，96% 民眾住在離醫院 30 分鐘的車程距離之內。不過，原住民區域均要 60 分鐘以上的交通時間，如圖 7-2。

圖 7-2　衛福部緊急醫療能力中度以上醫院離家車程多遠圖

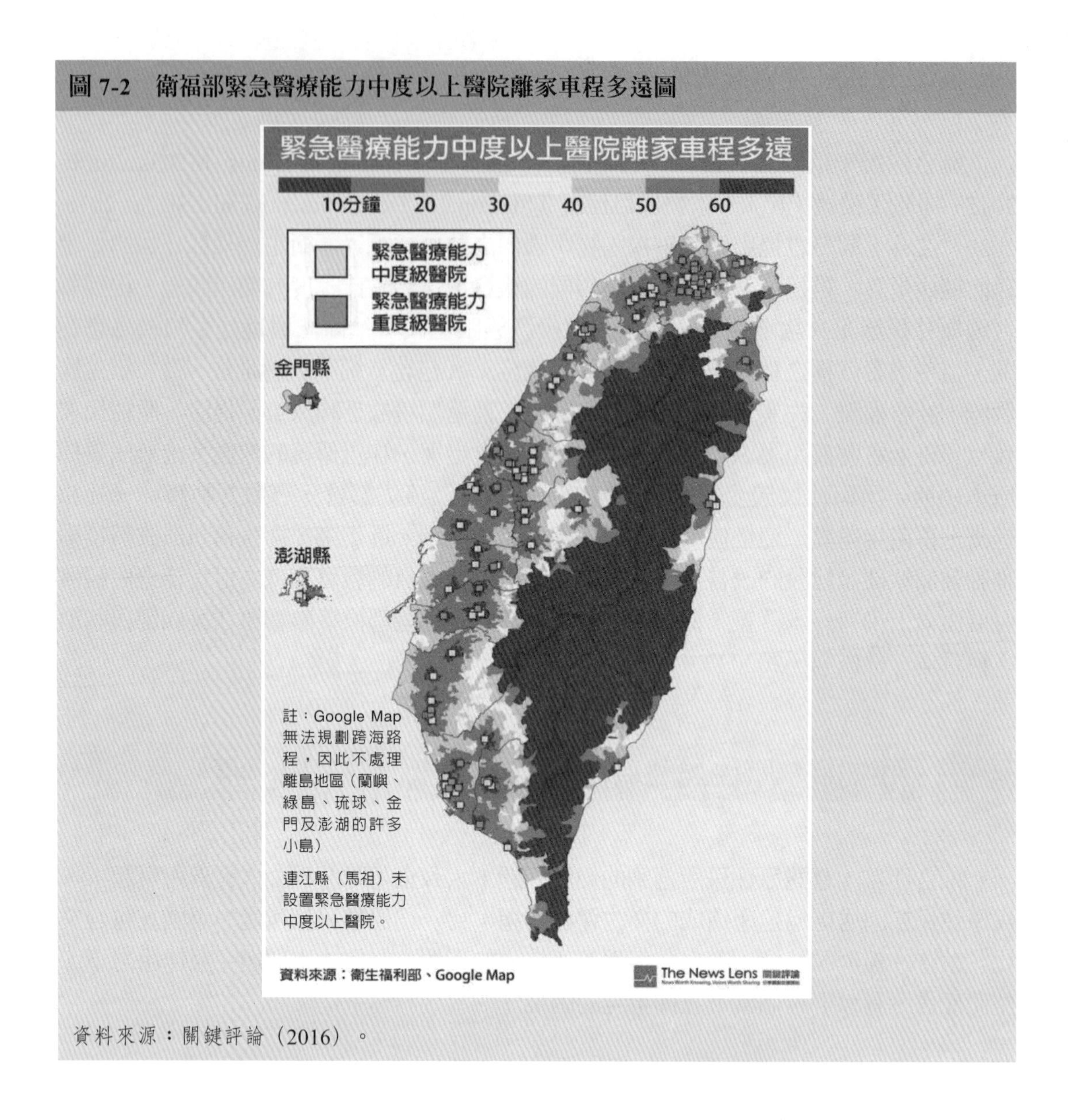

資料來源：關鍵評論（2016）。

二、原住民與全體國民之平均壽命的落差

長期而言，原住民全體、男性及女性平均壽命皆呈遞增趨勢，如圖 7-3（內政部統計處，2023）

圖 7-3　歷年我國原住民男、女性平均壽命

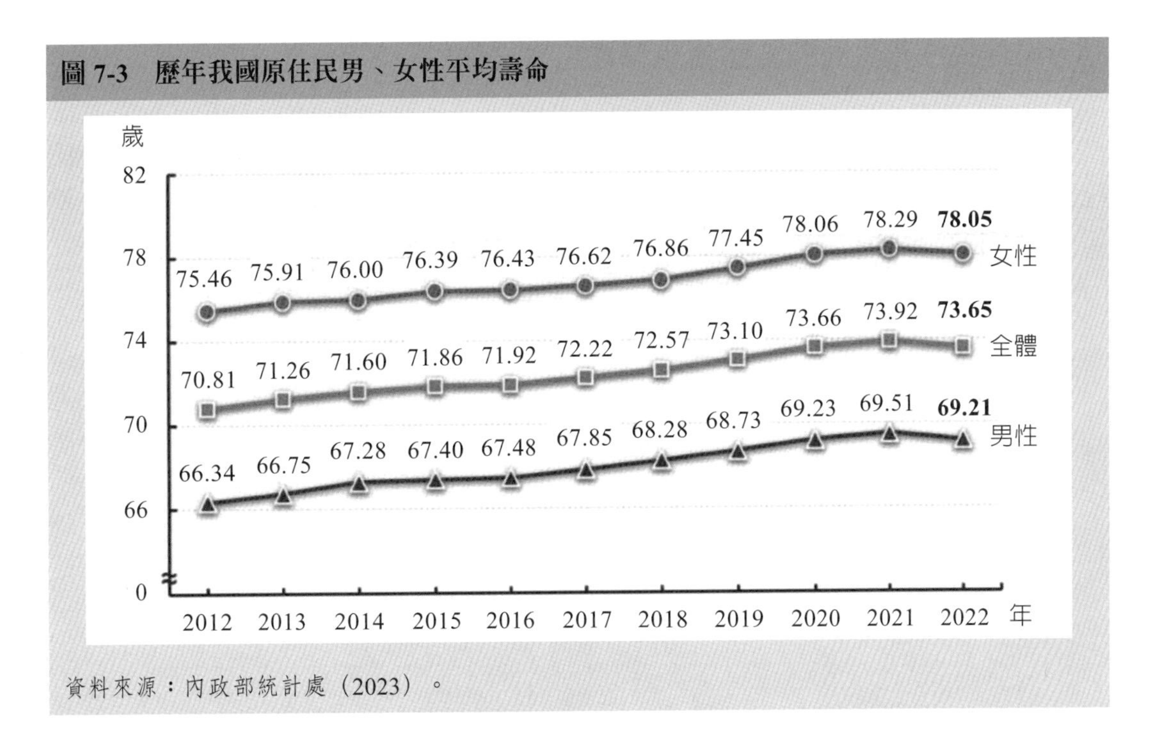

資料來源：內政部統計處（2023）。

觀察 2022 年原住民與全體國民平均壽命之差距，原住民平均壽命較全體國民少 6.19 歲，男性少 7.42 歲，女性少 5.23 歲。就身分別觀察，山地原住民較全體國民平均壽命少 7.82 歲，男性少 9.22 歲，女性少 6.88 歲；平地原住民較全體國民平均壽命少 4.46 歲，男性少 5.56 歲，女性少 3.47 歲（詳表 7-1）。

表 7-1　原住民族與全體國民平均壽命的差距

2022 年　　單位：歲

身分別	平均壽命			平均壽命差距		
	全體	男性	女性	全體	男性	女性
全體國民	79.84	76.63	83.28	-	-	-
原住民	73.65	69.21	78.05	-6.19	-7.42	-5.23
山地原住民	72.02	67.41	76.40	-7.82	-9.22	-6.88
平地原住民	75.38	71.07	79.81	-4.46	-5.56	-3.47

說明：平均壽命差距＝各列原住民平均壽命－全體國民平均壽命。
資料來源：內政部統計處（2023）。

三、原住民族新生兒與全體新生兒死亡率之比較

依據衛生福利部統計處及原住民族委員會 2020 年、2021 年原住民族人口及健康統計年報，資料呈現原住民族新生兒死亡率及嬰兒死亡率均較全國高（圖 7-4），例如 2018 年高於全國 1.62 倍；2019 年為 1.71 倍；2020 年為 1.46 倍及 2021 年為 1.48 倍，0 歲嬰兒首要死因為源於周產期的特定病況，與先天性疾病及遺傳相關性較大。

圖 7-4　原住民族新生兒與全體新生兒死亡率之比較

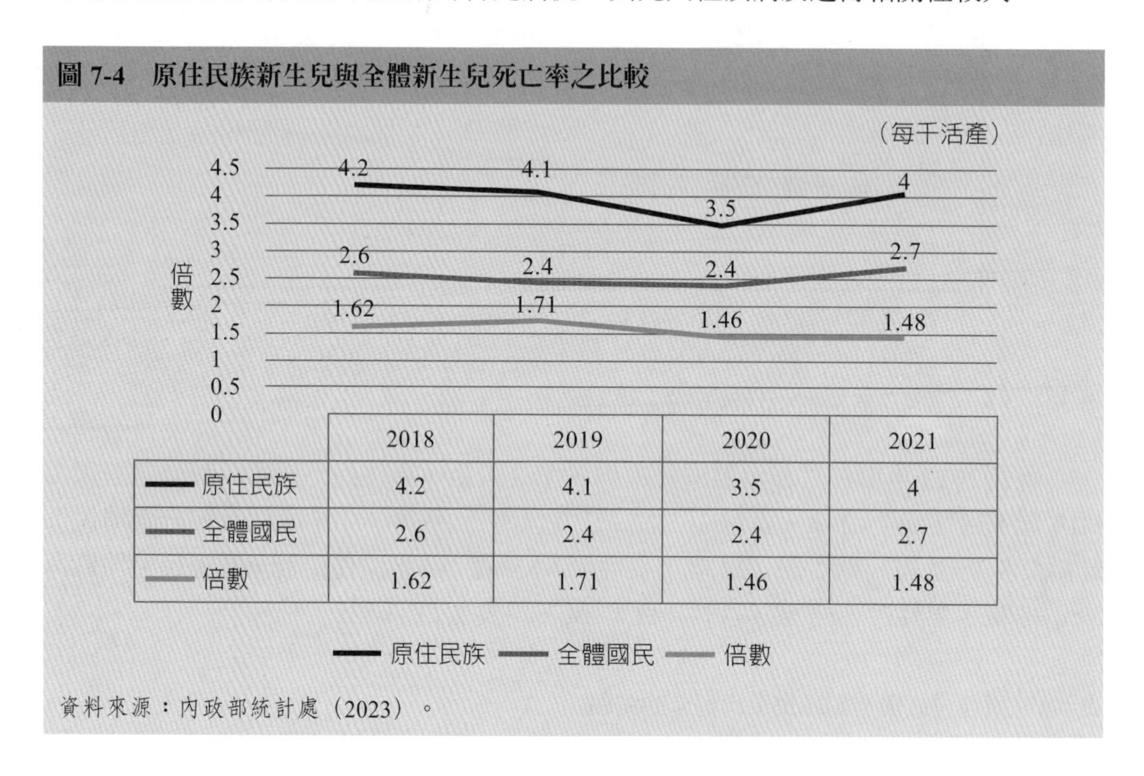

	2018	2019	2020	2021
原住民族	4.2	4.1	3.5	4
全體國民	2.6	2.4	2.4	2.7
倍數	1.62	1.71	1.46	1.48

資料來源：內政部統計處（2023）。

四、2011 年原住民族十大死因與全國標準化死亡率之比較

2011 年原住民族前十大死因死亡率與全國之序位，差異在兩個序位以上的有「慢性肝病及肝硬化」、「肺炎」、「高血壓性疾病」三大死因。其中原住民族序位在前的為「慢性肝病及肝硬化」（原：4，全國：10）；原住民族序位在後的為「肺炎」（原：7，全國：3）、「高血壓性疾病」（原：8，全國：6）。

標準化死亡率方面，原住民族前十大死因之標準化死亡率與全國相比差異倍數最大之前五位，以「慢性肝病及肝硬化」為 4.0 倍最大，其次「事故傷害」、「高血壓性疾病」為 2.1 倍，「慢性下呼吸道疾病」為 2.0 倍，「腦血管疾病」為 1.9 倍（詳圖 7-5）。

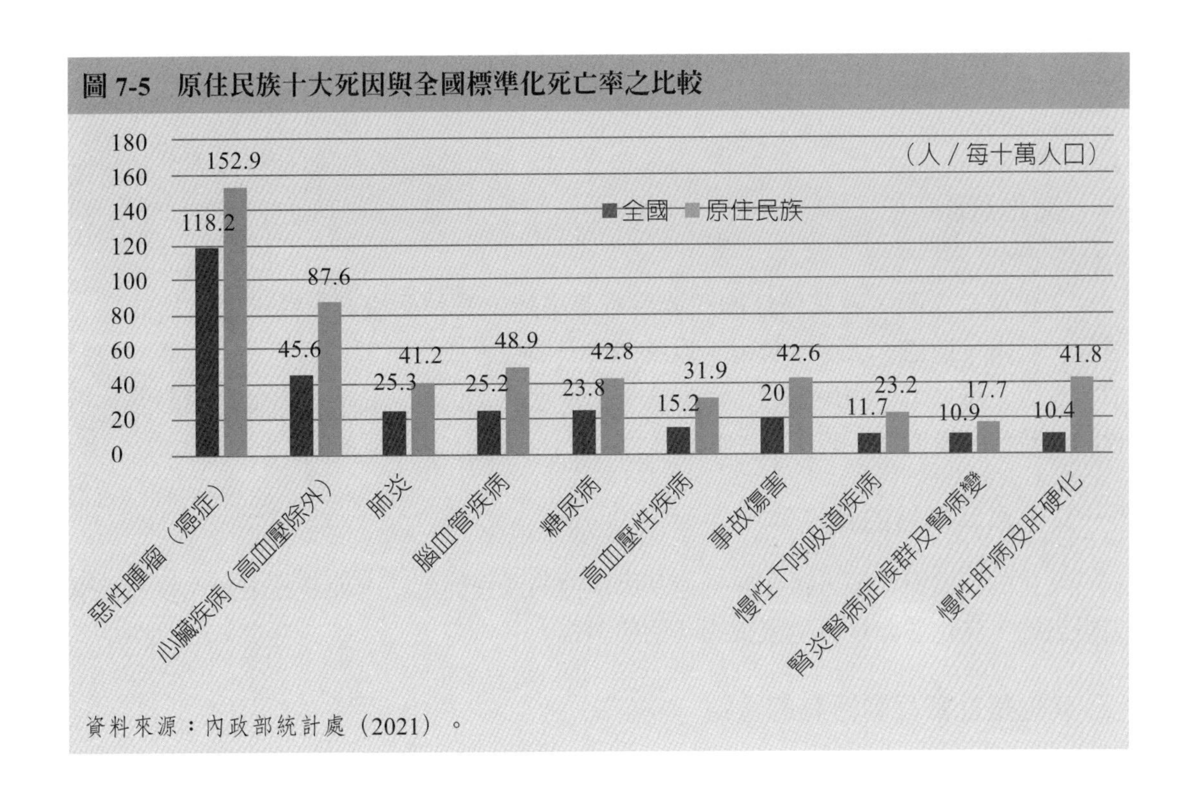

圖 7-5　原住民族十大死因與全國標準化死亡率之比較

資料來源：內政部統計處（2021）。

五、長期照護人力不足

在人口上，原住民族鄉鎮面臨較大的問題爲中壯年人口外移、老年人口相對上升的現象，這現象在山地鄉更是明顯，而造成隔代教養與長期照護人力不足。

六、幅員廣闊；交通不便

在社區健康上，原住民居住的環境，多住處山區、濱海地區，相對交通不便，在就醫可近性上是相對比較不利的環境，醫療資源的匱乏，也無法積極促進健康照護及生活品質。

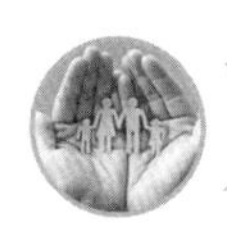

第三節　文化安全之定義與重要性

一、文化意涵

文化或是文明，就其廣泛的民族學意義來講，是一個複合整體，它包括知識、信仰、藝術、道德、法律、習俗，以及作爲一個社會成員所習得的其他一切能力和習慣，大致上可以用一個民族的生活形式來指稱它的文化。文化的特質並非是靜態，它會隨著時代的變遷而所有不同，包含：

(一) 文化具有學習的特性

文化的延續與累積，這並非透過基因遺傳的過程而延續，而是經由後天教育和學習得來的，文化並非是與生俱來的（例如語言）。

(二) 文化是社會互動行為的管道

文化並非零散的堆積，而是整合成一個有意義的有機體，因此具普遍性、規範性與整合性，它的要素如語言、符號、規範、價值等，是社會成員溝通互動的依據（例如賽德克族的 gaya 規範）。

(三) 文化是群體界域的維繫工具

文化是一個團體共同的生活經驗，是集體記憶，因此是連結成員在精神上與情感上成爲一個團體的重要媒介，每一文化中的獨特內涵與風格，即是社會成員認同的基礎。

(四) 文化是一個不斷創造生成的過程

文化具有創新的特性，它能與時俱變，不論是物質層面或精神層面，當團體成員的生活方式或思想觀念改變時，文化內容也會隨之調整與創新。大環境的變遷會影響文化的演變（例如洗衣服的習慣會因洗衣機的發明而改變，傳統喜帖會轉成 Google 表單的填寫）。

二、原住民族的健康文化概念及疾病觀

(一) 原住民族的健康文化概念

人們對於疾病的認知解釋及求助行爲，取決於被文化所浸染的廣大信念結構中，由於不同程度的文化認同，對於疾病的感知與反應模式均會呈現相當程度的差異（藍麗春、邱重銘，2008）。原住民族自有詮釋身體與自然關係的生命價值觀，他們重視心理健康、對疾病正向思考模式、強調人與自然、人與靈的和諧相處，並重視社會健康概念等（陳芬苓、徐菁苹，2008）。

(二) 原住民族的疾病觀

1. 臺灣原住民族使用現代西醫治療疾病的歷史十分短暫，大約源自於日據時期。在此之前，各族在不同的文化脈絡下，各自擁有一套因應疾病的傳統治療模式，包含對各種疾病的詮釋，也有各種「超自然療法」（祈求恢復健康的儀式），以及生活經驗歸結的草藥、果物的「自然療法」（以植物及動物維持健康、預防及治療疾病），形成特有的傳統保健、治療知識（陳芬苓、徐菁苹，2008；陳俊男，2015）。

圖 7-6

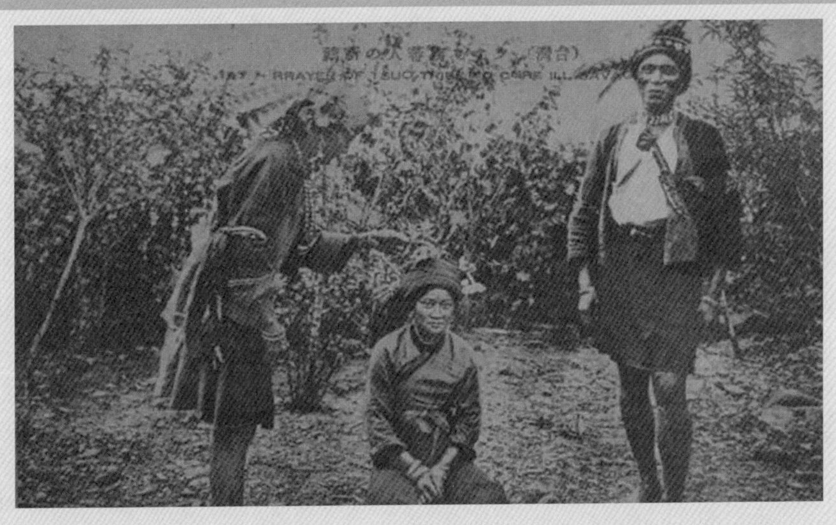

資料來源：宋文薰譯（1994）。森丑之助著，《臺灣蕃族圖譜》。臺北市：南天書局。

2. 阿美族傳統的超自然醫療體系是以巫醫 cikawasay 爲主體，在沒有外來醫療資源的時代裡，任何疾病都得求助於巫醫。從社會心理的觀點而言，阿美族傳統的超自

然療法事實上是由病人、家屬與巫醫共同來面對疾病的問題（簡美玲，2016）。

3. 排灣族對「病」的定義相當廣泛，舉凡大小疾病、受到任何傷害都視爲是生病。生病的原因絕少是生理上的因素，幾乎全是超自然的原因使然。
4. 泰雅族的傳統文化中，倫理觀念與其社會組織、宗教信仰，乃至於疾病觀念是密切關聯的。泰雅族人相當重視社群關係，人與社群、人與靈的關係是主要的價值核心。泰雅族以祖靈信仰爲主，utux（祖靈）是一切事務的主宰，具有權威性，可以責罰人類使人生病，是一切人生禍福的根源。

三、文化安全的定義及重要性

文化謙遜是我們一生都需要學習的課題，了解自身經驗如何影響我們與他人互動的過程。文化訓練基本上就是要了解人與人之間的多元差異，如何以理解、同理及相互尊重的態度來面對，這是非常重要的議題。文化敏感度是需要被訓練的，藉由日常生活中不斷的互動與反思，以增進多元文化的敏感度。

(一) 文化安全的定義

所謂文化安全（cultural safety），意指健康政策擬定者與健康服務提供者，站在理解服務接受者（原住民族）文化（包括認知、行爲與物質創造）、社會條件及歷史的前提下，建立平等的夥伴關係，共同解決原住民族的健康問題與危機。而在解決問題的過程中，健康政策擬定者與健康服務提供者必須意識到，解決權力的不平等是療癒（healing）原住民族健康不均等的核心任務，一方面將所蒐集及分析的資訊透明化，並且藉由訊息交換及賦權，增加原住民族參與解決健康問題及危機的能力；另一方面，結合原住民族的知識、文化與傳統，應用於健康政策規劃及計畫執行之中，透過強化社會療癒的效果，增加原住民族健康政策及計畫執行的效益，確保原住民族社會的安全狀態與健康問題獲致解決，而原住民族社會安全狀態的達成與健康問題的解決與否，則需由原住民族來評估。

(二) 文化安全的重要性

在不同族群中，我們常以自我的想法，即所謂「自我參考準則」（Self-Reference Criterion, SRC）來評估、判斷事件或問題，因而讓服務提供者與服務接受者之間產生矛盾與衝突。如果考量文化安全的健康照護政策，以及提供服務者對服務接受者健康權的重視及尊重，那麼則能避免這些矛盾與衝突。所以政策規劃和執行服務提供時，必須基於不同族群的文化及價值觀，便可以避免因爲政策、經濟及制度上的歧視，造成了健康不均等的現象。

四、部落文化評估過程

文化照顧的重點在於跨越文化障礙，並進入部落族人生活脈絡與激發健康問題情境的健康照護。如同怡懋．蘇米等人（2016）的研究，推動部落長者服務必須與原住民的族群傳統信仰與文化結合，掌握「在地老化」的原則，並充分掌握各族群文化的差異性，獨立地考量在地的照顧資源與環境，同時應尊重族群的集群自治觀點，並依據其文化獨特性，發展長者照顧的文化照顧方案。當「文化照顧」被定義時，更重要的是專業人員是否能察覺或理解以族群爲主的智慧與傳統知識，藉以量身訂做該族群的健康照護，方能達到良好的文化照顧模式（怡懋．蘇米，2021）。

圖 7-7　部落文化評估動態過程

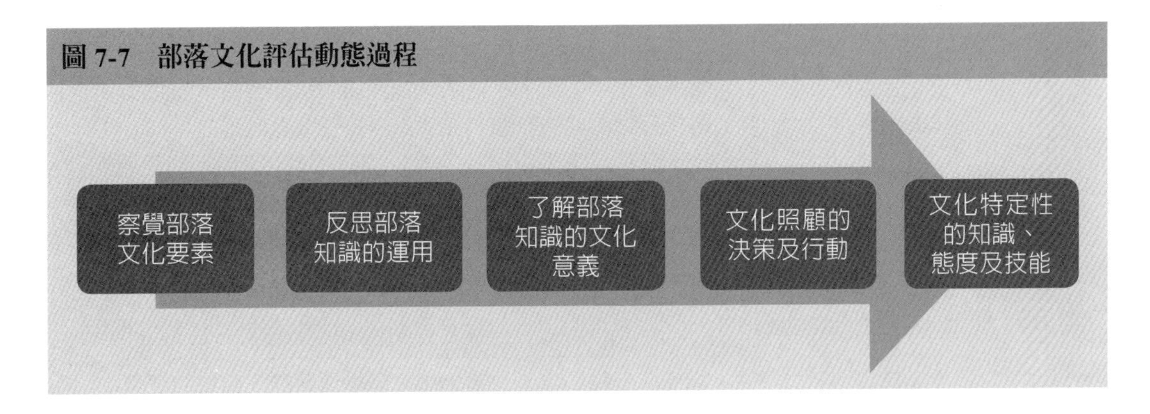

五、文化合適性的照顧

發展符合原住民族適切性之照顧服務，建構具文化安全（cultural safety）的照顧政策是重要的，「族人照顧族人」、「因族因地制宜」的照顧模式是原住民族在長期照顧的重要觀點，也是目前急需建制的照顧模式（王子軍，2022）。

(一) 泛文化護理（transcultural nursing）

文化照顧的概念是來自美國護理學暨人類學專家萊林格（Madeleine Leininger, 1925-2012）所創立，萊林格博士是文化照顧的權威先驅。她主張應將「關懷照護」與「文化」融合在一起，健康照護者有責任了解、尊重不同文化對象本身的健康照護信念、價值、感受及行爲，目的是能提供文化適切性的健康照護，促進人們能有健康的福祉（Angelo, 2024）。

(二) 文化融合性的照顧（culturally congruent nursing）

長期照顧服務的推動必須與族群的信仰與傳統文化結合，而文化照顧是一種具有文化敏感性、文化合適性及文化能力的專業健康照護，是滿足個人、家庭及社區相關的健康需求。文化照顧不該僅是許多專業照顧的一環，讓原住民只是專業服務的對象（王增勇，2019）。就廣義的角度，照顧其實就是生活日常，生活日常是來自於文化內涵與文化邏輯（鄧湘漪，2017），也就是讓照顧回歸於日常，才是文化照顧之本（鄧湘漪，2017；王增勇，2019）。跨文化照顧其重要精神是在提供不同文化的照顧時，要尊重各服務接受者的文化及信仰系統對於疾病、受苦及死亡等經驗的影響。所以在提供融入文化照顧時，需透過下列政策落實全人照顧的理念（Angelo, 2024）。文化融合性的照顧彙整如圖 7-8。

圖 7-8　文化融合性的照顧

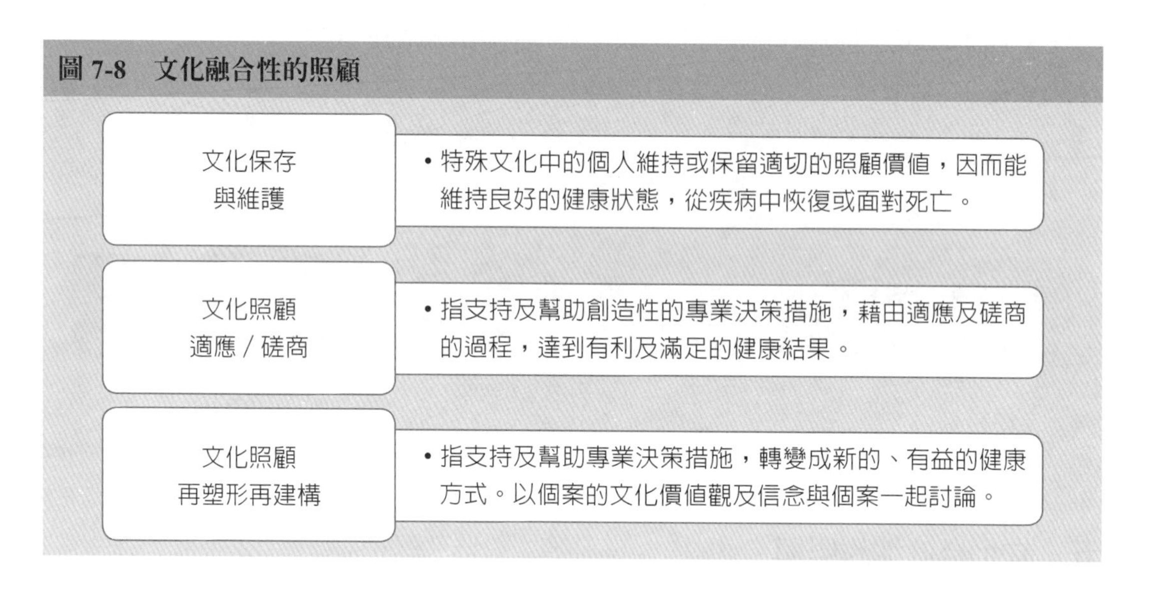

(三) 跨文化照顧的一般原則

醫療照護及社會福利工作強調人的獨特性，當我們的認同趨於多元繁複時，跨文化互動就成了常態的人際關係的互動。服務提供者必須了解（認知的部分）自己的族群、性別和文化產業，所屬族群文化價值與信仰，並了解服務接受者的文化、習俗，案主族群集體的部落，在社區（部落）服務時對於文化與族群的多樣性應保持敏感度（態度部分）。

(四) 合適性的文化照顧

趙善如（2022）主張，文化照顧能力的主要核心在於意識到服務提供者與接受服務者間的差異，並能以開放、欣賞的心去尊重彼此間差異的文化態度（文化察覺及文化敏感度），其作法如下：

1. **倫理與價值**：服務提供者應執行與專業標準、價值倫理一致的工作，並且能夠察覺自己個人與專業上的價值，會不會與不同案主的需求有所衝突。反思自己的專業標準不會因人因族群而有所不同。
2. **自我察覺**：服務提供者應該先尋求理解自己本身的文化價值或信念的標準（文化本性），因爲這些個人價值信仰會影響服務員與案主的關係，例如對服務對象預設立場。
3. **跨文化知識的增能**：服務提供者應不斷持續學習不同族群的文化知識，並且主動去了解所服務的案主族群的歷史、傳統、價值、家庭系統與文化上的表現。
4. **跨文化的技能**：服務提供者應採取適當的方法、途徑、技巧，以反映在服務過程中能夠了解文化的角色。並且適時表達眞實性、仁慈心與溫暖的心態，保持開放彈性的態度面對每一件事物。
5. **服務輸送**：服務提供者在設計課程中加入當地族群文化的意涵及元素，並且應防止少數族群在多元族群服務過程中被忽略。
6. **充權與倡導**：在活動過程中敏銳地察覺並倡導減少對不同族群、性別、年齡的案主有害的影響。另外也須用充權行動增進案主的能力。
7. **語言的多樣性**：服務提供者在服務歷程中應盡可能地使用案主聽得懂的語言，如果過程中有不清楚的地方，可以請其他人幫忙翻譯。

課後問題

1. 部落文化評估動態過程的敘述，何者爲非？(A) 察覺部落文化元素　(B) 了解部落知識的文化意義　(C) 用專業的角度執行照護的決策及行動　(D) 反思部落知識的運用。
2. 文化的特質，下列哪一項爲非？(A) 是與生俱來的　(B) 是一種動態　(C) 可藉由環境及學習影響　(D) 大環境會影響文化。
3. 對於文化敏感度的敘述，何者爲是？(A) 文化敏感度是一視同仁的原則　(B) 自身的價值觀不會影響文化敏感度　(C) 文化敏感度能力的訓練是需要藉由日常生活不斷互動與反思　(D) 以上皆是。
4. 建立富有文化安全的健康照護環境需具備下列哪些條件？①文化覺察；②文化敏感度；③文化能力；④文化照顧。(A) ①＋②＋③＋④　(B) ①＋③　(C) ①＋②　(D) ②＋③＋④。
5. 「健康的社會決定因素」，包含哪些？(A) 貧窮　(B) 社會地位及社會支持　(C) 壓力　(D) 以上皆是。
6. 對於臺灣原住民的敘述，何者爲非？(A) 官方認定總計有 16 族　(B) 可分都市原住民及山地原住民　(C) 人口數占臺灣總人口的 2.4%　(D) 屬於南島民族。

答案：

1.	2.	3.	4.	5.	6.
(C)	(A)	(C)	(A)	(D)	(B)

參考文獻

中華民國憲法增修條文（1994，7月28日）。https://reurl.cc/MjRvyv

中華民國憲法增修條文（1997，7月18日）。https://reurl.cc/g6Z76L

內政部統計處（2023，12月）。**中華民國簡易生命表**，第36期。年刊。https://ws.moi.gov.tw/Download.ashx?u=LzAwMS9VcGxvYWQvNDAwL3JlbGZpbGUvMC8xOTA0My80ZjZlYjdmNS0wMGE1LTQyNzctOTgyNC0xYmNmNDA0MmU3OGQucGRm&n=MTEx5bm057Ch5piT55Sf5ZG96KGo6Zu75a2Q5pu4LnBkZg%3d%3d&icon=..pdf

內政部統計處（2024，2月9日）。**113年第6週內政統計通報**。https://www.moi.gov.tw/News_Content.aspx?n=9&s=313114

日宏煜（2018，4月）。臺灣原住民族長期照顧政策中的文化安全議題。**臺灣社會研究季刊**，199-214。

王子軍（2022，9月30日）。瞻前又顧後：淺談長期照顧體系下文化健康站的演進與服務效益。**原住民族文獻，52**，8-26，https://ihc.cip.gov.tw/ihcfile/EJournals/52/Vol052.pdf

全國法規資料庫（2001，10月14日）。**原住民身分認定標準**。https://law.moj.gov.tw/LawClass/LawHistory.aspx?pcode=D0130002

全國法規資料庫（2001，1月17日）。**原住民身分法**。https://law.moj.gov.tw/LawClass/LawAll.aspx?pcode=D0130001

全國法規資料庫（2023，6月21日）。**原住民族健康法**。https://law.moj.gov.tw/LawClass/LawAll.aspx?pcode=L0020228

怡懋．蘇米（2021年1月）。**原住民族延緩失能暨活躍老化文化教案種子教師手冊**（頁7-8）。衛生福利部國民健康署。

怡懋．蘇米等人（2016）。以文化照顧概念初探原住民輔具運用之現況。**台灣原住民研究論叢，19**(6)，153-178。

柯哲瑜、林俊儒（2020，11月11日）。**別讓原住民繼續面對「健康不平等」！一部《原健法》想做的事**。獨立評論。https://opinion.cw.com.tw/blog/profile/52/article/10126

原住民族委員會（2021，7月27日）。**「原住民族日」之由來**。https://www.cip.gov.tw/zh-tw/news/data-list/33B5282F6CB2792D/6EA37C035AF4E8A677FB35E79C88525D-info.html

陳芬苓、徐菁萃（2008）。心與靈的健康觀與疾病觀──以現代泰雅族原住民爲例。**臺灣公共衛生雜誌，27**(5)，411-420。https://doi.org/10.6288/TJPH2008-27-05-06

陳俊男（2015）。天人合一的軀體：阿美族的疾病觀。**原住民族文獻，20**，24。https://ihc.cip.gov.tw/ihcfile/EJournals/20/20.pdf

趙善如（2022，6月30日）。文化照顧是什麼？從泰武鄉排灣族部落居民的觀點來談老。**原**

住民族長期照顧與第三部門（頁 256）。
衛生福利部（105，1 月）。**衛生福利政策白皮書暨原住民族專章**。電子版第一版，頁 309-310。https://www.mohw.gov.tw/cp-26-42978-1.html
衛生福利部（2024，8 月 23 日）。**醫療院所家數、病床數及平均每萬人口病床數**。統計處網站。https://dep.mohw.gov.tw/dos/cp-5301-62356-113.html
鴻義章、林慶豐、彭玉章、呂淑妤（2002，8 月）。臺灣原住民醫療衛生政策之回顧。**臺灣公共衛生雜誌，21**(4)，235-242。https://doi.org/10.6288/TJPH2002-21-04-02
簡美玲（2016，6 月 20 日）。現代適應中的阿美族醫療行爲初探——以花蓮瑞穗奇美村爲基礎的分析。**原住民族文獻，26**，15-19。https://ihc.cip.gov.tw/ihcfile/EJournals/26/26.pdf
藍麗春、邱重銘（2008，12 月）。文化的定義、要素與特徵。**國立臺中技術學院通識教育學報，2**，120、125-126
關鍵評論（2016，3 月 16 日）。**你家開車到最近的大醫院要多久時間？3 張圖帶你看全台緊急醫療資源差距**。ttps://www.thenewslens.com/article/38122
Angelo G. (BSN, RN) (2024). *Madeleine Leininger: Transcultural Nursing Theory*. https://nurseslabs.com/madeleine-leininger-transcultural-nursing-theory/
Robert Blust (2013). Subgrouping, Circularity and Extinction: Some issues in Austronesian comparative linguistics. In Elizabeth Zeitoun and Paul Jen-kuei Li (eds.), *Selected papers from the Eighth International Conference on Austronesian Linguistics* (pp.1-54). Taipei, Taiwan: Academia Sinica.

第八章
心理健康與壓力調適

洪子鑫

課程綱要

一、服務對象的心理特質與需求。
二、憂鬱症的認識。
三、自殺的徵兆與預防。
四、照顧服務員壓力自我察覺與調適。
五、家庭照顧者心理健康與壓力調適。

學習目標

一、了解服務對象心理發展歷程之變化與調適。
二、學習如何促進服務對象心理健康。
三、認識憂鬱、憂鬱症及了解如何與憂鬱症個案溝通。
四、學習自殺防治的知能與實務技巧。
五、照顧服務員學習自我察覺與調適照顧壓力。
六、學習協助家庭照顧者壓力調適技巧，以促進心理健康。

前言

照顧服務員在長期照顧的角色中定位為半專業服務人員，因此照顧服務員除必須了解長照服務對象在身體照顧及生活需求外，另因應長照政策取向為全人照護，關注服務對象身心靈的需求，了解服務對象心理特質，適時提供心理照護支持以順利邁向老化。

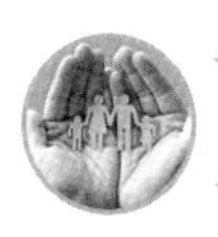

第一節　服務對象的心理特質與需求

透過照顧服務員了解服務對象心理知能來提升服務對象的健康及預防疾病，進一步認知心理因素與疾病原因和健康行為間的關聯，使其優化照顧技能，促進服務對象養成健康自主管理的行為習慣以及因應疾病發生後的心理調適。長期照顧服務對象心理議題的焦點在於了解服務對象的一生，如何去將這些經歷整合在一起，因此根據上述長照服務對象的心理議題以艾瑞克森（E. H. Erikson, 1963）的社會心理發展階段有所闡述，將一生分為八個階段，如下分述（周怜利譯，2000）：

一、艾瑞克森心理社會發展理論

艾瑞克森（E. H. Erikson）是一位美國著名精神病醫師，其「心理社會發展論」（psychosocial developmental theory）是著名的人格發展理論，強調一個人的「自我」會隨著年齡的增長，因其內在生物性心理需求與外在社會環境的互動，不斷發展與平衡。每一個階段都是不可忽視的。並為不同年齡段的教育提供了理論依據和教育內容，任何年齡段的教育失誤，都會給一個人的終身發展造成障礙。並明確告訴每個人，為什麼會成為現在這個樣子，心理品質哪些是積極的，哪些是消極的，多在哪個年齡段形成的，以及反思的依據。艾瑞克森並認為老年期的發展任務不是自我統整，就是悲觀絕望。自我統整的長者能夠隨心所欲，安享餘年；悲觀絕望的長者則將悔恨過去，悲觀失意。

艾瑞克森將人生分為八個時期，每一個時期都有一個主要面臨的危機有待解決，個體出生後與社會環境互動而持續發展，在個體與社會環境的互動中，一方面由於自我成長的需求，希望從環境中獲得滿足，另一方面又受到社會的要求與限制，使個體在社會適應中產生心理上的困難，艾瑞克森稱此為「發展危機」（developmental crisis）。每一階段的發展危機由看似兩兩對立的性格傾向——和諧（syntonic）和不和諧（dystonic）——所組成，以下列出各時期的年齡以及該年齡階段所面臨的心理社會危機：

1. 出生到 1 歲：信賴對不信賴。
2. 1-3 歲：自主行動對羞怯懷疑。
3. 3-6 歲：自動自發對退縮羞愧。
4. 6-12 歲：勤奮進取對自卑自貶。
5. 青年期：自我統整對角色混淆。
6. 成年期：友愛親密對孤獨疏離。
7. 中年期：奮發有爲對停滯頹廢。
8. 高齡期：自我統整（榮耀）對悲觀絕望。

二、高齡期邁向活躍老化（活到老學到老）

在艾瑞克森社會心理發展階段每一個階段中，發展順利便會形成和諧傾向的性格，發展失敗則會形成不和諧傾向的性格。例如嬰兒與媽媽的互動中，若媽媽能及時而正確地回應嬰兒的需求，嬰兒便可持續發展出對人信任、有安全感的性格，若媽媽無法及時而正確地回應嬰兒的需求，嬰兒便會發展出對人不信任、缺乏安全感的性格。但艾瑞克森等人晚期提出一種更貼近現實且更爲合理的詮釋，認爲發展健全的自我應該同時擁有和諧與不和諧的性格傾向，而適應良好的發展是在兩種極端性格中取得平衡。例如發展信任的和諧性格是必要的，但只有與適度的不信任並列時，信任才能正向發揮其存在的價值。簡單說，不信任對於個人的生存也是必要的。然而，和諧和不和諧兩股張力的平衡並不會自然發生，必須藉由高齡者不斷學習、有意識的統整心理需求和社會限制間的互動，才能達到平衡的狀態。所以艾瑞克森等人在較晚期的理論詮釋中，特別重視「活躍參與」（vital involvement）的概念。強調我們並不是被動地受到心理成長動力與環境限制力量的形塑，而發展出自我的，鼓勵人們更應該積極參與每一階段的發展任務，主動投入環境帶來的挑戰。活躍參與本身就是人們「活著」的最佳實證。

三、高齡期透過統整或絕望取得平衡發展智慧

(一)「統整 vs. 絕望」取得平衡

高齡者透過意識及潛意識複雜過程，企圖調和早期的心理社會主題，並將這些主題整合，帶進目前老年期的發展中。若能整合一生的經驗與每階段的心理社會力量以面對老化與死亡，便能感到一生完整無缺的統整感；若因爲無法整合，則會對無可避免的老化與死亡感到絕望。足夠的統整感，讓高齡者再次肯定生命，並藉由持續有意義地參與活動及群眾，增強心理社會的力量；而適度的絕望則讓老人逐漸接受死亡的必然性。

在高齡期適應良好能在「統整 vs. 絕望」間取得平衡者，能在爲生命做整體回顧並與之妥協的過程中，發展出「智慧」以利了解與接受對過去生命事件所做的決定。高齡者仍會對無可避免的老化與死亡感到無助，此時高齡者已接納自己的情緒，以便繼續活躍參與接下來的人生。最後高齡者肯定過去、接納現在，並持續邁向未來。

(二) 高齡者過度統整而出現假統合

然而過度統整也有其不良發展，是指長照服務對象面對死亡的不確定與陌生感，和生理機能老化帶來的不便和痛苦時，假裝自己不憂慮，嚴重者會發展出「頑固」的性格傾向。過度統整的高齡者正處於「假統合」的過程中，藉由否認那些自己發現無法接受的部分，以建構自己對一生整體的滿意感。甚至過度美化過去經歷的一切，宣稱對自己的一生感到滿意，而不會遺憾後悔。實際上有一些高齡者既不服老又不接受幫助，堅持自己沒有適應不良，反而限制了他們的發展，例如不坐輪椅反而限制了行動範圍、不接受照護反而損害了健康、不改變工作型態反而削弱了生產力、倚老賣老反而破壞了人際關係等。

(三) 高齡者過度絕望而出現無助感

過度絕望的惡性發展是指高齡者對過去的生命事件感到後悔遺憾，對現在的老化感到羞愧自卑，對未來的死亡則感到絕望無助。嚴重者會發展出「輕蔑」的態度，對自己與他人的生命不屑一顧，認爲自己的生命經驗不值一提，此種態度乃是反應其對死亡的困惑與無助。

四、生命週期對高齡者影響與調適

艾瑞克森等人晚期爲了以更貼切的文字來取代「階段」（stage），結合許多關於生命階段的概念後，決定使用「生命週期」（life cycle）來表示發展順序中時空並存的特性。生命週期一詞涵蓋兩個重要概念，其一爲「個人的生命週期也是世代交替的循環週期」，其二爲「個人會不斷以新的形式重新經歷早期的生活」。生命週期包含上下幾個世代，同時循環於個人的一生當中，讓高齡者得以用一種新的形式重新經歷早期的生活。就像身處高齡期的個人會對其一生進行統整一樣，個體在生命週期中的每一階段裡都會將早期階段所出現的心理問題，以新的、合乎年齡的方式在進行整合。各種發展危機在不同階段，需要不同比重的平衡，所以高齡者會將早期的那些主題併入目前遭逢的焦點主題裡，並希望能重新取得平衡。以「信任 vs. 不信任」爲例，嬰兒期到學齡期需要較多的信任與較少的不信任，以便接受父母師長的照顧，但從青少年到成年期，則須逐漸調高不信任的比重，以便獨力面對眞實社會的多元性，到了高齡期又重新需要較多的信任以便樂於接受他人的幫助。其他發展危機也需要如此不斷地重新經歷與平衡。

五、鼓勵高齡者自我發展

生命是一個終身學習的歷程，只要能活躍參與社會互動，並從經驗中學習反思，即使早期適應不良，也可透過重新平衡的方式修正自我發展的方向。每一階段累積的心理社會力量和資源越多，就越能修正早期的發展失序，也更能夠處理後續主題的發展危機。相對的，一旦停止終身學習與活躍參與，即使早期適應良好，也可能演變成不良發展或惡性發展。就像刀不磨不利，生命原本就需要全心投入和活躍參與，不出港的船雖不會擱淺但也失去造船的意義。所以勇敢迎向生命奔流中的暗礁吧！如此才能激起美麗的浪花。

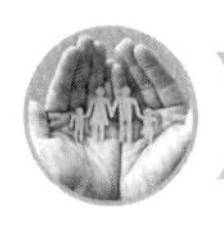

第二節　憂鬱症的認識

心靈健康是目前相當重要的公共議題。老年憂鬱症導致個人或家庭心理、經濟層面的重大影響。隨著臺灣人口老年化，老年心智疾患値得、也需要被注意。研究顯示全球老年憂鬱症盛行率爲 13.3%（Jolly, Vadukapuram, Trivedi, Mansuri, Adnan, Cohen, & Vu, 2022）。

我國中老年身心社會生活狀況長期追蹤調查顯示，臺灣 65-74 歲老年憂鬱症患者盛行率約 11.7%，75 歲以上老年憂鬱人口盛行率則占 19.7%（衛生福利部國民健康署，2022）。而研究也顯示老年憂鬱症與老年自殺、生活品質有顯著關係（Rhee & Steffens, 2020），因此了解「老年憂鬱症」是你我重要的學習課題。雖然老年憂鬱症經過治療後能逐漸緩解，然而對疾病的忽略、不了解或是汙名化，導致 6 成以上的病人沒有得到適當的治療。

因此，照顧服務員在其服務時，應對其心理疾病有一定知能及照顧技能，進一步能去辨識心理疾患的行爲及心理狀態，提供照顧者支持系統，可以避免惡化、預防於未發展成疾病即改善情況。

一、憂鬱症的定義

憂鬱症者情緒非常低落，整天都感覺疲累、悲傷、表情愁苦、動作緩慢、活動量變少、對任何事都提不起興趣、個人衛生變差、對外觀不在意、食慾差、體重會逐漸下降（有些人也會以大吃大喝來舒緩情緒而體重上升），整天躺床，出現失眠或嗜睡情況。判斷力、注意力、記憶力均減退，思考內容明顯悲觀與消極，出現自責、無望感，嚴重者會有罪惡妄想、虛無忘想或自我感喪失，有自殺意念，甚至會出現自殺企圖，並想藉由自殺來結束痛苦。以上的狀態持續至少 2 週以上，通常會被診斷爲憂鬱症（林王美園，2020）。

二、憂鬱症的治療

憂鬱症的預防很重要，若能協助服務對象學習適當的壓力調適方法，或身旁支持系統如親友的關心或專業的協助，就能早期發現及接受適當治療。然而憂鬱症不一定會痊癒，臨床常以「緩解」或「適應」的概念來看憂鬱症，治療常採用多元治療模式，包括藥物治療和心理治療。如下說明：

(一) 藥物治療

憂鬱症的病因若是生物因素爲主，如大腦功能或結構異常，若症狀干擾較嚴重，藥物治療是必要的。目前主要藥物可分爲四大類，即抗精神病劑、抗憂鬱劑、情緒穩定劑及抗焦慮劑。因此協助服務對象遵照醫囑服藥及給予藥物衛教是非常重要的。例如提醒服務對象服藥後避免開車，並於活動時小心，避免跌倒（林王美園，2020）。

(二) 非藥物治療

英國國家健康與照護卓越研究院（National Institute for Health and Care Excellence）於 2022 年 6 月發布了最新針對成人憂鬱症的治療指引，是英國最具權威的治療指引，這次改版是自 2009 年該指引發布後，經過 13 年首次更新，新版指引中高度強調非藥物治療作爲第一線治療選擇，例如心理治療的重要性，亦納入正念冥想等近年受到注意的輔助療法，備受精神醫學相關領域人士關注。非藥物治療也包括心理治療、陽光運動及規律生活、家人支持、飲食療法（NICE, 2022）。

英國國家健康與照護卓越研究院指引以「病人健康問卷（PHQ-9）」之 16 分作爲區分，把憂鬱症分成輕症（不到 16 分）和重症（16 分以上）來提供治療建議，如列點說明（NICE, 2022）：

1. 優先建議使用心理治療於輕症患者。
2. 對初始治療反應不佳者，藥物合併心理治療是方案之一。
3. 病情緩解後考慮持續治療來降低復發風險。
4. 使用數個月後緩慢減藥較不易有戒斷症狀。

三、面對憂鬱症服務對象之照護

當服務對象情緒低落、有憂鬱的狀況時，除了就醫以外，家人也要懂得同理長者的情緒，多傾聽，少用反駁的語句與長者對話。閒暇之餘也能陪長者外出走走，或參加社區中心、里辦公室等處辦理的課程或活動，增加長者與外界接觸的頻率，也能維繫與建立長者的社會人際關係。

四、面對憂鬱症服務對象之角色扮演

照服員位於長照第一線的角色，照顧工作包含體力、精神和情緒勞動等。高壓的工作環境容易出現情緒勞動，與憂鬱症服務對象「建設性」溝通技巧包括以下說明：

1. 每天固定花時間溝通，發展溝通關係。
2. 運用肢體語言如專注眼神、輕觸其肩或手、身體往前傾、書寫方式。
3. 說話速度變慢及音調柔和，服務對象表達負面情緒時，儘量保持語調平穩。
4. 不批評、不命令、不比較及不教導等，展現友善接納的態度並同理服務對象感受和想法。
5. 練習坦誠表達照服員（照顧者）的想法，清楚說出某個情況下的感受與重視服務對象互動的關係。

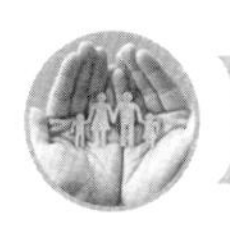

第三節　自殺的徵兆與預防

一、高齡族群是自殺危險因子的原因

高齡族群自殺影響因素，如以下列點說明（林俊德等編著，2020）：

1. **精神疾病之相關性**：自殺死亡的高齡者相較於自殺未遂的高齡者，大部分有精神疾病，最常見的是情感性疾病，特別是重度憂鬱症。必須注意無助感，無助感是自殺意念的預測因子。
2. **人格特質或人格疾患**：高齡者的自殺行爲和某些人格特質相關，例如內向、害羞及隱居，較有敵意、固執及獨立的性格者。
3. **身體疾患之相關性**：自殺和許多疾病相關，例如後天免疫不全症候群、亨丁頓氏症、多發性結節、腎臟病、十二指腸潰瘍、脊椎受損或紅斑性狼瘡或癌症。
4. **生活壓力事件及社會環境**：嚴重的人際關係問題、經濟問題、家庭不和，或工作狀態的改變，是高齡者自殺的社會環境危險因子。
5. **整體功能的表現**：是身心狀況的一個敏感指標，例如日常生活的活動能力，穿衣、自己進食，以及工具使用的生活能力。

二、辨識自殺意念及徵兆

高齡者自殺傾向可能源於長期抑鬱、失去感受快樂的能力，也可能是短時間受到重大打擊難以面對，而選擇了結生命。大致上可以從以下五大類說明來辨識自殺意念及徵兆：

(一) 情緒表現

1. 內疚、絕望。
2. 暴躁、焦慮或緊張。
3. 意志消沉、感到沒有人關心自己。
4. 鬱躁期間，可能偶爾由抑鬱狀態轉爲情緒高漲。
5. 常自我批評，自我價值低落。

(二) 身體徵兆

1. 身體無故感到不適。
2. 食慾不振或大吃大喝。
3. 體重改變大。
4. 反應及動作緩慢。

(三) 思想徵兆

1. 常自責及厭惡自己。
2. 期待因死亡取得別人的寬恕和體諒。
3. 有自殺的意念或計畫。
4. 不爲未來計畫。
5. 思考困難難做決定。
6. 記憶力減退。
7. 覺得若自己不存在，對他人更好。

(四) 行為徵兆

1. 失眠。
2. 缺乏專注力。
3. 不注重外表打扮。
4. 無故哭泣。
5. 性情突變如變得脾氣暴躁。
6. 疏離親友、與親友告別或把心愛物品送給他人。
7. 書寫或言談間曾表達人生沒有意義、透露會自殺及身後事安排。
8. 酗酒或濫用藥物。
9. 突然對死亡有很大的興趣及想法。
10. 工作表現或學業成績驟降。
11. 對事物或嗜好失去興趣。

(五) 言語徵兆

1. 說話緩慢。
2. 以下是企圖自殺者可能在自殺前所發出的一些言語訊號：
    - 如果我死了……
    - 我以後都不會再煩你了……

- 以後都不會有任何事了……
- 什麼也幫不上忙了……
- 我不知道還可做什麼……
- 我眞是很對不起他……希望這樣會對他好點……
- 再見啦……

三、預防及提供協助

從衛福部（2022）出版之自殺防治指引報告中可以看出，55 歲以上老年人在自殺身亡前一個月內有 70% 曾經看過非精神科醫師，只有 9.3% 看過精神科，所以無論精神科或非精神科醫師，都是老年人自殺防治工作中重要的守門人。除了基層醫師外，還要協同個管師協助病患用藥指導、衛教或是心理治療，同時搭配精神科醫師轉介處理困難個案，此種共同照顧模式（collaborative care）不僅能夠加強憂鬱症治療效果，也能夠有效降低病患自殺意念。這顯示了以個案爲中心、家庭爲單位、社區爲範疇的服務系統整合，對於防範高齡人口自殺的重要性。近年政府努力推動與高齡社會心理健康相關的全國性計畫或綱領，例如「整合型心理健康工作計畫」、「失智症防治照護政策綱領暨行動方案 2.0」等，都朝向促進高齡人口各項身心健康服務資源之整合，期待聚焦於支持性關係的建立與維持，支持性網絡的連結與整合，以落實「人人都是珍愛生命守門人」的理念。

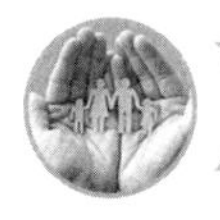

第四節　照顧服務員壓力自我察覺與調適

照顧服務員必須獨立從事長期照顧服務工作，服務的個案包含失智長者、癌末病患及失能者，由於服務對象爲年長者及家人難以掌握，也因此來自於服務對象、家屬，甚至於周遭人士的暴力行爲，往往是服務人員所會面臨的職場風險。在實際的照顧過程中，每個照顧者，幾乎都會面臨到排山倒海的「照顧壓力」，所以照顧者的心理紓壓，對於整個家庭，以及被照顧者而言都是不容忽視的。對奉獻心力的照顧者，呼籲「別讓自己也成爲第二個受照顧者，把一己照顧好，才會有更多的力量照顧身邊的人。」

一、照服員的壓力自我覺察

「我總是腰酸背痛…… 」、「照顧別人讓我覺得壓力山大…… 」、「最近一直失眠、睡不好…… 」，身爲照服員在照顧服務對象時，不僅需要承受勞力付出所造成的腰傷、肌肉痠痛等職業傷害；在照顧上受到家屬苛求或責備；或是在面對具有攻擊傾向的服務對象時，必須先忍耐、壓抑自己的感受。接踵而來的情緒壓力容易使人感到疲勞，累積的壓力如果沒有找到管道抒發，更是會影響到心理健康。

如果自我覺察及檢測後，發現以下症狀出現一半以上，代表工作壓力已經成爲不小的煩惱，且可能已經影響到日常生活與身體健康的程度，必要時請尋求外界協助，除了善用醫療上的資源，也可以和身邊的親朋好友訴說自己的煩惱。以下說明衛福部國民健康署壓力指數測量表（衛福部國民健康署，2024）：

1. 我的工時很長，工作內容令人感到無聊。
2. 我的工作內容太多，使我無法妥善安排自己的時間。
3. 我沒有權決定我自己的工作項目或計畫。
4. 我不滿意目前的薪資與正在做的工作。
5. 我無法從機構獲得工作上應有的支持。
6. 我的同事無法在工作上給予我幫助。
7. 工作時，我經常感到壓力與疲憊感。
8. 我總是無來由地情緒緊張、發脾氣。
9. 我比以往更加容易感到疲勞或身體痠痛。
10. 我最近經常焦慮失眠、睡不好或頭痛。

二、照服員工作壓力的放鬆技巧

照服員的工作內容需要面臨不少情緒與勞動壓力，學習好好和壓力相處，尊重自己的情緒與替它找到宣洩的出口，才能在工作與生活之間取得良好的平衡。以下說明放鬆的方法（林王美園，2020）：

(一) 多方嘗試各種類型的休閒運動

照服員在照顧別人之餘，也別忘了要留一些空閒時間給自己，幫自己訂個小假期進行身心放鬆，無論是看電影、爬山健走、聽音樂……等，慢慢學習找回生活中的幸福感。

(二) 勇於自我揭露工作中面臨的不舒服感受

照服員的工作除了是勞力導向，在面對身障者，或是失智長輩出現攻擊行爲時，因爲具備專業的照護知識背景，同時爲了維持良好的照顧服務品質，總是將自己的感受擺在最後；遇到照護對象、家屬各種不平等的要求與對待也會傾向催眠自己忍讓，長時間下來只會累積問題。建議照服員在服務過程，有任何讓心理產生不平等的感受，即便不是在當下就提出，在日後也要誠實向對方溝通說明，坦白自己受傷了並不羞恥，反而是一種勇敢展露自我的表現。

(三) 參加與照護相關的互助社群或團體

在工作中獲得同事與周遭人群的友善支持也是不可或缺的一環，接收他人的力量支援可以幫助在職場中更加如魚得水，參加照服員或照護相關的社團或協會，具有相關經驗的同業人士會更好地同理彼此遭遇的難題與情緒，並且相互討論出能夠運用的解決途徑與對策。

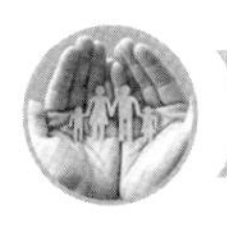

第五節　家庭照顧者心理健康與壓力調適

家庭照顧者的美麗與哀愁：若發現自己面臨角色轉變、身兼數職、社交阻礙、經濟等議題時，各大醫療院所的臨床心理師等專業與長照皆有提供相關協助，別忘了尋求和應用資源，照顧好自己才能照顧好家人。

一、照顧者心理健康支持

家庭照顧者定義，凡是家中有需要由你提供照顧之失智、失能行動不便者、失能身心障礙者以及日常生活需他人協助者，你就是一個家庭照顧者。「長期照顧服務法」第 13 條明文規定：「家庭照顧者已明確納入長期照顧服務法服務對象，與被照顧者同列爲服務對象，透過家庭照顧者支持性服務，可協助家庭照顧者正視自身需求，減輕家庭照顧壓力及負荷，在居家照顧的過程中，協助並陪伴家庭照顧者。」

二、家庭照顧者權利宣言

目前政府推動的長照 2.0 計畫中，家庭照顧者的權益與身心健康問題已受到重視，從社區照護發展、經濟補助、醫療與社福資源整合等，來提供支持家庭、居家到社區照顧之多元服務，期待提升長期照顧需求者與照顧者的生活品質。此外，自家庭照顧者關懷總會成立至今，強調「照顧者與被照顧者的人生，同樣重要」、「要先照顧好自己，才能給他人好的照顧」理念。以下爲家庭照顧者權利宣言（家庭照顧者關懷總會，2012）：

我以身為照顧者為榮。
我會善待自己。
我有權尋求協助。
我有權保有屬於自己的生活。
我有權拒絕無謂的罪惡感。
我有權利大方的接受回饋。
我有權做好自己的生涯規劃。
我有權利期待並爭取協助照顧的服務。

三、家庭照顧者照顧的調適

了解精神疾病症狀與對患者造成的影響，可以在心理和生活層面上預做準備，避免對患者抱有不合理的期待。與疾病共處，同理患者的困難，也留意個人壓力和情緒反應，若自己的飲食、睡眠等日常生活作息也受到影響時，就要幫自己安排休息和放鬆活動。善用社會資源，避免單打獨鬥。適時的求助不僅是讓自己有機會喘息，也是維持個人功能和避免患者狀況惡化的方式。與其責備自己，不如給予自己和患者鼓勵，正向的支持與接納，不只對患者有幫助，也能對照顧者的心態調適和生活品質有所提升。

課後問題

1. 現代人生活的壓力，主要是生活中的節奏快速，長期超負荷工作與課業和過重的生活壓力，而壓力主要來源是什麼？
2. 當我有工作壓力時，如何自我覺察以及如何有效紓解壓力？
3. 請設計一個團體活動讓家庭照顧者放鬆（抗壓特攻隊）。

答案：

1. 詳見 p. 164。
2. 詳見 pp. 164-165。
3. 詳見 pp. 164-165。

參考文獻

周怜利譯（2000）。Erik H. Erikson, Joan M. Erikson, Helen Q. Kivnick 著，**Erikson 老年研究報告——人生八大階段**。臺北：張老師。（原作 1986 年出版）

林王美園（2020）。**照顧概論與實務：照顧服務員實用工作指南**。臺北：華杏。

林俊德等編著（2020）。**新編心理學概要**（二版）。臺中：華格那。

家庭照顧者關懷總會（2012）。照顧者支持平台。2024 年 5 月 20 日取自 http://www.familycare.org.tw/index.php

衛生福利部（2022）。**警消及第一線救援人員之自殺防治指引**。2024 年 5 月 24 日取自 https://dep.mohw.gov.tw/DOMHAOH/cp-4903-54125-107.html

衛生福利部國民健康署（2022）。民國 108 年中老年身心社會生活狀況長期追蹤調查成果報告。**臺灣老人研究叢刊**，86-87。

衛生福利部國民健康署（2024）。**壓力指數測量表**。2024 年 5 月 24 日取自 https://health99.hpa.gov.tw/onlineQuiz/pressure

Jolly, T., Vadukapuram, R., Trivedi, C., Mansuri, Z., Adnan, M., Cohen, S. P., & Vu, T. N. (2022). Risk of suicide in patients with major depressive disorder and comorbid chronic pain disorder: An insight from national inpatient sample data. *Pain Physician, 25*(6), 419-425.

National Institute for Health and Care Excellence (NICE) (2022). *Depression in adults: treatment and management Guideline*, No. 222 Published: 29 Jun. https://www.nice.org.uk/guidance/ng222

Rhee, T. G., & Steffens, D. C. (2020). Major depressive disorder and impaired health-related quality of life among US older adults. *International Journal of Geriatric Psychiatry, 35*(10), 1189-1197. https://doi.org/10.1002/gps.5356

Shorey, S., Ng, E. D., & Wong, C. H. J. (2022). Global prevalence of depression and elevated depressive symptoms among adolescents: A systematic review and meta-analysis. *The British Journal of Clinical Psychology, 61*(2), 287-305. https://doi.org/10.1111/bjc.12333

第九章
人際關係與溝通技巧

洪子鑫

課程綱要

一、溝通的重要性。

二、如何增進溝通能力。

三、建立與被照顧者／家庭照顧者良好的溝通技巧。

四、案例分享。

學習目標

一、了解溝通的重要性、目的及要素。

二、了解阻礙與促進溝通的因素。

三、說明增進溝通能力的方法。

四、說出特殊溝通情境的處理（含重聽、視力不佳）。

五、了解長期照顧服務個案及家庭照顧者常見問題與溝通技巧。

前言

近來在照顧現場，其實有不少機構照服員、居家照顧服務員（居服員）年紀都在45歲以上，在高齡少子又缺工的時代，照服員市場供不應求。而身爲三明治世代，有些人爲了照顧自家父母，也會進修相關訓練，並進一步取得照服員資格。打破一般人認爲「照顧老人體力要好，中高齡做不來」的迷思，這份收入穩定的工作，無年齡限制、收入算穩定，頗受中高齡就業者青睞。但與其他行業要求的外語能力相比，居服工作的語言能力反而要「接地氣」，國、臺、客語或原住民族語說得輪轉，能與長輩溝通，運用阿公阿嬤熟悉的語言互動，照顧效果更佳。

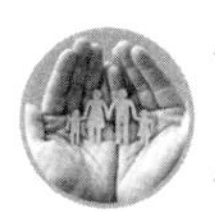

第一節　溝通的重要性

溝通是建立良好人際關係的基礎。透過溝通，我們能彼此認識、了解、建立信任，學習欣賞自己和對方，並會在過程中互相影響，產生正向情緒及美好的回憶。溝通是雙向的，要有良好溝通，學習聆聽他人及表達自己均十分重要。溝通有時並非只侷限於言語，非言語的溝通也極具影響力，可以左右別人詮釋我們所表達的訊息。

非言語是指我們的臉部表情、身體語言（如身體的移動、接觸、姿勢與動作）、眼神、說話的音量和聲調等，這些東西均反映了我們的態度和感受。例如長輩皺著眉說「我沒有生氣！」雖然長輩說「沒有生氣」，可是從長輩表情、短促而大聲的語調中，告訴我們相反的訊息。

一、治療性溝通目的

溝通是指兩個人之間的互動影響、支持或是經由他人幫助而獲得成長或生存的一種動態過程。而治療性溝通是人與人之間的治療性對話，旨在促進問題的解決、學習與成長，以及照顧性工作，包括有計畫的爲服務對象達到健康和解決健康問題，以下分析治療性溝通目的（林王美園，2020）：

1. 建立良好的照顧信賴感。
2. 評估服務對象身心靈各方面需求。
3. 鼓勵服務對象言語表達及感受。
4. 協助處理服務對象焦慮、情緒衝突、探索壓力源。
5. 檢視症狀對生活的困擾，促使產生病識感。

6. 將病識感化爲行動並鼓勵嘗試新的行爲。
7. 服務對象有能力執行自我照顧及挫折容忍力提升。
8. 回顧治療過程，針對成長事實給予回饋。
9. 迎接新的生活與未來。

二、溝通的基本要素

人際溝通是人與人之間訊息傳送和接收的互動過程（陳皎眉，2004）（如圖 9-1 所示）。包含了四個要素：

1. 溝通的情境。
2. 參與者（訊息傳送者—訊息接收者）。
3. 訊息和管道。
4. 各種干擾溝通進行的噪音。

圖 9-1　溝通要素

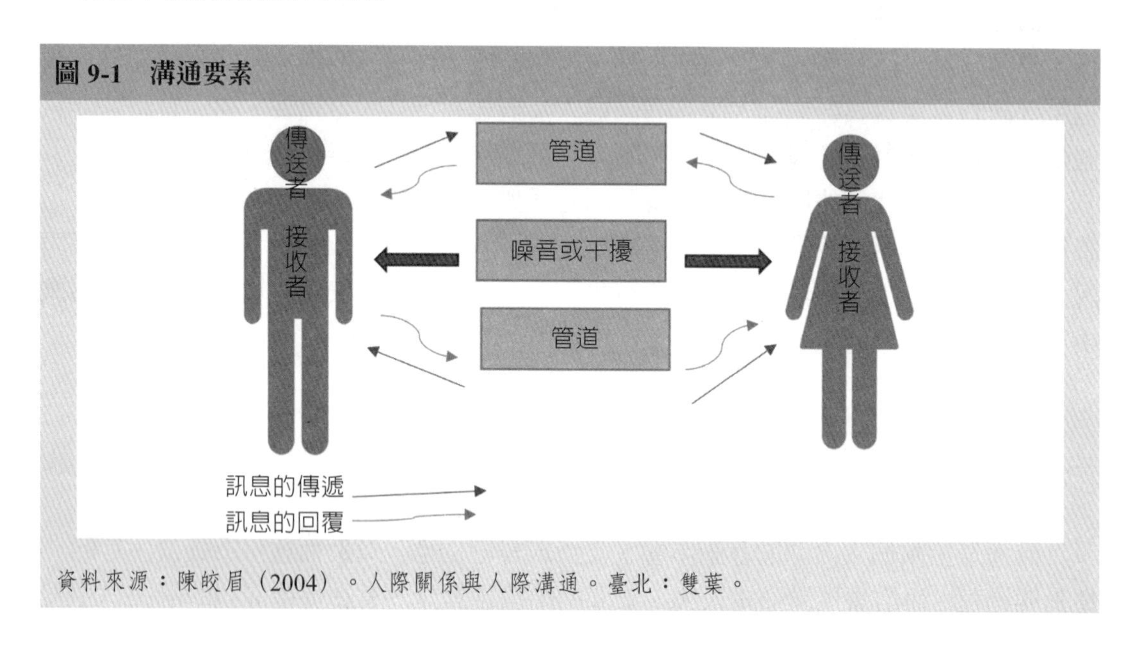

資料來源：陳皎眉（2004）。人際關係與人際溝通。臺北：雙葉。

溝通的基本要素包括溝通情境、參與者、訊息和管道、噪音和干擾等四部分，以下分別說明（陳皎眉，2004）：

(一) 溝通情境

當人與人溝通時，會因爲當時所處的情境差異，而影響彼此之間的互動關係。溝通的情境包含四個面向：物理情境、文化情境、社會—心理情境以及時間情境。

1. **物理情境**：指溝通時所處的外在環境，包括溝通的場所、溫度、光線等。這些物理因素可能會影響談話的內容、氣氛或意願等。例如和照顧服務對象溝通時距離太遠、光線昏暗、溫度太高，都會使語言和非語言的溝通發生障礙。
2. **文化情境**：指溝通者在社會化過程中所學到的規範、規則和態度等。例如照顧服務對象和照服員是不同文化的族群，分別會在腦海中形成不同意義，也會影響溝通因素。
3. **社會—心理情境**：指溝通者會因彼此的關係不同或所扮演的角色不同，而有不同的溝通模式。例如照顧服務對象和照服員的照顧關係發展轉化而爲夥伴關係，能從單向性溝通走向雙向性溝通，對於照顧內容有其助益並提升。
4. **時間情境**：指溝通者會因彼此生活作息習慣的不同，而影響到彼此對合適溝通時間定義的不同。例如照顧服務對象在被照服員照顧的時間中，總顯得疲憊，都使溝通變得困難。因此選擇照顧服務對象願意及合宜的時間點進行溝通是很重要的。

(二) 參與者

這裡所指的參與者包括訊息的傳送者與訊息的接收者。也就是圖 9-1 中，由二個人形所代表的部分，因爲溝通的過程是一種互動之過程，因此，在此過程中的每個人即扮演訊息的傳送者，也扮演訊息的接收者。也就是說，在整個溝通的過程中，除了將自己的意思傳送出去之外（即傳送者），也讓對方可以接收到訊息（即接收者）；另一方面，對方在收到訊息之後，會進行訊息的解讀，然後進一步做出適當的反應或回饋。此時，對方扮演的是傳達訊息的傳送者的角色，而自己扮演的則是接收者的角色。

在過程中，傳送者將自己的意見或訊息傳達給對方，並讓接收者在接收到訊息之後，可以了解其意義的過程稱爲「編碼」。即依接收者的解讀能力不同，進行不同程度的編碼，讓接收者可以了解其意思。編碼除了可以是以語言、身體動作，也可以是面部表情等。而接收者在收到經過編碼的訊息時，會進行解讀的動作，以了解傳送者的眞正意思，此過程亦稱爲解碼。

(三) 訊息和管道

訊息指的是傳送者想要傳達給接收者的內容。例如上課時，教師會將想要傳達的內容透過語言、身體動作等，讓學生能更容易了解他所要表達的意義。一般來說，訊息可透過多種管道來傳送給接收者；所謂的管道指的是語言、身體動作等，其主要可以分成二類：

1. **語言溝通**：指的是透過語言或文字符號所表達出來讓對方了解的意見或想法。例如談話、開會、演講、電話與交談等。

2. 非語言溝通：指的是非經由語言或文字符號所表達的意見或想法，同樣可讓對方了解其意義。一般可分爲面部表情、身體動作、身體接觸、距離等（張華葆，1994）。非語言溝通比語言溝通更重要。當照服員在觀察照顧服務對象的非語言行爲時，也同步被照顧服務對象所觀察。因此在服務時必須擁有眞誠的眼神和態度，適時微笑、落落大方，留意服裝儀容，時常探視接近服務對象。

(四) 噪音或干擾

指溝通過程中，所接收到的各種干擾因素，這些干擾因素會影響溝通的進行。溝通的噪音主要來自三部分：

1. 外在環境的干擾：指受到除了溝通者雙方之外的外來因素的影響。例如溝通環境吵雜、缺乏溫暖及安全感等；和服務對象距離太遠，會讓服務對象敏銳感受是否友善，容易引起服務對象不安與緊張。
2. 內在因素的干擾：指來自個人內在因素的影響，例如心情、回憶等。例如照顧服務對象情緒不穩定、焦慮、失落、憂傷、生氣、悲傷、注意力無法集中等，導致不能專心聽、讀、講，而影響溝通的品質。
3. 語意的噪音：指接收者誤解傳送者的意思。例如照顧服務對象因爲聽力或疾病等的關係，而無法正常接收照服員溝通的訊息，而產生不良的語意，造成溝通上的阻斷。久而久之，容易形成照顧關係的無力感與壓力等。

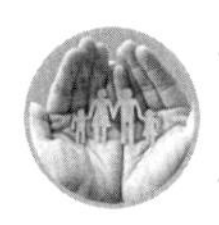

第二節　如何增進溝通能力

一、良好的溝通方法

隨著人口老化，照顧服務員與服務對象接觸的機會亦隨之而增加。在相處中，良好的溝通可以減少誤會和衝突、維繫彼此之間良好的關係，有助減低彼此生活壓力及保持心境愉快，建立友善照顧關係（香港特別行政區衛生署，2020）。

(一) 與照顧服務對象的溝通

與服務對象溝通，要花一點心思，亦要在時間上做出適當的安排。必須留意服務對象生理和心理上的特點，並考慮各種環境的因素，適當及靈活地運用不同的溝通技巧：

1. 聆聽：
   (1) 用耳朵：耐心聆聽。
   (2) 用心：設身處地去了解對方的想法。
   (3) 動腦筋：分析對方說話背後的意思。
2. 談話技巧：速度及語調要適中，速度及語調要配合長者的需要。例如服務對象若是認知障礙症患者則說話時要慢一些；遇到聽覺不好的，大聲講話時要注意語調，不要使服務對象誤會照服員在責罵。如下分點說明：
   (1) 適當的詢問：如利用是非題引導服務對象回答。
   (2) 給對方說話的機會：避免只顧自己講，多鼓勵對方主動地跟你溝通。
   (3) 靈活轉換話題：當察覺到服務對象對話題不感興趣時，可利用身邊的事物轉換話題，例如「你穿的衣服很有特色，是誰給你買的？」

(二) 語言運用

用字簡單、具體，例如以「每餐吃一個水果」代替「吃多些纖維」；句子組織要簡短，例如每句話只包含一個訊息。

(三) 非語言方面的溝通技巧

1. 態度：要友善、親切、真誠、尊重對方；避免不耐煩、不認真或輕視的態度。
2. 眼神：保持眼神的接觸。
3. 表情：代表不同的心情。
4. 姿態及舉止：例如點頭、適當的手勢、適當的坐位安排。
5. 觸摸：例如握著手、拍拍手背、搭著肩膀、擁抱等（注意：必須顧及對方的性別和雙方的關係，以配合適當的觸摸）。
6. 圖片或實物的運用：例如面對有語言障礙的服務對象，若示意服務對象去洗澡，可利用花灑的圖片與長者溝通。

二、與服務對象溝通的技巧

大部分人會認爲長照服務對象難以溝通，其實只是因爲照服員不太了解服務對象的生活模式，才會覺得有種疏離感。照顧服務對象因爲退休、疾病等原因，讓他們的社交圈和日常嗜好與一般人不同，在與服務對象聊天前，不妨先從他們行爲背後的動機與心境開始了解。分析照顧服務對象身心靈特性如下（陳乃菁，2021）：

(一) 服務對象身心靈特徵

1. 社會疏離感：因爲科技的變化太快，服務對象們獲取資訊的速度和管道都與年輕人不同，這也是爲何我們對服務對象們常有「跟不上時代」的刻板印象，這不只造成聊天找不到共同話題，更會讓服務對象有與社會疏離的感覺。
2. 焦慮感：並不是每位服務對象都能安然自若的面對人生晚年，「生病、死亡」都可能造成服務對象焦慮，進而產生負面的情緒。
3. 孤獨感：服務對象從職場退休，社交的範圍漸漸縮小爲家人與左鄰右舍，隨著朋友、另一半的逝去，容易增加老人的孤獨感，又或是致使他們很喜歡重複聊著年輕的往事。

照服員通常在服務時最常有的想法就是「只要打理好服務對象的生活照顧就好」，這樣的照顧方式只能顧及生理層面，而忽略了服務對象心理層面的感受。人在步入老年時心境上會有許多的轉變，但爲了「照顧者的方便」，往往直接省略與服務對象溝通的部分，這樣只會造成服務對象們更深的疏離感與孤獨感。適時與服務對象聊聊天，與服務對象溝通的好處，不但能讓照顧過程更加順利，也能藉此了解他們內心的感受，達到身心兼備的照顧。

(二) 因應服務對象溝通策略

在長照服務上，大都以年長者爲主，針對服務對象常見溝通類型可以區分爲下列五類，先了解長者的個殊化，才能同理進而進行溝通策略，知己知彼百戰百勝，達到照顧的目標及提升服務對象的生活品質。期許能使照服員減少在面對服務對象時的緊張與害怕，同時還能在溝通中獲得成就感，從而實現對服務對象身心全面的照顧。以下分別說明常見的服務對象溝通類型及策略（愛長照，2019）：

1. 總是表達不明確想法

   當照服員在照顧上需要了解服務對象的想法時，服務對象大都回答的較爲敷衍，也許可能是擔心多說什麼造成壓力。這類型服務對象通常對於自己的需求或偏好不表達明確意見，常以「隨便」或「都可以」的態度回應問題，這可能是因爲服務對象不想給照顧者增加壓力，或者服務對象自己的需求不重要。

   溝通策略如下：建議照服員先表達對服務對象的關心和尊重，然後提供一些具體的選擇供服務對象決定，以此鼓勵服務對象表達自己的意見。例如在問服務對象晚餐想吃什麼時可以提供二、三個具體的選擇，例如「您想吃意麵還是炒飯？」這樣可以幫助服務對象做出更具體的決定。

2. 教導及糾察隊

   照服員和服務對象分享生活大小事，試圖與服務對象找到共鳴點時，難免會有服務對象對於照服員的生活習慣、衣著、嗜好、工作等指指點點，甚至開始批評照服員的生活及教導。這類型的服務對象喜歡提供意見和建議，有時可能給人一種管束或過度關注的感覺。照服員需能理解服務對象的動機通常是出於關心，或是希望分享自己的經驗和智慧。

溝通策略如下：與這類型服務對象溝通時，最主要表達對服務對象流露經驗和關心的感激，同時也要適當地設定界限，可以禮貌地聽取服務對象的意見，然後表達照服員的觀點，比如「我理解您的擔心，但我想嘗試一下自己的方法」，既不失禮貌，又能讓服務對象知道照服員的想法。

3. 年齡權威角色

通常這類型服務對象在互動時，常常會仗著自己年紀大，拒絕接受新知又倚老賣老要求年輕人聽他的話。服務對象往往強調年齡和經驗帶來的權威，也可能對年輕一代的觀點和想法不太開放。

溝通策略如下：與這類型的服務對象溝通時，「尊重」是關鍵。即使不同意服務對象的觀點，也應該用尊敬的方式表達自己的想法。可以使用諸如「我尊重您的觀點，您的經驗對我來說非常寶貴，但我還想從另一個角度來看這個問題」等等的語句，都可以點到爲止且避免爭吵。

4. 回憶過往事蹟

許多服務對象在互動時，喜好把過去的豐功偉業或是回憶一再重複敘說，這類型的服務對象非常容易打開話匣子，雖可能時常沉浸在過往的事蹟，但我們也能從中聽到服務對象喜歡與討厭的人事物，更能清楚知道服務對象的過往。

溝通策略如下：聆聽和認可地回應服務對象非常重要。可以積極參與對話，提問和分享自己對話題的看法。例如當談及服務對象過去的經歷時，可以說：「那聽起來眞有趣，您當時是怎麼想的？」或是「您當初爲何想做這個選擇？是否曾感到後悔？」等等，都能幫助我們與服務對象關係更親近。

5. 自我中心型

這類型的服務對象大部分已有一套自己根深蒂固的邏輯思考與溝通方式，以及不容易鬆動固化的思維，也較不容易相處，因他們的表達往往主要圍繞在自己的需要上，這可能是來自他們過往的家庭或成長的心理而產生的，面對這類型的服務對象，過多的爭吵只會破壞關係。

溝通策略如下：面對這類型的服務對象時，重要的是嘗試理解爲何服務對象會有這樣的行爲，同時也表達照服員的感受和需求。例如如果服務對象總是談論自己的問題，可以說：「我明白您現在的感受，但我也有一些事情想和您分享，希望我們能互相支持。」如此才能讓雙方的需求都同時被滿足。

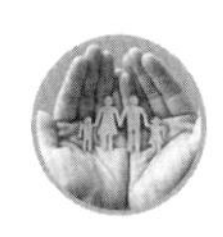

第三節　建立與被照顧者／家庭照顧者良好的溝通技巧

以家庭照顧者而言，照顧的第一關，重視「溝通」重要性及技巧，因爲這對敏感、失落又獨居的長者來說，溝通能力的好壞，其效應有可能放大好幾倍。尤其是居家照顧及長照服務中，需要溝通的頻率可是比急性醫療的頻率高出很多。若能擁有正向的溝通能力，亦能進而維護照顧的品質。

依據內政部統計，臺灣 2025 年進入超高齡社會，65 歲以上人口將逾 20%、失能需照顧的人口突破 100 萬人，凸顯長照服務需求的迫切。以過去長期趨勢觀察，臺灣老人平均需照顧時間約 7 至 10 年，有近 65% 需仰賴家人照顧，目前家庭照顧者平均每天花在照顧上達 11 小時，且照顧時間長達 7-8 年，平均每 3.4 名青壯年就要扶養 1 名老年人（國發會，2022）。

伊甸基金會在 2023 年進行「身心障礙照顧者心聲調查」，針對家庭照顧者壓力、照顧資源需求、照顧者現況及擔憂進行調查，結果顯示身障家庭照顧者以心理精神壓力最大，壓力指數高達 9 成 5，其次爲身體病痛或年老壓力，再來則是日常生活及未來生涯規劃，4 項壓力指數皆超過 9 成。並有部分的家庭照顧者其實長期都服用一些身心科的藥物等等（伊甸社會福利基金會，2023）。

然而照顧長輩的沉重壓力與挑戰隨著人口老化，照顧人力減少，一代比一代嚴峻；因此晚輩手足間的協調更顯重要，需要全家人共同參與。以下幾個方法，作爲協調與溝通照顧長輩的參考方法（朱國鳳，2017；香港特別行政區衛生署，2020）：

一、家庭照顧者成員的溝通方法

(一) 召開家庭照顧協調會議

「家庭照顧協調會議」越早開越好，趁著長輩身體健康、家族和氣時，把握團聚時機，討論未來家中長輩若有疾病時的醫療與照顧方式，讓所有手足都參與討論，蒐集資訊以制定一個合理的照顧計畫。綜觀北歐長者獨立自主，往生前僅臥床數週，故無論由誰召開會議 ，請提醒自己老年照護狀況可能震撼、揪心，家庭成員們皆應爲「自主的老年生活」而努力，會議則爲老後生活「預演彩排」。

(二) 制定明確的照顧分工

長照問題往往牽動數個家庭，要如何制定明確的照顧分工，可根據各自的時間和能力、長輩的需求和偏好，適當地分配任務，承擔自己應盡的責任，減少不必要的紛爭，例如出資較少、能夠出力較多者，儘量抽空陪伴長輩就診；某一手足與長輩同住，照護費用則由其他手足共同負擔。「尊重長輩」和「將心比心」方爲盡責的最好照護。

(三) 建立有效的溝通機制

使用通訊軟體（如成立 Line 群組）或定期舉行家庭會議，建立良好的溝通機制，尊重長輩的意見和想法，讓所有手足之間能夠及時交流訊息與解決問題，例如定期回顧照顧計畫、成效，調整計畫與社區、醫療機構等相關單位合作，確保照顧的品質與安全性，避免出現疏漏或錯誤。

(四) 善用社會福利資源

長照的艱難在於「人」與「錢」，面對照顧長輩的重擔時，除了晚輩手足出人、出錢之外，還可以運用社會長照資源，讓照顧者協商、選擇不同的照顧方式，例如長照 2.0 的措施，居家服務、日間照顧、輔具租借、交通接送及喘息服務等，給予被迫或自願成爲家庭照顧者充分的支持服務。

(五) 溝通與相互體諒

溝通與相互體諒是最重要的，手足間面對照顧長輩的協調，藉由家庭照顧協調會議的推動、制定明確的照顧分工、建立有效的溝通機制，以及善用社會福利政策，可提升照顧者間的溝通與對話，並在必要時求助相關單位、尋求資源介入，給予照顧者一個喘息的空間，分擔手足間照顧長輩的壓力。

二、家庭照顧者及被照顧者在特殊情境溝通方法

家庭照顧者及被照顧者在照顧情境中，長者身心退化，尤其在聽力及視力方面，除了在照顧環境必須因應這些退化而調整，在互動與溝通方面，面臨老年性重聽，照顧者與被照顧者都要留意。以下分別以聽力及視力退化的長者和家庭照顧者（照顧者）如何因應個別化的溝通情境來說明：

(一) 辨識老年性重聽

老年性重聽是指因爲年齡增長產生的生理退化現象，也就是臺語常常說的「耳孔重」，這在老年退化中，是十分常見的一個現象。老年性重聽症狀，大部分始於年過 50 歲長者，年齡越高危險性越高，且男性多發於女性，由於一開始症狀並不明顯，

很容易被忽略。大致上從以下情境來辨認症狀：

1 常常需要別人重複說過的話。
2. 講話比以前大聲，自己卻沒有發現。
3. 電視或手機不自覺地音量越開越大聲。
4. 當別人在背後喊長者時，不容易發現。
5. 經常耳鳴、耳朵癢、耳朵有異物感。

當發現長輩有以上狀況時，建議到醫院檢查，避免病症越來越嚴重。若忽略了老年性重聽，不僅僅會造成生活上的不便，對於照顧者與被照顧者間，都是不小的壓力。也容易造成長輩的社交能力下降，可能因言語誤會而吵架，或是溝通不良降低了互動，導致長輩憂鬱，反而加速了大腦的退化。其實多數的長輩雖然知道自己重聽，卻不願意就醫或配戴助聽器，主要是因爲覺得自己還是聽得見，或者助聽器的佩帶不便、影響外觀，同時也不希望讓別人知道自己有這樣的需求；雖然現在的助聽器十分多樣化，但仍然很難改變長輩們的習慣；也因爲助聽器體積越做越小，反而讓長輩們更容易丟失，又因害怕丟失而不願配戴，在高齡照護上反而多了一個照顧壓力及溝通上的限制。

(二) 和重聽長輩溝通的技巧

良好的聽力是溝通的基礎，但許多長者與家人都飽受「重聽」所帶來的溝通不良之苦。根據統計，臺灣的老年人口中，患有老年性重聽的比例相當高，65 至 75 歲的長者，其中約三分之一至四分之一患有聽覺障礙，而 75 歲以上者更達 4 成，已經成爲臺灣高齡者重要的疾病之一。

長者眞的不是難溝通，只是家庭照顧者（照顧者）必須了解長者因身體的自然退化，不再像年輕時一樣地「耳聰目明」。在與長者的日常相處上，需要注意長者的身體與心靈上的變化，並做出適當的調整與因應。以下整理與重聽長者溝通的技巧（愛長照，2019）：

1. 說話前，可先引起長者的注意，例如先輕輕拍他，或者在他面前比比手勢。
2. 儘量選擇安靜、無噪音的環境與老人家對談。
3. 儘量讓長者可以看到說話者的嘴唇，因爲看得到唇型，有助於表達意思。
4. 音調要放低，並儘量放慢速度，一個字一個字地講清楚。
5. 儘量對著聽力較好的那隻耳朵講話，可以將你的嘴巴靠老人的耳朵近一些。
6. 如果老人家聽不懂，試著用其他同義詞代替，而不是一直重複同樣的句子
7. 有時候用手勢，或寫下重要的詞句，讓老人家可以看得懂。
8. 聽完長者表達後，若有不清楚的地方，再用詢問的方式與他確認。「是這樣子嗎？」

9. 口語的溝通若有困難，也能利用手勢、寫字、畫圖、圖卡等方式溝通。
10. 對健忘或是有失智傾向的長者，注意不要正面直接否定長者描述，可以用疑問句，或是轉移話題與注意力。立即的否定會引起長者的憤怒感，請記得多體貼長者、多給長者尊重與自尊心。

(三) 老年性重聽所帶來疾病風險與照護預防

看不見的危險顯而易見，但聽不見的危險卻常常忽略，根據衛生福利部統計，臺灣領有聽障手冊的人口超過12萬，其中60歲以上又占75%的高比例；有研究指出，聽損年長者智力受損比例，較聽力正常者高出4成，原來聽不見聲音會讓高齡族增加罹患失智症的風險（衛生福利部，2024）。在2019年的《JAMA Otolaryngology-Head & Neck Surgery》期刊報導指出，一旦日常生活中少了聽力刺激，反應自然會變差；若放任重聽問題不管，罹患阿茲海默症及失智症的風險比擁有正常聽力者高出5倍。還有聽力損失在25分貝以上的長者比常人更容易發生跌倒，機率甚至高達3倍以上，每增加10分貝的聽損，就意味著跌倒風險增加1.4倍。老年性重聽長者要維持平衡及步態，同時又要聽取和處理聽覺訊息，這將讓老年性重聽長者較常人更容易跌倒。原來聽不見聲音與失智症、中風、跌倒、憂鬱症有相關（黃銘緯、曾雪靜，2020）。

人跟人之間的溝通主要是靠口語表達，需要聲音來傳遞情感，所以失去聽覺等於在無形之中跟他人之間築起了一道厚重的牆。很多長者因為聽不到，所以沒辦法回應。因此一些長者個案因為聽不到，難以做出正確反應，而被當成失智老人，被家人送到療養院。因此聽力的影響不只是溝通，對老年人來講，少了聽覺刺激，認知能力也會下降。

家庭照顧者在保護長輩聽力的日常注意事項，包括噪音暴露、藥物、吸菸、反覆性中耳炎、外耳炎或狹窄或耳垢阻塞、高血壓、高血脂、糖尿病等，皆是可能導致老年人聽力損失的因素。而日常生活中，避免噪音、吸菸、耳部受傷，使用耳塞、不用棉花棒清潔耳朵，定期檢查聽力，控制高血壓、血糖、血脂，並確實治療中耳炎，以上皆能保護並維持良好聽力。

若長者已經出現了某些程度的聽力損失，建議使用助聽器等輔具，幫助改善聽力，減少與聽力損失相關的認知衰退。此外，特定的聽力訓練、維持社交互動及健康的生活飲食，都能刺激大腦、減少失智症的風險。醫院有助聽器試戴服務，可以幫助患者，也有人工電子耳植入的服務，如有相關聽力困擾，建議至門診尋求進一步治療。

(四) 辨認視力退化的長輩

衛福部在 2023 年 8 月指出，醫事人員協助 65 歲以上長者量六力之結果顯示，服務約 19.2 萬名長者，其中以視力約占 17.4% 與聽力約占 8.7% 異常率較高。人隨著年齡增長，視力與聽力自然會退化，例如看遠、看近或閱讀有困難，與人交談時聽不清楚等現象，尤其發生在長者身上，千萬不可輕忽，因爲視力健康有助於長輩察覺周遭環境的人、事、物，降低長者跌倒風險；聽力健康有助於人與人的正常溝通，避免自卑或孤獨感，降低社會孤立的風險，而長者跌倒與社會孤立都是加速失能的風險因子（衛生福利部，2024）。

在失明的人口中，高齡者占了一半以上的比例。高齡者在身體和行動上比年輕人更需要照顧，因此高齡者視力喪失的問題對其本身、家庭顯得格外的重要，而長者的視力喪失對於生活功能、獨立性甚至情緒上都有很大的影響。高齡者視力喪失有相當多的原因，其中最主要的原因有四項：老年性黃斑部病變、白內障、青光眼和糖尿病視網膜病變等。有些疾病如白內障經過手術的治療即可恢復，但大部分的疾病如黃斑部病變、青光眼及糖尿病視網膜病變就無法恢復，但可能藉由藥物、飲食療法及危險因子的控制延緩疾病的進展。高齡者的視力問題可能造成生活活動功能障礙、行動問題、獨立性喪失，甚至認知功能也會受影響。另外，對於視力不佳的高齡者居家環境的改善也很重要，例如避免昏暗的燈光及避免雜物堆放於走道等都是避免跌倒的方法（賴韻如等，2008）。照顧高齡者的靈魂之窗不只是眼科專科醫師的責任，基層醫師也可以發揮預防、早期發現、早期治療和早期轉介的功能。

(五) 家庭照顧者照顧視力退化長輩

視力退化是許多銀髮族常見的病症，而眼睛卻是我們用來遠離危險，認知周遭環境所不可或缺的工具，照顧視力退化的長者需要特別細心，下列分享照顧視力退化長輩的五個注意事項（賴韻如等，2008）：

1. **提供良好的環境光線**：視力退化的長者較難看清楚物體，家中應該有光線明亮的燈具，尤其是長輩的房間，應該有足夠的自然光線進入。
2. **確保安全**：由於視力退化長者容易跌倒和撞到物體，因此需要確保他們的居住環境安全。在房間裡增加把手和扶手好讓長輩有地方可以扶，在浴室和廚房等易滑的地方，放置地墊可減少跌倒的風險。
3. **協助使用輔具**：包含放大鏡、增亮器及讀書機等，協助他們使用這些輔助器具，可以讓他們更加輕鬆閱讀書報、看電視及使用電腦等。
4. **適當的用眼時間**：長時間看電視、電腦及手機等電子產品，都會對眼睛造成傷害。因此，要告訴長輩適當的用眼時間，每個小時休息幾分鐘，並且不要長時間看螢幕。此外，適當的休息也可以幫助眼睛放鬆，減少疲勞。

5. 提供適當的醫療護理：視力退化長者需要適當的醫療護理，例如眼科檢查和定期身體檢查。

(六) 和視力退化長者溝通的技巧

1. 對於視力及認知能力不足的長者，用字要簡單、具體，例如每句話只包含一個訊息，甚至以適當的圖畫或實物輔助，給予點頭，使長者能容易掌握對話內容及感到被尊重接納。
2. 在居家環境上，家中物品儘量固定位置，方便長輩取用。若需更換位置，可引導長輩，讓長輩重新記憶擺放的位置。
3. 保持居家環境的乾淨整潔，在居家動線上，不置放障礙物，包括電線收納整齊，不放在地上；行走的走道上不放物品；在玻璃門貼上醒目貼紙或防撞腰線；此外房間的門可全部打開或關上，避免撞上半開的門。
4. 長輩如果在家找物品時容易吃力，家庭照顧者若只用手指指引位置，長輩容易看不見，可改為用「口頭」指引或直接協助尋找。
5. 到戶外陌生環境行走時，告訴長輩哪些地方可能有危險或障礙（如斜坡、階梯、門檻等）。此外家庭照肘，自己先行通過或幫忙長輩引導方向且能貼近跟隨。
6. 家庭照顧者和長輩同進出明暗不一的地方時（如馬路與騎樓、室內與室外），多等候長輩眼睛適應環境明暗再走動。
7. 在較亮的環境時，可讓長輩撐陽傘、戴帽子、配戴太陽眼鏡或是包覆式濾光眼鏡，避免雙眼不適或光線過亮看不清楚。
8. 長輩在與其他人互動時，家庭照顧者可以從旁解說。另外也可以透過向各地輔具中心諮詢、體驗輔具，尋找適合的視覺輔具（如放大鏡、可攜式擴視機、桌上型擴視機等等）。
9. 主動開口呼叫長輩，讓長輩可以藉由聲音分辨是誰；如果長輩重聽無法分辨，也可以直接告訴長輩你的名字。
10. 長輩經常認錯人，家庭照顧者可以主動向長輩介紹他前面的人是誰，以便彼此問候，減少心理壓力。

(七) 適合低視力使用者與高齡者的視力輔具介紹

1. 可攜式擴視機

   輔具類別：溝通與資訊輔具（視覺）

   資料來源：社家署輔具資源入口網

   https://newrepat.sfaa.gov.tw/home/pavs/product/detail

2. 放大鏡

輔具類別：溝通與資訊輔具（視覺）

資料來源：社家署輔具資源入口網

https://newrepat.sfaa.gov.tw/home/pavs/product/detail

3. 視障語音報時手錶

輔具類別：溝通與資訊輔具（視覺）

資料來源：社家署輔具資源入口

https://newrepat.sfaa.gov.tw/home/pavs/product/detail

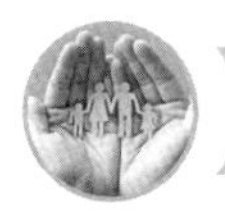

第四節　案例分享

照服員或家庭照顧者透過與照顧服務對象有良好溝通互動，建立專業溝通自覺，來提升照顧友善及品質，以下分別說明案例分享與解析：

➢ 情境 1

照服員和服務對象正在公園散步，服務對象此時吵著要回家。

➢ 解析

【若遇不符合現實要求時，先允諾服務對象，再觀察一會兒，看情況拉回正軌】
照服員順著照顧服務對象的意思回應：「好喔，我們馬上回家。」而不是：「不行，您還要再走半個小時。」

➢ 情境 2

照服員陪同服務對象去醫院看診，醫生詢問服務對象知不知道手錶是什麼？服務對象回答：我當然知道，爲什麼醫生要問我？

➢ 解析

【這種擾人的行爲是疾病所造成的突然轉變，這種疾病會奪走服務對象重要的語言技能】
照服員可以請服務對象形容一下「手錶」或指出手錶在哪裡等簡單性問題，並以輕鬆方式，勿催促正在嘗試表達的服務對象。

➢ 情境 3

服務對象因爲記性不好且不斷藏東西，現在一直不斷說外傭偷他的東西。一直哭，又不斷重複自己的東西被偷。

➢ 解析

【不要馬上否認被害妄想或幻覺，可以說「這樣啊，錢包不見了嗎？」一起幫忙尋找，先接受服務對象的說法】
【錢包等貴重物品要擺在固定的地方，要有視線接觸。並努力讓高齡者恢復平靜】
【經常和服務對象打招呼。即使只是一點小事，也要跟他們道謝。請他們做爲植物澆水等即使失敗也不會造成傷害的工作，也可以拜託高齡者做他們擅長的事】

➢ 情境 4

照服員如何和服務對象聊天與陪伴？

➢ 解析

【有效的溝通技巧：回應】
服務對象：我們家以前住在猴硐附近，再過去一點有一個廢棄的礦坑，我在那裡當董事長。
照服員：「您在那裡當董事長喔！」
服務對象：「對阿，當年有好多員工，不過現在都沒有了。」
照服員：「爲什麼現在都沒有了？」
服務對象：「嘿阿，因爲礦坑地基危險所以我就把它賣了。」
照服員：「居然把礦坑賣了 !? 」
服務對象：「後來……」（開始聊了）

➢ 情境 5

服務對象挑食不吃飯。

➢ 解析

【將命令語句轉化成開放性問題，若是用開放性的問題，多多詢問服務對象的意見，不但能顧及服務對象心中的想法，更能有效解決照顧問題】
照服員：「您爲什麼不想吃呢？是沒有食慾？還是其他原因？」
服務對象：「我覺得高麗菜太硬了，而且沒什麼味道。」

照服員：「原來是這樣！那你晚餐想吃什麼菜？」

服務對象：「我想吃煮軟一點的番薯配上……」

課後問題

1.「你爲什麼每次都這樣？」「你總是講不聽！」「你又來了！」……最近有說過或聽到類似的話嗎？在職場上、學校中，還是家庭內？結果如何？

2. 良好的溝通是雙向的，你覺得自己較需要練習的是「表達」還是「傾聽」？爲什麼？

答案：

1. 詳見 pp. 172-173。
2. 詳見 p. 178。

參考文獻

伊甸社會福利基金會（2023）。**身心障礙照顧者心聲調查**。截取日期 2024 年 6 月 1 日。https://reurl.cc/Eje1Ka

朱國鳳（2017）。**【朱國鳳專欄】兄弟姊妹感情要好「家庭照顧協調會議」越早開越好**。愛長照。取自 https://www.ilong-termcare.com/Article/Detail/1188

林王美園（2020）。**照顧概論與實務：照顧服務員實用工作指南**。臺北：華杏。

社會及家庭署（2024）。輔具資源入口網。https://newrepat.sfaa.gov.tw/home/pavs/product/detail

香港特別行政區衛生署（2020）。**活出安康樂耆年：長者精神健康手冊 2020 年 5 月第三版**。截取日期 2024 年 6 月 2 日。https://www.elderly.gov.hk/cindex.html 電子書。

國家發展委員會（2022）。人口推估查詢系統。截取日期 2024 年 6 月 1 日。https://pop-proj.ndc.gov.tw/chart.aspx?c=11&uid=67&pid=60

陳乃菁（2021）。**「這樣安排是爲你好」——照顧父母的 25 個盲點**。臺北：寶瓶文化。

陳皎眉（2004）。**人際關係與人際溝通**。臺北：雙葉。

黃銘緯、曾雪靜（2020）。**聽力保健室：專業聽力師教你打造優質「聽」生活**。臺北：平安文化。

張華葆（1994）。**社會心理學**。臺北：三民。

愛長照（2019）。**阿公阿嬤重聽怎麼辦？8 個小技巧讓你和老年人良好溝通**。截取日期 2024 年 6 月 2 日。https://www.benqhealth.com/blogs/doctor/37148

衛生福利部（2024）。**111 年老人狀況調查——主要家庭照顧者調查報告**。截取日期 2024 年 6 月 2 日。https://dep.mohw.gov.tw/dos/cp-5095-72145-113.html

賴韻如、王一中、邱泰源（2008）。老人常見之眼部疾病及相關照護。**社區醫學，23**(8)，228-235。

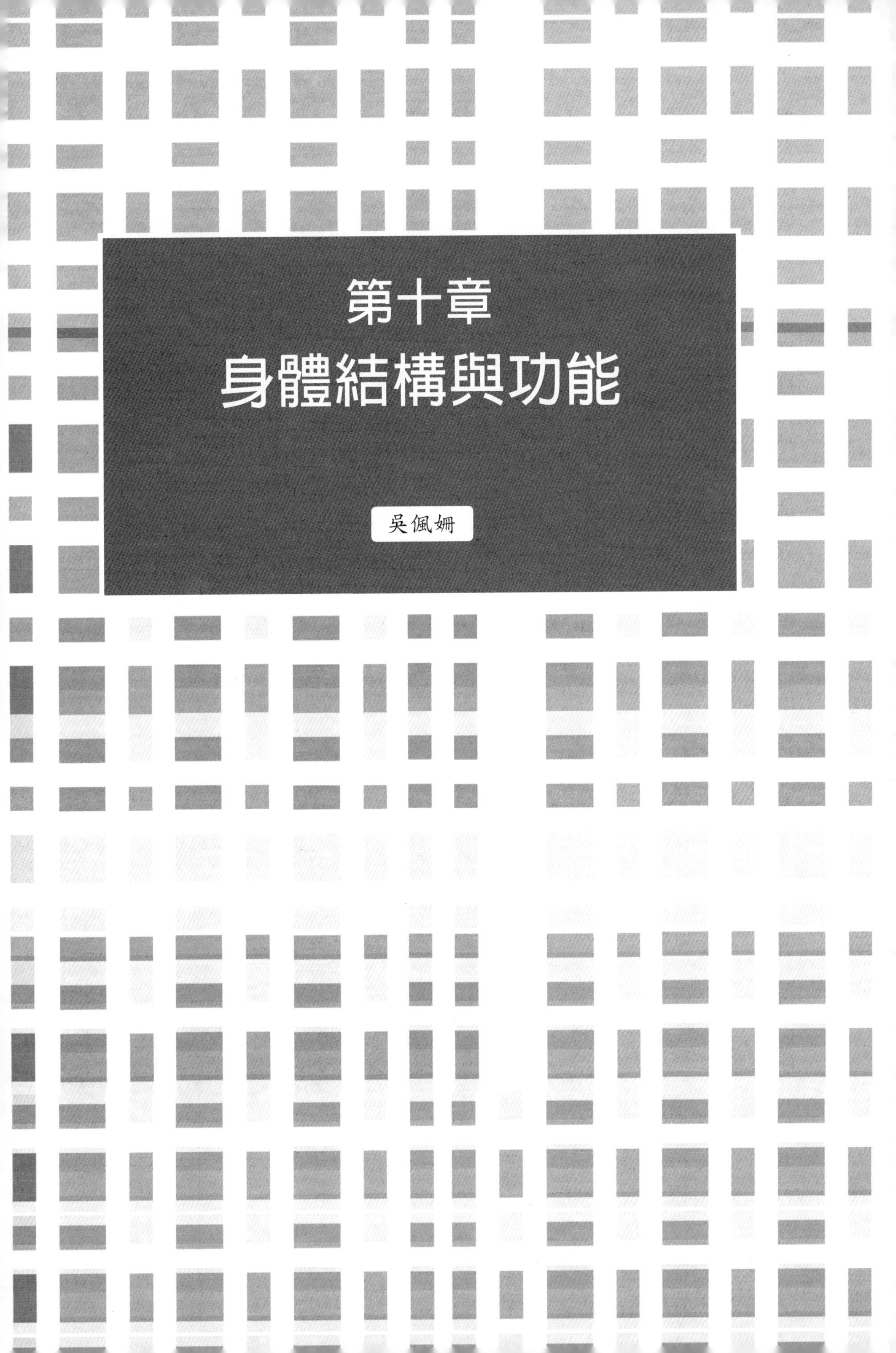

第十章
身體結構與功能

吳佩姍

課程綱要

一、認識人體細胞、組織和器官的相關性。

二、認識身體各器官名稱與功能。

學習目標

一、列舉人體細胞、組織和器官的相關性。

二、認識人體各系統的構造。

三、說明人體各系統的功能。

前言

照顧服務員在日常工作中，承擔照顧老年人、病人和需要特殊照顧者的重任。不僅需具備基本的護理知識和技能，還必須了解人體各系統的基本構造與功能，可以使照顧服務員精確地描述服務對象的症狀和需求，能夠早期發現被照顧者身體的異常情況，進而促進專業人員制定有效的治療和護理計畫，有助於提高照護品質、加強與醫療專業人員的合作、應對緊急情況和預防疾病，爲被照顧者提供更全面和專業的照護服務。

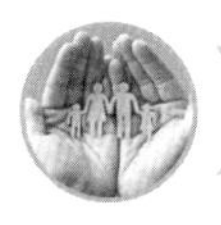

第一節　人體細胞、組織和器官的相關性

人體構造的層級由小至大依序爲化學物質、細胞、組織、器官、系統及人體本身。由簡單層級所產生的器官系統，其執行特定功能的一群聯合器官與組織，以彼此依賴的方式運作。

一、細胞

人體約有 50 兆至 100 兆個細胞，細胞是構成人體的最基本單位與材料，能將從周圍體液攝取養分製造生存所需的分子、營養物質轉換爲能量，具有一切生命的特性，包括新陳代謝、生長排泄、維持本身形狀的完整性及自行複製。細胞的組成包含細胞膜、細胞質以及細胞核。

(一) 細胞膜

分隔細胞與外在環境的結構，由磷脂質、膽固醇及醣脂質等脂質分子，形成含有蛋白質的彈性雙層膜，調節控制物質進出細胞，保護細胞內容物，爲細胞的外部屏障。

(二) 細胞質

位於細胞膜與細胞核之間的物質，是發生化學反應及大部分細胞活動的場所。由胞質液、胞器及包含物所組成。胞質液內含液體的黏稠物質且有胞器、包含物懸浮於其中；胞器包括粒線體、核醣體、粗糙內質網、平滑內質網、高基氏體、溶體、過氧化體、細胞骨架及中心粒，各自執行細胞生存所需的特定功能，彼此互不干擾；包含物為細胞質內的暫時性構造，含有色素、蛋白質晶體或食物儲存體。

(三) 細胞核

主要的構造有核套膜、核仁及染色質，控制細胞活動的中心，負責傳遞遺傳訊息和提供蛋白質合成。

二、組織

一群構造相似且執行相同功能的細胞所構成，人體共有四種基本組織：

(一) 上皮組織

覆蓋於身體表面及體腔內襯的細胞層，存在二種不同環境的交界，例如皮膚、頭髮、指甲、腸胃道黏膜等。具有保護下方組織、分泌、吸收、擴散、過濾及接收感覺等功能。

(二) 結締組織

最多元且含量豐富的組織，分為固有結締組織（如疏鬆的脂肪組織、緻密的韌帶纖維性組織）、軟骨、骨組織和血液，形成骨骼的基礎、儲存並運送養分、包圍血管與神經，以及對抗感染等功能，具支撐、保護和抵抗壓迫力之緩衝作用。

(三) 肌肉組織

分為骨骼肌、心肌及平滑肌。骨骼肌又稱橫紋肌，細胞內含有多個細胞核，主要功能為拉動骨頭引起身體隨意運動；心肌位於心臟壁，其細胞只有一個細胞核，當心肌收縮使血液在血管內移動，屬非隨意控制；平滑肌位於中空器官的外壁，為單一細胞核的紡錘狀細胞，可以沿著身體內的通道推動物質或物體，亦屬非隨意控制。

(四) 神經組織

位於腦、脊髓和神經中，由神經元和支持細胞組成，可接受與傳出電訊號到身體各部分的組織，能夠調控身體功能。

三、器官

由特定功能的多種組織組成，例如腦、心、肺、胃、腸等，每個器官具有獨特的生理功能。當一些器官結集起來，共同執行某些特殊任務的時候，構成人體的系統，包括皮膚、骨骼、肌肉、神經、循環、呼吸、淋巴、消化、泌尿、生殖及內分泌，各個系統之間的相互聯繫，依靠神經系統和內分泌系統等的調控作用，以維持身體的正常運作和生命活動。

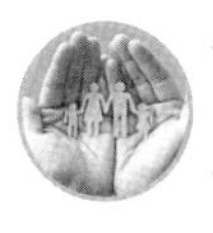

第二節　人體各系統的構造與功能

一、皮膚系統的構造與功能

皮膚是人體最大的器官，占總體重的 7%，厚度從 1.5-4 公釐以上，為身體天然的覆蓋物。皮膚構造分為外層是表皮沒有血管，含色素，決定皮膚的顏色；內層為眞皮，富含神經纖維及血管。皮膚附屬器官有毛髮與毛囊、皮脂腺、汗腺及指甲，是從表皮發展而來的會向下伸入到眞皮。

執行保護、體溫調節、感覺接收、外分泌及製造維生素 D 等功能。由於皮膚含有神經末梢的感覺受器，接收碰觸、擠壓、溫度和疼痛的感覺，扮演人體的防禦器官，保護身體免於微生物與其他物質的入侵，防止體表的水分過度散失，抵抗日照的紫外線輻射，能夠合成維生素 D。

二、骨骼系統的構造與功能

由硬骨、軟骨及關節構成人體內部的架構，全身共有 206 塊骨頭，主要由形成身體長軸的中軸骨骼及連接中軸骨骼上的附肢骨骼所組成。

(一) 硬骨

依據骨頭的形狀又分為長骨（如股骨、肱骨等四肢的骨頭）、短骨（如膝蓋的髕骨、腕骨）、扁平骨（如顱骨、肋骨、胸骨、肩胛骨）及不規則骨（如椎骨）。具有支撐體重、運動、保護柔軟的器官、生成血球、儲存礦物質，以及骨母細胞分泌骨鈣素影響血糖調節而具有能量代謝的功能。

（二）軟骨

有 60-80% 是水分，人體重要軟骨位於外耳、鼻內、關節內、椎間盤、恥骨聯合、半月板（圖 10-1）、會厭及呼吸道等。當軟骨受到壓迫時，基底質的水分被擠出，在壓迫移除後可再回流，使軟骨具有彈性，作爲可動關節的緩衝墊。

圖 10-1　膝關節構造（矢狀切面）

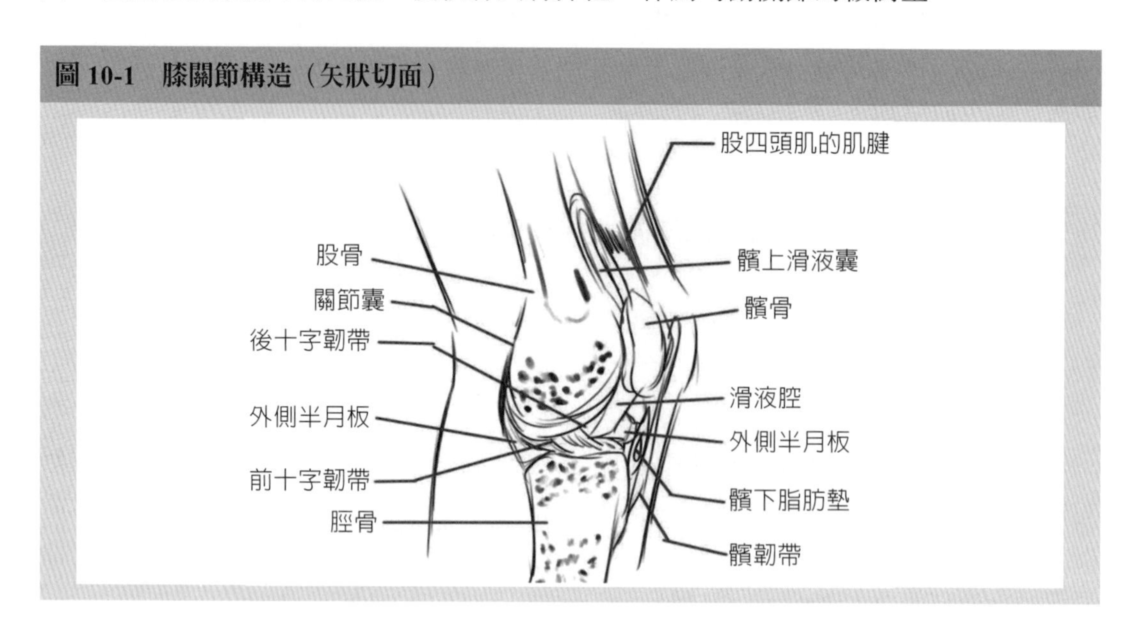

（三）關節

骨骼相接的位置，將骨頭連接容許各種程度的運動。依據其功能分爲不動、微動和可動關節。根據構造則將其分爲纖維性、軟骨性及滑液關節。纖維性關節無關節腔，屬於不動關節，如頭顱骨的骨縫；軟骨關節以軟骨連接骨頭，不具有關節腔，如微動關節的椎間盤、恥骨聯合；人體多數的關節爲滑液關節，內含液體的關節腔，被關節囊所覆蓋，與韌帶一起將骨頭連結，並防止過度的運動，屬於可動關節，主要執行滑動、角運動（屈曲、伸展、外展、內收、迴轉）及旋轉（內旋、外旋）的骨頭運動，影響滑液關節穩定因素是關節面的形狀、韌帶及肌肉張力，關節表面的形狀亦決定滑液關節能執行的運動類型（表 10-1）。

表 10-1　滑液關節運動類型

功能類型	運動種類	結構分類	舉例
無軸性	滑動	平面關節	掌間關節、椎骨關節
單軸性	屈曲與伸展	屈戍關節	指間關節、肘關節
	旋轉	車軸關節	近端橈尺關節

功能類型	運動種類	結構分類	舉例
雙軸性	屈曲與伸展 內收與外展	髁關節	掌指關節、腕關節
		鞍狀關節	拇指的腕掌關節
多軸性	屈曲與伸展 內收與外展 旋轉	杵臼關節	肩關節、髖關節

三、肌肉系統的構造與功能

人體有超過 600 塊的肌肉，占體重的 40-50%。身體各種運動都是肌肉收縮的成果，肌肉系統和骨骼系統彼此配合，在日常生活和體育活動中，產生各式各樣的不同動作如屈曲、伸展、外展、內收、迴轉、內旋與外旋、上提、下壓、旋前與旋後、對掌、內翻與外翻等。因此，肌肉系統和骨骼系統被合稱爲運動系統或肌肉骨骼系統。

肌肉的類型分爲骨骼肌、心肌及平滑肌。骨骼肌附著在骨頭，帶有橫紋的細胞，受到神經系統的隨意區支配，且受到意識的控制，如股四頭肌、肱二頭肌等；心肌位於心臟壁，帶有橫紋的細胞，不能隨意控制，可以在沒有神經刺激的情況下，以固有的節律收縮，形成心跳的基礎；平滑肌位於中空器官的外壁，無橫紋的細胞，受到神經系統的不隨意區支配，不能隨意控制，如胃、腸、呼吸道、膀胱及血管等。

肌肉組織具有收縮性、興奮性（如神經訊號引起電脈衝而啟動肌肉細胞的收縮）、延展性（如膀胱內的尿液）和彈性等功能特點，產生運動、開啟與關閉身體通道（如消化道的括約肌）、維持姿勢與穩定關節，以及產生熱能。

四、神經系統的構造與功能

神經系統控制體內大多數的器官，主要執行監控、整合和回應環境內的資訊，接收感覺輸入並發出運動輸出的指令。其功能相互交疊：

1. 感覺輸入：傳入訊號透過感覺受體，經過周邊神經系統傳送到中樞神經系統。
2. 整合：中樞神經系統再把接收來的訊息加以整理、分析，然後做出適當的判斷和發出相對的指令。
3. 運動輸出：對中樞神經系統的指令做出回應，傳出訊號經過周邊神經系統到達肌肉或腺體，採取適當的行動。

神經系統的構造主要由神經元和神經膠細胞組成。人體含有 10 億個神經元（或稱神經細胞），爲神經系統構造的基本單位。每個神經元具有一個細胞本體、一條軸突和多個樹突。細胞本體具有一個細胞核和核仁，細胞質含有支撐性的神經纖絲和嗜色質，嗜色質會製造神經元所需的蛋白質；軸突產生神經衝動並傳離神經元至另一個神經元或組織，軸突的長短不一，如控制足部肌肉的運動神經元，其軸突由腰椎延伸至足底，長度超過 1 公尺，此長的軸突又稱爲神經纖維，粗的軸突具有髓鞘，髓鞘的功能可增加神經衝動傳導速率；樹突是從細胞本體長出的分枝，負責將神經衝動傳往細胞本體。神經膠細胞提供支撐神經元的架構，並覆蓋神經元的非突觸部分，使神經元絕緣而不受彼此的電活動干擾。

當周邊神經系統的神經元受傷，可能發生有效的軸突再生，但是中樞神經系統的受損是無效的再生作用。

神經系統有兩個主要的部分：

(一) 中樞神經系統

由腦和脊髓組成，爲整合和指揮中樞，接收來自身體各部位輸入的感覺訊號，根據過去的經驗、反射及當下的狀況解讀訊號，下達運動反應的指令，亦負責意識與認知功能，控制維持生命的基本活動。腦部有大腦、間腦、腦幹（中腦、橋腦與延髓）和小腦，其外有頭骨保護與三層腦脊膜（硬膜、蛛網膜和軟膜）的包圍，由腦室製造的腦脊髓液當緩衝液，保護免於外力的傷害，內部有血腦障壁保護腦部，避免毒性化學物質或微生物透過血液循環入侵。

大腦分爲左、右大腦半球，左大腦半球控制右側身體，專司語言和數學能力；右大腦半球控制左側身體，則多用於視覺空間與創造能力。大腦外層的大腦皮質是意識性感官知覺、運動和高階思考能力的場所。小腦與大腦皮質交流，產生流暢、協調骨骼肌運動，負責維持姿勢與平衡。間腦由視丘、上視丘和下視丘所組成，上視丘含有分泌褪黑激素的松果腺，涉及調節日夜節律的生理時鐘；下視丘是最重要的控制中心，調節控制自主神經系統、飢餓、口渴、體溫、睡醒週期、情緒和腦下腺分泌等功能（圖 10-2）。

腦幹連結大腦與脊髓，由中腦、橋腦與延髓所組成，網狀結構穿越腦幹，使大腦皮質維持意識和警覺性。中腦含有視覺和聽覺反射中樞；橋腦將大腦的訊號傳送到小腦；延髓含有控制心率、呼吸率、嘔吐、咳嗽及血管運動等中樞。

脊髓是腦幹的延伸，連接腦部和周邊神經系統，位於脊柱內，約 18 吋長。脊髓上面附著脊神經，提供身體和腦部間訊號所需的雙向傳導路徑，參與頭部以下的身體感覺和運動的支配，爲主要的反射中樞。

圖 10-2　中樞神經系統構造

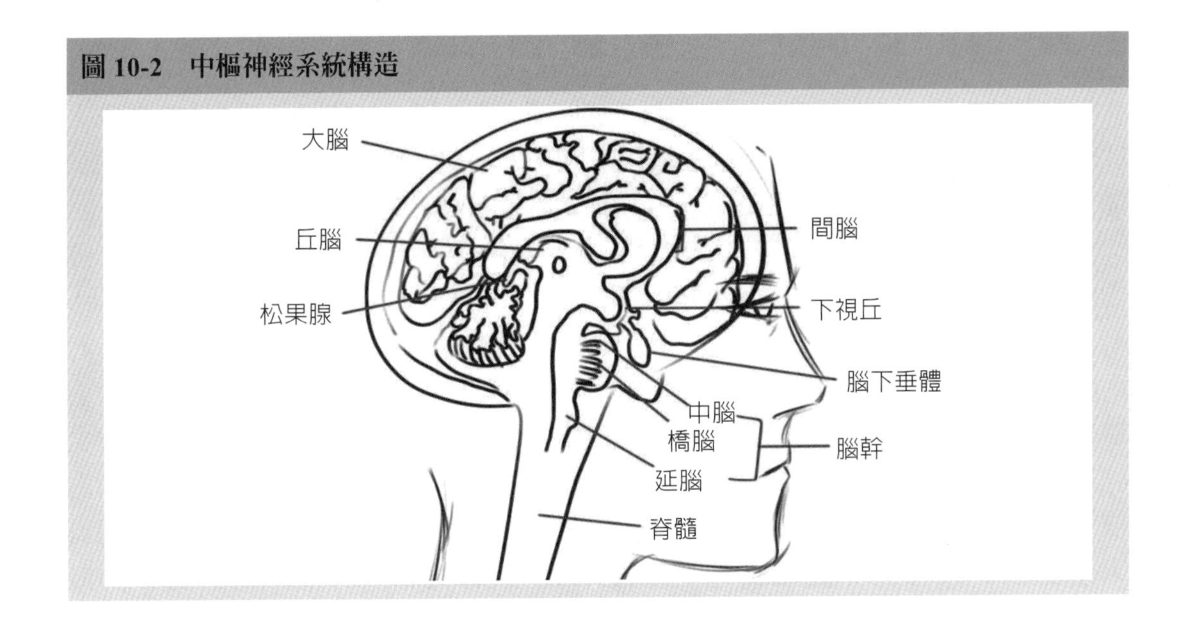

(二) 周邊神經系統

位於中樞神經系統外面，由感覺受器、運動末梢、神經和神經節組成，主要有 12 對腦神經和 31 對脊神經。12 對腦神經源自腦部鑽穿出頭顱支配頭頸部的感覺和運動神經纖維，只有迷走神經延伸到胸腔及腹腔，其中 10 對起源於腦幹。31 對脊神經依發出的脊柱區域做編號，有 8 對頸脊神經、12 對胸脊神經、5 對腰脊神經、5 對薦脊神經和 1 對尾脊神經，支配頸部以下的骨骼肌群與皮膚。

周邊神經系統分為感覺區和運動區，感覺輸入和運動輸出細分為體感的和內臟的，在周邊神經系統的內臟運動組成是自主神經系統，具交感和副交感區，在器官的作用上互相拮抗，交感神經傾向加速機能，而副交感神經則降低機能。從事劇烈運動時，交感神經興奮，心臟搏動加快、血液循環加速、呼吸加強、汗腺分泌增多及血管擴張，以便進行活動。同一時間，副交感神經卻抑制某些器官或系統（如消化系統）的不必要活動。當休息的時候，副交感神經興奮，各器官的活動又回復正常。

五、循環系統的構造與功能

循環系統可再分成心血管系統（心臟、血管及血液）與淋巴系統（組織液送回血液的管道）。構造上，主要包含提供循環動力的心臟，將血液導向組織的動脈，提供物質擴散交換之微血管，將血液倒流回心臟的靜脈，以及將滲出血管進入組織間額外體液予以回收的淋巴管，功能上主要經由推動其內血液的循環，達成全身物質的交換與平衡。

(一) 心臟

在循環系統中主要扮演幫浦的角色，其收縮之動力來自於心肌，藉由心肌特殊之收縮與電位傳導模式，使得心臟產生穩定而規律的收縮，配合神經及內分泌系統的調節，使得心臟得以根據生理之需求，推送適當流量之血液進入組織。

心臟爲中空的圓錐狀器官，約一個拳頭的大小、250-350 公克，位於胸腔的縱膈內，兩肺之間，心尖朝向前方偏左。

心臟構造由外到內依序爲：心包膜（保護心臟）、心肌（引發心臟收縮）、心內膜（心臟腔室的內襯並覆蓋著瓣膜）。心臟的四個腔室分別爲上方的右心房和左心房、下方的右心室和左心室，心房中膈和心室中膈將左右側腔室隔開。右心房接收上腔靜脈、下腔靜脈及冠狀竇（體循環）回流的缺氧血；右心室接收來自右心房的血液，再將血液經由肺動脈進入肺循環；左心房接收肺臟 4 條肺靜脈來的含氧血，再流入左心室；左心室肌肉最多且厚實，接收來自左心房的含氧血，再經由主動脈將血液送到全身循環。

心臟具有兩個肌肉性雙重幫浦，包括肺循環（血液在心臟與肺臟之間的循環）、體循環〔血液在心臟與全身（肺部除外）之間的循環〕。血液流經心臟的路徑，依循右心房 → 右心室 → 肺循環 → 左心房 → 左心室 → 體循環 → 右心房。

每次心跳中兩個心房一起收縮，接著兩個心室同時收縮。心房及心室都有收縮期和舒張期。收縮期時，心肌收縮將血液分別打出至肺部和全身；舒張期時，心肌纖維變長，使腔室內充滿血液。另外，由於心壁太厚無法以擴散方式從心臟內充滿的血液獲取養分，使得心臟肌肉與組織的血液供應，由主動脈基部產生的左冠狀動脈和右冠狀動脈運送，冠狀動脈位於心臟外部的冠狀溝內。

(二) 血管

血管壁有三層膜構成，由內到外分別爲內膜（含有內皮，即內襯於血管裡的單層鱗狀上皮）、中膜（主要是平滑肌）和外膜（外部結締組織）組成。血管的主要類型有動脈、靜脈和微血管，動脈是將血液帶離心臟，送往微血管，靜脈則是將血液帶離微血管，送往心臟。

血液在動脈中流動動力源自心臟收縮時產生的血壓，動脈具有較厚的中膜；靜脈將微血管的血液匯集並回流心臟，其內的血壓相當低，故血液在靜脈中流動時，並非經由心臟產生的血壓推動，而是藉由局部組織運動時，對血管產生的壓力差，再經由靜脈內瓣膜提供流動方向，使血液在靜脈中朝向心臟的單一方向流動；微血管直徑 8-10 微米是最小的血管，承接自小動脈的血液，連接後小動脈與小靜脈，廣泛分布於組織細胞間，經由擴散方式將氧氣與其他物質運送與帶離組織間液。

㈢ 血液

血液是運送養分、呼吸氣體及廢物進出身體組織的傳輸媒介，血液構成有血漿（占 55%）、紅血球（占 45%）、白血球與血小板（占 1% 以下）。血漿是稻草色的黏稠液體，主要成分是水（占 90%），其餘 10% 是由養分、呼吸氣體、鹽類、激素和血漿蛋白組成。

1. 紅血球內含有血紅素，能和氧氣結合並運送至肺臟等身體組織的細胞，使血液呈現紅色。正常每立方毫米血液約有 400-600 萬個紅血球，外形呈 7.5 微米雙凹盤狀，沒有細胞核，紅血球在循環中約活 100-120 天。老化的紅血球在肝、脾臟解體與破壞，骨髓會製造新的紅血球來補充。
2. 白血球依有無明顯的胞質顆粒分爲：顆粒白血球（嗜中性、嗜酸性、嗜鹼性）及無顆粒白血球（淋巴球、單核球），正常每立方毫米血液中有約 5,000-10,000 個白血球，利用血流運輸保護身體對抗感染。嗜中性白血球是含量最豐富的白血球，主要功能是吞噬細菌；嗜酸性白血球能終止過敏並摧毀、消化寄生蟲；嗜鹼性白血球協調過敏反應的後期階段；T 淋巴球直接摧毀外來細胞，B 淋巴球分泌抗體標記外來細胞，使外來細胞被其他免疫細胞吞噬；單核球是最大的白血球，在結締組織轉變成巨噬細胞。
3. 血小板可堵住血管壁上的裂縫引發凝血反應，防止血液的流失，由骨髓所製造，生命期極短（5-9 天），血小板數量每立方毫米血液內約有 20-40 萬個，只有紅血球的十分之一至二十分之一。

六、淋巴系統的構造與功能

由運送淋巴（多餘的組織液）的淋巴循環管所組成，淋巴管主要功能是將淋巴液送回血流中，在淋巴管中淋巴液的流動方式與靜脈類似，藉由組織運動產生壓力及瓣膜控制其流動方向，達成組織液回收的功能。淋巴器官包括初級淋巴器官（骨髓、胸腺）和次級淋巴器官（淋巴結、扁桃腺、脾臟、闌尾和小腸內的集合淋巴小節）。

㈠ 淋巴球與淋巴組織

淋巴球源自骨髓的幹細胞，是白血球的種類之一，爲身體對抗病原體的免疫重心，存在於淋巴組織和淋巴器官。淋巴球的類型有 B 淋巴球、T 淋巴球及自然殺手細胞。B 淋巴球在骨髓內發育出免疫能力，製造抗體的漿細胞，擅長摧毀細菌與其產物；T 淋巴球在胸腺內發展免疫能力，擅長摧毀表面抗原的眞核細胞如遭受病毒感染的細胞、移植物細胞及腫瘤細胞，其中胞毒型（$CD8^+$）T 淋巴球則是直接殺死帶有抗原的細胞；自然殺手細胞會快速攻擊且殺死病毒感染的細胞及腫瘤細胞，但不具辨識特定抗原的功能。成熟的淋巴球進入循環管道視察全身的結締組織。

淋巴組織聚集淋巴球以對抗病原體或變成活化狀態的網狀結締組織，常見於經常遭受感染的黏膜（如呼吸道、消化道、泌尿道及生殖道等）和胸線以外的淋巴器官內。

（二）淋巴結

當淋巴所含的抗原滲入淋巴竇而進入淋巴組織中，多數抗原於淋巴結被攻擊。淋巴結是淋巴的過濾器，亦活化 B 和 T 淋巴球，增添有用的記憶淋巴球，提供長期免疫力。

（三）扁桃體

內襯於咽部黏膜的隆起物，環繞咽部入口，由腭扁桃體、舌扁桃體、咽扁桃體和咽鼓管扁桃體所組成，負責處理抗原及啟動免疫反應，匯集並移除經由吸入的空氣及呑入的食物而進入的病原體。

（四）胸腺

位於上胸部胸骨的正後方和頸部下方，未成熟的淋巴球發育爲 T 淋巴球之處，胸腺激素使 T 淋巴球獲得免疫能力，在年輕時最活躍。

（五）脾臟

柔軟且充滿血液的脾臟是最大的淋巴器官，位於腹腔的左上象限、胃部後方，外觀呈卵圓形，主要是淨化血液的功能，包括移除血液運送的抗原、移除並摧毀老化或受損的紅血球，以及儲存血小板和單核球。

七、呼吸系統的構造與功能

人體細胞需要持續的氧氣供應及二氧化碳排除，呼吸過程經歷肺換氣、外呼吸（肺泡與血液）、心血管運送呼吸氣體、內呼吸（血液與組織細胞）及細胞呼吸，呼吸系統與循環系統是相輔相成的，也和嗅覺、說話的發聲有關。呼吸系統的器官包括鼻子、咽、喉、氣管、支氣管、肺臟和肺泡，這些器官在功能上，區分爲溫暖、溼潤並過濾吸入空氣的傳導區及進行氣體交換的呼吸區（表 10-2）。

表 10-2　呼吸系統的構造與功能

構造	特徵	功能
鼻	外鼻由硬骨與軟骨板組成，呼吸黏膜內襯於鼻腔與副鼻竇，含嗅覺受器。	呼吸的空氣管道；溫暖、溼潤並過濾吸入的空氣；製造黏液；說話的共鳴腔；嗅覺。
咽部	又稱為喉嚨，位於口鼻後方，連接鼻腔和口腔的通道，由上往下分為鼻咽、口咽和喉咽；由骨骼肌所形成，被黏膜所覆蓋；含有扁桃體。	空氣、食物的通道；對吸入或吞入的病原體產生反應。
喉部	連接咽部及氣管，由 9 塊軟骨構成：甲狀軟骨、環狀軟骨、成對的勺狀軟骨、小角軟骨、楔狀軟骨及會厭；含有聲帶。	空氣通道；防止食物進入下呼吸道；發聲。
氣管	由頸內喉部延伸至胸部縱膈腔，含有 16-20 個 C 形軟骨環，隆凸（carina）是氣管和支氣管的交接處；黏膜是由偽複狀上皮和固有層所構成。	空氣管道；溫暖、溼潤並過濾吸入的空氣。
支氣管	由平滑肌所形成；連接氣管與支氣管樹、肺泡，分為右和左支氣管；右支氣管較寬、短且直。	空氣管道；溫暖和溼潤吸入的空氣。
肺臟	位於胸部縱膈腔的兩側，肺葉於右側有 3 片左側 2 片，基質是彈性纖維結締組織，把支氣管樹包在其中；有扁平囊包圍充滿漿液，此囊外層為壁層胸膜，內層為臟層胸膜。	空氣管道；氣體交換；減少呼吸的摩擦力。
肺泡	細支氣管末端的微小腔室；肺泡壁由鱗狀上皮細胞組成，區分為第一型肺泡細胞和分泌界面活性劑的第二型肺泡細胞。	氣體交換；防止肺部塌陷。

資料來源：Marieb & Mallatt（2017）。

空氣經鼻孔進出人體，鼻黏膜及微細鼻毛可以將微粒及有害物質吸附，然後經打噴嚏排出或將其推向咽部。咽（喉嚨）被黏膜所覆蓋，可以吸附微粒及有害物質。吞嚥時，會厭軟骨可以遮蓋氣管，避免食物掉進氣管內。喉部有兩片纖維性組織，稱爲聲帶，是發聲及語言的主要器官。喉部下接氣管，氣管下端分爲左右兩支氣管，左右支氣管分別進入肺臟後，支氣管下接支氣管樹，終端細支氣管通往肺泡，肺泡壁和微血管壁形成呼吸膜，此處是進行交換氧氣和二氧化碳的位置。另外，咳嗽反射源自於氣管隆凸的上皮對刺激物質敏感，氣管肌會使氣管變窄，在咳嗽和打噴嚏時增加氣流的速度。

八、消化系統的構造與功能

消化系統包括消化道（口、咽、食道、胃、小腸、大腸）與附屬消化器官（牙齒、舌頭、唾液腺、肝臟、膽囊、胰臟），執行攝食、推進、機械性分解、消化、吸收及排便的過程，又稱腸胃系統。當食物通過消化道，消化分泌物會將食物分解至可吸收的單位，消化過程由上到下參與的器官構造及其主要功能，描述如下表 10-3。

表 10-3　消化系統的構造與功能

構造	特徵	主要功能
口	由外部口前庭和內部的固有口腔所組成，內襯為能抵抗食物碎片摩擦的橫紋鱗狀上皮。	攝食：有意識地將食物放入口腔。
牙齒	分為門齒、犬齒、前臼齒和臼齒，恆牙共有 32 顆。	機械性分解：咀嚼，與舌頭的混合運動。
舌頭	有黏膜覆蓋的骨骼肌，表面有咀嚼時能抓住食物的絲狀乳頭及含有味蕾的蕈狀與輪廓乳頭。	推進：引發吞嚥動作將食物推入咽部。
唾液腺	共有三對：耳下腺、頷下腺及舌下腺；分泌唾液使食物容易吞嚥。	消化：分泌唾液澱粉酶和脂酶進行澱粉和脂肪的化學性分解。
咽部	口咽接著喉咽，舌骨上肌將喉部往上往前舉以保護氣管；咽縮肌將食物擠進食道。	推進：非自主性的蠕動，肌肉交替波狀收縮與放鬆，將食物送往胃部。
食道	由咽部下行至後縱膈壁，通過橫膈的食道裂孔進入腹腔；含有複層鱗狀上皮的黏膜；上 1/3 為骨骼肌，下 1/3 則是平滑肌。	
胃部	位於左上腹部的袋狀中空器官，外觀呈 J 字形；主要區域包括賁門（連接食道）、胃底、胃體、胃小彎、胃大彎、幽門（連接十二指腸）；胃內部黏膜為單層柱狀上皮細胞，胃黏膜胃腺具有分泌細胞，分別為黏液頸細胞（黏液）、壁細胞（鹽酸、內在因子）、主細胞（胃蛋白酶）和腸內分泌細胞（胃泌素）。	機械性分解與推進：蠕動波將食物與胃液混合，往十二指腸推進。 消化：胃蛋白酶消化蛋白質，鹽酸可破壞食物中的細菌。 吸收：脂溶性物質，如酒精、藥物。
小腸	長約 630 公分，分為十二指腸、空腸及迴腸；十二指腸是小腸最短的部分（12-15 公分），與膽管和主胰管結合形成肝胰壺腹，膽汁和胰液經由十二指腸大乳頭排入十二指腸。	機械性分解與推進：平滑肌的分節運動，食物與消化液混合並緩慢推進通過迴盲瓣。 吸收：醣類、蛋白質、脂肪的分解產物，維生素、電解質和水分經由主動和被動機制吸收。

構造	特徵	主要功能
肝臟	位於右上腹部、橫膈下方，人體最大的腺體器官（約 1.5 公斤），分為右葉（含方葉與尾葉）和左葉；每天製造約 500-1000 毫升的膽汁；肝細胞具有再生能力。	消化：膽汁乳化脂肪。
膽囊	墨綠色的肌肉囊袋呈梨狀，位於肝臟右葉表面的淺凹裡，儲存並濃縮膽汁；膽汁呈黃褐色，主要成分是水、膽鹽、膽固醇及膽紅素等。	
胰臟	外觀呈蝌蚪狀，長約 12-15 公分，以水平方向通過後腹壁，位於十二指腸和脾臟之間；既是外分泌腺（製造消化酵素）也是內分泌腺（蘭氏小島分泌胰島素和升糖素）。	消化：製造分泌並儲存至少 22 種能分解各種食物的胰臟酵素。
大腸	長約 150 公分，分為盲腸與闌尾、結腸（升結腸、橫結腸、降結腸、乙狀結腸）、直腸及肛門；盲腸位於右髂窩含有迴盲瓣，防止食物殘渣逆流到迴腸，附著的闌尾含有淋巴組織。	消化：剩餘食物殘渣被腸道細菌消化。 吸收：大部分殘餘水分、電解質和細菌製造的維生素 B 和 K。 推進：腸帶攪動與總體運動，將糞便往直腸推進。 排便：直腸擴張引起反射，將糞便排出體外。

資料來源：Marieb & Mallatt（2017）。

肝臟執行製造、儲存、分泌及代謝等功能，除了分泌膽汁消化脂肪和使糞便著色外，肝臟從消化道中富含養分的血液取得葡萄糖，並轉換成肝醣儲存，以供身體日後使用。亦處理脂肪和胺基酸、移除血中的毒素，以及製造血液蛋白與凝血因子（凝血酶原、纖維蛋白原）。

九、泌尿系統的構造與功能

泌尿系統由腎臟、輸尿管、膀胱及尿道所組成，負責製造尿液然後排出體外（圖 10-3）。尿液生成過程中，腎臟淨化血液中含氮廢物（尿素、尿酸、肌酸酐）、毒物、多餘的離子和水分；輸尿管、膀胱和尿道負責運送與儲存尿液。

圖 10-3　泌尿系統構造

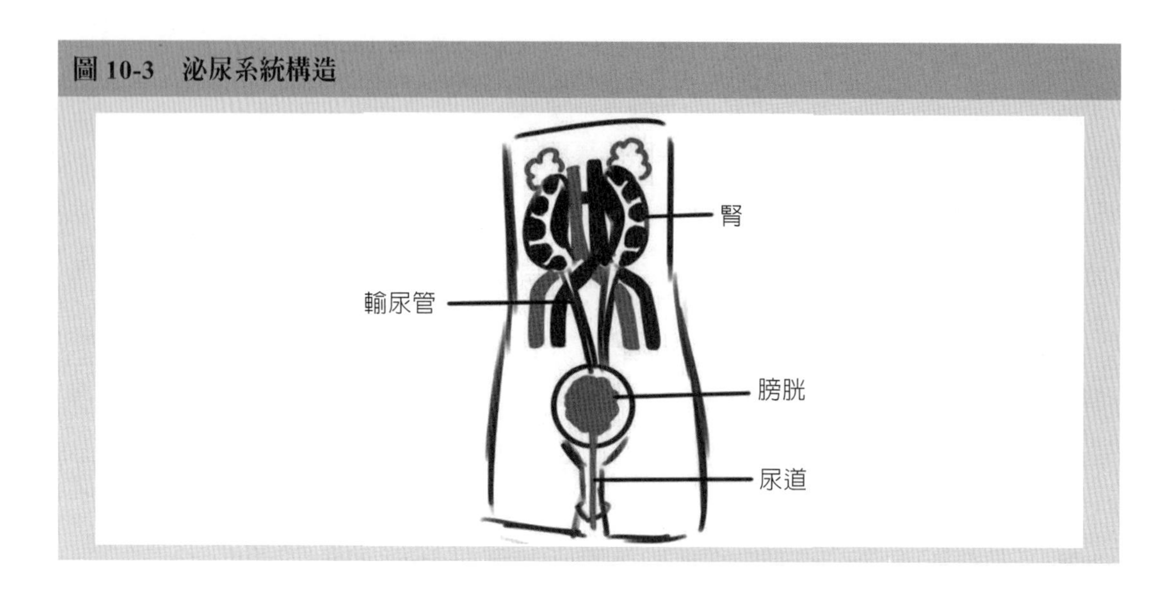

(一) 腎臟

位於後腰部脊椎兩側，在最後一根肋骨（第十二根）與脊椎相接的夾角區，外形如蠶豆，拳頭般大小，約高 12 公分、寬 6 公分、厚 3 公分，右腎位置比左腎略低，因爲右腎受到肝臟擠壓。

構造由外到內是腎皮質（向內延伸爲腎柱）、腎髓質（由腎椎組成）、腎竇（含有腎血管、神經、些許脂肪）、腎盞及腎盂（爲輸尿管膨大的上部）。外部的皮質是製造尿液；內部的髓質則將皮質所製造的尿液引流至腎盂並排至輸尿管。腎盞匯集腎乳頭流出的尿液注入腎盂。

腎元是腎臟的基本組成單位，腎元由腎小體及腎小管組成，腎小管連接鮑氏囊，其圍繞著腎絲球（微血管網）而構成腎小體，血液流經腎絲球發生過濾作用，過濾出的液體流至鮑氏囊，再流經腎小管，透過再吸收作用，將大部分的水和某些特定物質經由腎小管加入血液循環，剩餘的液體與廢物就在腎小管內形成尿液。腎元藉由過濾、再吸收及分泌的機制產生尿液。因此，腎元除了排除血液中的廢物、維持體液電解質與酸鹼值平衡之外，腎皮質分泌紅血球生成素使紅血球製造增加，以及腎絲球分泌腎素調整血壓等重要功能。

(二) 輸尿管

長度約 25 公分的細長管子，兩條輸尿管爲腎盂的延續，輸尿管壁的外膜是結締組織，內層爲黏膜，中間爲肌肉層；主要功能是將尿液由腎盂送至膀胱儲存；斜向進入膀胱以防止尿液逆流，因爲膀胱內壓力增加會擠壓膀胱壁，而關閉輸尿管的遠端開口。

(三) 膀胱

位於恥骨聯合正後方的骨盆腔底部，男性位於直腸前方，女性則在陰道和子宮的正前方，爲儲存和排出尿液的可擴張肌肉囊袋。膀胱壁由內而外是移形上皮細胞的黏膜、肌肉層、逼尿肌，以及外膜（壁層腹膜）。

排空的膀胱爲具有四個角的倒三角錐體，前角與臍尿管相連、兩個後外側角是輸尿管進入之處、膀胱頸注入尿道。膀胱三角是由輸尿管和尿道的開口所界定的膀胱後壁內面的隆起三角形區。尿液存在膀胱內，大約到達 250-300 毫升即有尿意感，脹滿的膀胱有 500 毫升尿液的容量，爲排空體積的 15 倍。

(四) 尿道

尿道是尿液從膀胱通往體外的管子。膀胱與尿道交接處爲尿道內括約肌、逼尿肌增厚所形成，屬不隨意平滑肌，功能爲避免在未排尿時發生滴尿的情形；尿道外括約肌是可控制的骨骼肌，在適當的時機抑制排尿。

女性尿道長度約 3-5 公分，與結締組織結合至陰道前壁，尿道外口位於陰道開口上方與陰蒂之間，負責運送尿液至體外。男性尿道長度約 20 公分，分爲尿道前列腺部、膜性尿道和尿道海綿體部，男性尿道運送尿液和精液。

十、生殖系統的構造與功能

生殖系統到青春期才會開始發育和活躍，性腺製造配子（精子或卵）和性激素，男性和女性生殖器官外形有極大的分別，但主要功能都是繁殖後代。生殖器官分爲兩類：主要性器官即性腺（男生的睪丸、女生的卵巢），其他所有皆爲附屬性器官，包括內部腺體、滋養配子並運送到體外的通道以及外生殖器。

(一) 男性生殖系統

由睪丸、精囊、前列腺、副睪、輸精管、尿道、陰囊及陰莖等組成（圖 10-4）。性腺位於陰囊內的睪丸，精子從睪丸製造，通過副睪、輸精管、射精管及最後開口在陰莖頂端的尿道口；射精期間，精囊、前列腺和尿道球腺的分泌物組成精液，與精子在射精管混合後注入尿道；成熟男性每天約形成 4 億個精子。

圖 10-4　男性生殖系統構造

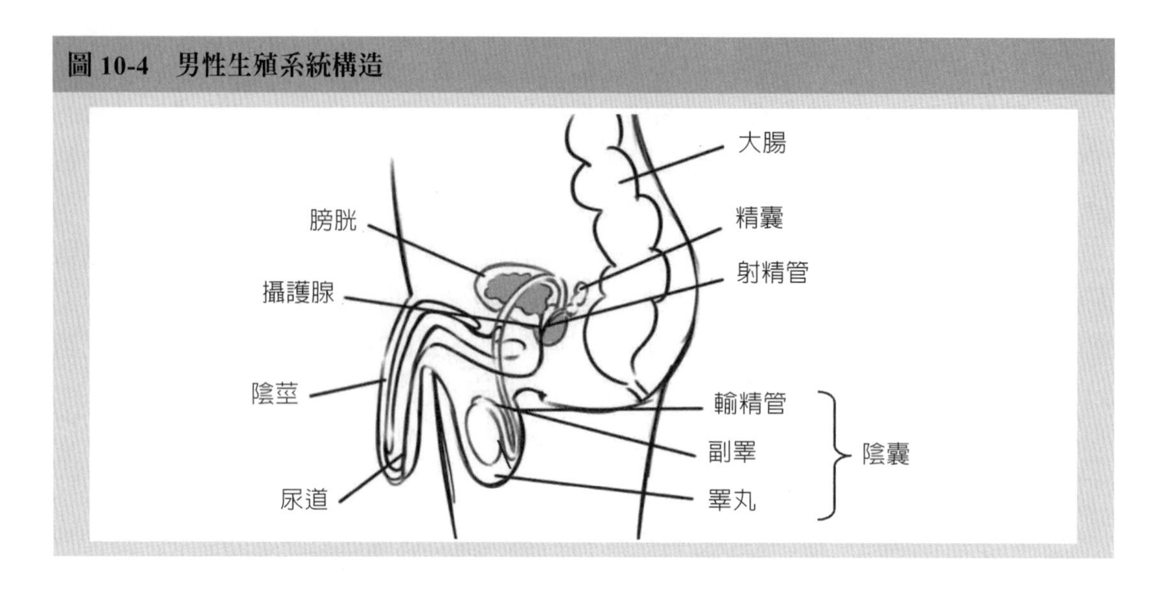

睪丸成對，胚胎時期在後腹壁深處發育，出生後降至陰囊內，負責製造精子和睪固酮。離開睪丸的精子未完全成熟，幾乎無移動能力，副睪是精子成熟處，會獲得游動和使卵受精的能力。副睪爲覆蓋於睪丸頂部外側的逗號狀器官，由排列密集迂迴的輸出小管組成，副睪上皮分泌的蛋白質刺激精子成熟，精子能儲存在副睪數個月，最後被副睪導管的上皮細胞所吞噬。精囊（又稱精腺），位於膀胱的後表面，呈彎曲帶狀像手指，分泌物構成精液的 60%，含有果糖、前列腺素、抑制免疫反應及增強精子活動力的物質等。

前列腺（又稱攝護腺），圍繞尿道前列腺部，形狀和大小與栗子相似，由 20-30 個複合管泡狀腺組成，分泌微酸性乳狀液體與精液混合，增進精子的運動。陰莖由陰莖根、陰莖體和覆蓋包皮的龜頭組成，背側含有血管與神經，主體爲尿道海綿體和陰莖海綿體，屬血管性的勃起體；與陰囊構成男性外生殖器。

(二) 女性生殖系統

由卵巢、輸卵管、子宮、陰道、外生殖器及乳腺組成（圖 10-5）。女性生殖器官主要爲製造卵的卵巢，附屬導管包括受精作用發生處的輸卵管、胚胎發育處的子宮、擔任產道和性交時容納陰莖的陰道，外生殖器爲女陰及製造乳汁的乳腺構成。女性與男性生殖系統的差異爲產生配子（卵）、爲支持懷孕的胚胎做準備、依據生殖週期發生改變，包括月經週期、排卵、受孕、懷孕及分娩等。

圖 10-5　女性生殖系統構造

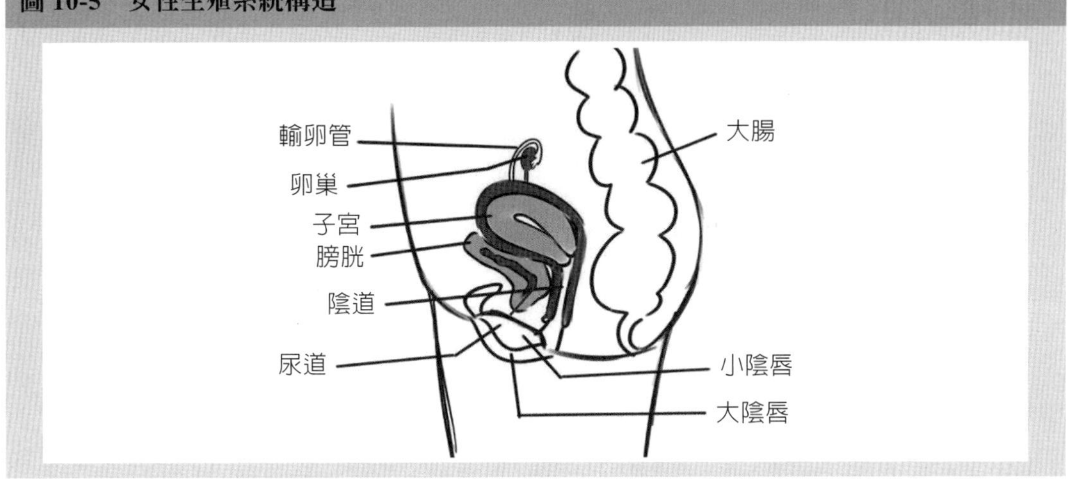

卵巢爲女性的性腺，分泌雌激素和黃體素，位於骨盆腔上部，左右各一，外觀呈杏仁狀，負責製造卵母細胞的濾泡，在生育期的女性，每個月卵巢週期的濾泡成熟、排卵及黃體，與月經週期有關。每條輸卵管是由卵巢延伸到子宮，長約 10 公分。輸卵管幾乎沒有碰到卵巢，輸卵管執行一連串複雜的運動，接收卵巢排出的卵，與精子的相遇並結合是受精的場所，受精卵在 7 天內會降至子宮內。

中空的子宮外觀似上下顚倒的西洋梨狀，位於骨盆腔內、直腸前方和膀胱的後上方，正常狀態爲前傾在陰道的上部，具有子宮底、子宮體和峽部，在峽部下方是狹窄的子宮頸，子宮頸下端突出進入陰道內。子宮主要功能是懷孕期間容納、保留並滋養受精卵；子宮週期與子宮內膜有關的月經週期，分爲功能層脫落的月經期、重建功能層的增生期和準備讓受精卵著床的子宮內膜之分泌期；子宮內膜是子宮腔的黏膜內襯，富含血管，受精卵在子宮內膜著床，提供受精卵營養並發育爲胎兒。

月經週期平均約 28 天，爲未懷孕女性子宮內膜脫落形成月經所發生的變化。從青春期到停經之前，每個月的卵巢週期第一天經血開始從陰道口流出，通常持續 3-7 天，週期的第 6-13 天體內荷爾蒙刺激卵巢濾泡產生更多的雌性素，此爲濾泡期（第 1-14 天），有 6-12 個原始濾泡開始生長，且受到腦下腺前葉分泌的濾泡刺激素刺激，每個月只有一個濾泡會完全成熟並由卵巢排出，約第 14 天發生排卵，濾泡破裂釋出卵子，第 15-28 天稱爲黃體期，留在卵巢破裂的濾泡變成凹凸不平的黃體，分泌黃體素，是此期主要的卵巢激素，可維持子宮週期的分泌期之作用（圖 10-6）。

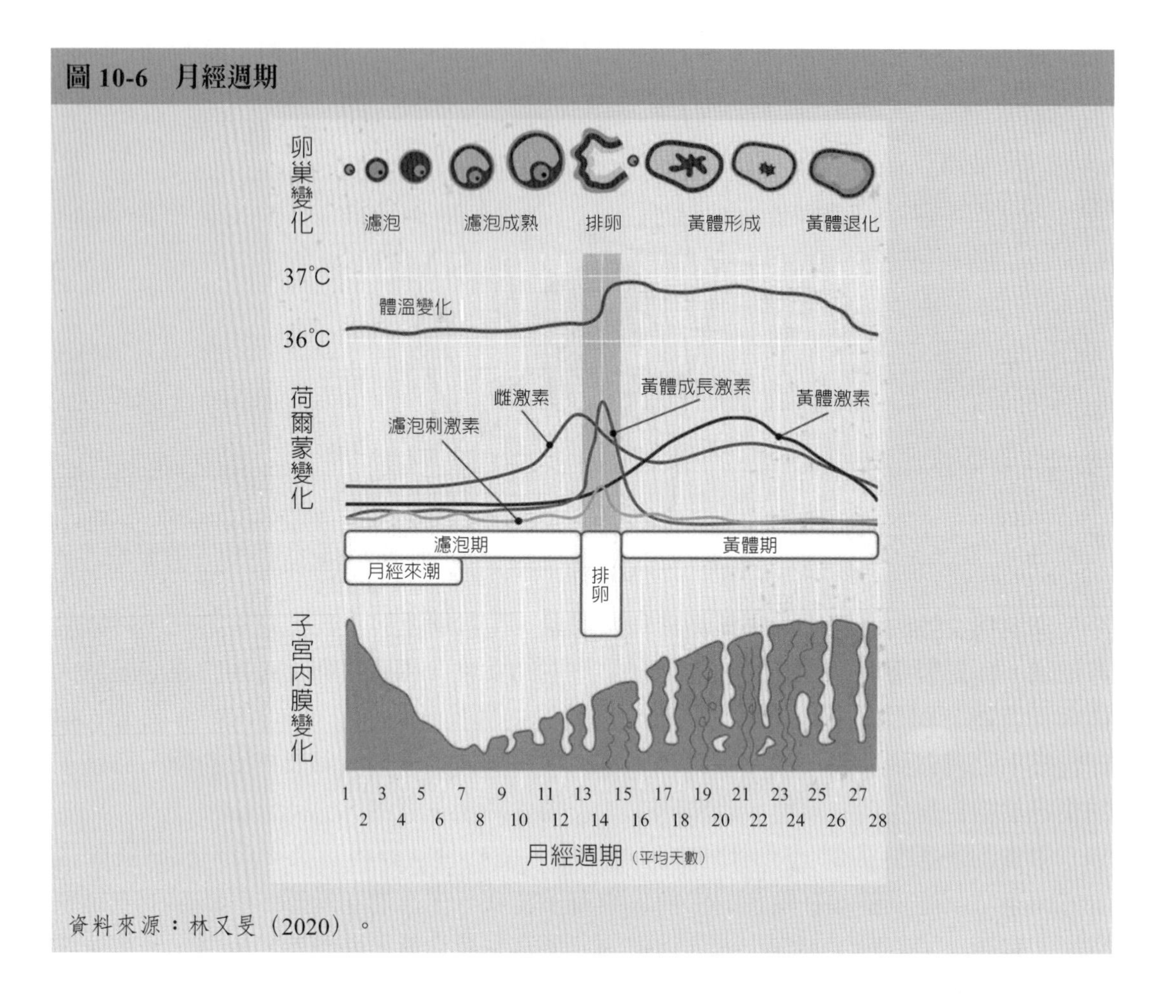

圖 10-6　月經週期

資料來源：林又旻（2020）。

富含膠原蛋白的子宮頸形成一個堅韌的纖維環，在懷孕期間保持子宮關閉而使胎兒留在子宮裡面。陰道是由子宮延伸到體外，長約 10 公分，位於直腸前方和尿道與膀胱後方的一條薄壁管，極具延展性的肌肉管腔，主要功能是月經流出的通道、性交時容納陰莖和精液並擔任產道。在陰道口附近的黏膜構造形成不完整隔膜的處女膜。

外生殖器位於陰道外面，由陰阜、大陰唇、小陰唇、陰蒂及其勃起體所組成，勃起體位於陰唇下方的前庭球。陰阜覆蓋在恥骨聯合上方的圓形脂肪墊，青春期開始長出陰毛蓋住皮膚，陰阜往後延伸出兩長條具有脂肪的皮膚皺褶且陰毛覆蓋的大陰唇，大陰唇圍繞著兩細條皮膚皺摺而無陰毛的小陰唇，往內覆圍繞著前庭，容納尿道外口和陰道口；在前庭的正前方是陰蒂（陰莖的同源器官），由勃起體所組成，在性刺激期間陰蒂會變硬。

乳腺內部由 15-25 個乳葉所組成，每個乳葉開口都在乳頭上的一個明顯複合泡狀腺體，每個乳葉之間有大量的脂肪組織所隔開。乳房的腺體構造在未懷孕的女性並不發達，約在懷孕中期，最小的導管形成腺泡，在生產後開始製造乳汁哺餵嬰兒。

十一、內分泌系統的構造與功能

內分泌器官富含血管，爲釋放激素（胺基酸衍生物或類固醇）到血液或淋巴的無輸出導管腺體，對於生長、發育、代謝和生殖等具調節作用。人體主要的內分泌腺有：腦下腺、甲狀腺、副甲狀腺、腎上腺和松果腺，其他含有內分泌細胞的器官有腎臟、胰臟、胸腺、性腺、消化管、心臟和皮膚，腦部的下視丘屬於神經內分泌器官。

(一) 腦下腺

又稱腦下垂體，位於腦部正下方，連接到下視丘，外觀似高爾夫球桿，分泌至少 8 種主要激素，可調節多種身體活動並影響其他腺體的分泌，可分爲腺體組織組成的前葉及神經組織與部分腦部構成的後葉，前葉會製造激素，而後葉並不會製造激素，而是負責儲存和釋出下視丘製造的激素，其分述如下表 10-4。

表 10-4　腦下腺激素標的器官與效應

腦下腺	激素	標的器官	效應	分泌不足	分泌過多
前葉	生長素（GH）	肝臟、肌肉、硬骨、軟骨和其他組織	刺激蛋白質合成和身體生長；調節脂肪；增加血糖	小孩為侏儒症	小孩為巨人症；大人為肢端肥大症
	甲狀腺刺激素（TSH）	甲狀腺	刺激甲狀腺釋放甲狀腺激素	小孩為呆小症；大人為黏液水腫	甲狀腺機能亢進和抗體會模仿 TSH 的葛瑞夫茲氏病
	促腎上腺皮質激素（ACTH）	腎上腺皮質	促進糖皮質素、鹽皮質素和雄性素釋放	愛迪生氏病	庫欣氏病
	濾泡刺激素（FSH）	卵巢與睪丸	女性為刺激卵巢濾泡成熟和動情素製造；男性是刺激精子製造	性成熟失敗	無重要影響
	黃體成長激素（LH）	卵巢與睪丸	女性為引發排卵和卵巢製造黃體素與動情素；男性是促進睪固酮製造	性成熟失敗	無重要影響
	催乳素（PRL）	乳房分泌組織	促進泌乳	哺乳婦女泌乳量少	不當泌乳造成女性月經中斷、男性陽痿

腦下腺	激素	標的器官	效應	分泌不足	分泌過多
後葉	抗利尿素（ADH）	腎臟	刺激腎小管細胞再吸收水分	尿崩症	抗利尿激素不當分泌症候群
	催產素（Oxytocin）	子宮和乳房	刺激子宮收縮：引發分娩及排乳	不明	不明

資料來源：Marieb & Mallatt（2017）。

下視丘可分泌調節激素來刺激或抑制腦下垂體前葉激素的分泌。抗利尿激素及催產素是由下視丘神經元製造並儲存在腦下腺後葉，在身體需要時則釋放出來。

(二) 甲狀腺

位於前頸部氣管上端的兩側，外觀呈蝴蝶狀，分左右兩葉，中間以峽部相連，峽部橫跨第 2-4 氣管軟骨的前方，正常人在吞咽時甲狀腺隨著喉部上下移動，甲狀腺的前面僅有少數肌肉和筋膜覆蓋，故稍腫大時可在體表摸到。

分泌甲狀腺激素（TH），具有調節新陳代謝、生長發育與神經系統活動性之功能。若甲狀腺素分泌過少，將導致基礎代謝率降低、遲鈍、覺得冷且體重增加，造成小孩為呆小症、大人為黏液水腫。反之，分泌過多造成基礎代謝速率異常增加，使得活動力旺盛、不安、覺得熱，常發生在女性，會引起突眼性甲狀腺腫。從甲狀腺細胞突出的濾泡旁細胞會分泌使血鈣濃度降低的降鈣素，多半在兒童期作用，因應骨骼快速的生長。

(三) 副甲狀腺

位於甲狀腺後表面，可能包埋在甲狀腺本體內，左右各 2 個。分泌副甲狀腺激素（PTH）控制血中鈣離子濃度以維持生命所需，神經與肌肉發揮正常的功能需要鈣離子的存在。若副甲狀腺功能不足，引發鈣離子濃度過低，將造成致命的神經肌肉疾病或強直性痙攣。副甲狀腺激素與降鈣素具有拮抗效果，副甲狀腺激素可升高血鈣，降鈣素會降低血鈣。

(四) 腎上腺

成對的腎上腺位於腎臟頂端表面，外觀呈角錐形，每個腎上腺區分為外面的皮質和內部的髓質。

腎上腺皮質分泌皮質類固醇，主要有鹽皮質素、糖皮質素和雄性素，均為生存所必需。鹽皮質素以醛固酮（aldosterone）為主，藉由增進腎臟再吸收水分和鈉離子，以補償血壓或血量下降；糖皮質素以皮質醇（cortisol）爲主，透過穩定血糖濃度來協助身體應付壓力和炎症的情況，大量的糖皮質素亦會抑制發炎和免疫系統。

腎上腺髓質是自主神經系統之一，由嗜鉻細胞所構成，靠著交感神經刺激，分泌腎上腺素（epinephrine）和去甲基腎上腺素（norepinephrine），以增強戰鬥或逃跑反應。

(五) 胰臟

內分泌細胞位於蘭氏小島（又稱胰島）的球狀體內，主要細胞類型爲分泌升糖素的 A 細胞及分泌胰島素的 B 細胞，皆爲蛋白質激素。當人體血糖上升時，刺激 B 細胞分泌胰島素，並促進肝臟內的肝醣儲存，因而降低過高的血糖，因此，若胰島素分泌不足，糖分無法進入細胞，使得血糖升高，造成糖尿病的產生。反之，升糖素會使肝細胞從儲存的肝醣中釋出葡萄糖，因而使過低的血糖濃度上升。

課後問題

1. 請說明人體細胞、組織和器官的相關性。
2. 請問人體的系統包含哪些，以及其組成的器官與功能爲何？

答案：

1. 詳見 pp. 189-191。
2. 詳見 pp. 191-209。

參考文獻

甘爲治譯（2022）。中島雅美著，**圖解不可思議的人體機密檔案**（初版）。楓葉社文化。（原著出版於 2021）

杜玲（2023）。身體結構與功能。**照顧服務員訓練指引**（七版）（頁 164-191）。華杏。

林又旻（2020，12 月 3 日）。**助你好孕！「排卵試紙」這樣用**。衛生福利部食品藥物管理署食藥好文網。https://article-consumer.fda.gov.tw/subject.aspx?subjectid=3&id=3597

楊世忠、馮琮涵譯（2017）。Marieb, E. N., Wilhelm, P. B., & Mallatt, J. 著，**人體解剖學**（7 版）。偉明與台灣培生教育合作。（原著出版於 2014）

Marieb, E. N., Wilhelm, P. B., & Mallatt, J. (2017). *Human Anatomy* (Eighth ed.). British.

第十一章
基本生命徵象

林桂連、蕭玉霜

課程綱要

一、生命徵象測量的意義及其重要性。

二、體溫、脈搏、呼吸、血壓、血糖的認識、測量與記錄。

學習目標

一、了解體溫、脈搏、呼吸、血壓與血糖意義及了解影響體溫之各種因素。

二、認識測量體溫的工具。

三、了解影響脈搏的各種因素。

四、說明可測得脈搏的部位及正確測量脈搏。

五、了解影響血壓的因素及辨別異常的血壓數值。

六、認識測量血壓的工具。

七、學習正確測量體溫、脈搏、呼吸與血壓。

八、說明預防姿位性低血壓的方法。

九、了解影響血糖的因素及辨別異常的血糖數值。

十、認識測量血糖工具。

十一、學習正確測量血糖。

前言

不管是在哪個工作場域，遇有生命危急的情況，首先會聽到護理師狂喊「某某床血壓下降及冒冷汗，推血壓計儀器過來」，因家屬有請照服員，所以請照服員阿娥幫忙量第 4 床的 vital sign 及測 blood sugar，但首次當照服員的阿娥心想什麼是 vital sign 及 blood sugar？她最後鼓起勇氣問護理師，得到答案原來就是生命徵象及血糖，猛然想起實習有練習過，故拿起儀器就開始操作技術，反覆量了多次後將數據回報給主責護理師，此時阿娥嘆了一口氣，終於完成首次看似簡單卻又艱險的工作。技術實務操作不難，難點在於理論與實踐流暢度，換句話說就是理解當下案主反應及適度回饋。

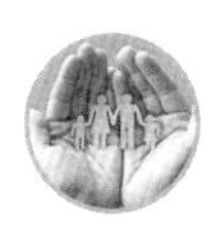

第一節　何謂生命徵象？

生命徵象（vital signs），是一組 4 個最重要的人體基本生理功能（維持生命）的表徵，是人活著「可以意思表示」的基本要素。監測的內容包含體溫、脈搏、呼吸及血壓，可以反應身體目前的狀況，當任何一項不在正常範圍內，即代表身體某部位正發生問題，甚至是生命即將無法持續。故每天注意生命徵象的變化，可以提早接收到身體發出的警訊，提供潛在疾病的線索，並顯示出恢復的進展，所以每個人的正常生命徵象範圍亦隨年齡、體重、性別以及整體健康而異（陳淑瑩，2020）。

一、該了解的體溫調節！

(一) 恆溫（高溫與酷寒）

人是恆溫動物，人體平均正常體溫約攝氏 36.7-37 度（華氏 98-98.6 度），為了維持正常運作，體溫必須透過良好的調控機制保持恆定，換言之人體維持溫度恆定是由下視丘的溫度調節中樞運作（陳淑瑩，2020）。恆溫的調節啟動機制，人體會透過以下方式將熱散到體外：(1) 傳導（conduction）；(2) 對流（convention）；(3) 輻射（radiation）；(4) 蒸發（evaporation）。進一步說就是利用皮膚分子振動、毛細孔（流汗）與血管的舒張或收縮與否及熱能產生與否等方式進行體溫恆定調節（鄭皓元，2020；陳偉鵬、謝惠玲，2023）。在高、低溫環境下，體溫調節機制會因溫度不同而激發下視丘的溫度調節中樞運作，如下表 11-1 說明：

表 11-1　體溫高、低的溫度調節機制

	血管	毛細孔（汗腺）	熱量產生與否
降溫機制	舒張（臉色泛紅）	擴張（流汗）	抑制產熱機制
升溫機制	收縮（臉色泛白）	收縮（起雞皮疙瘩）	增加產熱（顫抖）、產熱交感神經興奮、甲狀腺素分泌

資料來源：衛生福利部疾病管制署（2019）。高溫與酷寒宣導。2024/02/27https://www.cdc.gov.tw/Category/ListContent/wL-8Abm9o5_5l4gSOR8M5g?uaid=_VBRPRbLJSqI9J9_wSjD2w

(二) 影響體溫調節因素

1. 年齡：老年人因皮下脂肪減少、血液循環變緩、活動量少等因素，使得體溫偏低，應注意保暖。而新生兒及嬰幼兒因體溫調節中樞尚未發育完全，易受環境冷熱及活動度的影響，必須特別注意環境溫度的變化，給予適當的衣著和被蓋。
2. 性別：女性體溫比男性略高。
3. 每日時段的差異：正常人的體溫在一天當中大約有 0.5-1℃的差異，午夜至清晨 6 時之間體溫最低，而傍晚 4 時至晚上 8 時之間體溫最高。
4. 運動與活動：可使體溫增高。
5. 飲食：進食較熱或較冷的食物或飲料，會暫時影響口腔溫度。
6. 荷爾蒙的影響：例如甲狀腺機能亢進會使體溫上升。
7. 情緒：情緒激動，體溫會升高。
8. 疾病：外傷、過敏反應、惡性腫瘤、細菌或病毒感染等，會導致體溫升高。
9. 環境溫度：天熱或是室內溫度高時，體溫會升高。天冷保暖不足，體溫會偏低。

(三) 體溫測量技術（詳見第二節之技術 11-1）

「請量一下體溫！」隨著嚴重特殊傳染性肺炎（COVID-19）肆虐全球，無論是上學、上班、進餐廳用餐或是搭捷運、高鐵，都必須先量測體溫；但你知道量體溫有哪些方式及工具？測量時又有什麼「眉角」？體溫測量工具及注意事項之說明見下表 11-2。

表 11-2　體溫測量工具及注意事項

測量部位	額溫	耳溫	口溫	腋溫	肛溫
使用工具	紅外線掃描	紅外線掃描	電子體溫計	電子體溫計	電子體溫計
優點	無侵入性	安全方便	迅速方便	無侵入性	近核心溫度

測量部位	額溫	耳溫	口溫	腋溫	肛溫
缺點	受額頭皮脂腺影響而影響數值	耳垢多會影響測量結果	進食、張口呼吸皆會影響準確性	易受汗水影響數值	較具侵襲性，注意交叉感染
發燒標準	＞37.5℃	＞38℃	＞37.5℃	＞37.5℃	＞38℃
量測部位及方式	前額保持乾燥，近眉心的位置	確保耳朵清潔，若有發燒情況需左右交替測量取得平均值	置於舌下，口唇閉緊，停留約 30 秒到 1 分鐘	置於腋窩深處手臂夾緊；亦適合 3 個月以下嬰兒	6 個月以下嬰兒使用，前端置入嬰幼兒肛門約 1.5-2.5 公分
注意事項	被測量者若是剛剛走路或運動，體溫可能略高，建議可以休息 10-15 分鐘後再測量	3 歲以上（含成人）將耳朵向上向後拉；3 歲以下將耳朵向下向後拉，搭配耳套使用	測量前應避免進食、喝水、抽菸等行為；若進食須 30 分鐘後再進行測量	腋窩處須注意不要放置干擾體溫的物件，如冰枕；在量測時，應保持腋窩處乾燥	先塗抹嬰兒油或凡士林作為潤滑，測量期間姿勢須固定不能亂動，以免溫度計造成肛門受傷
不適合族群	無	3 個月以下嬰兒	無法配合者、嬰幼兒及意識不清者	易流汗者	易躁動、心臟病、傳染性疾病及易腹瀉者
備註	惟 37.5-38℃之間的體溫可能正常也可能是低度發燒，建議於此範圍內應持續追蹤或詢問專業醫事人員				

資料來源：鄭皓元（2020）；陳偉鵬、謝惠玲（2023）。作者製表。

二、脈搏

(一) 脈搏的定義

依據陳偉鵬、黃慧芬（2023）指出，脈搏率（pulse rate）是對心率或每分鐘心跳次數的測量。當心臟收縮時，血液在壓力下從心臟噴出時會產生衝擊波（shock wave），此時所產生的波動會沿著動脈壁傳播，使某些周邊動脈可以觸摸得到。心臟是一個由心肌構成，中有四個空腔，能周而復始，具節律性收縮的臟器，而且其節律性還可以由神經系統及內分泌系統加以調節。一般而言，正常之脈搏速率 60-100 次／分，休息時的心跳正常值應介於一分鐘 60-85 次，當脈搏次數每分鐘多於 100 次時，稱之心跳過速；當脈搏少於每分鐘 60 次時，稱爲心跳過緩；過快或過慢的心跳，會影響心臟每分鐘搏出的血量，故「心輸出量 = 每次心搏出血量 × 每分鐘心跳次數」，因此評估出異常的脈搏時，須密切觀察及早處理問題。

(二) 記錄心臟節拍／節律與強弱

1. 測量脈率時，除次數之計數外，也應注意脈搏之節律與力量之強弱，節律在正常情形下是規則的，即每次心跳之間隔時間相等；心律不整說明有節律不規則之情形出現，每次跳動間隔時間長短不一。
2. 脈量：指心臟收縮時，血液衝擊動脈管壁的力量大小。有些個案由於心跳較強或血量豐富，脈搏極易測得，此種現象稱爲**洪脈**；有些個案因心跳微弱，或出血導致血流量減少，此時脈搏呈現微弱或絲狀之搏動，極難以觸診測得，可稱爲**絲脈**，常出現在大出血或臨終病人。
3. 強度：脈搏強度記錄分 4 個等級（陳瑩玲，2020）見表 11-3。

表 11-3　脈搏強弱記錄方式

特徵	強度
彈跳過強	4+
強	3+
正常	2+
弱，不易觸摸	1+
無脈搏	0

(三) 小鹿亂撞／影響脈搏節律因素

1. 生理性產生原因有：劇烈運動、極端的情緒變化、性行爲、飲酒、抽菸、妊娠、分娩、暴飲暴食等，造成心臟的工作負擔增加。
2. 非心臟疾病造成的心悸見表 11-4。

表 11-4　非心臟疾病造成的心悸

疾病	生理變化
發燒	發燒時體內的新陳代謝率明顯提高，心臟的工作負擔便要增加。
貧血	貧血患者由於血液的帶氧量不足，只有靠增加血循速度來代償，因此心跳速率，甚至心收縮力都會增加。
低血糖	由於血糖過低，組織所需能量不足，引起交感神經系統興奮而使心跳加速、心收縮力增加。

疾病	生理變化
褐色細胞瘤	分泌腎上腺素，會加速心跳速率及心收縮力，同時會合併高血壓、面色潮紅等現象。
甲狀腺機能亢進症	新陳代謝率提高使得組織對氧及能量的需求增加，心臟的負擔增加，同時會有手顫抖、發汗、畏熱、體重減輕等現象。
慢性阻塞性肺病	心肌缺氧而引起心室早期收縮而造成心悸現象。
交感神經興奮劑	腎上腺素、新腎上腺素、支氣管擴張劑、副交感神經阻斷劑，如阿托品、甲狀腺素等。

資料來源：陳偉鵬、黃慧芬（2023）。作者製表。

(四) 影響脈搏速率因素

各項原因及生理變化見表 11-5。

表 11-5　影響脈率因素及生理變化

原因	生理變化
性別	女性的每分鐘心跳比男性約快 5 次。
年齡	出生嬰兒心跳最快，成年時平均速率約 75 次 / 分，老年時則心跳變慢。
運動與飲食	飲食和運動因為新陳代謝速率增加，會造成生理上的心跳過速。
情緒	緊張、害怕、焦慮時，交感神經受刺激，使脈率增加。
出血	其原因為血液流失喪失紅血球，降低身體氧合能力，使得血流量降低，因此使心跳速率上升。
顱內壓上升	當顱內出血或梗塞時，使顱內壓升高、腦部缺血，身體為了維持腦部血液灌流產生的反射，此時會出現心跳速率下降、血壓上升、呼吸不規則等現象，稱為庫欣氏三病徵（Cushing’s triad）。
發燒	發燒使新陳代謝率增加，通常體溫上升 1℃，脈搏約增加 8-10 次。
疼痛	急性疼痛時，刺激交感神經脈率加速，而嚴重無法緩和的疼痛，因副交感神經受刺激而使脈率變慢。
藥物	腎上腺素會使脈率增加，而毛地黃則會出現脈率變慢。
疾病	自律神經失調、甲狀腺功能亢進（或低下）、高血壓、貧血等。
其他	抽菸、喝濃茶會使脈率加速。

資料來源：陳瑩玲（2020）。作者製表。

綜上而言，脈搏跳動的次數通常表示心臟收縮的次數，雖然心跳次數與脈搏數有時並不相同，但脈搏數值仍是心跳次數重要的參考。各年齡層心跳速率見表 11-6。

表 11-6　各年齡層心跳速率

年齡層	心跳（次 / 分）
新生兒	130-150
嬰兒（1-12 個月）	80-140
兒童期（2-6 歲）	75-120
青少年期	65-100
成年期	60-100
老年期	60-100

(五) 正確測量脈搏（詳見第二節之技術 11-2）

身體評估運用視、聽、觸、扣等四種方法來理解個案的當下，所以要有一雙靈巧雙手，觸診法是量生命徵象首部曲，用照顧者的指腹尋找動脈並實測，重點在於**摸的到動脈**，以下爲測量脈搏的技巧。

1. 摸的到：通常將動脈輕壓向較堅實的面，以便脈搏的感覺全傳到指尖，如果將動脈壓上軟的組織，則脈動波能會被吸收或抵消，使指尖不易觸覺脈動。
2. 指尖壓在動脈上的力量要適中，用力太重時將阻住血流，反而無脈搏產生。橈動脈測量脈搏可以觸控腕關節上方 2 公分的位置。
3. 觸診時用一隻手的食指、中指和無名指併攏放在橈動脈上，指端輕按於橈動脈處，壓力的大小以清楚觸到搏動爲宜，一般計數 30 秒，並將所測得數值乘 2 即爲每分鐘的脈搏數。異常脈搏應測 1 分鐘。
4. 用血壓計測量時，測量的是肱動脈脈搏，一般在肘窩向上 2 公分的位置，在肘上肱二頭肌的內側。
5. 常見測量脈搏部位：最主要——橈動脈（圖 11-1），其他——顳動脈、頸動脈、肱動脈、尺動脈、股動脈、膝後動脈、足背動脈、脛後動脈。
6. 特殊儀器檢測法——血壓、脈搏監護儀：一般用於危重病人，特別是對心臟病、手術期間與手術後病人的脈搏可起自動監護的作用，根據病人的具體情況設定脈搏的上、下限，越限時儀器會自動發出光、聲警報。其測量結果較爲迅速、準確、客觀（圖 11-2）。
   (1) 可讓患者休息 5-10 分鐘，使患者的脈搏平穩。
   (2) 同時要持續測量 1 分鐘，不能在短暫的測量之後進行評估。

(3) 有心律不整和心房顫動的患者，其心跳頻率和脈搏頻率都不一樣，特別是心房顫動患者的心跳頻率一般都比脈速大，因此，每分鐘的脈搏和心跳的頻率都要計算出來。

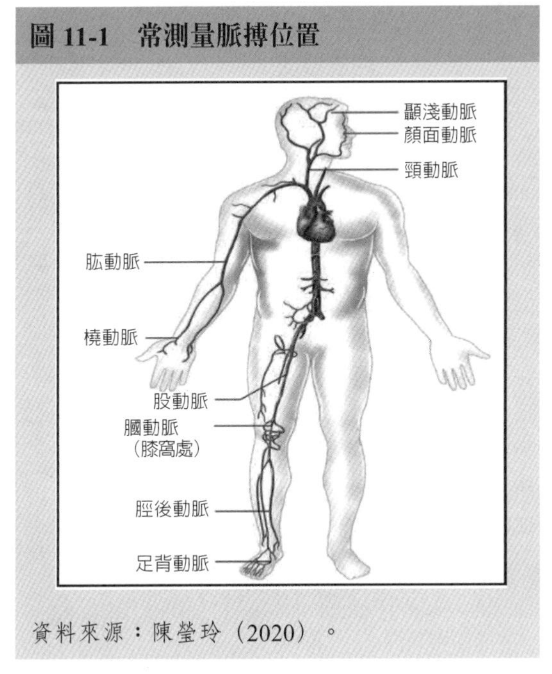

圖 11-1　常測量脈搏位置

資料來源：陳瑩玲（2020）。

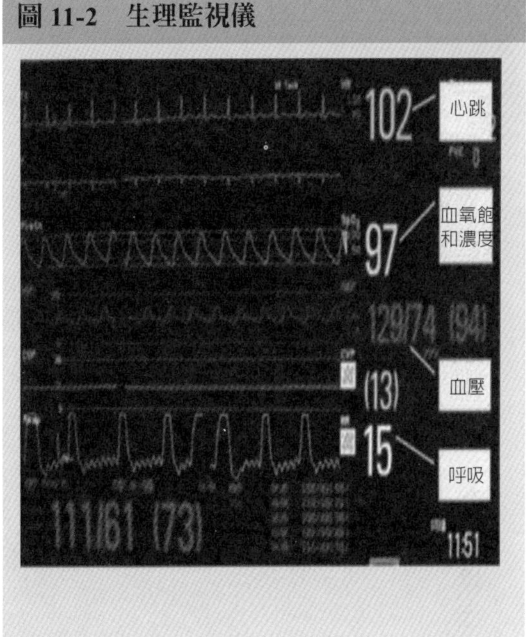

圖 11-2　生理監視儀

三、呼吸定義

呼吸速率的定義是在每分鐘完成的呼吸次數，測量呼吸型態同時亦測量末梢血氧濃度（SpO2），目前常見的脈衝式血氧濃度器，是利用血紅素（Hemoglobin, Hb）對於特定光譜的吸收會隨著含氧量的不同而改變的特性，去計算血氧濃度數值，正常值為≧ 95%（林淑汶，2020）。

(一) 呼吸調節

呼吸中樞位於延腦和橋腦，調節非自主性呼吸。人體透過動脈血液中的氧氣（O_2）、二氧化碳（CO_2）、氫離子（H^+）濃度進行換氣調節，其中二氧化碳為主要的因素，當二氧化碳濃度上升時，會讓大腦呼吸中樞增加呼吸速率和深度，呼氣次數增加可移除過多的 CO_2（高碳酸血症），換句話說：呼吸啟動由大腦發出命令，但卻是由肺部完成整套「呼與吸」交替，進而維持血中氧氣濃度。

㈡ 呼吸測量方式（詳見第二節之技術 11-3）

見表 11-7 之說明。

表 11-7　呼吸測量方式

測量部位	測量工具	測量時間	注意事項
胸腹部	眼睛（視診）	一分鐘 或 30 秒測量數據乘以 2	1. 測量呼吸時應避免讓個案察覺，以免個案緊張而影響呼吸型態。 2. 在脈搏測完後，手指繼續放在受測者的手腕上，但不要告訴受測者，繼續測量呼吸。 3. 用眼睛觀察個案的胸腹之起伏，計算呼吸次數，每當胸部上升時就計數一次。 4. 需觀察記錄之事項包括： (1) 受測者的姿勢（是否採端坐呼吸）？ (2) 呼吸是否規則、呼吸次數？ (3) 呼吸深度，胸部起伏是否對稱？ (4) 有無異常聲音？ (5) 有無呼吸困難或使用呼吸輔助肌？

資料來源：陳偉鵬、劉春年、吳孟凌（2023）。作者製表。

㈢ 正常呼吸與異常呼吸

見表 11-8 之說明。

表 11-8　正常與異常呼吸型態類別

正常呼吸	異常呼吸
• 是自發性的且輕鬆不費力。 • 節律規則不會忽快或忽慢。 • 平靜時，呼吸深度是一致的。 • 胸部左右兩側起伏或胸部與腹部起伏應是對稱一致。 • 呼吸音平靜且無異常的聲音。 • 呼吸速率：年齡越大呼吸速率越慢。	• 用力後呼吸困難：從事輕度到中度之運動時會發生，經休息後能回復。 • 端坐呼吸：當案主平躺時會呼吸困難，必須採取端坐或半坐臥之姿勢，才能減輕呼吸困難。 • 呼吸過速：呼吸次數大於 24 次／分。 • 呼吸過緩：緩慢的呼吸，呼吸次數少於 10 次／分。 • 換氣過度：又深又快的呼吸。 • 陳施氏呼吸：呼吸由深快逐漸轉變為淺慢，然後呼吸暫停 10-20 秒，以上形式輪替出現，常出現於腦損傷或心衰竭個案。 • 打鼾式呼吸：呼吸時出現類似打鼾的聲音，與氣管或大支氣管內分泌物有關。

(四) 影響呼吸的因素

1. 大腦皮質的影響：正常的呼吸是自發性、不隨意地進行。
2. 化學的刺激：化學刺激是指血液中氧與二氧化碳含量的變化。當血中二氧化碳濃度升高時，會促使呼吸速率加快，以便排出過多的二氧化碳；反之，則呼吸變慢。當血氧濃度不足時，呼吸也會變快，以便攝取較多的氧氣。
3. 年齡：年齡越小，呼吸速率越快。
4. 性別：女性呼吸速率比男性稍快。
5. 血壓：上升的血壓會刺激頸動脈和主動脈的壓力接受器，使呼吸速率減慢。
6. 疾病的影響：心臟病、糖尿病酮酸中毒等都會改變呼吸速率。
7. 藥物：某些止痛劑（如嗎啡）會抑制位於腦幹的呼吸中樞，使呼吸速率減慢。
8. 情緒：當人面臨強烈的情緒變動，例如興奮、害怕、憂愁、憤怒或緊張時，會刺激神經中樞，使呼吸速率增加。
9. 活動：肌肉的活動量增加，使身體需氧量增加，促使呼吸速率增加。
10. 海拔高度改變：人處在高山上或高空中，因空氣稀薄，使得血氧降低，為了代償這種現象，呼吸速率加快加深。

(五) 血氧飽和度（SpO2）

血氧飽和度與呼吸型態息息相關，近年新冠肺炎（COVID-19）大爆發影響，有很多人開始擔心自己是否有缺氧情形，最常使用的是脈衝式血氧機（Pulse Oximeter），通常都會夾在手指頭上，其所測量出來的數值稱為血氧飽和度（SpO2），正常人的血氧濃度應保持在 94% 以上（95-100%），如果在 94% 以下，臨床上會給予適當氧氣以維持足夠之血中氧氣濃度，但要特別注意的是，如果血氧低於 90% 要盡速就醫（詳見第二節之技術 11-5）。綜合上述內容將末梢血氧濃度做一說明見表 11-9、圖 11-3。

表 11-9　血氧飽和度（SpO2）正常範圍

正常人	慢性阻塞性肺部疾病 COPD	血氧過低
> 95-100%	> 90%	< 90% 以下 （呼吸型態異常）

圖 11-3　血氧機使用圖

注意事項

- 避免小拇指（易鬆脫）。
- 在血氧機無法顯示數值時，可先搓揉測量的手指末端，增加血液循環後，再次進行測量。
- 若有做光療指甲者須先卸除才可測量，否則容易測量不到。
- 如同時測量血壓，應夾至對側手，避免假性血氧濃度偏低。
- 血氧過低會給予氧氣使用，須密切觀察 SpO2 變化。

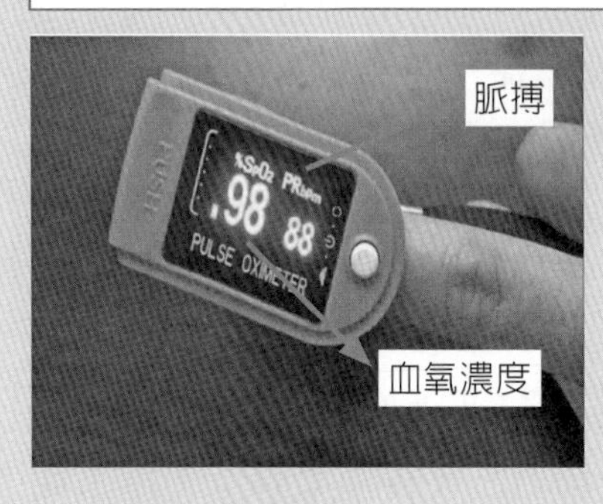

其顯示出來數值會有兩個：

- 第一個為 PR（pulse rate），其意義為每分鐘心跳，正常成人數值為每分鐘 60-100 次。
- 第二個為 SpO2，也就是血中氧氣濃度，須保持在 95% 以上。

資料來源：作者拍攝。

四、血壓

根據衛福部公布的 2021 年國人十大死因，高血壓性疾病在 10 大死因排名第 6 名，年增率達 17.6%，死亡人數大增；而 2017-2020 年國民營養健康狀況變遷調查結果更顯示，18 歲以上國人的高血壓盛行率達 26.8%。以上資料顯示高血壓有年輕化的趨勢，然而高血壓對人體影響甚巨，照顧人員該如何來檢測呢？首先先認識何謂血壓及高血壓。

(一) 血壓定義

血壓可分爲收縮壓（高壓）和舒張壓（低壓），而收縮壓與舒張壓之差距稱爲脈搏壓（陳偉鵬、郭青萍 2023）。收縮壓：當左心室收縮時，自心臟流出的血液，對動脈管壁所形成的最大壓力；舒張壓：當心臟舒張時，血液對血管壁所產生的壓力，稱爲舒張壓。舒張壓與血管彈性有關。血壓數値之高低受到許多因素影響，可能每分鐘都有些許改變，其正常值有一個範圍，當心臟收縮將血液泵入動脈時所加諸動脈血管壁的壓力，推動血液在體內運行，把氧氣和營養輸送到身體各組織，以供應生命所需（陳淑瑩，2020）。

(二) 高血壓及低血壓標準

許多人測量完血壓後會詢問：「我這樣的數值是標準的嗎？」過去高血壓診斷標準值為 140/90mmHg，臺灣高血壓學會及心臟學會，依據一項由兩岸共同合作的大型臨床試驗結果，於 2022 年 5 月發布有兩項重要變革，包括下修高血壓標準為 130/80mmHg，並採用「居家血壓」取代門診測量血壓（臺灣高血壓治療指引，2022；高血壓防治專區，2023）。低血壓值多少才算低血壓？根據醫學上定義，一般成年人如收縮壓下降至低於 90/60mmHg，也就是收縮壓（最高血壓）低於 90mmHg，舒張壓（最低血壓）低於 60mmHg，個案容易有低血壓情形且已足以引起生理性的功能障礙稱之（陳偉鵬、郭青萍 2023）。下表 11-10 為血壓的分類。

表 11-10　不同程度血壓分類

分類	收縮壓	舒張壓
正常血壓	小於 130	小於 80
正常但偏高之血壓	130-139	85-89
輕度高血壓	140-159	90-99
中度高血壓	160-179	100-109
重度高血壓	180-209	110-119
極重度高血壓	大於或等於 210	大於或等於 120

資料來源：臺灣高血壓治療指引（2022）。

(三) 姿勢性低血壓

姿勢性低血壓進一步定義：從平躺到站立或坐起 3 分鐘後之血壓降低（收縮壓下降 20mmHg、舒張壓下降 10mmHg）（陳偉鵬、郭青萍，2023；歐嘉美等，2021；Godbole & Aggarwal, 2018）。表 11-11 將發生原因、情況及預防方法做一說明。

表 11-11　姿勢性低血壓變化及預防方法

發生原因	發生情況	預防方法
• 本態性低血壓：此類病人應仍算正常人，低血壓並不影響正常的生理功能。 • 疾病因素如腎上腺功能不足或甲狀腺功能不足，使得新陳代謝率太低而造成低血壓。 • 營養不良：血中白蛋白降低，使其黏稠度降低，導致血壓降低。 • 長期臥床患者：由於心臟血管系統已適應於臥位的血壓控制，若突然起床會造成姿勢性的低血壓。 • 過度使用降血壓藥物。	• 突如其來的姿勢改變，包含蹲坐到站起、躺著到下床時，特別是起立時，導致流到腦部的血液不足。 • 身心症狀：頭暈眼花、疲勞疲累、四肢冰冷、臉色蒼白、注意力無法集中、心跳速度減慢、呼吸困難，嚴重者會休克昏倒，甚至可能引發癲癇。	• 依序測量躺、坐姿和站立（間隔 3 分鐘）的血壓及脈搏。 • 漸進式慢慢變換姿勢，躺姿→坐姿→站姿。 • 避免用力如廁、咳嗽、久站（坐）、盤腿、長期臥床、吃大餐。 • 規律運動，訓練下肢肌力。 • 臥床時可抬高床頭 10 度（約 15-20 公分）。 • 增加鈉和水的攝取（個案腎功能正常）。 • 適當護具使用（束腹、彈性襪等），促進靜脈回流。 • 與醫師討論會引起姿勢性低血壓的藥物。

(四) 影響血壓的因素

1. 年齡：年齡越大，動脈彈性越差，血壓有上升之傾向。
2. 性別：一般男性的血壓比女性的血壓高出 10mmHg。
3. 溫度：氣溫較高處血管擴張，血壓較降；氣溫較低處血管收縮，血壓較高。體溫高時血管擴張，血壓也降；但惡寒顫抖時血管收縮，血壓上升。
4. 新陳代謝：代謝率亢進時血壓上升，代謝率下降時血壓下降。
5. 姿勢：姿勢對於血壓的影響來自於重力，平躺時收縮壓最高，其次爲坐姿，其次爲立姿。而舒張壓則反之，立姿時最高，其次爲坐姿，其次爲臥姿。
6. 左右手差：由於右鎖骨下動脈比左鎖骨下動脈接近主動脈出心臟端，正常情形下，右手血壓比左手血壓高約 5-10mmHg，但超出此範圍時則屬不正常。
7. 上下肢差：採立姿量上下肢血壓時，通常下肢高 10-15mmHg，超過 20mmHg 時，或下肢反比上肢低時，爲不正常之現象。

(五) 正確測量血壓及注意事項（詳見第二節之技術 11-4）

1. 合宜適當的血壓計且電量充足，壓脈帶無破損。
2. 找出肱動脈並將記號標示對準之。

3. 患者手臂與心臟同高之位置。
4. 把上衣一側袖子脫下，不要捲起緊的衣袖，手臂平放，手心向上，
5. 如果是臥位，也要使上臂和心臟處於同一水準，不能過高或過低。
6. 情緒緊張和激動之後不馬上測血壓，測量前必須休息 5 分鐘。
7. 選用適當大小之血壓加壓帶。
8. 壓脈帶的橡皮管放在肱動脈搏動點上。
9. 壓脈帶鬆緊約二指，距離肘關節 2-3 吋。
10. 測量第二次必須將壓脈帶鬆開動一動再測。
11. 測血壓時勿緊張，勿屏住呼吸，因爲屏住呼吸可使血壓升高。
12. 有洗腎（動脈瘻管）之手臂，禁止量血壓（壓脈帶的壓力會使動脈瘻管產生血栓，進而血管流速降低，無法洗腎；必須通血管或重新做人工血管。）
13. 打點滴、包石膏、受傷之手臂，亦暫時勿量血壓。

五、血糖

(一) 血糖及糖化血色素定義

血糖（blood sugar）是指血液中的葡萄糖，消化後的葡萄糖由小腸進入血液，並被運輸到機體中的各個細胞，是細胞的主要能量來源。血糖是代表血液中的葡萄糖濃度，可分成兩大部分，一是在小腸消化醣類食物後吸收的葡萄糖；另一部分則是肝臟自行產生的葡萄糖，血糖值的單位是毫克每公合（mg/dL）。另一項重要定義是糖化血色素，糖化血色素反應近 2-3 個月的平均血糖，測量糖化血色素的次數決定於所使用的治療方針和臨床醫師的判斷。由於糖尿病初期多數沒有症狀，不易發現有血糖異常，故定期做糖尿病篩檢相當重要，有助於早期發現、及時治療（王中林，2020；國民健康署，2022）。依照衛福部國民健康署、國民健康署糖尿病手冊等資料，血糖及糖化血色素值範圍如下表 11-12。

表 11-12　血糖及糖化血色素值

測量項目	正常值範圍	糖尿病前期	糖尿病
飯前空腹血糖（mg/dL）	70-99	100-125	≧ 126
飯後血糖（2 小時）（mg/dL）	80-139	140-199	≧ 200
糖化血色素（HbA1c）	4.0-5.6%	5.7-6.4%	≧ 6.5%

資料來源：衛生福利部國民健康署糖尿病防治手冊，https://www.hpa.gov.tw/Pages/Detail.aspx?nodeid=359&pid=1235

(二) 發生低血糖情況及低血糖的症狀

個案發生低血糖的症狀皆不太一樣，必須了解低血糖症狀並積極對症處理，才是好的方針。低血糖症狀及處理方式見表 11-13。

表 11-13　低血糖症狀及處理方式

低血糖		
➢ **發生情況** 1. 口服降糖藥或胰島素過量、忘記服藥而重複吃藥，或與進食時間未配合。 2. 例如生病胃口不好，未進食或吃太少。 3. 過度運動沒有額外補充點心。 4. 空腹飲酒。		
輕度症狀	**中度症狀**	**重度症狀**
發抖、冒冷汗、頭暈、虛弱、蒼白、煩躁不安、飢餓、心悸、手腳發抖等	注意力不集中、易怒、反應遲鈍、呆滯、嗜睡	喪失意識、昏迷
➢ **處理方式** 1. 意識清楚：應立即進食含 15 克易吸收含糖食物，例如半杯果汁（120-150 毫升）、一大匙蜂蜜或 3-4 顆方糖、糖果等，需特別注意健怡無糖可樂等減肥飲料則因為不含糖，無法改善症狀。 2. 10-15 分鐘後需測量血糖，若血糖沒有上升，症狀未改善，可再吃一次，若低血糖症狀一直沒有改善，應立刻送醫治療。 3. 若症狀改善，距下一餐還有 1 小時以上，再酌量喝牛奶或吃土司或餅乾等澱粉類食物。 4. 意識不清、昏迷：家中若備有升糖素（glucagon），家人或者是醫護人員可自行進行肌肉或皮下注射，假使沒有升糖素，請勿給予任何東西，以防嗆到，立即送醫治療。		

資料來源：第 2 型糖尿病床照護指引（2022）；歐嘉美等（2021）。

(三) 正確測量血糖及注意事項（詳見第二節之技術 11-6）

影響血糖檢測值的原因，大約 90% 都源自於血糖機使用不當，由於以血糖機檢測時血液檢體量較少，導致極少量的汙染物都可能干擾血糖檢測值。例如多數的患者在執行血糖檢測前往往不會洗手，當皮膚上有殘留含糖的物質時，便可能導致血糖檢測結果偏高。故工欲善其事，必先利其器，正確使用測血糖工具（圖 11-4、圖 11-5），才能發揮最大的控糖功效，提升糖尿病患者的照護品質。

圖 11-4　測量血糖用物－血糖儀、採血筆、採血針、試紙片、酒精棉片

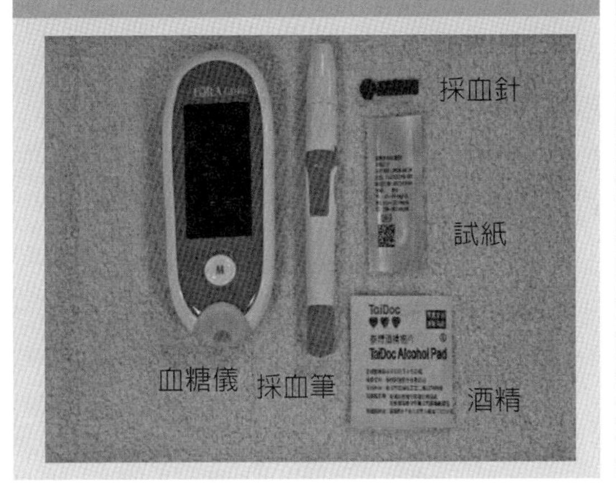

圖 11-5　針頭收集盒（居家個案可使用鐵罐或保特瓶代替）

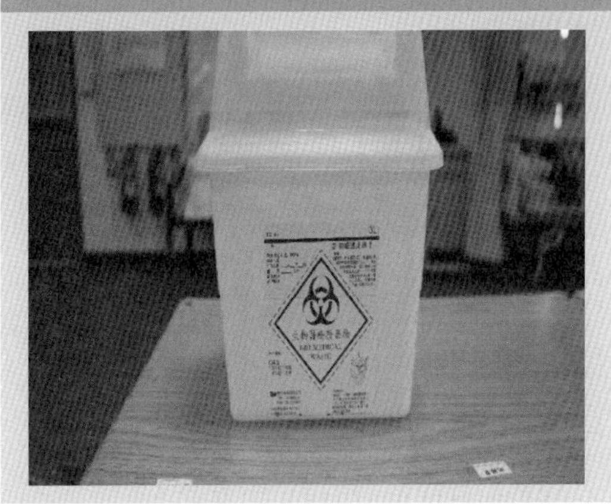

1. 在採血前徹底清潔雙手。
2. 開啟血糖機，並核對血糖機的號碼與試紙號碼是否一樣，調整正確的號碼（血糖機開機方式依各廠牌而有不同，如直接插入試紙來開機、按電源開機）。
3. 用乾燥的手取出一片試紙，取出後即蓋上試紙瓶蓋以免試紙受潮。
4. 採血筆裝上採血針，調整採血筆上號碼，號碼越大則扎針深度越深。
5. 選擇採血部位，以不常慣用手為主。
6. 按摩採血部位或手部下垂，可暫時壓住要採血的手指。
7. 用酒精棉片消毒採血部位。必須待酒精乾透之後才採血，以免影響量度的血糖值。
8. 採血筆貼緊採血部位，扎針後，擠出適量血量滴入試紙（若血量不夠時，勿硬擠採血部位，否則組織液跑出來會影響血糖值）。
9. 採血針置入針頭收集盒。
10. 將所測得的血糖值記錄於血糖紀錄本，供就醫時的參考。

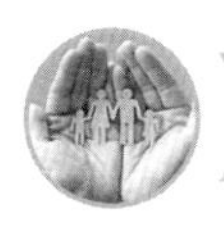

第二節　基本生命徵象實作

課程內容：體溫、脈搏、呼吸、血壓、血糖的認識、測量與記錄。

技術 11-1　體溫測量（耳溫、腋溫）

(一) 目的

1. 了解案主的體溫狀況，藉以評估案主健康情形。
2. 藉測量各項指標，掌握老年人的整體狀態，尤其是身體的內在狀況，確認會造成循環、呼吸功能變動的疾病之狀態變化，評估發生新疾病的風險。
3. 身體隨血壓、脈搏、呼吸等的變動而出現的伴隨症狀：有無出現頭痛、意識改變、情緒焦躁不安、站不穩、盜汗等情況。

(二) 禁忌症

雙側中耳炎或耳部手術者。

(三) 用物及設備

1. 治療盤或置物盒 1 個	2. 耳溫槍或電子腋溫計（需測試是否有電）1 支
3. 耳溫槍套膜（取自案主單位）1 個	4. 筆燈（pen light）1 支
5. 記事本（自備）或紀錄紙 1 本或 1 張	6. 筆（視醫院規定）1 枝

(四) 步驟及要點說明

➢ 量耳溫

步驟	說明要點
➲ 準備工作	
1. 評估案主情況：	
(1) 查看生命徵象紀錄表。	✐看之前生命徵象變化。
(2) 核對姓名及向案主自我介紹，解釋目的和程序。	
(3) 查看案主單位有無耳溫槍套膜並查看案主耳道乾淨否？	✐可使用筆燈查看耳道。
(4) 確定案主是否有影響體溫正確性的因素，詢問案主在 30 分鐘內是否有運動、淋浴、吸菸、飲冷熱食、情緒激動等行爲。	✐若已進行此類活動，應休息 30 分鐘後再測量，以免影響準確度。

2. 洗手，準備用物並檢查耳溫槍功能是否正常？	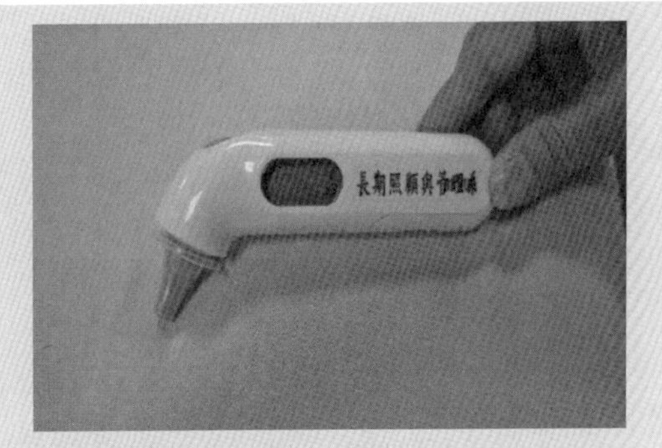 檢視電池是否充足
➲ 執行	
1. 協助案主採舒適臥位。	✐案主側臥時，宜測量在上方的耳（受壓耳易造成假性偏高）。
2. 檢查外觀並套上套膜（案主單位已有耳套膜）。 3. **每個人應有專用的耳溫槍套膜，較不會交互感染。** 4. 打開電源，看螢幕已顯現可掃描（scan）及電源是否充足。	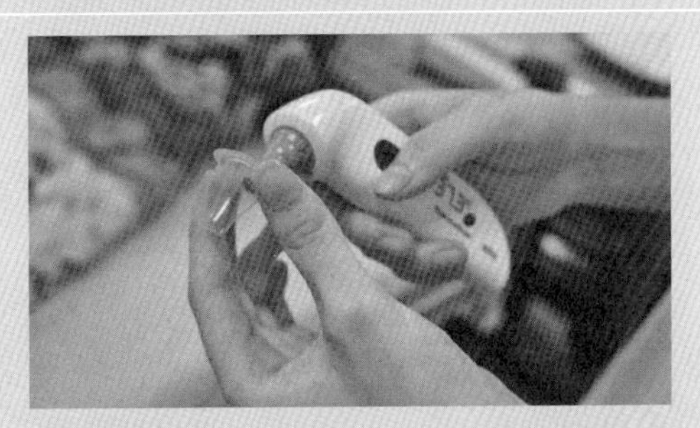 套上耳溫套
5. 耳溫槍置於適當的測量部位順耳道方向插入：成人耳翼往上向後拉。	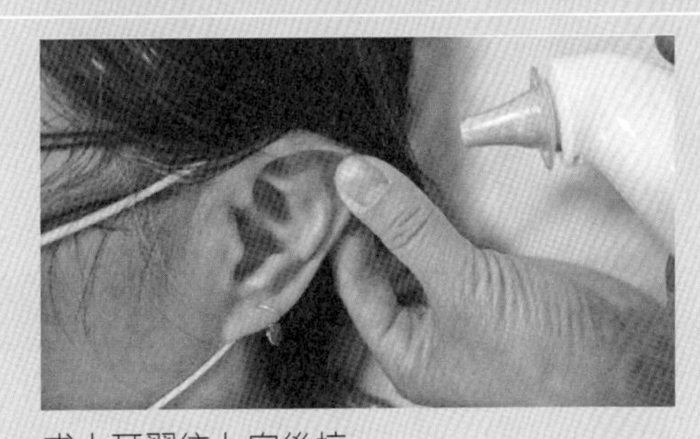 成人耳翼往上向後拉
6. 將耳溫槍探頭輕輕地置入外耳道，直對鼓膜且不要移動，按下測溫鈕待聽到嗶嗶聲時放開，即完成測量。	✐探頭若未完全包住耳道，或操作不當，測出來的體溫呈假性溫度偏低，約下降2.8℃。

7. 觀察體溫數據後取出耳溫槍套膜。	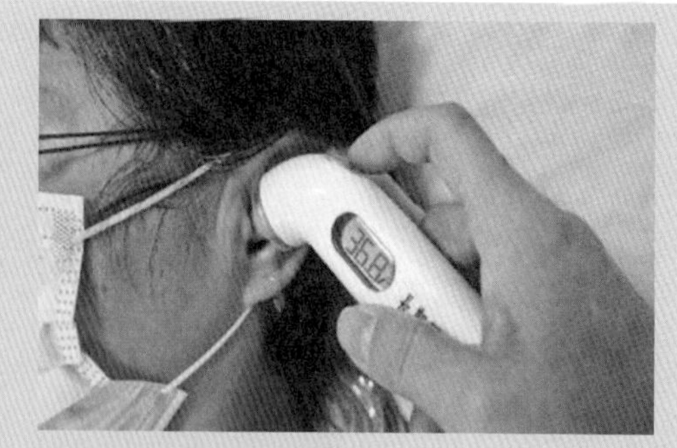 讀取體溫數據
➲ 整理用物（及記錄）	
1. 整理案主單位：耳溫槍復位、耳溫槍套膜歸還案主（案主單位），或丟棄。	✐耳溫套歸還案主或丟棄，避免兩人以上交互使用以避免感染。
2. 洗手。	✐詳見洗手技術（第十六章第五節之技術16-1）。
3. 記錄體溫數據。	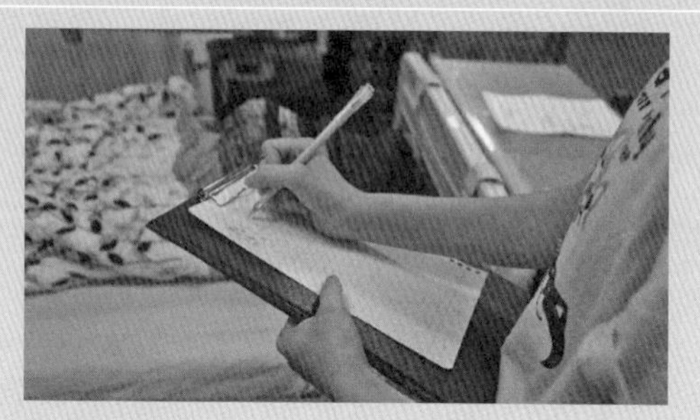 記錄數據

➢ 量腋溫

步驟	說明要點
1. 用酒精棉片消毒電子體溫計的金屬端。	消毒金屬探頭
2. 協助採舒適姿勢並露出腋窩。	✐腋窩若出汗，應先用毛巾拭乾。

3. 開機「嗶」一聲後，將體溫計置於腋下（腋窩），請案主夾緊，以免體溫計脫位或掉落。	✎金屬端和腋動脈處的皮膚接觸並夾緊密合，能形成一個密閉的「熱袋」（heat pocket），若鬆開腋下則應重新測量。 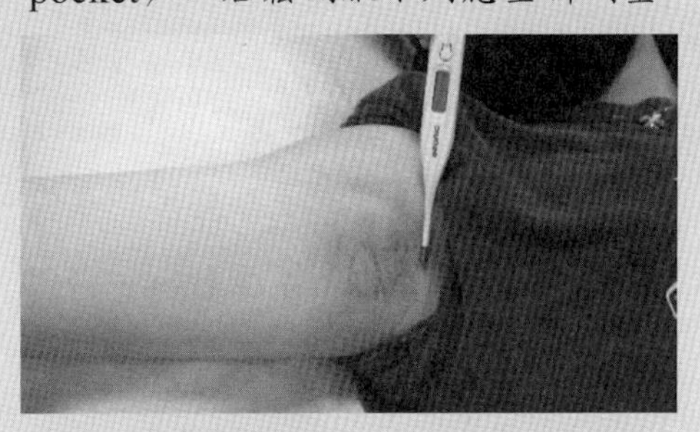 置入正確腋窩位置
4. 當出現「嗶嗶」聲後，螢幕上之數據即爲案主的腋溫。	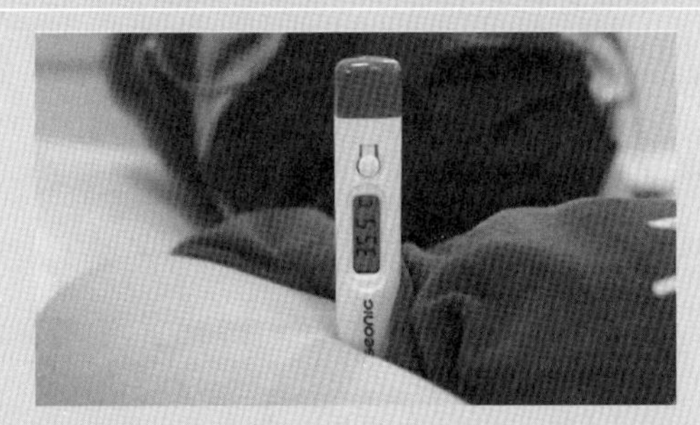 夾緊腋溫計並讀取數據
5. 取酒精棉片消毒金屬端。	✎避免交叉感染。
6. 洗手。	✎詳見洗手技術。
7. 記錄體溫數據。	✎若有異常，則須口頭報告負責護理師或告知家屬。

技術 11-2　脈搏測量

(一) 目的

1. 測量案主脈搏之次數，並評估脈搏性質及變化。
2. 了解案主心跳和心臟作功之情形。
3. 作爲診斷、治療及照護的參考或依據。

(二) 用物及設備

1. 可計秒之錶 1 只	2. 記事本（自備）或紀錄本 1 本
3. 筆 1 枝	

(三) 步驟及要點說明

步驟	要點說明
➲ 準備工作	
1. 向案主自我介紹：	
(1) 向案主自我介紹、解釋目的和程序。	✐核對案主身分。
(2) 詢問案主在 30 分鐘內是否有運動、沐浴、吸菸或情緒激動等行爲。	✐若已進行此類活動，應休息 30 分鐘後再測量，以免影響準確度。
(3) 評估適合測量的部位。	✐通常測橈動脈，若不適宜可測量其他動脈。
2. 洗手。	
➲ 執行	
1. 測量脈搏：	✐橈動脈脈搏。
(1) 協助案主採取舒適的姿勢，手臂給予支托。	
(2) 以食指、中指及無名指輕壓橈動脈。	能清楚感覺搏動的力道為宜
(3) 脈搏規則且無心血管疾病者，可測足 30 秒後乘以 2。 (4) 脈搏不規則者，則需測完整的 1 分鐘。 (5) 注意脈搏的性質及變化。	測量脈搏一分鐘

➲ 整理用物（及記錄）	
1. 測完脈搏先保持原姿勢(手勿離開)，以利呼吸之測量。 2. 若不用測量呼吸次數：協助案主採取舒適姿勢，收拾用物。	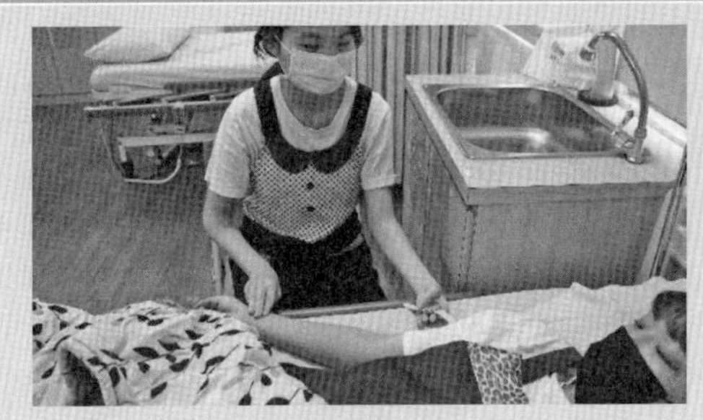 手勿離開，以利呼吸測量
3. 洗手。	✐詳見洗手技術
4. 記錄脈搏數據。	✐若有異常，則須口頭報告負責護理師或告知家屬。

技術 11-3　呼吸測量

(一) 目的

1. 測量呼吸的次數，並評估呼吸的情況。
2. 爲診斷、治療及照護的參考或依據。

(二) 用物及設備

1. 可計秒之錶 1 只	2. 記事本（自備）或紀錄本 1 本
3. 筆（視醫院規定）1 枝	

(三) 步驟及要點說明

步驟	要點說明
➲ 準備工作	
1. 評估案主情況。	
2. 向案主自我介紹	✐確認案主；測量呼吸時，不需向案主解釋目的和過程，以免影響測量值。
3. 洗手，準備用物，將用物以治療盤攜至案主單位。	

4. 打開電燈或窗簾。	✐可看清楚案主的表情、膚色及胸、腹部之起伏。
➲ 執行	
1. 執行案主辨識	✐再度確認案主。
2. 於測量脈搏之後，手指繼續輕壓在橈動脈上。 3. 讓案主認爲在測量脈搏，免除對呼吸的注意。 4. 一呼一吸之起伏：算一次 5. 根據案主胸、腹之起伏，計數 1 分鐘的呼吸次數 6. **若案主呼吸正常無異狀，則可測 30 秒，再將測得之呼吸次數乘以 2。**	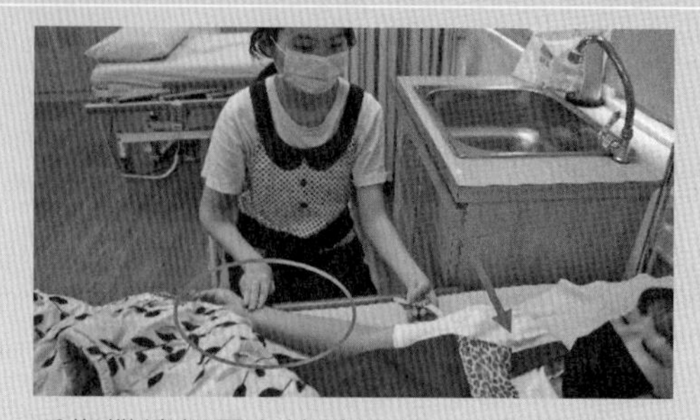 手指繼續輕壓在橈動脈上，目測胸部起伏測量呼吸
7. 測量過程中，應注意呼吸狀況。	✐包括呼吸速率、呼吸性質（節律、深淺、聲音、型態、胸部起伏、輔助肌、鼻翼外張、胸骨凹陷等）。 ✐了解案主呼吸的難易程度，觀察胸廓外觀、膚色、表情及意識狀態。 ✐了解有無急性或慢性之問題。
➲ 整理用物（及記錄）	
1. 整理案主單位：協助案主採取舒適姿勢，收拾用物。	
2. 洗手。	✐詳見洗手技術。
3. 記錄呼吸次數。	✐若有異常，則須口頭報告負責護理師或告知家屬。

技術 11-4　血壓測量

(一) 目的

1. 評估案主心臟收縮壓、舒張壓、循環血量及動脈管壁彈性等情形。
2. 作爲診斷、治療及照護的參考或依據。

(二) 禁忌症

1. 勿在攣縮、受傷或治療中的手臂測量血壓，乳癌術後同樣勿測量患側手臂血壓。患側手臂受壓可能導致淋巴循環惡化，或是加重水腫狀況。
2. 若爲偏老年人，勿測量癱瘓側血壓。在癱瘓側測量血壓可能受其異常的肌肉張力影響，以致無法測得正確數據。
3. 若爲使用動靜脈瘻管進行血液透析的老年人，嚴禁測量動靜脈瘻管處的手臂。測量血壓時，壓迫上臂的行爲會暫時阻斷瘻管處的血流，對瘻管造成阻塞。

(三) 用物及設備

1. 血壓計 1 個	2. 治療盤 1 個
3. 小枕頭、小浴巾或被單 1 個 1 具	4. 筆 1 支
5. 記事本（自備）或紀錄本 1 本	

(四) 步驟及要點說明

步驟	要點說明
➲ **準備工作**	
1. 評估案主情況。	
2. 向案主自我介紹。	
3. 詢問案主在 30 分鐘內有無運動、沐浴、抽菸或情緒激動等情形。	✎若有活動，應休息 30 分鐘後再測量，以免影響準確度。
4. 洗手，準備用物，將用物以治療盤攜至案主單位。 5. **需檢查血壓計有無損壞、壓脈帶大小是否適宜、有無漏氣、電量是否充足。**	
	量血壓用物

➲ 執行	
1. 執行案主辨識，詢問姓名。	✐再度確認案主。
2. 上肢血壓測量法（肱動脈）：	
(1) 露出欲測量血壓的手臂。	
(2) 維持手臂與心臟在同水平線上，舒適臥位。	✐案主採坐姿時，其手臂可用小枕頭、小浴巾或被單支托。
(3) 觸診肱動脈搏動最強處。	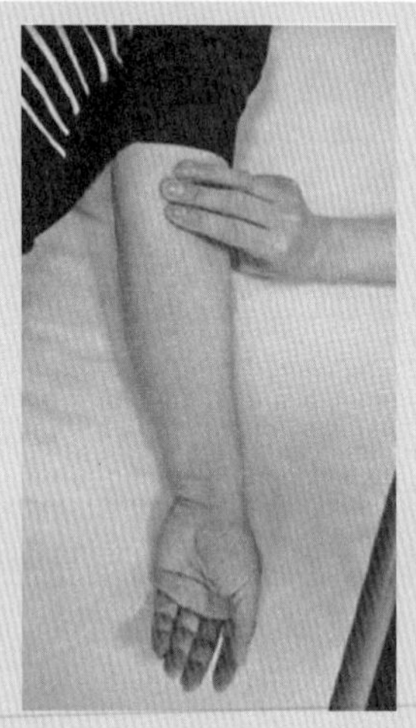 觸診檢視肱動脈強度
(4) 置血壓計於適當位置，使其與手臂及心臟在一水平線上。 (5) 手臂高於心臟，測出血壓值偏低；手臂低於心臟，測出血壓值偏高。 (6) 將壓脈帶下緣固定於肘上約 2-3 公分處，壓脈帶的橡皮管應放在肱動脈搏動點上。	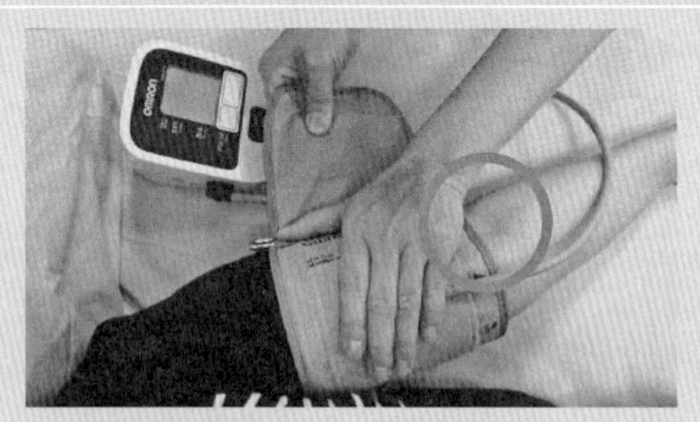 血壓計與心臟同高，壓脈帶的橡皮管應放在肱動脈搏動點上
(7) 打開電子血壓計之開關。	

(8) 鬆緊合宜（約可放入 1-2 指）。 (9) 囑咐案主欲測量血壓時，請不要說話或移動測量的肢體，放輕鬆。	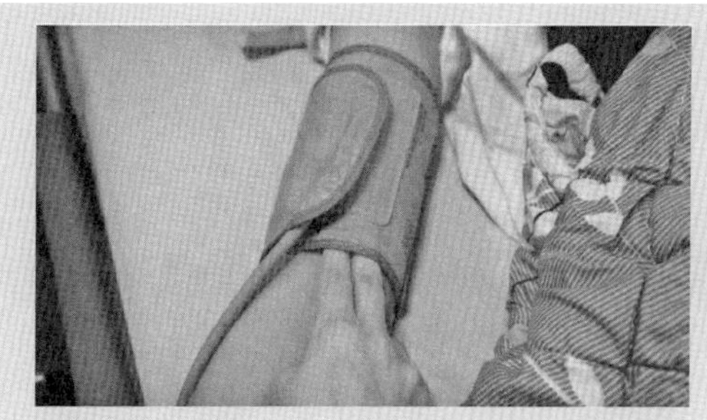 鬆緊度可放入 1-2 指
(10) 按下測量充氣按鈕。	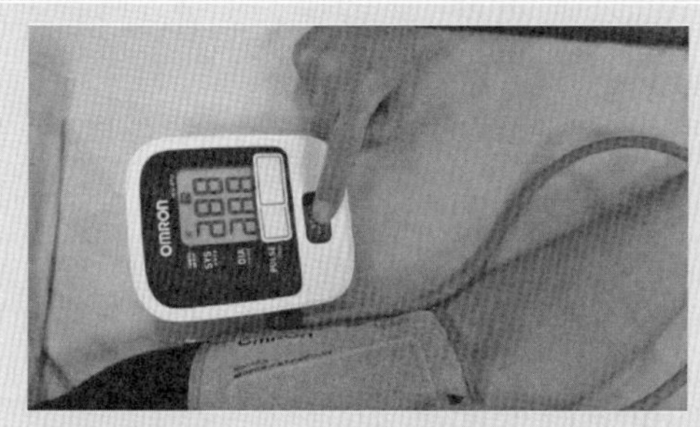 按下充氣按鈕
(11) 待血壓值出現（約需 30 秒）後判讀，向案主說明目前測得數值及正常值，並提供適宜護理指導。	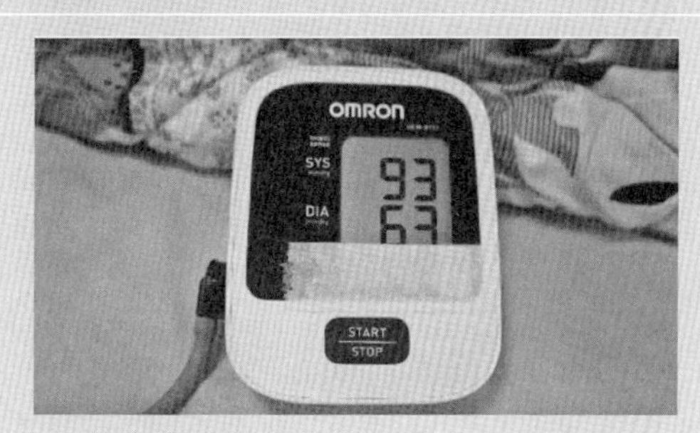 顯示血壓值數據
(12) 測量完畢電子血壓計需按關閉按鈕。	
➲ 整理用物（及記錄）	
1. 整理案主單位：取下壓脈帶，壓出空氣，將壓脈帶包裹充氣橡皮球後，放回血壓計內。 2. 可於取下的同時，向案主說明測量結果。	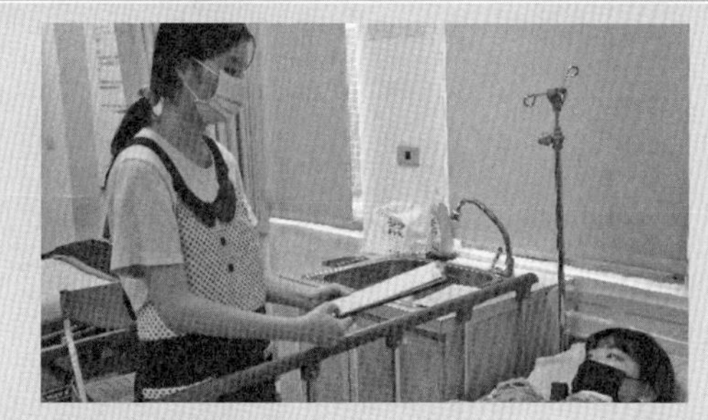 向案主說明結果
3. 洗手。	✎詳見洗手技術。

4. 記錄血壓數據。	✐記錄方式：收縮壓／舒張壓，並註明測量部位和姿勢。

技術 11-5　經皮測量末梢血氧濃度

(一) 目的

血氧飽和度（pulse oximetry，即 SpO2）的監測，是一種普遍被接受可以反映呼吸狀態的指標。

(二) 用物及設備

脈衝式血氧濃度計、酒精棉片、便條紙、紀錄紙本。

(三) 步驟及要點說明

步驟	要點說明
➲ 準備工作	
1. 確認案主，解釋說明過程。	✐取得同意配合。
2. 洗手	
3. 準備用物攜帶至床旁。	
4. 確認脈衝式血氧濃度計功能是否正常。	✐臨床上普遍測量血氧濃度（SpO2）來掌握老年人的呼吸功能狀態。
➲ 執行	
1. 協助採坐姿或平躺。	
2. 確認血壓、套脈衝式血氧濃度計之指甲是否有塗擦指甲油、末梢循環是否冰涼或溫熱、指甲皮膚是否有色素沉澱等情況。	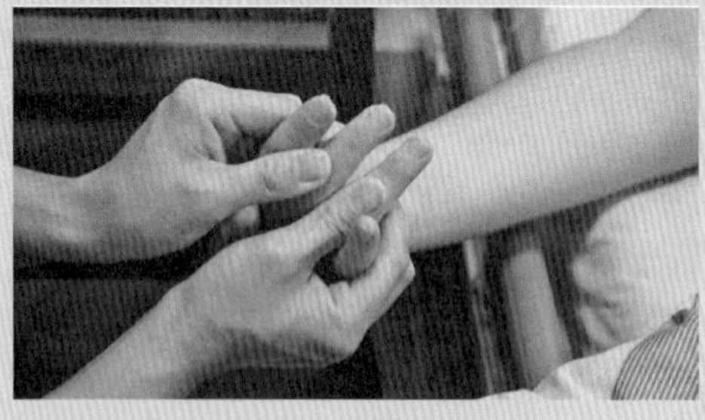 檢視測量部血液循環、有無指甲油

3. 食指套入脈衝式血氧濃度計開始測量。 4. 多以食指測量血氧濃度，連續測量血氧濃度時，需適時變換套探頭的手指。 5. 若測量的手指溫度偏低時，宜換較溫暖的手指測量。雙手溫度都偏低時，宜暖手後再測量。	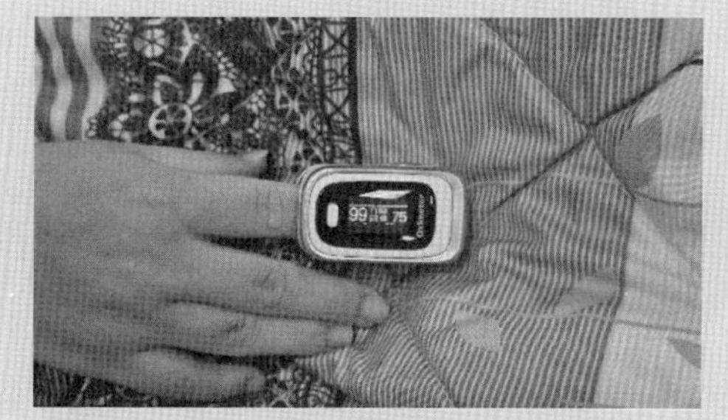 食指套入脈衝式血氧濃度
➲ 收拾用物	
1. 協助個案衣物整理。	
2. 以酒精棉片消毒脈衝式血氧濃度計，消毒後可讓下一位個案使用。	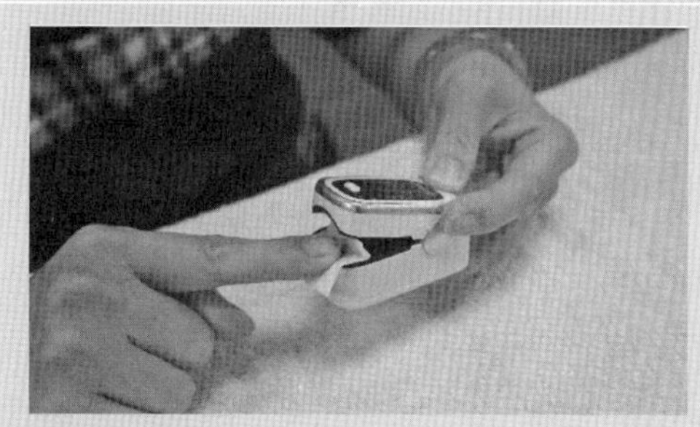 消毒血氧濃度計
3. 記錄測得的數據。	
4. 收拾用物及洗手。	✐預防交叉感染。詳見洗手技術。

技術 11-6　血糖測量

(一) 目的

經由血糖測定儀檢測血糖。

(二) 用物及設備

1. 血糖測定儀 1 台	2. 血糖試紙 1 張
3. 採血器 1 支	4. 密碼晶片 1 個
5. 75% 酒精棉片數片（球）	6. 針筒收集盒，若為居家個案則可用塑料瓶代替。

(三) 步驟及要點說明

步驟	要點說明
➲ **準備案主與用物**	
1. 確認案主正確。	✐可詢問案主姓名。
2. 向案主解釋血糖測試的目的與過程，並詢問是否進食或進食時間。 3. 準備用物。	✐若採血時間爲飯前 2 小時內或超過飯後 2 小時，須在紀錄中標示出來。
➲ **技術操作**	
1. 將用物攜至案主單位。	
2. 洗手。	✐詳見洗手技術。
3. 核對密碼晶片的型號與試紙瓶上標籤顯示的號碼是否相同。 4. **注意試紙有無過期或潮溼。**	血糖試紙瓶上標籤的號碼
5. 將試紙「箭頭」端，朝上插入試紙插槽後，血糖測定儀之螢幕會顯示血糖密碼晶片的型號。	✐更換新瓶血糖試紙需插入隨瓶附上之密碼晶片。 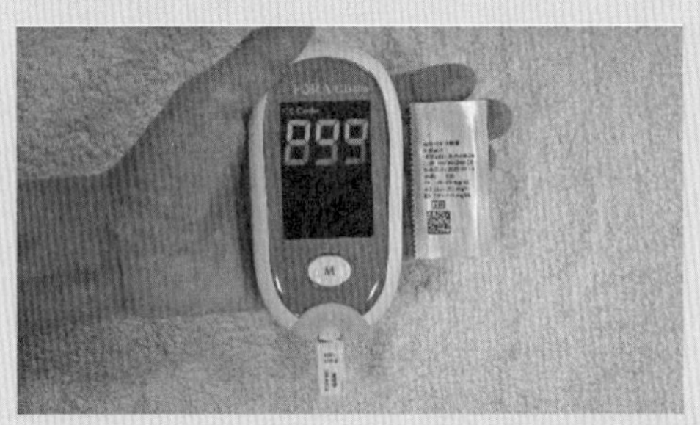 晶片端插入血糖儀並出現相同號碼 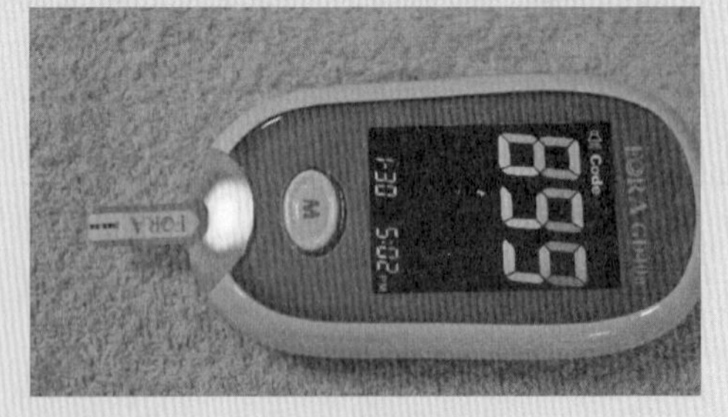 血糖試紙顯示與晶片同樣的號碼

步驟	說明
6. 選擇採血的部位。 7. 若手指過於冰冷、循環差會影響血糖值。可上下按摩穿刺部位的指尖，以促進血液循環。	✐選擇非慣用手指尖的側面（指尖側面對疼痛的敏感度較頂端輕），可減少因穿刺痛造成活動不便。
8. 以酒精棉片消毒指尖並待酒精乾燥。	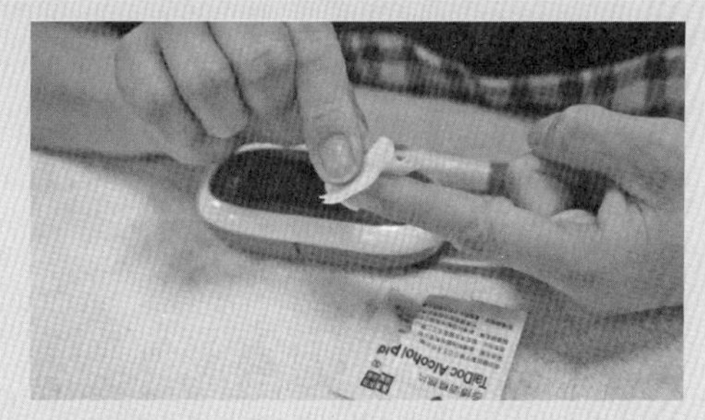 消毒皮膚
9. 移除採血器之無菌帽蓋並調整旋轉按壓深度大小。	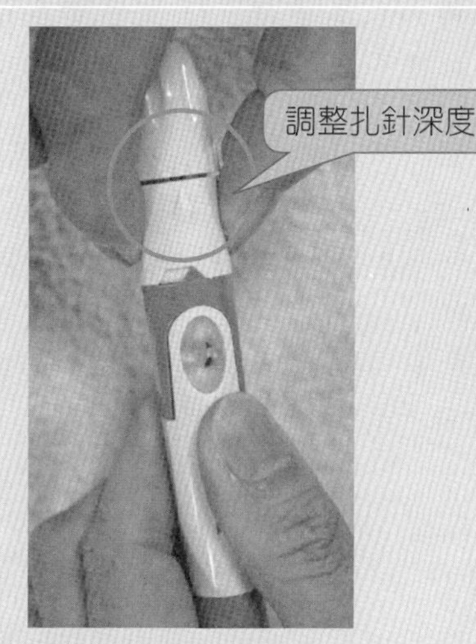 調整採血器深度大小
10.確認酒精乾後，以採血器穿刺指尖的側面。	✐酒精未乾混合在血液中會使數值偏低。
11.指尖朝下、手指放鬆，輕輕推擠穿刺部位，使血成圓珠狀。待量足夠後以血糖試紙前端長型區域靠近血滴處，以虹吸原理採血。	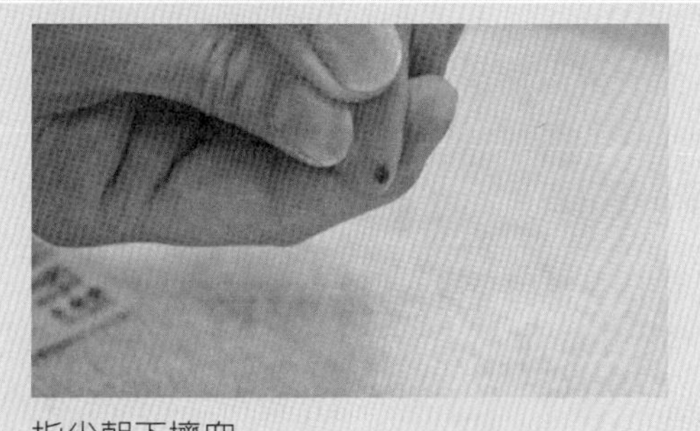 指尖朝下擠血

	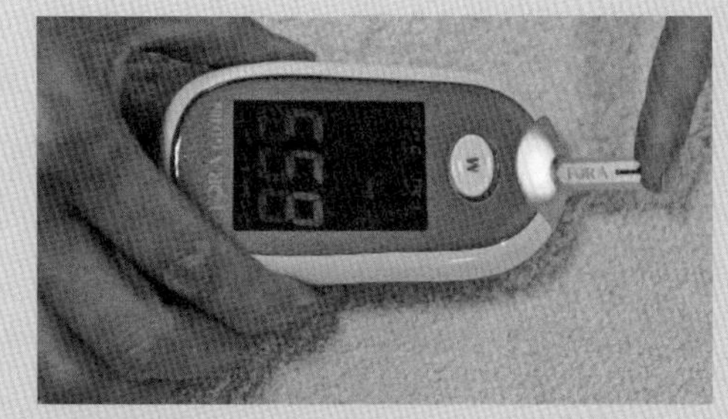 於試紙側邊吸入血液
12. 滴滿血後，以酒精棉片按壓穿刺部位。血糖測定儀之螢幕會出現等待符號，然後顯示出血糖數據。 13. **太高或偏低的血糖值應立即告知專責護理師或家屬處理，並觀察案主是否出現血糖不正常的症狀。**	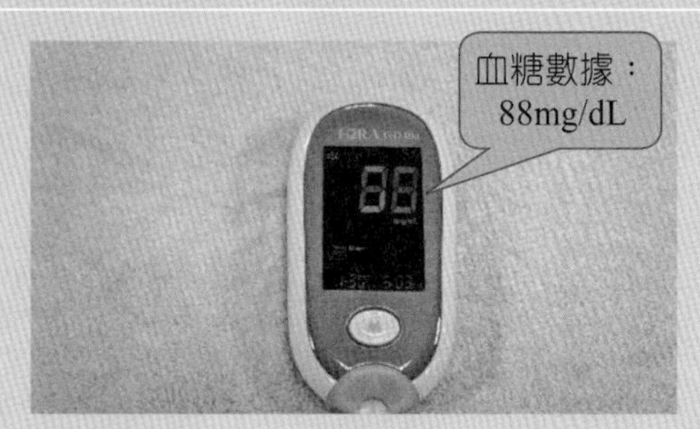 顯示數據
➲ **用物處理**	
1. 收拾用物，將採血針頭置於針筒收集盒（器）；居家個案可將針頭置入寶特瓶。	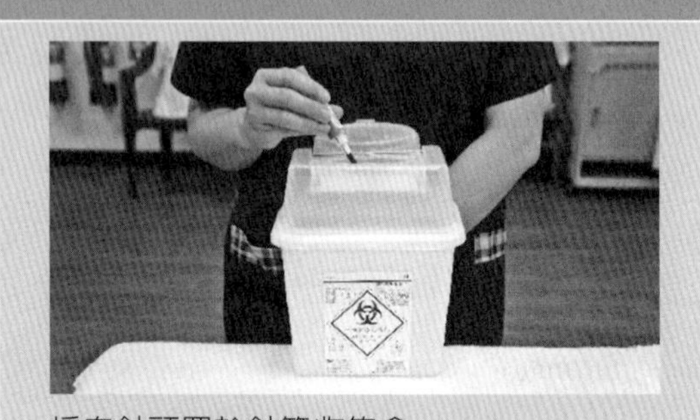 採血針頭置於針筒收集盒
2. 工作後洗手。	✐詳見洗手技術。
➲ **記錄**	
將所測得的血糖值記錄於紀錄單上。	

課後問題

1. 臨床最常用來檢查脈搏的是：(A) 股動脈　(B) 頸動脈　(C) 橈動脈　(D) 肱動脈。
2. 影響心跳速率因素有：(A) 咖啡或茶的刺激　(B) 發燒　(C) 緊張、壓力過大　(C) 疼痛、缺氧、貧血、低血壓　(D) 藥物及心臟本身的問題（如冠心症）　(E) 以上皆是。
3. 量脈搏及血壓時可以：(A) 與個案聊天　(B) 平靜休息勿說話及移動　(C) 做自己的事不理案主，等量完再看。

4. 體溫調節中樞位於人體哪一部位？(A) 大腦　(B) 小腦　(C) 視丘　(D) 下視丘。
5. 下列哪一項屬於正常的呼吸型態？(A) 兩側胸部起伏一致且規則　(B) 正常人每人每分鐘呼吸次數在 14-20 次之間　(C) 安靜無聲，不需費力　(D) 以上皆是。
6. 成人量耳溫測量需：(A) 向上向後拉　(B) 向下向後拉。
7. 正常血壓值標準爲：(A)130/80mmHg　(B)140/90 mmHg　(C)90/60 mmHg　(D)210/100 mmHg。
8. 下列測量血壓注意事項何者正確？(A) 打點滴、包石膏、受傷及有動脈瘻管，不能測量　(B) 測量的手臂應與心臟成水平　(C) 應待服務對象情緒穩定後再測　(D) 以上皆是。
9. 低血糖症狀包含：(A) 發抖、冒冷汗、頭暈、虛弱、蒼白、煩躁不安、飢餓　(B) 心悸、手腳發抖　(C) 注意力不集中、易怒、反應遲鈍　(D) 呆滯、嗜睡、喪失意識、昏迷　(E) 以上皆是。
10. 姿勢性低血壓最重要目標爲「預防跌倒」及「病人安全」。以下何者爲是？ (A) 測量血壓：只要有跌倒發生或與姿勢改變相關症狀，則需依序測量仰臥、坐姿和站立（間隔 3 分鐘後）的血壓及脈搏　(B) 檢查並矯正會造成姿勢性低血壓的原因（例如出血或脫水）　(C) 檢視所有的藥物，並調整可能會引起姿勢性低血壓的藥物　(D) 採漸進式活動，姿勢改變時放慢速度：勿突然站起，起身時要慢，無論是坐到站，都要先休息停頓 3-5 分鐘再做下一個動作，特別是早晨下床時，先坐待無暈眩感再起身站立　(E) 避免用力如廁、咳嗽、久站、盤腿、久坐或長時間臥床　(F) 以上皆是。

答案：

1.	2.	3.	4.	5.	6.	7.	8.	9.	10.
(D)	(E)	(B)	(D)	(D)	(A)	(A)	(D)	(E)	(F)

參考文獻

王中林（2020）。內分泌系統。於王懷詩總校定，**解剖生理學**（四版）（頁 17-2～42）。永大。
王采芷、洪論評、楊士央、蕭玉霜（2020）。**照顧服務員單一級檢定學術科大全**（初版）。五南。
杜玲、侯瑞葉（2023）。生命徵象。**照顧服務員訓練指引**（七版）（頁 193-224）。華杏。
林淑汶（2020）。呼吸系統。於王懷詩總校定，**解剖生理學**（四版）（頁 13-1～34）。永大。
林麗味（2021）。內分泌和新陳代謝功能障礙之護理。於李皎正總校閱，**內外科護理技術**（九版）（246-252）。新文京。
社團法人中華民國糖尿病衛教學會（2022）。**2022 糖尿病衛教核心教材**。
社團法人中華民國糖尿病學會（2022）。**2022 第 2 型糖尿病床照護指引**。http://www.endo-dm.org.tw/dia/direct/index.asp?BK_KIND=51¤t=2022%E7%AC%AC2%E5%9E%8B%E7%B3%96%E5%B0%BF%E7%97%85%E8%87%A8%E5%BA%8A%E7%85%A7%E8%AD%B7%E6%8C%87%E5%BC%95

社團法人臺灣高血壓學會及中華民國心臟學會（2022）。**2022 臺灣高血壓治療指引**。https://www.hpa.gov.tw/Pages/List.aspx?nodeid=1463

張華蘋（2022）。生命徵象。於林唐愉修訂，**實用基本護理學上冊**（九版）（第十章）。華杏。

陳偉鵬、郭青萍（2023）。血壓異常。**臨床症狀護理學**（三版）（頁 35-48）。華杏。

陳偉鵬、黃慧芬（2023）。心悸。**臨床症狀護理學**（三版）（頁 115-120）。華杏。

陳偉鵬、劉春年、吳孟凌（2023）。呼吸困難。**臨床症狀護理學**（三版）（頁23-31）。華杏。

陳偉鵬、謝惠玲（2023）。發燒。**臨床症狀護理學**（三版）（頁 1-7）。華杏。

陳淑瑩（2020）。神經系統。於王懷詩總校定，**解剖生理學**（四版）（頁 8-29～32）。永大。

陳瑩玲（2020）。循環系統。於王懷詩總校定，**解剖生理學**（四版）（頁 11-2～52）。永大。

勞動部（2022）。**技術士技能檢定照顧服務員單一級術科測試應檢人參考資料**。

歐嘉美、尚忠菁、劉劍華、張月娟、石光中、胡麗霞（2021）。內分泌系統疾病與護理。於王桂芸、劉雪娥、馮容芬總校閱，**新編內外科護理學下冊**（六版）（頁 13-1～126）。永大。

歐嘉美、林春只、尚忠菁、陳蓓蒂、周幸生（2021）。心臟血管系統疾病與護理。於王桂芸、劉雪娥、馮容芬總校訂，**新編內外科護理學上冊**（六版）（頁 10-1~165）。永大。

衛生福利部（2021）。**統計處 110 年國人死因統計結果**。https://www.mohw.gov.tw/cp-16-70314-1.html

衛生福利部疾病管制署（2019）。**高溫與酷寒宣導**。https://www.cdc.gov.tw/Category/ListContent/wL-8Abm9o5_5l4gSOR8M5g?uaid=_VBRPRbLJSqI9J9_wSjD2w）。

衛生福利部國民健康署（2019）。**糖尿病防治手冊**。https://www.hpa.gov.tw/Pages/Detail.aspx?nodeid=359&pid=1235。

衛生福利部國民健康署（2022）。**糖尿病與我**。https://health99.hpa.gov.tw/matia/3038。

衛生福利部國民健康署（2023）。**高血壓防治專區**。https://www.hpa.gov.tw/Pages/List.aspx?nodeid=1463

鄭皓元（2020）。皮膚系統。於王懷詩總校定，**解剖生理學**（四版）（頁 4-2~10）。永大。

謝嫣娉、徐明仿、李劭懷、陳湘媮譯（2022）。龜井智子原著，**當代老人照顧實務技術**（一版）。華杏。

蘇貞瑛、林瓊華（2019）。生命徵象。於王桂芸總校閱，**基本護理學上冊**（八版）（頁 10-1～73）。永大。

蘇惠珍、賴秋絨（2018）。生命徵象。於蘇麗智總校閱，**實用基本護理學上冊**（八版）（頁 483-529）。華杏。

Godbole, G. P., & Aggarwal, B. (2018). Review of management strategies for orthostatic hypotension in older people. *journal of Pharmacy Practice and Research*, *48*, 483-49.

Williamson, A., & Hoggart, B. (2005). Pain: A review of three commonly used pain rating scales. *Journal of Clinical Nursing*, *14*(7), 798-805.

Wolgin, F., Friedman, L., Schniedman, R., Lambert, S., & Wander, B. (2004). *Being a Nursing Assistant* (9th ed.). Prentice Hall.

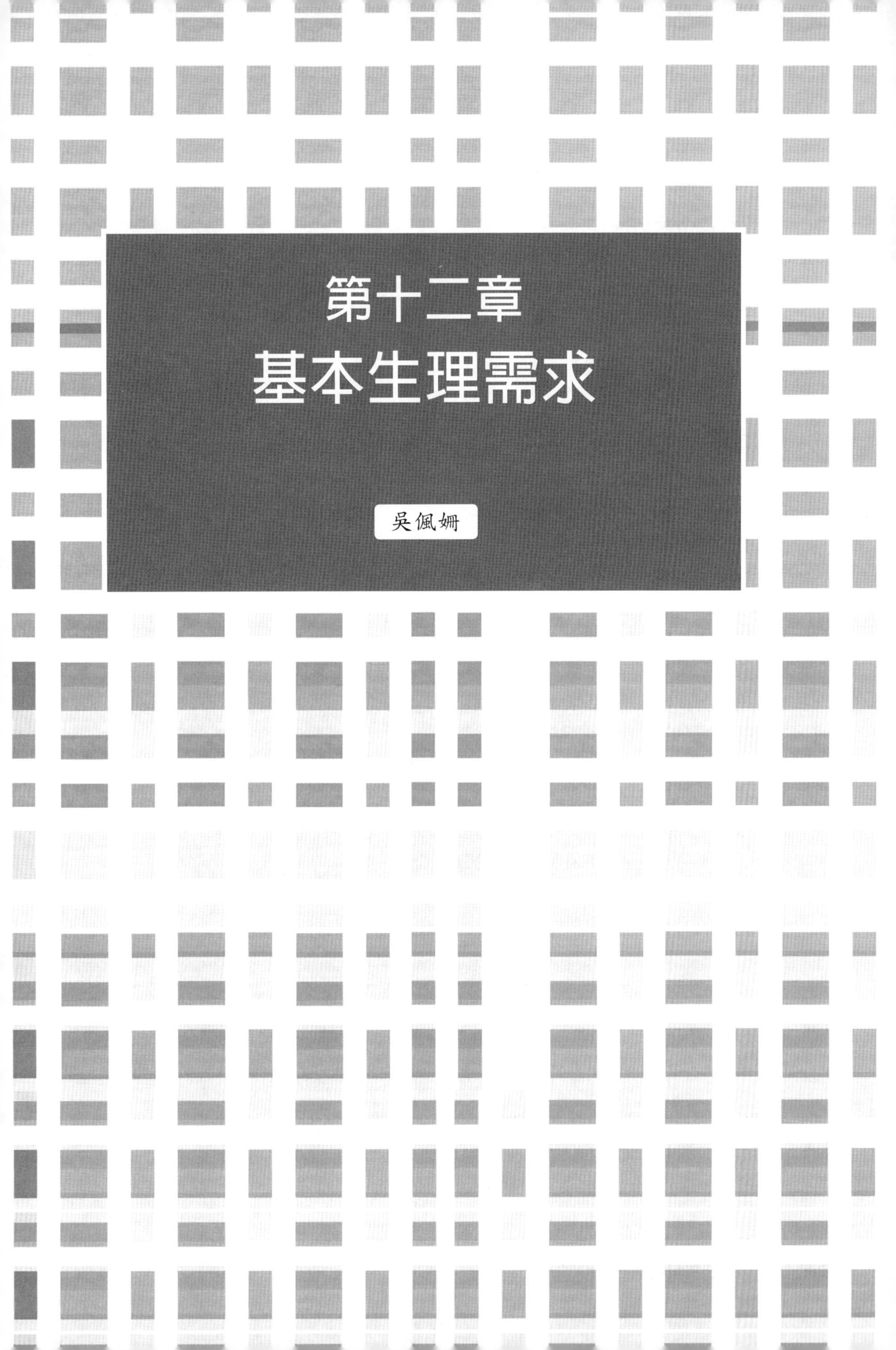

第十二章 基本生理需求

吳佩姍

課程綱要

一、知覺之需要。

二、活動之需要。

三、休息與睡眠之需要。

四、身體清潔與舒適之需要。

五、泌尿道排泄之需要。

六、腸道排泄之需要。

七、呼吸之需要。

八、協助如何進食（含鼻胃管及胃造口）。

學習目標

一、了解知覺的重要性及意識評估的方法。

二、認識知覺相關的問題及照顧措施。

三、說明休息與睡眠的重要性。

四、了解睡眠的週期。

五、了解影響睡眠的因素。

六、描述促進睡眠的照顧措施。

七、認識身體清潔的目的對個人健康的重要性。

八、了解身體清潔照顧的種類與方法。

九、認識排便的生理機轉及影響排便的因素。

十、認識排尿的生理機轉及影響排尿的因素。

十一、了解排尿與排便常見的問題。

十二、認識呼吸的生理機轉及影響呼吸的因素。

十三、了解呼吸功能障礙的因素、症狀及徵象。

十四、說明維持呼吸道通暢的照顧方法。

十五、清楚灌食的定義、種類及注意事項，並能正確執行。

前言

日常生活中，有一些基本的元素是維持生命和生存所必需的。這些元素包括陽光、空氣、水、食物、安全及愛。這些基本需求是任何個體健康生存不可或缺的基礎。理解和滿足這些需求不僅對個體的生理健康至關重要，還直接影響其心理和社會健康。美國心理學家馬斯洛（Abraham Maslow）提出的需要層次理論，將人類需要分爲五個層次，由低到高依序爲生理、安全、愛與歸屬、自尊與尊重以及自我實現需要（圖 12-1）。

圖 12-1　馬斯洛的需要層次理論

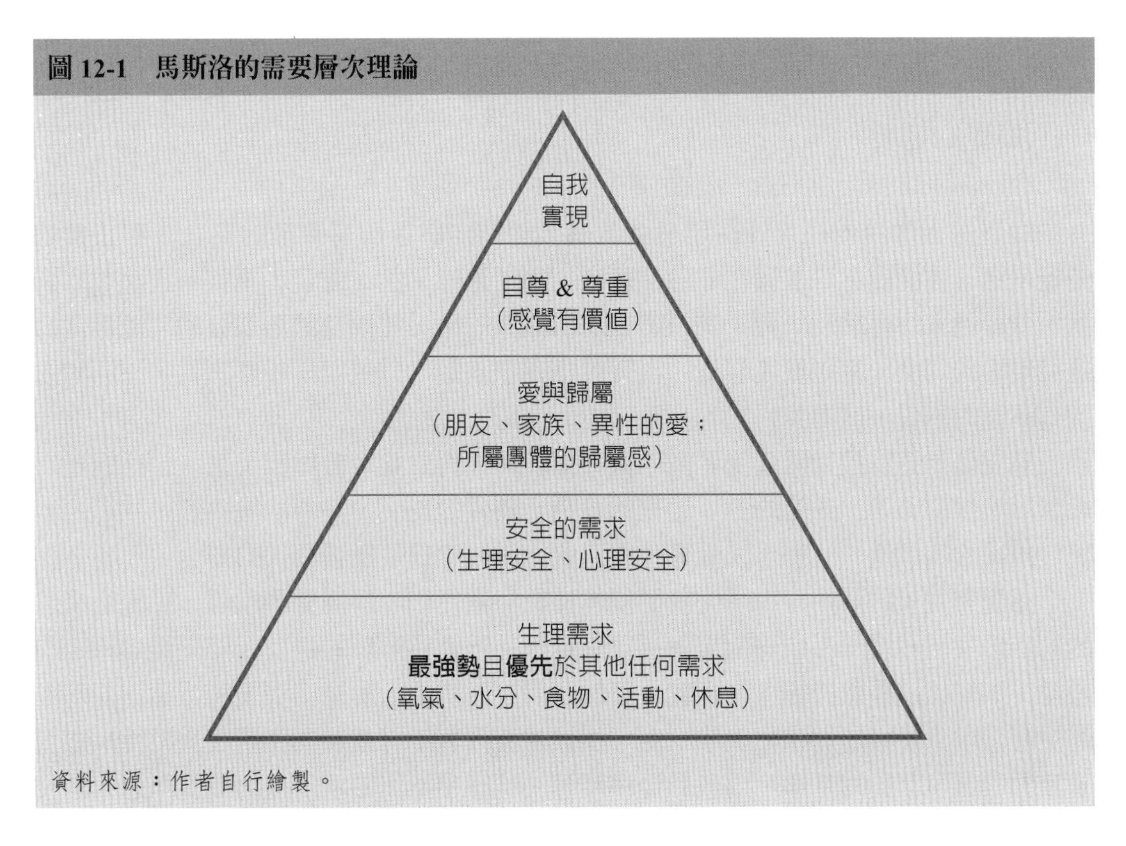

資料來源：作者自行繪製。

生理需要是最基礎的生存需求，涉及基本的生理功能如氧氣、水分、食物、活動、排泄和休息等，必須首先得到滿足。當生理需要得到滿足後，個體開始追求安全的保障，包括身體安全、穩定的收入和避難所。安全需要的滿足能夠提供一個無憂無慮的環境，促進心理健康。愛與歸屬需要涉及個體與他人的互動情形，例如溝通、友誼、愛情和歸屬感，人是社會性動物，社會聯繫和歸屬感對心理健康和幸福感至關重要。當愛與歸屬需要得到滿足後，個體會追求尊重和自我價值感，包括自尊、成就感和他人的尊重，尊重需求的滿足能夠增強個體的自信心和社會地位。最高層次的需要涉及個體的自我實現和自我超越，包括追求個人目標、創造力和自我成長，自我實現需要的滿足能夠幫助實現其全部潛能。

此需要理論，主要是低層次的需要獲得滿足後才有進行下一階層的動力，馬斯洛認爲此理論並不適用所有的人，因爲有的人只要達到某些需要就可滿足，不認爲自己還需追求更高的需求。透過理解和應用馬斯洛的需要層次理論，我們可以更全面地滿足個體的各種需求，促進其在安全、健康和充實的環境中成長和生活。這不僅有利個體的生理健康，也有助於心理、社會和靈性的全面發展。

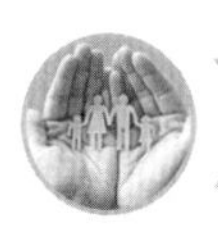

第一節　基本生理需求介紹

一、知覺的需要

知覺指人體受內在或外在環境刺激時，能認知與了解有刺激的存在，有正常的知覺反應，才能應付日常發生的各種刺激。個體對光、色、聲音、訊號、資訊等的刺激，依據過去的經驗及學習，加以選擇、組織與領悟，並使身體各部分的功能適當的應付環境的刺激。當知覺與客觀的事實經常存在差距，以致對同一件事物，不同的人卻有不同的知覺，這之間的差異甚至可能大到驚人的程度。

感覺是指感覺接受器接受刺激而做某些解釋，再對此刺激做出反應。包括視覺的眼睛、嗅覺的鼻子、味覺的舌、聽覺的耳朵、觸覺的皮膚、姿勢的肌肉運動狀態的感覺、內臟的如飢餓、便意、尿液等各種感覺，這些感覺可保護個人的安全。

感覺與知覺的共同作用，使我們能夠接收、處理和理解周圍的環境。感覺是訊息的初步接收和轉換，而知覺則是對這些訊息進行組織和解釋的過程。感覺提供原始的數據，知覺使這些數據變得有意義，幫助我們在日常生活中做出決策和行動。從基本的生存需求到高級的認知和美學享受，知覺都發揮著不可或缺的作用與重要性。知覺是我們與環境互動的基礎，爲我們提供理解、適應和操作環境所需的關鍵訊息，若沒有知覺將無法有效進行日常活動、保護自己、與他人互動、學習新事物，甚至享受生活中的美好事物。

(一) 意識評估的方法

依格拉斯哥昏迷量表（Glasgow Coma Scale, GCS）進行測試，評估自然睜眼（eyes Open, E）、語言（verbal response, R）及運動反應（motor response, M）所得的總分，判斷意識狀態，各反應計分及內容如下表 12-1。最高 15 分表示正常，小於等於 8 分表示昏迷狀態，最低 3 分則呈現深度昏迷或腦死狀態（陳偉鵬、石芬芬，2023）。

表 12-1　意識評估的方法之格拉斯哥昏迷量表

反應	分數	內容
自然睜眼	4	走近時能自動睜開眼睛，雖植物人若眼睛能睜開亦給 4 分。
	3	叫喚時才睜開眼睛。
	2	給予疼痛刺激才睜開眼睛。疼痛刺激部位選擇如肩部、斜方肌、耳垂及指甲床，不建議以戳揉胸骨、刺激乳頭作為疼痛刺激。
	1	無法睜開眼睛。
	C	若眼瞼腫脹無法睜眼，則以 C（closed eye）表示。
言語	5	能清楚回答問話，正確地說出人物、時間、地點。
	4	言語混亂，對於人、時、地回答有誤，但能有效與人交談，如問其姓名、出生年、月、日，能說出答案，但是偶爾會答錯。
	3	答非所問，問東答西，或只能說句子或片語。
	2	問話或疼痛刺激時，只能發出呻吟聲或呢喃聲。
	1	無任何語言反應。
	T	病人使用氣切套管，記錄為 T（tracheotomy）。
	E	病人使用氣管內插管，記錄為 E（endotracheal tube）。
	A	失語症，記錄為 A（aphasia）。
健側肢體的運動	6	依指令做正確動作。
	5	予以疼痛刺激，可有目的性的排除疼痛刺激。
	4	對疼痛刺激呈現正常屈曲回縮反應，但無法排除疼痛來源。
	3	不正常屈曲，對疼痛刺激呈現不正常或痙攣式手臂屈曲姿勢，又稱為去皮質僵直。
	2	伸張，對疼痛刺激呈現手臂伸直僵硬的姿勢反應，又稱為去大腦僵直。
	1	對刺激無肢體反應。

資料來源：作者自行製表。

(二) 知覺相關問題的照顧措施

1. 感覺剝削：個體接受感覺刺激的能力受限或根本無法接受刺激，以致無法做出正常的反應。造成感覺剝削的原因包括：(1) 感覺接受器受損，造成部分或全部的感覺喪失；(2) 環境刺激輸入的量、種類與強度不足或過少；(3) 給予無法辨識的符號、語言或訊息；(4) 因疾病的需要被制動或隔離者。常見的臨床表徵有生理的改變如打呵欠、嗜睡、運動協調的改變；情緒的改變如焦慮、抑鬱、哭泣、害怕、易怒、情緒反覆無常、不當的情緒反應；感覺的改變如視覺與聽覺扭曲、不平常的身體、感覺身體不適、妄想、幻覺；認知的改變如思考順序改變、記憶力損傷、無法執行簡單的認知工作、失去定向感、怪異的思想。

➲ 照顧措施

(1) 了解發生知覺障礙的原因及對日常生活影響程度，增加視、聽、味、觸覺的刺激。

(2) 對喪失感覺的部位積極治療與復健，促進恢復喪失的感覺。

(3) 喪失感覺無法恢復者，教導輔具的使用。例如喪失視力者則用點字溝通；喪失聽覺者用手語溝通；喪失痛覺者注意冷熱、尖銳危險用物的使用。

(4) 白天協助起床或下床或移床到窗邊晒太陽。

(5) 提供收音機、電視機、報紙或雜誌等增加知覺刺激。

(6) 提供時鐘、日曆、圖片、家人照片等增加視覺刺激。

(7) 提供往日話題或熟悉的物品，協助病人回憶與思考。

(8) 鼓勵參加輕鬆不費力的活動，鼓勵親戚、好友或教友探視，提供其社交機會。

(9) 經常更換食物種類與樣式，刺激味覺並維持口腔衛生。

(10) 利用照顧個人衛生如背部按摩、被動性運動的機會，增加觸覺刺激。

(11) 運用治療性觸摸如主動打招呼、握手、家人的牽手步行等社交接觸，表達關懷。

(12) 依照個別的需要與嗜好，穿著依據環境做適當的改變。

2. 感覺負荷過度：當環境刺激的強度超過個體平時所能處理的速度、種類、數量、形式時，個體則失去恆定狀態的感應。常見的感覺負荷過度包括：(1) 視覺負荷過度，例如炫目的光線、陌生的臉孔、快速地移動、過多的訪客；(2) 聽覺負荷過度，例如哭聲、電話聲、設備的碰撞聲、醫療儀器的警告裝置、過多的噪音；(3) 觸覺負荷過度，例如約束、胸部束縛、外來的壓力（如石膏）、由於手術或侵入性檢查而產生的疼痛；(4) 認知負荷過度，例如焦慮、煩惱、神經質、適應疾病、睡眠剝削、使用藥物（如咖啡因）。常見的臨床表徵有睡眠型態改變、無法入睡、倦怠、意識混亂、誇大的情緒反應、注意力不集中、焦慮、動作不協調、怪異行爲、暫時性精神官能症，以及心智功能減退等。

➲ 照顧措施

(1) 識別觸發原因，根據個人的感覺負荷承受能力，調整日常活動的安排和強度。

(2) 減少刺激源，環境控制與限制感覺輸入，例如減少噪音、降低燈光亮度、減少雜亂、使用耳塞、眼罩或其他方式來減少聲音和光線的干擾，提供安靜與舒適的環境。

(3) 提前告知變化，讓個人有時間準備和適應，並建立規律的日常作息，減少突發事件和意外情況的發生。

(4) 提供資訊簡潔扼要，保持一致性，避免混淆。

二、活動之需要

活動是人類生活中不可或缺的一部分，俗語所言：「要活就要動」，簡單而有力的話語揭示了活動在我們生活中的核心地位。活動能夠促進生理功能、健全情緒狀態、維持正向的自我身體形象概念，以及增進人際互動之重要性。若喪失活動能力而長期臥床，將造成心臟血管、呼吸、肌肉骨骼、消化、泌尿等身體各系統的一連串反應，例如靜脈血栓形成、肺擴張減少、肺部分泌物堆積、肌力減退、肌肉萎縮、骨質疏鬆、關節攣縮和僵直、腹脹、便祕、泌尿道感染、泌尿道結石、基礎代謝率下降，以及體液電解質不平衡等，亦可能產生知覺剝削。

(一) 活動的定義

由神經、骨骼、關節、肌肉等系統，在合作協同下產生，適度的活動可促進心肺功能、胃腸蠕動、增強肌肉張力、增進食慾、維持個人自由行動的意願。如果失去自由活動的能力，食、衣、住、行、排泄、清潔等都需依賴他人時，會導致無法滿足個人生理及心理的需求而呈現情緒不穩、易怒及挫折感，同時造成家人及社會的負擔。

(二) 影響活動的因素

1. 生理因素：運動神經功能受損或某部位疼痛不適影響活動。例如中風或脊椎損傷造成癱瘓而不能動；關節疼痛不便行走；疾病或營養不良，導致肌肉無力行動。
2. 生活型態因素：因長期臥床肌肉萎縮不能行走。
3. 心理因素：重度憂鬱的精神疾患、心理依賴強、缺乏活動動機。
4. 醫療上的需要：因醫療上的需要而限制其活動，例如手術後需要絕對臥床休息、石膏固定者。

(三) 活動的照顧措施

1. 鼓勵病人在能忍受的程度下盡早下床，陪伴病人走動或運動。
2. 對無法下床者，每 2 小時更換姿勢，減輕皮膚受壓的狀態，並維持正確的臥姿，減輕肌肉痠痛，避免關節僵硬與攣縮。
3. 協助執行被動全關節運動，請見「第二十三章」，以維持關節及軟組織的活動性，促進血液循環。
4. 訓練深呼吸及咳嗽，有助於肺部分泌物引流排出。
5. 每日抬高臥床下肢數次，促進末梢靜脈血液回流，預防下肢水腫及血栓形成。
6. 鼓勵起床如廁，採漸進式活動，協助緩慢由臥位到坐姿，無不適再由坐姿到站姿。

三、休息與睡眠之需要

休息與睡眠需求因年齡和健康狀況的不同而有所差異，休息與睡眠質量直接影響身體健康、心理健康及生活品質。常見問題有失眠、夜間頻繁醒來或白天嗜睡等睡眠障礙，適當的休息可以補充短期的能量需求，而深度和質量好的睡眠則是長期健康和整體福祉的關鍵。

(一) 休息與睡眠的重要性

休息與睡眠是生理和心理恢復的重要過程。休息指任何不需要大量體力或精神投入的活動，可以是靜態（如坐著或躺著）或輕度活動（如散步或聽音樂），通常保持清醒且意識仍然活躍。主要目的是透過改變活動型態、環境及姿勢，使身體與心靈得到放鬆，進而疲勞減輕、舒緩壓力、恢復能量及緩解身體症狀。

睡眠則是生理上規律性休息的方法，更深層次的恢復過程，意識完全或部分暫停，且大腦進入不同的活動模式，有助於增加生長激素的分泌，使身體成長進而修復組織細胞和強化免疫系統，降低神經系統的活動與新陳代謝，使身體細胞得到休息，積蓄活力，還在記憶鞏固、情緒調節和認知功能提升方面發揮著不可或缺的作用。

(二) 睡眠的週期

睡眠是一種自然且週期性的生理狀態，表現爲意識暫時喪失、反應減退，以及一系列特定的生理變化。大多數成人一天睡眠 6-8 小時，每晚的睡眠週期會循環 4-5 次，每個週期約 90 分鐘。睡眠週期是由多個階段組成的生理過程，每個階段都有其特定的功能和特徵，分爲非快速眼動睡眠和快速眼動睡眠。其分述說明如下表 12-2。

表 12-2　睡眠週期

睡眠週期			時間	特徵
非快速眼動睡眠	第I期	入睡期	5-10 分	從清醒過渡到睡眠的初始階段，肌肉活動減少，心跳和呼吸變慢，眼球運動減少，容易被喚醒。占整個睡眠週期的 5% 左右。
	第II期	淺睡期	10-20 分	睡眠週期的主要部分，心跳和呼吸繼續減慢，肌肉放鬆，體溫下降，眼球運動停止，大腦活動出現特定的波形如紡錘波和 K 複合波，片段的夢境，比第 I 期階段稍微難以喚醒。占整個睡眠時間的 50%。
	第III期	熟睡期	15-30 分	生命徵象變慢、規則，肌肉完全放鬆，可能會說夢話、作夢，但醒來想不起夢境內容，較難被喚醒，若被喚醒會感到極度困倦和迷惑。占整個睡眠時間的 3-8%。

睡眠週期			時間	特徵
	第IV期	沉睡期	15-30 分	血壓下降、心跳和呼吸達到最慢，生長激素分泌增加，身體進行組織修復和免疫系統增強，大腦活動顯示出緩慢波形（delta 波），可能出現磨牙或夢遊，難被喚醒。占整個睡眠時間的 10-15%。
快速眼動睡眠			20 分	睡眠週期的最後一個階段，生命徵象略為增加，心跳和呼吸變得不規則，眼球快速移動，骨骼肌肉張力降低，大腦活動接近清醒水平，夢境生動且醒來能想起內容，對情緒調節、記憶鞏固和學習具有重要作用。占整個睡眠時間的 20-25%。

資料來源：參考永大出版基本護理學上冊（2019），本作者製表。

當清醒到睡眠的過程，睡眠週期先依序經歷非快速眼動睡眠的第 I、II、III、IV 期，回到第 III 期、第 II 期後，再進入快速眼動睡眠，最後回到非快速眼動睡眠的第 II 期。若要繼續執行睡眠週期則往非快速眼動睡眠的第 III 期，若清醒狀態則往非快速眼動睡眠的第 I 期。

非快速眼動睡眠受副交感神經影響，使新陳代謝率下降，以執行生理的修復。快速眼動睡眠受交感神經影響，每晚的快速眼動睡眠時間逐漸增加，第一個快速眼動睡眠階段通常較短約 20 分鐘，隨後的週期逐漸延長至 60 分鐘。非快速眼動睡眠和快速眼動睡眠會交替出現，完整的睡眠週期對於維持身體和心理健康至關重要，若睡眠週期被中斷，必須從非快速眼動睡眠的入睡期開始。

(三) 影響睡眠的因素

1. 生理因素：身體因疾病不適，例如發燒影響非快速眼動睡眠第 III、IV 期及快速眼動睡眠；甲狀腺機能過低，非快速眼動睡眠第 IV 期減少；胃或十二指腸潰瘍、胃酸分泌增加，干擾快速眼動睡眠；疼痛、呼吸困難、無舒適和安全感、頻尿或尿失禁、腹瀉等，均會降低睡眠品質。
2. 生活因素：日間睡太多或活動太少、過度疲倦或太激烈的運動，導致快速眼動睡眠期縮短。
3. 飲食因素：睡前喝太多濃茶、咖啡、酒類等刺激性飲料。
4. 情緒因素：睡前太興奮或憂慮、看恐怖小說或影片。
5. 藥物因素：使用刺激性藥物如咖啡因與菸鹼酸、就寢前服用利尿劑。

(四) 促進睡眠的照顧措施

1. 白天提供適量的休閒活動，勿過度疲勞，上午及下午各一次適度及規律運動。例如散步、游泳等戶外活動；看電視、閱讀書籍或報紙、聽音樂、唱歌、彈琴、畫圖、寫毛筆等室內活動；喝茶、聊天、下棋、打牌等情緒紓解性活動。

2. 控制白天睡眠，小睡不超過 1 小時，最好在下午 3 點前進行。
3. 養成助眠的睡前習慣，例如洗熱水澡、足部泡熱水、聽音樂、免除飢餓、按摩、禱告、念經等。
4. 養成規律的就寢時間，並告知親友此時勿來電或來訪。
5. 使用熟悉的寢具，維持舒適的睡姿，注意保暖。
6. 陪伴並傾聽訴苦，給予心理上的支持，協助減輕焦慮或緊張，增進安全感。
7. 睡前避免刺激性、興奮性食物如濃茶、咖啡、酒，或看刺激性節目。

四、身體清潔與舒適之需要

保持身體清潔是健康與舒適生活的重要基礎，能有效預防疾病、提升自我形象和自信心，進而促使身心健康。在正常狀況下，每個人都能滿足自己身體清潔與舒適的需要，當生病時，則必須靠他人協助才能完成。舒適是指個體身心處於輕鬆悠閒、怡然自得且沒有焦慮痛苦或害怕的狀態。身體清潔的需要不僅是個人的選擇與特異性，隨著文化、價值觀、信念、維持良好的整潔和修飾等習慣的能力而異，乾淨的身體和整潔的外表讓自己感到愉快，在社交場合中給他人留下良好的印象。因此，身體清潔是維持個人舒適與健康的關鍵要素。

(一) 身體清潔照顧的種類與方法

照顧服務員協助身體清潔照顧的種類與方法如下表 12-3，其方法的執行內容，請見「第二十章」。清潔照顧的種類依時間區分為晨間、下午、就寢前及依需要時。晨間清潔項目包括協助使用便盆或尿壺、口腔清潔、洗臉、床上沐浴（擦澡）、背部按摩、梳理頭髮及更換衣物與床單等；下午清潔項目依需要協助使用便盆或尿壺、口腔清潔或洗臉等；就寢前清潔項目包括協助使用便盆或尿壺、口腔清潔、洗臉或洗手等。

表 12-3　身體清潔照顧的種類與方法

種類	方法
頭髮清潔	梳理頭髮、洗頭、床上洗頭
皮膚清潔	沐浴、床上沐浴（擦澡）、背部按摩、洗臉、洗手、修整儀容
口腔清潔	普通口腔清潔、使用牙線、假牙清潔、特殊口腔清潔

種類	方法
指甲清潔	先泡溫熱水再剪指（趾）甲
會陰清潔	會陰沖洗、使用便盆（椅）、導尿管清潔、尿壺、尿布
衣物清潔	更衣、更換床單與鋪床

資料來源：作者自行製表。

(二) 身體清潔的目的對個人健康的重要性

身體清潔是維護健康的基礎，也是日常生活活動照顧中，最主要的活動項目之一。清潔能夠清除皮膚的微生物和壞死脫落的細胞，維持皮膚完整性以抵禦外界細菌的侵入，並且促進血液循環，維持皮膚的健康與正常功能；同時，有令人感到舒適和鬆弛，解除疲勞的功用，也去除令人不愉快的體味，強化自我形象。身體清潔與舒適和休息與睡眠有關，休息與睡眠又和疾病的康復有關，是維護病人健康的基本因素。

五、泌尿道排泄之需要

泌尿系統（腎臟排除尿液及部分鹽類）與消化（大腸排除糞便及部分水分）、皮膚（蒸發水分及排除部分鹽類）及呼吸系統（肺臟排除二氧化碳及少量水分）構成身體四種排泄途徑。

泌尿系統負責過濾血液並排除體內的代謝廢物和多餘的液體，維持體內水分、電解質與酸鹼值平衡等功能。泌尿道包括腎臟、輸尿管、膀胱和尿道等器官，這些器官共同合作完成尿液的生成、儲存及排泄，進而保持身體的穩定和健康。

(一) 排尿的生理機轉

排尿涉及中樞神經、周邊神經系統和泌尿系統的協同作用。腎元藉由過濾、再吸收及分泌的機制產生尿液，尿液經由腎盂流入輸尿管，最後進入膀胱儲存。當膀胱內的尿液超過 300 毫升時，膀胱壁的伸張感受器將神經衝動傳送至薦椎脊髓 S2-S4 的區域，刺激副交感神經釋放乙醯膽鹼，使膀胱逼尿肌（平滑肌）收縮和尿道內括約肌（由平滑肌組成）放鬆。

當意識到需要排尿時，大腦皮層和腦幹的排尿中樞也參與此過程，通過抑制脊髓排尿反射來暫時控制排尿。在決定排尿時，大腦會傳遞信號給脊髓，進一步加強副交感神經的活動，並抑制交感神經的作用，導致尿道外括約肌（由骨骼肌組成）放鬆，允許尿液排出。2 歲以下嬰幼兒因控制外括約肌的神經元未完全發育，嬰兒只要膀胱擴張，便引起反射刺激而產生排尿動作，故無法隨意控制排尿，稱爲尿失禁。

(二) 影響排尿的因素

1. 生理因素：
   (1) 液體攝取：攝取的液體量影響尿量和尿濃度，飲水量增加會導致尿量增加。
   (2) 飲食：某些食物和飲品如咖啡、茶和酒精等具有利尿作用，會增加尿液的生成。
   (3) 活動量：運動和身體活動影響新陳代謝的速度，活動量少會降低尿液的產生；活動劇烈而流汗，使尿液生成減少。
   (4) 肌肉張力：長期臥床或使用導尿管，使膀胱和尿道括約肌的肌肉張力下降，導致尿滯留；當腹壓增加時，骨盆底肌肉群、膀胱頸和尿道括約肌的肌肉無力，導致尿液不自主流出。
   (5) 年齡：隨著年齡增長，膀胱容量和肌肉張力可能會下降，影響排尿能力。
   (6) 性別：男性和女性在解剖結構上的差異，女性較容易受到泌尿道感染的影響，而男性則容易受到前列腺問題的影響。
2. 心理因素：
   (1) 壓力和焦慮：影響排尿的頻率和急迫性，可能導致排尿困難。
   (2) 習慣和訓練：膀胱訓練會影響排尿模式，習慣定時排尿較能控制排尿。不同文化背景、設備及個人習慣，例如環境的隱密性、姿勢或舒適性會影響排尿的意願。
3. 病理因素：
   (1) 泌尿系統疾病：例如尿路感染、結石、膀胱炎、前列腺增生等會阻礙尿液排出。
   (2) 神經系統疾病：例如多發性硬化症、脊髓損傷等影響排尿控制。
   (3) 糖尿病：高血糖使腎臟需要排除多餘的葡萄糖而導致多尿。
   (4) 藥物：利尿劑抑制水分再吸收而造成尿量增加；抗膽鹼藥物可能導致尿滯留。

(三) 排尿常見的問題

最常見的泌尿道問題是細菌感染，好發於女性。隨著年齡增加，腎元減少、過濾速率下降，腎臟濃縮尿液的效率降低；膀胱的肌肉張力及收縮下降，常伴隨頻尿、急尿及尿液排空不全，膀胱容量逐漸下降至 250 毫升，也是引起頻尿的導因之一。

年長的男性或女性可能都會經歷排尿困難或尿失禁，男性容易出現急迫性尿失禁，而前列腺增生可能引發不自主膀胱收縮，造成排尿困難及阻礙膀胱排空，尿滯留是年長男性常見的問題；女性的排尿困難因尿道黏膜層變薄，而肥胖或懷孕生產使得骨盆肌肉鬆弛，容易出現壓力性尿失禁。

(四) 促進正常排尿的措施

1. 提供排尿時隱私性的環境和安排適當的姿勢。
2. 攝取足夠的液體：若無禁忌，每日攝取至少 2000-2500 毫升的液體。
3. 鼓勵養成良好的排尿習慣，每 2-4 小時如廁排尿。
4. 教導凱格氏運動，以強化骨盆底肌肉。
5. 預防泌尿道感染，請見「第十三章」。
6. 誘尿方法，例如聽流水聲、溫水會陰沖洗、改變姿勢、增加腹內壓、雙手浸泡在水裡或用冷刺激等。

六、腸道排泄之需要

排便是一個受多個系統和器官協調控制的複雜過程，包括消化系統的蠕動運動、直腸和肛門括約肌的協同作用以及神經系統的調節。正常的糞便呈黃褐色，質軟而成形，每天排便次數約 1-2 次，不需依賴藥物或灌腸自然排出，若排便次數或型態改變，發現糞便中有血液、黏液、濃液、寄生蟲、腐敗、臭酸、腐臭則爲異常現象。

(一) 排便的生理機轉

食物經過胃和小腸的消化後，食糜進入大腸內停留 3-10 小時，經由大腸每分鐘 3-12 次的蠕動，將內容物推向直腸並吸收水分，形成固體或半固體的糞便，團塊運動使糞便推向乙狀結腸和直腸後，直腸壁的感覺神經受到腸道撐開的牽扯，壓力接受器將訊息傳至薦椎脊髓，經由骨盆神經的副交感運動神經傳向降結腸、乙狀結腸、直腸及肛門，加強結腸蠕動波的收縮，造成直腸的擴張和壓力增加而產生排便的衝動，使肛門內括約肌放鬆，並發出信號到大腦皮質的意識支配需要排便。

肛門的內括約肌（平滑肌）受自主神經支配，在排便衝動時自動放鬆，屬不隨意控制，而外括約肌（骨骼肌）則可以由個體控制，決定何時排便。當決定排便時，會自主放鬆肛門外括約肌，同時透過收縮腹部肌肉增加腹腔內壓力，推動糞便通過肛門排出體外。自主神經系統中的交感神經和副交感神經協同作用，交感神經主要抑制腸道蠕動和控制括約肌的排便，而副交感神經則促進這些過程。

(二) 影響排便的因素

1. 年齡：2-3 歲的幼兒在完成排便訓練前，有糞便刺激直腸就會排便，隨年齡的增加，腸道運動性降低，易引起便祕。
2. 飲食：高纖維飲食易導致腸道內體積膨脹，促進蠕動；總攝入量減少直接減少糞便的形成，減少排便反射；產氣食物使得腸道膨脹，刺激腸蠕動；腸胃道對某一特殊食物的反應，因人而異。
3. 液體攝入：糞便中含水量影響糞便軟硬度，若攝入太少，腸道吸收水分後，糞便越硬越不易排出，易導致便祕。
4. 活動量：活動量增加，促使腸道肌肉張力增加，腸蠕動力增強。
5. 心理因素：壓力、焦慮或害怕，導致腹瀉及脹氣；情緒緊張、憂鬱，易導致便祕。
6. 個人習慣：排便習慣經由訓練養成，例如早餐後或睡前。
7. 藥物：鐵劑會使糞便變黑變硬；止痛劑會使腸蠕動減少引起便祕；抗生素因破壞腸內正常細菌易造成腹瀉；制酸劑會導致腹瀉（含鎂）或便祕（含鋁）現象；全身麻醉劑會抑制中樞神經系統活動，減少腸蠕動易造成便祕。
8. 診斷性檢查：X 光檢查常經由口服或直腸給予液態顯影劑（如鋇劑），若鋇劑存留在結腸內糞便會變硬，造成便祕或糞便嵌塞。
9. 手術：手術後的傷口疼痛，尤其腹部手術常因直接操作於腸道上，引起腸道暫時中止蠕動，稱爲麻痺性腸阻塞。
10. 排便訓練的經驗：幼兒期排便訓練的經驗，對往後排便的影響很大。

(三) 排便常見的問題

民以食爲天，消化系統老化雖然沒有立即危及生命，但卻影響年長者的生活品質。年老消化器官活動衰退，製造消化液減少，養分吸收效率變差；蠕動變慢，使大腸自緩慢移動的糞便團塊再吸收許多水分，糞便變得更硬且緊密；腸道的運動頻率降低而出現便祕。另外，消化系統敏感、感染、食物不耐受或藥物副作用可能引起腹瀉；直腸壁彈性硬化、肛門括約肌張力減弱、神經功能障礙或認知障礙可能導致排便失禁。

(四) 促進正常排便的措施

1. 飲食調整：增加纖維攝取，多吃全穀類、水果和蔬菜，每天攝取至少 2,000±500 毫升的液體，定時進餐，養成規律的飲食習慣，有助於腸道蠕動。
2. 調整生活習慣：充足睡眠，適度運動如散步可以促進腸道蠕動，避免抽菸及過量飲酒。

3. 養成每日規則排便的習慣：有便意感立即上廁所，避免延遲或抑制便意，鼓勵老人建立定時排便習慣，避免久坐馬桶而增加痔瘡風險。
4. 排便訓練計畫，請見「第十三章」。
5. 焦慮與心理壓力可能影響排便，應適當緩解並提供心理支持。
6. 年老者藥物代謝變慢，謹慎服用藥物。

七、呼吸之需要

呼吸是生命的基本需求之一，供應身體細胞氧氣與從細胞移除及排除二氧化碳的過程，由循環與呼吸兩大系統共同執行。氧氣由鼻孔經氣管到肺部，經肺泡進入血液，再傳到體內各個細胞，每次呼吸都進行一次氣體交換，成人呼吸每分鐘 12-20 次。對於維持人體正常運作，無論是維持細胞的新陳代謝，還是支持各個器官的功能，呼吸扮演不可或缺的角色，能夠正常呼吸攸關身體健康，還直接影響生活品質。

(一) 呼吸的生理機轉

呼吸的生理機轉包括換氣機制、氣體交換與運輸，以及呼吸調節等程序。

換氣機制中，吸氣是主動過程，由橫膈膜和肋間肌收縮引起。橫膈膜收縮使橫膈膜向下移動，增加胸腔的體積，肋間肌收縮使胸腔向外擴張，胸腔體積變大，肺部擴張，造成肺部內的壓力低於外界大氣壓，使得空氣流入肺部。呼氣通常是被動過程，由橫膈膜和肋間肌的放鬆引起。橫膈膜放鬆使橫膈膜回升到原來位置，減少胸腔的體積，肋間肌放鬆使胸腔縮小，胸腔體積變小，造成肺部內壓力高於外界大氣壓，使空氣流出肺部。

氣體交換發生在肺泡和周圍的毛細血管之間。吸入的氧氣通過肺泡膜擴散進入毛細血管，與血紅蛋白結合，形成氧合血紅蛋白，其將氧氣運輸到全身組織，供細胞使用。細胞代謝產生的二氧化碳進入血液，通過血紅蛋白或溶解在血漿中運輸回肺部，經由擴散進入肺泡，隨呼氣排出體外。

呼吸調節主要由呼吸中樞（位於延腦和橋腦）控制，根據壓力感受器（位於頸動脈體和主動脈體），接收血液中二氧化碳、氧氣濃度和酸鹼度的變化，調節呼吸速率和深度，請見「第十一章」。

呼吸系統的老化始於 30-40 歲間，若是正常老化對老年人之日常生活功能並不會有太大的影響。隨著年齡增長鼻黏膜的血流與腺體數目變少，鼻子會乾燥並結痂，產生一層增厚的黏液而出現清喉嚨的動作。肺實質大小及重量減少，僅約爲原來重量的五分之四，胸壁變得僵硬，肺臟逐漸失去彈性，使肺部擴張不完全，使得至 70 歲時肺活量下降 30%，進而使肺臟換氣能力下降，血中含氧量稍微下滑，呼吸系統的保護機制效率變差，上皮內襯的纖毛活動減少，清除呼吸道能力與咳嗽反射功能減弱。整體結果使老年人感染肺炎和流行性感冒風險變高。

(二) 影響呼吸的因素

1. 年齡：年齡越小，呼吸速率越快。
2. 性別：女性呼吸速率比男性稍快。
3. 血壓：血壓上升刺激頸動脈和主動脈的壓力接受器，使呼吸速率減慢。
4. 疼痛：劇痛時刺激交感神經，新陳代謝率上升，而呼吸速率增加。
5. 疾病：心臟病、糖尿病酮酸中毒等會改變呼吸速率。
6. 藥物：某些止痛劑（如嗎啡）會抑制位於腦幹的呼吸中樞，使呼吸速率減慢。
7. 情緒：強烈情緒如興奮、害怕、憤怒或緊張，會刺激神經系統，使呼吸速率增加。
8. 活動：肌肉的活動量增加，使身體需氧量增加，促使呼吸速率增加。
9. 姿勢：半坐臥的胸廓擴張比平躺有利於呼吸。

(三) 呼吸功能障礙的因素、症狀及徵象

呼吸功能障礙是指呼吸系統不能有效進行氣體交換，即無法充分地吸入氧氣和排出二氧化碳，主觀感覺呼吸困難或感到空氣不足，客觀上表現呼吸費力，出現發紺、鼻翼搧動、端坐呼吸、使用頸部與腹部的呼吸輔助肌，造成呼吸頻率、深度、節律的異常。引起呼吸功能障礙因素分爲：

1. 阻塞性肺疾病：主要是上呼吸道或小支氣管阻塞所引起，例如異物阻塞、喉頭水腫、氣喘、扁桃腺炎、慢性阻塞性肺疾病（COPD）等。
2. 瀰漫性實質肺病變：例如肺水腫、肺炎、肺膿瘍、瀰漫性肺結核、塵肺症等。
3. 肺部血管性病變：最常見的是肺動脈栓塞。
4. 胸壁或呼吸肌肉病變：胸廓型態異常如漏斗胸、脊柱側彎及肋骨骨折；呼吸肌肉乏力如重症肌無力。
5. 心臟疾病：血液循環不良造成氧氣輸送與交換不足，例如充血性心臟衰竭常見端坐呼吸。

根據呼吸功能障礙的病因和嚴重程度不同，表現也會有所差異。常見的症狀與徵象有感覺呼吸費力，尤其在活動時加重；呼吸時發出哮喘聲；持續性或反復性咳嗽，可能伴有痰液；胸痛尤其是在呼吸或咳嗽時加重；氧氣供應不足而感到持續性疲勞；低氧血症使得皮膚和黏膜發紺，特別是嘴唇和指甲床；重度缺氧或高碳酸血症可能導致意識模糊、嗜睡或昏迷；失眠、心搏過速、血壓異常、呼吸音異常等。

(四) 維持呼吸道通暢的照顧方法

1. 姿勢改變：頭部抬高通常建議以 30 到 45 度角的半坐臥姿勢，幫助呼吸道保持通暢；對於無意識或半昏迷的病人，可以將其轉爲側臥位，防止舌頭阻塞氣道或吸入嘔吐物。
2. 使用抽痰機清除口內分泌物，或人工氣道管，特別是對於無法自主咳痰者。
3. 氣道溼化：使用加溼器增加空氣中的溼度，幫助保持呼吸道溼潤，減少痰液黏稠度，或通過霧化器將藥物以微小液滴的形式送入呼吸道，減少炎症和痰液。
4. 深呼吸有效咳嗽練習：採坐姿或半坐臥、屈膝、上身前傾，使用雙手按壓胸部與腹部，或雙手抱膝在胸部與膝蓋間放置枕頭，做深呼吸 3 次，在第 3 次吸氣後屏息數秒後，腹肌用力，使胸內壓及腹壓上升，勿超過 2 次。
5. 背部扣擊：藉由震動使積存的分泌物鬆脫而排出體外。手背隆起、手指彎曲、掌心空呈杯狀，由下往上、由外往內扣拍後胸與背部，此動作並不會有疼痛感，勿於脊椎、肋骨以下部位、傷口處或裸露的皮膚上執行。
6. 氧氣療法：根據醫生的指示使用鼻導管、面罩等方式提供氧氣，以保持適當的血氧飽和度，使用氧氣的周圍環境區域禁止吸菸和使用油劑或會產生火花的物品。
7. 藥物治療：按照醫生的處方使用支氣管擴張劑、化痰劑、類固醇等藥物，幫助減少氣道阻塞和炎症。
8. 飲用足夠的水分：保持足夠的水分攝取，可幫助稀釋痰液，使其更容易被咳出。
9. 適當的運動：在病情允許的情況下進行適度的運動，有助增強肺功能和改善呼吸。
10. 保持環境清潔，減少過敏原和刺激物，避免煙霧、灰塵和其他汙染物。

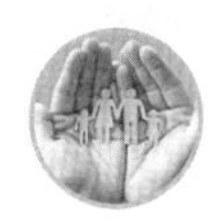

第二節　協助進食（含鼻胃管及胃造口）

一、灌食的定義

指通過導管將營養物質輸送到胃或小腸，通常用於無法由口進食，例如重症、消化系統手術後恢復、吞嚥困難或厭食症者。灌食的導管經由鼻腔或腹部直接插入，灌食特別配製的營養液或液體食物，以確保獲得足夠的營養。

二、灌食的種類

1. **鼻胃管灌食**：導管從鼻腔插入，經食道到達胃部，適用於短期1週內需要灌食者。
2. **鼻腸管灌食**：導管從鼻腔插入，經食道、胃部到達十二指腸或空腸，適用於胃部功能受損或避免胃部滯留者。
3. **胃造口灌食**：透過外科手術將導管直接插入胃部，適用於長期（數月到數年）需要灌食者，例如食道手術後或狹窄或阻塞、神經性疾病造成吞嚥困難。
4. **腸造口灌食**：透過外科手術將導管直接插入空腸，適用於需要長期灌食且胃部無法使用者。

三、技術執行及注意事項

(一) 鼻胃管灌食

1. 目的：提供無法由口進食或營養不良者所需的養分或治療疾病的藥物。
2. 用物及設備：

(1) 治療盤（內鋪治療巾）1個	(2) 橡皮布中單1條
(3) 灌食空針（已在病人單位）1支	(4) 彎盆1個
(5) 溫開水1杯	(6) 灌食的液體食物適量

3. 步驟及要點說明：

步驟	要點說明
➲ **灌食前：準備工作**	
(1) 查閱紀錄，確認灌食的種類及內容。	✐了解前一餐的灌食量，查看牛奶有無過期。
(2) 向案主自我介紹，詢問案主全名。	✐確認案主無誤。
(3) 向案主解釋即將灌食，詢問是否需如廁，視情形使用便盆。	✐避免灌食中案主如廁。
(4) 洗手，準備用物。液體食物溫度以接近體溫爲宜（37.8-40.5℃），可用手掌內側感受溫度。	✐避免食物過熱造成胃黏膜傷害，或過冷易造成胃痙攣。

➲ 執行灌食	
(5) 協助案主採坐姿或半坐臥，若無法坐起，則將床頭微抬高至少 30 度並使頭轉向一側。	✐有利吞嚥，防止嘔吐時食物吸入肺部。
(6) 橡皮布中單置於胸前下方。	✐避免衣服及床褥滲溼或汙染。
(7) 手持灌食空針（連針心）套在鼻胃管口，再鬆開管路反抽胃液，並解釋目的。 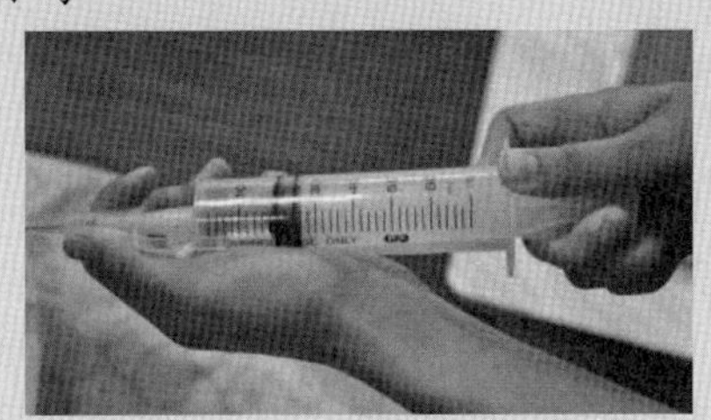 手持灌食空針套在鼻胃管口	✐確認鼻胃管位置及通暢、評估消化情形。 ✐若胃內容物超過 100 毫升或前次灌食量的一半，則這餐暫停灌食。 ✐反抽物需打回胃內，以防體液電解質不平衡。 ✐反抽物中若有出血或咖啡色性狀物質須報告。
(8) 鼻胃管維持反摺，取下空針，抽出針心，再將針筒接上。 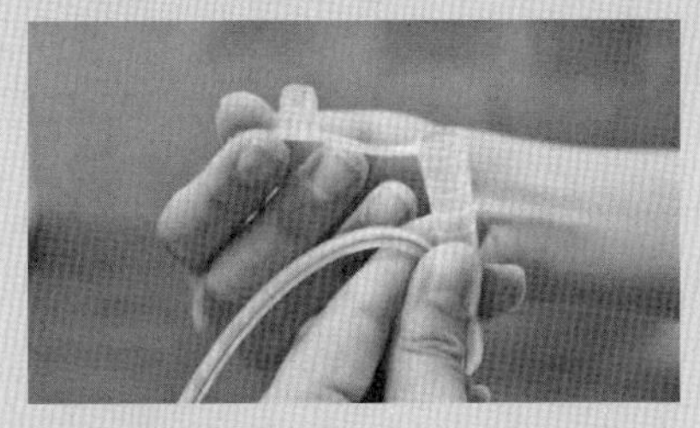 鼻胃管反摺	✐避免空氣進入。
(9) 倒入 30 毫升溫開水於針筒內，以手控制管路，使其緩緩流下。 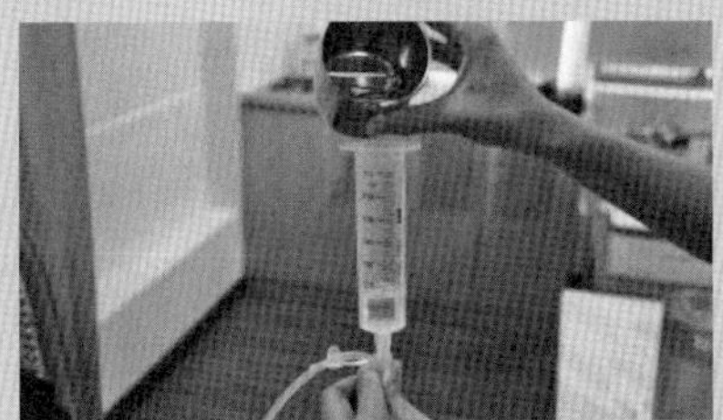 倒入溫開水以手控制管路	✐灌食前給予溫開水之目的： ①潤溼與防止食物黏在鼻胃管壁。 ②刺激胃液的分泌。 ✐再次確認管路通暢。
(10) 手握空針，高度距離胃部約 30-45 公分，當溫開水流至空針頸部前倒入液體食物。	✐液體食物藉重力原理可順利流入胃內，升高空針可增快流速，降低空針可減低流速，或以手指控制鼻胃管中液體流速。

(11) 待食物流至空針頸部時，必須將鼻胃管反摺，避免空氣進入，再倒入液體食物，直至灌完爲止。 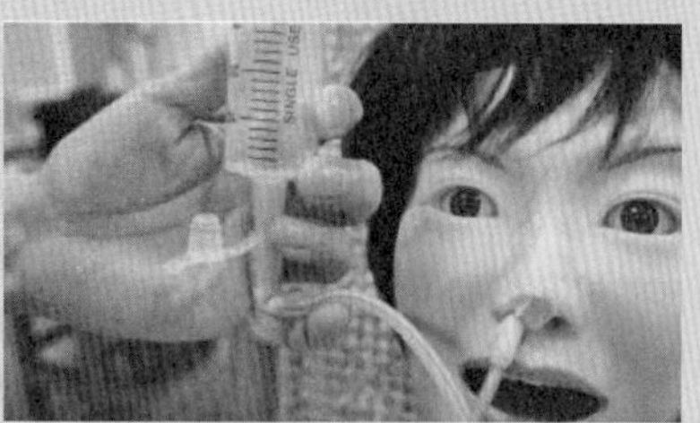 流至空針頸部將鼻胃管反摺	✐避免空氣進入鼻胃管。
(12) 每次灌食250-350毫升，不超過500毫升爲原則，大約15-20分鐘完成。	✐首次灌食一次不超過250-350毫升。 ✐灌食量過多，易造成胃脹、腹瀉、絞痛或逆流。 ✐灌食速率過快易造成因溶質負荷過量，而導致高張性脫水。
(13) 液體食物灌完後，分次倒入溫開水共30-50毫升，使水緩緩流入（要達鼻胃管內清潔）。	✐灌食後給予溫開水之目的： ①確定鼻胃管內食物能全部進入胃內，以防食物留在管內發酵，並使案主能獲得足量營養。 ②預防因食物濃度太高引起高張性脫水。
(14) 待溫開水流至空針頸部時，將鼻胃管反摺，取下空針，將管子末端的蓋子蓋上，以安全別針將鼻胃管固定於案主衣領上。 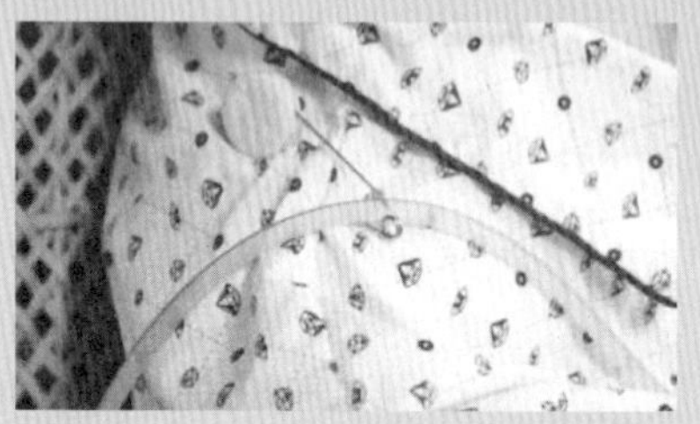 安全別針將鼻胃管固定衣領	✐避免空氣進入，或鼻胃管內液體流出。 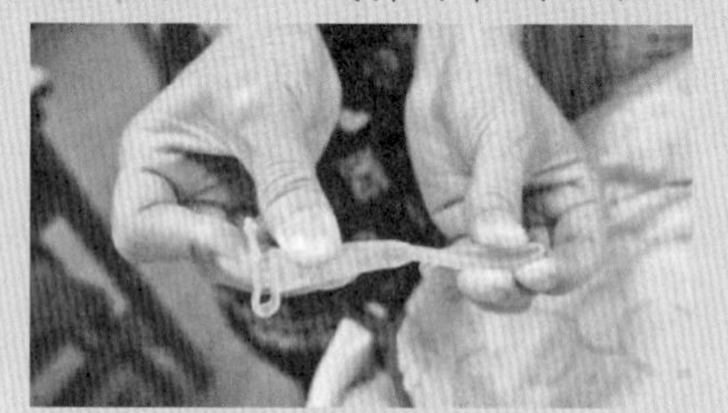 鼻胃管反摺蓋上末端的蓋子
➲ **灌食後：整理用物及記錄**	
(15) 讓案主維持半坐臥姿勢30分鐘以上。	✐利於消化吸收及預防嘔吐時吸入肺部。
(16) 整理案主單位。	✐金屬類用肥皂、清水洗淨、晾乾歸位。 ✐灌食空針洗淨歸還案主。

(17) 洗手，記錄反抽物的量及性狀、灌食種類、量、案主反應及時間。	
➲ 注意事項	
(1) 呼吸道分泌物多者，宜於灌食前半小時先予抽痰，灌食後 2 小時內勿做胸腔物理治療。 (2) 當案主接受腹部手術時，勿隨意移動鼻胃管，以減少傷口縫合處受傷或胃出血。	

(二) 胃造口灌食

1. 目的：食道部分或完全阻塞，施行食道重建術前由胃造口處補充營養；無法手術之食道癌及胃賁門癌病人，經此給予流質食物以滿足營養所需。
2. 用物及設備：

(1) 治療盤 1 個	(2) 防水治療巾 1 條
(3) 溫開水 1 杯	(4) 溫的流質飲食（室溫或近體溫）適量
(5) 灌食空針 1 支	(6) 彎盆 1 個
(7) 橡皮筋（管夾）數條（數個）	(8) 紗布少許
(9) 清潔手套一副	(10) Y 形紗布 1 包
(11) 紙膠一捲	

3. 步驟及要點說明：

步驟	要點說明
➲ 灌食前準備用物	
(1) 確認灌食的種類及內容。	✐確認治療。
(2) 向案主自我介紹，詢問案主全名。	✐確認案主無誤
(3) 向案主及家屬解釋灌食目的、過程及灌入食物種類及量。	✐取得案主同意及指導學習。
(4) 洗手，準備用物。	
➲ 執行灌食	
(5) 攜用物至病人單位，並再次正確辨識病人。	✐灌食前可先讓案主嚐或咀嚼少量食物，以刺激胃液及唾液分泌，但咀嚼後的食物須吐出。
(6) 洗手。	

(7) 拉起床簾。	✐維持案主隱私權。
(8) 協助案主坐臥姿勢（無法坐臥者，採右側臥式）。	✐以防灌入的食物溢流出來或吸入肺內。
(9) 掀開衣服，露出胃造口管。	
(10) 鋪防水治療巾於造口下方。	✐避免汙染床單。
(11) 打開胃造口管開口，並與灌食空針相接。	
(12) 反抽胃內容物以了解未消化食物量，並詢問案主有無腹部不適及評估腸蠕動情形。	✐未消化食物殘餘量超過 50-100 毫升，或前一次灌食量的 50%，表示胃排空延長，須暫停灌食，直至胃剩餘物消化完畢方可再灌食。
(13) 將抽出物再推回胃內。	✐避免發生電解質不平衡。
(14) 反摺造口管，取下灌食空針、抽出針心後，再與造口管相接。	✐避免空氣進入胃而造成脹氣。
(15) 倒入 20-30 毫升的溫開水。	✐檢查管路的通暢性及潤滑管壁。
(16) 將流質食物倒入灌食空針內，每次 40-50 毫升。	
(17) 測量液面與造口高度約 18 吋，鬆開造口管反折處，讓食物自然流入胃中。	✐利用重力原理，升高或降低灌食空針之高度即可調整速度。
(18) 每次灌入總量 250-300 毫升，勿超過 350 毫升，灌入時間 15-30 分鐘。	✐避免腹脹不適。
(19) 灌食過程中隨時觀察病人有無腹脹、腹痛情形，以及有無滲液自造口滲出。	✐灌入的液體若從胃造口管腹壁出口處滲出，表示胃造口管末端的氣球未緊貼胃壁，可稍加張力於胃造口管上。
(20) 待食物灌完後，再倒約 30-50 毫升溫開水，沖淨管中食物。	✐避免食物阻塞管路、細菌滋生，並可增加病人的液體攝取量。
(21) 反折胃造口管後將灌食空針取下置於彎盆內，將管子近口端反摺插入管口中或以管夾夾住，以紗布包妥，再以橡皮筋套住固定。	✐避免食物逆流出。

(22) 適當固定胃造口管於腹壁，以免牽扯及方便病人下床走動。	
(23) 維持半坐臥 30-60 分鐘，繼續觀察案主。	✐半坐臥可預防食物逆流入肺。
(24) 整理用物及單位。	✐灌食空針洗淨，放回案主單位。 ✐手套及敷料丟感染性可燃性垃圾桶。
(25) 洗手，記錄反抽物的量、灌食時間、食物種類、灌食量、造口周圍皮膚狀況，以及案主反應等。	

➲ 注意事項

(1) 術後第一次灌食先灌入 30-50 毫升溫開水，若無不適或滲漏情形，才可灌入流質飲食。
(2) 灌食中，若案主感腹脹、噁心或腹部絞痛，應立即停止灌食。
(3) 若胃造口管路不通暢、脫落或有食物由造口滲出，宜報告並處理。

4. 附註：胃造口的照顧（圖 12-8）：
   (1) 戴清潔手套後移除敷料，觀察皮膚與固定盤間距 0.5 公分，造口周圍皮膚有無受損、發炎。
   (2) 以肥皂水、清水清洗造口周圍皮膚，若有滲液或發炎現象，可塗抹氧化鋅藥膏，必要時使用皮膚保護膜，且若敷料潮溼應立即更換。
   (3) 將 Y 紗置放於胃造口管與固定盤之間。
   (4) 以紗布捲起墊高，使固定盤與腹部呈水平。
   (5) 以紙膠固定 Y 紗、紗布捲及管子。

圖 12-8　胃造口的照顧

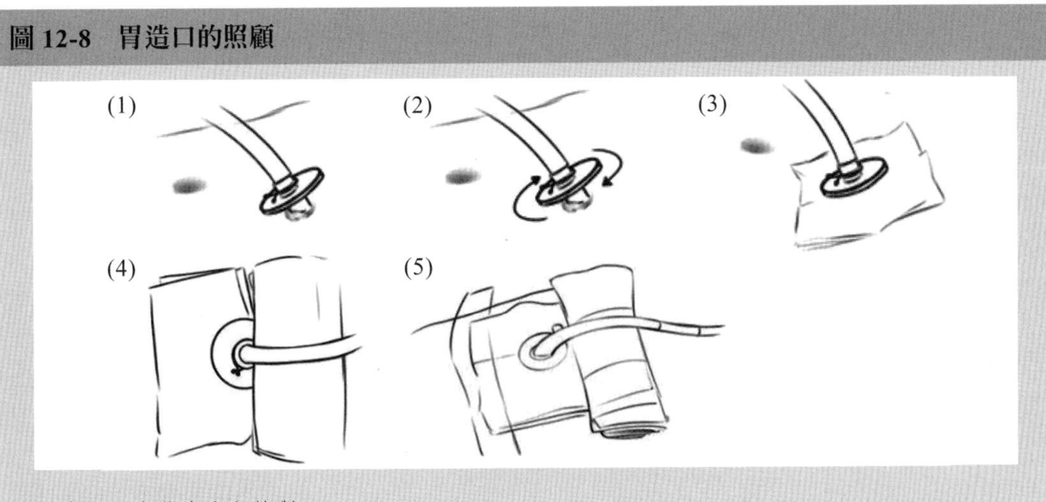

資料來源：本作者自行繪製。

課後問題

1. 請問與基本生理需求有關的服務項目有哪些？
2. 民以食爲天，請問執行灌食的注意事項爲何？

答案：

1. 詳見 p. 249、p. 251、p. 254、p. 261。
2. 詳見 pp. 262-267。

參考文獻

方妙君、楊承芳、李靜雯（2019）。休息與睡眠的需要。於王桂芸總校閱，**基本護理學上冊**（八版）（頁 9-3～16）。永大。

方宜珊、黃國石（2021）。休息與活動。**圖解基本護理學**（二版）（頁 248-253）。五南。

王采芷、洪論評、楊士央、蕭玉霜（2020）。**照顧服務員單一級檢定學術科大全**（初版）。五南。

王桂芸、陳麗津、洪世欣（2021）。呼吸系統疾病與護理。於王桂芸、劉雪娥、馮容芬總校訂，**新編內外科護理學上冊**（六版）（頁 9-1～182）。永大。

吳淑貞、陳翠芳（2023）。老化的生理變化與護理。於王靜枝、高淑芬總校訂，**新編老人護理學**（五版）（3-2～33）。永大。

周桂如、馮容芬、蕭淑貞、陳美碧（2021）。與疾病有關的心理社會概念與護理。於王桂芸、劉雪娥、馮容芬總校訂，**新編內外科護理學上冊**（六版）（頁 2-4～57）。永大。

林美惠、陳貞如（2019）。舒適的需要。於王桂芸總校閱，**基本護理學上冊**（八版）（頁 7-3～57）。永大。

林淑汶（2020）。呼吸系統。於王懷詩總校定，**解剖生理學**（四版）（頁 13-1~34）。永大。

陳偉鵬、石芬芬（2023）。意識障礙。**臨床症狀護理學**（四版）（頁 333-345）。華杏。

陳偉鵬、劉春年、吳孟凌（2023）。呼吸困難。**臨床症狀護理學**（四版）（頁23-34）。華杏。

陳湘媮、謝嫣娉、徐明仿、李劭懷譯（2022）。山本由子、亀井智子，**當代老人照顧實務技術**（三版）。華杏。（原著出版於 2020）

陳鳳櫻、呂淑華、胡月娟（2023）。基本生理需求。**照顧服務員訓練指引**（七版）（頁 226-266）。華杏。

黃惠子、潘美蓉（2019）。排泄的需要。於王桂芸總校閱，**基本護理學下冊**（八版）（頁 15-3～74）。永大。

楊雅淑、戴文珠（2019）。活動與運動的需要。於王桂芸總校閱，**基本護理學上冊**（八版）（頁 8-3～74）。永大。

廖秀珠、朱秀鳳、董俊平、張晏苾（2019）。營養的需要。於王桂芸總校閱，**基本護理學下冊**（八版）（頁 12-3～69）。永大。

蘇貞瑛、林瓊華（2019）。生命徵象。於王桂芸總校閱，**基本護理學上冊**（八版）（頁 10-1～73）。永大。

Marieb, E. N., Wilhelm, P. B., & Mallatt, J. (2017). *Human Anatomy* (Eighth ed.). British.

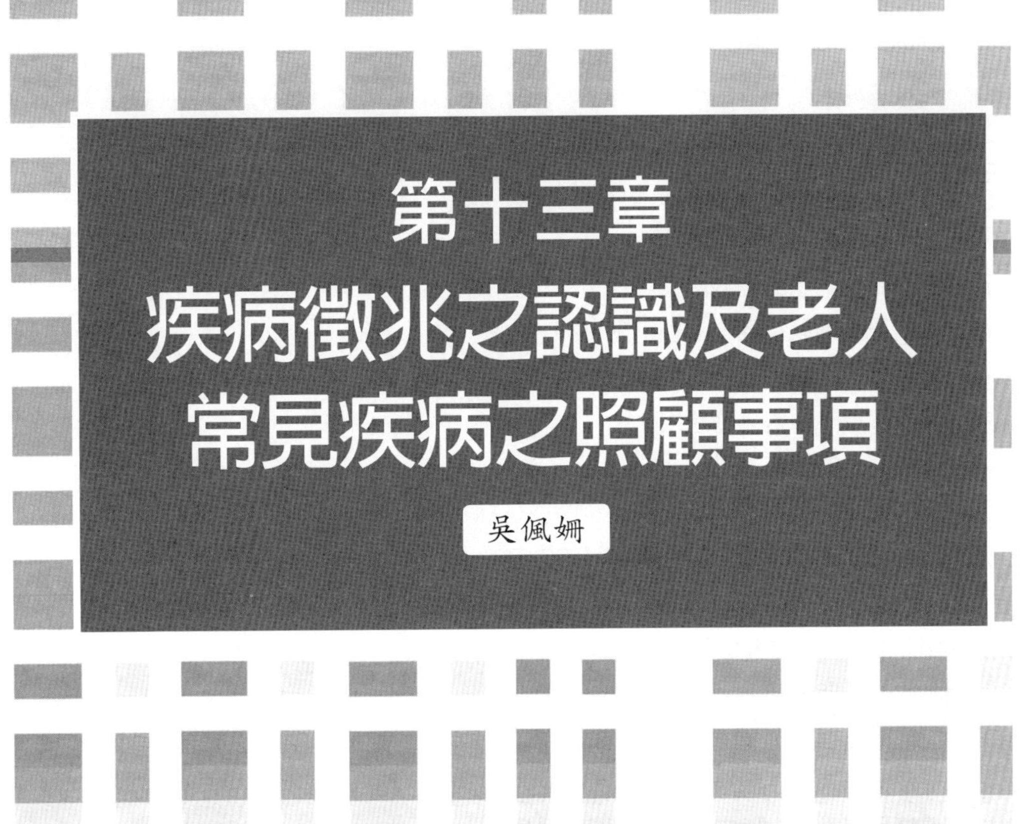

第十三章
疾病徵兆之認識及老人常見疾病之照顧事項

吳佩姍

課程綱要

一、身體正常與異常徵象的觀察與記錄。

二、老人常見的慢性疾病與徵兆。

三、常見疾病之生活照顧注意事項。

學習目標

一、辨識一般外表、顏臉、鼻喉、口腔、聲音、皮膚、食慾、睡眠等所呈現的疾病徵兆。

二、透過觀察與服務對象的主觀陳述可辨別疾病的徵兆。

三、了解排便常見的問題及簡易照顧措施。

四、描述噁心與嘔吐之相關簡易照顧措施。

五、認識採集尿液標本須遵守的原則。

六、分辨泌尿道感染的臨床表徵。

七、描述泌尿道感染的簡易照顧措施。

八、描述輸出輸入的途徑及輸出輸入量記錄的內容。

九、認識輸出入量所需的用具。

十、了解輸出入量記錄的注意事項。

十一、說出發燒的可能原因。

十二、列出發燒的處理方法。

十三、說出一般外傷的處理種類及處理原則。

十四、說出疼痛及其簡易處理措施。

十五、列舉疼痛的觀察與記錄方式。

十六、描述胸痛的簡易處理方法。

十七、了解牙痛的處置原則。

十八、說出肌肉酸痛的處理原則。

十九、認識冷熱應用的基本原則，並正確運用於病人。

二十、指出感染源。

二十一、了解造成感染的相關因素。

二十二、描述易造成感染疾病的危險狀況。

二十三、列舉感染的傳播途徑。

二十四、執行正確的洗手步驟。

二十五、認識無菌原則與常見的無菌技術。

二十六、了解老人常見的疾病。

二十七、學習提供罹患疾病之生活支援與技巧。

前言

老人疾病和照顧是社會中重要的議題，需要以關懷和尊重的態度來面對。當老年人面臨健康問題時，家人和社區的支持顯得重要。當生理或心理的功能發生障礙或受傷的狀況，造成疾病產生，其鑑別是透過客觀的診察和檢驗。本章節將介紹身體正常與異常徵象的觀察與記錄、發燒、出血及疼痛等身體反應，以及時識別並應對身體異常情況，了解疾病對老年人生活的影響，提供適當的支持和照護措施，尤其常見的疾病照護措施如冷熱效應的應用、感染的預防，以最佳的方式維護老人的健康和生活品質。這些技能將有助於成為一位更加關愛和專業的照顧者，無論是在家庭環境還是在醫療機構中。

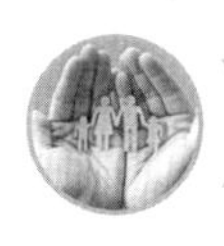

第一節　身體正常與異常徵象的觀察與記錄

一、疾病產生的原因

1. 外因性：疾病來自外在環境或外在因素而產生，其包含三種因素：
   (1) 物理性：指與物理特性或能量有關的因素，它們可能對人體組織和器官造成直接或間接的損傷。例如輻射、過高或過低的溫度，長時間的暴露可能導致細胞損傷和突變，或者長時間的重壓可能對人體的骨骼、肌肉和神經系統造成損傷。
   (2) 化學性：指化學物質的暴露，可能透過吸入、飲食、皮膚接觸等途徑進入人體，對健康造成傷害。例如重金屬、農藥、工業化學品、一氧化碳、吸菸或吸毒等，長期暴露可能導致內臟損傷或癌症等。
   (3) 微生物：指細菌、病毒、眞菌和寄生蟲等微生物對人體的感染和侵害。
2. 內因性：疾病來自於體內因素，可能是由基因、免疫系統或內分泌系統等功能異常所引起。例如組織的阻塞或出血、免疫性疾病、代謝性疾病等。
3. 不明原因：疾病產生的原因未明確，例如癌症、失智症，可能是遺傳、職業、生活型態等所引起。

二、疾病的徵兆與觀察法

疾病的徵兆是指疾病在體內進行的證據，疾病徵兆透過學習知識和細心觀察而察覺。辨識疾病徵兆時，由服務對象或家屬口頭敘述得知的感受爲主觀資料。進行觀察的主要目的是提供合宜的照護措施，照顧服務員使用視、聽、嗅、觸覺的觀察法及儀器測量，或檢查、蒐集服務對象的資料爲客觀資料，尤其視覺是最基本且重要的觀察法，隨時看、聽及思考，使觀察能力更加敏銳。對於服務對象的外表、顏臉、鼻喉、口腔、聲音、皮膚、食慾、睡眠等方面的變化都可能提供有用的訊息。

視覺方面，觀察外表、疲累、消瘦、臉部表情、皮膚顏色、水腫、破皮、口腔潰瘍、牙齦出血、口乾、食慾多寡等；聽覺方面，傾聽說話、咳嗽、鼻塞、呼吸困難、聲音沙啞等；嗅覺方面，身體的氣味、口臭、傷口異味等；觸覺方面，觸摸皮膚溫度、溼度、脈搏等。

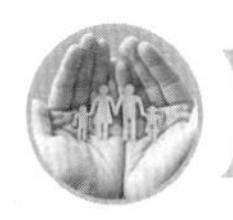

第二節　老人常見的疾病徵兆之認識與生活照顧注意事項

一、皮膚病變

皮膚可以反應身體的健康情況，評估皮膚通常視覺與觸覺並用，看見的顏色及觸摸的溫度透露出身體的異常狀況。例如發紺可能是細胞缺氧、蒼白可能是貧血、發黃可能是黃疸、乾熱可能是發燒，或者發紅可能是發炎。當組織間隙聚集過多的水分時，可以看到皮膚浮腫的變化，尤其下半身最爲明顯，此現象即爲水腫，伴隨體重增加、肢體彎曲不靈活等症狀。常見的皮膚病變如下表 13-1。

表 13-1　皮膚病變種類

種類	圖示
斑疹 外觀扁平、膚色改變、斑點有明顯的界線，大於 1 公分。	
丘疹 外觀凸起且硬，觸診可感覺到，如凸起的痣。	

種類	圖示
膿疱 凸起且表面壁厚，內含膿性物質。	
水疱 凸起皮膚之病灶較突出，內含清澈液體，如水痘。	
抓傷 表皮的抓痕或線狀的摩擦，深度不一的缺損。	
痂皮 表皮混合血液、皮脂或膿性物質乾燥而形成的物質。	

資料來源：陳惠娟等（2021）。

➢ 簡易照護措施

1. 密切觀察皮膚變化，確保皮膚的健康狀態和病變的進展。
2. 勿移除任何敷料，防止細菌感染。
3. 依照醫療團隊的建議進行照護，避免使用肥皂、乳液或水等可能刺激或引發過敏的產品，減少皮膚的不適和病變的惡化。
4. 沒有醫護人員的指示，千萬不要去除皮膚的痂皮。痂皮是皮膚自然保護機制，去除痂皮可能導致感染或延長恢復時間。
5. 接觸皮膚前、後都應徹底洗手，動作應輕柔，勿用力磨擦皮膚。
6. 若可能接觸到開放性傷口、體液或血液，或更換潮溼的床單時，應穿戴手套，防止細菌交叉感染。
7. 對於皮膚病灶或水腫處，減少衣物束縛及壓迫。

二、排便異常

常見排便相關問題有便祕、腹瀉、脹氣和失禁，依布里斯托大便分類法可知糞便性狀（圖 13-1）。糞便棄置前應觀察顏色、量、堅實度、氣味、形狀和排便次數，以及是否出現不適反應如蒼白或抱怨疼痛等。影響正常排便的因素有年齡、飲食、液體的攝入量、活動量、藥物、心理因素、個人習慣與隱私、生活型態、手術或檢查，以及疾病因素。

圖 13-1　布里斯托大便分類法

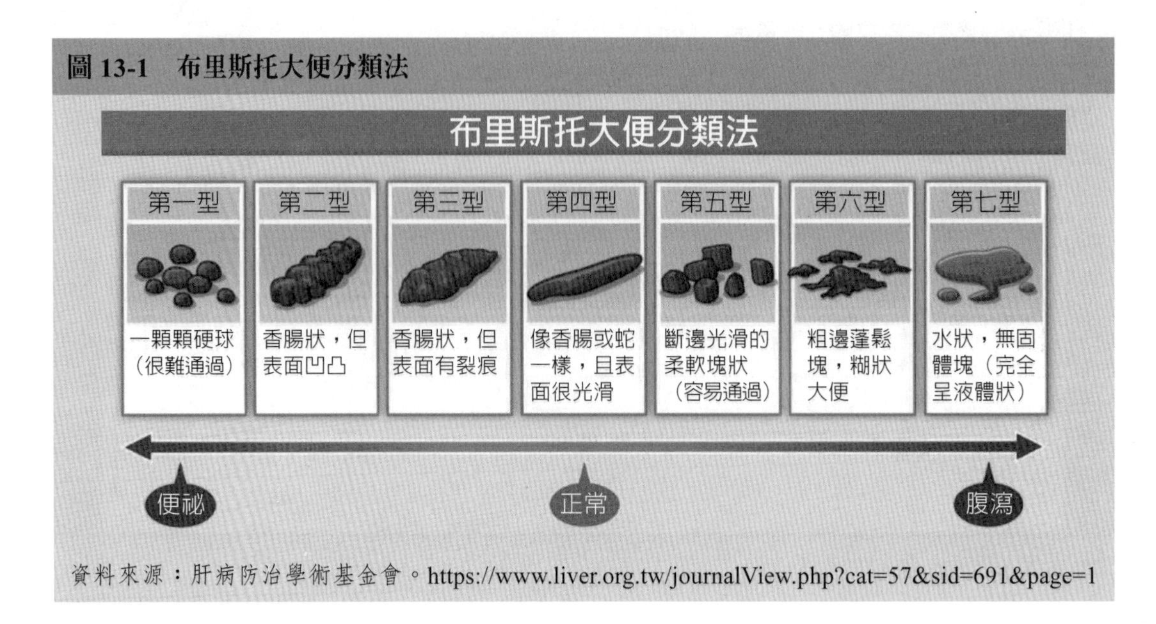

資料來源：肝病防治學術基金會。https://www.liver.org.tw/journalView.php?cat=57&sid=691&page=1

(一) 便祕

糞便長久積在結腸或直腸內，使糞便中水分被再吸收，糞便逐漸硬化，變得堅硬如石，長期便祕可能導致糞便嵌塞，從肛門流出少量糞水或液體是糞便嵌塞的徵象之一。根據美國腸胃科醫學會的定義，排便次數一週少於 3 次或排便困難，包括糞便堅硬、排便費力、糞便未完全排空、下腹飽脹感、需挖便促進排便。

造成便祕的原因，可能有排便習慣不良、低纖飲食、水分攝取不足、活動量過少、生活環境的突然變化、盥洗設備不佳、情緒波動、藥物（含鋁成分、止痛劑、麻醉劑），和疾病如大腸、直腸或肛門阻塞性病變、中風、巴金森氏症、低血鉀、甲狀腺功能低下等。因此，改善便祕需要調整生活型態，並配合適當的藥物治療。

➤ 簡易照顧措施

1. 觀察並評估便祕的原因，在護理師指導下，協助教導維持正常排便與預防便祕。
2. 飲食調整：提高膳食纖維量至每天 20-25 公克，高纖維食物如蔬菜、水果和全穀類食品，可以增加腸道蠕動，幫助排便，避免油炸及精緻食物。
3. 足夠的水分：使糞便變得較軟易排出，成人每日應攝取 2,000±500 毫升的液體，但因疾病被醫師告知限制水分攝取者不適用。
4. 適當的活動量：對於身體情況良好者，保持適當運動，每日至少一次 15-20 分鐘的步行，而行動不便者，可原地下床活動或室內點至點反覆行走，以保持腹部和骨盆肌肉在排便時的力量。長期臥床不動者，每天協助執行被動運動 15-20 分鐘，以刺激腸道蠕動。

5. 建立定時排便習慣：每天在同一個時段有時間上廁所，最好在發生胃結腸反射時排便，此反射作用通常在早餐後最強，因此，可養成早餐後 15 分鐘內排便的習慣。
6. 避免延遲或抑制便意。
7. 注意起居生活環境，提供足夠的如廁時間和隱私空間，使其放鬆情緒且安心解便。
8. 適當的排便姿勢：蹲姿是最自然的排便姿勢，使直腸與直腸肌肉放鬆，促進排便。對於蹲姿容易跌倒者，使用坐式馬桶可嘗試搭配小椅子墊腳，以增加腹部壓力。若在床上使用便盆者，抬高床頭、身體前傾，模仿蹲姿的效果。
9. 腹部按摩：以手握拳由右下腹部沿著糞便移動的方向，做順時針環狀按摩腹部至左下腹，一分鐘 15 次，以增加腹壓、促進排便。
10. 依醫囑口服瀉劑或浣腸劑之藥物治療。

(二) 腹瀉

當糞便快速經過大腸，減少水分吸收，使得糞便的含水量及排便次數增加，常合併腹絞痛。造成腹瀉的原因，可能有飲食、藥物（含鎂成分、瀉劑）、情緒緊張、壓力、感染如霍亂、發炎如潰瘍性大腸炎等。

➢ 簡易照顧措施

1. 觀察大便型態，記錄顏色、性質、量、氣味與次數。
2. 輕微腹瀉：提供易吸收且營養均衡的飲食，例如肉湯、無含渣的果汁、麵條、白吐司、運動飲料等，避免攝取油膩、高纖維、含乳糖成分或刺激性食物。
3. 嚴重腹瀉：暫時禁食，依醫囑使用減少腸蠕動及減輕腹部絞痛的藥物，或由靜脈補充喪失的水分和電解質。
4. 皮膚照顧：排便後以溫水清洗或柔軟衛生紙輕拭肛門與周圍皮膚，亦可塗抹凡士林於肛門周圍保護。
5. 腹瀉情況改善，糞便變得較堅實，改爲溫和飲食，再漸進至正常飲食。

(三) 脹氣

胃腸的氣體含量過多即稱爲脹氣。造成脹氣的原因，可能有消化不良、飲食、腸胃道產氣過多、長期臥床者出現腸蠕動障礙、由口吞入過多空氣，和疾病如胃或腸穿孔等。

➢ 簡易照顧措施

1. 限制攝入過多易產氣食物，例如豆類、馬鈴薯、蘑菇、洋蔥、甘藍菜、胡蘿蔔、牛奶、人工甜味劑、咖啡因或碳酸飲料等。
2. 避免油膩食物延長胃排空時間，進而延長空氣在胃停留的時間。
3. 避免常用吸管喝飲料、嚼口香糖、大口快速地喝液體飲料或水、狼吞虎嚥、進食過程邊說話、張口呼吸，以免吞入過多空氣。
4. 採少量多餐，進食採 7-8 分飽。
5. 依身體狀況而定，鼓勵增加活動度，飯後散步至少 15-30 分鐘。
6. 採半坐臥或坐姿緩解腹部壓力。
7. 依醫囑口服藥物治療、灌腸、肛管留置。

(四) 大便失禁

肛門括約肌失去正常的功能，無法控制固體或液體的大便從肛門漏出。造成的原因，可能有陰道生產導致肛門裂傷、肛門手術後的併發症、中風、重症肌無力或脊髓損傷等。

➢ 簡易照顧措施

1. 衣服或床單沾染糞便時立即更換，以消除異味並保持清潔乾燥。
2. 肛門周圍皮膚易受糞便刺激而發紅或破損，應於解便後澈底清潔皮膚，並觀察皮膚完整性，若有任何異常，請護理師協助護理。
3. 當心理受到失禁狀態打擊，失禁者可能覺得難爲情、挫折或生氣的情緒產生，應給予接受且諒解。
4. 促進排便時安全與舒適：要求解便時，協助到浴室或盡速遞給溫暖的便盆，若有訪客親友先請離開並關上房門，拉上布簾與窗簾，病況許可者，不妨暫時離開，使其獨處解便，以維護隱私。
5. 排便訓練計畫：
   (1) 依失禁者習慣或方便性，選擇每天固定的一個時間訓練排便，建議在早餐或晚餐後的時間，以配合胃結腸反射，若失禁頻繁者每 2-3 小時協助排便。
   (2) 排便前 30 分鐘可先使用軟便劑，再喝溫熱的飲料。
   (3) 給充分的時間排便，設定 15-20 分鐘，以達到排空效果。
   (4) 需在護理師指導下執行排便訓練計畫。

三、排尿異常

常見排尿相關問題以泌尿道感染居多。尿液棄置前應仔細觀察顏色、清澈度、氣味、量或沉澱物等，以及是否出現不適反應，例如排尿燒灼感、疼痛、急迫感、頻尿或排尿困難，應報告異常並請護理師協助觀察。影響正常排尿的因素有年齡、飲食、液體的攝入量、藥物、心理因素、個人習慣、手術或檢查，以及疾病因素。

正常排泄的尿液是無菌狀態，依感染部位分爲尿道炎、膀胱炎及腎盂腎炎。女性尿道較短且接近肛門口，比男性更常罹患泌尿道感染；不良的衛生習慣、性行爲次數頻繁者和孕婦最容易受感染，尤其以膀胱炎最容易發生，大腸桿菌是泌尿道感染最常見的致病菌。另外，50 歲以上的男性因前列腺肥大導致膀胱排空功能降低而導致泌尿道感染。

泌尿道感染的症狀與徵象，包括排尿灼熱感、解尿困難或疼痛、尿急、頻尿但每次排出的尿量減少、發燒、疲倦、尿液混濁、血尿，或腰部、脇腹部疼痛等。

➢ 簡易照護措施

1. 每天足夠的液體攝取量至少2000毫升，但因疾病被醫師告知限制水分攝取者不適用。
2. 勿憋尿，尿急時立即排尿。
3. 性行爲前後皆須解尿，注意會陰清潔。
4. 女性衛生紙擦拭會陰由前往後，避免肛門周圍的腸道細菌汙染泌尿道。
5. 月經期間勤換衛生棉，易復發感染的女性於月經期使用衛生棉墊取代棉條。
6. 穿著棉質內褲，避免泡澡。
7. 酸化尿液可降低細菌增殖的速度，例如飲用蔓越莓汁、維他命 C 等酸性食物，避免柑橘、牛奶、咖啡及酒精等食品。
8. 避免侵入性導尿管治療，若已有導尿管應嚴格遵守無菌原則，保持密閉系統。
9. 依醫囑按時服用藥物。

四、發燒

成人腋溫或額溫超過 37.5℃，或耳溫超過 38℃即爲發燒。造成發燒的原因，可能有感染、惡性腫瘤、自體免疫疾病、代謝疾病、身體組織壞死、環境、藥物、過度的身體活動或情緒反應，以及不明原因等。若發燒找不出原因稱爲不明熱。

由於發燒是身體防禦作用之一，平均體溫上升 1℃，則代謝率增加 13%，使得心跳、脈搏、汗液分泌、水分及電解質流失隨之增加，其症狀及徵象有皮膚發熱潮紅、黏膜乾燥、寒顫、疲倦、尿量減少且顏色變深、缺乏食慾及脫水等。因疾病原因不同可能合併出現全身酸痛、腰背痛、關節痛、肌肉痛、頭痛等。當體溫超過 41℃，肌肉細胞的代謝快速、橫紋肌溶解、肌肉僵硬、意識障礙或痙攣等，若未及時給予降低體溫，則會造成腦部損傷或死亡。

➢ 簡易照護措施

1. 觀察發燒症狀及生命徵象變化，並記錄及報告，每 2-4 小時測量一次體溫直到退燒後 72 小時。
2. 大多數人在發燒前出現寒顫，可先給予保暖、喝溫開水，待寒顫後再測量體溫。
3. 耳溫超過 38℃時，依醫囑使用退燒藥。
4. 提供舒適安靜的環境且充分休息：室溫維持 24℃，保持空氣流通，避免風流直吹身體，減少衣服和被蓋，流汗較多造成衣服潮溼，應立即更換且注意皮膚清潔，保持身體清潔與促進舒適，提供平整乾淨的被褥；若出現寒顫時應加強保暖。
5. 降低體溫措施：使用微溫 30℃的水，給予溫水拭浴或水枕，或毛巾溼敷於前額、腋下或腹股溝，維持皮膚血管擴張，以促進熱散失；勿用冰枕，會讓皮膚血管收縮而減少熱散失，也勿用酒精拭浴，可能吸入揮發性酒精而有中毒的風險。
6. 足夠的水分與營養攝取：攝取 2,000 毫升的水預防脫水，補充蛋白質、碳水化合物、高維生素的食物，採清淡低脂肪易消化的飲食，缺乏食慾者則採少量多餐，注意食物的可口美味。
7. 正確記錄輸出量與輸入量，供護理師參考，配合治療、協助採集血液檢體，了解血液電解質平衡。

五、出血

血管受損或破裂造成血液流出血管外，出血可以是外部可見的創傷，也可能是內部的器官破裂出血，或是皮下的瘀青、血腫塊等。依血管種類區分為動脈出血、靜脈出血及微血管出血。血液流失的量、速度和部位決定出血的嚴重性，量多會造成低血容性休克，即便量少的腦出血也可能造成死亡。

造成出血的原因，可能有外傷、跌倒、高血壓導致血管壁破裂、疾病導致黏膜組織出血如胃潰瘍，以及不健全的凝血機轉等。為了防止血液繼續流失，身體的防衛機制會啟動各種促進血液凝固的機轉，當機轉不健全如血小板過低、血漿內的凝血因子缺乏等，則會造成出血傾向。

針對出血傾向者或發生出血時，應觀察出血的型式、部位、範圍、顏色、流速；

出血的症狀及徵象，包括臉色蒼白、眩暈、疲倦、虛弱、發冷、發紺、不安、局部疼痛及腫脹等；生命徵象的改變，包括脈搏與呼吸次數增加、血壓下降等。

出血治療首要是找到出血原因並移除，先平躺安靜休息，對於外部出血做壓迫止血，使用乾淨的繃帶或紗布直接施加壓力於出血點上，以流動的清水或食鹽水沖洗至傷口乾淨，同時抬高且冷敷受傷部位，以減少血液流向該部位進而減緩出血。若疼痛劇烈、昏迷或大量出血應盡快就醫，依醫囑使用藥物治療或輸血治療或手術治療。

➢ 簡易照顧措施

1. 密切觀察生命徵象及伴隨症狀的變化並報告。
2. 安撫恐懼與不安的情緒及心理支持。
3. 被血液汙染的衣物床單，應盡速處理以保持清潔舒適。
4. 對於出血傾向者，預防跌倒和碰撞受傷的發生。例如浴室鋪設止滑墊及扶手，夜間維持適當照明，鞋子應大小合適且平穩防滑，尖銳桌角或家具設有保護措施，測量血壓避免壓迫太久而造成皮下出血，選擇軟毛牙刷進行口腔照護等。
5. 口鼻黏膜或傷口上的凝固血塊勿剝除，以預防再度出血。
6. 流鼻血時，先保持安靜坐下，臥床者則採坐姿，將頭部前傾，用食指及中指直接在鼻孔上方的鼻中膈處軟組織輕輕向內壓迫持續約 10-15 分鐘，同時在額頭或鼻子上冷敷，吐出流至咽喉的血液。若鼻出血無法止住或伴隨頭痛、噁心、嘔吐、意識改變，則立即送醫處理。
7. 若是上消化道出血，應依醫囑暫停進食，注意鼻胃管通暢，避免嘔吐物吸入肺部而造成呼吸道阻塞或肺炎。
8. 大量出血後容易產生缺鐵性貧血，應補充富含鐵質的食物如牛肉、豬肝、蛋黃、全穀類及深色蔬菜等，並增加攝取維生素 C 的食物有助於鐵質的吸收，攝取 B12 及葉酸，以加速骨髓合成紅血球。

六、疼痛

根據國際疼痛研究學會的定義，疼痛是一種主觀、不愉快的感覺和情緒經驗，與現存或潛在的組織損傷有關。其伴隨血壓上升、心跳加速，而疼痛強度與焦慮也有相關性。

疼痛是一種身體的防禦機能，影響疼痛感受及反應的因素有年齡、疼痛的強度與持續時間、意識變化、環境、社會文化、情緒、過去疼痛經驗，以及對疼痛的認知等。疼痛評估指引以疼痛經驗的主訴為主，詢問疼痛的發作誘因、性質、部位、程度及時間因素，是否有緩解疼痛程度的方法，並運用數字等級量表、視覺類比量表及臉部表情量表等疼痛程度的評估工具（圖 13-2）。

圖 13-2　疼痛等級及臉譜量表

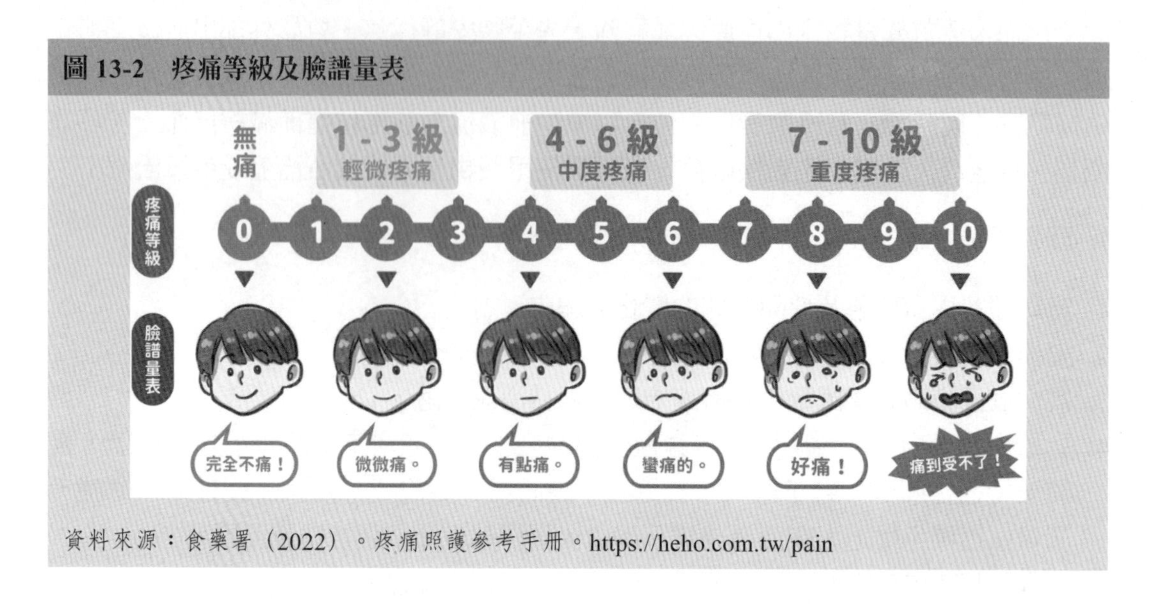

資料來源：食藥署（2022）。疼痛照護參考手冊。https://heho.com.tw/pain

觀察服務對象對於疼痛的反應與表達，疼痛者儘量以自己的言語來描述自身的痛苦，照顧者能夠精確地理解其對於疼痛的描述，同時藉由觀察行爲及肢體語言來理解疼痛所帶來的影響，例如臉部表情皺眉、咬緊牙關、流淚、肢體肌肉緊繃、哭泣、呻吟或嘆氣等，若無法自我闡述的疼痛感，例如衰弱者或認知功能障礙者，可請家人或主要照顧者代爲補充描述。

(一) 牙痛

俗話說：「牙痛不是病，痛起來要人命。」許多人都有牙痛的經驗，造成牙痛的原因可能有蛀牙、牙齦炎、牙髓炎、牙周病、敏感性牙齒及三叉神經痛等。

➢ 簡易照顧措施

1. 觀察疼痛的部位是否有牙齦紅腫、發炎、蛀牙或牙齒缺損。
2. 使用溫水漱口或牙線、牙間刷，清除卡在牙縫間的食物。
3. 牙痛處的臉頰使用冷敷。
4. 避免咬合而過度刺激造成牙痛惡化，暫時食用較軟的食物。
5. 若牙痛未改善應就醫處理，依醫囑服用止痛藥或抗生素治療。

(二) 頭痛

頭痛是常見的健康問題，長期的頭痛導致情緒低落、焦慮或憂鬱，使得睡眠及生活品質下降。引起頭痛的原因，可能有壓力、緊張、眼睛疲勞、姿勢不良、頭頸部受傷、感染、惡性高血壓、顱內病變、腦震盪後、行腰椎穿刺後、特定藥物或食物等。

➢ 簡易照顧措施

1. 評估頭痛的特性，包括部位是單側、雙側或整個頭部；性質爲搏動性、壓迫性或灼熱感；其程度運用數字等級量表、視覺類比量表及臉部表情量作爲評估工具；時間是持續性、暫時性、白天或晚上；是否有誘發頭痛的因素。
2. 觀察伴隨頭痛出現的症狀，例如頭暈、噁心、嘔吐、畏光、鼻塞、流鼻涕、臉部壓痛、發燒或意識狀態改變等。
3. 觀察頭痛當下的生命徵象變化並記錄。
4. 保持光線稍暗、安靜、室內通風良好，提供舒適的環境，以利充分休息。
5. 適當的姿勢：採頭部低位促進腦部血液循環，抬高床頭避免腦壓上升引起頭痛。
6. 提供肌肉放鬆技巧如深呼吸、按摩、沐浴及冷熱敷的運用。
7. 協助依醫囑定時使用止痛藥。

(三) 胸痛

胸部內有心臟及肺臟二大重要的器官，當出現胸痛的主訴時，需要保持警覺性，在某些狀況是供應心肺的血流不足，需要立即緊急處置。造成胸痛的原因，可能有心肌缺氧、心絞痛、急性心肌梗塞、心包膜炎、主動脈剝離、肺栓塞、氣胸、肺炎、肺癌、胸部帶狀泡疹或胃食道逆流等。

心臟的血流不足最主要的原因是動脈粥狀硬化，動脈壁內層形成富含脂質的沉澱物，長久累積會使動脈變狹窄和硬化，使得血液流通受阻、組織和器官供血不足造成心肌缺氧，導致心絞痛或急性心肌梗塞之疾病。與動脈粥狀硬化相關危險因素有高血壓、糖尿病、體重過重（BMI 大於 $24kg/m^2$）、缺乏運動、年齡增長、抽菸、生活的壓力、男性，以及經常食用高膽固醇和脂肪的飲食等。

心絞痛的症狀與徵象，自訴胸痛、胸悶、胸壓迫或重壓感，胸痛持續時間不超過 30 分鐘，部位是胸骨後疼痛延伸到下顎、牙齒或肩膀，典型是左側胸痛延伸至左手臂內側，有無伴隨呼吸困難、臉色蒼白、盜汗、眩暈、心悸或上腹部不適等。導致心絞痛的誘發因素，包括過度用力解便、運動、享用大餐、情緒亢奮或心理壓力、天氣過度冷或熱等。若心絞痛症狀與徵象於休息或含硝化甘油後未能緩解，疼痛時間超過 30 分鐘，伴隨症狀加劇且非常虛弱，生命徵象改變如血壓下降、脈搏不規則，有瀕臨死亡的焦慮感，應立即送醫。若已呼吸心跳停止時，立即施行人工心肺復甦術。

➢ 簡易照顧措施

1. 當胸痛出現時應先判斷是否危及生命，有無伴隨胸痛的相關症狀。
2. 密切觀察生命徵象、胸痛特性的變化並記錄與報告。
3. 停止活動，立即坐下或躺下休息，直到胸痛消失爲止。
4. 若有隨身攜帶或備有硝化甘油者，協助立即舌下含服 1 顆，待 30 秒藥物溶解。若胸痛未改善，可以每 5 分鐘舌下含服 1 顆硝化甘油，當舌下含服第 3 顆硝化甘油後，胸痛症狀仍持續，可能是急性心肌梗塞，應立即就醫。
5. 舌下含服硝化甘油後，會出現舌頭麻辣感、頭部發脹與搏動感，可能伴隨頭痛、低血壓、眩暈、臉潮紅等副作用，過一段時間會減輕，需要注意安全、防止跌倒發生。
6. 提供放鬆技巧，減輕情緒壓力與焦慮感。
7. 減緩動脈粥狀硬化的進行，鼓勵規律運動、戒菸、均衡飲食、減輕壓力、維持體重（BMI 範圍 18.5-24kg/m^2）。
8. 避免過度勞累及誘發心絞痛的因素，充足的睡眠與休息。

(四) 腹痛

腹痛的原因有腹部本身而來、牽連痛如心肌缺氧，以及代謝性疾病如尿毒症或糖尿病引起酮酸中毒等，需要排除腹部急症的特徵，例如壓痛、腹肌僵硬、嘔吐及出血休克現象。

常見的造成腹痛不適是消化性潰瘍，常發生在胃和十二指腸潰瘍，以十二指腸發生率最高。由於黏膜受刺激而造成損傷，導致消化性潰瘍的原因，可能有幽門螺旋桿菌感染、壓力、刺激性食物、藥物如類固醇或阿斯匹靈等，以及飲用過多的咖啡或酒精。

消化性潰瘍症狀與徵象，包括心灼熱感、打嗝、嘔吐、吐血、解黑便，以及腹痛主訴是痙攣狀、燒灼感及持續性。胃潰瘍爲左上腹痛，發生於進食後 1 小時；十二指腸潰瘍爲右上腹痛，發生於空腹或進食後 2-3 小時，可能會在半夜睡覺時痛醒。

➢ 簡易照顧措施

1. 觀察腹痛特性的變化、有無伴隨腹痛的相關症狀，以及測量生命徵象，並記錄與報告。
2. 改變生活型態，保持穩定情緒、減少焦慮及降低壓力。
3. 避免胃酸過度分泌的刺激性食物，例如辛辣或酸性的調味品、咖啡、酒、菸和油炸食物。

4. 勿暴飲暴食或過餓，進食時間勿倉促，採少量多餐的溫和飲食，避免食物溫度過冷或過熱。
5. 預防幽門螺旋桿菌經口傳染：保持飲食衛生，避免食用未經煮熟的食物，與他人共餐使用公筷母匙。
6. 依醫囑使用制酸劑或根除幽門螺旋桿菌的藥物治療。

(五) 肌肉酸痛

活動的完成需要肌肉、神經、骨骼及關節的協作，經過劇烈運動後常出現肌肉酸痛，休息即可恢復。造成肌肉酸痛的原因分為發炎性、代謝性、內分泌疾病及毒性肌肉病變，但是肌肉酸痛未必僅有肌肉本身的問題。

脊椎及其附屬結構引起的肌肉酸痛，一般所稱的腰酸背痛，尤其是下背痛最為常見，會造成行動受限制，大多因肌肉過度伸展或維持不自然的姿勢過久或神經根疼痛所引起。神經根疼痛即一般所稱的坐骨神經痛，老年人常見的脊椎退化性關節炎、骨刺、脊椎骨錯位及壓迫性骨折，造成神經根受到壓迫而出現下背局部痛、酸、麻，且延伸至臀部或下肢。

關節為兩塊以上骨頭的連結面，包括關節面、滑液囊、滑液膜、韌帶及所附屬的肌肉組織，當關節構造發生退化、外傷、感染、發炎或全身性疾病的關節侵犯，就有可能出現關節疼痛。

➢ 簡易照顧措施

1. 評估肌肉疼痛的特性，包括部位是軀幹、肢體或關節，表層或深部，肢體內側或外側、近端或末端、單側或雙側、局部或全身；感覺為抽痛、酸痛、脹痛或針刺；程度運用數字等級量表、視覺類比量表及臉部表情量表作為評估工具；時間是持續性或暫時性；是否有誘發的因素如姿勢、擺位、外力或溫度等。
2. 觀察伴隨肌肉酸痛出現的症狀，例如皮膚外觀的紅、腫、熱、發燒等。
3. 臥床休息是最好的方法之一，若有腫脹部位則協助抬高。
4. 提供舒適的環境以利休息，並維持床單平整，減少壓力性損傷形成。
5. 避免搬重物、慢跑、爬坡、長時間的站立或坐。
6. 提供自我放鬆技巧如聽喜愛的音樂、冥想、禱告或深呼吸訓練等。
7. 傾聽並給予心理支持，分散對於疼痛的注意力。
8. 透過按摩可以放鬆肌肉，達到減輕疼痛的效果，並促進血液循環。
9. 冷敷或熱敷的使用，達到消炎止痛的效果。在急性期之初 48 小時，用冷敷 5-20 分鐘（涼的溫度 18-26℃），有消炎與消腫的功能；在急性期第 72 小時之後，用熱敷 20-30 分鐘（熱的溫度 37-41℃），增加局部的血液循環。

七、噁心嘔吐

噁心嘔吐通常會合併發生，噁心是主觀不愉快的感覺，感覺想要嘔吐，但不一定會導致真正的嘔吐。嘔吐是一種身體自我保護的反射動作，胃內容物強力地從口中排出有害物質或刺激物，主要的控制中樞在延髓。

造成嘔心噁吐的原因，包括腹部疾病（如食物中毒、腸胃炎、胃潰瘍、腸道阻塞等）；顱內中樞神經系統疾病（如腦腫瘤、水腦症、腦膜炎或顱內出血等）；內耳迷路系統的刺激（如暈車、梅尼爾氏症）；咽喉與會厭受到刺激（如上呼吸道感染、嚴重的咳嗽等）；血液中的化學物質引起的刺激（如抗癌藥、嗎啡、飲酒等）；心臟疾病（如心肌梗塞、鬱血性衰竭）；精神心理上的刺激（如令人不悅的氣味或景物等）、內分泌及代謝異常（如尿毒症、妊娠、酮酸中毒等）。

➢ 簡易照顧措施

1. 暫時禁食，直到噁心嘔吐緩解。
2. 水分及電解質的補充，預防脫水與電解質不平衡，適當的補充水分或電解質飲料。
3. 放置鼻胃管者，應抽出胃內容物，減少嘔吐的次數與量，並維持鼻胃管通暢。
4. 提供口腔清潔，以消除口腔異味（請參考第二十章清潔與舒適協助技巧）。
5. 嘔吐後立即清除沾染嘔吐物的衣物，嘔吐物也應該立即密封移除，並保持清新空氣的流通。
6. 提供安靜休息的環境，協助側臥或頭側向一邊、頭部抬高 30-45 度，避免吸入嘔吐物。
7. 避免快速移動可能會加重暈眩和噁心，應緩慢移動。
8. 需要時，依醫囑服用止吐劑。
9. 嘔吐持續超過 24 小時或出現脫水、劇烈腹痛或高燒等嚴重症狀，應及時就醫。
10. 噁心嘔吐緩解可開始進食時，先少量溫和的飲食，選擇清淡且易消化的食物，例如蘇打餅乾、米飯、吐司和香蕉等，避免油膩和辛辣食物。

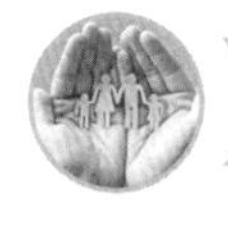

第三節　其他生活照顧注意事項

一、輸出入量的記錄

採集人體的排泄物、分泌物或體液如尿液、糞便、膽汁、羊水等，目的是了解身體系統功能是否異常，協助醫師診斷疾病、確認疾病進展與作為治療疾病的依據。因此，檢體的採集必須遵守其正確步驟，以免影響檢查結果。

(一) 檢體的採集及原則

1. 尿液：正常情況人體每天平均製造 1,200-1,500 毫升的尿液，其中水分占 95%，剩餘 5% 則為尿素、肌酸酐、尿酸及電解質等代謝廢物。正常的尿液顏色呈淡黃色或琥珀色，且含氨的味道，飲水量多寡會影響尿液的性狀。單次隨機尿液採集目的是檢查尿液顏色、比重、酸鹼度及是否存在細菌；24 小時尿液採集是檢查尿液全天總量、比重、白蛋白，並監測尿中磷酸鹽、尿酸及肌酸酐的濃度。尿液的採集原則如下：
   (1) 洗手：採集尿液檢體前、後皆須執行。
   (2) 採集尿液容器（圖 13.3）需標示全名、採集日期、時間和檢體名稱。
   (3) 手部不可以碰觸容器盒蓋內部。
   (4) 採集尿液檢體不可同時解便，因尿液遭受糞便汙染會影響檢查結果。
   (5) 女性應先清潔會陰部，以清除分泌物，並避開月經期間採集尿液檢體。
   (6) 24 小時尿液採集，若有一次尿液未採集則需重新採集。採集時間若從清晨 7 點開始，先排尿且將此次尿液丟棄，往後 24 小時內所排出的尿液都要存入容器，次日清晨 7 點排最後一次尿，也倒入容器。
   (7) 依規定保存尿液檢體，例如放置於冰箱或採集容器中放入防腐劑。
   (8) 取得尿液檢體後，連同檢驗單送到指定處。

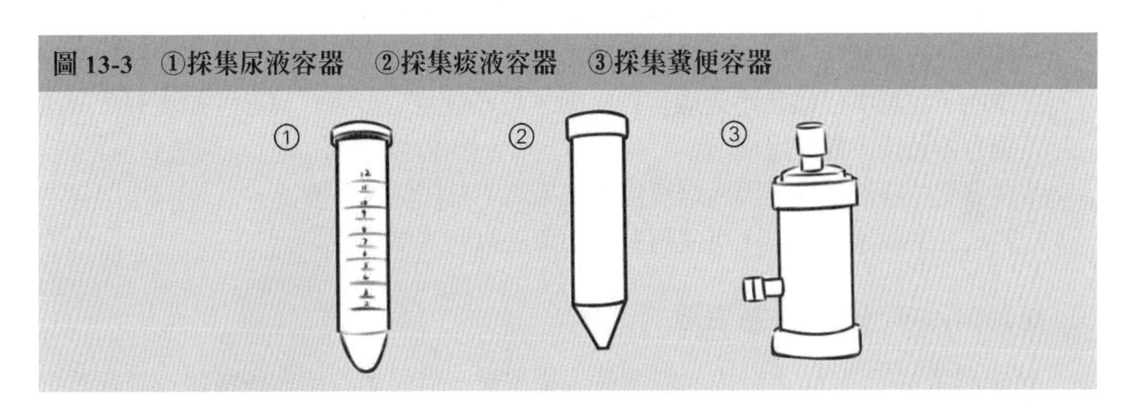

圖 13-3 ①採集尿液容器 ②採集痰液容器 ③採集糞便容器

2. 糞便：正常情況人體每天約有 100-200 公克的糞便量，依攝取的食物量而定，糞便成分包括食物殘渣、水分、消化液及脫落的上皮細胞等。正常的糞便顏色呈棕黃色，且呈條狀、柔軟、有味道，而攝取的食物會影響糞便的性狀。糞便採集目的是檢查是否含血液、膿、異常菌種、寄生蟲、病原及微生物等。糞便的採集原則如下：

(1) 洗手：採集糞便檢體前、後皆須執行。

(2) 採集糞便容器（圖 13-3）需標示全名、採集日期、時間和檢體名稱。

(3) 手部不可以碰觸容器盒蓋內部。

(4) 在排便前先排空膀胱，因糞便遭受尿液汙染會影響檢查結果。

(5) 打開採集糞便容器，以盒上的刮匙挖取 1 粒花生米大小之糞便，置入容器內旋緊，並盡快將檢體送檢，避免蛋白質變性造成混濁而結果異常。

(6) 解入馬桶的糞便檢體不可再撈起，以避免水及尿液的汙染。

(7) 衛生紙含有鉍，會影響檢驗結果，勿將衛生紙置於糞便上。

(8) 若遇痔瘡出血或女性月經期間，請暫停採集糞便檢體。

(9) 檢查前 3 天不可大量食用肉類、內臟、含鐵劑食物如波菜、大量維生素 C 及鐵劑等，以免造成糞便潛血反應呈僞陽性。

3. 痰液：正常情況人體呼吸道每天分泌 100 毫升的痰液，顏色爲清澈如蛋白般、無異味，會因抽菸或罹患呼吸系統相關的疾病而變異。痰液採集目的是檢查痰液中是否有血、細菌及不正常細胞之存在，並觀察痰液之性狀如顏色、氣味及濃稠度等。痰液的採集原則如下：

(1) 洗手：採集痰液檢體前、後皆須執行。

(2) 採集痰液容器（圖 13-3）需標示全名、採集日期、時間和檢體名稱。

(3) 最佳的痰液檢體是起床後、未進食前，採集清晨的第一口痰，勿刷牙及進食，取痰液前先以白開水漱口。

(4) 打開檢體盒，蓋背朝上，手部不可碰觸容器內面。

(5) 採集痰液檢體時，先深呼吸再腹部用力，咳出呼吸道的痰液，直接吐到採集容器內，注意嘴巴儘量不碰觸容器內面，痰液量至少需要一茶匙，並旋緊痰液採集容器蓋後，盡速送檢。

(6) 注意勿吐唾液送檢，因爲培養出的結果將不具任何參考價值。

(7) 若痰液黏稠不易咳出，可使用背部扣擊法以利咳出。

(二) 記錄輸入排出量的注意事項

精確測量並記錄 24 小時內的液體輸入排出量，目的爲評估和維持體液電解質平衡的關鍵步驟，能夠提供即時的病情監控。針對重大外科手術後、腎衰竭、心衰竭、燒傷、嚴重感染和不穩定病情者。輸入量包括由口攝入、管灌食及靜脈輸液、輸血等；輸出量則包括尿液、糞便、嘔吐物、出血量，以及任何通過引流管排出的引流液如胃液、膽汁、胸腔或腹腔引流等。輸出入量的注意事項如下：

1. 按照時間先後記錄，每班 8 小時小統計一次，3 次小統計總結即一天 24 小時的液體輸入排出的總量。

2. 依各醫院規定方式記錄，使用專用的表格，內容包括日期、時間、液體種類、輸入或排出量。
3. 同一天只要填寫一次日期，但須正確記錄時間。
4. 午夜 12 點以後爲第二天，須註明次日的日期。
5. 利用醫院的食物及容器換算表換算液體量，亦可測量食物、尿布等重量，且記錄結果。

二、冷熱效應之應用

冷熱應用的原理主要是能量的轉移，涉及能量傳遞的方式，並且與人體的平衡機制相互作用，從而達到治療和舒適的效果。局部用冷將能量由組織散失，而局部用熱將能量轉移到組織。

能量傳遞的方式，有傳導、對流、輻射及蒸發。傳導是能量通過固體物質從高溫傳遞到低溫區域的過程，例如增加被蓋、熱水袋、溼冷敷等；對流是流體因溫度差異引起的上下循環流動，並傳遞熱量的現象，可強制對流讓空氣流動以加速熱量交換。例如空調、吹電風扇等；輻射是能量以紅外線形式從一個物體傳遞到另一個物體的過程，且不需要介質，例如減少被蓋、烤燈、太陽光等；蒸發是水分由液體表面的分子變成蒸氣的過程，例如流汗、溫水坐浴等。

冷熱的溫度刺激作用於皮膚表面，經過神經傳導，讓皮膚和器官的血管收縮或擴張，改變身體的血液循環和代謝活動，而冷熱應用的共通功效是減輕疼痛。關於用冷熱的生理效應如下表 13-2 。

表 13-2　用冷熱的生理效應

生理效應	用冷	用熱
細胞代謝	減少	增加
血管狀態	收縮	擴張
微血管通透性	減少	增加
血液黏滯度	增加	降低
血液流動	減慢	增快
結締組織伸展性	減弱	增強
體溫	下降	上升

資料來源：方宜珊、黃國石（2021）。

影響冷熱效應的因素包括方法、溫度、面積、時間、部位及個別差異，各因素分述如下：

1. 方法：水的傳導性與滲透力比空氣強，故溼冷、溼熱的效果比乾冷、乾熱好，相對的溼冷、溼熱較容易造成凍傷與燙傷。
2. 溫度：皮膚的溫度接受器可以適應的範圍為 15-45℃，超出此範圍使疼痛接受器受刺激而引起疼痛。
3. 面積：冷熱應用的面積越大效果越明顯，但造成合併症的機會也越高。
4. 時間：用冷熱的時間越久，皮膚對溫度的敏感度下降而耐受度增加，若時間超過 30 分鐘，會產生反彈現象，無法達到預期的效果。
5. 部位：冷的接受器位於皮膚的淺層，接受器數量也比熱多，因此，人體對冷較為敏感。另外，皮膚厚薄、血液循環狀況也會影響用冷熱的療效，例如腳底、手掌比頸部、手腕內側或會陰部的皮膚厚，故腳底、手掌用冷熱的療效較差。
6. 個別差異：包括年齡、性別、居住環境及身體狀況都會影響用冷熱的療效。嬰幼兒的體溫調節中樞未發育成熟，老年人的體溫調節能力降低，故用冷熱較容易發生合併症，需特別注意；女性對冷熱效應較為敏感；意識不清、身體虛弱、感覺遲鈍或血液循環障礙者，對冷熱效應較不敏感，需注意用冷熱的安全性。

(一) 冷熱應用的基本原則

1. 使用前應先評估局部皮膚的完整性、有無使用冷熱禁忌、周邊血管疾病，以及受傷的型式及部位。
2. 確認治療部位、型式、頻率、持續時間及認可的正確溫度。
3. 預防燙傷及凍傷。
4. 冷熱電氣用品使用前，應先檢查，避免產生火花、爆炸。
5. 提供計時器、鐘、手錶，以提醒治療時間。
6. 使用時間少於 30 分鐘，重複使用間隔應休息 30-60 分鐘。
7. 請勿自行調整溫度、移除或將雙手置於用物上。
8. 視情況提供叫人鈴在雙手可及之處。
9. 長期使用冰枕者，則每 4 小時測量體溫，若耳溫低於 38℃、腋溫或額溫低於 37.5℃，則暫停使用冰枕。
10. 密切觀察異常情形且應立即停止使用，例如發紅不退、發紺、疼痛、起水泡、蒼白、麻痺、凍傷等。

(二) 局部用冷

局部用冷的目的是控制發炎的擴散、減輕局部充血或出血、減輕疼痛和降低體溫。使用溫度 15℃，常見的用物有乾冷的冰枕、冰袋或冰寶，以及溼冷的毛巾。應用於創傷的急性期之初 48 小時內，例如肌肉酸痛、骨折、關節受傷、穿刺傷及癌症的疼痛。

局部用冷的禁忌包括意識不清、感覺功能缺損、周邊血管疾病、貧血、破損的皮膚、造口、水腫部位、疤痕組織，以及感覺不適如關節疼痛或僵硬。局部用冷合併症如下：

1. 過度用冷造成組織缺氧而壞死。
2. 溫度太低或使用過久，可能造成皮膚蒼白、麻木感、僵硬，會產生水泡及疼痛感。
3. 持續用冷超過 1 小時，可能產生全身反應如水腫、體液不平衡、心跳停止。

(三) 局部用熱

局部用熱的目的是血管擴張使血流增加、減少組織水腫、促進癒合、痛覺減輕及鬆弛僵硬組織以增加活動力。使用溫度 40.5-43℃，常見的用物有乾熱的熱水袋、烤燈和溼熱的毛巾，使用烤燈須注意燈泡瓦數及皮膚保持適當距離，25 瓦 35-45 公分、40 瓦 45-60 公分、60 瓦 60-75 公分。應用於創傷的急性期之初 72 小時之後、慢性背痛、關節疼痛、痔瘡及肛門或會陰周圍的紅腫、膿瘍。

局部用熱的禁忌包括意識不清、感覺功能缺損、血液循環障礙、破損的皮膚、出血性疾病、孕婦、睪丸處、急性炎症反應、局部惡性腫瘤、未確診的腹痛、體內有金屬植入物，以及外傷後 48 小時內。局部用熱的合併症如下：

1. 過度用熱導致水腫。
2. 溫度過高或使用過久，可能造成皮膚紅腫、疼痛，甚至燙傷或起水泡。
3. 持續用熱超過 1 小時以上，無法供應細胞足夠的氧氣及養分。

三、感染之預防

感染發生及傳播，需要同時有感染源、易感宿主及傳染途徑的存在，即構成感染鏈。阻斷感染鏈的任一個部分如介入隔離措施、醫療照護措施或感染管制措施，以避免感染的發生。此部分詳見「第十六章感染控制與隔離措施」。

(一) 無菌原則

確保無菌技術的正確執行，可以避免受照顧者在接受照護時遭到醫源性感染，增加住院天數及非必要的損害。凡侵入性治療及皮膚消毒，需遵守無菌技術的執行。無菌技術操作原則如下：

1. 環境清潔寬敞。
2. 工作衣著整潔、戴口罩，手部和腕部不佩戴飾品、珠寶等，修剪指甲且乾淨，不可配戴人工指甲和擦指甲油。
3. 取用無菌物品時，應先檢查滅菌有效日期，確定在有效期限內。
4. 檢查滅菌物品是否完整、乾燥，若有破損或潮溼應重新滅菌才能使用。
5. 身體與無菌區域保持距離，非無菌物品應遠離無菌區至少 1-2 吋，以免微生物傳到無菌區而汙染。
6. 未用完的無菌物品勿放回無菌區或包裝內，也不可供他人使用。
7. 無菌溶液罐於外包裝標示開封日期及時間，高溫高壓滅菌後，以開封日期加 7 天爲更換日，生理食鹽水及無菌蒸餾水於開封後 24 小時有效。
8. 無菌檯保持在視線範圍內，只有檯面以上視爲無菌區，即肩部以下、腰部以上，應保持檯面乾燥，且無菌區內只能使用無菌物品，非無菌物品勿越過無菌區。
9. 無菌物品放置到無菌區域，應與無菌區域保持 10-15 公分的高度，勿觸碰無菌面。
10. 面對無菌區不可咳嗽及打噴嚏，儘量減少交談、移動，以免散布細菌。
11. 無菌物品存放處離地面至少 20 公分，勿潮溼。

(二) 執行無菌技術操作規範要點

使用無菌有蓋容器時：

1. 垂直提起容器蓋，保持在視線範圍內，蓋口朝下，平行移離容器上方。
2. 手持容器蓋時，蓋口應朝下。
3. 若需放在桌面上或任何區域，則需蓋口朝上放置。
4. 手握標籤面，拿起溶液罐。
5. 溶液倒入無菌區域內，需先倒掉少量溶液丟棄，以減少汙染。
6. 蓋回容器蓋時，把手上拿著的容器蓋移回容器上，小心蓋上。
7. 若容器蓋置於桌面，應先將蓋子倒轉，再移至容器口。

課後問題

1. 請問如何辨識老人生病的徵兆？
2. 當你發現老人生病時，會提供哪些照顧措施？

答案：

1. 詳見 p. 272。 2. 詳見 pp. 272-284。

參考文獻

方妙君、陳姿妃（2019）。感染控制。於王桂芸總校閱，**基本護理學上冊**（八版）（頁 5-3～81）。永大。

方宜珊、黃國石（2021）。冷熱療法。**圖解基本護理學**（二版）（頁 134-143）。五南。

方宜珊、黃國石（2021）。醫院感染的預防與控制。**圖解基本護理學**（二版）（頁 74-91）。五南。

王月琴（2019）。體液的供給。於王桂芸總校閱，**基本護理學下冊**（八版）（頁 14-3～78）。永大。

王月琴（2019）。觀察與溝通。於王桂芸總校閱，**基本護理學上冊**（八版）（頁 3-3～32）。永大。

王采芷、洪論評、楊士央、蕭玉霜（2020）。**照顧服務員單一級檢定學術科大全**（初版）。五南。

丘周萍、張凱喬、桑穎穎（2021）。泌尿系統疾病與護理。於王桂芸、劉雪娥、馮容芬總校訂，**新編內外科護理學下冊**（六版）（頁 14-4～137）。永大。

李惠玲、范淑芳、曾院美（2021）。急症與護理。於王桂芸、劉雪娥、馮容芬總校訂，**新編內外科護理學下冊**（六版）（頁 20-4～76）。永大。

杜玲、邱淑玲（2023）。疾病徵兆之認識及老人常見疾病之照顧。**照顧服務員訓練指引**（七版）（頁 426-482）。華杏。

林詩淳、蔡坤維、陳妙文、辜美安（2018）。老年人慢性便祕。**源遠護理，12**(3)，54-59。https://doi.org/10.6530/YYN.201811_12(3).0007

康健編輯部（2023，6 月 1 日）。**牙齒痛怎麼辦？常見原因、快速解決牙痛 5 方法一次掌握**。https://www.commonhealth.com.tw/article/88232

莊宇慧（2019）。出入院護理。於王桂芸總校閱，**基本護理學下冊**（八版）（頁 18-3～48）。永大。

陳沛妘、林宇力、唐憶淨、劉夷生（2019）。腹脹之分類、評估與初步處置。**家庭醫學與基層醫療，34**(6)，158-168。https://www.airitilibrary.com/Article/Detail?DocID=P20090727001-201906-201907020006-201907020006-158-168

陳偉鵬、李淑杏、黃正宜（2023）。疼痛。**臨床症狀護理學**（四版）（頁 307-332）。華杏。

陳偉鵬、林姿利（2023）。腹脹。**臨床症狀護理學**（四版）（頁 175-191）。華杏。

陳偉鵬、胡順江（2023）。肌肉障礙。**臨床症狀護理學**（四版）（頁 247-274）。華杏。

陳偉鵬、葉必明（2023）。噁心、嘔吐。**臨床症狀護理學**（四版）（頁 145-162）。華杏。

陳偉鵬、葉淑惠（2023）。出血傾向。**臨床症狀護理學**（四版）（頁 51-62）。華杏。
陳偉鵬、謝惠玲（2023）。便祕、腹瀉。**臨床症狀護理學**（四版）（頁 135-143）。華杏。
陳偉鵬、謝惠玲（2023）。發燒。**臨床症狀護理學**（四版）（頁 1-11）。華杏。
陳惠津、楊其璇、林郁秀（2023）。長期照護機構常見的問題。於王靜枝、高淑芬總校訂，**新編老人護理學**（五版）（頁 17-2～31）。永大。
陳惠娟、劉英妹、廖雅惠（2021）。皮膚系統疾病與護理。於王桂芸、劉雪娥、馮容芬總校訂，**新編內外科護理學下冊**（六版）（頁 18-4～118）。永大。
陳雅莉、林文絹（2016）。以整合照護指引與文獻回顧爲基礎的老年人慢性便祕非藥物照護建議。**台灣公共衛生雜誌，35**(3)，248-259。https://doi.org/10.6288/TJPH201635104088
陳麗華、明金蓮（2021）。疼痛個案的護理。於王桂芸、劉雪娥、馮容芬總校訂，**新編內外科護理學上冊**（六版）（頁 4-4～43）。永大。
趙淑美、張志齡、鄧惠琴、邱飄逸（2019）。冷熱療法的護理。於王桂芸總校閱，**基本護理學下冊**（八版）（頁 11-3～51）。永大。
衛生福利部食品藥物管理署（2017，12 月）。**非癌慢性疼痛照護及成癮性麻醉藥品使用參考手冊**。https://www.fda.gov.tw/TC/publicationsContent.aspx?id=144
衛生福利部食品藥物管理署（2022）。**關心疼痛病人，食藥署出版疼痛照護參考手冊**。https://www.mohw.gov.tw/cp-5267-69265-1.html
謝嫣娉譯（2022）。排泄。於山本由子、亀井智子，**當代老人照顧實務技術**（一版）（頁 73-133）。華杏。

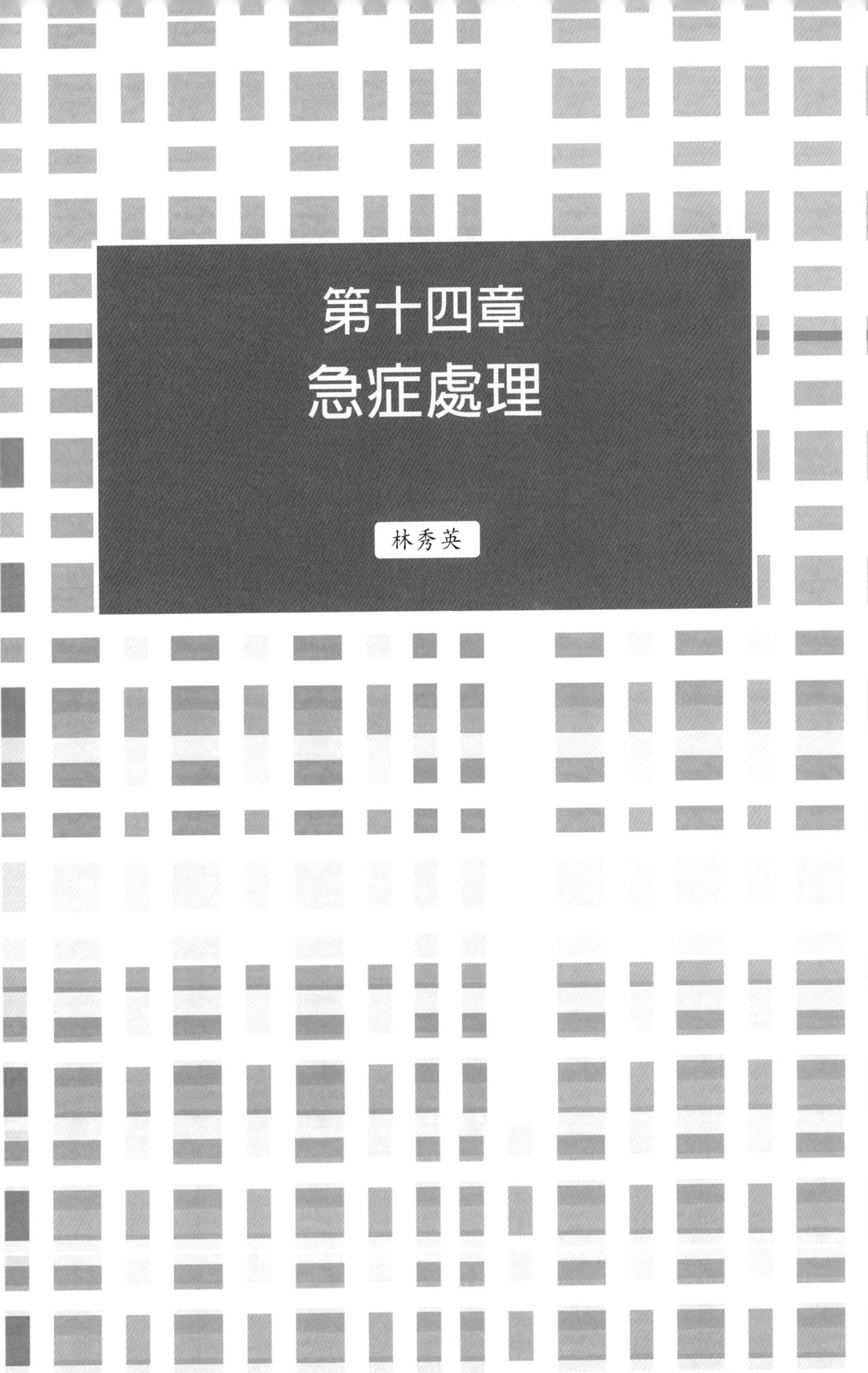

第十四章 急症處理

林秀英

課程綱要

一、肌肉骨骼系統意外之處理。

二、出血意外之處理。

三、癲癇之處理。

學習目標

一、說明肌肉、關節、骨骼損傷的種類。

二、舉例說明肌肉、關節損傷的處理。

三、說明骨折的急救處理。

四、認識出血的徵兆。

五、學習各種止血方法。

六、學習癲癇的緊急處理方法。

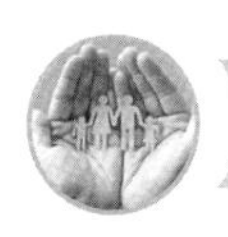

第一節　人體肌肉、骨骼系統

人體提供結構、支撐、穩定還有運動的能力，讓肌肉與骨骼得到運用，完成身體各項動作（馮琮涵等，2022）。

人體肌肉系統分爲骨骼肌、心肌和平滑肌三種：

1. 自我意識可以控制的肌肉爲**骨骼肌**，骨骼肌通常是透過肌腱附著在關節兩端骨骼的骨外膜上，其伸縮可以促成身體各部位的活動並支配整體的移動性（馮琮涵等，2022）。
2. 肌少症是肌肉質量流失和肌力下降的綜合症，但骨骼肌會隨著年紀上升而肌肉量下降是一種自然現象，人在 30 歲以後每 10 年肌肉量會下降 3-5%（圖 14-1）。下降到一定程度後，會使步行、爬樓梯等日常活動變得更加困難，導致老年人平衡反應較差，增加跌倒的危險性（吳雅汝等，2014）。
   (1) 走路速度變慢：走不快就要有警覺——行走速度每秒低於 0.8 公尺。
   (2) 握力：當出現拿杯子拿不穩會掉時就要小心。
   (3) 肌肉量變少：可用手的虎口圍小腿肚，小腿肚很壯則肌少症風險小，若是有空間就要注意肌少症風險高（圖 14-2）。

圖 14-1　每 10 年肌肉量會下降 3-5%

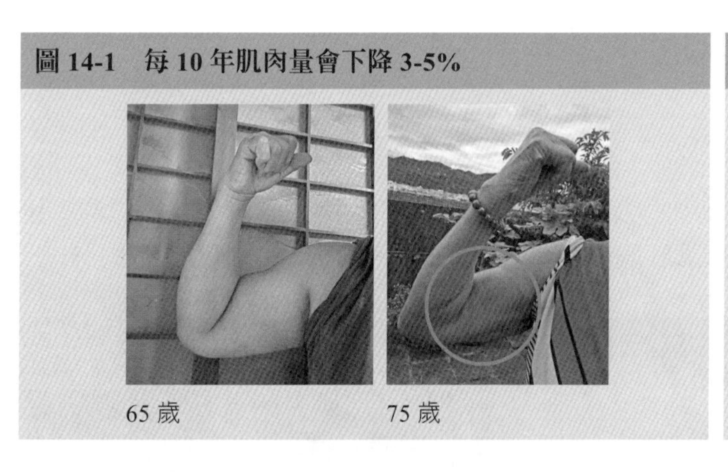

65 歲　75 歲

圖 14-2　測量肌少症

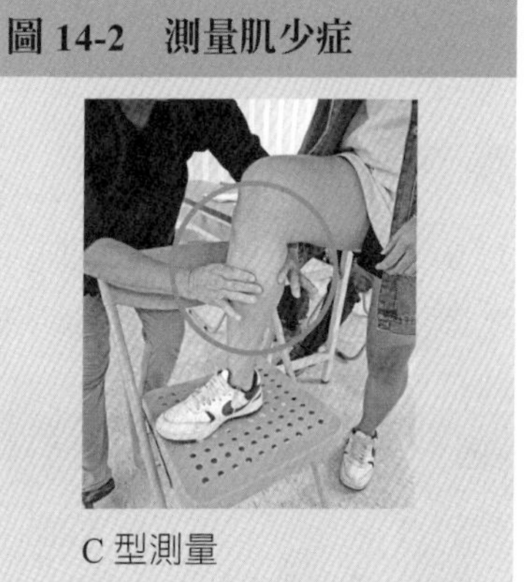

C 型測量

   (4) 肌少症原因：年齡增加、營養不良（60 歲以上建議每天應攝取蛋白質爲每公斤體重 1.2-1.5 公克，例如 60 公斤每日應攝取 72-90 公克蛋白質）、活動量不足（年輕族群若是有不良生活習慣，也會有肌少症）、疾病風險（吳雅汝等，2014）。

表 14-1　各年齡層對蛋白質需求

各年齡層需求	年輕人	一般長者	長期病患長者	嚴重病患或受傷
每公斤體重	0.8 公克	1-1.2 公克	1.2-1.5 公克	2 公克

3. 無法以意識控制的肌群：
   (1) **平滑肌**：主要構成人體內臟器官（心臟除外）如胃、腸、血管等的管壁。在顯微鏡下沒有橫紋，也不受意志支配（馮琮涵等，2002）。
   (2) **心肌**：它只存在於心臟中，在顯微鏡亦可以看見橫紋，但不受意志支配，也不易疲勞（馮琮涵等，2002）。

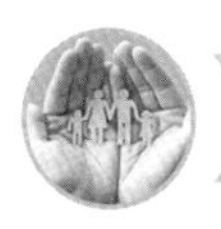

第二節　關節損傷、骨折種類急救照護

一、膝蓋關節炎

中年或老年人最後也是最常見的損傷，就是退化性膝蓋關節炎。膝蓋關節炎造成原因是膝關節受傷或體重過重引起關節發炎，造成膝蓋軟骨被破壞、磨損而影響膝功能退化，治療的恢復期也比較長（吳元劍，2011）。

➢ 治療

1. 初期的損傷透過肌力訓練，加強膝關節周圍的肌肉如大腿四頭肌和腿後肌群，也有助於提供更好的支撐和保護膝關節，減少受傷的機率（圖 14-3 至圖 14-5）。

圖 14-3　單腳站立

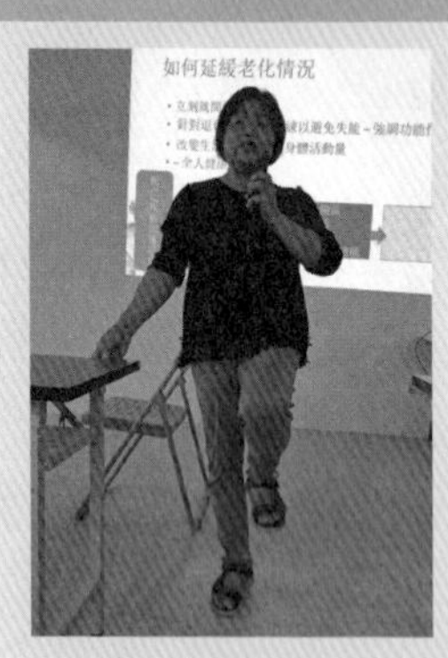

增加骨密度、血管循環更好！

圖 14-4　小腿腳後抬

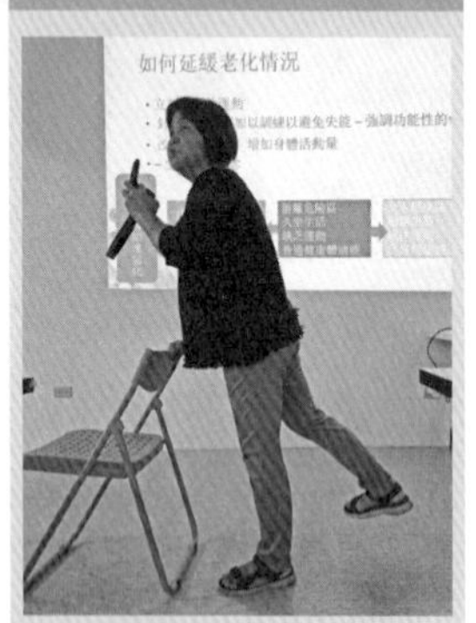

股二頭肌肌肉的協調性改善

圖 14-5　大腿一股四頭肌訓練

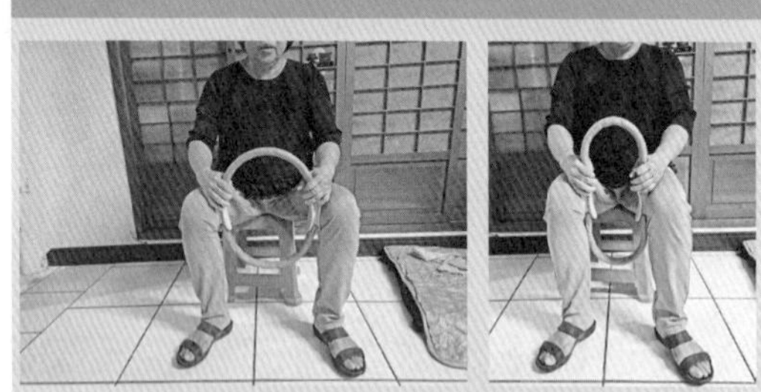

大腿內側肌力訓練，減輕膝關節退化、預防老人剪刀腳

2. 短期藥物服用、血小板增生注射及營養補充就有機會痊癒，遵循醫生的指導循序漸進復健，才能有效防止損傷的復發。

二、韌帶扭傷

韌帶的功能是將骨頭與關節固定於適當位置，韌帶會分散、吸收外力的拉扯（吳雅汝等，2014）。當關節過度伸展時或坑洞、斜坡、高處跳下、身體柔軟度不足、平衡能力變差，韌帶無法承受力量造成撕裂傷，甚至有發炎腫脹情況，稱爲扭傷。扭傷程度可分爲三級：

(一) 輕度韌帶扭傷

小部分的肌肉纖維撕裂傷，在外觀並沒有明顯的改變，但患處發熱感、關節活動或用力時會有疼痛不適感。

➤ 處理方法

1. 休息（Rest）：停止目前正在進行的運動，7-10 天才能痊癒。
2. 冰敷（Icing）：在受傷 24 小時內冰敷的時間爲 10 至 15 分鐘，休息一段時間再重複進行（一天 5-6 次冰敷），可發揮消炎、消腫、止痛的效果，24 小時以上熱敷促進血液回流、恢復（王宬瑋，2006；吳文瑞等，2017）。

(二) 中度韌帶扭傷

當韌帶大部分斷裂，合併有關節腫脹、劇痛及發炎症狀，使關節活動限制或活動時會劇烈疼痛。

➤ 處理方法

1. 休息（Rest）：停止目前正在進行的運動 2-4 週。
2. 冰敷（Icing）：冰敷的時間爲 10 至 15 分鐘，休息一段時間再重複進行，可發揮消炎、消腫、止痛的效果
3. 壓迫（Compression）：壓迫、包紮、固定受傷部位
4. 抬高受傷部位（Elevation）：抬高受傷部位以減少腫脹。

㈢ 重度韌帶扭傷

韌帶與肌腱大範圍或完全斷裂時，受傷部位兩端呈現硬塊、中間凹陷，合併有嚴重血腫、關節會失去支撐、不穩定現象。

➢ 處理方法

1. 必須藉由外科手術縫合處理。
2. 休息：患者在手術後約 4 至 6 個月才會恢復膝關節的功能和肌肉力量。
3. 物理治療：物理治療師根據受傷情況訂定治療方案，例如關節活動訓練、肌肉力量訓練增強受傷部位周圍肌肉的力量、本體感覺訓練（李勝雄，1994）。

四、肌肉拉傷

肌肉活動時因爲柔軟度不足、不正常收縮、協調性不良，造成肌纖維受到拉扯、受傷，甚至斷裂，常見是下背肌群及股四頭肌（吳文瑞等，2017）。拉傷程度可分爲三級：

1. 輕度拉傷：肌肉小部分肌纖維撕裂，少量出血。外觀上無特殊異常，在肌肉用力或按壓時，才會引起疼痛。
2. 中度拉傷：有較多部分肌纖維斷裂、合併血腫。受傷肌肉肌力減弱、功能限制、外觀腫大。
3. 重度拉傷：肌纖維全部斷裂，發生在肌肉與肌腱交合處。這時肌肉完全失去功能、患部大量出血，斷裂肌肉收縮至兩端處造成凹陷。

➢ 處理方法

1. 保護（Protect）：肌肉拉傷的當下暫時停止運動，保護受傷部位，避免二度傷害。
2. 冰敷（Ice）：拉傷後的 6 個小時內，冰敷受傷部位 2 到 3 次，每次不要超過 10 分鐘，可以緩解疼痛的感覺。
3. 壓迫（Compression）：利用彈性繃帶包紮，在受傷部位加壓，可減少內出血、防止組織液增加，避免腫脹（李勝雄，1994）。注意：包紮的鬆緊，如果感覺刺痛、麻痺、皮膚變色就要重新包紮。
4. 抬高（Elevation）：把拉傷的部位抬高到超過心臟的高度，減少血液循環到受傷部位、以促進組織液回流，避免腫脹。
5. 適當負荷（Optimal Loading）：拉傷部位進入恢復期後可以活動，例如伸展、按摩、輕度的重量訓練……等，減少受傷的肌肉萎縮（李勝雄，1994）

五、挫傷

當組織受到鈍力的撞擊造成的挫傷（李勝雄，1994），常見爲肢體碰撞硬物所造成，受傷部位微血管破裂、出血，表面血腫（俗稱瘀青）（圖 14-6）。

圖 14-6　挫傷

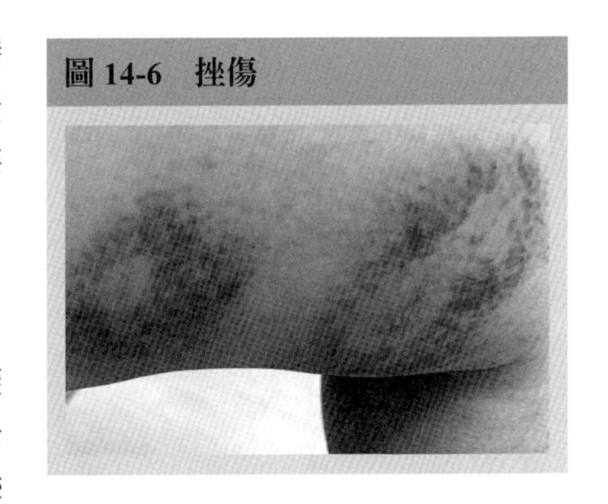

➢ 挫傷的處置方法

1. 初期要消腫去瘀，須注意肌肉挫傷後留下深層疤痕組織，如果沒有適當的處理，可能會導致受傷部位纖維化或鈣化（硬塊），影響肌肉延展與功能，長期會變成慢性疼痛。
2. 急性期時 24 小內先冰敷、24 小時後熱敷，以震波治療、深層按摩來治療。

六、關節脫位／脫臼

當關節受到強烈外力被迫移位，會伴隨關節囊破裂、關節韌帶過度伸展造成斷裂。一般關節半脫位可運用徒手復位後加以固定即可。若嚴重的關節囊撕裂傷時關節失去穩定性，則必須使用外科手術來治療（郭靜諭、黃新家，2015）。脫臼分爲急性、慢性兩種：

1. 急性脫臼：是因爲外力強烈撞擊所導致，並合併有韌帶的撕裂傷。
2. 慢性脫臼：所謂習慣性脫臼，大部分原因是先天性韌帶鬆弛、陳舊性韌帶裂傷或是韌帶經常被牽扯（李勝雄，1994）或不當運動所造成傷害，造成韌帶鬆弛和關節囊撐大、關節不穩定，若稍微用力就會脫臼，例如踝關節。

七、骨折

當骨骼受到外力衝擊、過度訓練，造成骨骼斷裂情形。長者因骨質疏鬆常見閉鎖性骨折（郭靜諭、黃新家，2015）。骨折依型態分爲閉鎖性和開放性骨折。

1. 開放性骨折：是指斷骨部位穿透皮膚表面。
2. 閉鎖性骨折：是指斷骨部位並沒有穿透皮膚表面。

骨折時應盡快就醫處理，在就醫途中應保持患部固定，並給予冰敷。未經詳細檢查前，不可用任何復位手法，避免造成過多的傷害（林鈺嫻等，2018）（圖 14-7 至圖 14-11）。

圖 14-7　手指骨折固定

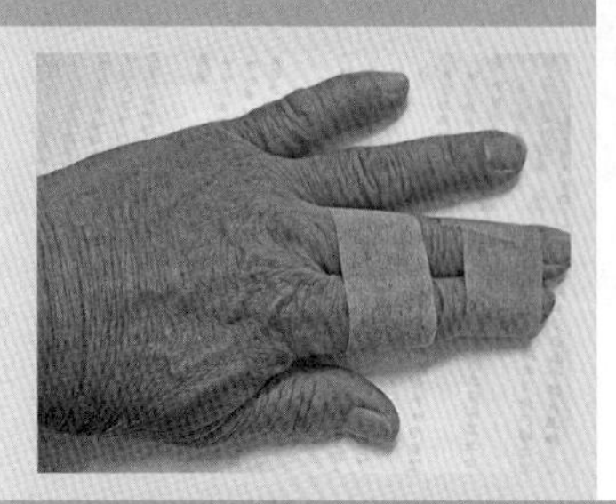

圖 14-8　鎖骨骨折固定

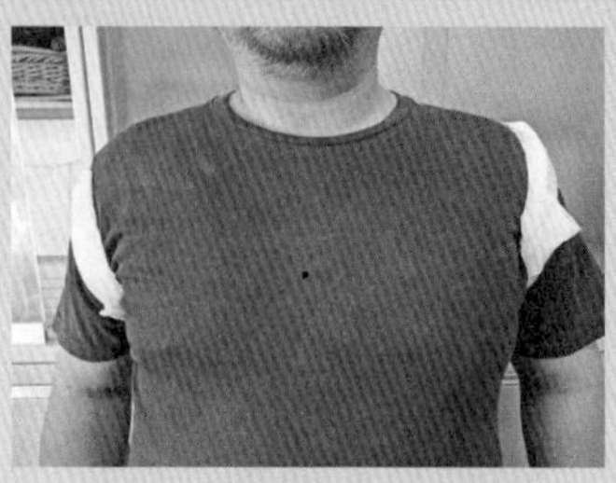

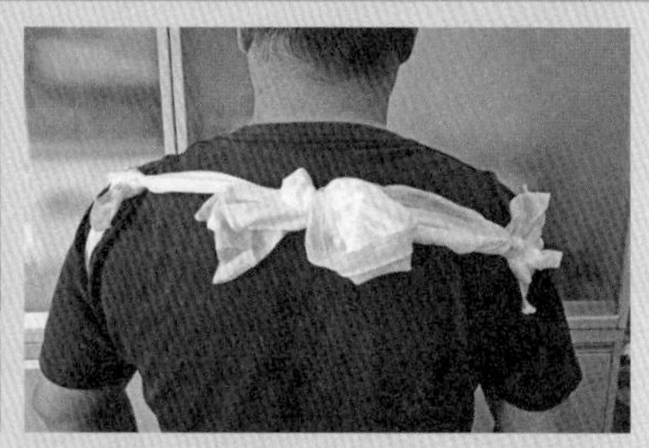

圖 14-9　尺骨、橈骨骨折固定（三角巾固定）

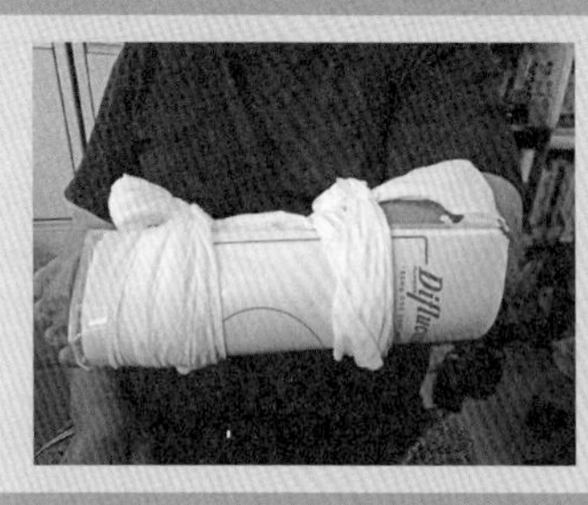

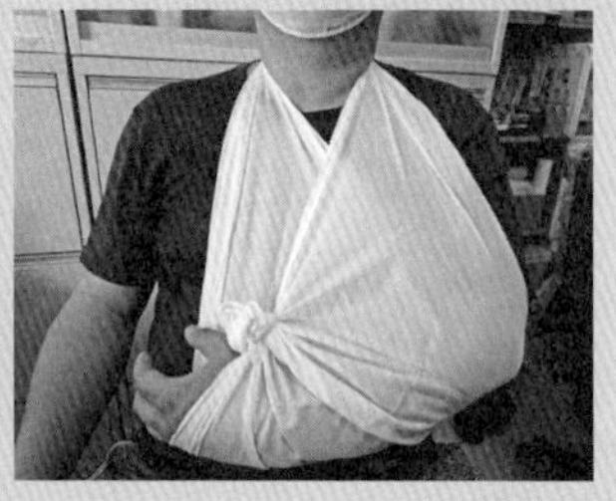

圖 14-10　踝骨骨折固定

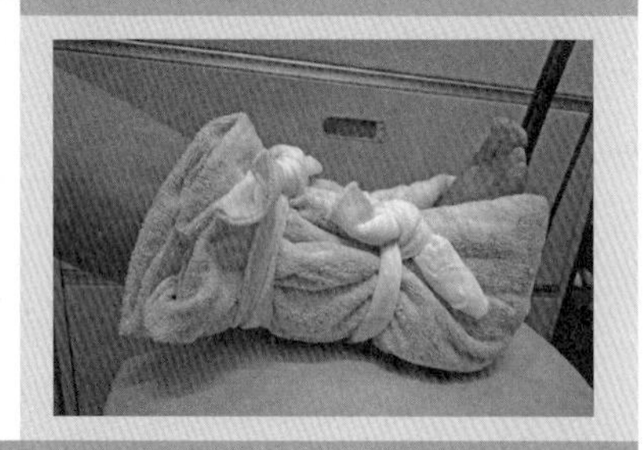

圖 14-11　脛骨、腓骨骨折固定

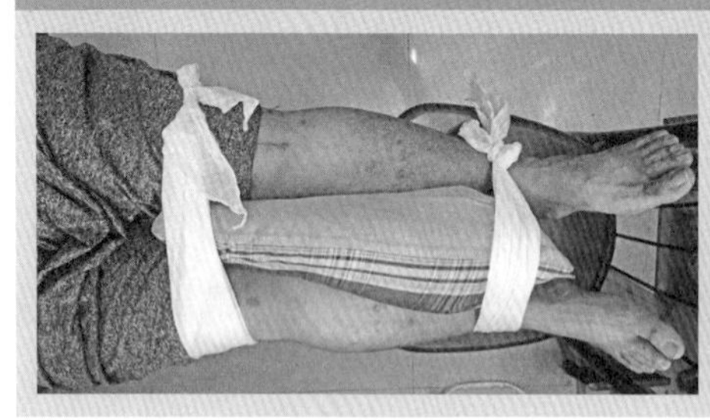

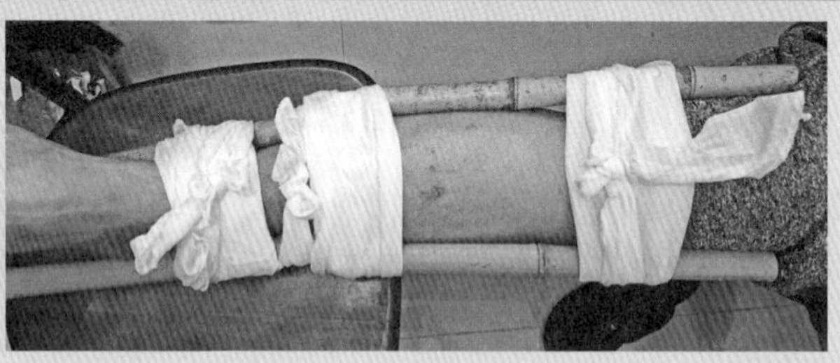

若受傷部位是頭部或是脊椎，或病人四肢無法正常活動、出現麻痺症狀、失去知覺或語言能力等，可能是腦部、脊椎或是神經系統已經受到傷害，這時必須謹慎處理，以免造成更嚴重的傷害，應立即通知醫療救護單位處理。

➢ 急性骨骼傷害初級護理

爲保護（Protection）、休息（Resting）、冰敷（Ice packing）、壓迫（Compression）、抬高（Elevation）。P.R.I.C.E 是用來處理挫傷（撞傷）、肌肉拉傷、關節扭傷、脫位及骨折等等（林鈺嫻等，2018）。

1. 保護（Protection）：保護病人在安全的情況下檢查、評估，並給予保護裝備。
2. 休息（Resting）：停止患部活動，避免傷害擴大、促進復原。
3. 冰敷（Ice packing）：冰敷促使血管收縮，減少患部腫脹、疼痛及痙攣。受傷後立即冰敷減少腫脹，並縮短復原時間。受傷後 48 小時內，每隔 2-3 小時冰敷受傷部位 10-20 分鐘，冰敷後以彈性繃帶包紮並抬高患部。
4. 壓迫（Compression）：壓迫減緩患部的腫脹，用彈性繃帶包紮於受傷部位，可減少內部出血。壓迫時期密切觀察肢體末梢的顏色，如果疼痛、皮膚變白、麻痺及刺痛等症狀出現，應立即解開彈性繃帶以避免腫脹。
5. 抬高患部（Elevation）：抬高患部加上冰敷、壓迫，可減緩腫脹。受傷後 24 小時內都需抬高患部，應放置且高過心臟部位。若懷疑有骨折時，應盡快就醫。

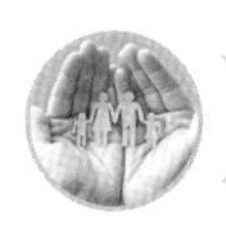

第三節　意外出血處理

一、意外出血

血液是流動於心臟和血管的液體，占體重的 8%，若失血總量達到總血量的 20% 時會出現明顯症狀，若達到 40% 就會有生命危險（彭靖如，2021）。出血血液從傷口流出爲外出血，依據血管損傷可以分爲三類（郭靜諭、黃新家，2015）：

1. 動脈出血：血液爲**鮮紅色**，出血速度快、量多，多爲噴射狀出血，易危及生命。
2. 靜脈出血：血液爲**暗紅色**，速度稍緩慢，量中等。
3. 毛細血管出血：量少，多能自行凝血。

二、止血方法

1. 指壓止血法：是一種簡單**有效臨時性止血方法**，適用於頭、頸、四肢動脈的出血（圖 14-12）。
2. 頭皮動脈出血：按壓顳動脈（耳朵前根部前方，觸及一條搏動的淺動脈，供應著頭皮血流）（圖 14-13）。
3. 面部動脈出血：按壓面部動脈（下頷角內側約 2 公分處，觸及一條搏動的小動脈，供應著面部血流）（圖 14-14）。

4. 前臂動脈出血：按壓肱動脈（在上臂內側兩塊肌肉之間，形成的肌間溝中有一條動脈，主要供應上肢血流）（圖 14-15）。
5. 手掌動脈出血：按壓橈動脈、尺動脈（可摸到兩條搏動的血管）（圖 14-16）。
6. 手指小動脈出血：十指交叉夾緊或捏住出血手指根部兩側（圖 14-17）。

圖 14-12　頸動脈一指壓止血法

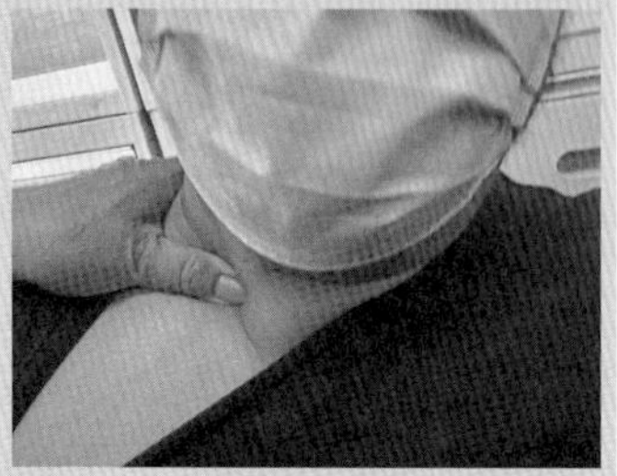

圖 14-13　顳動脈一指壓止血法

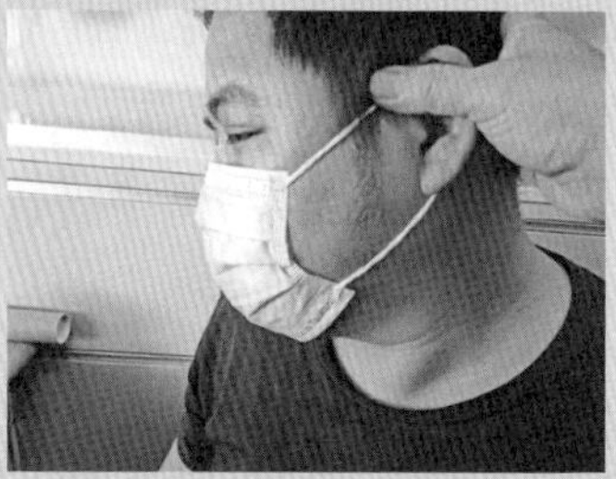

圖 14-14　面部動脈指壓止血法

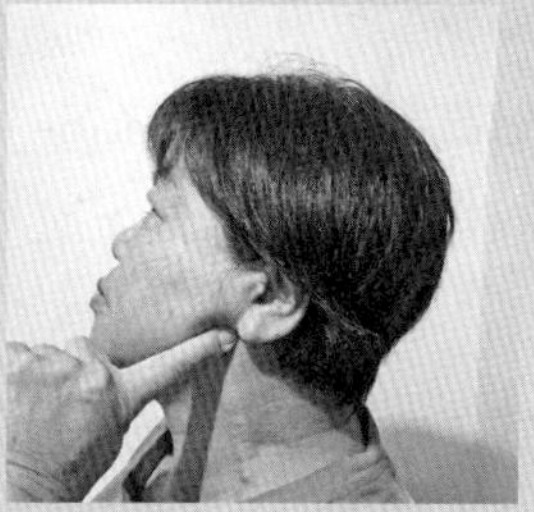

圖 14-15　肱動脈一指壓止血法

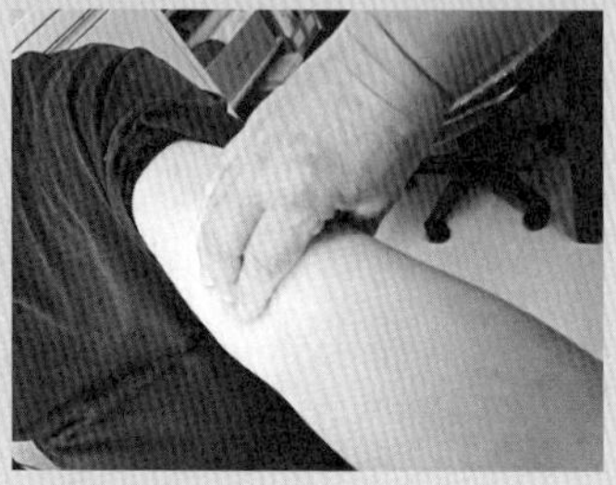

圖 14-16　撓動脈一指壓止血法

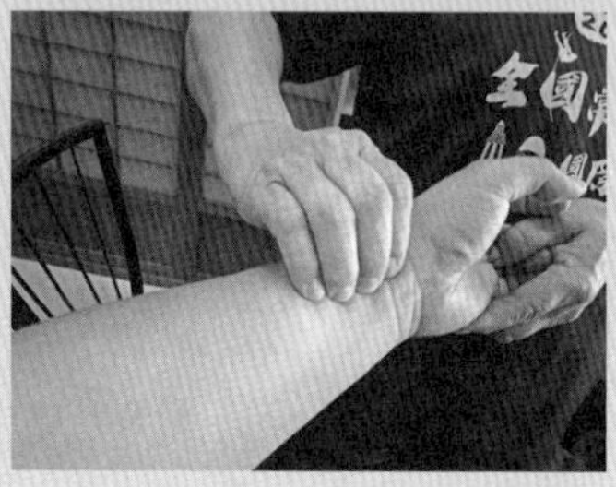

圖 14-17　手指小動脈出血一指壓止血法

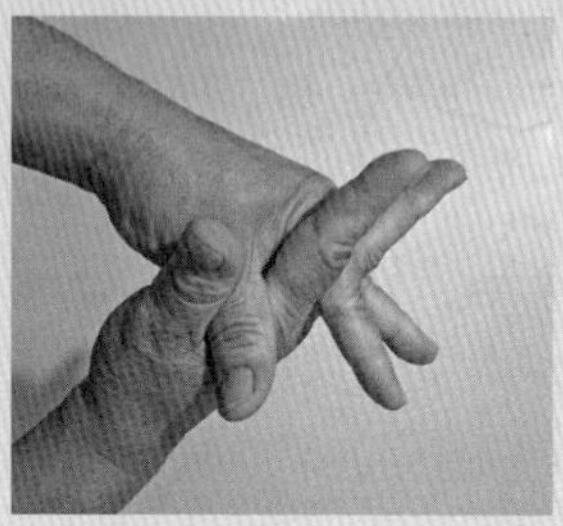

7. 大腿動脈出血：緊緊按住股動脈（大腿鼠蹊部中點，可摸到一條搏動的大動脈）（圖 4-18）。
8. 加壓包紮止血法：適用於全身各部位的小動脈、靜脈及毛細血管出血（圖 4-19 到圖 4-21）。
9. 就地取材的止血材料：創口貼、三角巾、毛巾、手絹及衣物等。傷口覆蓋無菌敷料（或乾淨布料疊成方形即可），用紗布、繃帶、三角巾、毛巾、衣服等緊緊包紮，以停止出血為止。不可包紮過緊，導致肢體末端缺血壞死（彭靖如，2021）。
10. 止血帶止血法：適用於四肢大動脈出血，且用其他止血方法無效時使用。上肢出血結紮於上臂上三分之一處，下肢出血結紮於大腿的上段（圖 4-22）。

圖 14-18　股動脈－壓迫止血法

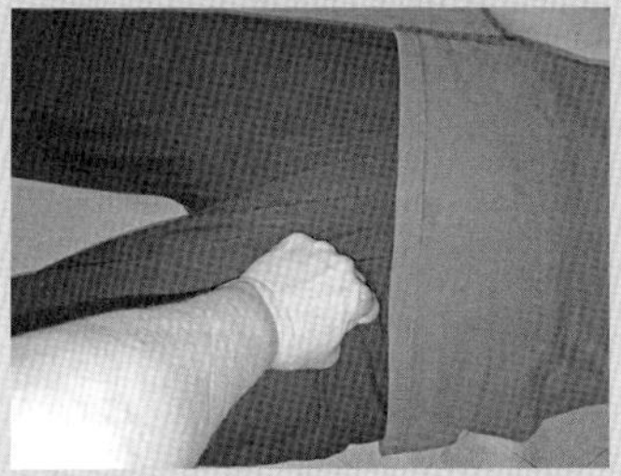

圖 14-19　加壓包紮止血法

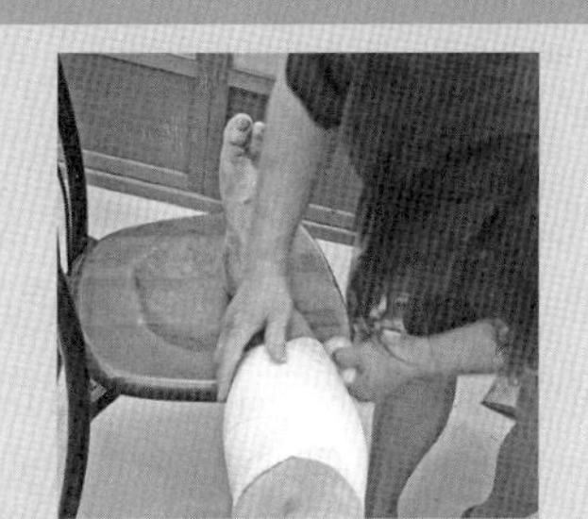

圖 14-20　加壓止血

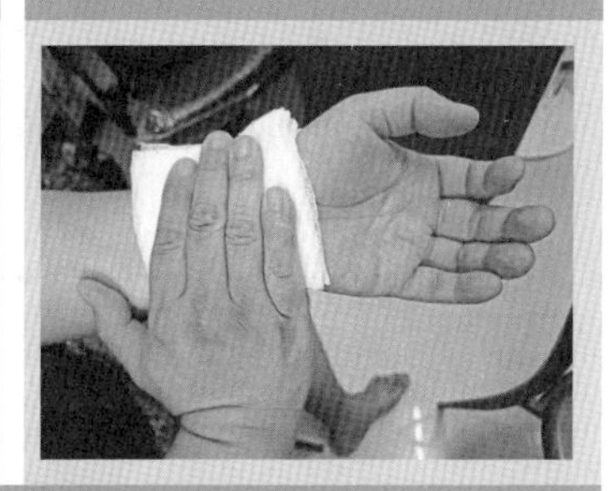

圖 14-21　抬高患肢

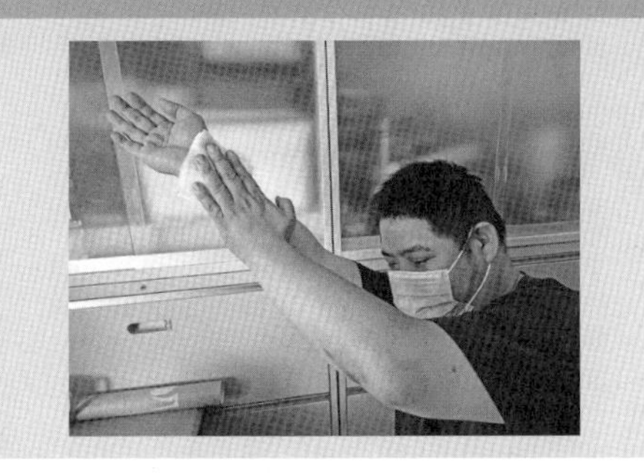

圖 14-22　止血帶止血法

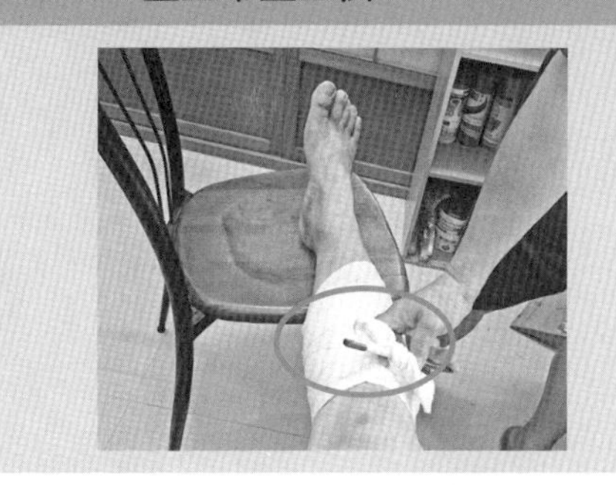

三、出血時的急救處理

出血時急救處理，可分爲輕微出血、嚴重出血兩種不同的處理方式（彭靖如，2021），步驟分述如下：

(一) 輕微出血時的急救處理

1. 急救病人傷口應先以清水、肥皂洗淨。
2. 以生理食鹽水、冷開水或自來水加上中性肥皂清洗病人傷口，清洗時以傷口爲中心向外做環狀清洗。
3. 必要時貼上 OK 繃或以消毒紗布覆蓋傷口包紮。
4. 若傷口處有紅、腫、熱、痛等局部感染症狀或淋巴腫、發燒等全身症狀，應即刻送醫。
5. 傷口小而深時，應預防破傷風及細菌感染，趕快就醫處理。

(二) 嚴重出血時的急救處理

1. 傷口立刻直接以加壓止血法止血。

2. 使病人靜臥，預防休克。
3. 抬高出血部位、露出傷口，並覆蓋傷口以防感染。
4. 當傷口有血凝塊時勿去除血凝塊，若持續出血時，繼續以消毒紗布加壓止血。
5. 若病人有斷肢，須以無菌紗布包裹殘肢，斷肢置容器（或塑膠袋）中，外加冰塊及少許食鹽，以隨同病人送醫（最好在 6-8 小時內送醫）。
6. 若傷口有異物或斷肢，勿壓迫或去除之，應以環形墊圈固定包紮，送醫（圖 14-23）。若在關節處（如踝關節）請用 8 字包紮法（圖 14-24）。
7. 對伴有昏迷不醒、嘔吐或嚴重創傷者，不可給予飲料。

圖 14-23　環形包紮法

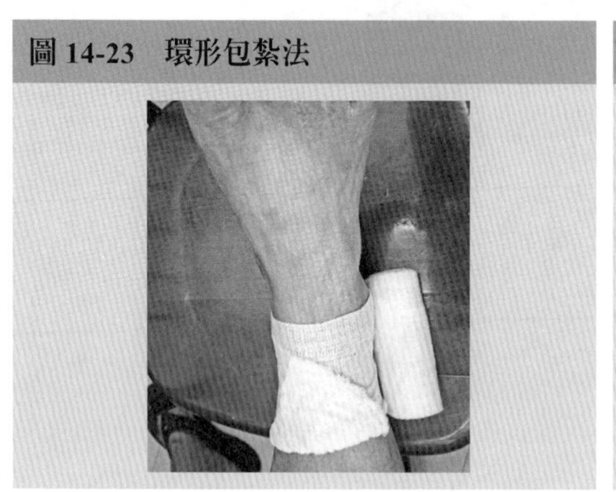

圖 14-24　關節 8 字包紮法

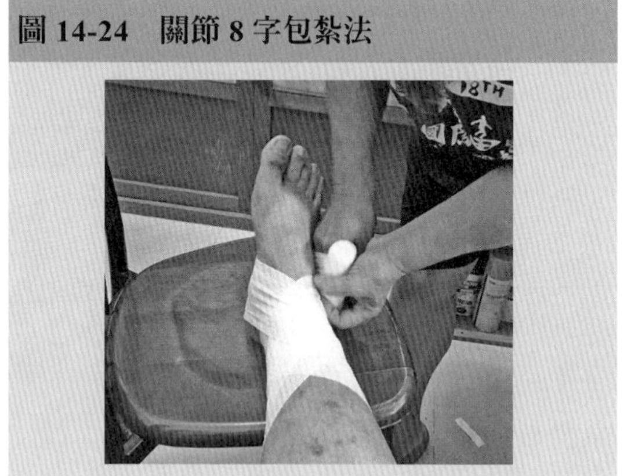

四、鼻出血處理

鼻出血是鼻腔部位流血。最易鼻出血位置是在鼻中膈前方，鼻中膈是一個有豐富微血管的位置，同時是鼻子暴露於外界且最易受傷的位置（李憲彥，1983），只要有碰撞就很容易出血，尤其小孩子血管較為脆弱，空氣乾燥、寒冷的刺激，或有過敏性鼻炎、鼻竇炎（打噴嚏、大力擤鼻涕、挖鼻子習慣）、鼻中膈彎曲等，都是流鼻血的高危險群。

➢ 症狀處理

1. **輕微鼻出血**：僅在鼻黏液或痰中發現血絲；可在鼻翼外緣中點，旁開 0.5 吋處加壓止血，或用化學藥劑局部塗抹（李憲彥，1983）、止血敷料貼上表面可吸收即可（圖 14-25、圖 14-26）。

圖 14-25　鼻翼外緣中點，旁開 0.5 吋處

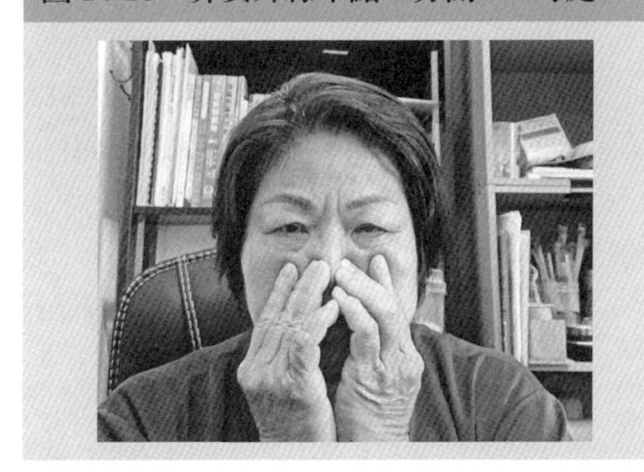

圖 14-26　止血敷料止血

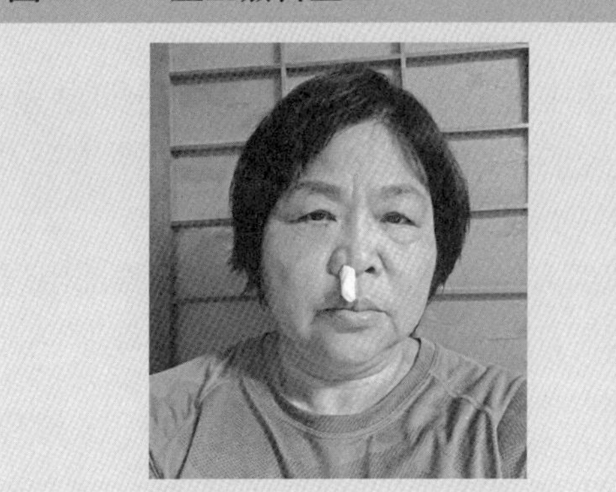

2. **嚴重鼻出血**：鼻血會倒流到咽喉及胃，由口中吐出來或反胃而嘔吐出來。有些病人爲偶發性，但有些病人爲反覆再發，可能因爲腫瘤及血管或血液病變所引起。
   (1) 讓病人安靜坐下，頭部略向前傾，以防血倒流入咽喉及胃內。
   (2) 用拇指、食指壓鼻翼外緣中點旁開0.5吋處加壓止血5-10分鐘，用口自然呼吸。
   (3) 確定出血位置，需用凡士林紗條局部塡塞壓迫患處，直到停止出血爲止。
   (4) 鬆開衣領、教導病人張開口呼吸。
   (5) 在病人額頭、鼻部冷敷冰毛巾，以暫時止血。
   (6) 頭部不要往後仰，頭部後仰會有讓鼻血倒流進喉嚨的風險，並刺激胃部引起噁心、嘔吐等症狀，若口中有血液時要趕快吐掉，避免吞血所引起噁心、嘔吐等症狀。
   (7) 經過 10 至 15 分鐘仍未止血，需懷疑病人有高血壓、顱骨骨折、白血病引起之鼻出血，應至耳鼻喉科門診或急診就醫治療。

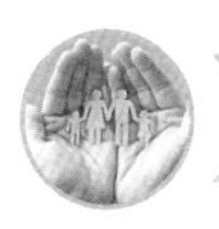

第四節　認識腦出血的原因

顱內出血是中老年人最常見的腦血管疾病，平均死亡率高達 30% 以上，若延誤治療時機可能使病人喪失生存的機會，甚至變爲長期臥病。腦中風有 80% 都是因爲血壓過高、血管脆弱才造成腦出血（劉依鑫等，2020）。腦出血高危險群包括高血壓、糖尿病、膽固醇過高、心房顫動、運動量不足、體重過重、吸菸及腦中風家族史，而預防腦出血的方法就是控制高血壓、高血糖及高血脂。

一、救治成功的關鍵

腦中風救治成功的關鍵就是即早發現，透過臉部、手臂、說話等來辨認自己或身旁的人是否有中風的跡象（衛生福利部國民健康署，2008；Zyriax & Windler, 2023）：

1. 請病人做微笑的動作，病人的臉部出現兩邊不對稱。
2. 舉手測試，請病人雙手伸直時雙眼閉起來，有一隻手會垂下來（圖 14-27、圖 14-28）。

圖 14-27　舉手測試，請病人雙手伸直

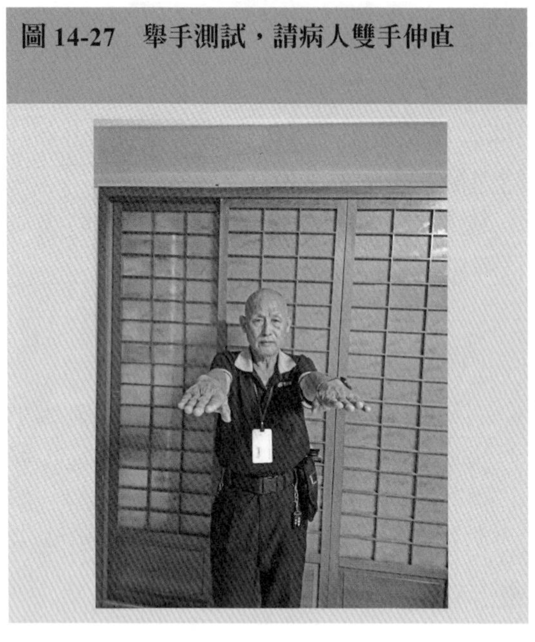

圖 14-28　請病人雙眼閉起來，若中風會有一隻手會垂下來

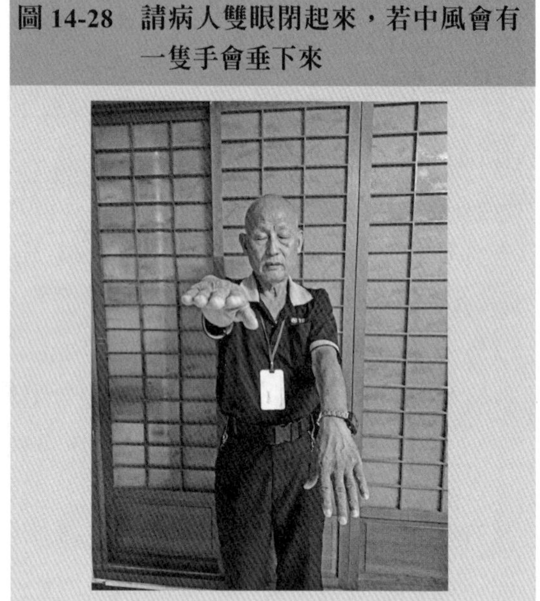

3. 請病人說「我喜歡唱歌」，病人沒辦法將「ㄍ、ㄛ音」講清楚。
4. 請病人直走，病人無法直走，會不自覺地向左右傾斜。
5. 若發現有相關中風跡象，盡快撥打 119 及時就醫，要爭取黃金治療時間！

二、腦出血常見的症狀有哪些？

1. 頭痛、頭暈、嘔吐、眼底痛，且反覆發作。
2. 脖子特別痛，而且脖子、肩部發酸的症狀反覆出現。
3. 感覺異常：一側或二側肢體無力、手腳麻木、耳鳴、舌頭轉不過彎而引起語言障礙、嘴歪眼斜（說不出話、聽不到對方說話）。

4. 眼花、眼睛異常（視野變窄，眼前一片昏暗，看東西有重影）。
5. 反覆的鼻出血。
6. 個性改變、易怒、情緒起伏不定，甚至有些病人會失去記憶。

三、腦出血緊急照護

1. 確認中風發生的時間，中風發作的 3 小時內稱之爲急救黃金 3 小時，緊急送醫處理，由醫師評估給予治療，在中風後 48-72 小時內稱之爲黃金急性期（Zyriax & Windler, 2023），主要目標在維持生命、預防及控制顱內壓上升、觀察血壓變化。
2. 監測病人意識程度、呼吸、血壓與心跳之變化
3. 意識不清楚時避免餵食任何食物、水，以免嘔吐、嗆咳造成吸入性肺炎。
4. 就醫前請保持鎮定，將麻痺一側朝上橫臥，以免病人無知覺而壓傷、骨折。
5. 解開緊身衣物如皮帶、胸罩、領帶等，順暢病人的呼吸。
6. 注意觀察病患上下肢、左右側運動與感覺的狀況。

四、腦出血日常生活照護

(一) 飲食

1. 腦出血後要先**評估吞嚥能力**，因口腔肌肉收縮不協調導致吞嚥能力下降須給固體食物，流質食物無固定形狀不易控制，容易嗆到，易將食物誤吸入肺部，造成吸入性肺炎的危險。
2. 進食時需採半坐臥，進食由健側放入軟質食物、吞嚥時頸部往前傾，以姿勢原理減少嗆到情形。
3. 食物應採低鹽、低油、低膽固醇飲食。

(二) 照護注意事項

1. 教導家屬觀察病人是否有意識突然的改變，注意病人情緒變化反應。
2. 對病人說話需放慢速度，必要時加上手勢協助。
3. 維持皮膚完整性，選擇前扣的衣物、保持衣物床單平整性，預防褥瘡合併症。
4. 穩定期由復健師規劃復健活動，並指導家屬協助臥床病人執行患側關節被動運動，鼓勵執行日常生活活動，日常用品置於健側（以防病人廢用徵候群），注意患側之安全。

5. 若有高血壓、糖尿病、心臟病病史，需依醫師指示按時服藥並定期回診，絕對不可任意增減藥量或者停藥。

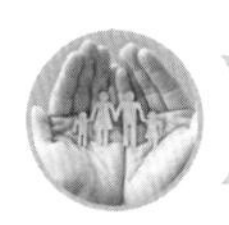

第五節　癲癇的緊急處理方法

一、癲癇造成原因

1. 先天癲癇造成原因：先天性腦部畸形、遺傳、生產時嬰兒腦部缺氧、先天性代謝障礙。
2. 後天癲癇造成原因：頭部重創、腦部感染、腦部腫瘤、腦部缺氧性中風、其他血管疾病、失智。

二、癲癇發作種類

癲癇是常見的慢性神經系統疾病，是大腦不正常放電，讓病人出現手腳重複僵硬伸直、顫抖，身體抽搐現象。根據大腦異常放電現象，大致上有下列兩種不同的發作症狀（李鑌等，2015）：

(一) 全身性

異常放電發生在整個腦部，導致全身癲癇發作，病人會失去意識、倒下、手腳會重複僵硬伸直、顫抖，大約持續 30 秒到 1 分鐘，也可能在結束時從口中吐出白沫。病人往往沒有對這段時間的記憶。

(二) 局部性

異常放電只侷限於大腦的某個區域，可能會造成手、腳、臉等部位局部性的抽搐、麻痺，以及臉紅、冒汗、說不出話、意識模糊等症狀，大約持續 1 分鐘。而這類病人往往是意識清醒的。

病人癲癇發作之前會有一些預兆，情緒起伏很大、焦慮、緊張，包括大哭大叫、發呆、頭暈、麻木感、視聽幻覺、聞到異味（曾元孚，2012），前兆發生後，癲癇可能發作。

三、癲癇發作處理方法

1. 勿強行移動病人。
2. 在病人的頭或身體下墊衣物或軟墊，避免病人抽搐時撞傷或摔倒撞到頭部。
3. 清除現場危險物品。
4. 讓病人側躺保持呼吸道通暢，防止吸入嘔吐物或嗆到氣管，頭側一邊讓病人口中的分泌物自然流出，若病人不自覺發出吼叫、低吟，乃是由於大腦不正常放電，無法正常控制肌肉所造成。
5. 癲癇發作時病人力道很大，絕對不可以扳開病人嘴巴，往裡面塞東西，避免產生呼吸困難狀況。
6. 發作結束時，讓病人安靜休息，在病人未完全清醒前勿離開。

(一) 下列情形必須立即就醫（曾元孚，2012；李鑌等 2015）

1. 癲癇症狀持續超過 5 分鐘或第 2 個癲癇症狀緊接著出現
2. 癲癇症狀消失後，呼吸或意識仍未恢復。
3. 癲癇病人發高燒或是孕婦或糖尿病患者。
4. 症狀發作時導致病人自己受傷。
5. 服用抗癲癇藥物後癲癇症狀仍持續發作。

(二) 不可以做的動作

1. 只有 20% 的病人會在發作時咬到舌頭（曾元孚，2012），所以當病人牙關緊閉時，切勿強行撬開病人的嘴巴，企圖放置任何物品，以免造成牙齒脫落或傷害舌唇。
2. 當癲癇發作中勿強行約束病人抖動的肢體，試圖中止他發作，以免造成傷害（如骨折）。
3. 在病人未完全清醒前，勿餵食或服藥。

四、癲癇居家照護

除了就醫治療，癲癇的日常照顧也很重要，除了能降低發作機會、避免受傷，在發作時也能立刻處理和送醫。

1. 必須持續服藥，不可以自行停藥或減量。
2. 學會抽搐的緊急處理。

3. 若有發作前兆，馬上找安全的地方躺下，可預防跌落的危險。
4. 家裡避免有稜角的家具，防止癲癇發作時碰傷。
5. 洗澡宜採淋浴，勿用盆浴，以免癲癇發作而溺水。
6. 不宜開車或騎機車。
7. 避免作息不正常、熬夜；溫差大、焦慮、月經期間等因素也會讓癲癇發作機率上升，應多加注意。
8. 避免喝刺激性飲料如茶、咖啡、可樂，飲酒勿過量。
9. 病人應隨身攜帶癲癇日誌：詳細觀察、記錄情況，包括發作的型態、次數、服用藥物的名稱、劑量。

五、癲癇治療方法

1. 癲癇病人約有 70% 可靠藥物控制，但每三個月要到醫院抽血檢查血液中藥物濃度，以維持藥物在血液中的濃度，以防藥物濃度不足使癲癇容易發作、太高則會中毒。
2. 若較嚴重的病人經醫師評估後可選擇神經調控、手術等方式治療。

課後問題

1. 下列何者為急救時需第一優先處理的狀況？(A) 維持呼吸道通暢　(B) 控制出血　(C) 預防及治療休克　(D) 固定骨折。
2. 若案主有出血、骨折及呼吸停止時，第一優先要採取的措施為：(A) 止血　(B) 人工呼吸　(C) 固定　(D) 送醫。
3. 對於居家照顧的案主，下列那一種狀況得優先做處理？(A) 出血　(B) 活動量不足　(C) 營養狀況不佳　(D) 情緒不好。
4. 下列何者為最佳止血法？(A) 止血點止血法　(B) 抬高傷肢法　(C) 直接加壓法　(D) 止血帶止血法。
5. 下列何者為固定四肢關節的繃帶包紮法？(A) 緩螺旋型包紮法　(B) 環狀包紮法　(C)8 字型包紮法　(D) 急螺旋型包紮法。
6. 下列何者是適當的繃帶結帶固定處？(A) 肢體內側　(B) 關節處　(C) 傷口處　(D) 肢體外側平滑處。
7. 執行繃帶包紮時，下列何者不恰當？(A) 包紮由肢體近心端往肢體末端包紮　(B) 包紮時要注意傷肢的功能位置　(C) 傷口先蓋上敷料後再包紮　(D) 包紮肢體時，需露出肢體末端以觀察。
8. 陳先生在下床時，不小心扭傷了左腳踝，下列緊急處理措施何者正確？(A) 於腳踝處使用熱水袋熱敷，以減輕疼痛　(B) 於腳踝處溼熱敷，以促進傷口癒合　(C) 於腳踝處交替使用冰袋與熱水袋　(D) 於腳踝處冰敷，減輕局部腫脹。

9. 腦中風救治成功的關鍵就是即早發現，應如何透過臉部、手臂、說話等來辨認自己或身旁的人是否有中風的跡象？(A) 請病人做微笑的動作，病人的臉部出現兩邊不對稱　(B) 舉手測試，請病人雙手伸直時雙眼閉起來，有一隻手會垂下來　(C) 請病人說「我喜歡唱歌」，病人沒辦法將「ㄍ、ㄛ音」講清楚　(D) 以上皆是。

10. 癲癇的日常照顧也很重要，除了能降低發作機會、避免受傷，在發作時也能立刻處理和送醫，例如：(A) 有發作前兆，馬上找安全的地方躺下，可預防跌落的危險　(B) 家裡避免有稜角的家具，防止癲癇發作時碰傷　(C) 病人應隨身攜帶癲癇日誌：詳細觀察、記錄情況，包括發作的型態、次數、服用藥物的名稱、劑量　(D) 以上皆是。

答案：

1.	2.	3.	4.	5.	6.	7.	8.	9.	10.
(A)	(B)	(A)	(C)	(C)	(D)	(A)	(D)	(D)	(D)

參考文獻

王珏瑋（2006）。常見的錯誤醫療觀念與緊急處置（1）。**健康世界，243**，48-50。https://doi.org/10.6454/HW.200603.0048

吳元劍（2011）。關節損傷之臨床探討。**中醫骨傷科醫學雜誌，10**，9-12。https://doi.org/10.30098/JCOT.201112.0002

吳文瑞、林清同、張依宸（2017）。足踝扭傷物理治療處理：個案報告。**物理治療，42**(2)。161-162。https://doi.org/10.6215/FJPT.2017.73.P12

吳雅汝、周怡君、詹鼎正（2014）。文獻回顧──肌少症與衰弱症。**內科學誌，25**(3)，131-136。https://doi.org/10.6314/JIMT.2014.25(3).01

李勝雄（1994）。肌肉拉傷的處置與預防。**中華體育季刊，8**(2)，176-183。https://doi.org/10.6223/qcpe.0802.199409.3224

李憲彥（1983）。再談鼻出血。**健康世界，96**，74-77。https://doi.org/10.6454/HW.198312.0074

李鐿、張光華、陳弘欣、張婷方、陳曉宜（2015）。癲癇症患者的運動訓練：機制、療效、及介入之文獻回顧。**物理治療，40**(1)。1-10 https://doi.org/10.6215/FJPT.PTS1406188293

林詩淳、蔡坤維、陳妙文、辜美安（2014）。老年人肌少症之預防與照護。**志為護理，14**(2)，63-68。https://nursing.tzuchi.com.tw/images/pdf/14-2/b4.pdf

林鈺嫺、蘇家綵、胡瑞桃（2018）。照護一位車禍多重骨折術後病人之護理經驗。**長庚護理，29**(2)，282-293。https://doi.org/10.6386/CGN.201806_29(2).0011

林銀秋（2003）。健康老年人的跌倒危機──骨骼肌肉系統及步態分析之討論。**中華體育季刊，17**(3)，70-74。https://doi.org/10.6223/qcpe.1703.200309.2309

郭靜諭、黃新家（2015）。肩關節脫位之病例報告。**北市中醫會刊，21**(1)，91-95。https://doi.

org/10.6718/TJCMb.201503_21(1).0015
彭靖如（2021）。**戰術止血帶用於工安意外事件救助之探討**。中原大學電機資訊學院工業與系統工程研究所碩士論文。https://doi.org/10.6840/cycu202100142
曾元孚（2012）。認識癲癇。**台北市醫師公會會刊，56**(8)，20-24。http://www.tma.org.tw/ftproot%5C2012%5C20120823_14_00_58.pdf
馮琮涵、鄧志娟、劉棋銘、吳泰賢、唐善美、許淑芬、江若華、黃嘉惠、汪蕙蘭、李建興、王子綾、李維眞、莊禮聰（2022）。**解剖生理學**（第 3 版）。新文京。
劉依鑫、蘇筱雅、張惠晴（2020）。照護一位顱內出血患者之護理經驗。**志爲護理，20**(3)，117-126。https://nursing.tzuchi.com.tw/images/pdf/20-3/a117.pdf
衛生福利部國民健康署（2008）。**腦中風防治手冊**。http://www.hpa.gov.tw
Zyriax, B. C., & Windler, E. (2023). Lifestyle changes to prevent cardio-and cerebrovascular disease at midlife: A systematic review. *Maturitas*, *167*, 60-65. http://doi.org/10.1016/j.maturitas.2022.09.003

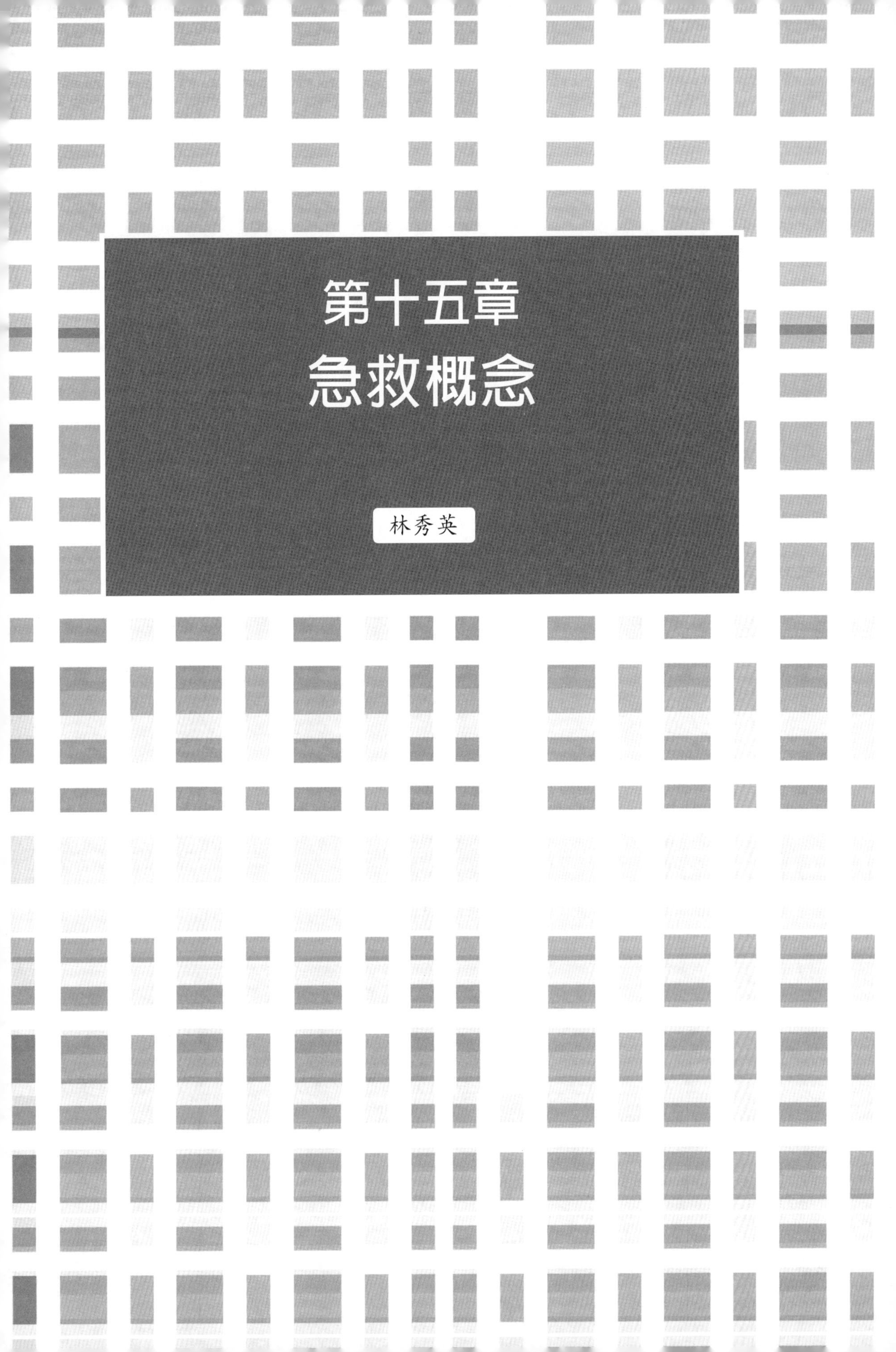

第十五章
急救概念

林秀英

課程綱要

一、說明急救的定義、目的、原則。

二、異物哽塞的處理。

三、心肺復甦術。

四、認識自動體外心臟電擊去顫器（AED）。

學習目標

一、說明急救的定義、目的、原則。

二、說明急救優先順序及注意事項。

三、了解異物哽塞的原因及危險性。

四、理解異物哽塞的處理方法與注意事項。

五、學習正確執行異物哽塞的急救措施。

六、理解心肺復甦術的方法與注意事項。

七、正確執行心肺復甦術的操作步驟。

八、正確執行自動體外心臟電擊去顫器（AED）。

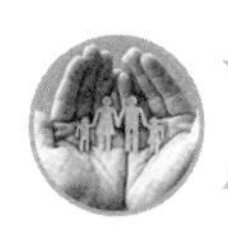

第一節　急救定義、目的、原則及注意事項

一、急救定義

心臟驟停之下，若在4分鐘內進行除顫術可獲得40%至50%的存活率。急救是指人突然遭受意外傷害、創傷或發病時有生命危險，在尚未送醫之前接受的治療，所給予病人在現場的緊急短暫而有效的救護措施（黃建華，2007）。若屬於化學性眼外傷，立即用水沖洗確實可以挽救視力；對於脊髓損傷的正確固定，確實可以減少脊髓受傷惡化程度，保護脊髓不再受到進一步傷害。

二、急救的目的

1. 維持生命或挽救生命。
2. 防止傷勢或病情惡化，例如有些傷害或疾病可能造成骨折、燒傷、休克等問題，如果沒有適當的處理，極易造成傷勢或病情的加劇（曾紓寧，2005；張天鈞，1980）。
3. 使病人獲得及早治療、促進恢復：適當的急救過程中除了緊急的救護外，也包含呼救及協助送醫。
4. 給予個案心理支持：施救中藉著合適的處理及與個案的交談、安慰，可以降低個案的恐懼不安。

三、急救的原則及注意事項

1. 先確定自己、病人本身均無危險再行施救（李宜育等，2018），安全第一。
2. 將個案置於正確、合適的姿勢，利於施救及防止傷勢或病情惡化。
3. 評估情況確定優先處理順序，盡速送醫或尋求支援。
4. 隨時觀察並記錄個案的任何變化，以提供送醫後醫療人員的參考。

四、急救的優先次序

1. 施行急救時，必須在檢查完傷勢或病情後評估情況，確定優先處理順序。
2. 所謂急救的優先次序是指：
   (1) 重建血液循環：心跳停止者給予體外心臟按摩，出血以止血法控制出血。
   (2) 維持呼吸道通暢。
   (3) 重建呼吸功能：呼吸停止給予人工呼吸。
   (4) 預防休克：病人須注意保暖、預防體溫喪失，若意識清醒可給予補充體液（如食鹽水、運動飲料等）。
   (5) 預防傷口感染惡化，造成身體後續受到損傷。

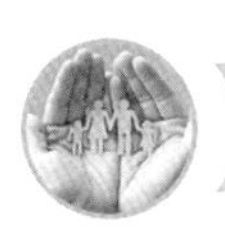

第二節　異物哽塞的處理

一、進行呼吸道異物哽塞處置

1. 當呼吸道有異物進入時，身體會有防止異物進入的保護機轉，會出現咳嗽反射及打噴嚏，但異物過大時，就不容易以咳嗽或打噴嚏等方式排出體外（李宜育等，2018），造成呼吸道發生阻塞。
2. 呼吸道異物哽塞是指異物造成呼吸道的阻塞。當老化、疾病、吃東西中說話、遊戲、追逐時，使食物或單顆假牙掉落，與食物混入呼吸道，造成呼吸道部分或全部哽塞，病人大都以雙手掐住脖子，突然開始大力、不停咳嗽（圖 15-1）。

圖 15-1　病人雙手掐住脖子、開始大力、不停咳嗽，施救者環抱病人，雙手放置病人腹部協助病人腹壓性咳嗽，方便咳出異物

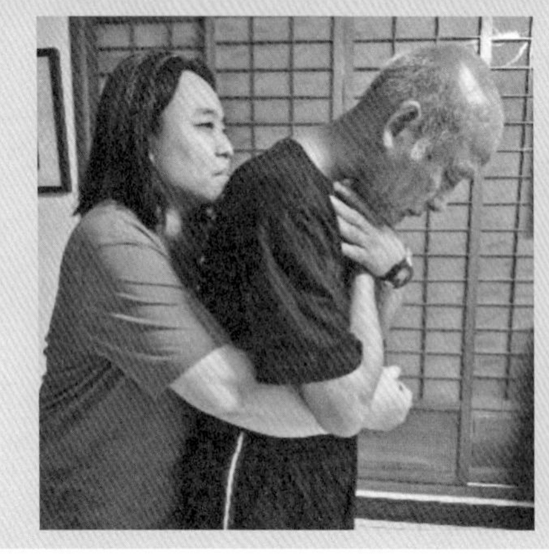

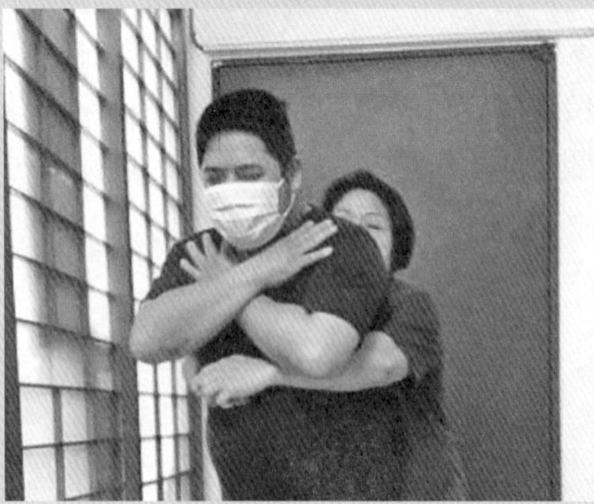

注意：從口中無法看到異物，不要嘗試用手指伸入口中或喉部將異物取出，以免異物越弄越深。

3. 當完全阻塞時，出現嚴重呼吸道阻塞症狀，如果不立即處理，可能會造成心肺功能暫停（張天鈞，1980），甚至可能導致死亡。

二、呼吸道異物哽塞症狀

面對呼吸道異物哽塞，要先認識不同嚴重程度的症狀，才能正確處置。

1. **輕微**：此時病人仍有呼吸，但不停的用力咳嗽，可能會出現臉脹紅或是手輕拍（搥）胸部的動作。
2. **重度哽塞處理**：嚴重無法發出聲音，只能以「點頭或搖頭」方式表示，做出手掐住脖子的動作，或本有咳嗽聲越來越小聲、吸氣時有高頻率的雜音、無法呼吸、臉部發紺（嘴唇發紫）、不能說話或全身軟弱，甚至昏迷、叫不醒等。

三、準備用物

輕微呼吸道異物哽塞時，不需要準備用物來嘗試移除，多數可以藉咳嗽排除，但需要保持可以隨時聯絡 119 的通訊設備如手機或電話等，以準備如果呼吸道哽塞惡化爲昏迷時，需要緊急送醫急救。

四、處理步驟

如果呼吸道異物哽塞時，我該怎麼處理？（表 15-1）

表 15-1　呼吸道異物哽塞處理步驟

<table>
<tr><td>1. 如果病人激烈咳嗽、兩手掐住脖子、可以點頭表示或發出聲，這時：
(1) 鼓勵病人彎腰低頭，用力咳嗽，將異物咳出。
(2) 施救者可以環抱病人腹部，雙腳站弓箭步、前腳膝蓋置於病人胯下、上半身靠近或貼緊病人背部以穩住病人，可保護病人避免癱軟、跌落。
(3) 禁止拍背干擾病人咳嗽的動作。</td><td colspan="2">圖 15-2
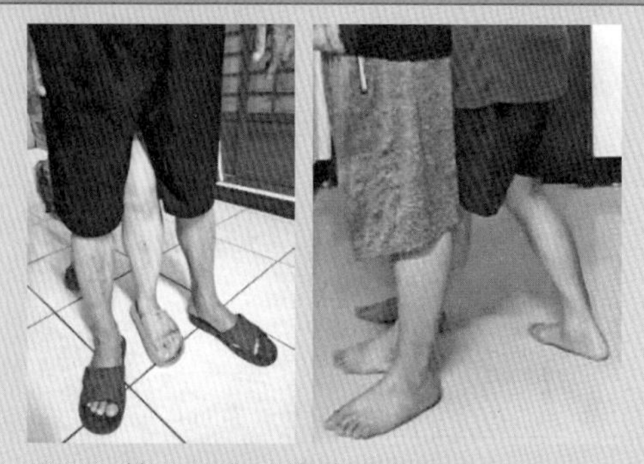
備註：禁止拍背干擾病人咳嗽的動作。</td></tr>
<tr><td>2. 詢問：「你噎到了嗎？」
(1) 施救者：仔細觀察病人咳嗽聲音逐漸微弱或沒有咳嗽，還是惡化成嚴重的呼吸道哽塞。
(2) 立刻打電話向 119 求救。
(3) 病人無法發出聲音或說話，但意識清醒：環抱病人腹部，照顧服務員雙腳站弓箭步、前腳膝蓋置於病人胯下、上半身靠近或貼緊病人背部，腹部加壓咳嗽。</td><td>圖 15-3
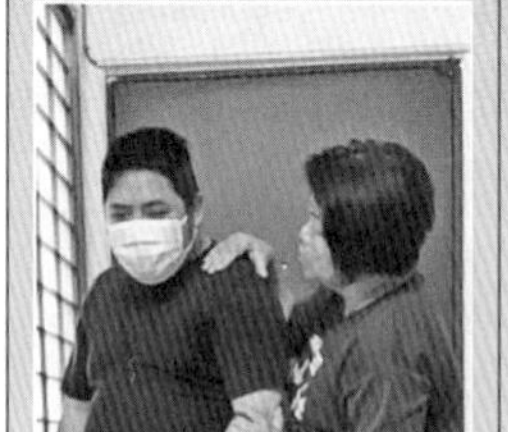
仔細觀察病人咳嗽聲</td><td>圖 15-4
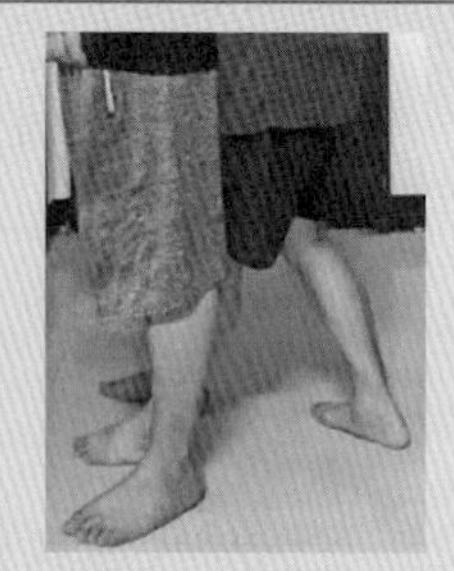
雙腳站弓箭步</td></tr>
<tr><td colspan="2">3. 點頭表示或無法發出聲音時：拳頭放在上腹部正中線，位置於肚臍上緣，另一手抱住放好之拳頭。施救者站在病人背後雙腳成弓箭步，前腳膝蓋置於病人胯下、上半身靠近或貼緊病人背部，以穩住病人。前腳置於病人雙腳間，給予腹部（拳頭放在肚臍與劍突中間）快速按壓。
備註：懷孕後期或肥胖者，若無法實施腹部推擠時，應考慮胸部按壓。</td><td>圖 15-5
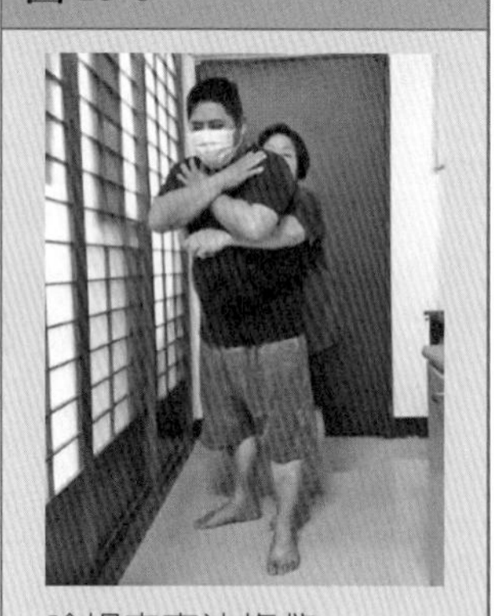
哈姆立克法施救</td></tr>
</table>

4. 讓病人稍微向前傾。以一手握拳，虎口（大拇指根和食指根相的部位）朝內，放在「劍突與肚臍中間」。以另一手抓住握拳的手輔助施力，並快速的用力，向內及向上方擠壓，約一秒一次。重複做腹部快速按壓，直到異物（豆子）被排除。	圖 15-6 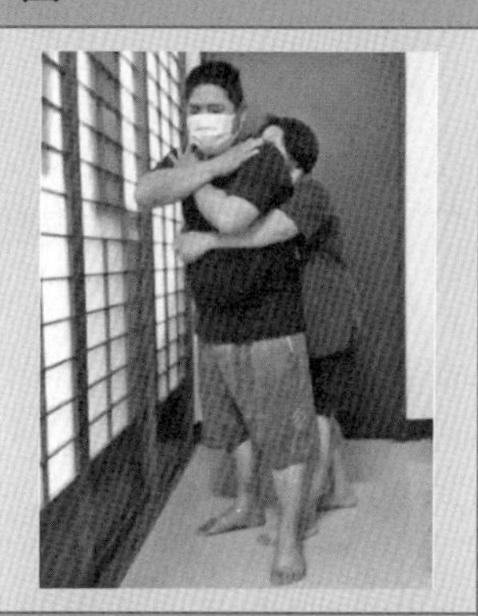
5. 昏迷： (1) 這時需要從哈姆立克法抱姿讓病人往施救者身上靠，讓病人平穩地靠在施救者身上，確保施救者與病人不會因為變換姿勢而左右搖晃後，再輕柔地讓病人安全往後平躺到地上。 (2) 給予胸部按壓 → 心肺復甦術施救。 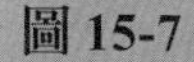	圖 15-7 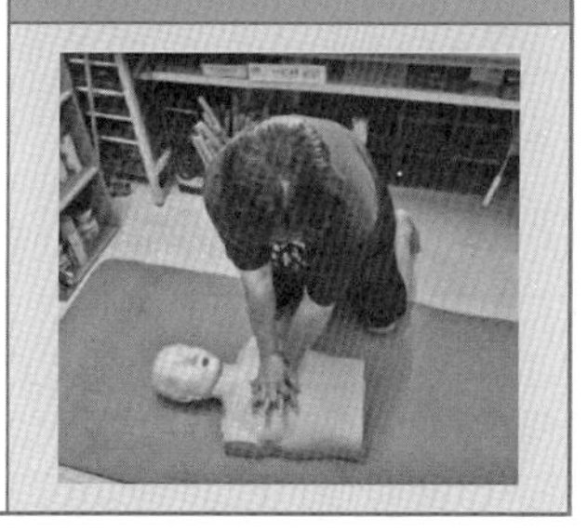

五、急救的注意事項

1. 施救者在施救過程中應注意到安全、確實、迅速、動作謹慎、就地取材、隨機應變，正確執行這項急救工作（李宜育，2018）
2. 檢查病人時，非必要不要隨便翻動病人，以免加重傷勢、病情或痛苦。
3. 若須脫除衣服，將傷處衣服剪開，注意勿再傷及傷處。
4. 急救時須疏散圍觀的人群，保持急救周圍環境的安靜及空氣的流通。
5. 如果病人昏迷、意識不清、痙攣，頭、胸、腹部嚴重創傷或懷疑內部器官受創，可能需接受緊急手術時，必須禁止給予任何飲料或食物。
6. 每次打開呼吸道時均須檢查口腔內有無異物，若有看到須將異物挖出，若無看到異物則進行心肺復甦術。
7. 當異物無法排出時，病人意識會喪失而癱軟，要迅速將病人仰臥於地上，盡速執行心肺復甦術。
8. 若需救護車則可打電話 119 求救，電話中需說明：意外事故確實地點（說出附近明顯的目標物）、傷害發生時間、類型、嚴重的程度、傷患人數、狀況、大概年齡、做何種處理、有無施行急救、需要何種支援等。

9. 如果自己發生異物哽塞，但身旁無人可以幫忙時，可將拳頭置於肚臍與心窩中間，另一手握住拳頭，使勁壓靠椅背、桌緣等凸出物，也有助異物排出。

六、「成人異物哽塞急救法」操作模式

試題編號：17800-940302「成人異物哽塞急救法」操作模式（衛福部，2019）。

1. 檢定時間：五分鐘。
2. 檢定題型內容：情況：王老先生坐在有扶手的椅子上用餐，突然噎住且說不出話但意識清楚，照顧服務員懷疑發生食物哽塞，無法自行咳出。
3. 請照顧服務員將哽嗆模型移到沒有扶手的椅子上，採坐姿然後執行急救：成人異物哽塞急救法（表 15-2）。

表 15-2　成人異物哽塞急救法技術重點說明步驟

項目		備註
坐姿（成人坐姿腹戳法）45 分		
1. 施救者由案主背後向前方上腹部環抱。	圖 15-8 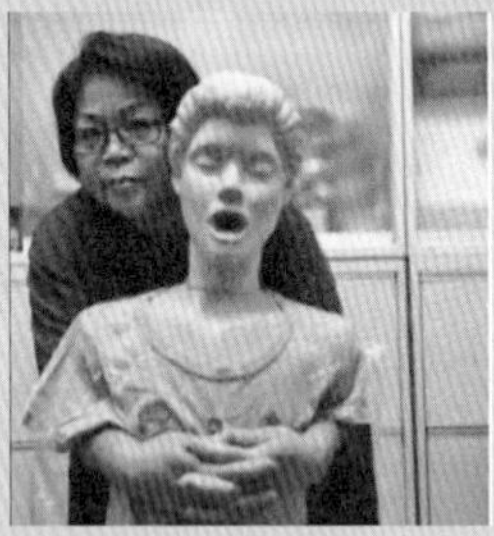	(1) 關心病人，張先生你怎麼了，是不是噎到了，我幫你處理。 (2) 由背後環抱案主上腹部（手指須確實相扣，抱到沒有椅背椅子上）。 (3) 禁止拍背干擾病人咳嗽的動作。
2. 施救者手部位置在案主劍突與肚臍中間處。	圖 15-9 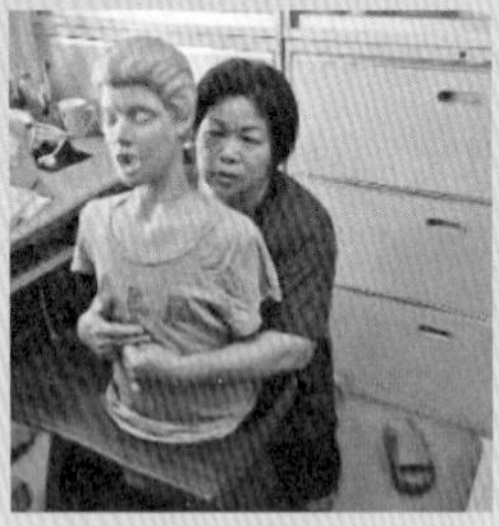	位置錯了不給分。 備註：施救者以一腳跪地上，另外一腳固定椅子的一個腳的姿勢，兩手臂由背後向前方環抱。

步驟	圖示	說明
3. 一手握拳，拇指與食指側頂往上腹部，另一手覆蓋於此拳頭上。	**圖 15-10** 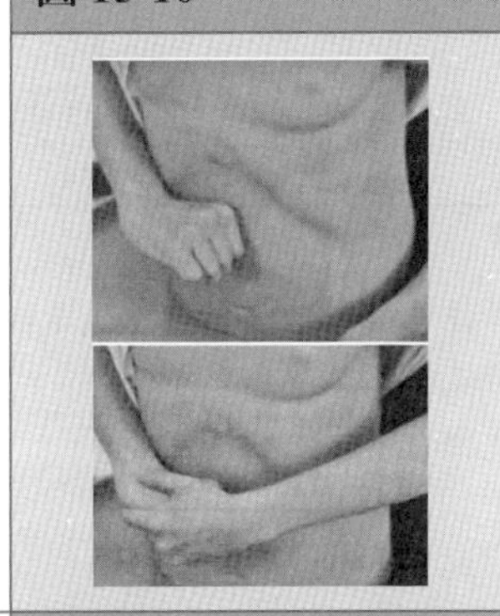	注意：將拇指與食指側朝內放，在肚臍劍突與肚臍中間處。
4. 瞬間用力，向內往上緊壓數次。	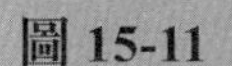**圖 15-11** 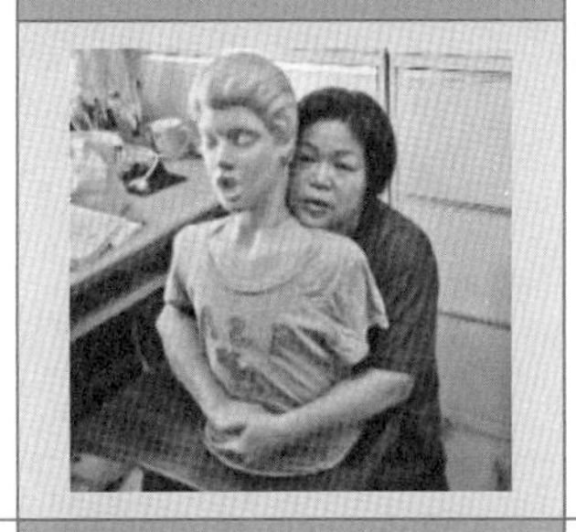	備註：此時施救者可以將下巴靠在模型的肩膀上，身體緊貼模型背面，以防模型傾斜倒出豆子。一定要快速連壓幾次且力量要夠大，以防豆子再被吸入。
5. 反覆實施，直至（噎住）異物噴出。	**圖 15-12** 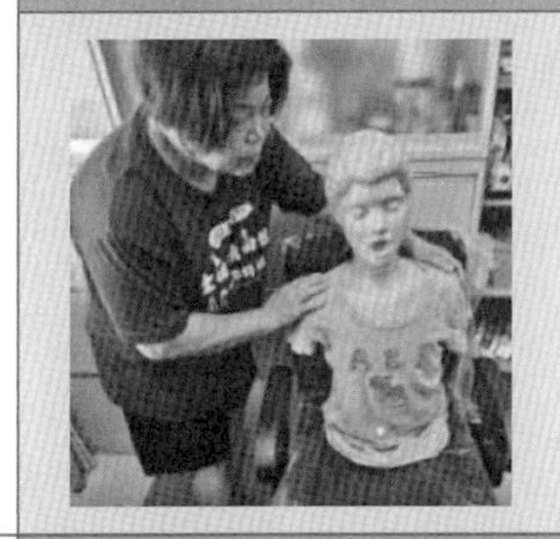	(1) 豆子未噴出不給分。 (2) 若傾倒出豆子不給分。
6. 將案主抱回原座椅。	**圖 15-13** 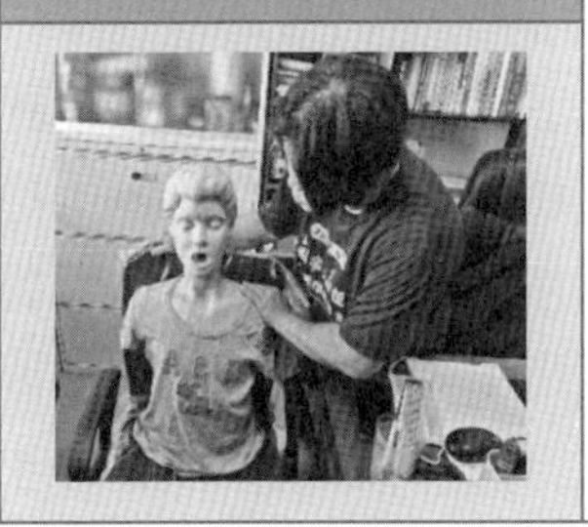	(1) 未抱回原座椅或未安慰案主不給分。 (2) 安慰案主：王先生不要緊張，噎到的東西已取出，吸氣、慢慢吸氣…… (3) 過程中，若案主有跌倒、摔傷等意外事件發生之事實，則本試題以零分計算。

7. 告訴案主或家屬應小心進食，以防哽塞發生（例如以後要吃東西要小口小口的吃，避免噎到）。		注意：不要吃湯圓、麻糬，若要吃要切成小塊，以免噎到。 備註：衛教 → 洗手 → 離開。

備註：

1. 過程中，若案主有跌倒、摔傷等意外事件發生之事實，則本試題以零分計。
2. 操作前洗手者，則本試題以零分計，因洗手恐延誤急救時效。
3. 豆子因嗆哽模型傾斜而掉出者，需重新操作。

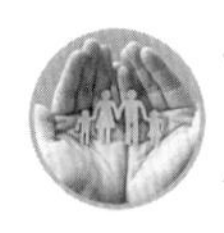

第三節　成人心肺復甦術

一、心肺復甦術（CPR）

心肺復甦術（cardiopulmonary resuscitation, CPR），是當案主發生呼吸、心跳停止時，藉由壓胸按摩來促進病人呼吸及血液循環。當病人心跳與呼吸停止，每超過 1 分鐘病人的存活率下降 7% 到 10%，腦部細胞缺氧超過 4 分鐘內未處理，腦部細胞得不到血液而缺氧受損，從心跳停止計算超過 10 分鐘將可能導致病人腦死，心肺功能也將隨之喪失（胡勝川，2001；盧文華等，2020；邱俊仁等，2012）。如果在心跳停止時即接受心肺復甦術術和使用自動體外心臟電擊去顫器，就有機會使案主延續生命。

二、心肺復甦術適用時機

1. 施救者應注意施救環境安全。下列這種情況，例如溺水、藥物中毒、頭部創傷病人、小於 8 歲的兒童或嬰兒先做 CPR 一分鐘後，再打電話求援（或請人協助 Call 119、拿 AED）。心臟病、高血壓、車禍、觸電、氣體中毒、在就醫前，均可利用心肺復甦術維護腦及器官組織不致壞死（羅玉岱，2008）。
2. 藥物中毒，施救者暫時不做口對口呼吸（例如農藥自殺中毒，只做心外按摩以免施救者不明藥物中毒）。
3. 異物導致呼吸、心跳終止，先檢查口腔是否有異物，若看不到不可盲目挖（禁止拍背，以免異物越掉越深），直接做心肺復甦術。

三、心肺復甦術方法及操作流程

1. 要救人之前要先評估環境是否安全。
2. 將病人移到平坦的地面，擺成仰臥狀。
3. 救人時還是要注意避免接觸病人體液、血液或分泌物。

四、叫叫 CABD（盧文華等，2020）

1. 叫：叫案主：「先生！先生！（或小姐！小姐！）你好嗎？」雙手拍打案主肩膀，拍打力道以案主身體會震動的力道才叫拍。
2. 叫（求救）：確認無反應且沒有呼吸或沒有正常呼吸（僅有喘息），叫救護車（119），請人幫忙拿 AED（自動體外去顫器）。
3. C（Compressions）**按壓胸口**：若沒有反應，將病人移到平坦地面，兩手掌根重疊置於兩乳連線的胸骨上，兩手肘關節打直，肩、肘、腕呈一直線，開始急救壓胸 30 次。
4. A（Airway）**暢通呼吸道**：耳朵靠近病人鼻子感覺是否呼出熱氣，聽聽看有沒有呼吸聲，看胸腹部是否有呼吸起伏。
5. B（Breathing）**人工呼吸**：呼吸道暢通的狀態下，捏緊他的鼻子，用你的嘴巴覆蓋住患者的嘴巴，不要留空隙。接著先吹一口氣（每次一秒，共兩口氣），同時看患者胸部有無起伏，接者胸部按壓（用力壓、快快壓、胸回彈、莫中斷），胸部按壓與人工呼吸的比例是 30：2。
6. D（Defibrillation）**去顫電擊法**：AED（傻瓜電擊器）開—貼—電—壓，取出電擊器 → 打開電源 → 插上電擊片接頭 → 依圖示貼上貼片 → 不要碰觸病人（自動分析心律、依機器指示）→ 充完電後按下電擊鈕，請依照說明操作（語音提示立即繼續 CPR）。

五、「成人心肺甦醒術」操作模式

試題編號：17800-940303「成人心肺甦醒術」操作模式（衛福部，2019）。

1. **檢定時間**：六分鐘。
2. **檢定題型內容**：照顧服務員進入陳太太臥室時，發現久病在床的陳太太躺在病床上，嘴唇發紫，好像沒有呼吸。

3. 請照顧服務員執行：成人心肺甦醒術（表 15-3）。

表 15-3　成人心肺復甦術技術重點說明步驟

1. 輕拍病人的肩膀呼叫病人（拍的力量要身體會震動）？同時目測病人是否有正常呼吸。	**圖 15-14** 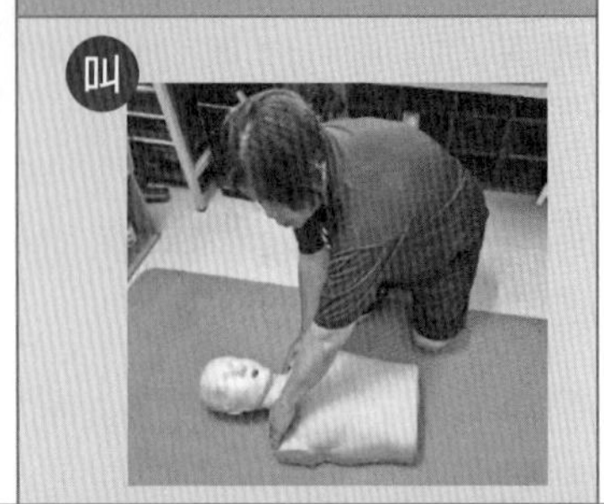 	(1) 輕拍案主肩膀並呼叫：「陳太太妳好嗎？」 (2) 敘述呼吸狀態，目測呼吸，口述：「陳太太沒有呼吸了。」 (3) 其中一項未做到者，不給分。
2. 求救（呼叫求救）。 呼叫動作並口述：請幫忙叫 119 並拿 AED。	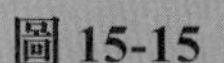 **圖 15-15** 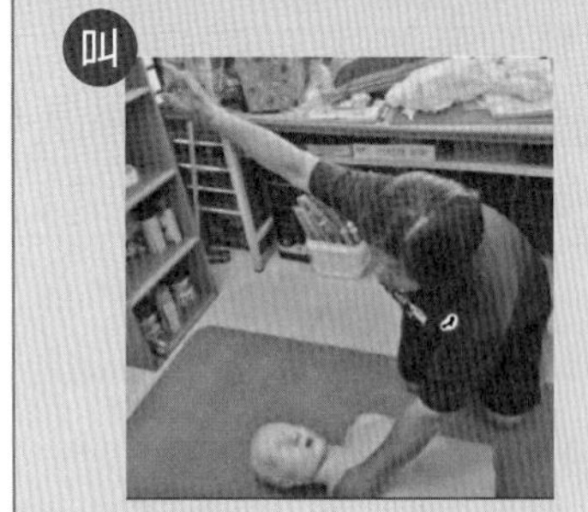 	未有呼叫動作或未口述取得 AED 不給分：「陳太太沒呼吸了，請幫我叫救護車（119）並拿 AED。」
3. 將病人安全搬運平躺於地板上。 考場事先備妥在地板上的模型操作，不需要將床上的個案抱下來（口述即可）。	因居家環境大部分為彈簧床，無法施作成人心肺甦醒術，所以強調應先將案主置於平坦的地面或硬板上，再施行成人心肺甦醒術（口述）未口述不給分。	只要口述：「將案主安全搬運平躺於地板上。」（做搬動病人的姿勢，轉身把他放到地上的假動作即可）
4. 找出正確位置。 手指沿著肋間下緣滑向劍突上兩橫指，再將另一手掌根部放在前手上面，或兩乳頭連線中點，雙手置胸骨正上方（或胸骨下半段）。	**圖 15-16** 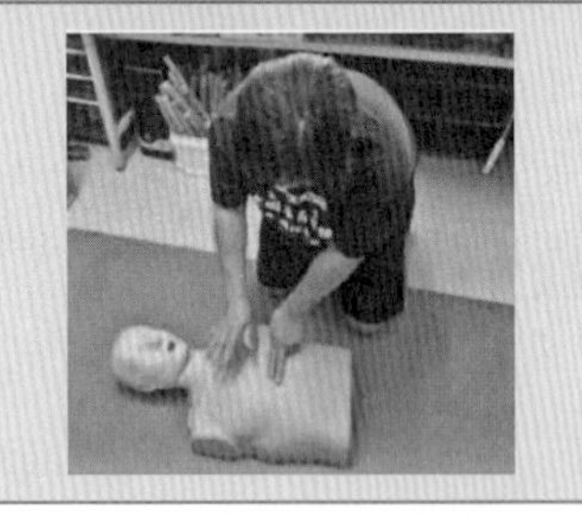	找出正確位置方法有二： (1) 找出兩乳頭連線中間點，或手指沿著肋間下緣滑向劍突上兩橫指。 (2) 雙手置胸骨正上方。

5. 手指在肋間下緣滑向劍突上兩橫指（兩乳頭連線中點），胸外心臟連續按摩 30 次。 施救者姿勢： (1) 雙手固定在案主的胸骨處，不可彈跳或移動。 (2) 雙手臂不可彎曲。 (3) 操作者身體不可搖擺。 (4) 接觸案主之手掌，五指不可完全貼在案主的胸部。	**圖 15-17** 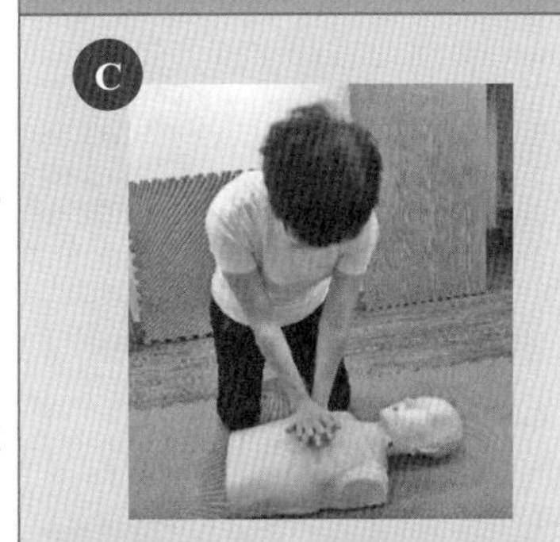 	(1) 雙腳打開與肩同寬。 (2) 下壓深度：用背部及肩膀力量，垂直向下壓 5-6 公分（約 1/3 胸廓深）。 (3) 胸外心臟按摩：壓力平穩不可使用瞬間壓力，然後放鬆，放鬆時應給予胸廓充分回彈，但手掌不可彈跳或移動，不可離開胸骨。
6. A（Airway）呼吸（22 分）： (1) 維持呼吸道通暢：以壓額抬下巴法打開呼吸道及口述清除口腔異物（口述）。 (2) 若無呼吸，壓額抬下巴，迅速做人工呼吸 2 次： ①維持呼吸道通暢。一手置案主前額，一手抬下巴。 ②施救者捏緊案主鼻子，嘴部與案主口部密合。 ③吸氣後給予案主 2 次人工呼吸（每次吹氣時間 1 秒）。	**圖 15-18** 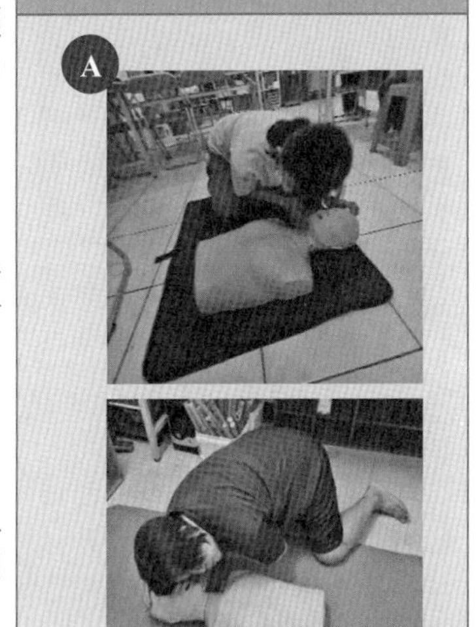 	(1) 壓額、抬下巴。 (2) 感：耳朵靠近病人鼻子感覺鼻子是否呼出熱氣。 (3) 聽：聽有沒有呼吸聲。 (4) 看：看胸腹部是否有呼吸起伏。
7. B（Breathing）人工呼吸： (1) 觀察胸部起伏。若無起伏表示呼吸道不通暢，請重新暢通呼吸道再吹氣，或排除口腔異物（口述）。 (2) 施救者捏緊案主鼻子，嘴部與病人口部密合，若無呼吸，迅速做人工呼吸 2 次（每次吹氣時間 1 秒）。 (3) 吸氣後給予案主 2 次人工呼吸（每次吹氣時間 1 秒），同時看案主胸部有無起伏。 (4) 接著胸部按壓，胸外按摩每分鐘 100-120 次（用力壓、快快壓、胸回彈、莫	**圖 15-19** 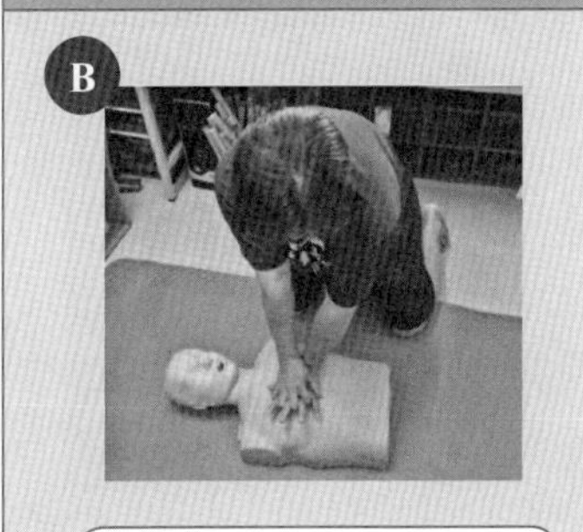 壓胸 + 呼吸（30：2） 口令數 1 下、2 下、3 下、4 下……11、12、13……，掌握節奏（每分鐘 100-120 次） 共 5 個循環 2 分鐘做完	B（Breathing）人工呼吸： (1) 呼吸道暢通的狀態下，捏緊他的鼻子，用你的嘴巴覆蓋住患者的嘴巴，不要留空隙。 (2) 接著先吹一口氣（每次 1 秒，共兩口氣），同時看患者胸部有無起伏。 (3) 接著胸部按壓（用力壓、快快壓、胸回彈、莫中斷），胸部按壓與人工呼吸的比例是 30：2。 注意：下壓時速度不可太快太慢，掌握節奏口令數 1 下、2 下、3 下、4 下……11、12、13……

中斷），胸部按壓與人工呼吸的比例是 30：2。共五個週期。		(4)共 5 個循環 2 分鐘做完（亮綠燈、口令數數，掌握節奏）。
8. D（Defibrillation）去顫電擊法： (1) AED（傻瓜電擊器）開 → 貼 → 電 → 壓。 (2) 取出電擊器 → 打開電源 → 插上電擊片接頭 → 依圖示貼上貼片 → 不要碰觸病人（自動分析心律、依機器指示）→ 充完電後按下電擊鈕，請依照說明操作（語音提示立即繼續 CPR）。	**圖 15-20** 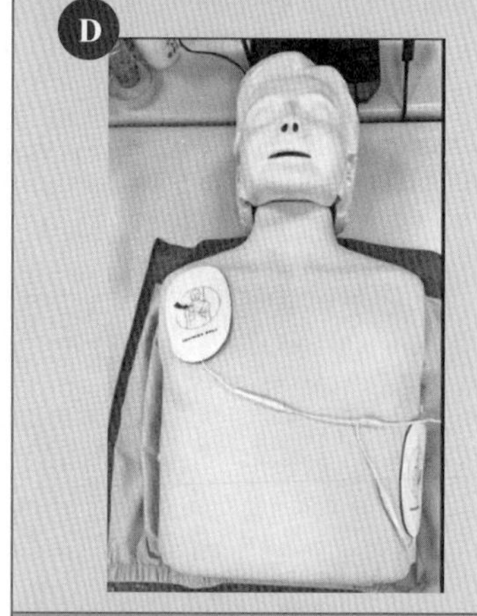 **圖 15-21** 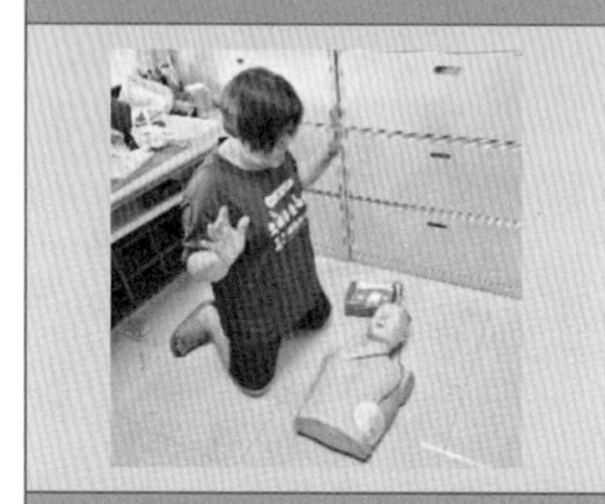 **圖 15-22** 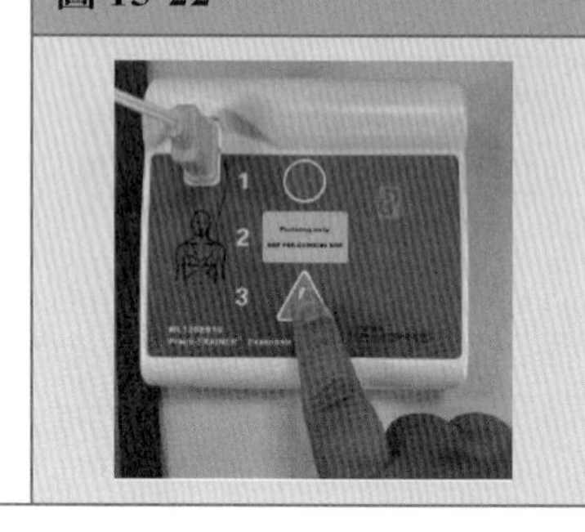 	AED（傻瓜電擊器）開—貼—電—壓（CPR）。 取出電擊器 ↓ 打開電源 ↓ 插上電擊片接頭 ↓ 依圖示貼上貼片 ↓ 不要碰觸病人（自動分析心律、依機器指示） ↓ 充完電後按下電擊鈕，請依照說明操作 ↓ 繼續（CPR） 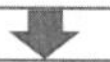 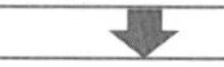

9. 急救後，檢查心肺復甦術的成效（12 分）。 檢查脈搏及口述呼吸跡象。	圖 15-23	（口述） (1) 有呼吸有心跳及咳嗽：擺復甦姿勢（自己躺下來）。 (2) 有心跳、沒有呼吸：繼續吹氣 → 每分鐘 12 次，直到有呼吸為止，並保暖送醫。 (3) 沒有呼吸、沒有心跳，繼續執行心肺復甦術（CPR）。
10. 結束。		(1) 以酒精棉片消毒甦醒安妮嘴巴周圍。 (2) 離開。

備註（復甦姿勢原則）：

1. 案主的姿勢以近側躺為主，頭部的姿勢要能讓口中的分泌物流出。
2. 案主的姿勢必須很穩定。
3. 下壓時速度不可太快太慢，掌握節奏口令數 1 下、2 下、3 下、4 下……11、12、13……不可造成過快或過慢（每分鐘 100 下），胸部按壓時要有胸部回彈。
4. 口述部分一定要講出來，咬字要清楚、音量不宜太小，以監評委員聽到為主。
5. 操作前洗手者，則本試題以零分計：因洗手會延誤急救時效。
6. CPR 口訣 → 叫叫 CABD。

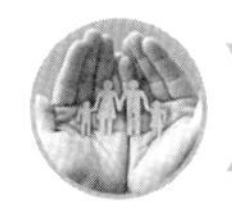

第四節　自動體外心臟電擊去顫器（AED）

自動體外心臟電擊去顫器（Automated External Defibrillator, AED）能自動偵測病人的心律、脈搏，並能透過電擊讓心臟恢復正常運作，操作方式簡單，使用語音依照機器指示進行、圖示輔助使用，有「傻瓜電擊器」之稱，直到救護人員抵達現場即可（廖訓、廖浩，2019）。自動體外心臟電擊去顫器可自動判斷特定的心律不整及去顫電擊，用來急救瀕臨猝死的病人（林韋君，2018）。

一、使用自動體外心臟電擊去顫器（AED）時機

當病人沒有意識、呼吸、沒有脈搏時，即可使用 AED。衛福部（2013）指出，因突發性心律不整而導致心跳停止的個案，若能在 1 分鐘內給予電擊，急救成功率可

高達 90%，而每延遲 1 分鐘，成功率將遞減 7-10%（謝耀州等，2015）。

二、有設置自動體外心臟電擊去顫器（AED）場所

1. 交通要衝、長距離交通工具：機場、高鐵站、二等站以上之臺鐵車站、捷運站、轉運站、高速公路服務區、港區旅客服務區。
2. 觀光旅遊地區：風景區、國家公園、森林遊樂區、文化園區、農場等。
3. 高中以上學校、健身或運動中心、大型集會場所或特殊機構。
4. 戲院、電影院、錄影節目帶播映場所、視聽歌唱場所、體育館、圖書館、博物館、美術休閒場所等。
5. 大型購物場所：大型商場（包括地下街）、賣場、超級市場、福利站及百貨業。
6. 旅宿場所：旅館、飯店、大型公眾浴場或溫泉區。

三、自動體外心臟電擊去顫器（AED）步驟

開—貼—電—壓：
1. 取出電擊器、打開電源。
2. 插上電擊片接頭。
3. 依圖示貼上貼片、不要碰觸病人。
4. 自動分析心律、依機器指示，充完電後按下電擊鈕，語音提示立即恢復壓胸，關閉電源，重新開機並遵照語音指示動作。

四、自動體外心臟電擊去顫器（AED）法規

一般民眾可以使用 AED 施行急救，符合法律規定（緊急醫療救護法第 14-1 條）（全國法規資料庫，2013）：
1. 中央衛生主管機關公告之公共場所，應置有自動體外心臟電擊去顫器或其他必要之緊急救護設備。
2. 場所管理權人或法人負責人於購置設備後，應送衛生主管機關備查後，登錄於救災救護指揮中心。
3. 前二項必要之緊急救護設備之項目、設置方式、管理、使用訓練及其他有關事項之辦法，由中央衛生主管機關定之。

4. 第一項公共場所購置自動體外心臟電擊去顫器或其他必要之緊急救護設備，必要時得獎勵或補助。

五、使用自動體外心臟電擊去顫器（AED）注意事項

1. 潮溼衣物會有導電顧慮，需將潮溼衣物移除，確保病人在乾燥地面再電擊。
2. 病人身上有金屬項鍊有導電的顧慮，請先移除。
3. 病人身上有藥性貼布會導致無法直接接觸皮膚，需移除並用乾布擦淨。
4. 病人身上有胸毛，會造成電擊貼片無法確實接觸病人皮膚而影響電擊效果，先用適當工具剃除胸毛才可以貼片。
5. 病人身上裝有心律調節器但仍需 CPR，代表心律調節器失去作用，仍可使用 AED，但貼片位置需避開心律調節器。
6. 緊急時現場沒有小孩的 AED 貼片可以暫時代用。
7. 機器建議電擊則電擊前最重要的事：請務必確認無任何人碰觸病人。

表 15-4　AED 使用技術重點說明步驟

AED 使用方法	**圖 15-24**
使用 AED 時，則可留意「開、貼、電、壓」4 口訣（語音會提示）： 1. 開：打開電擊器電源。 2. 貼：將電擊貼片照圖片方式貼於病人胸前右鎖骨下方、左腋下中線、插上電源線。 3. 電：請勿碰觸病人（此時機器會自動開始分析心律、按 AED 指示執行），可以電擊與否再按下電擊鍵。 4. 壓：電擊完後，依語音提示立即繼續進行 CPR，不用移除 AED 貼片，反覆 CPR 與 AED 心律分析，直到病人恢復正常呼吸為止。 備註（臺灣 8 大場所一定會設置 AED）： 1. 交通要衝。 2. 長距離交通工具。 3. 觀光旅遊地區。 4. 學校、大型集會場所或特殊機構。 5. 大型休閒場所。 6. 大型購物場所。 7. 旅宿場所。 8. 大型公眾浴場或溫泉區。	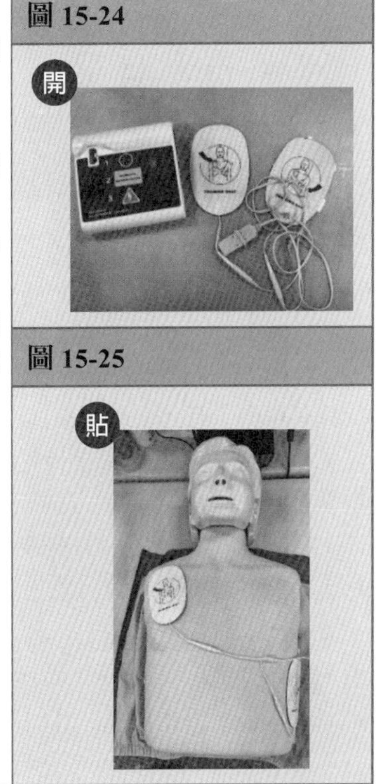 **圖 15-25**

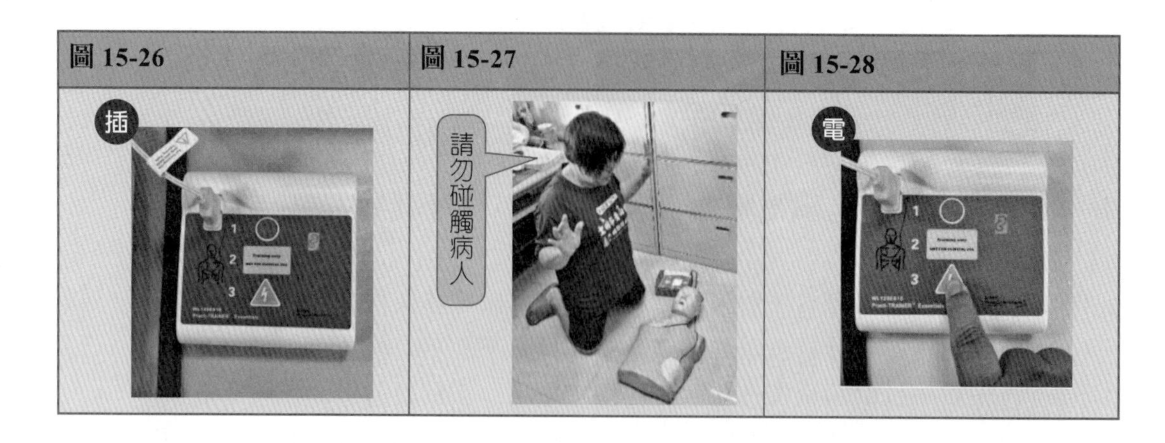

圖 15-26　圖 15-27　圖 15-28

課後問題

1. 有關 CPR 之描述，下列何者錯誤？(A) 不論一或二人，操作成人循環式 CPR，壓、吹比均爲 30：2　(B) 應連續施行五個循環，或每 2 分鐘檢查一次心律　(C) 非醫療專業施救者，只要看起來是瀕死的喘息（agonal gasps）像是心跳停止就需 CPR　(D) 人工呼吸吹氣時最好深吸一口氣再吹。
2. 急救時應採取下列何項措施？①翻動傷患，評估其身體活動度；②脫除傷患衣服，以檢查傷口；③疏散人群，以免防礙急救進行；④意識不清的傷患，禁給飲料。(A) ①②　(B) ③④　(C) ①③　(D) ②④。
3. 進行急救時，最重要的原則是：(A) 盡速送醫　(B) 評估傷患處理順序　(C) 擺放傷患於正確姿勢　(D) 安全第一。
4. 一個人心肺功能停止多久，腦細胞就會造成永久性損傷？(A)3-5 秒　(B)1-3 分鐘　(C)3-4 分鐘　(D)6 分鐘及以上。
5. 高血壓案主突然臉色潮紅，意識不清，應採取下列何項姿勢？(A) 平躺仰臥　(B) 平躺頭肩墊高　(C) 膝胸臥式　(D) 平躺腳抬高。
6. 當一個人倒地不起，給予 CAB，壓胸 30 次後給予人工呼吸，當吹氣後胸部沒有起伏，應考慮做何動作？(A) 再打開一次呼吸道，予以吹第二口氣　(B) 檢查有無異物堵塞　(C) 開始做哈姆立克急救術　(D) 放棄吹氣，開始做心臟按摩。
7. 只有單一人時，下列何種情況，應先急救 2 分鐘再去求救？(A) 溺水　(B) 藥物中毒　(C) 創傷病人　(D) 以上皆是。
8. 執行胸外心臟按摩時，施救者的掌跟應置於案主何處？(A) 劍突上二橫指　(B) 劍突處　(C) 劍突下二橫指　(D) 劍突左側胸骨緣。
9. 施行胸外心臟按摩時，成人下壓深度應爲多少爲宜？(A)1-2 公分　(B)3-4 公分　(C)5-6 公分　(D)7-8 公分。
10. 在執行心肺復甦術時，若施救者只有一人，則每分鐘胸外心臟按摩之速率爲：(A)60 次　(B)80 次　(C)100 次　(D)130 次。

答案：

1.	2.	3.	4.	5.	6.	7.	8.	9.	10.
(D)	(B)	(D)	(D)	(B)	(A)	(D)	(A)	(C)	(C)

參考文獻

全國法規資料庫（2013）。**公共場所必要緊急救護設備管理辦法**。緊急醫療救護法第十四條之一第三項規定訂定之。https://law.moj.gov.tw/LawClass/LawSingleRela.aspx?PCODE=L0020182&FLNO=1&ty=L

李宜育、鄒淑萍、黃秋敏、施雅雯（2018）。降低精神科病人異物哽塞發生率。**醫院雙月刊，51**(4)，1-13。

林韋君（2018）。**自動體外心臟電擊去顫器訓練成效評估之研究**。嘉南大學職業安全衛生系碩士論文。https://ir.cnu.edu.tw/handle/310902800/31924

邱俊仁、程俊傑、吳鋼治、邱浩彰、楊國卿、侯勝茂（2012）。院內心肺復甦（CPR）之成效。**台灣醫學，16**(1)，39。https://epg.fy.edu.tw/var/file/106/1106/img/963/180558717.43-47pdf

胡勝川（2001）。心肺復甦術的演變。**慈濟醫學雜誌，13**(3)，143-149。https://doi.org/10.6440/TZUCMJ.200109.0143

張天鈞（1980）。異物哽塞喉嚨之處理。**當代醫學，84**，979-980。https://doi.org/10.29941/MT.198010.0026

曾紓寧（2005）。**影響中學生對急救教育成效之相關因素研究——以台北市某國中爲例**。國立臺灣師範大學健康促進與衛生教育學系碩士論文。https://api.lib.ntnu.edu.tw:8443/server/api/core/bitstreams/1111dbaf-6e7c-409f-8781-a02edc2075b9/content

黃建華（2007）。**心肺復甦急救與心肌功能失常：流行病學、臨床評估與治療之研究**。國立臺灣大學醫學院臨床醫學研究所博士論文。https://doi.org/10.6342/NTU.2007.01053

廖訓、廖浩（2019）。成人基礎生命復甦術。廖浩欽主編，**急診基礎暨高級心臟救命術手冊**（十二版）(頁 15-17）。台灣緊急醫療救護訓練協會。

衛福部（2013）。**什麼是 AED？**衛生福利部公共場所 AED 急救資訊網。https://tw-aed.mohw.gov.tw

衛福部（2019）。照顧服務員單一級技術士技能檢定術科測試應檢參考資料，17800 照服第二部分 108.2.21 公告。https://www.airitilibrary.com/Article/Detail?DocID=P20130829001-201808-201809130011-201809130011-1-13

盧文華、曾倩倩、侯重光、高芷華、孫秀卿（2020）。急診護理人員執行心肺復甦術品質及其相關因素。**台灣醫學，24**(2)，150-159。https://doi.org/10.6320/FJM.202003_24(2).0003

謝燿州、謝素英、許麗齡（2015）。比較不同心肺復甦術暨自動體外心臟電擊去顫器教學策略之成效。**長庚護理，26**(4)，371-385。https://doi.org/10.3966/102673012015122604001

羅玉岱、潘輝民、張士琨、劉立凡（2008）。能不能救命？心肺復甦術對老年病人之成效與相關因素探討。**台灣老年醫學暨老年學雜誌，3**(4)，248-261。https://doi.org/10.29461/TGG.200811.0001

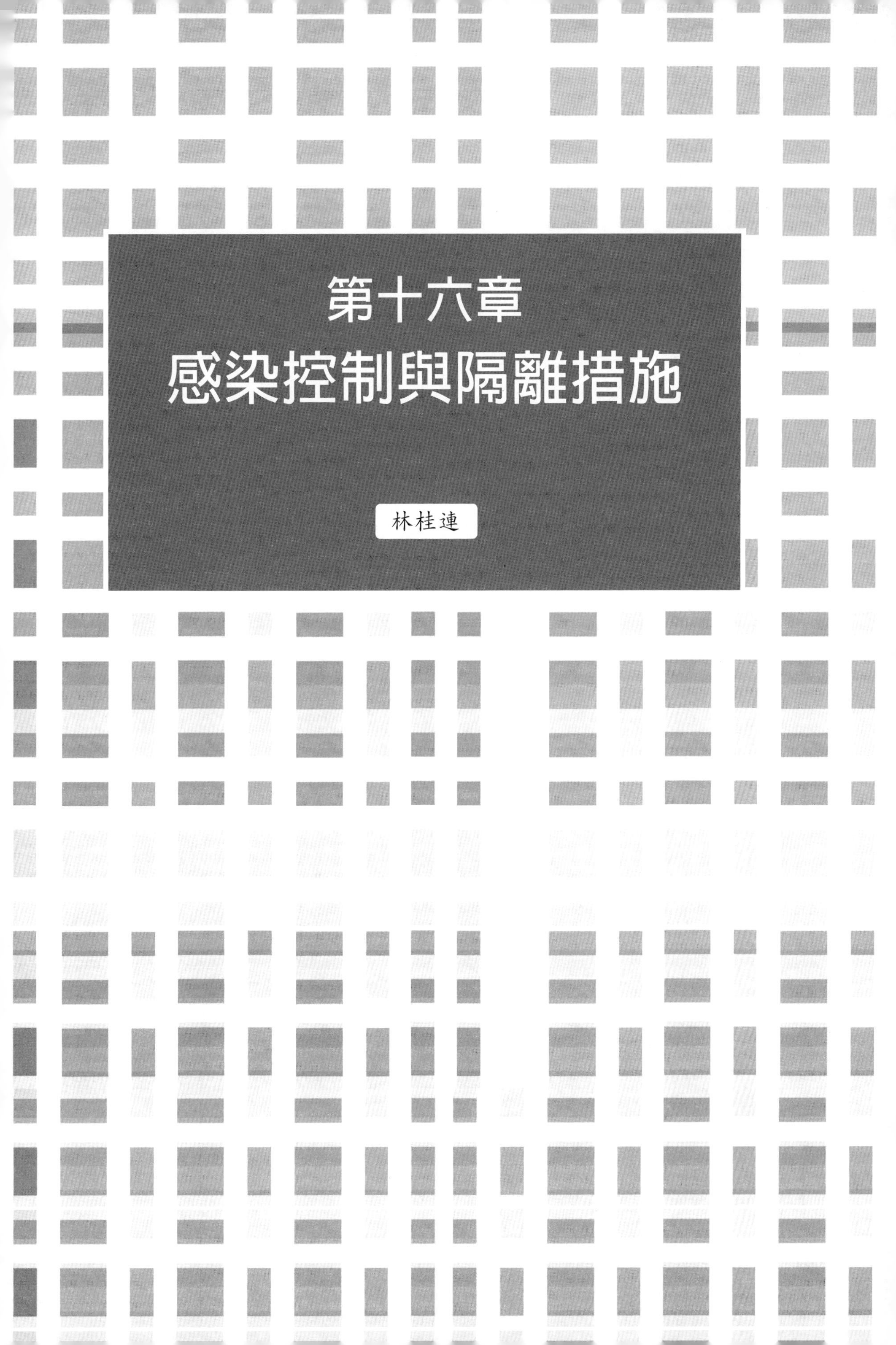

第十六章
感染控制與隔離措施

林桂連

課程綱要

一、認識常見法定傳染疾病及預防原則。

二、學習各項隔離措施與照顧技巧。

學習目標

一、認識傳染疾病及了解如何預防感染。

二、學習運用各項隔離措施於個案照顧如正確穿脫隔離衣、戴口罩、洗手的基本原則。

前言

受到全球化與國際化影響，疫病已無遠弗屆，面對國內外各種傳染病的威脅，防疫體系亦不斷精益求精，除建置完備的傳染病防治法源及架構，建立高效能的防疫應變體系、精進疫病預防控制之專業、完備新興傳染病的因應準備，並持續強化各項防治措施，以有效防堵，降低流行風險，確保民眾健康。感染管制就是如此無所不在地融入在我們的日常之中，平時各項介入措施的投入及感染管制相關措施，皆非一人之力可完成，需要團隊合作。目前是高齡化社會，長照機構所有人員都需知道各類疾病的傳染途徑、方式及相關防護措施，以能及早發現感染徵兆，使感染管制能落實，以達到零感染、低成本、持續滿足被照顧者需求及照護的目的。故衛生福利部疾病管制署於 2022 年 8 月 24 日公告「感染管制及隔離措施」課程即日起納入照顧服務員訓練核心課程，學員線上學習必須修滿 25 堂課並通過考試，始能取得照顧服務員資格訓練學習證明書；機關（構）及場所新進員工應於到職後一個月內接受至少 4 小時感染管制課程；在職員工每年應接受至少 4 小時感染管制課程，專責人員每年應接受至少 8 小時感染管制課程〔長期照護矯正機關（構）與場所執行感染管制措施及查核辦法。https://ltc-learning.org/mooc/co_message_detail.php?id=100（113/02/04）〕。

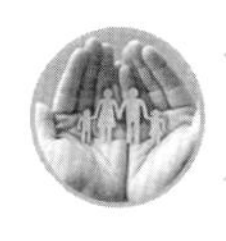

第一節　傳染病概念

一、傳染病是什麼？

傳染病是指一些可以傳播而使人受感染的疾病，此類疾病是由病原體（如細菌、病毒）侵入人體所引致的，病原體在體內繁殖或產生毒素，並對正常細胞及其功能造成破壞，嚴重時甚至導致死亡。這些病原體能透過多種不同的途徑，從一個傳染源（如病人、病畜）傳到另一個人身上，使其他人也感染到同樣疾病。

1. 傳染病傳播的主要因素有：病原體－傳染源－傳播途徑－宿主，稱之為傳染鏈。
2. 病原體：病原體是指一些能導致感染的微生物如細菌、病毒、眞菌（黴菌）和寄生蟲。
3. 傳染源：指任何可以讓病原體存活、寄居和繁殖的源頭，例如受感染的人類（如病人、帶菌者和隱性感染患者）、禽畜、昆蟲和泥土。人類可透過接觸傳染源感染病原體。
4. 傳播途徑：指病原體由一處傳到另一處的方式。有些傳染病能以超過一種方式傳播，例如水痘可以經空氣、飛沫或接觸傳播。

5. 宿主：宿主是指容易受感染者，某些人較容易成爲傳染病的宿主，例如幼兒、長期慢性病患者及長期使用類固醇藥物等，他們的免疫力較弱，因而容易受到感染。疾病的傳播有六個關鍵的環節，稱爲感染鏈，鏈中每一環的因素都必須存在，缺一不可，傳染病才會發生，見表16-1疾病傳播鏈概要說明。

表16-1　疾病傳播鏈

名稱	定義	控制方法
病原體	導致傳染病的微生物，例如細菌、病毒、真菌等	• 消毒以殺掉病原體
傳染源	微生物存活的地方，例如人類、其他動物、土壤、水等	• 及早察覺、隔離及治療患者 • 清除可供病原體繁殖的地方
離開途徑	病原體離開感染窩的管道，例如糞便飛沫等	• 保持良好個人、環境及食物衛生 • 針對不同的傳播途徑採取適當的感染控制措施
傳播途徑	病原體如何由某一地方轉移至另一地方，例如經空氣、水或食物、血液傳播媒介、直接接觸傳播等	
入侵途徑	病原體進入宿主的管道，例如進食、呼吸、注射性接觸、被叮咬等	• 透過接種疫苗和健康的生活模式以增強個人抵抗力
宿主	易受感染的人群（幼兒、長者及長期慢性病患者）	

資料來源：李凡等（2021）。作者製表。

綜上所言，因爲傳染鏈缺一不可，在任一傳染鏈中強化預防措施，以切斷感染鏈，便可把傳染疾病的機會降低，若預防措施是移除感染鏈中任何一個環節的因素，更可以中止疾病的傳播。

二、傳播途徑及傳染病例子

傳染途徑分類有直接傳染及間接傳染兩種方式：

(一) 直接傳染

直接傳染是細菌、病毒等致病原直接進入宿主體內造成感染，不是憑藉其他媒介物。依照入侵途徑又可分成直接接觸、飛沫、垂直感染三種方式。

1. 直接接觸：致病原經由直接的皮膚、生殖器、黏膜接觸進入宿主體內，例如梅毒、淋病、愛滋病等。

2. 飛沫傳染：咳嗽、打噴嚏時，將致病原直接噴入宿主眼睛或口鼻，例如水痘、德國麻疹、流行性感冒、肺結核等。
3. 垂直感染：致病原經由胎盤血液進入胎兒體內，例如愛滋病、B 型肝炎、梅毒等。

(二) 間接傳染

致病原是透過特定的媒介進入宿主體內。依媒介的種類亦可分三種，即媒介物、昆蟲和動物、空氣中的灰塵或霧。

1. 媒介物傳染：吃到被汙染的食物或飲水而感染，例如霍亂、傷寒、痢疾、A 型肝炎、蟯蟲病，或被汙染的血液製劑、注射器感染，例如愛滋病、B 型肝炎。
2. 昆蟲和動物傳染：以蚊子、蝨、蚤等昆蟲或老鼠、狗等動物爲媒介而感染的疾病，例如登革熱、日本腦炎、恙蟲病、漢他病毒肺症候群、狂犬病。
3. 空氣中的灰塵或霧：致病原附在飄浮空氣中的灰塵或霧而傳播，例如流行性感冒、肺結核、退伍軍人症。表 16-2 爲傳播途徑及傳染病例子說明。

表 16-2　傳播途徑及傳染病例子

傳播途徑	過程	傳染病例子
飛沫傳播	• 透過打噴嚏、咳嗽、吐痰或講話時所噴出的飛沫傳播 • 透過沾有病原體的手，觸摸口、鼻、眼等的黏膜時進入身體	• 流行性感冒（流感） • 傷風 • 嚴重急性呼吸道症候群
空氣傳播	• 病原體附在微塵或水點上，在空氣中浮游一段時間，再經呼吸道進入人體	• 水痘 • 肺結核（痰涎塗檢呈陽性）
食物或水源傳播	• 進食了受汙染的水或食物，或是使用受汙染的食具	• 食物中毒 • 霍亂桿菌痢疾 • A 型、E 型肝炎 • 諾羅病毒感染
病媒傳播	• 病原體在昆蟲體內如蚊、蟎、蜱或其他昆蟲寄居或繁殖，並經之使人受感染	• 蚊子傳播疾患： ◆ 登革熱 ◆ 瘧疾 ◆ 日本腦炎 其他： ◆ 斑疹傷寒
血液或體液傳播	• 被受汙染的針或利器所傷，或進行不安全性行為	• B 型、C 型肝炎 • 後天免疫力缺乏症（愛滋病）
有些傳染病可從多於一種途徑傳播（如水痘）		

資料來源：李凡等（2021）。作者製表。

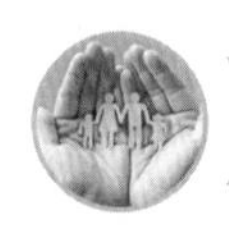

第二節 常見傳染性疾病分類

依傳染病防治法規之定義，指下列由中央主管機關依致死率、發生率及傳播速度等危害風險程度高低分類之疾病：

1. 第一類傳染病：指天花、鼠疫、嚴重急性呼吸道症候群等。
2. 第二類傳染病：指白喉、傷寒、登革熱等。
3. 第三類傳染病：指百日咳、破傷風、日本腦炎等。
4. 第四類傳染病：指前三款以外，經中央主管機關認有監視疫情發生或施行防治必要之已知傳染病或症候群。
5. 第五類傳染病：指前四款以外，經中央主管機關認定其傳染流行可能對國民健康造成影響，有依本法建立防治對策或準備計畫必要之新興傳染病或症候群。表 16-3 爲傳染性疾病分類及相關疾病名稱介紹。

表 16-3 傳染性疾病分類

類別	傳染病名稱
第一類	天花、鼠疫、嚴重急性呼吸道症候群、狂犬病、炭疽病、H5N1 流感
第二類	白喉、傷寒、登革熱、流行性腦脊髓膜炎、副傷寒、小兒麻痺症、桿菌性痢疾、阿米巴性痢疾、瘧疾、麻疹、急性病毒性 A 型肝炎、腸道出血性大腸桿菌感染症、漢他病毒症候群、霍亂、德國麻疹、多重抗藥性結核病、屈公病、西尼羅熱、流行性斑疹傷寒
第三類	百日咳、破傷風、日本腦炎、結核病（除多重抗藥性結核病外）、先天性德國麻疹症候群、急性病毒性肝炎（除 A 型外）、流行性腮腺炎、退伍軍人病、侵襲性 b 型嗜血桿菌感染症、梅毒、淋病、新生兒破傷風、腸病毒感染併發重症、人類免疫缺乏病毒感染、漢生病（Hansen's disease）
第四類	皰疹 B 病毒感染症、鉤端螺旋體病、類鼻疽、肉毒桿菌中毒、侵襲性肺炎鏈球菌感染症、Q 熱、地方性斑疹傷寒、萊姆病、兔熱病、恙蟲病、水痘、貓抓病、弓形蟲感染症、流感併發症、庫賈氏病、NDM-1 腸道菌感染症、布氏桿菌病
第五類	裂谷熱、馬堡病毒出血熱、黃熱病、伊波拉病毒出血熱、拉薩熱、新型冠狀病毒呼吸道重症

資料來源：傳染病防治法（2024 年 5 月 10 日）。取自 https://law.moj.gov.tw/LawClass/LawAll.aspx?pcode=L0050001

6. 第四類與第五類傳染病之防治措施差異：第四類與第五類傳染性疾病防治措施，與前三類不同之處，在於必須疫情監測、防範新興傳染性疾病疫情擴大，另外必須通報疾病管制署時限、病人處置、屍體處理方式有所不同。表 16-4 說明第四類、第五類防範措施之不同。

表 16-4　第四類與第五類傳染性疾病之防治措施總表

類別	建議傳染病名稱	報告時限	病人處置	屍體處置
第四類	疱疹 B 病毒感染症、鉤端螺旋體病、類鼻疽、肉毒桿菌中毒、NDM-1 腸道菌感染症	24 小時	必要時，得於指定隔離機構治療	火化或報請地方主管機關核准後深埋
	侵襲性肺炎鏈球菌感染症、Q 熱、地方性斑疹傷寒、萊姆病、兔熱病、恙蟲病、水痘、貓抓病、弓形蟲感染症、流感併發症、布氏桿菌病	一週內		
	庫賈氏病	一個月	必要時，得於指定隔離機構治療	屍體不得深埋，火化溫度須達攝氏 1,000 度且持續 30 分鐘以上
第五類	裂谷熱、馬堡病毒出血熱、黃熱病、伊波拉病毒出血熱、拉薩熱	24 小時	指定隔離機構治療	24 小時內入殮並火化
	中東呼吸症候群冠狀病毒感染症		必要時，得於指定隔離機構治療	24 小時內入殮並火化
	新型 A 型流感		必要時，得於指定隔離機構治療	火化或報請地方主管機關核准後深埋
	新型冠狀病毒呼吸道重症		必要時，得於指定隔離治療機構或指定處所，施行隔離治療	火化或報請地方主管機關核准後深埋

資料來源：衛生福利部疾病管制署（2024 年 4 月 14 日）。傳染病防治工作手冊。取自 https://www.cdc.gov.tw/Category/NewsPage/F78mL5_IaidySvnoiIGIgw

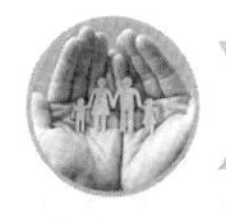

第三節　傳染病防治

常見的傳染病防治要領，應由切斷傳染途徑、消滅傳染源及保護易感染性宿主三個方向著手。我國傳染病防治在環境衛生條件改善、疫苗廣泛接種、生活水準提升及防疫工作的積極推動下，已有大幅的進步。然而，面對國際交流日趨頻繁，新興及再浮現的傳染病日增，傳染病防治工作又再度面臨嚴峻的考驗，透過教育知識傳播，對法定傳染病與通報流程的認識，及早發現傳染病的蹤跡，掌握防疫先機，期能避免傳染病的散播。

一、切斷傳染途徑

實施衛生教育，教導員工正確的傳染病防治知識，做好自我健康管理，有助於切斷傳染途徑。

1. 利用各種教學機會，傳授預防及管制傳染病的知識。
2. 訓練員工保持各項工作環境衛生，有助於減少疾病的傳染。
3. 被照顧者及家屬應充分明瞭防治重要性，例如在接受預防接種疫苗時應先了解預防接種的意義和目的，並自動接受及樂於合作。
4. 培養正確的健康習慣，做好自我健康管理：
   (1) 時常洗手：接觸分泌物、如廁後、用餐前、使用電腦前後。
   (2) 執行正確洗手五步驟。
   (3) 打噴嚏、咳嗽需掩口鼻、不隨地吐痰等行爲。
   (4) 避免前往人群聚集處，減少不必要的探病，進入醫院戴口罩，返家立即洗澡、更衣。
   (5) 如果有發燒、咳嗽、腹瀉等身體不適症狀，勿前往公共場所，應戴口罩，盡速就醫。
5. 改善環境衛生：改善環境衛生也有助於切斷傳染途徑，建立一道保護健康的圍牆，尤其是腸道傳染病如傷寒、霍亂、痢疾、腸病毒、輪狀病毒等。

二、消滅傳染源

機構或住家難免有動植物、昆蟲或溝渠、容器等容易滋生病媒，尤其是可以滋生於任何水域的蚊蠅幼蟲，需清除所有積水容器如花瓶、水缸、貯水池等，不用的容器必須倒置，以保持乾燥。設置紗窗、紗門，並經常檢查補修，避免蚊蟲叮咬。由蚊蟲傳播的重要疾病包括登革熱、日本腦炎、瘧疾等，在臺灣傳播登革熱的病媒蚊主要爲埃及斑蚊及白線斑蚊（衛生福利部疾病管制署，2024）。

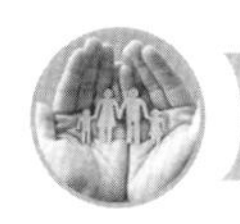

第四節 切斷感染途徑措施

依據「長期照護機構感染管制措施指引」及「長期照護矯正機關（構）與場所執行感染管制措施及查核辦法」，設立手部衛生專區及工作手冊，宣導及強調洗手重要流程，主管機關定期及無預警（不定期）查核作業，確保照護品質。

一、手部衛生

爲了達到洗手的有效性，工作人員應依照正確的步驟洗手，以減少交互感染的機會。洗手方式分爲外科洗手及內科洗手二種，外科洗手是開刀房專屬的一種手部消毒動作，也出現在其他需要無菌操作的場合，例如放置中心靜脈導管，過程中利用到濃稠的優碘刷手液與毛刷。然而內科洗手是醫院、長照機構甚至是家庭中最普遍的方式之一（Anderson, 2020）。

(一) 洗手原則（詳見第五節之技術 16-1）

1. 袖子應在手肘以上，若穿著長袖，將袖子捲起高於手肘 2 吋。
2. 手部和腕部不佩戴飾品、珠寶等。
3. 維持指甲短且乾淨，不可配戴人工指甲和擦指甲油。
4. 妥善包覆皮膚割傷和擦傷處。
5. 調整水溫，打溼雙手，按洗手乳於雙手之上並搓出泡沫，肥皂可降低水的表面張力，和汙垢中的油脂結合，產生乳化作用，可達到清潔和減少微生物量的效果。
6. 洗手步驟：內、外、夾、弓、大、立、腕。
7. 搓洗完畢，於水龍頭上流動的水沖洗乾淨。
8. 洗淨後，雙手盛水將水龍頭沖淨，再取紙巾擦淨雙手，必須用紙巾包覆水龍頭後關閉，以免汙染乾淨的手。
9. 將擦手紙丟入腳踏式垃圾桶內。

(二) 注意事項

1. 使用酒精性乾洗手液後，不需再使用肥皂洗手。
2. 兒童使用酒精性乾洗手液，需在大人的協助及監督下使用，避免噴濺到眼睛。
3. 酒精性乾洗手液若不慎傷及眼、鼻和口時，請立即用大量清水沖洗乾淨，並立即送醫救治。
4. 脫了手套，爲什麼還要洗手的原因？

→ 可能有肉眼看不到的小破洞。

→ 使用過程可能會不小心被尖銳物品弄破。

→ 脫除手套時可能會不自覺地汙染雙手。

→ 注意戴手套不能取代洗手，故穿脫手套前後都必須洗手。

(三) 遵守手部衛生 2 前 3 後原則

1. **「2 個」**洗手時機發生在接觸或執行照護活動「之前」，目的是爲了防止微生物傳遞給病人的風險。
2. **「3 個」**洗手時機發生在接觸或暴露病人體液風險「之後」，目的是爲了防止微生物傳遞給醫療人員和照護區的風險。

以上分別爲接觸案主前、執行清潔或無菌操作技術前、暴露血液體液風險後、接觸案主後、接觸案主周遭環境後。

(四) 洗手 5 時機範例

見表 16-5 說明。

表 16-5　手部衛生 5 時機及 2 前 3 後原則

手部衛生	2 前原則	3 後原則
目的	防止微生物傳遞給病人的風險。	防止微生物傳遞給醫療人員和照護區的風險。
時機 1	接觸案主（住民）前：協助案主移動、清洗、吃飯、穿衣、按摩、測量脈博血壓、物理治療、翻身……等動作前。	
時機 2	執行清潔或無菌操作技術前：口腔護理、點眼藥水、分泌物抽吸、患處皮膚護理、換傷口敷料。	
時機 3		暴露血液體液風險後：點眼藥水、分泌物抽吸、清理尿液、糞便、嘔吐物、移除鼻胃管、導尿管等。
時機 4		接觸案主（住民）後：完成協助案主移動、清洗、吃飯、穿衣、按摩、測量脈博血壓、物理治療、翻身等。
時機 5		接觸案主（住民）周遭環境後：更換床單、握住床欄、清理床旁桌等。

資料來源：衛生福利部疾病管制署（2024 年 4 月 14 日）。手部衛生工作手冊。取自 https://www.cdc.gov.tw/Category/MPage/KTyft3mqA7PWhbJ9o3aVfA

(五) 洗手用物及設備

見表 16-6 說明。

表 16-6　洗手用物及設備

洗手設備	置放空間
溼洗手	• 醫療照護單位原則上 1 個單獨區域需有一洗手檯，若有管線設置之困難，且具有共通通道者可設共用洗手檯。
乾洗手	• 病房室外及 2 床之間放置一瓶酒精性乾洗手液，以每床放置一瓶為佳。 • 工作車（治療車、急救車、換藥車等）備有充分補給且功能正常之酒精性乾洗手液。 • 長期照護居家單位每位工作人員應隨身攜帶乾洗手液，完成服務後須溼洗手或乾洗手。

(六) 洗手步驟

洗手是最簡單且最有效防止感染傳播的方法，詳細分解動作見圖 16-1 及表 16-7。

圖 16-1　世界衛生組織建議洗手步驟

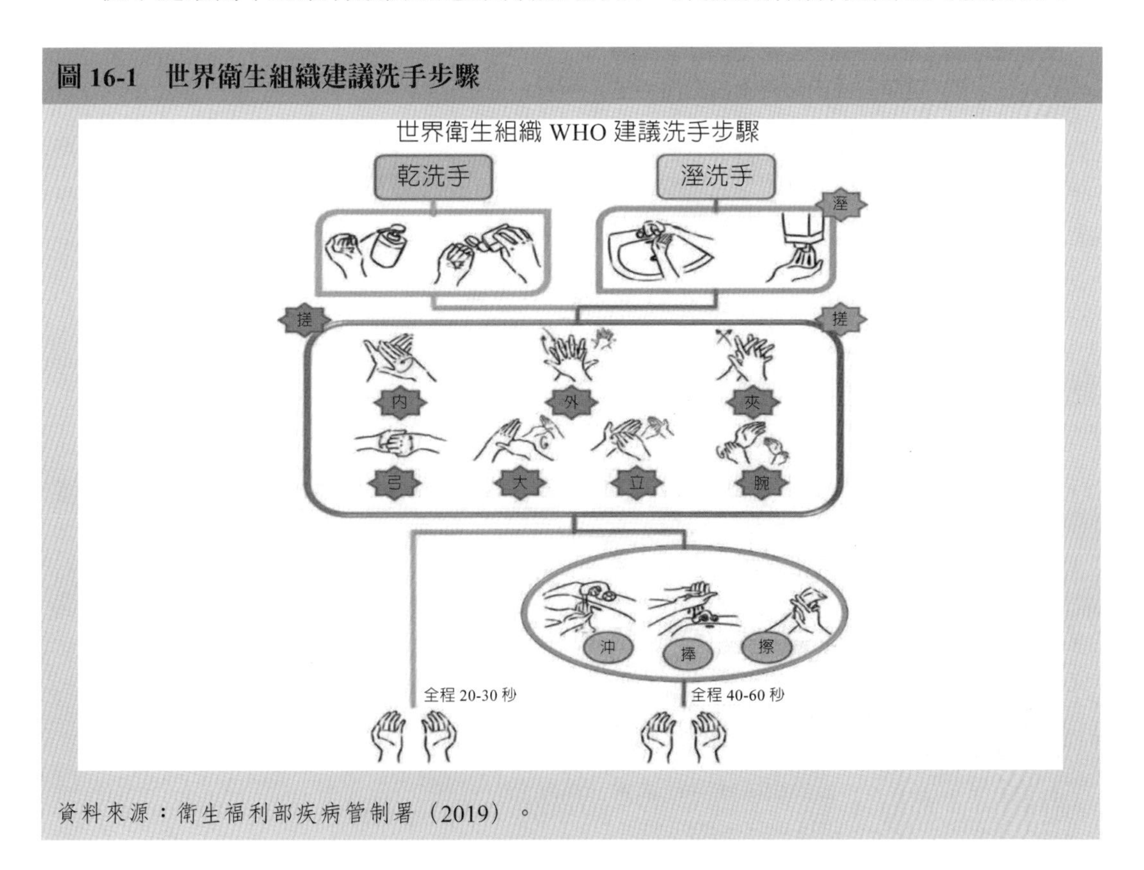

資料來源：衛生福利部疾病管制署（2019）。

表 16-7　溼（乾洗）手步驟說明

口訣	步驟
內	掌對掌搓洗。
外	右手掌對左手背，手指交叉搓洗，反之亦然。
夾	掌對掌，手指交叉搓洗。
弓	手指的指背對著另一手的掌面，兩手交扣搓洗。
大	右手掌包住左手指，旋轉式搓洗，反之亦然。
立	指尖容易藏汙納垢，可與手心互相搓揉。
腕	左手掌洗搓到右手腕處，反之亦然。
備註	• 溼洗手約 40-60 秒。 • 乾洗手約 20-30 秒。

二、隔離措施（詳見口罩、護目鏡、手套及穿脫隔離衣技術）

1. 用物：口罩（外科口罩或 N95 口罩）、護目鏡或面罩、手套、隔離衣。
2. 目的：以保護顏面、眼、鼻、口唇及黏膜。
3. 注意事項：
   (1) 每次進出隔離室前或溼了就要立即更換，至少 2 小時換一次（最好 1 個小時）。
   (2) 口罩不能掛在頸部周圍。
   (3) 口罩須罩住口部和鼻部。
   (4) 由病毒引起的空氣傳染須戴 N95 口罩。
   (5) 手套穿戴須包覆隔離衣袖套。
   (6) 穿脫隔離衣操作要點（見表 16-8）。

表 16-8　防護用具穿脫操作要點

穿	脫
• 應防水材質，必須覆蓋工作服及手腕與膝蓋，長度超過制服 20 公分。 • 案主（住民）體液及排泄物可能會飛濺時，都應穿上隔離衣。 • 需放隔離病房內，不可穿出病房外。 • 穿上時： ◆ 手不可碰到隔離衣外面。 ◆ 手套應蓋住袖口。 ◆ 繫上頸後帶子，並繫上腰部帶子於前方（有部分隔離衣帶子較短，直接綁在後腰部即可）。	• 送洗時汙染面朝內（包在內部），置於汙染衣袋中送洗，以免散播微生物。 • 脫下的隔離衣之正面及背面腰部和肘部以下視為汙染區、只有領口和背面的腰部以上可以視為清潔區。

(7) 防護用具穿戴步驟（見圖 16-2）。

圖 16-2　防護用具穿戴步驟

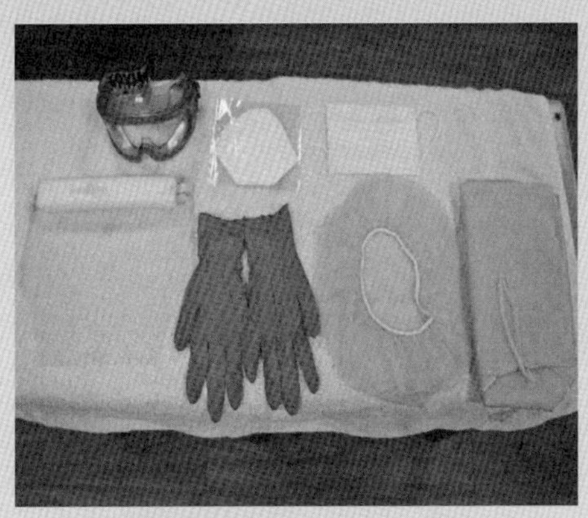

防護用具準備（視隔離類型穿戴）

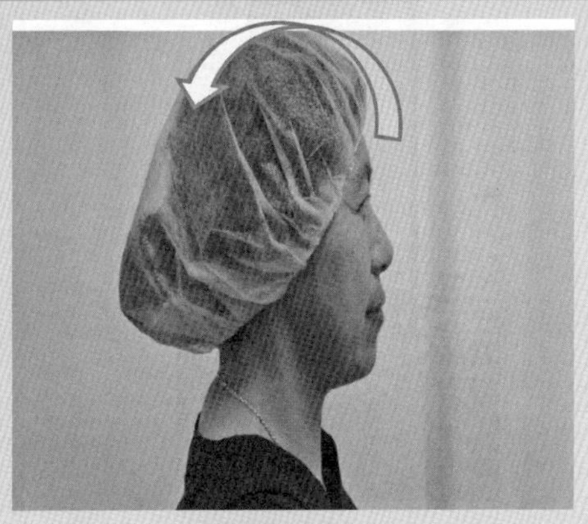

1. 由前往後戴隔離帽

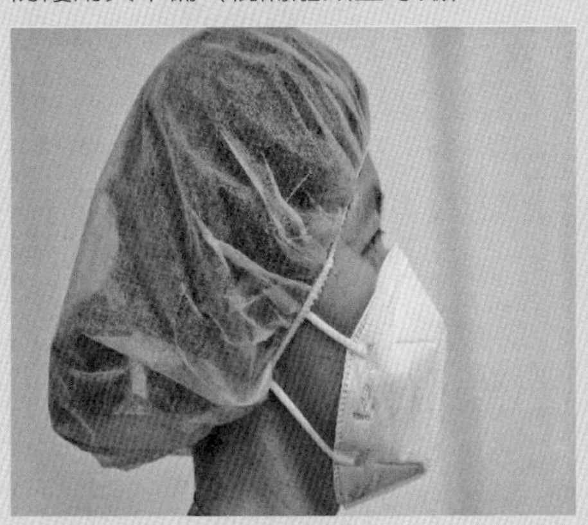

2. 帶 N95 口罩或一般口罩

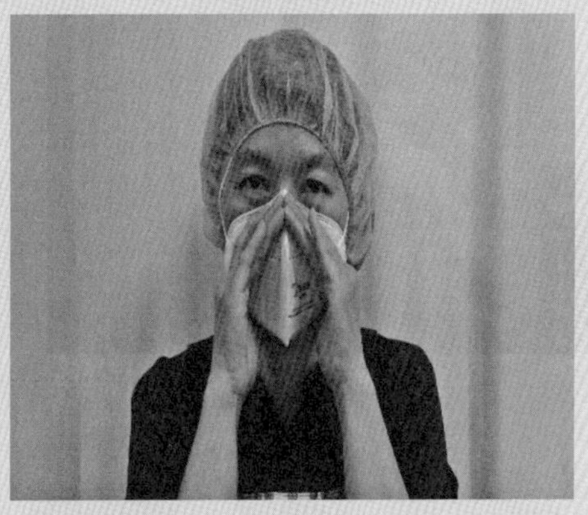

3. 調整鼻梁片及漏氣試驗

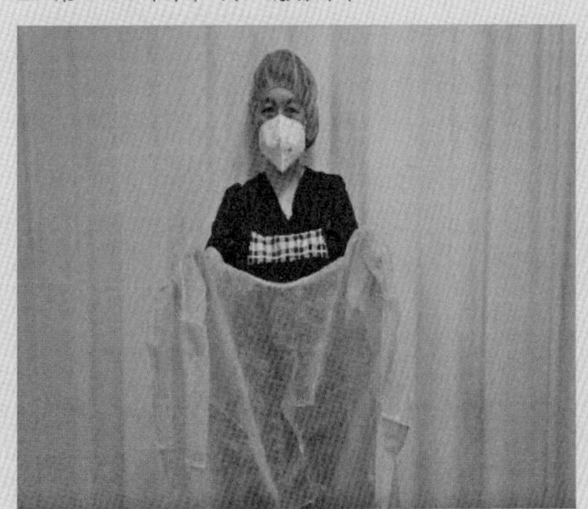

4. 套上隔離衣

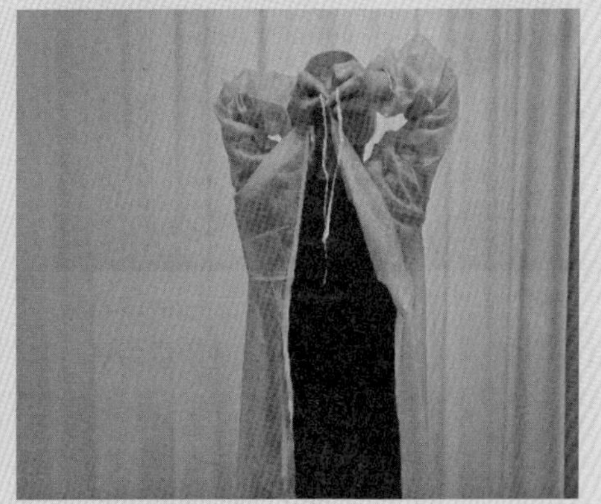

5. 綁上頸部帶子

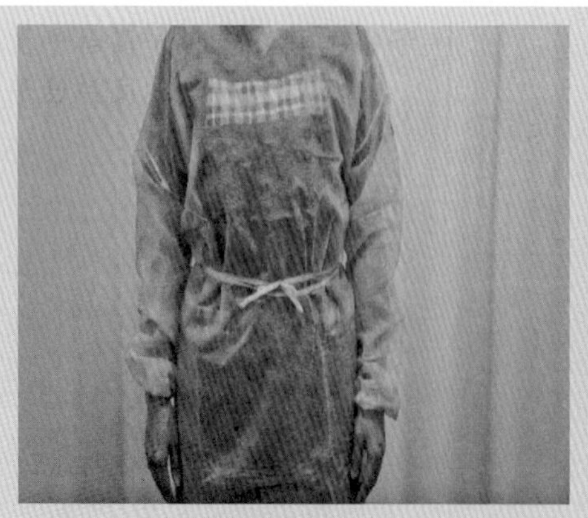

6. 綁好腰部帶子

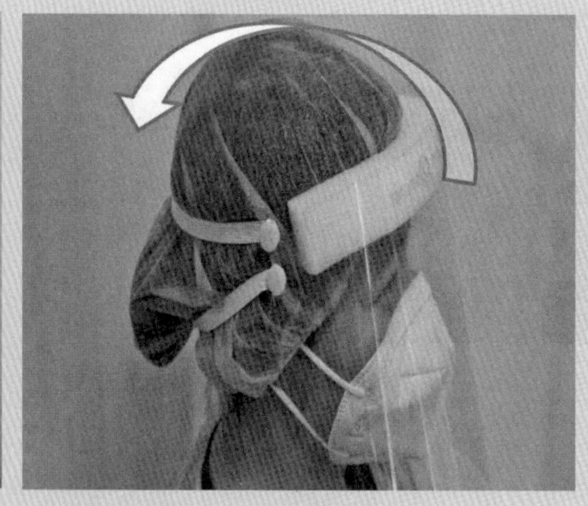

7. 由前往後戴上護目鏡

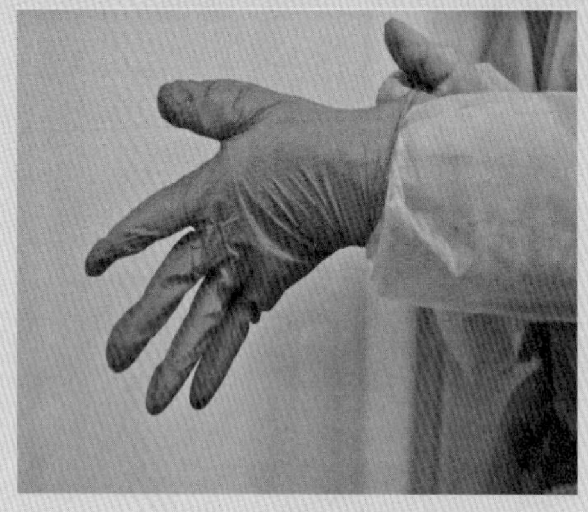

8. 戴上手套應包覆隔離衣袖口

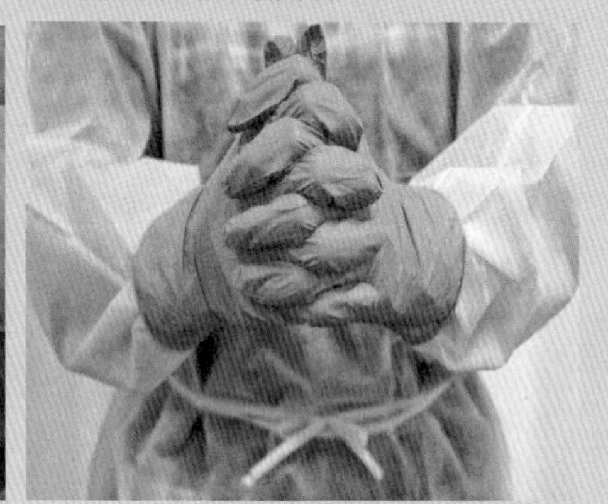

9. 著裝完成，雙手勿隨意碰觸

(8) 防護用具脫除步驟（見圖 16-3）。

圖 16-3　防護用具脫除步驟

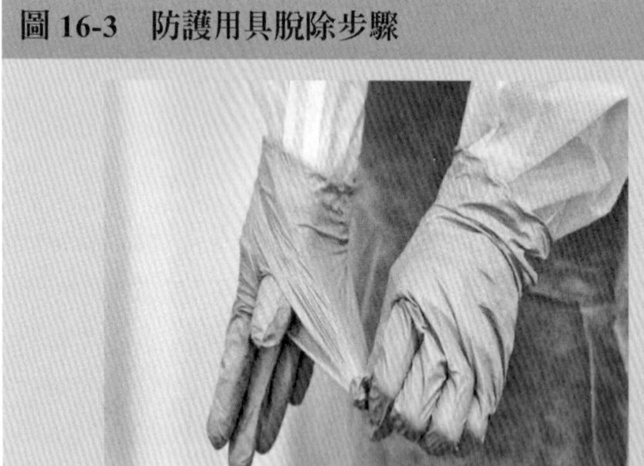

1. 一手由外下拉對側手套

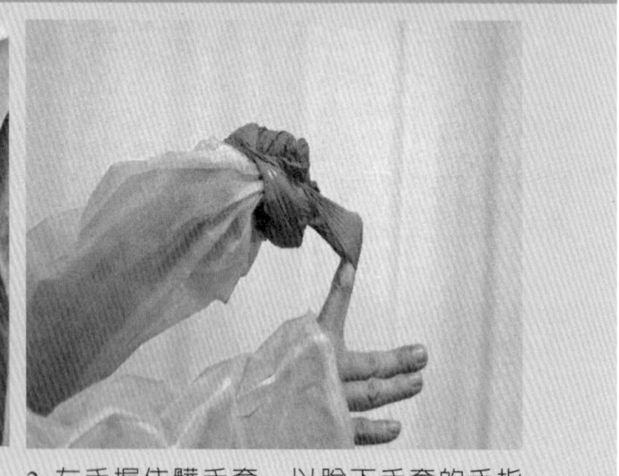

2. 左手握住髒手套，以脫下手套的手指內側脫除另一手套

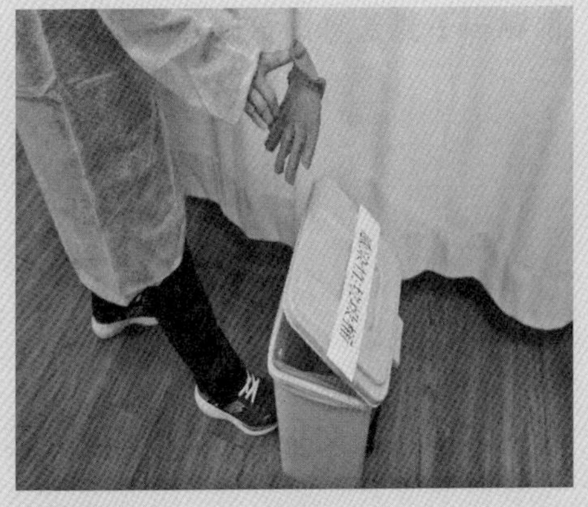

3. 棄置感染性垃圾桶

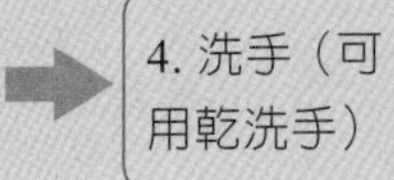

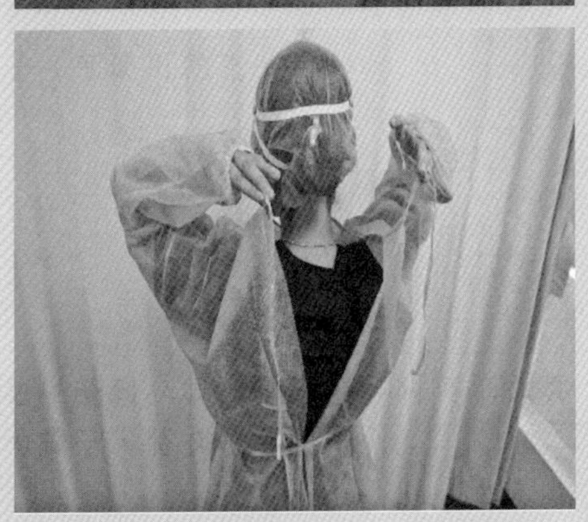

5. 解開頸部帶子

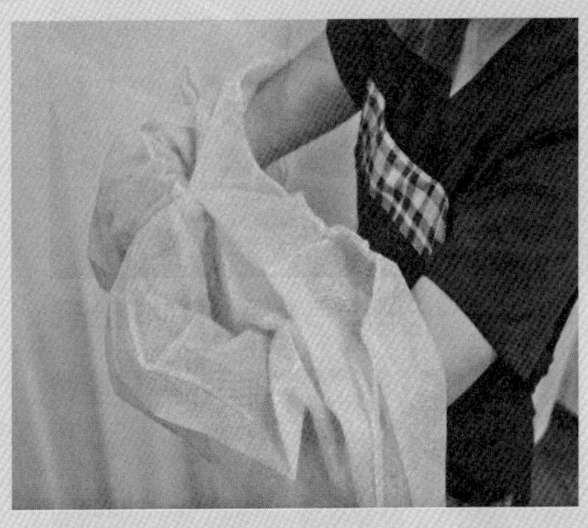

6. 利用身體滑出隔離衣至胸前，雙手抓住隔離衣往外包裹捲起

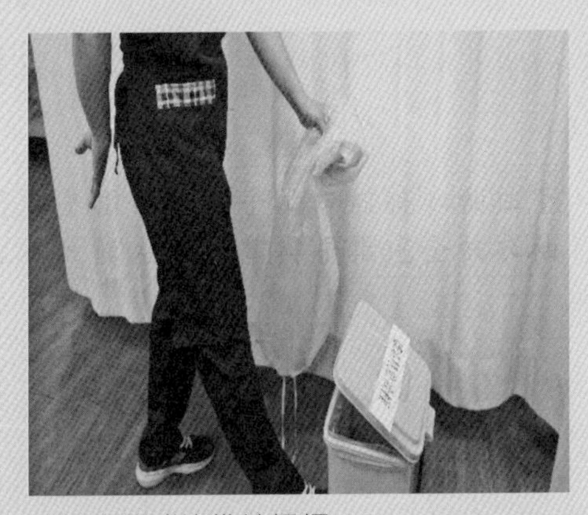

7. 丟棄至感染性垃圾桶

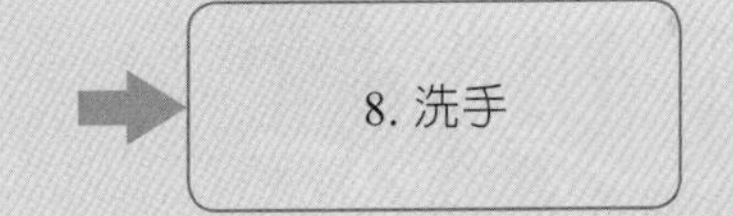

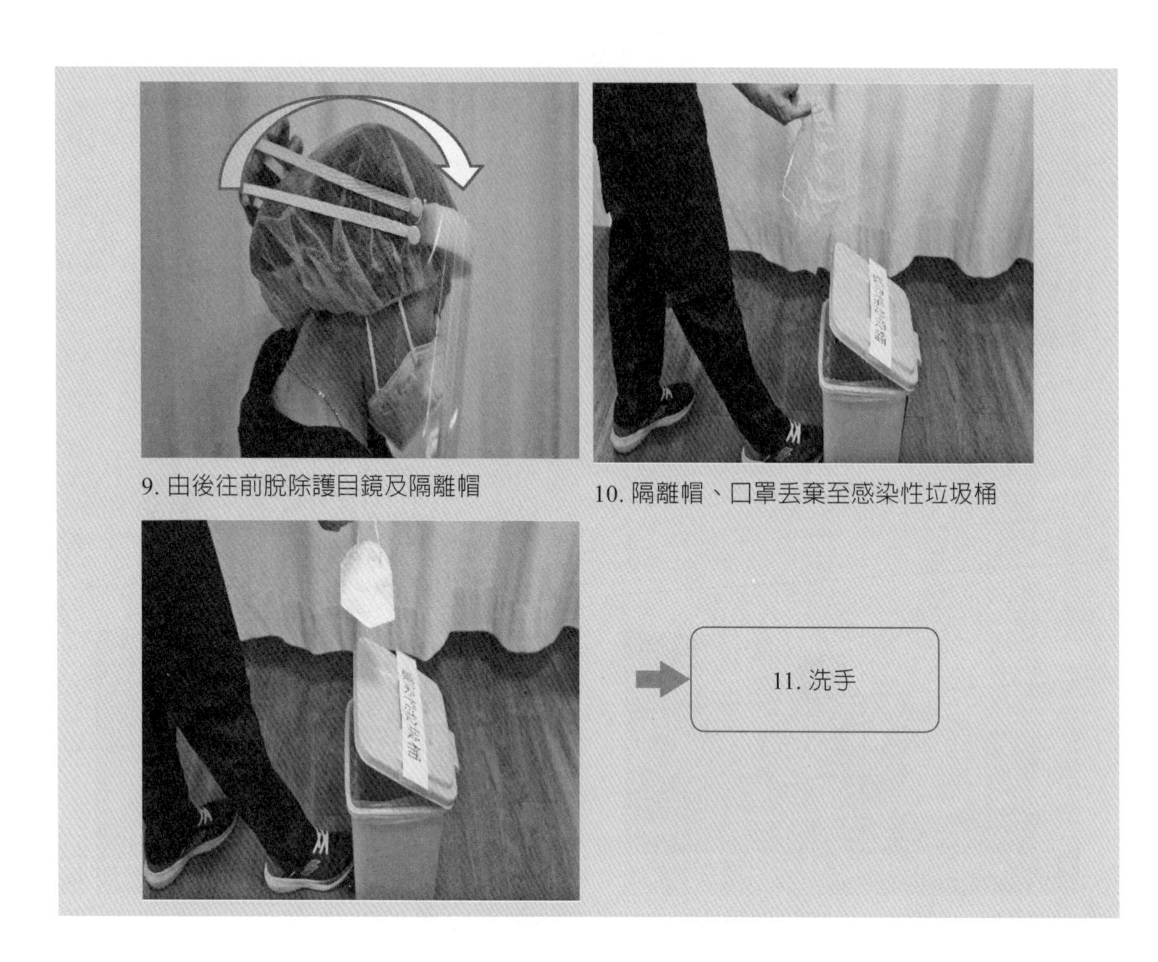

9. 由後往前脫除護目鏡及隔離帽

10. 隔離帽、口罩丟棄至感染性垃圾桶

(9) 穿脫已沾汙隔離衣法（舉例：照顧疥瘡個案是一個班換一次隔離衣，故隔離衣會重複使用）（詳見第五節之技術 16-3）

三、清潔消毒溶液

(一) 清潔消毒注意事項

許多人在消毒桌面時會一手噴灑消毒劑、一手拿抹布擦拭，但無論是酒精或漂白水都需要時間來發揮作用，因此使用酒精擦拭，噴完酒精後至少要靜置 15 秒；使用漂白水則至少靜置 5 到 10 分鐘。同時，衛生福利部疾病管制署建議如下：

1. **先清潔再消毒**：消毒前應先將欲消毒的表面汙垢清潔乾淨，而且清潔順序應由乾淨至髒汙，避免使髒汙擴散。
2. **使用單一消毒劑**：不要將消毒劑混合其他清潔劑，以免產生毒性。
3. **消毒前做好防護**：消毒時應配戴手套與口罩，且用完要立即丟棄、不做重複使用。

(二) 常見的二種消毒水種類分析

見表 16-9。

表 16-9　消毒溶液一覽表說明

品名	可殺菌種	濃度	用途	注意事項
漂白水（次氯酸鈉）	破壞核蛋白質結構、抑制病菌的活性。用於「無外套膜」的病毒，例如腸病毒、諾羅病毒、A 型肝炎病毒、腺病毒、鼻病毒等無法被酒精消滅。	500ppm（1:100）10ml 漂白水及 1000ml 水以比例稀釋	用於流感、腸病毒環境擦拭，例如噴灑環境、沙發、櫃子、桌面，等待 10-15 分鐘後，沾取清水將所有地方再擦拭。	• 禁止接觸高溫。 • 勿與清潔劑混用。 • 應在通風的空間稀釋及使用。 • 對皮膚及黏膜有刺激性，過程中需有防護配備。 • 稀釋後漂白水會隨時間分解，在 24 小時內用完。 • 勿用不透氣玻璃瓶盛裝，以免氣體累積過多而爆炸。
		1000ppm（1:50）20ml 漂白水及 1000ml 水以比例稀釋	新冠肺炎、諾羅病毒環境消毒。	
		5000ppm（1:10）100ml 漂白水及 1000ml 水以比例稀釋	嘔吐物、分泌物覆蓋消毒。	
酒精	將病毒或細菌的蛋白質凝固變性，失去活性而達成消毒的成效。帶有「外套膜」的病毒，例如新冠病毒、流感、痲疹、皰疹。	酒精濃度是 70-75%。	建議噴灑後應靜置至少 15 秒至 1 分鐘，讓酒精有充分的時間滅菌、消毒，再以乾布擦拭。	酒精僅適合使用在乾燥、小面積的物體表面。

資料來源：衛生福利部疾病管制署。作者製表。

四、防護措施

預防致病原從感染者或帶原者傳播給其他人而施行的措施，避免病人、案主、醫院工作人員及訪客之間相互傳播。表 16-10、表 16-11 為各種防護措施說明。

表 16-10　防護措施說明

防護措施	隔離對象	目的	例子
汙染隔離	傳染病病人	保護他人	肺結核、新冠肺炎
保護性（反）隔離	易被傳染者	保護病人	燒傷、化療、白血病、AIDS

表 16-11　長照機構（日照及住宿型機構）個人防護措施說明

防護措施	標準防護	接觸性防護措施	飛沫傳染防護措施	空氣傳染防護措施
目的	預期可能接觸到血液、體液、分泌物排泄、不完整皮膚黏膜組織等。	預防藉由直接或間接接觸病人或病人環境而傳播的病原體。	照顧範圍近距離 1 公尺以內，降低病原體經由咳嗽、打噴嚏或交談中產生的飛沫傳播的危險。	用於預防可長距離在空氣中飛揚的病原體。
洗手	必要	必要	必要	必要
手套	非例行	必要	非例行	非例行
隔離衣	非例行	必要	非例行	非例行
外科口罩	非例行	非例行	必要	非例行
N95 口罩	非例行	不需要	非例行	必要（配戴 N95 或高效能口罩）。
髮帽	非例行	非例行	不需要	非例行
護目鏡	非例行	不需要	非例行	必要
單人房	非例行	必要	必要	必要
負壓隔離病房	不需要	非例行	非例行	必要（轉至醫院）
傳染疾病	AIDS、梅毒、B 型肝炎、C 型肝炎	皮膚疥瘡、腸病毒、流感、單純性泡疹、痢疾、傷寒、腸胃道傳染病	咽喉性白喉、腮腺炎、腦膜炎、流感、百日咳、德國麻疹	麻疹、水痘 開放性肺結核

註：「非例行」是視現場情況、個案身體暴露範圍及業務執行狀況選用防護。

資料來源：衛生福利部疾病管制署（2024 年 4 月 3 日）。長期照護機構因應 COVID-19 個人防護裝備穿脫訓練。取自 https://www.cdc.gov.tw/File/Get/KnT9kIbaByG68Cc4h2MBag。作者製表。

五、提供服務者（工作人員）健康管理

1. 任用前需作胸部 X 光及健康檢查，並有紀錄。若有任何經呼吸道、胃腸道或皮膚

接觸之傳染性疾病，例如結核病、疥瘡等，應治療至醫師診斷無傳染他人之虞。

2. 在職工作人員應依照疾病管制署「結核病防治工作手冊」，每年接受胸部 X 光檢查，並留存紀錄備查；廚工及供膳人員應同時依食品藥物管理署規範進行檢查，並備有紀錄；如有異常應就醫進一步檢查或治療。
3. 建議依疾病管制署訂定之「醫療照護人員預防接種建議」，以張貼衛教海報、辦理教育訓練等方式，宣導及鼓勵工作人員完成相關預防接種，並了解工作人員疫苗接種情形，以避免工作人員在照護個案的過程中，因暴露於病原體而受到感染。同時降低工作人員在照護個案的過程中，將自身感染的病原體傳染給受照護個案的風險。
4. 建議接種項目包括：(1) 流感疫苗（每年接種）；(2)B 型肝炎疫苗；(3) 麻疹、腮腺炎、德國麻疹疫苗（MMR）；(4) 水痘疫苗及 (5) 白喉、破傷風、百日咳疫苗。訂定機構內全體工作人員健康監測計畫，並有異常追蹤處理機制。
5. 落實工作人員每日體溫量測及健康狀況監測，工作人員若有發燒（耳溫超過 38℃）、呼吸道症狀、腸胃道症狀、皮膚感染，或其他傳染性疾病徵兆，應主動向單位主管或負責人員報告，並採取適當的防護措施及治療。
6. 將監測結果納入單位主管每日交班事項，充分了解全館人員之健康情形，且視國內外疫情及實務所需，適時強化員工健康監測機制，以利及時採取員工體溫或健康狀況異常之處理措施。
7. 訂定機構內工作人員因病休假或受暴露時的處理措施，例如流感、肺結核、疥瘡、腸胃炎、尖銳物品扎傷或血液體液暴觸事件處理流程等，並應公布機構內人員周知，遵循辦理；有傳染之虞者應安排休假或限制從事照護或準備飲食服務，至醫師診斷無傳染他人之虞。

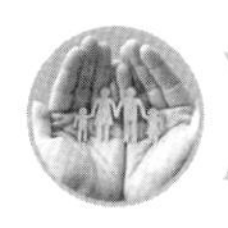

第五節　感染控制

技術 16-1　洗手

(一) 目的

1. 去除手部汙垢和減少微生物量，保持清潔。
2. 減少或避免交互感染的情形。

(二) 用物及設備

1. 水適量	2. 肥皂或洗手劑適量
3. 擦手紙適量	4. 垃圾桶 1 個

(三)步驟及說明

步驟	要點說明
➲ 準備工作	
1. 檢視雙手指甲的長短及有無破皮。 2. 長指甲除了易藏汙納垢、聚集微生物外，也易在接觸個案時，抓傷個案皮膚。	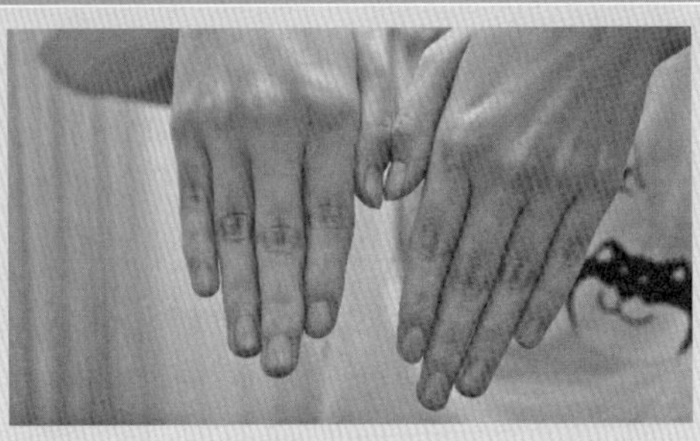 剪短指甲
3. 脫去手錶及手上的事物，放入口袋中。	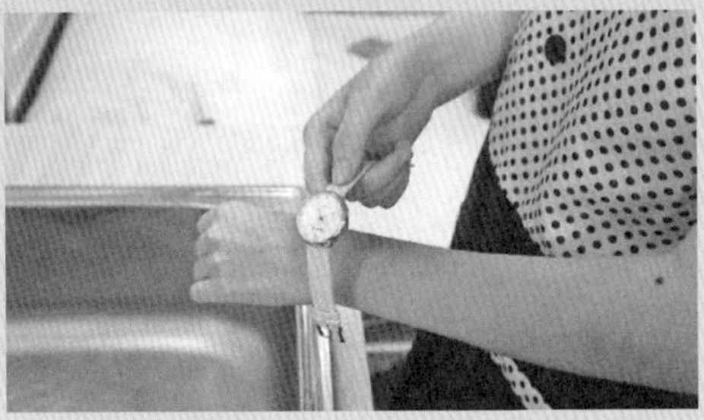 取下手錶
4. 確定衣袖在肘關節上 2 吋（冬天）。	
5. 站於洗手檯前，衣服（制服）不要碰觸到水槽。	✐防沾溼及汙染。 ✐保持衣服清潔。
➲ 執行	
1. 水龍頭的打開方式，視醫院、機構、住家水槽的構造而異。 2. 有手控式、腳控式及感應式等。	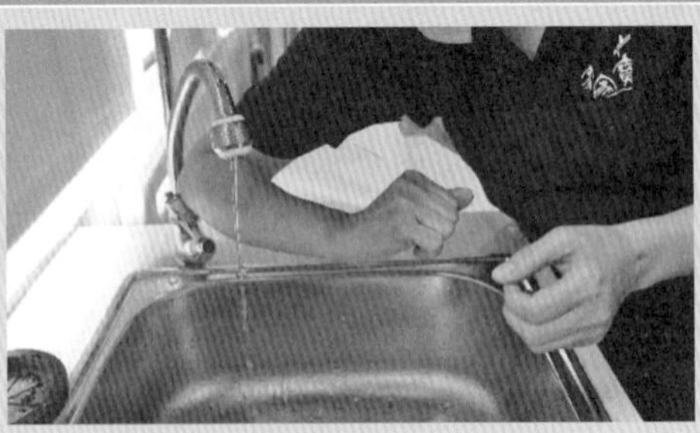 打開水龍頭，沾溼雙手

3.（也可使用肥皂塗於兩手後，將肥皂沖淨放回原處）。

4. **肥皂可降低水的表面張力，和汙垢中的油脂結合，產生乳化作用，可達到清潔和減少微生物量的效果。**

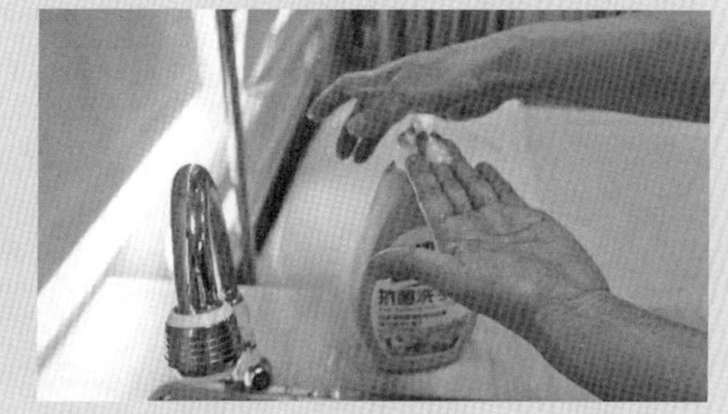

取洗手劑按壓 3-5ml 在掌心

5. 雙手相互摩擦，產生足夠的泡沫。

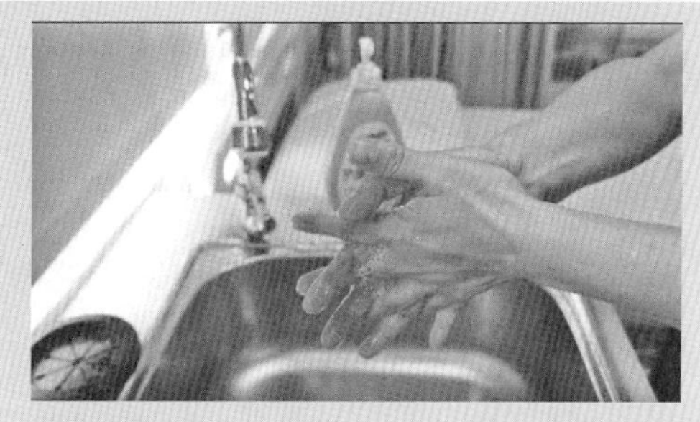

摩搓起泡

6. 以環形的方式相互摩擦，搓洗步驟：手掌 → 手背 → 手指之間 → 指背 → 拇指虎口 → 指尖 → 手腕上 10 公分，每一部位至少搓洗 5-10 次。

✐可以配合「內外夾弓大立腕」口訣記憶。

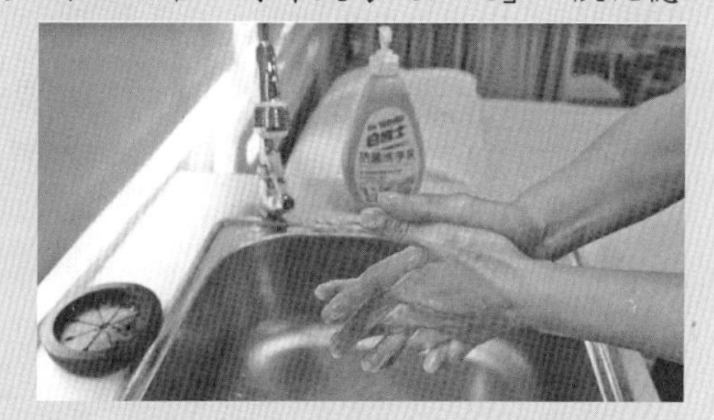

內

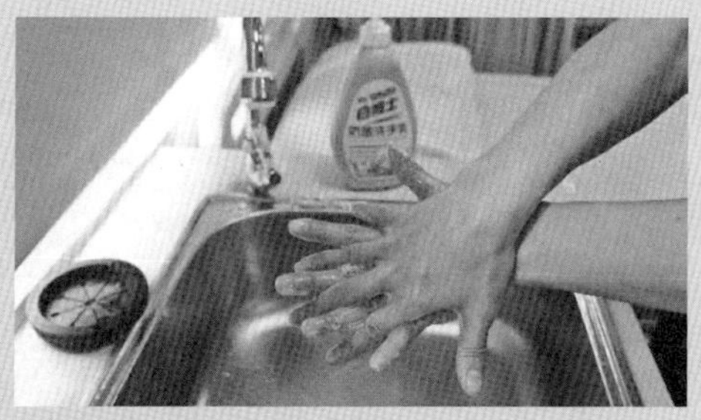

外

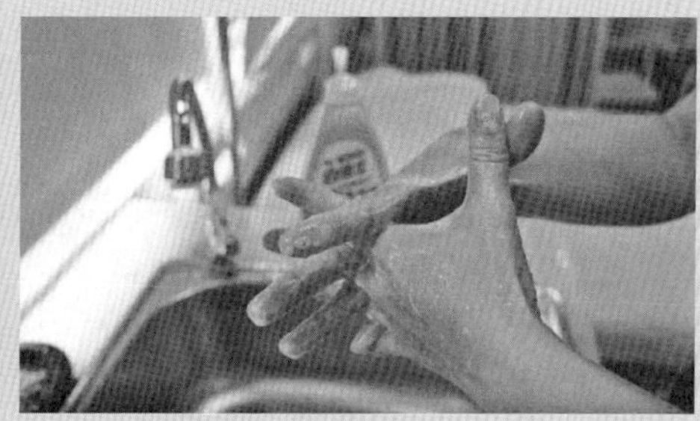

夾

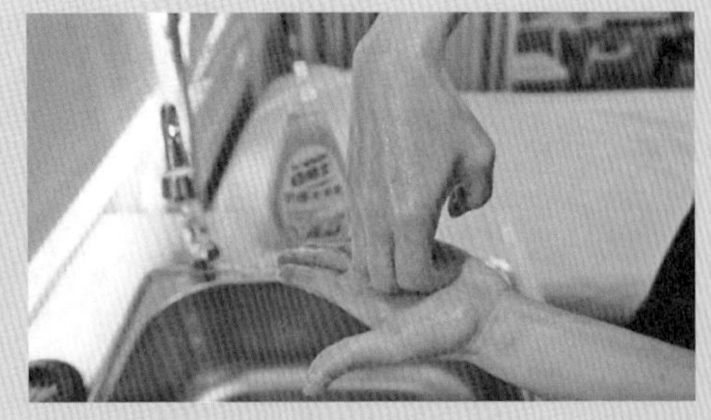

弓

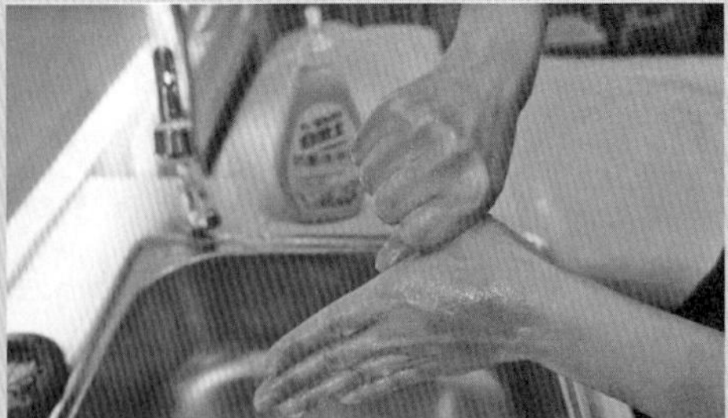

大

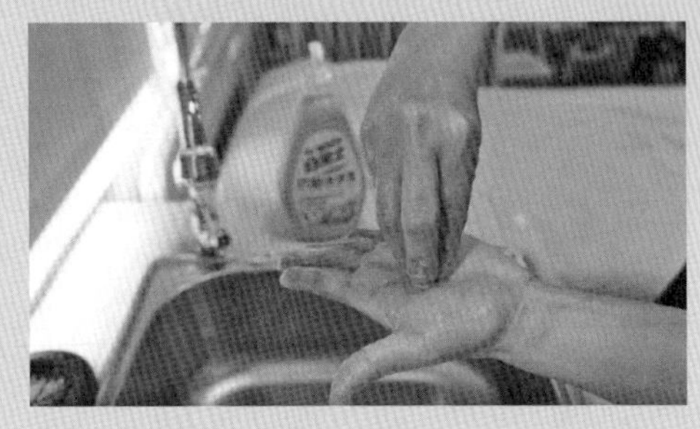

立

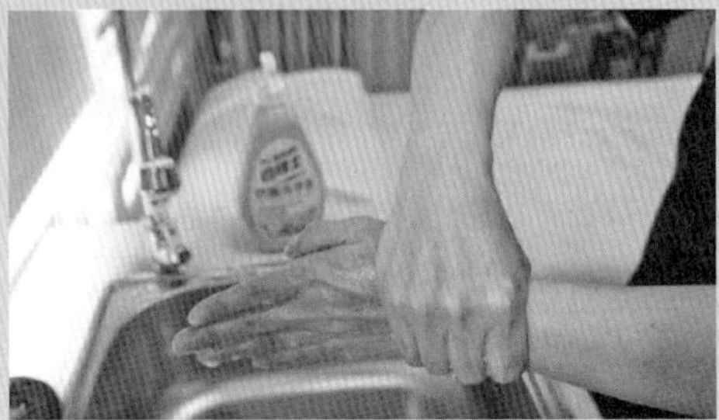

腕

7. 打開水龍頭，指尖朝下，保持手部低於手肘，沖淨雙手泡沫。
8. 此時手部比腕部和手臂髒，保持手部低於手肘，可以預防手部的微生物被沖到手臂。

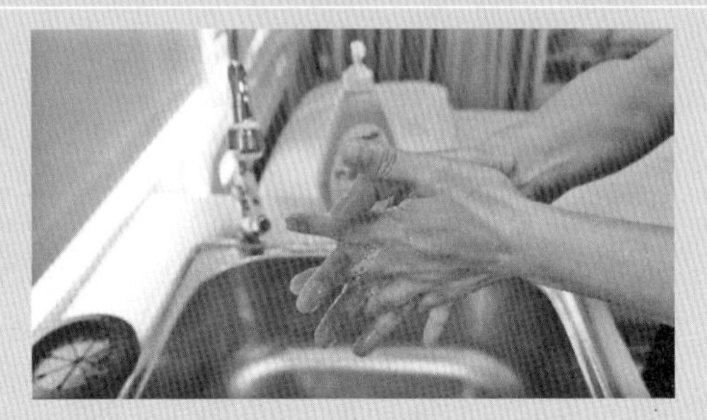

指尖朝下，流動水沖洗泡沫

9. 視情況需要，必要時再重複洗一次。

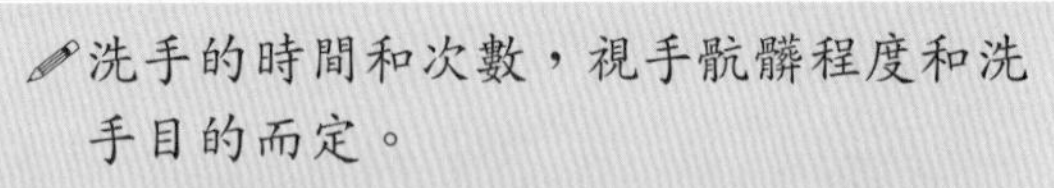

✐洗手的時間和次數，視手骯髒程度和洗手目的而定。

10. 取擦手紙，由指尖擦向手掌、手腕和前臂，擦乾雙手。
11. 洗完手後，最乾淨的部位是指尖和手部，由最乾淨部位擦乾至乾淨部位。

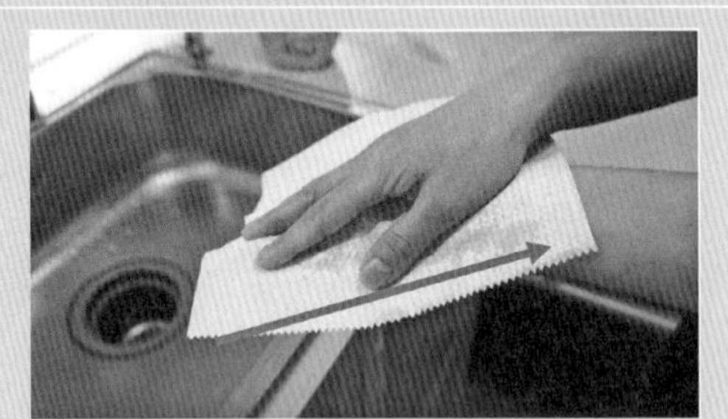

擦手紙擦乾（由最乾淨部位擦乾至乾淨部位）。

12.將擦手紙丟至一般可燃的垃圾桶中。

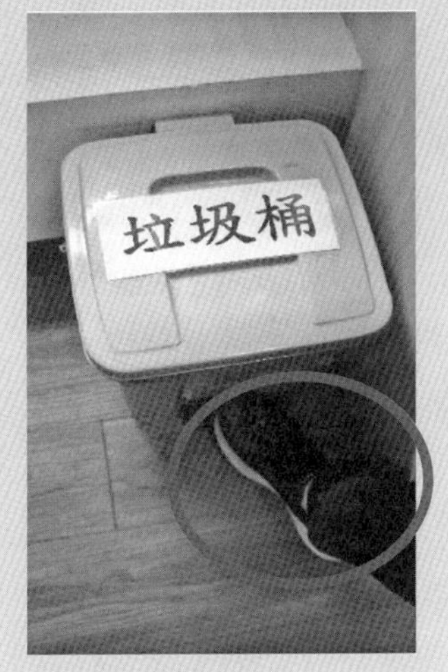

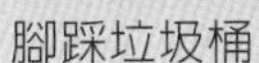
腳踩垃圾桶

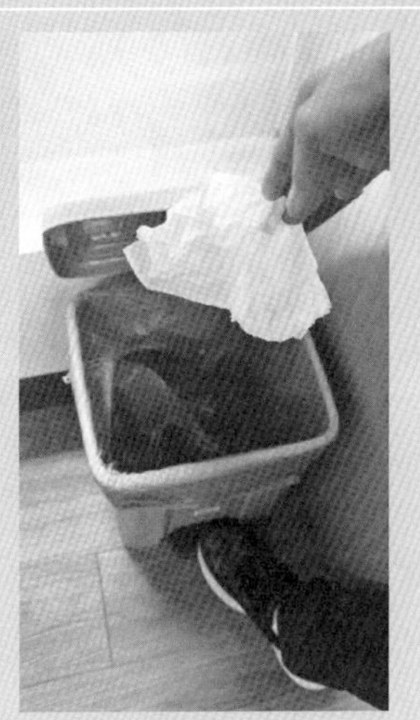
正確丟棄擦手紙

技術 16-2 穿脫隔離衣法

(一) 目的

1. 預防工作人員執行醫療處置時受病人感染。
2. 預防免疫機能缺損者受感染。
3. 避免散播致病原，預防發生交互性感染。

(二) 用物及設備

1. 乾淨清潔的隔離衣 1 件	2. 紙帽 1 個
3. 外科口罩 1 個（或視情況備 N95 口罩 1 個）	4. 汙衣桶 1 個

(三) 步驟及說明

步驟	要點說明
➲ 穿隔離衣法	
1. 除去手上飾物及手錶。	✐見洗手技術。
2. 洗手。	✐內科洗手法。
3. 視隔離需要戴上紙帽、外科口罩。	✐各種傳播途徑的防護措施。

(1) 紙帽：必須完全包覆頭髮。

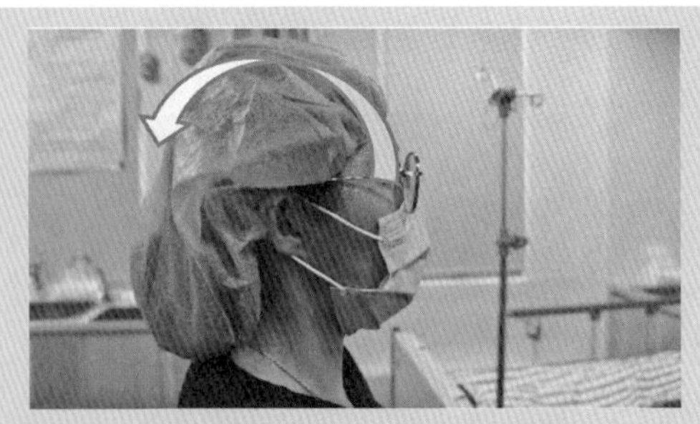

由前往後帶髮帽並完全覆蓋頭髮

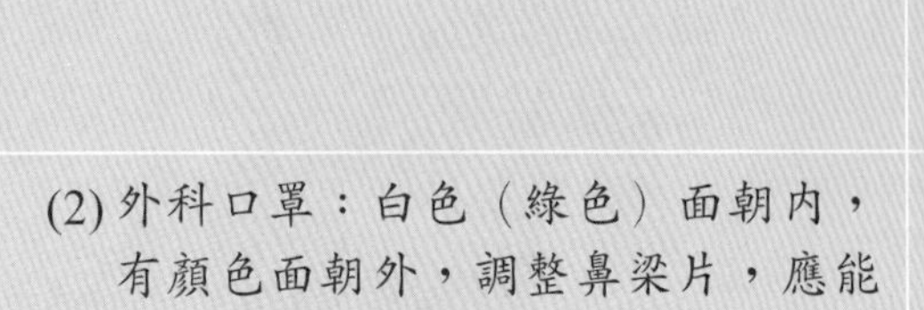

(2) 外科口罩：白色（綠色）面朝內，有顏色面朝外，調整鼻梁片，應能完全覆蓋及貼合口鼻至下巴。

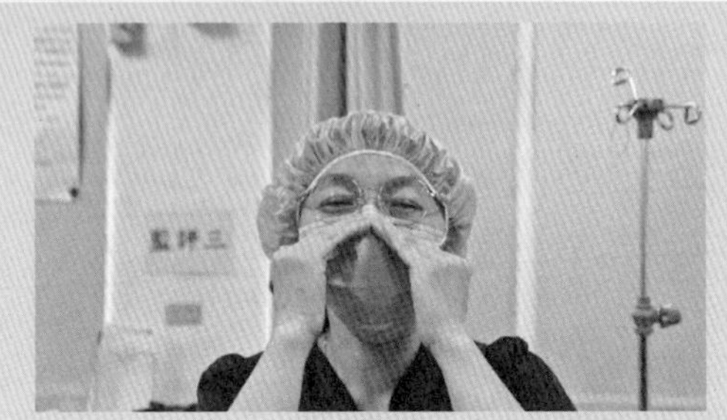

口罩密合試驗（勿漏氣），完全覆蓋及貼合口鼻至下巴

4. 穿隔離衣。

(1) 取乾淨的隔離衣，以右手抓住衣領上方內側，使其他部分垂下展開，將左手伸入衣袖內，接著穿右側衣袖。

(2) 長度應能完全蓋住裙裝式的工作服，且超出20公分以上，頸部及腰部有綁帶。

✐隔離衣的選用原則：

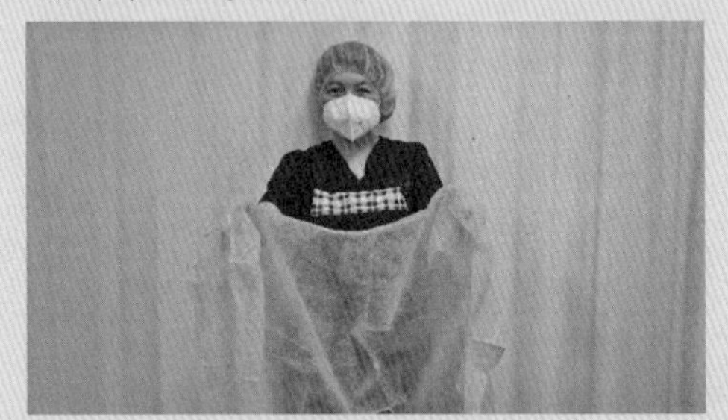

背部開合的長袖衣服

(3) 袖長以戴上手套後能完全包覆工作人員的手，而不致被汙染，袖口應有鬆緊帶設計。

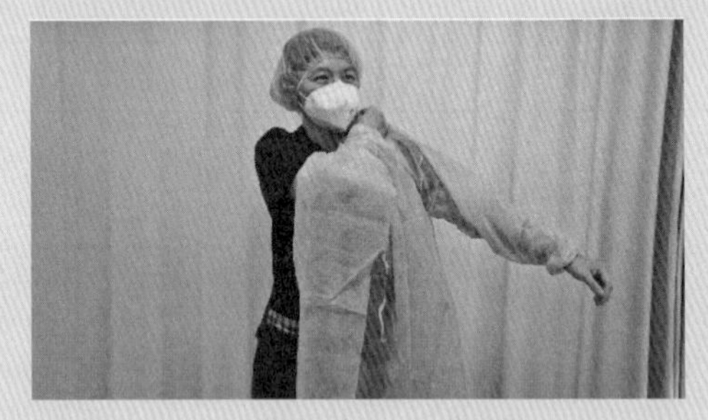

以右手抓住左側衣領上方內側後，再穿另一手（右側）

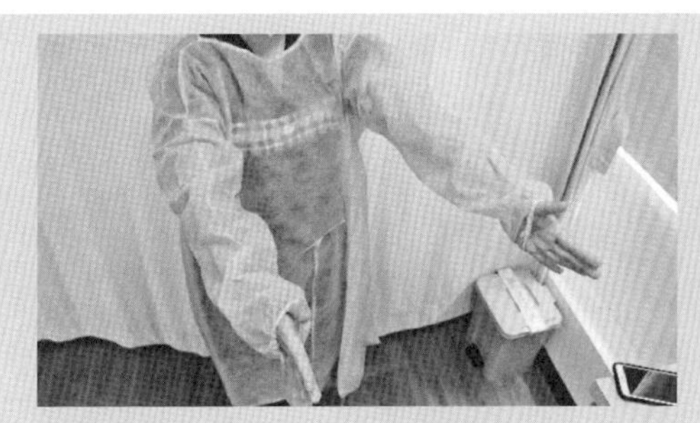

雙肩拉上後，雙手露出，袖長以戴上手套後能完全包覆工作人員的手

(4) 雙手沿著衣領向後繫好頸部帶子。

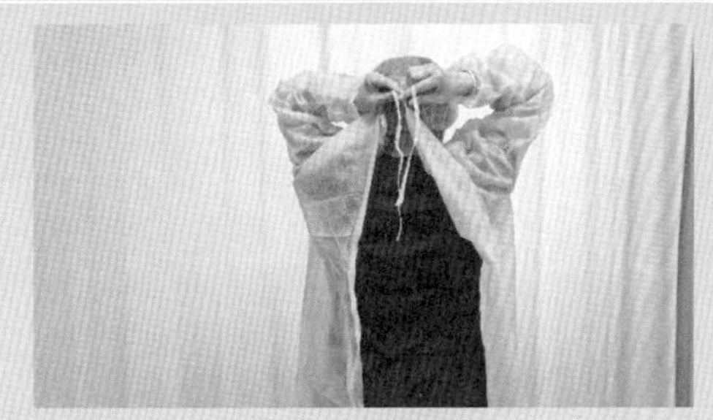

繫好頸部帶子

(5) 繫好腰部帶子。

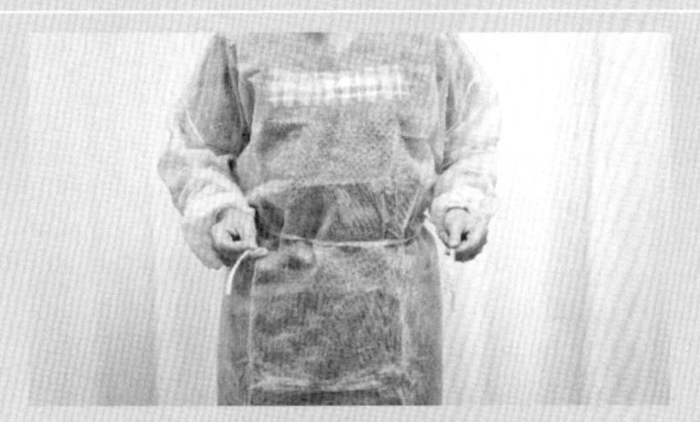

將後面帶子往前拉，繫好腰部帶子

5. 戴護目鏡（視情況），右手將固定帶繞到頭部後方，左手固定鏡片

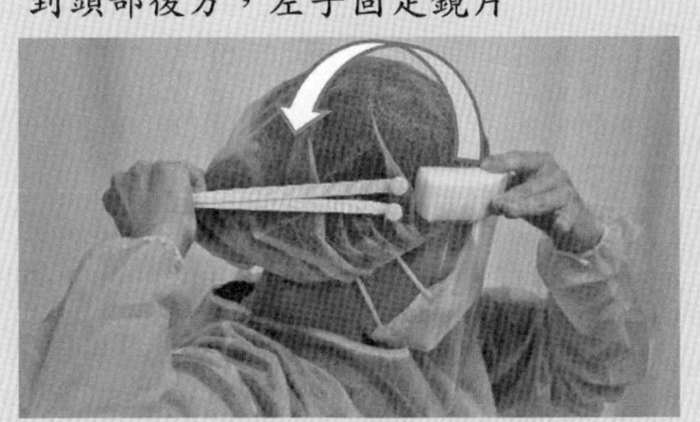

由前往後拉固定帶

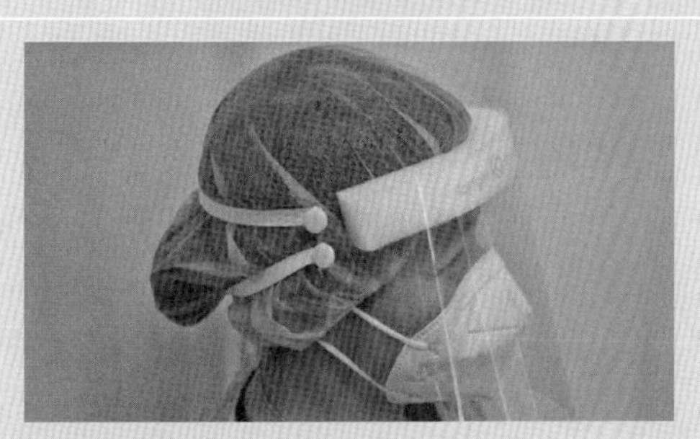

固定平整後腦勺帶子

6. 充氣測試可檢視手套有無破損。
7. 戴手套，手套需完全包覆隔離衣袖口，勿隨意碰觸。

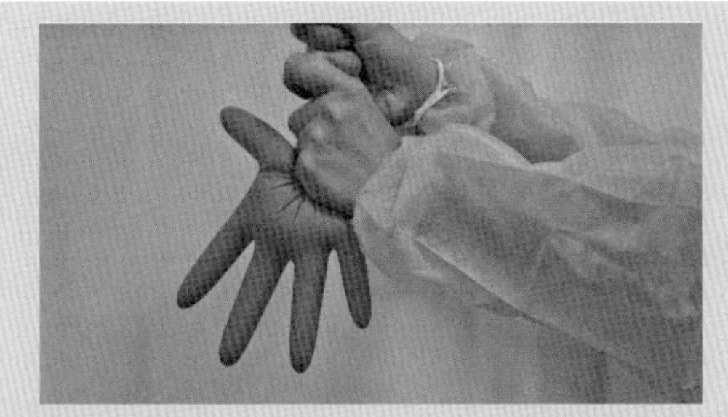

充氣可方便戴手套並測試有無破損

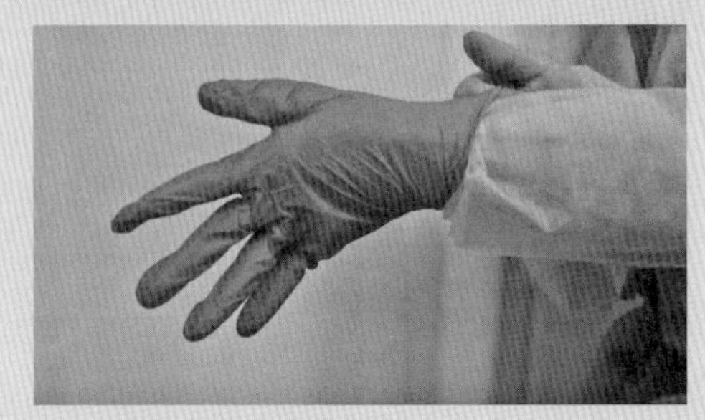

手套需完全包覆隔離衣袖口

8. 檢查隔離衣是否穿戴齊全。

✐穿戴中如有破損應更換。

➲ 脫隔離衣法

1. 右手提起左手手套外側面，將手套翻轉脱下，並握於右手手中。
2. 以左手伸入右手手套內側，翻轉及脫下右手手套。
3. 脫除已汙染的手套，並丟入感染性垃圾桶中

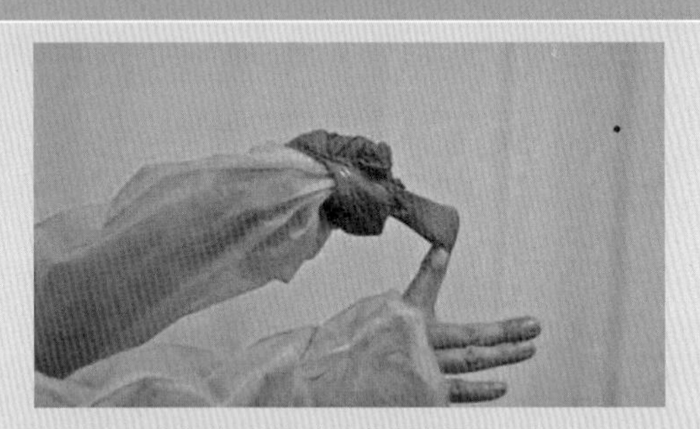

以脫下手套的手指內側脫除另一手套

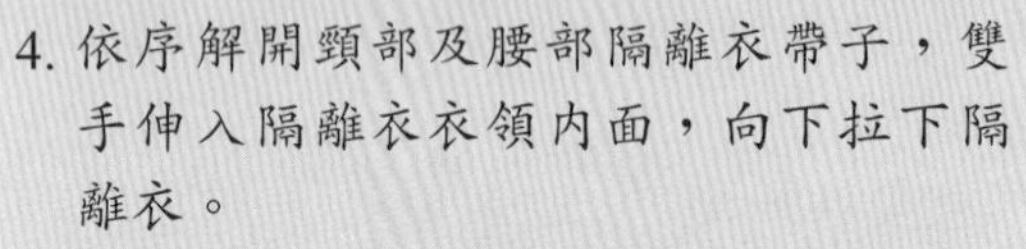

4. 依序解開頸部及腰部隔離衣帶子，雙手伸入隔離衣衣領內面，向下拉下隔離衣。
5. 左右兩邊相對地脫下，手指能接觸隔離衣內面。

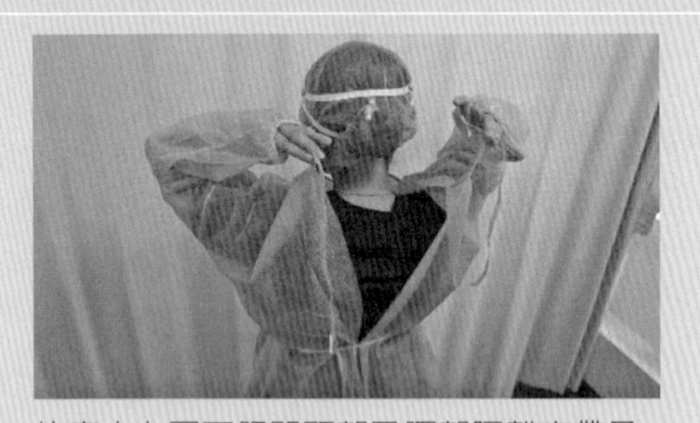

依序由上至下解開頸部及腰部隔離衣帶子

6. **脫除時，右手自左手袖口內側將隔離衣往前拉。**
7. 左手抓住右側衣領內面，脫下右側衣袖。
8. 再以右手抓住左側衣領內面，脫下左側衣袖。

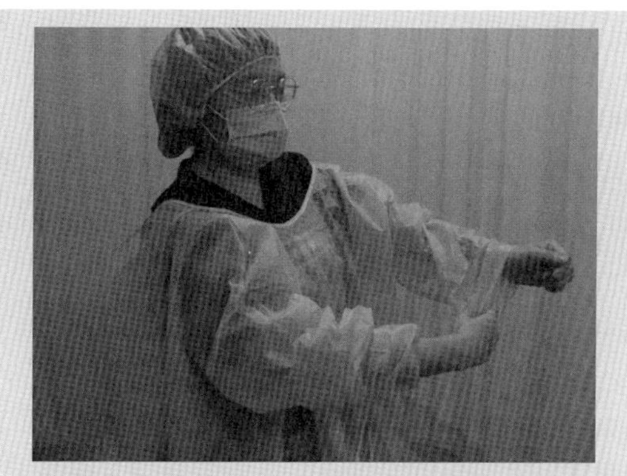

右手自左手袖口內側將隔離衣往前拉

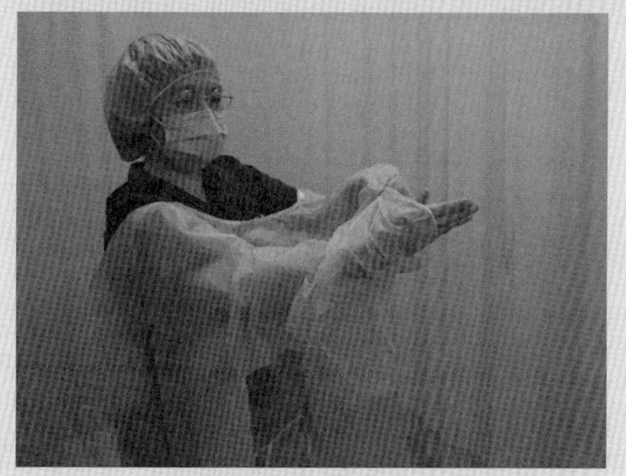

左手抓住右側衣領內面往前拉

9. 雙手抓住隔離衣內面（清潔面），將衣領對齊並反摺，使外面（汙染面）朝內，然後將隔離衣捲起，丟入感染性垃圾桶中。

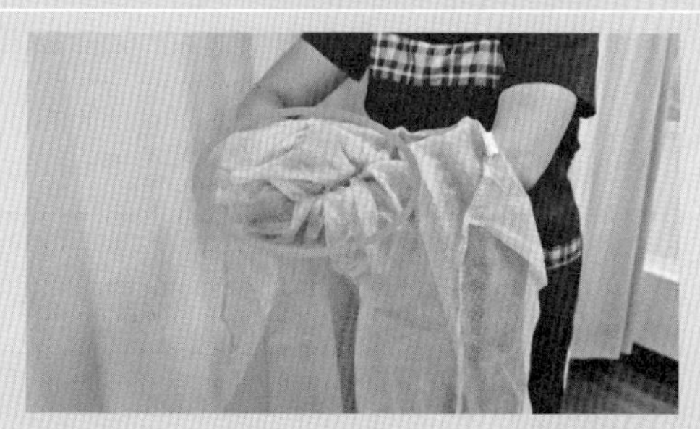

抓住隔離衣內面（清潔面），將衣領對齊並反摺捲起包裹（汙染面）

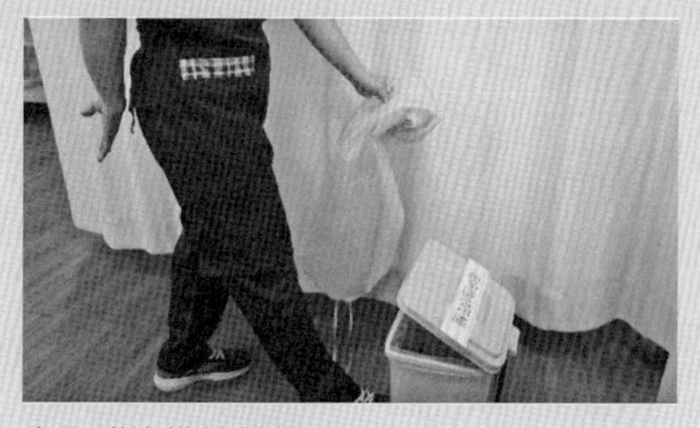

棄入感染性垃圾桶

10.洗手。	✐用乾洗手方式。
11.脫除護目鏡，丟入感染性垃圾桶中。 12.脫除口罩，丟入感染性垃圾桶中。	由後往前脫除護目鏡
13.脫除髮帽，丟入感染性垃圾桶。	
14.洗手。	✐詳見洗手技術。

技術 16-3 穿脫已沾汙隔離衣法（舉例：照顧接觸性照護／疥瘡）

(一) 目的

1. 預防工作人員執行醫療處置時受病人感染。
2. 預防免疫機能缺損者受感染。
3. 避免散播致病原，預防發生交互性感染。

(二) 用物及設備

1. 隔離衣（掛於隔離單位準備區的衣架上）1 件	2. 紙帽 1 個（視情況）
3. 外科口罩 1 個	

(三) 步驟及說明

步驟	要點說明
➲ 穿著已沾汙之隔離衣	
1. 除去手上飾物及手錶。	
2. 洗手。	✐以內科洗手法。
3. 視隔離需要戴上紙帽、外科口罩。	

4. 雙手持隔離衣內側面（爲清潔面），自衣架上取下隔離衣。	✐外側面爲汙染面。 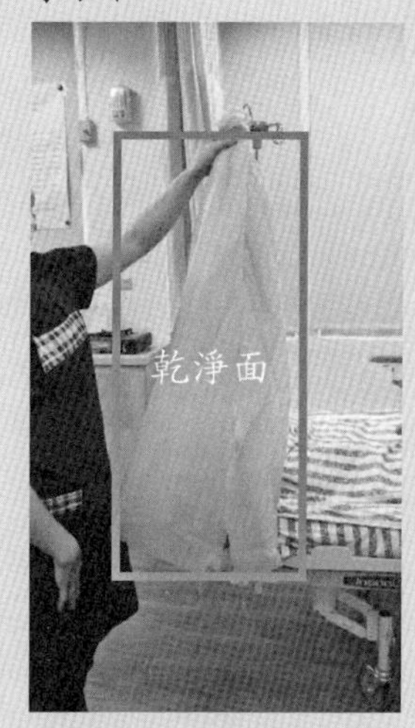 正確取下隔離衣
5. 一手持隔離衣內側面的衣肩，另一隻手穿進袖內，並露出 2/3 的前臂長度。 6. **露出雙手前臂是爲了避免繫頸部帶子時袖口汙染此一清潔區，以及洗手時弄溼袖口**	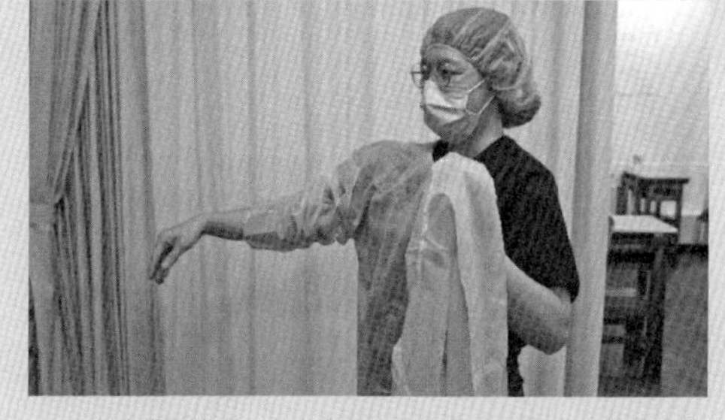 一手持隔離衣內側面的衣肩，另一隻手穿進袖內，並露出 2/3 的前臂長度
7. 已穿好袖子的手抓住衣領或內側，協助另一隻手穿進袖內，並露出 2/3 的前臂長度。	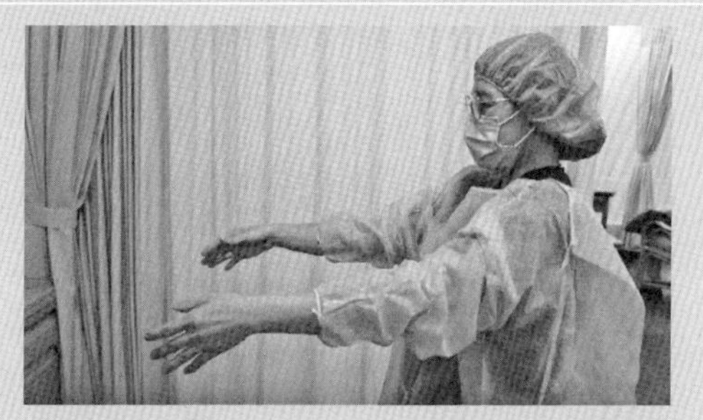 已穿好袖子的手抓住衣領或內側，協助另一隻手穿進袖內，並露出 2/3 的前臂長度

8. 將雙手抬高，綁好衣領的帶子。 9. 袖子勿碰到衣領、臉或頭。	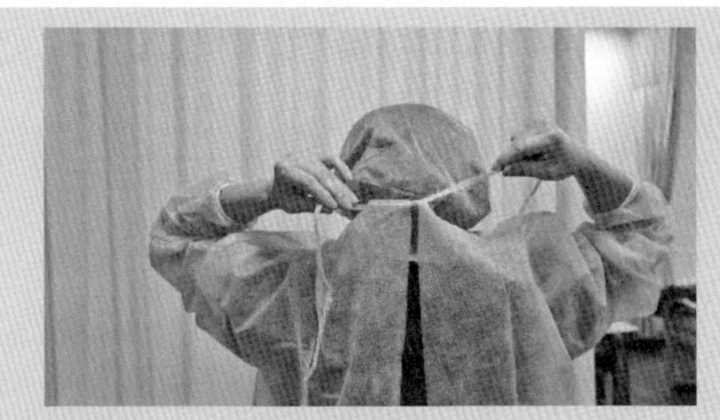 雙手抬高，綁好衣領的帶子
10.綁好腰部帶子。	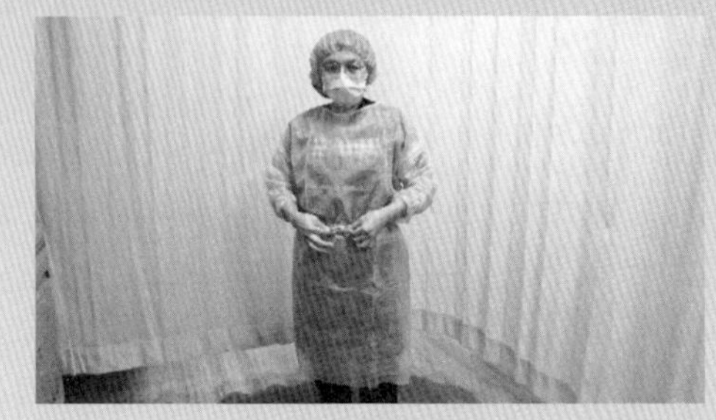 繫好腰部帶子
11.洗手：因雙手已沾汙，用乾洗手。	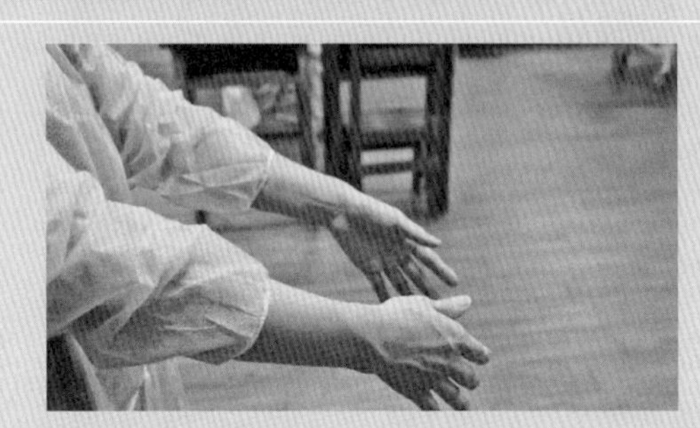 穿好隔離衣後乾洗手
12.戴手套前應先將衣袖下滑至腕部，使手套能完全包住隔離衣的袖口。	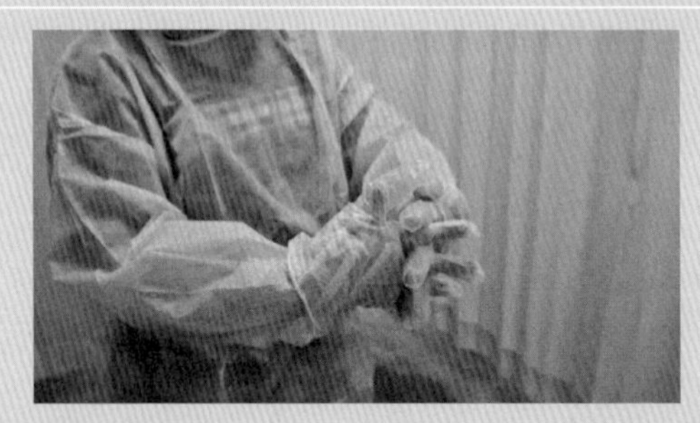 再戴上手套
➲ 脫除需再次使用之隔離衣方法	
1. 脫手套。	

2. 將隔離衣衣袖往前滑出覆蓋雙手，解開隔離衣腰部前面的帶子。

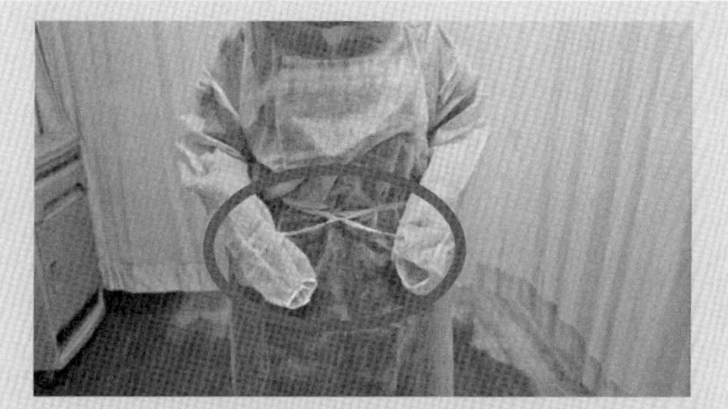

覆蓋雙手解開隔離衣腰部前面的帶子

3. 以一隻手將另一隻手的衣袖拉至手肘，露出雙手前臂。以免洗手時弄溼袖口。
4. 洗手（可使用乾洗手）。

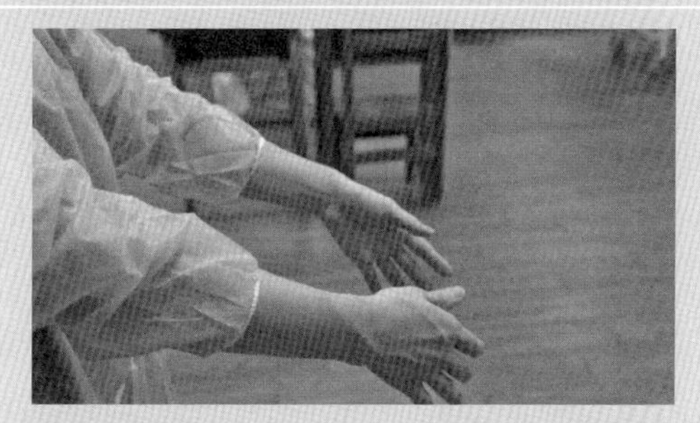

露出雙前臂（因雙手已沾汙，用乾洗手）

5. 手勿碰觸到衣服外側面，解開隔離衣頸部的帶子，將衣領解開。

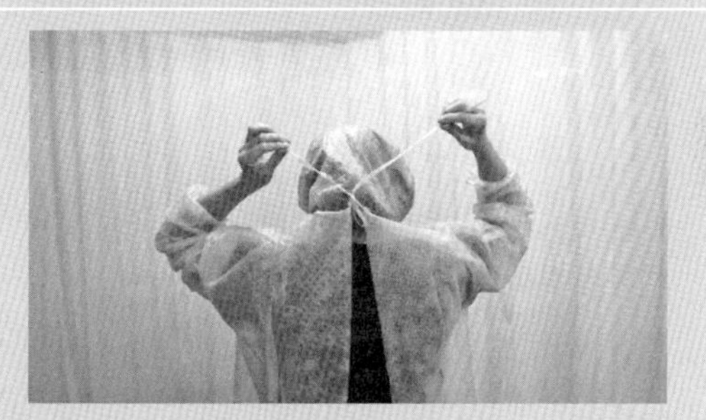

洗完手再解開衣領帶

6. 將右手指伸入左手袖口內將衣袖往下輕拉，使左手手掌與手指完全被衣袖包住。

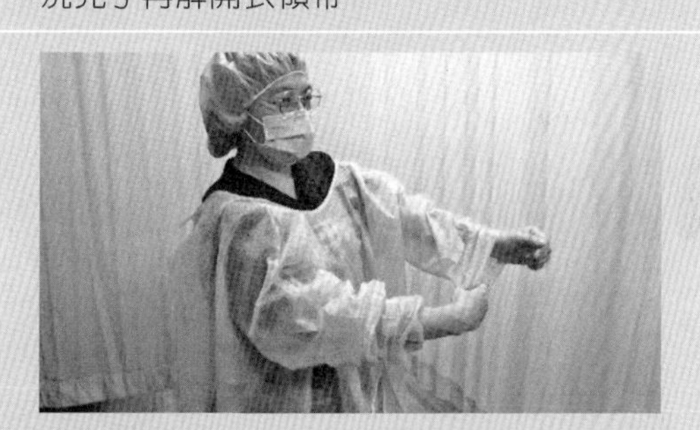

將右手指伸入左手袖口內側將衣袖往下輕拉

7. 以被包住的左手由右手衣袖外側拉下包住右手。	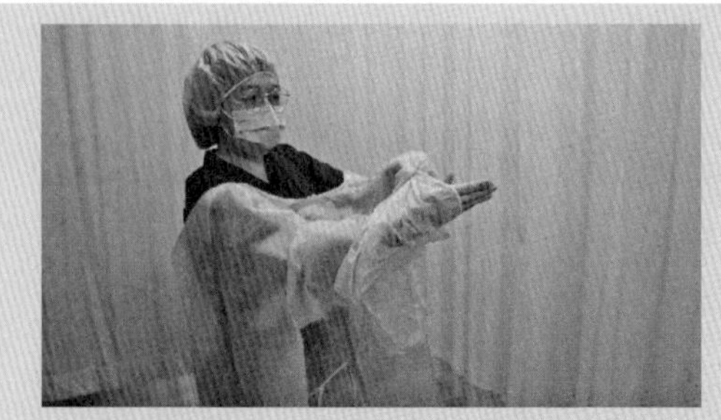 以被包住的左手由右手衣袖外側拉下包住右手
8. 將隔離衣滑至雙前臂，兩袖併齊脫下隔離衣。 9. 將隔離衣的衣肩對齊，汙染面朝外、內面朝內掛在衣架上，以備再次使用。	

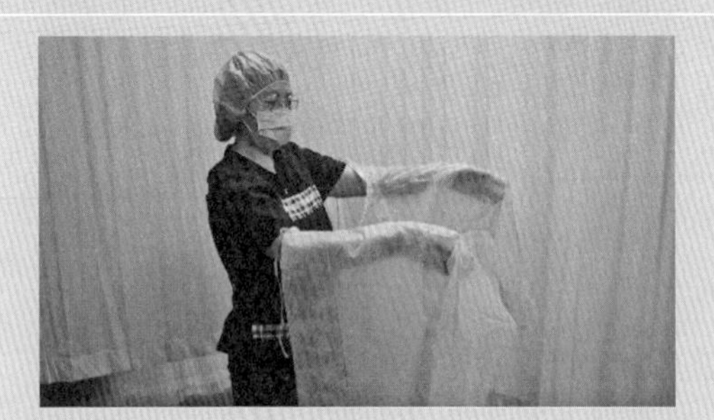

將隔離衣滑出

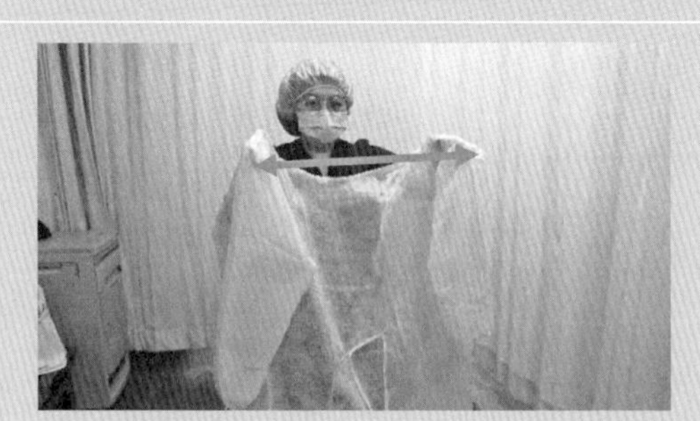

隔離衣的衣肩對齊

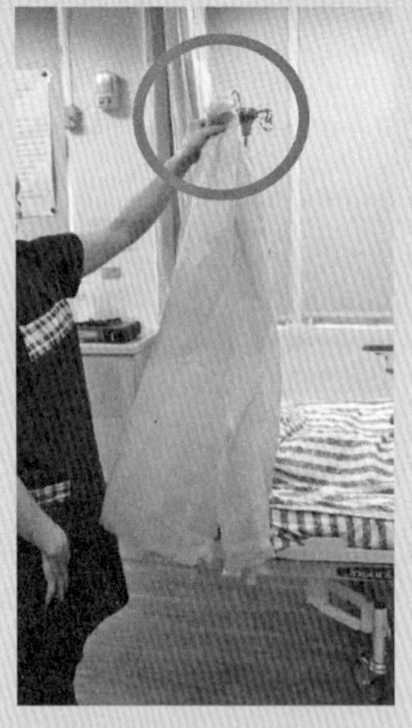

掛在衣架上（可用夾子或橡皮筋束起）

10. 洗手。	
11. 離開隔離房間。	

課後問題

是非題

1. 雙手沒有明顯髒汙時，可以直接使用酒精性乾洗手即可。
2. 照顧病人脫除手套後，就不必再洗手。
3. 有洗手就好了，不需要太在意洗手的方法。
4. 洗完手後，最乾淨的部位是指尖和手部，由最乾淨部位擦乾至乾淨部位。
5. 接觸性隔離措施包含洗手、戴口罩、戴手套、穿隔離衣。
6. 隔離病人的床單、衣物，更換後直接丟置於病室內專用的感染性汙衣桶內。
7. 當戴手套進行治療時，就不需先洗手。
8. 碰到病人的環境或圍簾就需要洗手。
9. 無論乾洗手或溼洗手，都應該依內、外、夾、弓、大、立、腕的洗手步驟搓洗原則洗手，以達預防感染的目的。
10. 最常用的乾洗手溶液爲酒精，濃度爲 90%。

答案：

1.	2.	3.	4.	5.	6.	7.	8.	9.	10.
○	×	×	○	○	○	×	○	○	×

參考文獻

方妙君、陳姿妃（2019）。感染控制。於王桂芸總校閱，**基本護理學上冊**（八版）（頁 5-1～81）。永大。

王采芷、洪論評、楊士央、蕭玉霜（2020）。**照顧服務員單一級檢定學術科大全**（初版）。五南。

全國法規資料庫（112 年 6 月 8 日修訂）。**傳染病防治法**。法規整編資料截止日：民國 113 年 5 月 10 日。https://law.moj.gov.tw/LawClass/LawAll.aspx?pcode=L0050001

李凡、嵇達德、詹益欣、尤封陵（2021）。感染與疾病。於司徒惠康、劉雨田總校訂，**新編微生物學**（八版）（頁 6-1～6-10），永大。

李惠玲、陳瑛瑛（2021）。傳染病與護理。於王桂芸、劉雪娥、馮容芬總校訂，**新編內外科護理學上冊**（六版）（頁 8-1～68）。永大。

杜玲、邱淑玲（2023）。疾病徵兆之認識及老人常見疾病之照顧。**照顧服務員訓練指引**（七版）（頁 425-482）。華杏。

林淑燕、葉秀珍、歐倫君（2022）。感染控制。於林唐愉修訂，**實用基本護理學上冊**（九版）（第五章）。華杏。

陳玉秀（2019）。傳染病病人的護理。於蔡佩姍總校定，**新編內外科護理技術**（二版）（頁 12-1～18）。永大。

勞動部（2022）。**技術士技能檢定照顧服務員單一級術科測試應檢人參考資料**。

衛生福利部疾病管制署（2012）。**手部衛生工作手冊**。https://www.cdc.gov.tw/File/Get/1ecEw7f_tAXhbt3u58K4Cg

衛生福利部疾病管制署（2013）。**空氣傳染防護措施**。https://www.cdc.gov.tw/File/Get/EB3Vyn58Q5mt1544HRnY4Q

衛生福利部疾病管制署（2013）。**飛沫傳染防護措施**。https://www.cdc.gov.tw/Uploads/8643af7a-0a2d-4008-9147-cefd520f5cd0.pdf

衛生福利部疾病管制署（2013）。**接觸傳染防護措施**。https://www.cdc.gov.tw/File/Get/V6BAIyU3qILcXA5X-2PenA

衛生福利部疾病管制署（2013）。**標準防護措施**。https://www.cdc.gov.tw/Uploads/files/201505/d6a59af0-9b3c-463b-a333-08efc5bac2af.pdf

衛生福利部疾病管制署（2017）。**長期照護矯正機關（構）與場所執行感染管制措施及查核辦法**。https://ltc-learning.org/mooc/co_message_detail.php?id=100

衛生福利部疾病管制署（2019）。**手部衛生工作手冊**。https://www.cdc.gov.tw/Category/MPage/KTyft3mqA7PWhbJ9o3aVfA

衛生福利部疾病管制署（2019）。**長期照護機構感染管制措施指引**。https://www.cdc.gov.tw/File/Get/wFKKRfS3VYJYlKQBQohPbg

衛生福利部疾病管制署（2021）。**長期照護機構因應 COVID-19 個人防護裝備穿脫訓練—中文影音檔**。https://www.youtube.com/watch?v=6yA1L89I9Z0

衛生福利部疾病管制署。**長期照護機構因應 COVID-19 個人防護裝備穿脫訓練**。https://www.cdc.gov.tw/File/Get/KnT9kIbaByG68Cc4h2MBag

Anderson, D. J. (2020). *Infection prevention: Precautions for preventing transmission of infection.* https://www.uptodate.com/contents/Infection-prevention-precautions-for-preventing-transmission-0f-infection

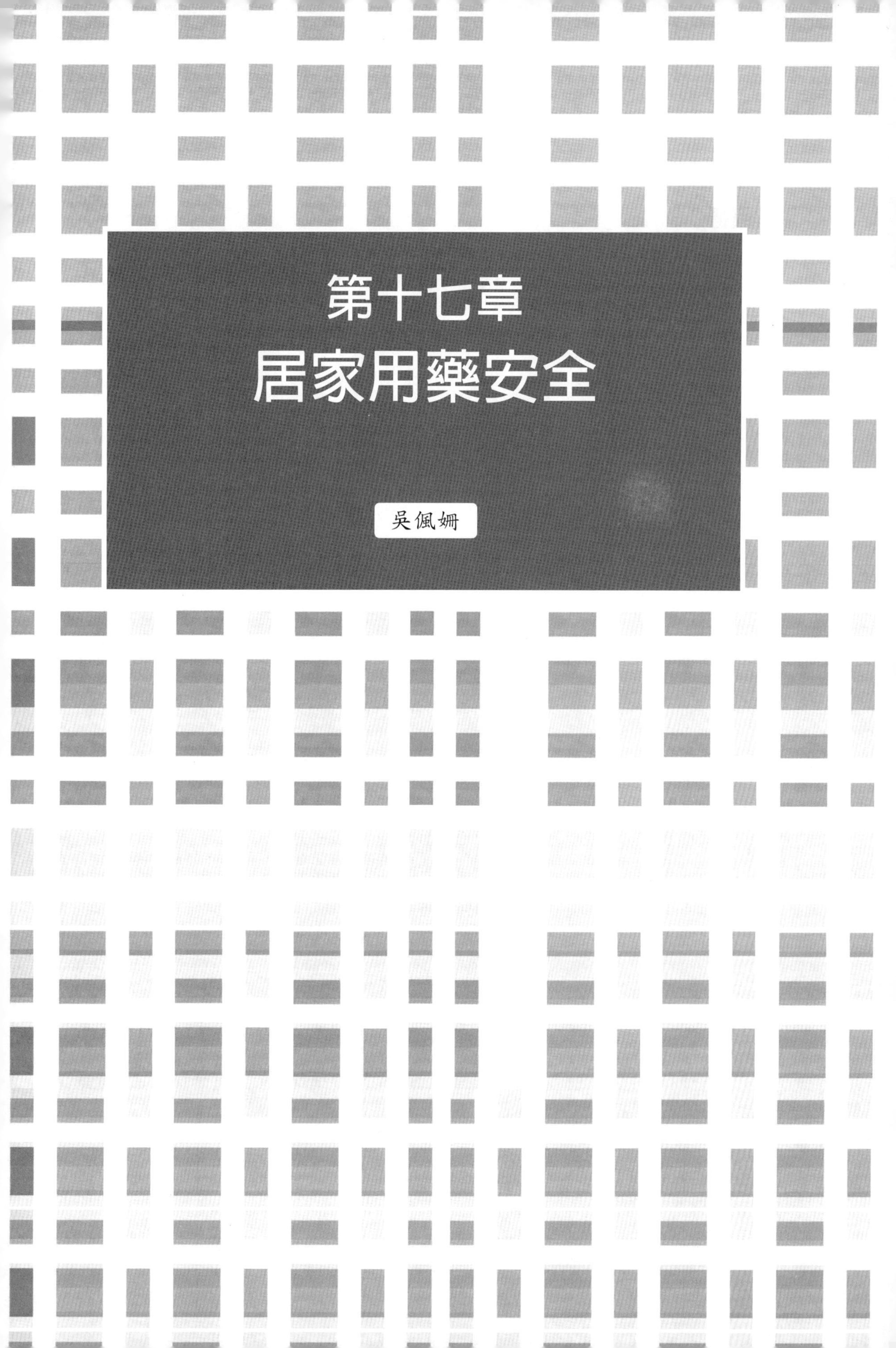

第十七章
居家用藥安全

吳佩姍

課程綱要

正確依照藥袋指示協助置入藥盒。

學習目標

一、了解藥物儲存安全。

二、認識藥袋說明。

三、學習正確協助服藥。

四、其他用藥安全的相關課程。

前言

藥物在現代醫療中扮演重要的角色，可以預防、治療和管理各種疾病和健康問題。醫師開立藥物處方，經過藥師嚴格把關核對後才會交給我們，以確保藥物安全和有效性。正確的藥物使用能夠治療疾病、減輕症狀，使身體恢復功能，或者預防疾病的發生。

居家用藥安全是指在家庭環境下使用藥物時應注意的一系列措施，確保使用藥物的安全和有效性，以避免藥物造成不良反應或其他健康風險。因此，居家用藥安全首要免除給藥錯誤，避免服藥者受到傷害與痛苦，或延長住院天數，造成額外醫療費用的支出。

本章將介紹藥物的基本知識，並提供在家庭環境下使用藥物時應注意的措施，讓我們更安全地使用和管理藥物。

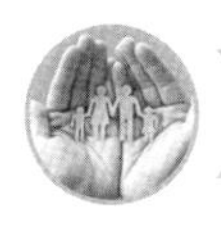

第一節　認識藥物

我國藥物依安全性分爲處方藥、指示藥和成藥。處方藥是由醫師診斷開立處方再由藥師調劑給藥和指導用藥；指示藥是自行在藥局購買，由醫師或藥師指示依照藥物仿單用藥；成藥是自行購買使用且未經醫師或藥師指示。

藥物是指任何用於預防、診斷、治療或緩解疾病、症狀或醫療狀況的物質。藥物包括化學合成的藥品、天然提煉的草藥、生物製品（如疫苗、血液產品）、維生素和礦物質等。藥物可以用不同的形式給予，例如口服藥、注射藥、貼片及軟膏劑等。

一、藥物的劑型

考量藥物特性、吸收效果、分布、代謝及使用便利性，使得藥物需要有不同的劑型，以提供最佳的治療效果。分別爲錠劑、膠囊劑、粉劑、糖漿劑、乳劑、懸浮劑、栓劑、浣腸劑、眼滴劑、軟膏劑、貼片、吸入劑、溶液劑、注射劑等。

二、藥物的途徑

根據衛生福利部食品藥物管理署（2017）用藥安全手冊，依照藥物使用途徑，可分爲口服藥、外用藥及注射藥。藥物途徑與劑型整理如下表 17-1。

1. 口服：最簡易方便的給藥途徑，作用時間較慢，適合長期治療。
2. 外用：直接使用於皮膚表面或黏膜上，大多用於治療局部病變如皮膚炎、眼部感染等。
3. 注射：快速將藥物輸送至血液中，常用於需要迅速治療或無法口服的情況下。

表 17-1　藥物途徑與劑型

途徑	劑型	說明	圖示
口服	錠劑	最為常見，呈片狀的內服藥劑，又分為糖衣錠、腸衣錠、層錠、咀嚼錠、口含錠及發泡錠。外表的塗層可掩蓋苦味、防止胃酸破壞。	
	膠囊	液體、粉末或顆粒狀的藥物裝在明膠製成的膠囊內，分為軟膠囊及硬膠囊。	
	粉劑	呈粉末或顆粒狀，例如化痰藥。	
	液劑	分為糖漿劑、乳劑及懸浮劑。乳劑及懸浮劑含有不溶性藥物，服用前先振搖均勻，使用其所附的量器，依用法及用量服用。	
外用	軟膏	含油比例高，均勻塗抹於患部。	
	貼片	貼在皮膚上，經由皮膚吸收藥物。	
	吸入劑	常見於呼吸道治療，經由鼻子或嘴巴吸入。	
	栓劑	固態的劑型，外觀呈錐狀且光滑，常用於肛門或陰道，藉由體溫溶化藥物釋放，達到局部或全身的療效。	
注射	注射劑	藥物呈無菌狀態封裝在密閉容器，例如胰島素注射筆。	

第二節 藥物儲存安全

當藥錠變溼、膠囊黏在一起，或藥粉呈現塊狀等藥物狀態的改變，可能是有受潮或變質的情形，表示不能再使用。臺灣大多處於高溫潮溼的氣候，對藥物的儲存相對不容易，因此妥善地儲存藥物，才能夠避免藥物的效果受到影響

一、藥物儲存原則及注意事項

見表 17-2。

表 17-2 各種藥物保存品項注意事項

品項	保存方法
溫度	大多數藥物應該在適宜的溫度下儲存，通常在攝氏 15℃至 25℃之間。極端的溫度可能會導致藥物的溶解或失效，因此應該避免將藥物存放在高溫或低溫的環境中，例如陽光直射的地方或冰箱中。
水氣	藥物應該儲存在乾燥且通風良好的地方，避免受潮，潮溼可能會導致藥物的變質或汙染。
光線	有些藥物對光敏感，因此應該避免直接暴露於陽光或強光下。最好將藥物存放在不透明的容器中，並遠離光源。
包裝	保持藥品原包裝，原包裝通常包含有關藥物的重要資訊，例如有效期限、用法和用量等，避免將藥物轉移到其他容器中，以防止混淆或損壞。
保護	• 將藥品存放在兒童和寵物無法觸及的地方，避免誤食或意外中毒。 • 應該避免與其他藥物或化學物質接觸，以防止交叉汙染。 • 將不同藥物分開存放，避免混淆或誤用，可以使用標籤或分類盒來區分不同類型的藥物。
保持乾淨	保持藥品和其包裝清潔，以防止外部汙染或交叉汙染。
遵循指示	某些藥物可能有特殊的儲存要求，例如冷藏或冷凍。在這種情況下，應嚴格遵循醫師或藥師的建議。
保留藥品資訊	記錄藥物的有效期限和開封日期，並丟棄過期或不再使用的藥物。
安全管理藥物	藥物開瓶後，若瓶內的棉花或乾燥劑未丟棄而吸附空氣中的溼氣，可能造成藥物變質。

二、藥物使用注意事項

1. 避免用手直接碰觸或拿取藥物，易造成藥物品質受影響。
2. 藥物外觀變色、潮溼、有雜質或變味時不宜服用。
3. 藥物原包裝拆開後，須依說明標示存放。
4. 眼藥水（膏）開封超過 1 個月後廢棄。
5. 口服藥物開封或調劑日算起半年內服用完畢。
6. 每天服用的藥物，取用後務必歸回原處，避免任意放置造成誤食或遺失。
7. 藥物服用後，應妥善處置藥物，確保藥物容器封口緊密，防止受潮或被外來物汙染；盛裝液體的藥杯重複使用後須清洗乾淨並晾乾。

三、藥物廢棄原則

說明如下（另見圖 17-1）：

1. 剩餘藥物勿直接投入垃圾桶、水槽或馬桶，以免造成大環境汙染。

圖 17-1　藥物廢棄處理

廢棄藥品處理 你我一起來
提醒
處方藥品應遵醫囑使用
不可隨意停藥
特殊藥物
針劑、抗腫瘤藥物、抗生素
荷爾蒙藥物、管制藥品
需拿回醫院
一般藥物
膠囊、錠劑
丟
直接丟進垃圾袋
隨一般垃圾焚化處理
環境保護局
藥水
放
把吸水物質（如茶葉或咖啡渣、廢棄衛生紙、報紙）放進夾鏈袋或塑膠袋中
倒
把藥水倒入袋中後密封
藥水不可以倒在馬桶或水槽
丟
袋子丟進垃圾袋
容器按規定回收
廣告

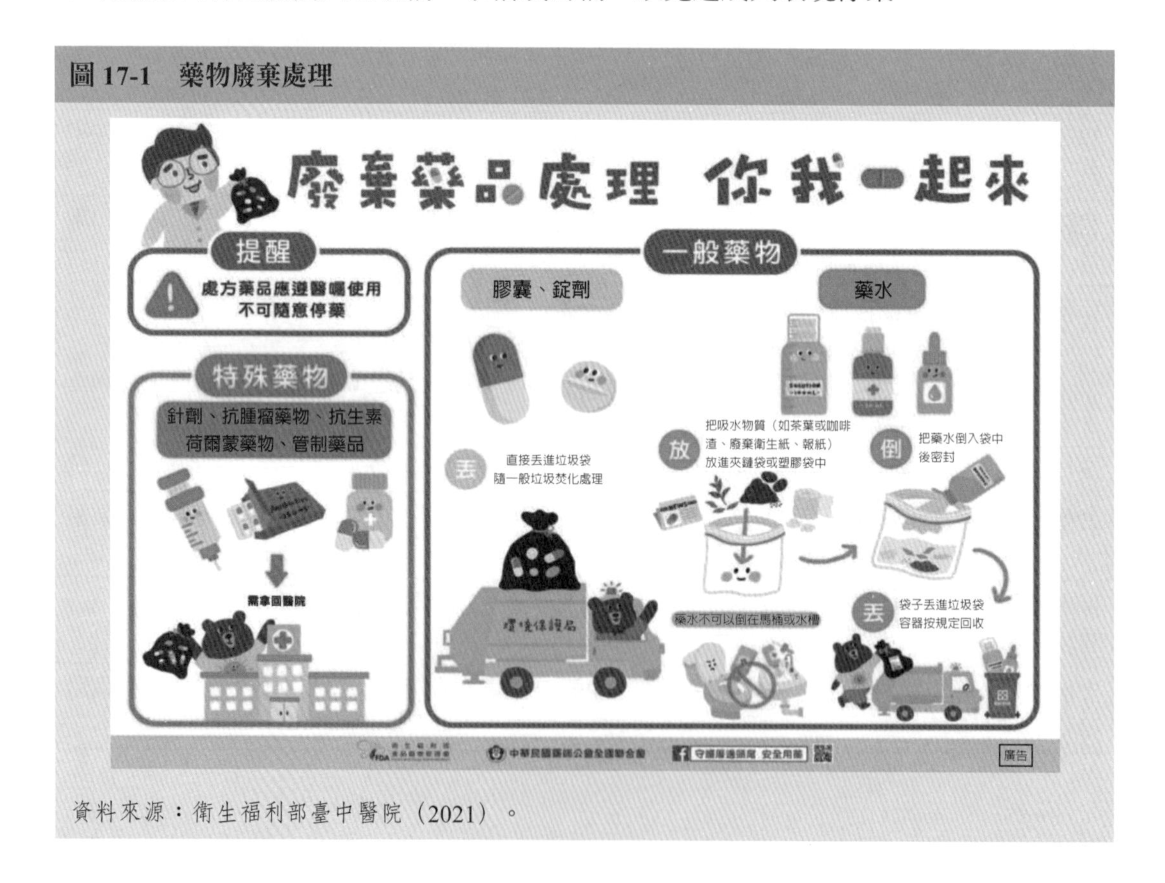

資料來源：衛生福利部臺中醫院（2021）。

2. 剩餘藥物丟棄時，需先將外包裝移除後裝於夾鏈袋內，切記沖洗藥罐的水也要倒入夾鏈袋中，接著在夾鏈袋中放入咖啡渣、茶葉渣或衛生紙混合後，密封夾鏈袋並視為一般垃圾丟棄。
3. 剩餘的藥物包裝依材質種類回收；危害生態環境藥品如抗腫瘤藥、抗生素、管制藥、荷爾蒙製劑及針劑等特殊藥物，送至原領藥醫院或診所、藥局，交由藥師協助處理。

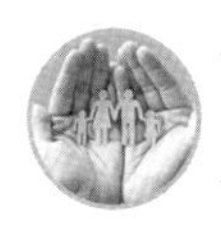

第三節　認識藥袋說明

一、藥袋主要資料

1. 日期 / 時間。
2. 病人基本資料：姓名、性別、年齡、病歷號碼、領藥號、藥袋數。
3. 藥物用法及用量、處方天數及發藥量：
   (1) 途徑：如口服、外用、注射等。
   (2) 次數：一日幾次。
   (3) 數量：每次幾粒。
   (4) 時間：如飯前、飯後、空腹等。
   (5) 天數：藥袋中藥物服用總天數。
   (6) 發藥量：藥袋中藥物總量。
4. 藥物資料：
   (1) 藥名：藥物學名、商品名及每單位含量。
   (2) 外觀：藥物的劑型、形狀、顏色及標示。
   (3) 適應症 / 藥物作用。
   (4) 注意事項 / 主要副作用。
5. 其他注意事項：
   (1) 如有用藥疑問請諮詢藥師。
   (2) 衛生福利部藥害救濟制度：包含簡易說明與聯絡電話。
   (3) 雙語翻譯說明。

二、藥袋醫院資料

1. 醫院名稱、宗旨、願景。
2. 聯絡方式：處方與調劑地點、地址、網址、聯絡電話、預約掛號專線。
3. 處方醫師、就診科別、調劑藥師與核對藥師。
4. 用藥諮詢專線。（見圖 17-2）

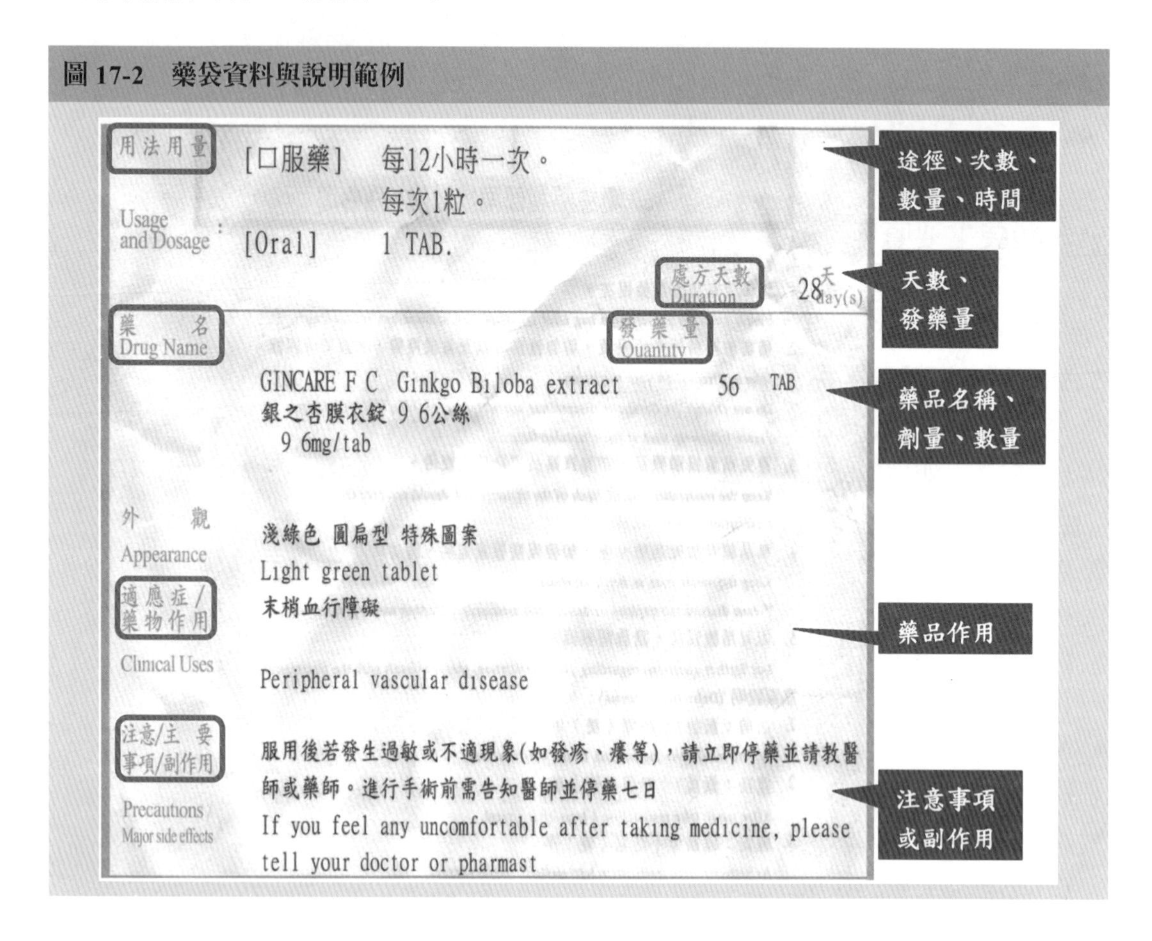

圖 17-2　藥袋資料與說明範例

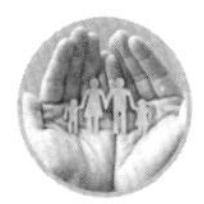

第四節　給藥方式及正確協助服藥

為確保用藥安全，減少給藥過程中可能出現的錯誤，無論藥物的劑型或途徑，皆必須嚴格遵循給藥的三讀五對。

一、給藥正確技術

首先，從藥袋取出藥物並以藥物核對藥袋所標示的內容爲「一讀」；藥物放入藥杯前以藥物核對藥袋所標示的內容爲「二讀」；剩餘藥物放回藥袋前以藥物核對藥袋所標示的內容爲「三讀」。

三讀步驟之以藥物核對藥袋所標示的內容則爲「五對」：

1. 病人對：核對藥袋上姓名，確保藥物給予正確的人。
2. 藥物對：核對藥袋上藥名，確保給予正確的藥物。
3. 劑量對：核對藥袋上指示劑量與藥杯內的藥物劑量相同，例如每次半粒、1 粒、2 粒，確保給予的劑量符合醫囑。
4. 時間對：核對藥袋上給藥的時間，例如飯前、飯後、睡前，確保按照醫囑的頻率進行給藥。
5. 途徑對：核對藥袋上指示給藥的方式，例如口服、外用。

二、服藥注意事項

1. 取藥前：第一步先洗手，專心進行藥物的準備，避免同時處理兩件事，容易因分心發生給藥錯誤。
2. 準備藥物：藥物、白開水、茶杯、藥杯，視服藥者情況準備藥缽及磨棒，便於將藥錠抹成藥粉。
3. 取出藥物：勿用手取藥，需以藥匙、小湯匙或給藥用吸管，外用藥膏則用棉花棒取用。
4. 安排姿勢：採坐姿或半坐臥，服用 30 分鐘後再改變姿勢。
5. 服藥前：告知服藥者準備服藥，向其說明藥物作用。
6. 服用藥物：依循三讀五對給藥，並給予充足白開水，待服藥者喝完水後，與其交談以確定藥物完成服用完畢。
7. 觀察使用藥物期間的療效與副作用：如抗血栓劑注意是否有皮下出血、軟便劑注意排便情形。
8. 忘記服藥時，短期性藥物於下次服藥時間再服用即可，長期性藥物超過二次給藥時間的中間點則於下次服藥時間再服用即可，切勿在下次服藥時服用二倍劑量，使用正常劑量即可。
9. 服錯藥物請盡快就醫，並攜帶誤服用藥物的藥袋說明書。

三、其他用藥安全

1. 服藥時檢查有無存留藥物外包裝，若誤服外包裝可能會刮傷食道。
2. 藥物磨粉混合後，即無法辨識，若調配錯誤也無從查起，因此磨藥之前要再次確認，且藥缽要刮乾淨不可殘留藥物（圖 17-3）。

圖 17-3　①藥缽拭淨確認無藥物殘留；②研磨藥物；③磨好藥粉以藥匙取出並刮淨

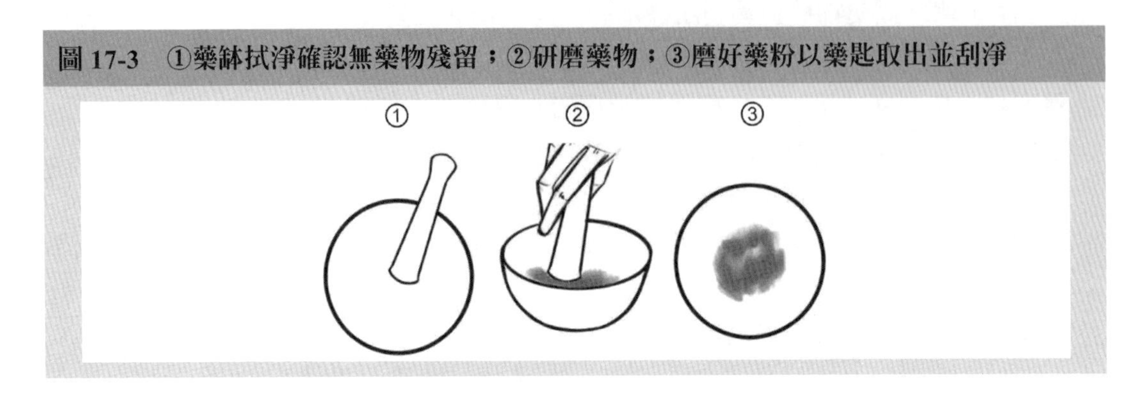

3. 勿乾吞藥物，且服藥僅搭配白開水使用，不可與果汁、牛奶、茶、酒等飲料一併服用。
4. 辨識藥物真偽，包裝上印有「藥品許可證字號」，確保用藥安全、維護藥物品質，避免服用來路不明或不法藥物。
5. 遵照醫師或藥師指示服藥，詳讀藥袋或藥物仿單的用法、用量及服用時間，勿自行過量或減量使用。若有特殊用藥方法，務必向醫師或藥師確認清楚。
6. 眼部藥物使用姿勢採頭後仰、眼睛往上看、下眼瞼向下輕撥開，眼藥膏由內往外擠在眼結膜下穹窿處，閉上眼睛且轉動眼球，使藥物分布均勻。先使用眼藥水再用眼藥膏，勿將眼藥用於角膜上（圖 17-4）。

圖 17-4　眼部用藥方法

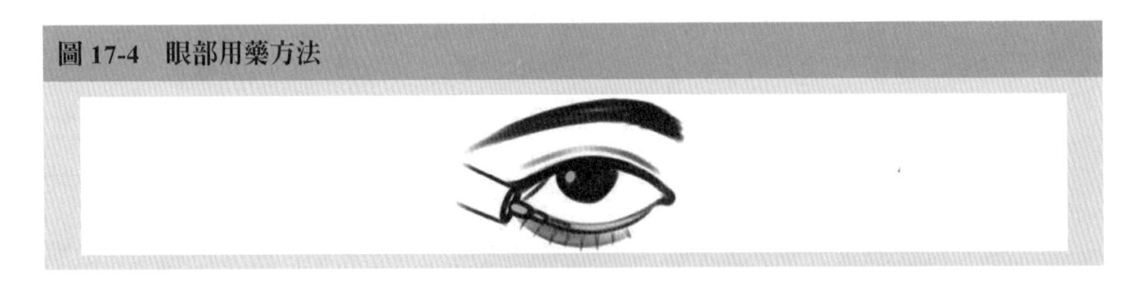

7. 耳部藥物使用姿勢採患側朝上，成人耳翼向上往後輕拉，耳藥用於外耳道壁並原姿勢維持 10 分鐘，以利藥物吸收，勿將耳藥用於鼓膜上（圖 17-5）。

   用藥後注意身體變化，若出現藥物過敏六大前兆症狀「疹、破、痛、紅、腫、燒」，應立即停用並就醫。

圖 17-5　①成人耳翼向上往後輕拉；②耳藥用於外耳道壁

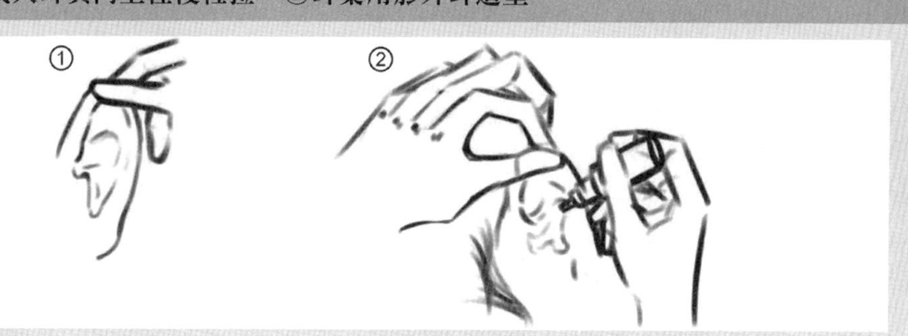

8. 其他注意事項：
   (1) 核對姓名、藥物名稱及數量，並注意效期，未標示者爲三個月。
   (2) 服用中藥時，須與西藥間隔 1-2 小時。
   (3) 保留藥袋至藥物用完。
   (4) 確實依照醫師指示服藥，切勿擅自增減藥量或停藥，並請按時回診。
   (5) 避免孩童接觸藥品，也勿將藥物分給他人使用。
   (6) 藥物存放乾燥陰涼處，若有變質或過期請勿使用。
   (7) 若有用藥疑問請諮詢藥師。

課後問題

1. 用藥安全始於處方、調劑、給藥，直到個人正確用藥，然而高齡者因老化、慢性病等問題，普遍長期服用多種處方藥且常發生多種不當用藥行爲，成爲藥物不良反應的高危險群。因此，我們可以運用哪些居家用藥安全相關知識，以確保高齡者用藥安全？
2. 在我們的日常生活中，是否曾經出現與居家用藥安全相關的經驗，請問如何避免錯誤再次發生的相關措施爲何？

答案：

1. 詳見 pp. 376-377。 2. 詳見 p. 373、p. 377。

參考文獻

吳孟凌（2023）。居家用藥安全。**照顧服務員訓練指引**（七版）（頁 585-599）。華杏。
施雅分（2021）。關心自己的用藥——掌握用藥安全 5 個時機。**彰基院訊**，**38**(3)，26-26。https://www.airitilibrary.com/Article/Detail?DocID=P20140814001-202103-202104190011-

202104190011-26-26
曾雀芬、呂淑琴、張淑珍（2018）。給藥法。於王桂芸總校閱，**基本護理學下冊**（八版）（頁13-3～88）。永大。
衛生福利部食品藥物管理署（2017，12 月）。**用藥安全手冊**。https://www.fda.gov.tw/tc/siteList.aspx?sid=9522
衛生福利部食品藥物管理署（2021，8 月 13 日）。看懂藥品標示輕鬆用藥免煩惱。**藥物食品安全週報，830**。https://www.fda.gov.tw/tc/publishotherepaper.aspx?pn=14
衛生福利部食品藥物管理署（2023，4 月 28 日）。忘記吃藥怎麼辦？掌握「吃藥週期的一半」原則。**藥物食品安全週報，919**。https://www.fda.gov.tw/tc/publishotherepaper.aspx?pn=6
衛生福利部臺中醫院（2021，3 月 22 日）。**民眾家庭不用或過期藥物如何處理**。https://www.taic.mohw.gov.tw/?aid=509&pid=88&page_name=detail&type=1144&iid=3575
Mira, J. J. (2021). How to reduce medication errors in patients over the age of 65? *Expert Opinion on Pharmacotherapy, 22*(18), 2417-2421. https://doi.org/10.1080/14656566.2021.1947241

第十八章
意外災害的緊急處理

林桂連

課程綱要

一、災難（火災、水災、地震）緊急處理及人員疏散。

二、認識環境安全的重要性與潛藏的危機。

三、用電的相關基本常識或延長線的使用概念。

學習目標

一、認識意外災害的定義。

二、列舉火災的危害與預防方法。

三、認識燃燒必備的三個要素、滅火原理與滅火器的使用。

四、學會火災、水災、地震緊急逃生要領。

五、說明意外災害時個案的情緒反應。

六、學習如何預防與處理日常生活環境中常見的意外事件。

七、學習用電的相關基本常識或延長線的使用。

前言

意外災害之「意外」二字通常缺乏預先警示，帶來結果可能是負面或正面，有驚喜或驚嚇，更是心裡料想不到、無意間發生的事。面對外部天然災害時，災難發生會造成通訊受損、運輸困難、資訊不可靠等，因此平時應有正規演練，以確保災難發生時有最佳應變能力。人為的意外事故，例如在戶外常見的意外傷害有溺死、車禍等；室內常見的意外傷害為跌倒、燙（燒）傷及中毒事件。本單元以火災、水災、地震之三災及個人意外傷害加以說明，面對災害時主事者（領導者）必須快速因應及紓困。

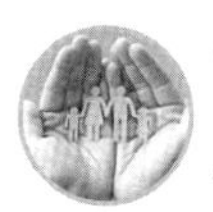

第一節　火災（以長照機構為例）

依據各直轄市、縣（市）消防機關統計結果，2012 年迄今全國護理之家、老人福利機構等場所計發生 14 起火災案件，造成 27 人死亡、167 人受傷，其中 5 件造成人命重大傷亡案件，發生時間介於凌晨 3 至 7 時，火災發生原因以電氣因素火災占 50%，其次為小火源引燃及縱火。內政部消防署分析造成人命重大傷亡之火災案例，整體可歸納為未符合建築消防法規、人員教育訓練未落實防災演練，以及夜間、清晨人力不足等三大因素。

一、火災傷亡原因調查

最近一次長照機構重大火災傷亡事件，係屬衛生福利部臺北醫院護理之家，經監察院調查後結果如下：(1) 未依規定對住民自備之電磁波床墊等用電物品善盡安全管制之責，僅依住民家屬之要求；(2) 未經專業評估及檢查，亦未取得防火管理人許可，即放任該住民擅自使用於先；(3) 該床墊長達近 1 年之使用期間，更未再確認其安全性於後，因該床墊電氣因素釀成 2018 年 8 月 13 日大火災害；(4) 該機構未即時通報消防機關，致該院火警受信總機作動響起警報逾 **7 分鐘後**，消防機關始獲該院報案；(5) 災害緊急應變及通報演練作業亦有欠確實與熟練。近年長照機構重大火災事件發生時間點、起火原因及地點列出如表 18-1。

表 18-1　近年護理之家、老人福利等長照機構重大火災事件

日期	時間	火災案件	死傷	起火源因
2018/08/13	清晨 4 時 29 分	衛生福利部臺北醫院護理之家	14 死 24 傷	寢室病床因電磁波氣墊床持續充電而起火
2017/05/19	清晨 4 時 55 分	屏東縣南門護理之家	4 死 55 傷	寢室病床縱火
2017/03/10	清晨 5 時	桃園市龍潭愛心長照中心	4 死 13 傷	停電後寢室點蠟燭引火
2016/07/06	上午 7 時	新北市新店樂活長照中心	6 死 28 傷	寢室電扇起火
2012/10/23	清晨 3 時 29 分	臺南署立新營醫院北門分院護理之家	13 死 59 傷	儲物室（原產房）縱火

資料來源：監察院（2013，2018）；雷明遠（2017，2023）。

長期照顧機構收住的住民，多數為行動不便，甚至是行動能力喪失，為保障住民安全，故衛福部依建築消防設施、機構設立之樓層、區域防災教育訓練及演練，以及政府監督管理等四大面向研提相關具體改善作法，並公告為 2024 年長期照顧機構評鑑中之一級指標（環境安全類），並且明確規定相關作法，如表 18-2。

表 18-2　長期照顧服務機構評鑑基準之一級指標（關於緊急災害應變之環境安全類）

一級指標	評鑑基準
A7	業務負責人實際參與行政作業與照顧品質管理情形
A8	聘用工作人員（含專任、兼任人員）設置情形
C4	寢室及浴廁緊急呼叫系統設置情形
C9	建築物公共安全檢查簽證申報及消防安全設備設置、檢修及防火管理情形
C10	疏散避難系統及等待救援空間設置
C11	訂定符合機構特性及需要之緊急災害（EOP）應變計畫及作業程序，並落實演練
C12	訂定符合機構住民之疏散策略及持續照顧作業程序，並落實照顧人力之緊急應變能力
C15	工作站設施設備設置情形

資料來源：衛生福利部（2024）。113 年度長期照顧服務機構評鑑基準（住宿型機構）。

二、防火管理人及防火管理權人

依衛服部公告 2024 年長期照顧機構評鑑基準指出，防火管理人之遴用及訓練應符合消防法施行細則第 14 條規定，且由社工、醫事人員、照顧服務員以外之管理或監督層次人員擔任；並具有效期限內之初訓或複訓合格證書，接受 12 小時以上之講習訓練合格領有證書始得擔任，並且每 3 年至少應接受複訓 1 次。

三、引起火災的定義及種類

火災的定義：在時間和空間上失去控制的燃燒所造成的災害，依據我國滅火器認可基準可分爲 A、B、C、D 四類（圖 18-1、表 18-3）。

圖 18-1　火災種類

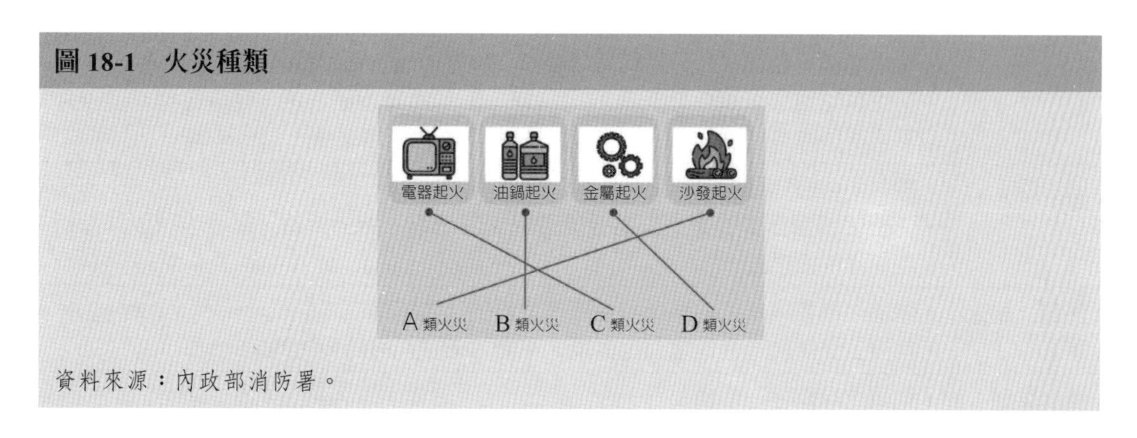

資料來源：內政部消防署。

表 18-3　各類火災說明

種類	名稱	說明	備註
A 類火災	普通火災	普通可燃物如木製品、紙纖維、棉、布、合成樹脂、橡膠、塑膠等發生之火災。通常建築物之火災即屬此類。	可以藉水或含水溶液的冷卻作用使燃燒物溫度降低，以致達成滅火效果。
B 類火災	油類火災	可燃物液體如石油、或可燃性氣體如乙烷氣、乙炔氣，或可燃性油脂如塗料等發生之火災。	最有效的是以掩蓋法隔離氧氣，使之窒息。此外如移開可燃物或降低溫度亦可以達到滅火效果。
C 類火災	電氣火災	涉及通電中之電氣設備如電器、變壓器、電線、配電盤等引起之火災。	用不導電的滅火劑控制火勢，但如能截斷電源再視情況依 A 或 B 類火災處理，較為妥當。
D 類火災	金屬火災	活性金屬如鎂、鉀、鋰、鋯、鈦等或其他禁水性物質燃燒引起之火災。	金屬物質燃燒時溫度甚高，只有分別控制可燃金屬的特定滅火劑，才能有效滅火，通常均會標明專用於何種金屬。惟千萬不可用水滅火，因嘗試以水滅火可能因氧化反應而使火勢更旺盛。

資料來源：內政部消防署。長照機構防火管理訓練教材（全）。

四、基本火災常識

(一) 燃燒的必要條件

物質燃燒過程的發生和發展，必須具備以下四個必要條件（見表 18-4）。

表 18-4　物質燃燒發展的必要條件

條件	說明
可燃物	• 與空氣中的氧或其他氧化劑起燃燒化學反應的物質稱為可燃物。 • 可燃物按其物理狀態分為氣體可燃物、液體可燃物和固體可燃物三種類別。 • 可燃燒物質大多是含碳和氫的化合物，某些金屬如鎂、鋁、鈣等在適當的條件下也可以燃燒。
助燃劑	• 能幫助可燃物燃燒的物質。 • 一般燃燒過程中的助燃劑主要是空氣中的氧氣，另外如氟、氯等也可以作為燃燒反應的助燃劑。
熱源（引火源）	• 供給可燃物與氧或助燃劑發生燃燒反應的能量來源。 • 常見的是熱能，其他還有化學能、電能、機械能等轉變的熱能。
連鎖反應	• 有焰燃燒都存在連鎖反應。 • 當某種可燃物受熱，它不僅會汽化，而且該可燃物的分子會發生熱分解作用從而產生自由基。 • 高度活潑的自由基（原子或原子團），能與其他的自由基或分子反應，而使燃燒持續進行下去，這就是燃燒的連鎖反應。

資料來源：內政部消防署。長照機構防火管理訓練教材（全）。

(二) 熱傳播的途徑

火災的發生、發展就是一個火災發展蔓延、能量傳播的過程。熱傳播是影響火災發展的決定性因素，故熱量傳播有以下三種途徑：熱傳導、熱對流和熱輻射（見表 18-5）。

表 18-5　熱傳播的途徑

途徑	說明
熱傳導（Conduction）	• 指熱量通過直接接觸的物體，從溫度較高部位傳遞到溫度較低部位的過程。
熱對流（Convention）	• 是指熱量通過流動介質，由空間的一處傳播到另一處的現象。 • 火場中通風孔洞面積越大，熱對流的速度越快；通風孔洞所處位置越高，熱對流速度越快。 • 熱對流是熱傳播的重要方式，是影響初期火災發展的最主要因素。

途徑	說明
熱輻射（Radiation）	• 以電磁波形式傳遞熱量的現象。 • 當火災處於發展階段時，熱輻射成為熱傳播的主要形式。

資料來源：內政部消防署。長照機構防火管理訓練教材（全）。

(三) 燃燒的產物及危害

經燃燒或熱分解作用的產物包括燃燒生成的氣體、能量、煙粒子等對身體有多樣可逆或不可逆症狀危害（見表 18-6）。

表 18-6 燃燒產物對身體的危害

燃燒產物	對身體的危害
毒性氣體	• 一般具有毒性，包含一氧化碳、氰化氫、二氧化碳、丙烯醛、氯化氫、二氧化硫等。 • 而一氧化碳是火災中致死的主要燃燒產物之一，其對血紅蛋白的親和力比氧氣高出 200-250 倍。
熱	• 因物質燃燒產生的熱，對相鄰區域之人員皆具危險性，不論任何氧氣消耗或毒害性效應，由火焰產生之熱空氣及氣體，亦能引致燒傷、熱虛脫、脫水及呼吸道閉塞（水腫）。 • 人約在 150 度高溫會瞬間死亡。
煙粒子	• 會造成能見度下降，影響火場逃生視線。
缺氧窒息	• 一般人類慣於在大氣之 21% 氧氣濃度下自在活動。 • 當氧濃度低至 17%，肌肉功能會減退，此為缺氧症（Anoxia）現象。 • 在 10-14% 氧氣濃度時，人仍有意識，但會出現錯誤判斷力。 • 在 6-8% 氧氣濃度時，呼吸停止，將在 6-8 分鐘內發生窒息（Asphyxiation）死亡，因燃燒反應需要空氣中的氧，大量氧氣被消耗，致氧不足，造成缺氧窒息之危險。
火焰	• 燒傷可能因火焰之直接接觸及熱輻射引起。 • 由於火焰鮮少與燃燒物質脫離，這點與燃燒氣體及煙不同。皮膚若維持在溫度 66℃（150℉）以上或受到輻射熱 3W/cm^2 以上，僅須 1 秒即可造成燒傷，故火焰溫度及其輻射熱可能導致立即或事後致命。
強烈光致眼傷害	• 燃燒反應會釋出光和熱，部分物質如金屬燃燒時會釋出強光，如果持續注視此類強光，可能會造成眼部永久性傷害。
結構強度衰減	• 迅速的燃燒反應可能會使生成的氣體與周圍空氣膨脹使熱能轉變為機械能，使周遭壓力快速產生，並釋放至周圍壓力較低之環境。 • 氣體快速膨脹，可能造成周遭環境物理性破壞如建築結構破壞、玻璃碎裂等，人處在此環境內，除可能被爆炸所傷害外，亦可能被爆炸破壞的物體擊中而受傷。

資料來源：內政部消防署。長照機構防火管理訓練教材（全）。

(四) 滅火的基本方法

見表 18-7。

表 18-7　滅火的基本方法及原理

燃燒條件	方法名稱	滅火原理	滅火方法
可燃物	拆除法	搬離或除去可燃物	將可燃物搬離火中或自燃燒的火焰中除去。
助燃物（氧）	窒息法	除去助燃物	排除、隔絕或者稀釋空氣中的氧氣。
熱能	冷卻法	減少熱能	使可燃物的溫度降低到燃點以下。
連鎖反應	抑制法	破壞連鎖反應	加入能與游離基結合的物質，破壞或阻礙連鎖反應。

資料來源：內政部消防署。長照機構防火管理訓練教材（全）。

(五) 消防設備

依消防法（2024）之消防安全設備設置標準，消防安全設備種類就用途及功能區分如表 18-8。

表 18-8　消防設備種類

消防安全設備分類	用途及功能
警報設備	指報知火災發生之器具或設備。 1. 火警自動警報設備。 2. 手動報警設備。 3. 緊急廣播設備。 4. 瓦斯漏氣火警自動警報設備。
滅火設備	指以水或其他滅火藥劑滅火之器具或設備。 1. 滅火器、消防砂。 2. 室內消防栓設備（圖 18-2）。 3. 自動撒水設備。 4. 水霧滅火設備。 5. 二氧化碳滅火設備。 6. 泡沫滅火設備。 7. 乾粉滅火設備（圖 18-3）。
避難逃生設備	指火災發生時為避難而使用之器具或設備。 1. 標示設備：出口標示燈、避難方向指示燈、避難指標。 2. 避難器具：滑台、避難梯、避難橋、救助袋、緩降機、避難繩索、滑杆及其他避難器具。 3. 緊急照明設備。

消防安全設備分類	用途及功能
消防搶救上之必要設備	指火警發生時，消防人員從事搶救活動必要之器具或設備。 1. 連結送水管。 2. 消防專用蓄水池。 3. 排煙設備（緊急昇降機間、特別安全梯間排煙設備、室內排煙設備）。 4. 緊急電源插座。 5. 無線電通信輔助設備。
備註：其他經中央消防主管機關認定之消防安全設備。	

資料來源：內政部消防署。各類場所消防安全設備設置標準。

圖 18-2　室內消防栓使用步驟

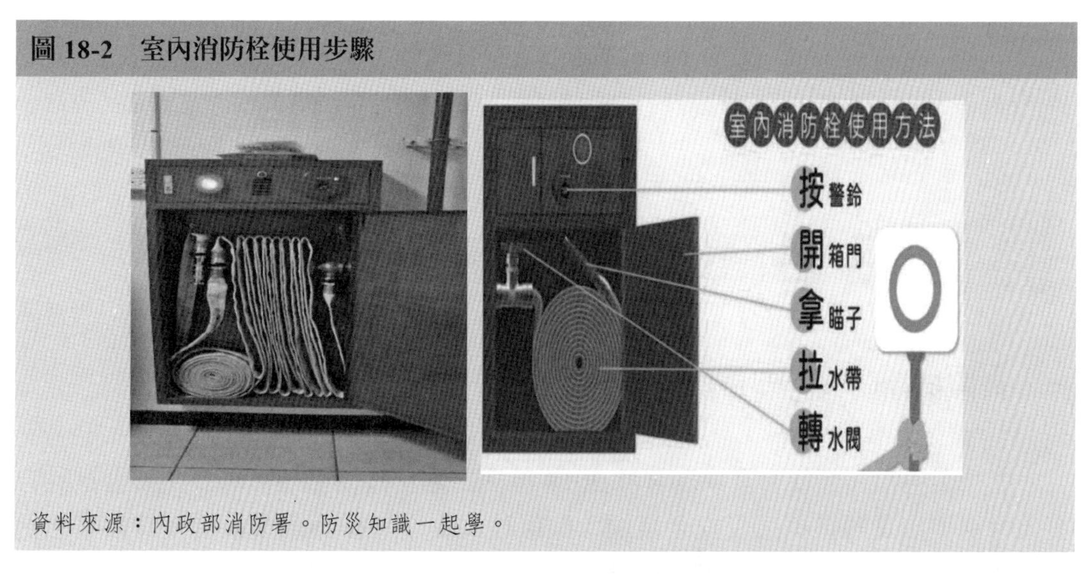

資料來源：內政部消防署。防災知識一起學。

圖 18-3　初期滅火／滅火器使用

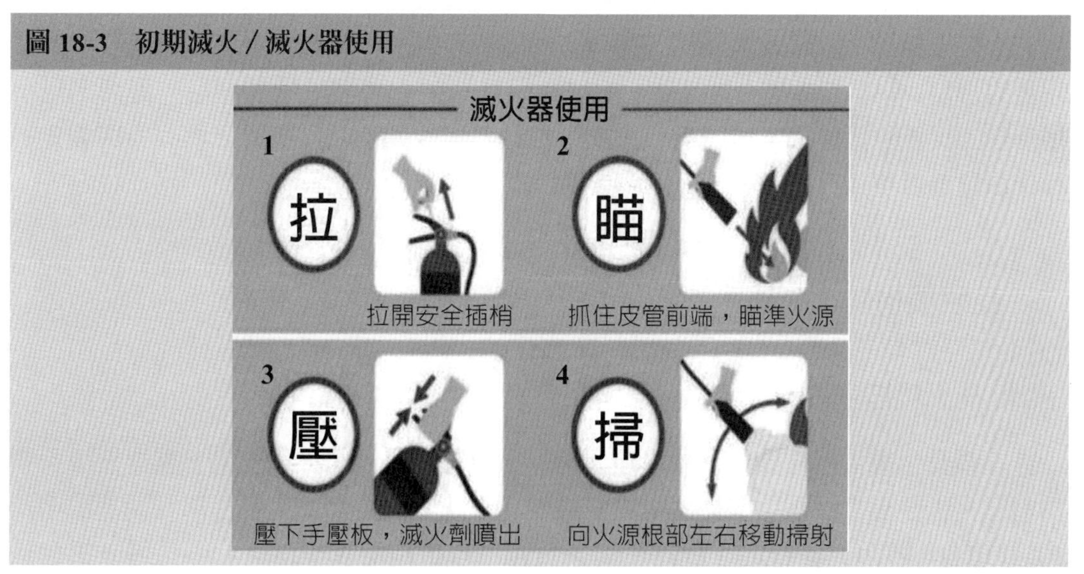

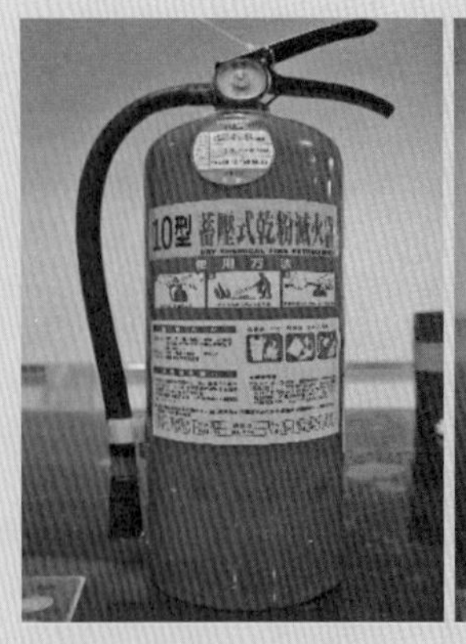

乾粉滅火劑（正面）

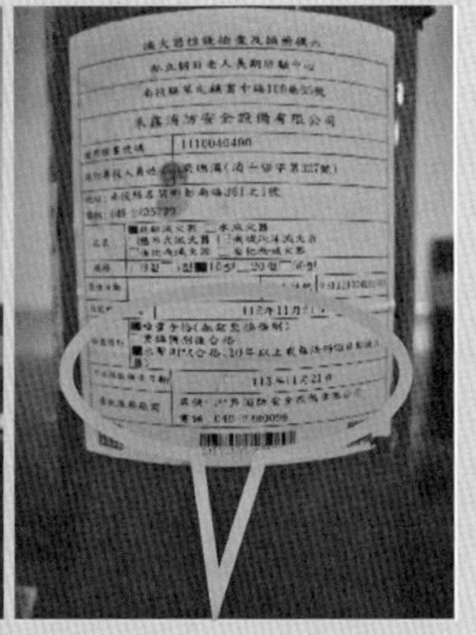
查看合格期限（反面）

資料來源：內政部消防署。防災知識一起學。

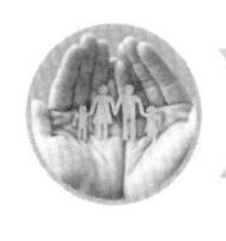

第二節　長照機構火災緊急應變常識

一、長照機構防火管理目標

依據衛生福利部社會及家庭署於 2018 年提出強化長期照顧機構公共安全推動方案，特別提出長照機構火災安全目標：確保住民安全，維護照護品質，其策略包括「提升火災自主管理」、「限縮火災區域」、「延長待援時間」及「提高住民的存活度」，在秉持：(1) 合法的基礎上投資有效的硬體設備；(2) 強化既有組織應變能力而非全盤否定；(3) 在成本效益考量下，以軟體管理強化硬體設備的不足，進而滿足可接受之火災風險等原則下，透過「人文習性教育與規範」及「防火工程改善與強化」等作法達其目標。

二、長照機構防火作法

(一) 提升火災自主安全管理

綜觀發生重大傷亡火災事故之類型統計，以電線走火、人爲縱火、電器使用不愼爲前三大主要起火原因。機構用電設備檢測自主檢查，遵循衛生福利部（衛部醫字第 1081661110 號函）發布之「醫院住院病人使用自帶電器管理指引」，透過火災危險因子辨識來評估「是否定期汰換老舊電線」、「是否繼續使用延長線」、「有限制的使用延長線」或是「完全禁止使用延長線而採取其他替代之方案，制定電器設備登錄清單、電氣檢查合格標籤、高耗能電器之使用管理，如下：

1. 購買合格的延長線，且貼有「商品檢驗標識」，表示其爲經濟部標準檢驗局檢驗合格之商品，廠商名稱、地址、規格（如電壓、電流）及型號等也需標示清楚。
2. 延長線勿綑綁在一起，因爲當電流量過大時，會使動能轉換爲熱能，產生高溫，造成電線短路，電線過熱起火，釀成火災。
3. 同一插座或同一條電源延長線勿插接多個用電器同時使用，以免造成電線燒損。
4. 定期檢查、保養及汰換老舊電器類用品、插頭、插座，隨時維護在安全可用的狀態。
5. 電器設備應備有地線，或使用三叉插頭將電流傳導至地面，減少觸電的可能。
6. 接觸電器前，手保持乾燥，以免觸電。
7. 插座隨時保持乾淨且無鬆脫，若有汙物，當通電時會成爲燃燒物，可能引致火燒。
8. 不可直接拉扯電線拔出插頭，插入及拔出插頭時應握緊插頭座，並以平行方式處理。
9. 微波爐、電熱器、烤箱、咖啡機、吹風機、飲水機、熱水瓶、電熱水器、烘衣機之電線、延長線之管理與使用。
10. 插座、回路之管理與使用；電氣分電箱之管理；特殊環境建議採用電氣防爆裝置。
11. 機構應禁止自行攜帶高耗能電器，針對病人住院可能之用電需求進行評估。
12. 外包施工若涉及用電回路，務必由院內工務單位協助驗收。
13. 定期辦理院內全體人員之用電安全的教育訓練，並鼓勵工務單位機電人員參與進階的電氣技術訓練。

(二) 限縮火災區域

火災所造成之危害除火焰的直接傷害外，其最大威脅爲濃煙的影響。「限縮火災區域」係指將火、煙侵入區域侷限，使其對住民生命威脅程度最小化。例如藉由寢具防焰化、可（易）燃物之管理機制等，盡可能遠離住房區或藉由強化防火（煙）區劃或裝設自動撒水設備等防火工程方式來抑制火、煙的擴大（散）。

1. **寢具防焰化**：長照機構中常見之寢具被單、床單、被褥、病床隔簾、床墊、住民衣物等，皆可能於火災時被引燃而危及住民生命安全，應選用防焰材質，可降低火災延燒速度與蔓延。
2. **可（易）燃物之管理機制**：長照機構中常出現的可燃物與易燃物包含消毒用酒精、緊急發電機之備用油料、廚房桶裝瓦斯、氧氣鋼瓶等，應妥善存放。酒精應置於獨立上鎖的空間內之不燃櫃或鐵櫃，避免非相關人士能輕易接觸拿取；油料應統一管制存放並上鎖，上述兩種物質之存放數量亦應依公共危險物品之相對應數量進行相對應的安全管理。桶裝瓦斯之存放應注意通風，避免瓦斯外洩時產生蓄積的現象，氧氣容器應加設固定措施，避免因爲人爲的碰撞、地震造成桶裝瓦斯發生翻落或是傾倒之情況。

3. **強化防火（煙）區劃（先水平再垂直）**：此外依據長照機構防火管理訓練指引，明確指出建立防火區劃，長照機構住房隔間牆應頂實樓地板，管道貫穿處應進行防火材質填充，電梯井可設置防煙捲簾，避免濃煙沿著電梯井流動外洩汙染其他區劃。應建立兩個以上防火區劃，可設置雙邊開啟之常開式防火門以及連動式防火捲簾，住房房門亦建議選設具有 1 小時防火防煙性能之防火門，強化防火防煙區劃（圖 18-4）。

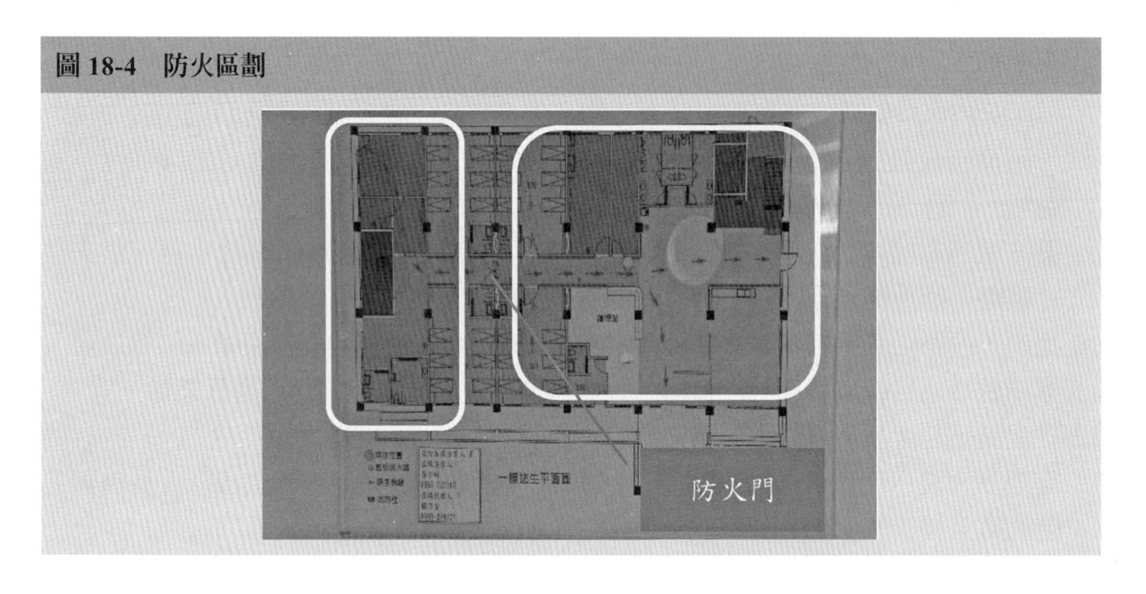

圖 18-4　防火區劃

4. **裝設自動撒水 / 水道連結型撒水設備**：依消防署（2024）最新公布之各類場所消防安全設備設置標準，提出長照機構皆應設置自動撒水系統或水道連結式自動撒水設備。
5. **裝設偵煙或複合式探測器**：一般長照機構必須依規定裝設探測器，每半年的檢修申報作業中也必須加以測試。然而探測器的裝設須考慮到空間需求，在儲藏室及儲存易燃或可燃物品的空間更需裝設偵煙式探測器，公共浴廁需裝設複合式探測器以利及早偵知火災的發生。
6. **增設 119 火災通報裝置**：119 火災通報裝置的裝設目的，可利用 119 火災通報裝置進行火警回報，能透過本裝置自動 / 手動報警功能通報消防機關，避免語言通報不良，以縮短救災時間。

㈢ 延長等待救援時間

長照機構火災應變處置上，應以水平疏散為主，最後再以垂直疏散之疏散原則。若為達到住民安全及兼具照護品質並減少水平移動距離，亦可透過防火工程改善以及設置排煙、遮煙的設備，營造出水平或垂直避難環境所需之安全區劃；照服人員於火災應變時關閉起火住房與其他住房之防火門、關閉室內中央空調系統並啟動排煙系統等人文應變教育，其均可有效抑制濃煙的擴散。

㈣ 提高住民存活度

長照機構中之收容住民多為仰賴照護設備維生、行動不便或需人員看護之避難弱者，避難過程影響住民生命安全的因素，包括火災造成的直接影響、住民避難的移動風險，以及到達相對安全區劃或相對安全區劃之後續持續照護需求是否被滿足，例如製氧機的持續供電、中央供氧系統持續運轉等。故火災自衛消防編組（如表 18-9）為解決火災發生時之緊急狀況，透過任務編組分工達到人員疏散、初期火災抑制、降低傷亡等效果。包括指揮官，底下共分五組，包含通報班、滅火（搶救）班、避難引導班、救護班、安全防護班等，然當夜間人手不足時，機構應要能視人力做出編組的精簡與調整，甚至是一人身兼多職。

表 18-9　自衛消防編組（班）說明

編組（班）	說明
指揮班	設有指揮人員，同時於安全明顯處設置指揮中心，指示自衛消防隊之任務，掌握自衛消防活動之進行。
通報聯絡班	通報人員通知當地消防機關有關場所地址、名稱、目前災害狀況等對外之聯繫，同時亦應負責對內之聯絡，包括防災中心、場所內各部門之聯絡告知等，通報結束後，應向防火管理人及自衛消防隊長告知通報情形及災害最新狀況。
初期滅火班	以室內消防栓及滅火器進行初期滅火，以撲滅火災及防止迅速擴大延燒。
避難引導班	發生火災時，避難引導人員應引導起火層之避難者使用與起火處反方向之緊急出口避難至相對安全區。若火勢擴大或滅火行動不順利時，則應引導其至非起火樓層其他安全地方避難，對於高樓層，應加強此部分之演練，並研擬對策與腹案，使當火災發生時，所有民眾皆能順利逃生。
救護班	救護中心可與指揮中心設置在同一位置，救護班人員對受傷者應施予緊急醫療，必要時，可與救護中心聯絡，派員協助將傷者快速搬運至救護站或迅速送醫，同時應記錄傷者之姓名及受傷狀況，以供查考。

資料來源：內政部消防署。自衛消防編組應變能力驗證教育訓練教材。

(五) 火災應變守則 RACE

一般火災應變常識大致可分爲滅火、通報與避難逃生三個項目，在長照機構中這三大項目仍然是整個火災應變的重點。但是，「住民的行動能力」卻無法擔任滅火的角色，也沒有能力進行通報，更沒有逃生脫困的機會，而需要他人協助逃生。因此，常見的長照機構火災應變演變成「RACE」等四個項目及自衛消防編組工作職責（如圖 18-5），此四個項目非一成不變，應依火情狀況調整順序，RACE 說明分別如下表 18-10。

表 18-10 RACE 重點說明

項目	說明
R（Remove, Rescue）	救援撤離，將起火點附近住民移開或移出起火區域。
A（Alarm）	立即通報，啟動警報及警示周邊的人，例如啟動警鈴、廣播或是通知其他周邊的人員、通報 119 等。
C（Contain）	侷限火煙，人員撤離起火的住房，立即關上房門，將火煙侷限在某一個住房或區域，以利人員疏散。
E（Extinguish, Evacuate）	初期滅火／疏散，使用滅火器或室內消防栓進行初期滅火。如果火勢過大無法撲滅，應立即進行疏散。

資料來源：內政部消防署。長照機構防火管理訓練教材。

圖 18-5 火警應變措施（RACR）示範圖片（以某住宿長照機構爲例）

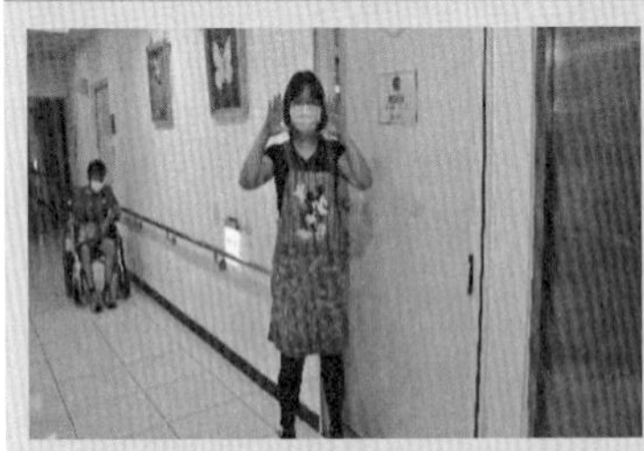
發現火源立即通報及疏散住民

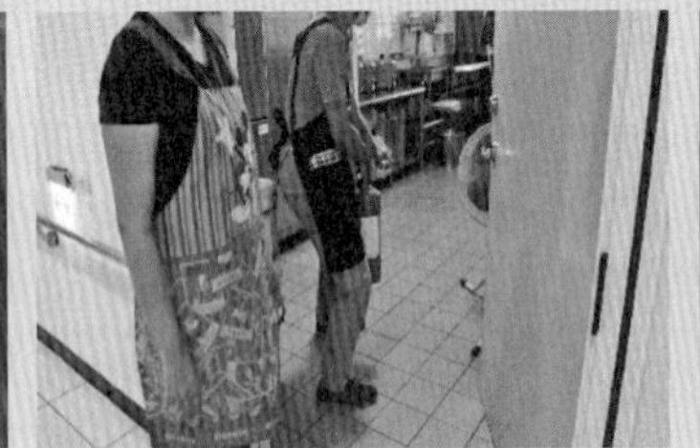
滅火班進行滅火

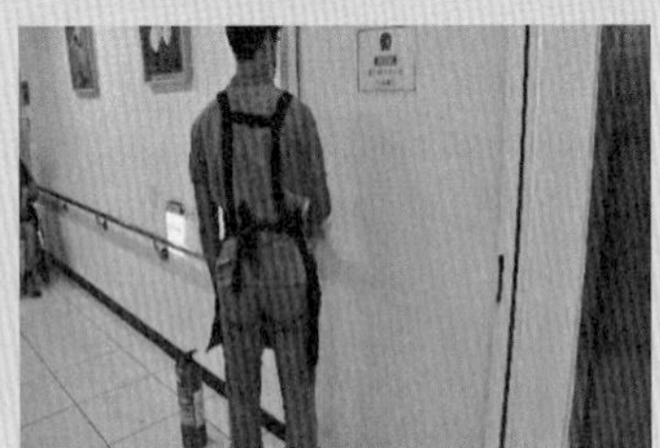
關門侷限火源

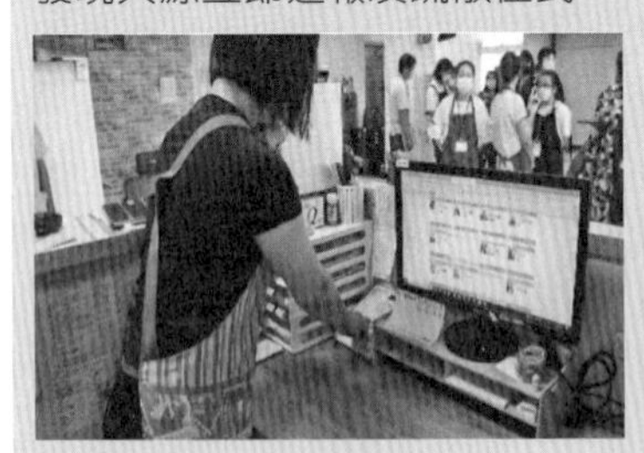
通報班通報 119 報案專線

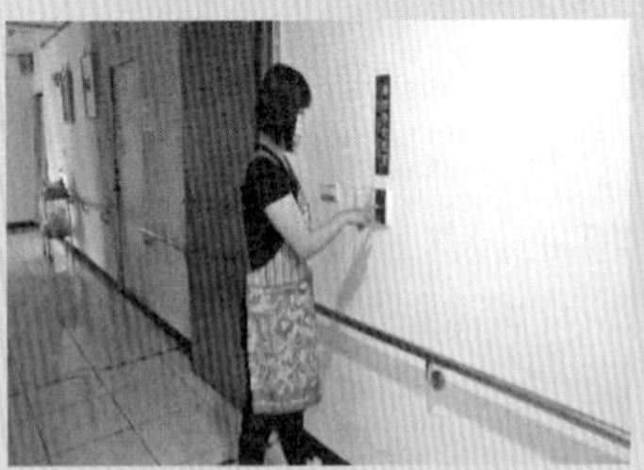
避難引導班關閉排煙閘門，形成安全區劃

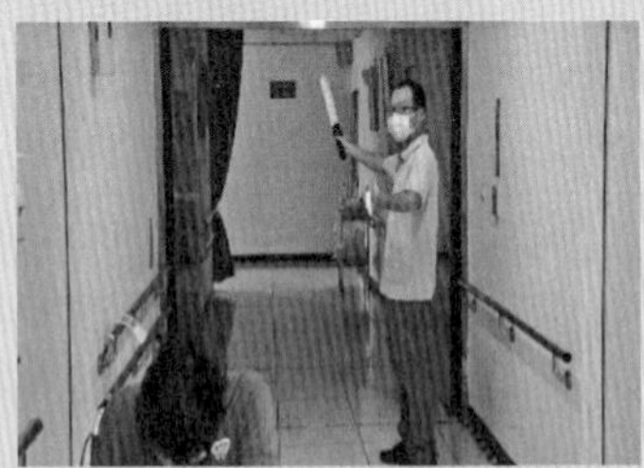
避難引導集結、疏散住民

疏散注意事項		
疏散前	疏散中	疏散後
• 避難引導人員建立分組名單。 • 安排先水平疏散再垂直疏散。	• 工作人員須密切觀察住民情緒反應及活動狀態。 • 住民出現緊張、驚慌，安排一位人員陪伴安撫。 • 移動須迅速且注意安全。 • 隊伍前中後須有工作人員協助避免脫隊。	• 集結分組後須進行清點人數並回報。 • 情緒不穩住民，可進一步安撫或就醫治療。

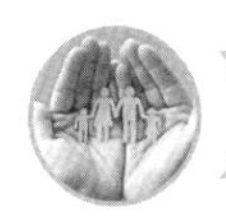

第三節　預防颱風災害（水災）及地震災害要領

一、颱風造成的傷害及緊急應變流程

臺灣位於颱風路徑的要衝，地處副熱帶地區，並位居西北太平洋颱風的行徑路線上，全年都可能有颱風的侵襲，但最常發生於 7 月至 9 月的季節。而颱風所帶來之淹水、山崩、土石流等災害，往往造成民眾生命財產嚴重損失。目前以消防防護計畫內之自衛消防編組，而此編組也可適度轉化作為颱洪、地震等災害之因應（盧鏡臣、徐逸華，2023）。

從「安養中心老人家泡在水裡」、「養護中心面臨洪水衝擊」、「土砂衝進安養中心」等斗大的標題，提醒我們該注意機構的環境安全與防災。該如何查詢災害潛勢？交通部中央氣象局為強化短延時強降雨現象之災防預警、反映短延時強降雨之致災性，以提高各界對降雨災害的警覺，對於豪雨中之大豪雨再增列「3 小時累積雨量達 200 毫米以上」之雨量標準、豪（大）雨雨量分級定義修正對照表，以及新雨量分級定義與警戒事項說明資料如圖 18-6，面對颱洪強降雨的緊急應變流程說明如圖 18-7。

圖 18-6 大雨、豪大雨量及警戒事項

豪雨增列短時大豪雨（200mm/3hr）

名稱		雨量	警戒事項
大雨		80mm/24hr 以上或 40mm/1hr 以上	山區或地質脆弱區：可能發生山洪暴發、落石、坍方 平地：排水差或低窪易發生積、淹水 雨區：注意強陣風、雷擊
豪雨		200mm/24hr 以上或 100mm/3hr 以上	山區：應防山洪暴發、落石、坍方、土石流 平地：極易發生積、淹水 雨區：視線不良，注意強陣風、雷擊，甚至冰雹
	大豪雨	350mm/24hr 以上或 200mm/3hr 以上	山區：應防山洪暴發、落石、坍方、土石流或崩塌 平地：淹水面積擴大 雨區：視線甚差，注意強陣風、雷擊，甚至冰雹
	超大豪雨	500mm/24hr 以上	山區：嚴防大規模山洪暴發、落石、坍方、土石流或崩塌 平地：嚴重淹水，事態擴大 雨區：視線惡劣，注意強陣風、雷擊，甚至冰雹
※ 對突發性或連日降雨雖未達特報等級，研判有致災之虞，將發布即時訊息			

資料來源：中央氣象局。

圖 18-7 颱洪緊急應變流程

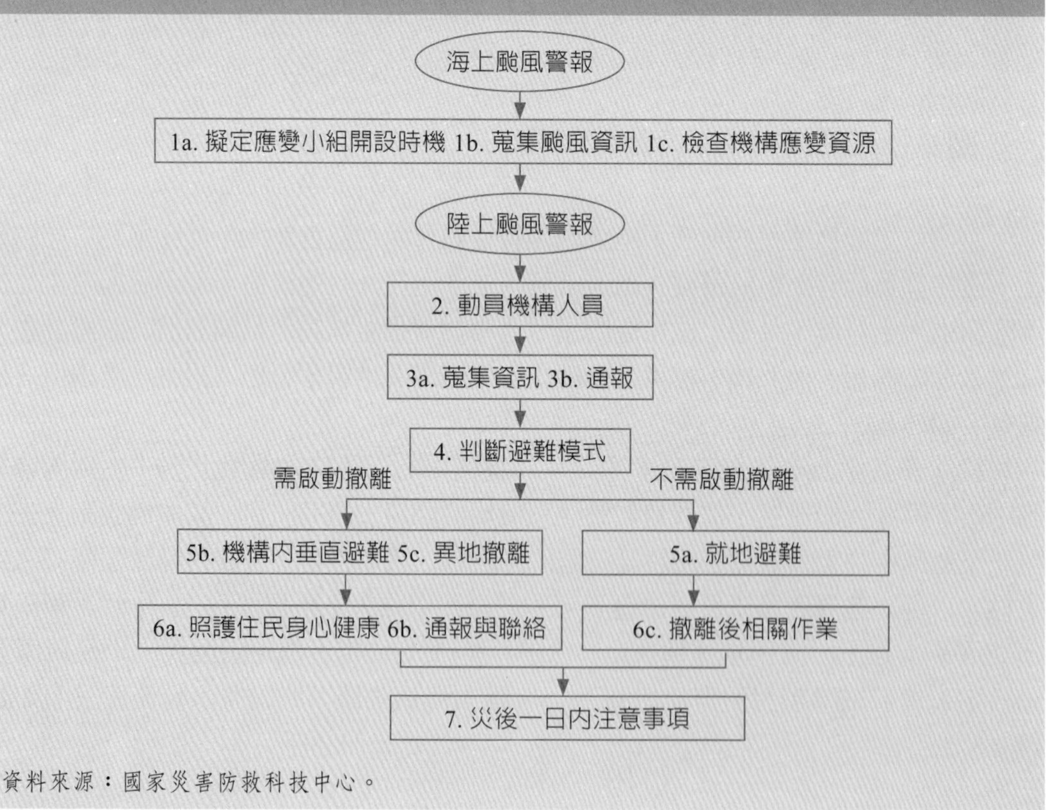

資料來源：國家災害防救科技中心。

二、颱風前後的整備及復原工作

爲因應颱風豪雨之災害與衝擊，各地方政府除了辦理災害防救演習外，中央與地方政府各相關機關會同步進行各項通報、預警、防洪閘門、排水、抽水機等設施系統之檢查及測試工作，以期在災害來臨時，能確保國人生命財產安全，減少災害損失。我國的颱風警報發布時間如表 18-11，颱風過境因應措施如表 18-12。

表 18-11　海上、陸上颱風警報發布時間

海上颱風警報	海上陸上颱風警報	解除警報
預測 24 小時後颱風的七級風暴風範圍可能侵襲臺灣或金門、馬祖 100 公里以內海域，即發布海上颱風警報。	預測 18 小時後颱風的七級風暴風範圍可能侵襲臺灣或金門、馬祖陸上，即發布海上陸上颱風警報。	1. 颱風之七級風暴風範圍離開臺灣本島、澎湖、金門及馬祖近海時，應即解除颱風警報。 2. 颱風轉向或減弱，得直接解除颱風警報。

表 18-12　颱風過境時因應措施

	颱風預警前期	暴風圈壟罩期	颱風侵襲後期（復原）
資訊蒐集及準備工作	1. 透過電視、手機關注新聞，密切注意颱風動向災情報導。 2. 判斷機構是否處於災害潛勢區。 3. 居住於低窪地區時，應暫遷到較高處所（或高樓層避難）。 4. 準備飲用水、食物、照明燈、手電筒、手機充電器、蠟燭以防停電、蓄水以防停水（長照機構應準備住民常用藥物）。 5. 檢視緊急發電機、檢查電路、爐火瓦斯等以應急用。	1. 住宅堅固不受影響，無特殊必要理由，應留在家中不要外出。 2. 住在低窪、較易淹水地區的居民，應隨時注意河川、排水系統，應配合救災人員的指揮，採取疏散措施。 3. 若停電時優先使用手電筒，若使用燭火照明應遠離可／易燃物，且要將蠟燭穩固與防護，避免發生火災。	1. 部分水溝、坑洞被淹水覆蓋，勿強行通過。 2. 清除：大雨過後應盡速落實「巡、倒、清、刷」，巡視戶內外容器，將積水倒掉防病媒蚊滋生。 3. 清潔：清理時穿著雨鞋或防水長靴、配戴防水手套及口罩，以防感染鉤端螺旋體病、類鼻疽、破傷風等傳染病。 4. 消毒：環境用漂白水稀釋後進行消毒，依「溼、搓、沖、捧、擦」的步驟正確洗手。

資料來源：作者整理自內政部消防署防災宣導教學手冊——颱洪災害防救。

(一) 機構是否落在災害潛勢區？

機構應訂定災害應變計畫，平時應依計畫執行有關減災及整備事項，每月應定期維護保養防災設施及盤點物資儲備，並予以汰換更新，也應每年定期檢視災害應變計畫之適切性，得視實際狀況調整、修正內容（王安強等，2018）。長照機構可透過國家災害防救科技中心查詢機構災害潛勢（內政部，2019），研判住民是否須異地撤離或原地避難重要指標。「災害潛勢地圖網站」內的資料均為目前政府各部門公開的災害潛勢，以「淹水災害潛勢」為例（圖 18-8）：

1. 步驟一：輸入地址，即可查到所在的位置。
2. 步驟二：勾選淹水，可在地圖上呈現淹水潛勢的範圍。
3. 步驟三：判斷所在位置是否具淹水潛勢。

圖 18-8　以南投信義鄉為例，顯示災害潛勢區（淹水警戒及範圍）

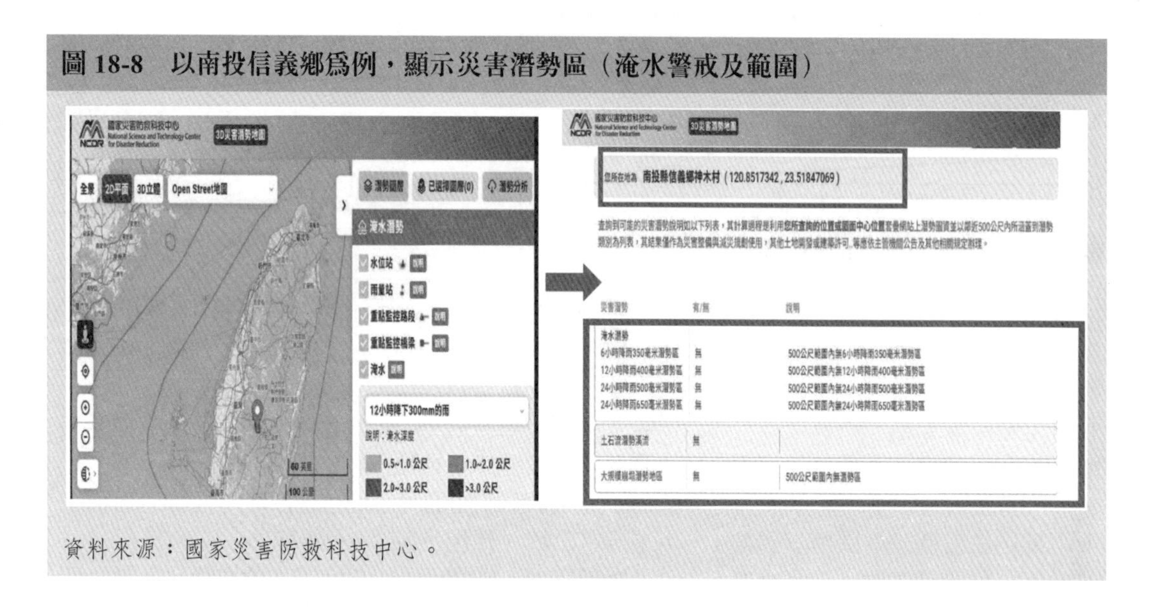

資料來源：國家災害防救科技中心。

(二) 老人福利機構風險分級與水災疏散時機判定參考

1. 機構應檢視下列環境風險特性，判定機構是否有較高的淹水風險特性：
   (1) 位於中央主管單位公告日降雨量 450 毫米、淹水潛勢圖淹水深度 50 公分以上地區。
   (2) 10 年內發生嚴重淹水，或有實際執行水災疏散撤離之地區。
   (3) 機構 200 公尺內有寬度 50 公尺（含）以上（若有堤防，以兩側堤防距離計）之河川。
   (4) 鄰接魚塭或水田，自身或周邊地區曾發生淹水。
2. 機構應檢視下列建築特性，判定機構是否具建築之脆弱性：

(1) 樓高僅一層之建物。

(2) 兩層樓以上建物，但屋頂主要結構爲鐵皮屋頂者。

(3) 經機構自行評估，災時（後）可能無法持續營運、提供住民持續照顧者。

3. 機構應自行依據機構風險分級與判定結果，結合所接收到之天候、水災預警訊息依序或同時進行下列應變作爲：應變機制啟動、災害資訊蒐集、疏散準備、疏散執行，機構應將已採取之應變作爲通報社（衛）政主管機關如表 18-13。

表 18-13　機構風險分級、水災預警訊息與應變行動建議

災害程度	警戒，災情輕微 →			災情嚴重
劇烈天候警特報或水情預警	海上颱風警報 海上陸上颱風警報 豪雨特報	淹水二級警戒 河川二級警戒水位	淹水一級警戒 河川一級警戒水位	縣、市或鄉（市、區）政府、災害應變中心依法強制其撤離或命其離去
第一類機構	應變機制啟動 災害資訊蒐集 疏散準備	疏散執行 （異地避難）	疏散執行 （異地避難）	（強制）疏散執行（異地避難）
第二類機構	應變機制啟動 災害資訊蒐集	疏散準備（原地垂直避難優先）	疏散執行（原地垂直避難優先）	（強制）疏散執行（原地垂直避難或異地避難）
第三類機構	應變機制啟動	災害資訊蒐集	疏散準備（異地避難）	疏散執行（異地避難）
第四類機構	應變機制啟動	災害資訊蒐集	疏散準備（原地垂直避難優先）	疏散執行（原地垂直避難優先）

資料來源：內政部建築研究所（2018）。老人福利機構對應水災避難撤離標準及應變作業原則之研究。

(三) 颱洪應變工作檢核表（轉化自衛消防編組）

見表 18-14。

表 18-14　颱洪應變工作檢核表

<table>
<tr><th rowspan="4">應變階段</th><th rowspan="4">工作項目</th><th rowspan="4">指揮官</th><th colspan="5">颱洪應變小組（三班）</th></tr>
<tr><th>通報</th><th colspan="2">搶救／救護</th><th colspan="2">避難引導</th></tr>
<tr><th colspan="5">颱洪應變小組（五班）</th></tr>
<tr><th>通報</th><th>搶救</th><th>救護</th><th>避難引導</th><th>安全防護</th></tr>
<tr><td rowspan="2">1a. 擬定應變小組開設時機</td><td>確定應變值班表</td><td>★</td><td></td><td></td><td></td><td></td><td></td></tr>
<tr><td>調整應變啟動標準</td><td>★</td><td></td><td></td><td></td><td></td><td></td></tr>
<tr><td rowspan="2">1b. 蒐集颱風資訊</td><td>了解颱風可能造成的傷害</td><td></td><td>★</td><td></td><td></td><td></td><td></td></tr>
<tr><td>回報指揮官</td><td></td><td>★</td><td></td><td></td><td></td><td></td></tr>
<tr><td rowspan="3">1c. 檢查機構應變資源</td><td>盤點機構物資存量</td><td></td><td></td><td>★</td><td>★</td><td></td><td></td></tr>
<tr><td>聯絡契約廠商</td><td></td><td>★</td><td></td><td></td><td></td><td></td></tr>
<tr><td>檢查機構周邊設施</td><td></td><td></td><td></td><td></td><td>★</td><td>★</td></tr>
<tr><td rowspan="2">2. 動員機構人員</td><td>召回應變人員</td><td></td><td>★</td><td></td><td></td><td></td><td></td></tr>
<tr><td>指揮應變小組運作</td><td>★</td><td></td><td></td><td></td><td></td><td></td></tr>
<tr><td rowspan="4">3a. 蒐集資訊</td><td>蒐集災害資訊</td><td></td><td>★</td><td></td><td></td><td></td><td></td></tr>
<tr><td>巡視機構周邊設施</td><td></td><td></td><td></td><td></td><td></td><td>★</td></tr>
<tr><td>蒐集機構災情</td><td></td><td></td><td>★</td><td>★</td><td></td><td></td></tr>
<tr><td>蒐集疏散避難資訊</td><td></td><td></td><td></td><td></td><td>★</td><td></td></tr>
<tr><td rowspan="3">3b. 通報</td><td>通報家屬</td><td></td><td>★</td><td></td><td></td><td></td><td></td></tr>
<tr><td>通報主管機關</td><td></td><td>★</td><td></td><td></td><td></td><td></td></tr>
<tr><td>通報相關單位</td><td></td><td>★</td><td></td><td></td><td></td><td></td></tr>
<tr><td rowspan="2">4. 判斷避難模式</td><td>判斷現場避難模式</td><td>★</td><td></td><td></td><td></td><td></td><td></td></tr>
<tr><td>通知機構內人員</td><td></td><td>★</td><td></td><td></td><td></td><td></td></tr>
<tr><td rowspan="2">5a. 機構內避難</td><td>確認維生管線</td><td></td><td></td><td></td><td></td><td></td><td>★</td></tr>
<tr><td>確認物資存量</td><td></td><td></td><td>★</td><td></td><td></td><td></td></tr>
<tr><td rowspan="5">5b. 機構內垂直避難</td><td>檢查避難地點</td><td></td><td></td><td></td><td></td><td>★</td><td></td></tr>
<tr><td>檢查避難路線</td><td></td><td></td><td></td><td></td><td>★</td><td></td></tr>
<tr><td>檢查撤離人力</td><td></td><td>★</td><td></td><td></td><td></td><td></td></tr>
<tr><td>檢查移動工具</td><td></td><td></td><td>★</td><td></td><td></td><td></td></tr>
<tr><td>攜帶重要物品</td><td></td><td></td><td></td><td>★</td><td></td><td>★</td></tr>
</table>

應變階段	工作項目	指揮官	颱洪應變小組（三班）				
			通報	搶救／救護		避難引導	
			颱洪應變小組（五班）				
			通報	搶救	救護	避難引導	安全防護
5c. 異地撤離	聯繫合作單位		★				
	檢查避難路線					★	
	檢查撤離人力		★				
	檢查移動工具			★			
	攜帶重要物品				★		★
6a. 照護住民身心健康	安撫住民情緒				★		
	發放物資					★	
6b. 通報	通報家屬		★				
	通報主管機關		★				
	通報相關單位		★				
6c. 後送相關作業	清點人數					★	
	協助住民後送手續			★			★
7. 災後一日內注意事項	機構設施檢查						★
	檢查機構的儲備物資			★			
	機構環境清潔					★	
	掌握災害公告訊息		★				
	注意住民身心健康				★		

資料來源：國家災害防救科技中心（2016）。

三、地震預防及災後處理

臺灣位處環太平洋地震帶上，地震的發生對我們而言似乎是司空見慣的事，但應變時間只有幾秒鐘，平時就應做好防震準備，以防一旦遇到災害性地震時，才能保命。近年來通訊科技進步神速，地震測報與資訊的傳遞及取得（圖 18-9）對於長照機構之啟動地震緊急應變流程（圖 18-10）及緊急應變檢核表（表 18-15）是相當重要的資訊。

圖 18-9　中央氣象署／國家級警報來了——地震測報過程

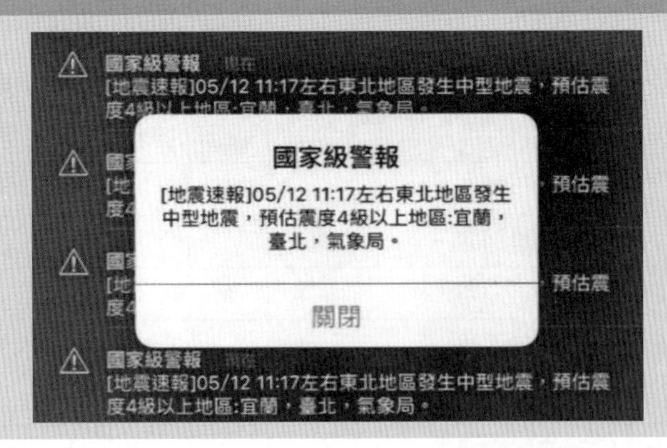

圖 18-10　發生地震時應變流程

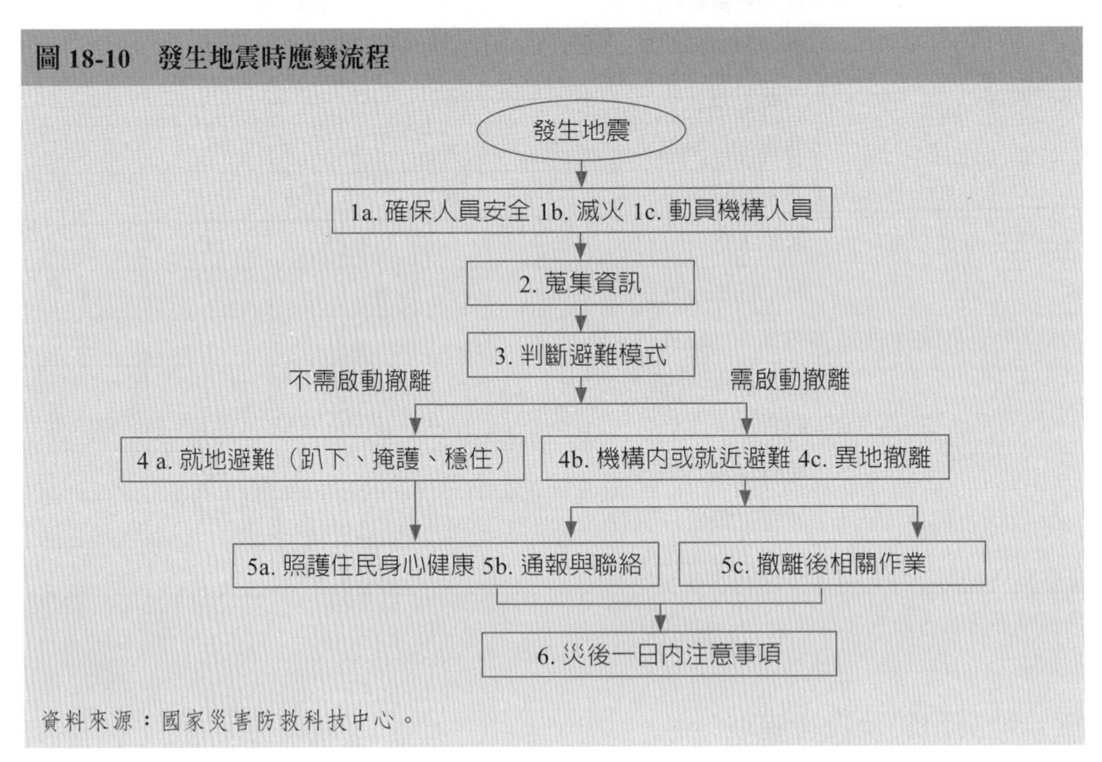

資料來源：國家災害防救科技中心。

表 18-15　地震應變流程之檢核表

應變階段	工作項目	指揮官	地震應變小組（三班）				
			通報	搶救／救護		避難引導	
			地震應變小組（五班）				
			通報	搶救	救護	避難引導	安全防護
1a. 確保人員安全	協助住民穩住重心					★	★
	統計傷患安排就醫				★		
1b. 滅火	關閉電源火源			★			
	滅火			★			
1c. 動員機構人員	召回應變人員		★				
	指揮應變小組運作	★					
2. 蒐集資訊	蒐集災害資訊		★				
	巡視機構周邊設施						★
	蒐集機構災情				★		
	盤點機構物資			★			
	蒐集疏散避難資訊					★	
3. 判斷避難模式	依現場情況判斷避難模式	★					
	通知機構內人員		★				
4a. 就地避難	清除機構危險物品						★
4b. 機構內避難	檢查避難地點					★	
	檢查避難路線					★	
	檢查撤離人力		★				
	檢查移動工具			★			
	攜帶重要物品				★		★
4c. 撤離至其他地方	聯繫合作單位		★				
	檢查避難路線					★	
	檢查撤離人力		★				
	檢查移動工具			★			
	攜帶重要物品				★		★
5a. 住民身心健康照護	安撫住民情緒					★	
	發放物資				★		

應變階段	工作項目	指揮官	地震應變小組（三班）				
			通報	搶救／救護		避難引導	
			地震應變小組（五班）				
			通報	搶救	救護	避難引導	安全防護
5b. 通報	通報家屬		★				
	通報主管機關		★				
	通報相關單位		★				
5c. 後送相關作業	清點人數					★	
	協助住民後送相關手續						★
6. 災後一日內注意事項	機構設施檢查						★
	檢查機構的儲備物資				★		
	機構環境清潔					★	
	公告機構的應變處置		★				
	持續掌握災害訊息		★				
	注意住民身心健康				★		

資料來源：國家災害防救科技中心（2016）。

四、緊急災害時病人運送法

1. 徒手運送法：單人搬運法、雙人搬運法（背負式、肩背負式、床單緊急拖拉法、抱持式）。
2. 器械運送法：擔架、利用環境就地取材（如椅子、床單或輪椅）。
3. 脊椎受損傷者運送：固定頸部、硬板運送。

如圖 18-11。

圖 18-11　緊急災害時病人運送法

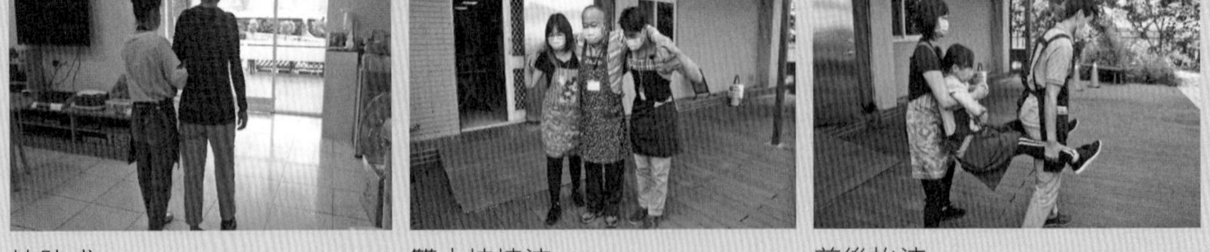

扶助式　　雙人扶持法　　前後抬法

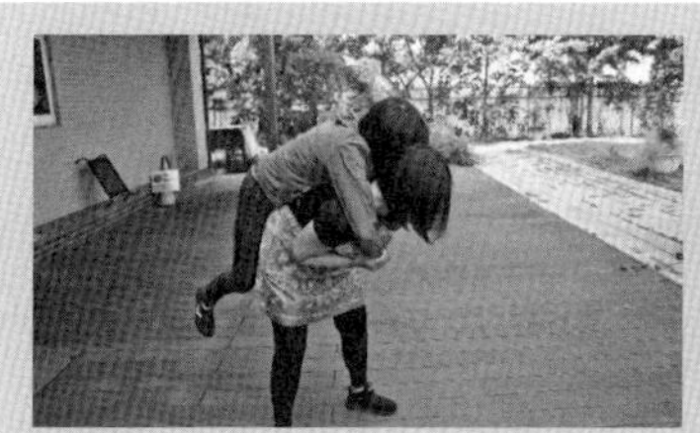

背負式

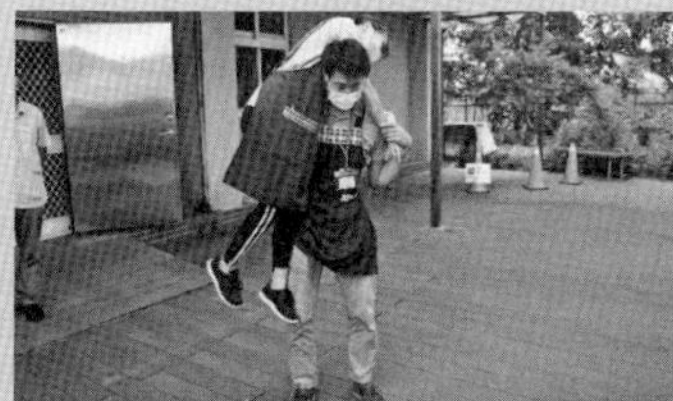

肩背負式

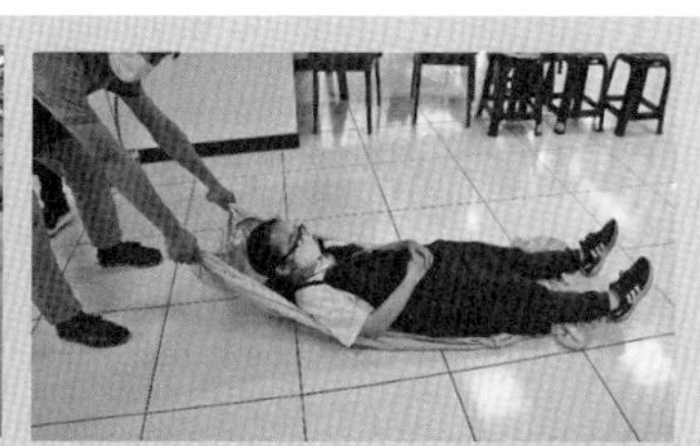

床單緊急拖拉法

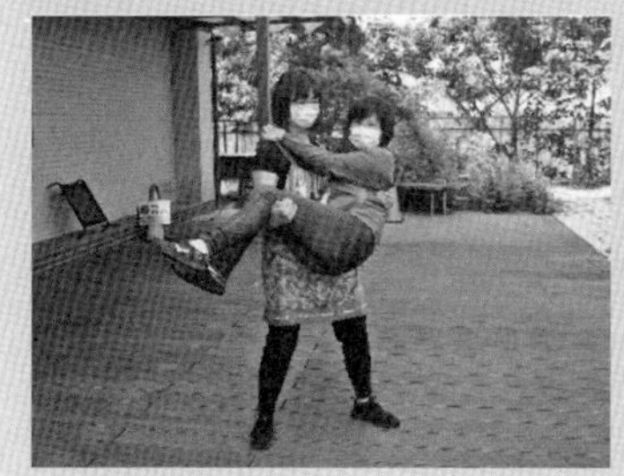

抱持式

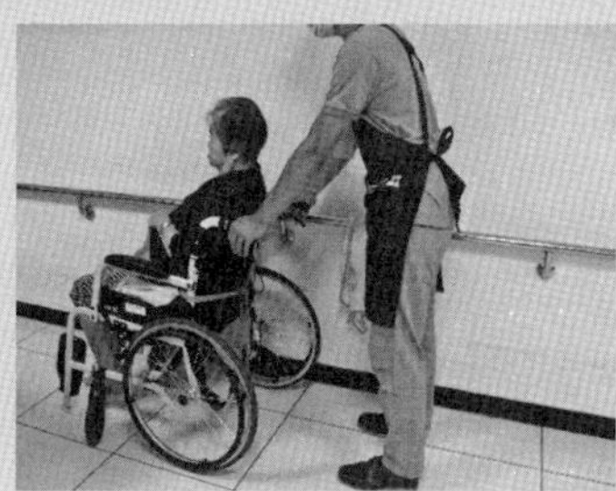

輪椅輔助

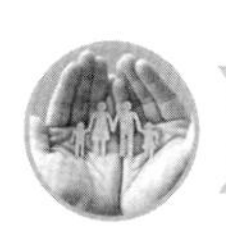

第四節　日常生活環境中常見意外事件之預防與處理

一、意外事件的處理原則

1. 意外事件在醫院若在白班內發生，養護、安養機構立即報告機構負責人。
2. 意外事件發生時，立即檢查有無人員受到傷害，並立即妥善處置。
3. 密切觀察服務對象之生命徵象並做記錄。
4. 意外事件發生時，立即告知家屬。
5. 不破壞意外發生的現場。例如服務對象跌落床下已無生命徵象或不知原因的死亡，則不搬動他／她，以利事後查驗。
6. 須填寫特殊事件報告單，詳細記錄事件發生時間、地點、經過與處理情形，通常於 24 小時內報告。
7. 若是因照顧不當造成病情產生重大變化或發生意外事件，可能引起醫療糾紛，應立即通知直屬主管協商處理，同時報告機構負責人及請有關人員協助處理。
8. 事後必須仔細檢討發生的原因及過程，預防意外事件再度發生。
9. 如需前往警察局或法庭，應向直屬主管報備，由行政管理人員陪同前往。
10. 服務對象或家屬投書抱怨意外事件時，先將事件調查清楚，並報告機構負責人，由機構指定的負責人出面協調。

二、疾病所致意外事件的預防與處理

包括休克的處理、暈倒的處理、急性心臟病發作的處理、中風的處理（腦血管意外）等，詳細處理方式請見第十四章急症處理，以及第十三章疾病徵兆之認識及老人常見疾病之照顧事項。

三、非疾病意外事件的預防與處理

包括跌倒的預防與處理；擦傷、刮撞傷、瘀傷的預防；服務對象吵架、攻擊的預防；一氧化碳中毒、灼燙傷的處理；財物被竊的預防等，請見第十四章急症處理。

四、住民（災民）情緒安撫

重大災難的發生難以避免，民眾面對災難時總是脆弱的，往往需要攜手共度難關。回首 921 大地震、莫拉克風災、臺鐵 408 次列車事故等，可能造成全面及長期性的影響，從災難發生後的急性期至復健期，皆需要政府、醫療人員、民間團體、專家學者及一般民眾的積極投入，才能將衝擊及創傷降到最低。而且專業的知識與技巧以及不同專業的合作尤為重要，特別是災民面對重大災難後的身心反應與照顧，彙整如表 18-16。

表 18-16　哀傷之身心反應

哀傷反應	徵兆
情感方面	悲哀、憤怒、愧疚、自責、焦慮、孤獨感、疲倦、無助感、驚嚇、苦苦思念、解脫感、輕鬆、麻木等感覺。
生理感覺	胃部空虛、胸部緊迫、喉嚨發緊、對聲音敏感、人格解組的感覺、呼吸急促、有窒息感、肌肉軟弱無力、缺乏精力、口乾。
認知方面	不相信、困惑、沉湎於想念逝者、感到逝者仍然存在、幻覺。
行為方面	失眠、食慾障礙、心不在焉、社會退縮行為、夢見逝者、避免任何會憶及逝者的事物、尋找與呼喚逝者、嘆息、坐立不安、過動、哭泣、舊地重遊、隨身攜帶遺物、珍藏遺物等。

資料來源：衛生福利部心理健康司（2021）。

綜上而言，在面對如此大的衝擊時，可依衛生福利部心理健康司（2015）、臺鐵

408 次列車事故心理評估及衛教關懷指引（2021），針對心理災害重建與復原建議提供因應及協助。

課後問題

1. 滅火的基本原理中的排除法是針對燃燒四大要素中的：(A) 助燃物 (B) 可燃物 (C) 熱能 (D) 連鎖反應。
2. 使用冷卻法滅火是針對燃燒四大要素中的：(A) 助燃物 (B) 可燃物 (C) 熱能 (D) 連鎖反應。
3. 電線走火所引起的火災歸屬於：(A)A 類火災 (B)B 類火災 (C)C 類火災。
4. 脊椎受傷傷患適合的運送法爲：(A) 先固定頸部，並使用硬板運送 (B) 手 (C) 雙人扶持法 (D) 肩負法。
5. 下列何者非地震時的避難措施？(A) 立即關閉電源 (B) 以墊子、枕頭或雙手保護 (C) 躲在梁柱或牆角邊 (D) 立即衝出門外。
6. 以下列何者非灼燙傷的處理？(A) 水中脫衣以避免皮膚二度傷害 (B) 泡冷水直到不痛爲止 (C) 眼睛灼傷宜用大量清水由眼睛外角向內角沖洗 (D) 立即沖冷水，水流不宜過大，但化學藥物燒傷除外。
7. 火災應變守則 RACE 以下何者爲是？(A)R：救援撤離，將起火點附近住民移開或移出起火區域 (B)A：立即通報，啟動警報及警示周邊的人，例如啟動警鈴、廣播或是通知其他周邊的人員、通報 119 (C)C：侷限火煙，人員撤離起火的住房，立即關上房門，將火煙侷限在某一個住房或區域，以利人員疏散 (D)E：初期滅火／疏散，使用滅火器或室內消防栓進行初期滅火。如果火勢過大無法撲滅，應立即進行疏散 (E) 以上皆對。

答案：

1.	2.	3.	4.	5.	6.	7.
(B)	(C)	(C)	(A)	(D)	(C)	(E)

參考文獻

內政部建築研究所（2017）。**提升既有長照機構防火安全**。https://www.moi.gov.tw/News_Content.aspx?n=2&s=10269

內政部消防署（2006，6 月 30 日）。**大型社會福利機構消防防護計畫範例**。消署預字第 0950500535 號函頒。https://www.nfa.gov.tw/cht/index.php?code=list&flag=detail&ids=751&article_id=9854

內政部消防署（2024）。**各類場所消防安全設備設置標準**。https://law.moj.gov.tw/LawClass/LawAll.aspx?pcode=D0120029

內政部消防署（2024，8 月 28 日）。**防災知識一起學**。https://www.tfdp.com.tw/cht/index.

php?code=list&ids=3
內政部消防署（無日期）。**長照機構防火管理訓練教材**（全）。文件下載區。https://www.nfa.gov.tw/cht/index.php?code=list&flag=detail&ids=948&article_id=5143
內政部消防署（無日期）。**自衛消防編組應變能力驗證教育訓練教材**。https://www.nfa.gov.tw/cht/index.php?code=list&ids=937
王安強、盧鏡臣、簡賢文、賴深江、白櫻芳（2018，12 月）。**老人福利機構對應水災避難撤離標準及應變作業原則之研究**。內政部建築研究所。https://www.abri.gov.tw/News_Content_Table.aspx?n=807&s=39548
交通部中央氣象署（無日期）。**颱風會造成那些災害？**https://www.cwa.gov.tw/V8/C/K/Encyclopedia/typhoon/typhoon_list03.html#typhoon-52
全國法規資料庫（2024，4 月 24 日）。**各類場所消防安全設備設置標準**。https://law.moj.gov.tw/LawClass/LawAll.aspx?pcode=D0120029
全國法規資料庫（2023，6 月 21 日）。**消防法**。https://law.moj.gov.tw/LawClass/LawAll.aspx?PCode=D0120001
國立臺灣大學氣候天氣災害研究中心（無日期）。**淹水災害與防災**。http://www.wcdr.ntu.edu.tw/28153277002879723475332873845028797.html
雷明遠（2017）。**從屏東南門護理之家火災等案例探討長照機構之防火安全風險管理**。https://www.abri.gov.tw/PeriodicalDetail.aspx?n=861&s=1971&key=76&isShowAll=false
雷明遠（2023）。**長照機構基於風險辨識之火災緊急應變參考指引研究**。https://www.abri.gov.tw/News_Content_Table.aspx?n=807&s=315717
監察院（2013，2 月 15 日）。**前行政院衛生署新營醫院北門分院大火調查報告**。102 財調 0115，https://www.cy.gov.tw/CyBsBoxContent.aspx?n=133&s=2277
監察院（2018，4 月 30 日）。**衛福部臺北醫院護理之家大火調查報告**。108 內調 0011。https://www.cy.gov.tw/CyBsBoxContent.aspx?n=133&s=6436
衛生福利部（2019）。**醫院住院病人使用自帶電器管理指引**。衛部醫字第 1081661110 號函。https://reurl.cc/eyD2oR
衛生福利部（2024）。**113 年度長期照顧服務機構評鑑基準**。https://www.mohw.gov.tw/cp-18-77178-1.html
衛生福利部心理健康司（2015）。**災難心理衛生教材手冊**。https://dep.mohw.gov.tw/DOMHAOH/lp-336-107.html
衛生福利部心理健康司（2021）。**「0402 臺鐵 408 次列車災難」心理評估及衛教關懷指引**。https://dweb.cjcu.edu.tw/ShepherdFiles/B0408/News/20210524082148279.pdf
衛生福利部社會及家庭署（2018）。**強化長期照顧機構公共安全推動方案**（核定本）。https://www.sfaa.gov.tw/SFAA/Pages/Detail.aspx?nodeid=1106&pid=7776
盧鏡臣（2019 年 12 月）。**研擬老人福利機構有關水災預防、應變輔導及避難撤離指引參考手冊**。https://www.abri.gov.tw/News_Content_Table.aspx?n=807&s=140195
盧鏡臣、徐逸華（2023）。長期照顧機構的地震整備與因應——2016 至 2022 年臺灣中小型地震受影響機構的案例。**社區發展季刊，181**，108-120。https://cdj.sfaa.gov.tw/Journal/Content?gno=12972

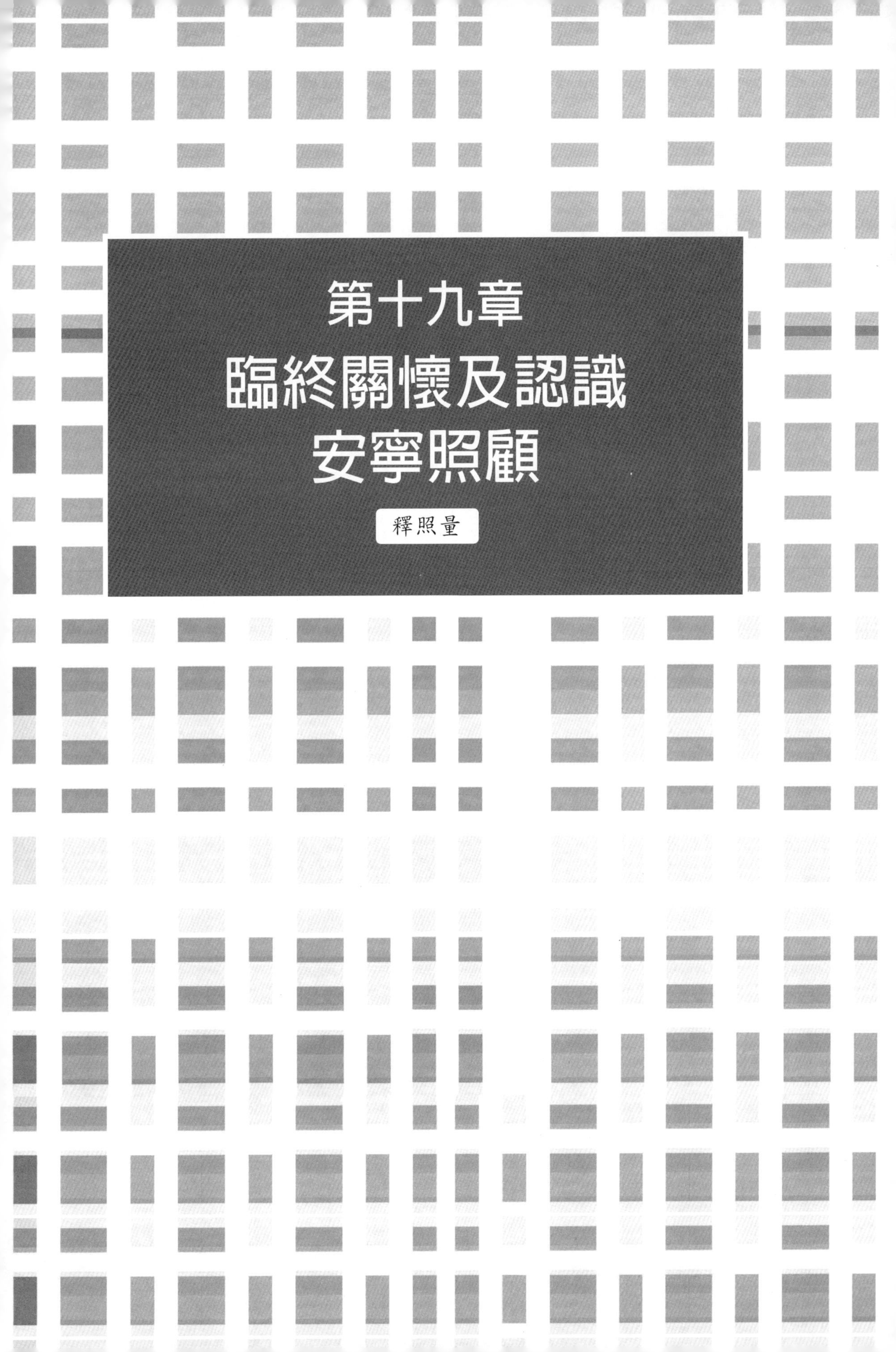

第十九章
臨終關懷及認識安寧照顧

釋照量

課程綱要

一、臨終關懷的精神與內容。

二、照顧瀕死服務對象的壓力與調適。

三、安寧照護的發展。

四、服務對象及其家屬面對往生的心理調適過程。

五、服務對象往生時警政及衛政之通報。

學習目標

一、明白安寧照護的起源。

二、列舉安寧照顧的照顧重點。

三、說明臨終關懷的特殊議題。

四、了解面對死亡時服務對象及家屬的反應。

五、說明協助服務對象及家屬面對死亡的技巧。

六、說明遺體照顧的注意事項。

七、說明照顧瀕死服務對象的壓力。

八、描述照顧瀕死服務對象的調適方式。

九、服務對象往生時警政及衛政的通報流程。

前言

臨終關懷所關懷的對象除了臨終病患外，還包括無治癒希望的末期病患。生命末期病患以及臨終病患要面對的不只是身體的衰敗所帶來的痛苦，還得面臨接踵而來的心理、社會、靈性問題。大多數人無法避免的死亡恐懼，也鋪天蓋地的席捲而來。人們會害怕死亡，大多是因爲不了解自己死後將何去何從，或者認爲死後一切將化爲烏有；而這樣的害怕，往往也會發展成對「生」有所執著，也就是因爲害怕死亡而產生的防衛機制，希望生命能永存，或者是故意忽略死亡必然發生的事實。如果對死亡的焦慮與害怕無法獲得有效的紓解，則其身、心處於不安的狀態，得以善終的可能性也就大爲降低。

生命末期照顧在醫療的領域稱爲安寧緩和醫療。安寧緩和醫療不是以治癒爲照顧目標，因此世界衛生組織（World Health Organization）將之定義爲從診斷爲末期起，運用提供疼痛和症狀緩解、靈性與心理支持，爲面對致命疾病的病患及家屬促進生命質素（George P. Smith, 2013, p.23）。目前臨床上末期醫療照顧的模式主要是運用團隊合作的方式（teamwork），運用同情與溝通的方式（compassion and communication），給予病人全人、全程照顧，協助病人及其家屬面對、接受、準備病人的死亡，而使病人得以善終。

英國國家末期照顧認證與六步驟計畫（National End of Life Qualifications and Six Steps Programme）（skillsforcare.org.uk, 2013）中末期照顧六個步驟爲：(1) 當生命末期到來時討論（discussions as the end of life approaches）；(2) 評估，並進行照顧計畫檢討（assessment care planning and review）；(3) 照顧協調（co-ordination of care）；(4) 提供高品質照顧服務（delivery of high quality care）；(5) 臨終前的照顧（care in the last days of life）；(6) 死亡後的照顧（care after death）。從這六個步驟不難理解，生命末期的照顧並非只是短暫的一點，而是從生命末期發生到臨終階段，甚至是往生後的整個歷程，這歷程並非各自獨立，而是前後串聯、相連的，且在這歷程中，除了生理層面的照顧外，社會照顧、靈性照顧服務、支持照顧者與家屬、提供病人及家屬所需的訊息等四個層面的照顧服務也持續進行著。在每個步驟中，都必須與家屬及病患充分的溝通與對談，了解他們的現況與需求，給予正確的訊息與適當的服務，且不斷的協調與修正照顧計畫，提供包括生理、心理、靈性（精神、超越）、社會四個面向，以及五全的全人、全家、全程、全隊、全社區的生命末期照顧。

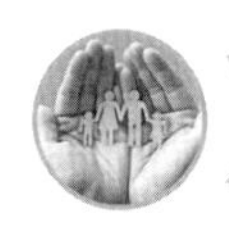

第一節　臨終關懷的精神與內容

如慧開法師所說的生命的方程式十六字箴言：生、老、病、死；生、離、死、別；悲、歡、離、合；恩、怨、情、仇（釋慧開，2018）。由此，當生命進入臨終階段，需要照顧的情事，不是只侷限在服務對象本身的生理、心理、靈性的課題，必定還需涵蓋圍繞在其周圍，串聯起其生命方程式及豐富其生命歷程的人、事、物。末期病人的照顧工作的重點是舒緩末期病患與家屬身、心、靈性的不適，以及協助解決社會層面所衍生種種問題的全方位照顧，並透過有效的方法，例如生命意義的追求來協助病患面對與接受死亡。

臨終關懷在醫療界歸在安寧緩和醫療的領域中，乃是藉由醫療與各領域的專業人員的照顧，以團隊合作的方式，強調症狀控制，提供「以病人爲中心」的連續性照顧，緩解病人身、心、靈、社會的痛苦。

一、安寧照顧的照顧重點

(一) 維護服務對象身體清潔

末期及臨終患者常因爲身體虛弱、行動不便或意識情況改變而無法執行自我的清潔工作；是以，維持服務對象身體的清潔是照顧服務員重要的工作。身體清潔要做的工作，有床上沐浴、更衣、床鋪整潔維護、床上洗頭、梳頭、口腔的清潔，會陰沖洗等。維護身體清潔除能讓服務對象感到舒適外，亦是維持其尊嚴的重要工作。

(二) 提供服務對象舒適照顧

末期及臨終患者，由於疾病進展的關係，身體會有許多不舒適的症狀出現。所以照顧服務員應提供服務對象舒適照顧，以減緩其不舒適的症狀及提升其生活品質。

末期病人的舒適照顧，除了配合醫囑按時給予服務對象緩和症狀的藥物及維護身體清潔外，還可搭配 2 小時適當的翻身擺位、氣墊床或脂肪墊的使用，以及穴位按摩、芳香療法、淋巴按摩等方法，讓虛弱的臨終身軀得到最佳的呵護，降低生理上的種種不適。舒適照顧主要是給予處於末期狀態的服務對象在基本的生活需求、身心與環境的舒適感，以協助服務對象有更多的機會達到內在心靈的自在與解脫。是以，舒適照顧是協助臨終者善終的第一步，也是重要的一步。

(三) 陪伴服務對象及家屬走過生命的幽谷（趙可式，1997）

從生命末期發生到臨終階段，甚至是往生後的整個歷程，服務對象及其家屬需要的是身心靈社會的全方位的照顧，而照顧目標則是幫助服務對象得到善終，並陪伴家屬走過喪親的哀傷。

在生命末期階段，當身體的痛苦獲得初步的緩解後，若要善終則須跳脫面臨死亡所帶來的恐懼。而要達到如此的狀態，則必須對接續的生命道路有信心、有把握。因爲死亡恐懼的產生，主要是人們對疾病本身、疾病過程、臨終的狀態在生命歷程的意義不理解而產生恐懼不安。是以，陪伴服務對象，揭開此生命的遮蔽，找出生命出路，是末期陪伴重要的任務之一。對臨終的服務對象除了傾聽、理解、接納、同理、陪伴的關懷模式，可以接著進一步協助其安頓心靈在適當及相應的法門。因爲末期病患面臨死亡威脅時的恐懼，若有信仰上的依靠，可以時常將生命中的困頓向信仰對象傾訴，祈求協助找到生命的出路，同時感受到痛苦可以被理解，將可降低其恐懼無助的現象。而這進一層的關懷與陪伴，要順著服務對象原來的生命脈絡與信仰，不應改變服務對象的信仰。同時要與服務對象及其家屬同在，讓他們感受到不孤單，是被理解、被重視、被尊重，以及了解他們的感受。

(四) 認識臨終症狀及照顧方法

1. **疼痛**：生命末期患者由於病情的進展，例如癌症日漸惡化或尿毒素等毒素排除困難，會有疼痛的現象。雖然有些病人在最後二天會因爲感覺較遲鈍而減少止痛藥使用劑量，但很多病人會有新疼痛產生，所以疼痛是臨終前常見的問題之一。止痛藥適合居家使用的有口服止痛藥、皮膚貼片、舌下含服、口頰貼片，照顧服務員可視情況，依照醫囑協助服務對象使用適當的止痛藥物。當移動服務對象或協助翻身時，需向服務對象說明要做的事，力道要輕柔。可搭配舒適照顧、陪伴來緩和其整體痛（total pain）的現象（臺大醫院，2018）。
2. **呼吸症狀**：臨終病人因爲心肺趨向衰竭，會出現呼吸困難或不規則的呼吸。可能有呼吸加速、呼吸暫停或張口呼吸等現象，此時要適時爲他使用氧氣，抬高床頭改變姿勢，調整室內空調及使用小電風扇，增加氣流吹到病人臉上，可減輕呼吸困難的感覺；另外，還可依照醫囑使用藥物緩解症狀。同時必須注意，若是病人因張口呼吸而導致口乾，可使用溼紗布或口罩遮蓋口部以維持溼潤。
3. **譫妄**：臨終病人會出現譫妄。病人出現幻覺、自言自語或訴說看到過世親友和他們對話，可能是血液循環變慢造成腦部缺氧、腦部轉移、代謝性腦病變、電解質不平衡、營養異常或敗血症等因素造成。通常瞻妄的症狀在下午及晚上會更加嚴重。當病人發生瞻妄時，要注意病人安全，應隨時有人陪在其身邊，盡可能的保持病人在熟識的環境、人、物中，可增加安全感並協助穩定情緒，必要時可依照醫囑使用鎮靜劑讓病人休息。

4. 便祕：臨終者雖然沒有吃太多食物，但是因爲使用止痛藥及臨終前無力解便，所以仍常發生便祕的現象。通常伴隨的症狀還有脹氣、腹痛、解便不完全感。照顧服務員除協助服務對象水分的攝取外，還可以搭配腹部按摩及依照醫囑協助服務對象使用軟便劑或塞劑。
5. 喉鳴：此亦稱死前嘎嘎音，造成的原因爲呼吸肌肉張力逐漸消失，造成唾液累積在呼吸道，而發出的呼吸音。抽痰無法改善此嘎嘎音，所以不用特意爲出現此症狀的臨終者抽痰。

二、臨終關懷的特殊議題——臨終營養需求

本小節所要討論的重點爲，末期病患是否該持續補充人工營養？可運用的途徑中，對個案的利弊得失，以及該給予與否所應考量的是什麼？

(一) 臨床上常有的現象

在醫院中許多臨終病患因爲身體的吞嚥功能退化與消化功能退化、疲倦、虛弱等關係，加上活動量變小，往往引起患者食慾不振、進食不足的情形；對家屬而言，食物是營養的來源，也代表關懷，當病人不進食，很容易造成病人和家屬間的衝突。這時焦急的家屬，怕病人還沒病死前先餓死，往往就要求醫院爲病患靜脈注射或插鼻胃管餵食等人工營養的提供。

(二) 人工營養的利與弊

或許打點滴或插鼻胃管餵食等人工營養的提供可以稍稍延長病患的生命，但延長的可能是他的死亡過程。因爲食慾不振、吃不下去、體重下降都是疾病的自然過程，也是瀕死的必經過程；病人對食物和水的需求減少，此乃調適瀕死過程的一種方法，可以讓病患較舒服地經歷這個過程。若勉強末期的病患進食，反而會引起病人身、心理上的不適。依據許多醫療研究與臨床經驗，若是因爲進食不足引起的脫水，若有給予適當的口腔清潔與潤唇，病人不會不舒服，甚至會覺得精神較清爽。因爲在臨終階段處於輕微脫水的狀況，能減少許多症狀，包括腸道分泌增加所造成的噁心嘔吐、呼吸道分泌增加造成的喘、痰音及嗆咳，四肢水腫等。另外末期病人對食物的消化吸收能力變差，即使插鼻胃管灌食，也沒有辦法使病人的體重增加或延長病人的生命，反而會導致某些病患因爲無法消化或腸阻塞等因素而有噁心、嘔吐、腹瀉或腹脹的情

形；還有一些瀕死的病患因爲意識不清或不舒適，會有拔除鼻胃管的現象，因此常常爲了不讓病人拔除管路，而約束病人，如此的作法對臨終病人而言又更加了一層不舒適。

至於靜脈點滴仍須考量利弊，瀕死病人無法接受過多的管灌水分給予或靜脈輸液，因爲水分會聚集在肺部及末梢，增加病人身體的負擔。

(三) 醫療與家屬還能給病人什麼幫忙

當病人越來越虛弱無力，不要勉強病人進食，免得病人可能因達不到家屬的要求而產生罪惡感，爲了不讓家人失望，勉強自己進食；病人也可能怪自己不夠努力吃，身體日益衰弱，愧對家人。所以在進食這一部分應該尊重病人的意願，配合病人的喜好、當時的身體而進食，使進食成爲病人的一大樂事。另外，此時醫療端也可能會用一些類固醇藥物與促進腸胃蠕動藥物來延長末期病患具有自行進食能力的時間，讓病患能在較自然的狀況進食。但進食一定要確定病患意識清楚，吞嚥功能正常，以避免嗆咳，引發吸入性肺炎，反而使病人受到傷害。

在病人日漸虛弱狀況下，對於長期陪伴著病人的家人，會十分焦慮以及有很大的壓力。尤其是當病患的進食需求下降，人工營養又不見得適合，主要照顧者更有被其他親屬指責的壓力。同時停止餵食也會造成照顧者極大的心理負擔及失落，因爲對主要照顧者而言，餵食是照顧病患重要的表達關懷的具體行爲。醫療人員應該教導主要照顧者和病患的交流互動，以擁抱、撫摸來表達關心與愛的方式，彌補家屬因無法餵食而產生的失落感。

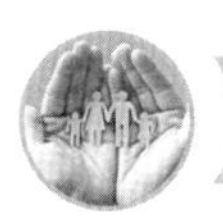

第二節　照顧瀕死服務對象的壓力與調適

一、照顧服務員面對的壓力

(一) 面對疾病及死亡而產生恐懼

服務對象接近臨終時，不僅疾病逐漸惡化，同時許多難以控制的症狀隨之而來。除了隨病情加重而衍生的照顧壓力，還眼見平日所服務的對象逐漸邁向死亡，會生起不捨之情，同時自己內心深處對死的害怕與恐懼也隨之浮現。

(二) 難以告知病情

照顧服務員面對服務對象的病情進展了然於心，雖然有時很想依照病程給予服務對象適當的陪伴，以協助服務對象「善終」，但常見仍有部分服務對象不接受或否認末期病情或臨終狀態，還有些家屬怕服務對象失去求生意志吩咐不可告知病情，讓照顧服務員十分爲難。

(三) 無助與無能為力的挫敗感

照顧服務員面對服務對象身體狀況一路走下坡時，面對服務對象瞬息萬變的病情與不斷湧出的身體症狀難以招架，服務時不僅會倍感壓力，同時也會懷疑自己的專業能力。壓力的主要來源主要是擔心無法協助改善服務對象的症狀、家屬對照顧方式有不同意見，以及因服務對象照顧需求的增加衍生的體力負荷過重。

(四) 罪惡感

當服務對象飽受疾病折磨，自己又無力改善，在這時無法給予服務對象舒適的照顧，又加上可能會受到家屬的指責，照顧服務員常會因此自責，因而產生罪惡感。

二、照顧服務員調適壓力的措施

(一) 已盡己責，盡人事，聽天命

照顧服務員應培養正向思考，如果自己已經盡心盡力，服務對象隨著病情的變化，仍然逐漸惡化邁向死亡，照顧服務員無須自責與有罪惡感。雖然在服務對象臨終階段，無法完全改善其身體的狀況，但可以透過醫療症狀控制及舒適照顧，讓服務對象的身體不適感降到最低。在其身體得到初步安頓後，亦可以用適當方式協助服務對象心靈獲得安頓。

因爲已盡心盡力，在服務對象過世後，我們沒有遺憾，並可從服務對象臨終過程中學習到生命最後將經歷的過程，以及反思面對臨終的過程中生命該得到怎樣的尊重及尊嚴。

(二) 提升工作技能，有效時間管理

照顧服務員清楚自己的角色定位及所需的專業技能，並常常精進自己的專業技能，使自己的工作更有效率，讓服務對象得到更好的服務。要使工作有效率，必先做好照顧工作計畫。照顧計畫的擬定首先要理解服務對象的需要，訂定工作的優先順

序，規劃可以一起做的照顧動作，集中照顧，減少服務對象因頻繁的照顧行動，受到干擾而無法獲得適當的休息；照顧服務員也可以因爲有好的照顧計畫，工作效率提升，有效的時間管理，得到適當的休息。

翻身擺位、清潔、餵食、餵藥、抽痰等照顧項目都有一定的執行時間，各種照顧項目之間有時也需要有所間隔，所以有效的管理時間對照顧服務員是重要的。

(三) 學習減壓技巧

照顧服務員清楚的認識自己的焦慮，去面對它、處理它。面對高強度工作壓力，首先必須做的是適當休息、運動及紓壓行爲。休息時間可以透過聽輕音樂、靜坐冥想、瑜珈等方式來放鬆，亦可透過正念及減壓的練習來降低焦慮、緩解壓力、控制情緒、提升專注力及提高睡眠品質。

(四) 尋求同儕的支持

照顧服務員因照顧末期病患所產生的種種照顧壓力，可以藉由同事間群組的互動得到支持。同事之間可以情緒支持與經驗的分享，並給予照顧技巧上建設性的批評與指引。藉由同儕間的支持，除了可以相互支持外，並可以增進照顧技巧。在照顧上無論是在情緒上需要支持或照顧技巧的協助，亦可以尋求工作單位督導協助。

(五) 適當的休閒及親近大自然

休閒活動對於處於高壓工作狀態的人而言十分重要，然而休閒活動的安排，有部分是要有效的利用時間，於年初時訂定休閒生活的年度計畫，透過計畫「某一時期要在某一個地方，如何度過」的方式，安排休閒活動，避免少次、集中休閒活動或完全耗盡體力的休閒活動，讓休閒活動眞正能讓身心放鬆。

親近大自然亦是可以有效的讓人身心放鬆的方式，無論是公園、海灘、山中或是樹林都能讓人受益。人們可以從不同的環境中得到不同的好處，即使是居家附近的綠樹成蔭、有蟲鳴鳥叫的公園也能發揮功用。直接與大自然甚至是土壤接觸，可幫助阻斷壓力，有利於改善焦慮和抑鬱症。

第三節　安寧療護的發展

一、安寧療護的起源與意涵

安寧療護沿自中世紀之 Hospice，原意是指提供朝聖者或長程旅行者休養體力之中途驛站；在 1967 年 6 月，西西里・桑德絲醫師（Dr. Cicely Saunders ）在倫敦近郊成立「聖克里斯多福安寧院」（St. Christopher Hospice）開了全世界第一家安寧醫院，該機構是爲照顧臨終垂危病患之醫療機構，協助那些走進生命末期的病患及其家屬。桑德絲醫師詮釋安寧療護（Hospice Care）的核心價值「 你是重要的，因爲你是你。即使活到最後一刻，你仍然是那麼重要。我們會盡 一切努力，幫助你安然逝去，但也會盡一切努力，讓你活到最後一刻。」（蔡兆勳，2018；安寧照顧基金會，2024）

依據世界衛生組織（WHO）的定義，所謂安寧緩和醫療是指「當病人及家屬面臨威脅生命的疾病時，得經過預防及緩解的方式，來改善他們的生活品質。並且要以早期偵測、周全評估以及全人身心靈的方式去治療其疼痛及其他問題，以達提升生命質素（quality of life）之目標。」亦即是說安寧療護在面臨無法治癒的致病性疾病時，以尊重生命的態度，陪伴病人走完人生最後一哩路，並輔導家屬重新出發。安寧療護照顧模式以尊重爲出發點，強調身、心、靈、社會的全人照顧。這種強調尊嚴、生命質素的醫療方式，不僅獲得許多醫療人員的認同，目前已經從醫療工作發展成爲一種社會運動，並促使人們思考生命的價值、目標，以及生命的終極意義（安寧照顧基金會，2024；衛生福利部國民健康署，2024）。

二、我國安寧療護發展史及現況

臺灣安寧療護運動始於 1983 年，財團法人康泰醫療照護基金會開辦「癌症末期病患居家照護」，對癌症末期病患提供居家照顧服務，然在此時期仍然缺乏有系統的推廣宣導，安寧的理念無法爲人所了解與廣泛的接受。直至 1987 年臺北馬偕醫院舉辦一系列的「臨終關懷」講座，同時在政府及民間團體的支持下，安寧療護的理念才漸漸的被社會大眾看見。到了 1990 年，淡水馬偕醫院成立安寧病房，並於同年年底成立財團法人中華民國安寧照顧基金會，國內安寧緩和醫療照護在國內終於具備雛型。緊接著臺灣安寧相關民間團體陸續成立，1994 年財團法人佛教蓮花臨終關懷基金會、1995 年臺灣安寧照顧協會、1999 年 6 月臺灣安寧緩和醫學學會等陸續成立，

2005 年 4 月，臺灣安寧緩和護理學會亦成立，共同為國內安寧療護之推展與品質提升努力。

在民間團體共同為國內安寧療護推動努力之下，公部門也逐漸開始有積極的作為。行政院衛生署在 1995 年即成立「安寧療護推動小組」，委託財團法人中華民國安寧照顧基金會辦理「安寧療護團隊專業人員訓練計畫」，1996 年公告「緩和醫療病房設置規範」及「安寧居家療護設置規範」，接受「安寧居家療護納入全民健保試辦計畫」申請，讓安寧緩和照顧有適當的官方規範。為使安寧療護的實施有法源依據，2000 年 5 月 23 日，立法院三讀通過「安寧緩和醫療條例」，並在同年的 9 月 7 日公布實施，讓臺灣地區重症病患有了臨終自然尊嚴死亡的權利（林明慧、陳曾基，2005）。

2000 年 7 月起，行政院衛生署中央健康保險局開始「安寧療護整合性照護納入全民健康保險給付試辦計畫」，將安寧住院療護納入試辦範圍，服務癌症末期患者住院期間能受到以舒適為原則的安寧緩和療護。並於 2003 年起，將末期運動神經元病患納入安寧療護整合性照護試辦計畫，使漸進性運動神經元病患能受惠於安寧緩和醫療。自 2019 年 9 月 1 日起，更將八類疾病病人包括「失智症」、「其他大腦變質」、「心臟衰竭」、「慢性氣道阻塞，他處未歸類者」、「肺部其他疾病」、「慢性肝病及肝硬化」、「急性腎衰竭，未明示者」及「慢性腎衰竭及腎衰竭」，納入安寧緩和醫療照顧範圍。健保署自 2022 年 6 月 1 日起，安寧收案對象新增四大類病人，分別為「末期骨髓增生不良症候群」、「末期衰弱老人」、「符合病人自主權利法第十四條第一項第二款至第五款所列臨床條件者」及「罕見疾病或其他預估生命受限者」，讓更多有安寧需求之病人有機會接受安寧療護服務。迄 2024 年止，臺灣成立安寧療護病房之醫院共有 85 家，並有 169 家醫院提供安寧共同照顧服務，143 家醫院、居家護理所提供甲類安寧居家療護服務，379 家醫院、居家護理所提供乙類安寧居家療護服務，以提供穩定、不需住院的病患，由醫護人員定期至病患家中之出訪服務（健保署，2024）。

三、我國安寧緩和醫療的照顧模式

目前臺灣推行的安寧療護服務類型如下（安寧照顧基金會，2024；健保署，2024）：

(一) 安寧門診

提供緩和醫療的處置與照顧諮詢、末期臨終照顧、病情告知、悲傷輔導。

(二) 住院安寧病房

主要提供必須住院才能處理的醫療服務。有些末期病人由於病情變化造成生理、心理、社會、靈性各面向極大的不安適，病人生理症狀亟需醫院提供症狀評估及病況控制，以減緩其不適。另外末期病患需要各領域的工作人員如醫師、護理師、社工師、心理師、宗教師等照顧其生理、心理、社會、靈性各面向的問題。此階段的醫療目標由治癒性治療轉爲緩和症狀及協助善終。

(三) 安寧共同照護

安寧共同照護是指讓安寧療護照顧團隊與病人原來的診治醫療團隊共同照護癌症病人，並提供安寧相關諮詢服務；可以說是讓末期病人住在一般病房時（非安寧病房），即能接觸安寧療護的資訊，同時提升病房中之醫護人員、病人及家屬對安寧緩和醫療有正確的認知。

(四) 安寧居家療護

由於家是人人身心的堡壘，當末期病人的病情症狀已獲得有效控制，且已無住院需求，病人在出院準備服務安排種種事宜後，即可出院返家調養。安寧居家護理師及醫師定期訪視，做症狀評估、調整藥物及指導家屬照顧病人的技巧及藥物使用方法，讓病人可以安心的在最熟悉、安心的環境中走完人生的最後一哩路。

目前在全民健保的制度下，安寧居家服務分爲安寧居家療護服務（甲類）及社區化安寧居家療護（乙類）。其中安寧居家療護服務（甲類）主要提供病人在熟悉安適的家中適當的症狀緩解與控制，協助其順利度過瀕死期、在宅善終，或在必要時提供適時轉介。社區化安寧居家療護（乙類）則是銜接基層診所或區域醫院，銜接末期病人返家後的安寧療護服務。

(五) 長照安寧

長照安寧乃銜接長期照顧和安寧療護間、一種由失能到死亡進行的垂直連續性照護。政府目前已積極輔導長照機構，建立起照顧社區中安寧病患的能力，提升照顧末期病患的意願。管理機關也要成爲長照機構有力的後盾，當長照機構照顧重症末期病患發生糾紛時，要提供適當的協助以化解糾紛，才能使長照機構無後顧之憂地照顧出院返回社區的末期病患。

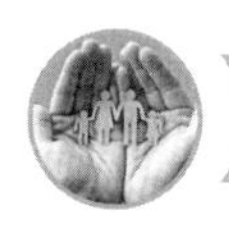

第四節　服務對象及其家屬面對往生的心理調適過程

生命末期的照顧並非只是短暫的一個點，而是從生命末期發生到臨終階段，甚至是往生後的整個歷程，因此對於服務對象心理調應從末期病症發生開始。

一、協助服務對象面對末期心理調適

當服務對象得知生命進到末期，會有怎樣的心理反應？美國學者庫伯勒—羅斯（Kübler-Ross, 1969）提出「悲傷五階段」（Five Stages of Grief）的心理調適過程。庫伯勒—羅斯認為人們對疾病進展到末期，死亡即將來臨，會經歷「否認」、「憤怒」、「討價還價」、「憂鬱」、「接受」五個獨立階段。

1.「否認」：「不會吧，不可能的！」「一定是搞錯了！」通常接受到已罹患絕症的訊息時，患者可能會採取防衛機制，先否認並把自己隔離起來。
2.「憤怒」：「為什麼是我？這不公平！」「我能怪誰啊？」當事情已經越來越明確，我們無法再欺騙自己，從「否認」走出來時，面對排山倒海來的衝擊，會將內心的挫折投射到他人身上，可能會開始怨天尤人，甚至是對自己生氣。
3.「討價還價」：「讓我活著看到我的孫子娶妻，再給我幾年時間吧！」「如果我好起來，我要吃素。」當「憤怒」過後，開始面對問題，試圖努力讓結果不那麼壞，有時會跟上天祈求，讓壞結果不要那麼快來，或者讓壞結果變好一點。
4.「憂鬱」：「做這個沒有用，反正我都要死了。」在這個階段體會到失去的事實，已經沒有理由可以逃避了，只得赤裸裸的面對這樣的苦痛。這時當事者會變得脆弱、消極，甚至失去對生命的鬥志。
5.「接受」：「好吧！既然已經這樣了，我就好好做來生準備吧！」這個階段的當事者從「憂鬱」、「沮喪」走出，體悟生命的無常，不再惋惜自己將失去的精彩人生美景，學會放下，鎮定地自省及正視死亡，讓生命的道路不斷地順著因緣持續的往前進。

但是照顧服務員在陪伴生命末期的服務對象時，要清楚上述的階段並非每人都會發生，或按照順序發生；每個階段也有可能不會只發生一次，但每次的發生都有其因緣，也非必只有經歷接受的階段才能善終。照顧的重點是要認出所服務的對象所處的階段，以關懷的態度陪伴服務對象，並協助其表達正、負向感受，伴其走過生命的幽谷。

二、協助服務對象面對臨終心理調適

照顧服務員協助服務對象面對臨終心理調適，爲的就是要協助其善終。趙可式博士提到（趙可式，1997），善終分爲身體平安、心理平安、思想平安三個層面考量。在心理的平安部分，希望能協助服務對象心理層面達到認、放下、不孤獨、心願已了無牽掛、在喜歡的環境中享受大自然。

臨終者在身體功能不斷下滑的處境中，因於對生命受到威脅，與多因於死亡恐懼所引發的負向情緒，恐懼、失落、孤單、無助、憤怒、不捨……蜂湧而出。照顧服務員如何協助處於此處境的服務對象？首先要確認其身體的症狀控制與舒適度已經達到一定的水平，照顧服務員與家屬可一同成爲服務對象的最佳全心陪伴者，傾聽陪伴臨終者。這時候臨終者需要照顧服務員及家人的陪伴，不要給太多的批評建議。當病人想要討論關於死亡相關議題時，不要拒絕，要把握時機了解病人對於身後事的安排或欲交代的事，例如最後想要穿的衣服、喪禮儀式等。如果還有想見的親朋好友、想完成的事，協助其完成未竟之願望，讓病人可以無憾、寧靜的離開人世。

全心陪伴者還可以陪著臨終者回顧生命經驗，讓病人從中回憶以前的人際關係，和關係所塑造出來當下的我，協助其回應生命，指認值得被看見的部分，可以讓自我感更鞏固完整，化解病人和親人、朋友之間的衝突，進行道歉、道愛、道謝、道別的「四道人生」。最後協助病人心靈成長，進而能獨立、超越死亡對他的威脅與恐懼（趙可式，1997）。

三、協助服務對象家屬面對末期及臨終心理調適

當家人身患重病或家人因重病進入末期階段，對於親近的家屬而言可說是身心俱疲。家屬不僅要負起照顧患者的責任，並要承擔種種因治療疾病而衍生的財力負擔，處理種種雜務。是以，當時除了因爲照顧病人體力透支外，同時也變得非常忙碌，以及有沉重經濟壓力。但讓家屬感到最沉重的，往往不是前述那些問題，而是對親人所受的病苦，以及親人即將離去的感到哀傷不捨之情。因爲照顧壓力、金錢壓力或是忙碌，對家屬而言，如果病人的病沒有受太多的痛苦，或者病人的病一天天好起來，再忙再累，壓力再大，都是值得忍受的。是以，重症或臨終階段的家屬必須獲得醫療團隊相當大的關懷與協助，才能度過這艱苦的階段，並可因此讓病人獲得更大的支持。亦如陳慶餘所說：

家屬臨終陪伴的角色有三：(1) 照顧者：恰當方式盡力，成為照顧團隊一員；(2) 協助者：了解並認同團隊照顧的原則與方法，參與病人的死亡準備；(3) 接受悲傷輔導者：通常家屬的預期性悲傷情緒在病人往生前就開始，如果病人臨終過程中顯得痛苦，或者家屬不知如何因應，來不及在病人往生前盡心照顧或道別，甚至做了錯誤決策，家屬的悲傷往往會持續更久；這時，除了承受失落的痛苦，還會因往生過程的不圓滿，加深自責與遺憾。（陳慶餘，2015）

如何對身兼照顧、協助、接受悲傷輔導者於一身的家屬關懷與協助呢？對家屬而言，喪親心情必然沉痛，醫療團隊除給予醫療上全力的支持，如果也能帶著喪親的家屬來看死亡在生命歷程的位置，所謂死亡就生命而言，僅是生命重要環節，爲因緣所生，並無固定存在不變的死亡。從生命歷程來看，是要帶著家屬看出如何幫自己與幫助病人帶出生命的出路，一起度過此生命的難關，度過此死亡或失落事件的哀傷。

在這過程中，家屬有很大的機會出現預期性哀傷的情緒，例如不捨、激動、焦慮、煩躁、逃避、堅持救到底、有憤怒等。照顧服務員對家屬的情緒要全然接受，不加以評斷，免得因爲對情緒的認識有限，以及陷入自身的情緒習慣，而認爲家屬的情緒太過強烈、不適當，若照顧服務員出現這樣的反應，則很難對家屬預期性哀傷的情緒做到傾聽同理的陪伴。若發現家屬有強烈的哀傷情緒，在必要時應轉介相關專業人員。

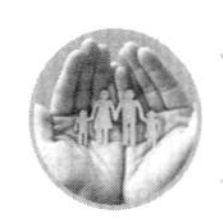

第五節　服務對象往生後遺體照顧及死亡證明書開立

當服務對象往生後，遺體照顧及死亡證明書開立是兩件重要的事。若服務對象在機構或在宅往生，照顧服務員必須知道處理的流程，以協助案家完成相關事宜。本節將就遺體照顧流程及死亡證明書開立流程進行說明。其中死亡證明書部分，若服務對象在醫院死亡，死亡證明書就由醫院開出；若服務對象非在醫院死亡，則有三種管道可以取得死亡證明書，以利後續辦理死亡通報（死亡除戶），以及完備相關法律程序。

一、遺體照顧

1. 將遺體的頭及肩膀以枕頭墊高，遺體讓仰臥，使臉部血液排除，避免臉部呈現青紫色。

2. 以溫水擦拭遺體。
3. 穿上紙尿褲，將看護墊置於遺體頭頸及胸部，免得翻身時自口鼻流出分泌物，耳朵及鼻孔要塞入乾棉花。
4. 協助穿上預先準備好的乾淨衣物。
5. 若眼睛尚未閉上，先用指尖輕施壓力在往生者眼皮上，做輕闔動作，或者進一步以膠布黏貼。
6. 若有假牙，協助戴上。
7. 若嘴巴打開，以繃帶繞過下巴及耳後在頭頂打結，但不要綁太緊；或可利用毛巾捲成軸狀置於下巴處，同時將床頭搖高或用枕頭調整頭部高度，協助閉上嘴巴。
8. 死亡後肌肉會逐漸僵硬，在身體僵硬之前將遺體擺放適當的姿勢。
9. 必要時可幫往生者畫淡妝，使相貌看起來較為柔和及紅潤。

二、在機構或在宅死亡開立死亡證明書的管道

(一) 行政相驗

1. 行政相驗是針對「病死（自然死）者」，由醫院或衛生所醫師檢視屍體並確認後開立死亡證明書（高檢署，2023）。
2. 申請行政相驗程序各縣市不同，以臺北市為例：
   (1) 備妥申請人國民身分證影本、死者身分證明或戶口名簿影本（或戶籍謄本）、原就診醫院、診所之診斷書、病歷摘要、藥袋（或病歷影本）。
   (2) 申請方式有電話申辦及網路申辦兩種：
   - 電話申辦（處理時限 1 日）：致電臺北市立聯合醫院公關中心客服組話務人員，電話：1999 轉 888 或 2555-3000 轉 9。
   - 網路申辦（處理時限 2 日）：臺北市政府市民服務大平台填寫申請資料（北市衛生局，2023）。

(二) 司法相驗

1. 司法相驗是指檢察官依據刑事訴訟法第 218 條：「遇有非病死或可疑為非病死者，該管檢察官應速相驗。前項相驗，檢察官得命檢察事務官會同法醫師、醫師或檢驗員行之。但檢察官認顯無犯罪嫌疑者，得調度司法警察官會同法醫師、醫師或檢驗員行之。依前項規定相驗完畢後，應即將相關之卷證陳報檢察官。檢察官如發現有犯罪嫌疑時，應繼續為必要之勘驗及調查。」所為之相驗（高檢署，2023）。

2. 司法相驗程序：

(1) 民眾報案後，由當地派出所受理辦理。

(2) 司法相驗由外勤檢察官指揮，法醫師（或檢驗員）執行實際屍體檢驗工作，並開立屍體相驗證明書（高檢署，2023）。

(三) 社區醫師協助

1. 備妥申請人國民身分證影本、死者身分證明或戶口名簿影本（或戶籍謄本）、原就診醫院、診所之診斷書、病歷摘要、藥袋（或病歷影本）。
2. 請社區中願意開具死亡證明書之醫師或由禮儀公司安排醫師到府開立。

課後問題

1. 說出庫伯勒—羅斯（Kübler-Ross, 1969）提出的「悲傷五階段」（Five Stages of Grief）心理調適過程。
2. 說出安寧照顧的重點至少三項。
3. 說出臨終症狀及照顧方法至少四項。
4. 說出我國安寧照顧的模式。
5. 說出遺體照顧的方法。
6. 說出在機構或在宅死亡開立死亡證明書管道。

答案：

1. 詳見 p. 419。
2. 詳見 pp. 410-411。
3. 詳見 pp. 411-412。
4. 詳見 pp. 417-418。
5. 詳見 pp. 421-422。
6. 詳見 pp. 422-423。

參考資料

中央健康保險署（2024，8 月 30 日）。**安寧療護（住院、居家、共照）網路查詢服務**。中央健康保險網站。https://www.nhi.gov.tw/ch/np-2890-1.html

安寧照顧基金會（2024，8 月 30 日）。**什麼是安寧療護？**安寧照顧基金會網站。https://www.hospice.org.tw/care

林明慧、陳曾基（2005）。臺灣安寧療護發展現況。**癌症新探，30**。URL=http://web.tccf.org.tw/lib/addon.php?act=post&id=1613

陳慶餘（2015）。本土化靈性照顧特色。**安寧照顧會訊，88**，20-21。URL=http://www.hospice.org.tw/hospice/newsletter_data.php?pid=P15050500019774&lv01_id=B150505000438df&lv02_id=C1505060009012b

臺大醫院（2018，12 月）。癌症止痛藥物使用原則。**臺大醫院健康電子報，113**。https://epaper.ntuh.gov.tw/health/201812/project_3.html

臺北市政府衛生局（2023，11 月 28 日）。**如何申請行政相驗？**臺北市政府衛生局網站。https://health.gov.taipei/News_Content.aspx?n=416BCB37CFFAC913&s=E70F68EF883404E1

臺灣高等檢察署（2023，5 月 17 日）。**什麼是司法相驗？行政相驗？**臺灣高等檢察署網站。https://www.tph.moj.gov.tw/4421/4475/632364/1064240/post

趙可式（1997）。臺灣癌症末期病患對善終意義的體認。**護理雜誌，44**(1)，48-55。

蔡兆勳（2018，12 月）。臨終關懷一安寧善終。**臺大醫院健康電子報，113**。https://epaper.ntuh.gov.tw/health/201812/project_1.html

衛生福利部國民健康署（2024，8 月 30 日）。**安寧療護**。https://www.hpa.gov.tw/Pages/List.aspx?nodeid=210

釋慧開（2018，12 月 27 日）。**慧開法師爲眾解析人生方程式**。人間通訊社。https://www.lnanews.com/news/118769

Elisabeth Kübler-Ross (1969). *On Death and Dying*.

George P. Smith (2013). *Palliative care and end-of-life decisions*. Palgrave Macmillan: Martin's Press.

skillsforcare.org.uk (2013). *National end of life qualifications and Six Steps Programme*. URL=http://www.skillsforcare.org.uk/Document-library/Skills/End-of-life-care/NationalendoflifequalificationsandSixStepsprogramme.pd

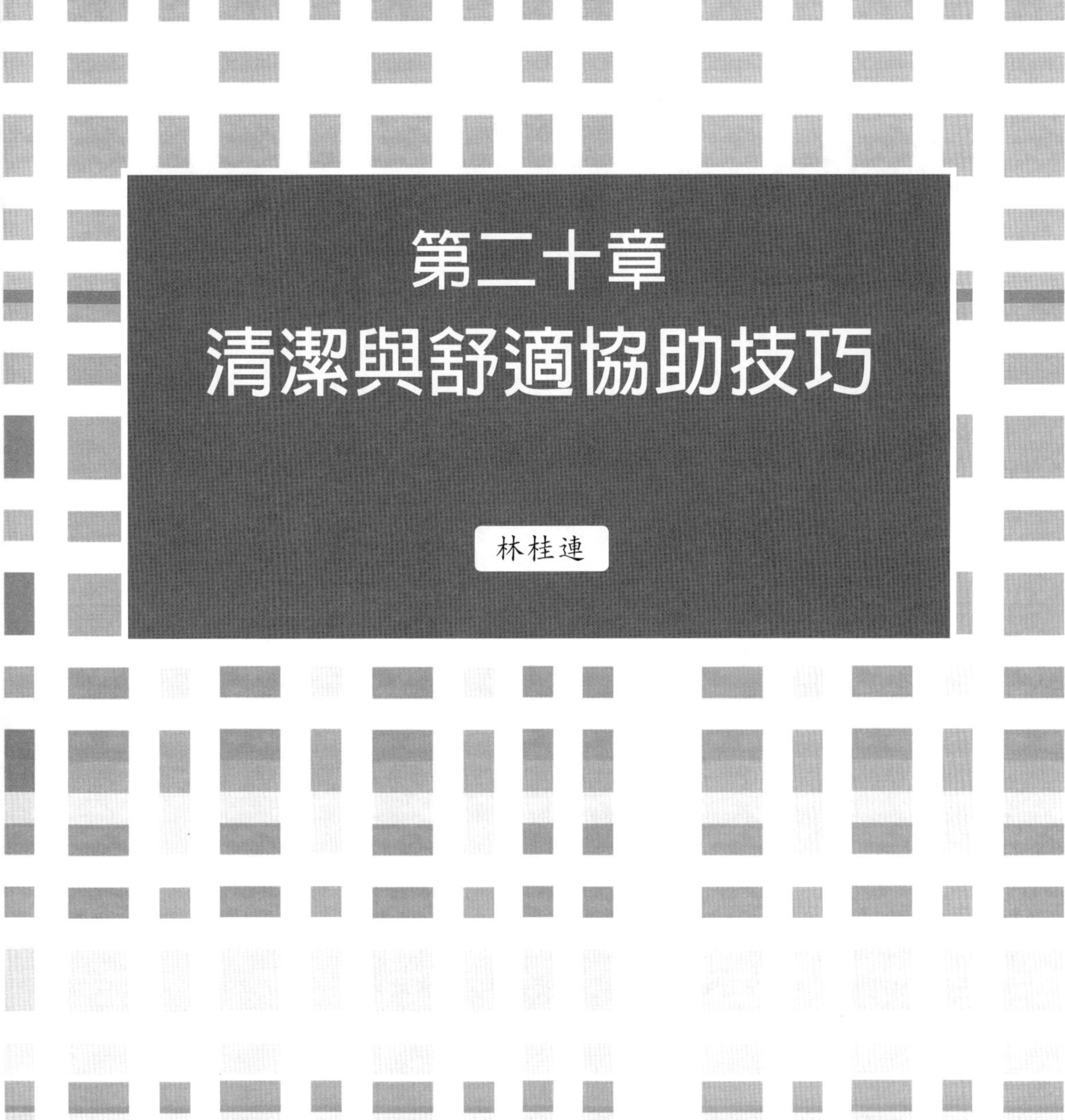

第二十章
清潔與舒適協助技巧

林桂連

課程綱要

失能老人及身心障礙者個人衛生與照顧：

一、洗頭（包含床上）。

二、沐浴（包含床上）。

三、口腔清潔與照護（至少 1 小時）。

四、更衣。

五、鋪床與更換床單。

六、剪指（趾）甲。

七、會陰沖洗。

八、使用便盆（椅）及尿布。

九、背部清潔。

十、修整儀容。

十一、腹部疼痛舒緩。

十二、甘油灌腸。

學習目標

一、認識維護床鋪整潔的目的及鋪床原則。

二、學習適當維護床鋪的整齊清潔。

三、認識毛髮清潔的目的、原則及注意事項。

四、學習適當維護服務對象毛髮的整齊清潔。

五、學習正確協助服務對象洗髮。

六、了解口腔結構並建立基本口腔保健概念。

七、了解口腔清潔的重要性及目的。

八、正確提供服務對象口腔清潔衛教及協助正確執行口腔清潔。

九、認識背部清潔照顧的重要性，並正確提供背部照顧措施促進服務對象的舒適。

十、學會正確協助服務對象沐浴（含床上）。

十一、學會正確協助服務對象更換衣服。

十二、了解指（趾）甲護理原則及注意事項，並正確協助服務對象修剪指（趾）甲。

十三、學習正確執行會陰清潔及協助服務對象使用便盆、尿布及便盆椅。

十四、學習腹部疼痛舒緩及協助服務對象排便。

十五、學習甘油灌腸的適應症、步驟及注意事項。

前言

馬斯洛需求層次理論（Maslow's hierarchy of needs）是心理學家亞伯拉罕・馬斯洛（Abraham Maslow）在 1943 年論文「人類動機理論」（A Theory of Human Motivation）中提出，說明生理需求（physiological needs）是讓人類生存（不滅絕）的因素。其中身體清潔的行爲，包括洗手、洗腳、洗臉、沐浴等基本元素，對於生活在現今社會的我們來說，是每日常做的行爲，它可以消除身上的汙垢及臭味，減少附著於身體上的病菌，也能帶給我們身心上的舒適感。個體經驗到的舒適往往來自於經驗的比較，然而舒適的定義爲個體身心處在放鬆安樂沒有憂慮或壓力的狀態下，廣義的來說是給予力量，從熟悉的情境當中獲得完全緩解並感受被尊重；換句話說，造成不舒適的原因有多方面可以探討，生理方面如肢體活動受限（失能、身心障礙）、姿勢不良、頭暈噁心、發燒、呼吸困難、皮膚受損等；心理方面如缺乏安全自主性、缺乏隱私及支持系統等。筆者擬從清潔、舒適、衛生的角度來探討照顧的事宜，乃因維持身體的清潔是獲得舒適的必要條件（黃仕滋，2022）。

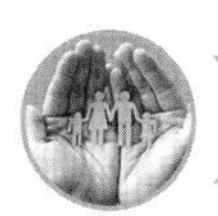

第一節　清潔的種類

1. 依身體部位區分爲：
   (1) 口腔護理：普通口腔護理、特別口腔護理、假牙護理等。
   (2) 皮膚護理：床上沐浴、背部護理、會陰護理等。
   (3) 頭髮護理：床上洗頭、梳髮。
   (4) 儀容、眼耳鼻及更換衣物護理。
   (5) 指（趾）甲護理。
   (6) 排泄護理：協助使用便盆（椅）、尿壺、尿布、甘油球灌腸。
   (7) 腹部疼痛舒緩。
2. 依時間區分爲：
   (1) 晨間護理：協助如廁、口腔護理、進食、更換衣物及床單等。
   (2) 下午護理：依個案需要給予協助護理。
   (3) 睡前護理：協助刷牙、洗手、洗臉、如廁、背部護理、足部護理、光線調整。
   (4) 需要時護理：視情況給予適當的協助。

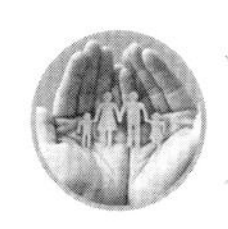

第二節　清潔的方式

一、鋪床與更換床單

舒適清潔的睡眠環境有助於放鬆心情，提高睡眠品質。故養成良好的鋪床習慣有助於生活方面或做事更有效率。隨著人們對經濟效益之重視，不管是醫院、長照機構或居家服務中，傳統式的鋪床方法已經逐漸被簡化式鋪床方法所取代，然而在執行鋪床技術時，仍應遵守下列基本原則（表 20-1），此原則通用於醫院及居家服務。

表 20-1　鋪床執行操作說明

鋪床目的	鋪床原則	鋪床姿勢	鋪床種類
1. 提供個案休息、睡眠、身體和心理上的復原。 2. 確保舒適安全及整體外觀乾淨。 3. 預防併發症。 4. 建立有效的護患關係。	1. 床頭與櫃子拉開，約 60 公分。 2. 床單平整預防壓力性損傷產生（舊稱壓瘡）。 3. 給予適當披覆，不可暴露隱私部位。 4. 翻動個案時，需站在欲翻向的那側床旁以保護個案。 5. 蓋被單之足部宜寬鬆，避免受壓或下垂。 6. 鋪完床後應將床鋪搖低、固定床輪。 7. 勿抖動床單避免微生物散播。 8. 清潔的床單勿碰觸髒床單及制服，以免交互感染。 9. 髒床單勿置於地板。 10. 鋪床前後洗手。 11. 按步驟鋪床，先鋪床頭再鋪床尾，鋪好一側再鋪另一側。	1. 調整床的高度並適合自己工作的高度。 2. 兩腳分開、加大底部面積，彎曲膝蓋或髖關節，並保持脊柱平直。 3. 重心應落在雙膝，以彎曲膝關節的方式來調整工作高度（圖 20-1）。 4. 移動個案儘量使用拉與滑動的方式以避免扭傷及節省體力。	1. 密蓋床。 2. 暫空床。 3. 手術後應用床。 4. 新式橡皮布中單具有兩用功能：一面為舒適的絨布面，另一面為防水的橡皮面（圖 20-2）。

圖 20-1　鋪床姿勢

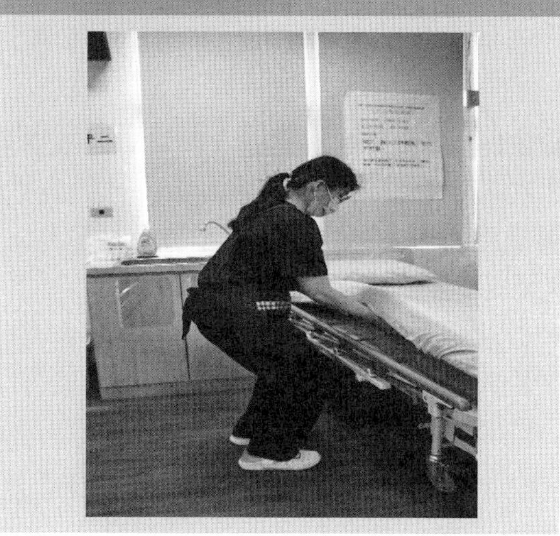

圖 20-2　新式防水中單

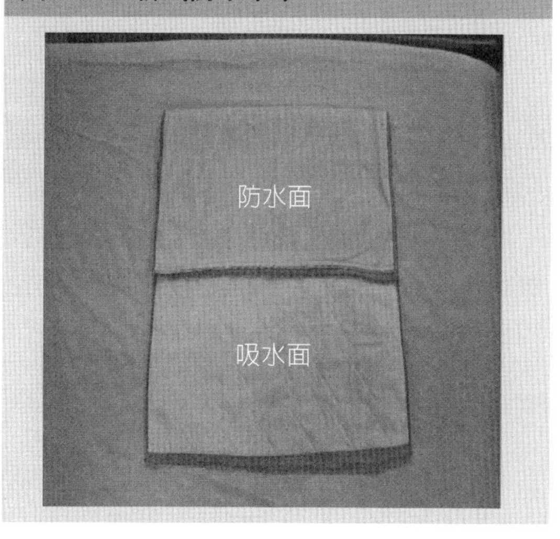

二、洗頭（包含床上）

(一) 目的

清除毛髮及頭皮汙垢，保持毛髮及頭皮的清潔，促進頭皮的血液循環，預防掉髮及脂漏性皮膚炎。

(二) 毛髮結構

毛髮大部分是由角質蛋白質、非角質蛋白質和水（約占 12%）組成，人類大約有 400-500 萬個毛囊，其中 100 萬個在頭部，約有 10 萬個在頭皮部，其中頭髮生長速度最快，男性毛髮生長速度較女性快，每月平均 1.9 公分，老年時頭髮生長速度減慢。頭髮生長快速，其毛囊會分泌油質，故有健康的頭皮，不僅無油垢味，更是促進人際交流的首要門面（鄭皓元，2020）。

(三) 頭皮常見異常狀況

1. **油垢**：皮脂腺失衡——脂漏性皮膚炎：症狀通常帶有劇烈的癢感、頭皮發紅、滲液、結厚黃痂等。
2. **頭皮屑**：代表頭皮代謝異常。
3. **自然掉髮**：正常的髮量約有 10 萬根，每日的掉髮量在 50-100 根內都屬於自然現象，特別在洗頭時，由於用手按摩，掉髮量也可能會增加至 200-300 根。

(四) 毛髮清潔護理

1. 洗髮次數視情況而定（約 2-3 次／週），若是行動不便無法自行下床者，每週至少洗頭一次。
2. 梳子用案主自己的，需清洗乾淨，儘量使用木梳，避免使用鐵梳。每日至少應梳 2 次（早晚各一次），一般約每次梳 5 分鐘；髮式可依案主喜好。
3. 每次梳理一小撮頭髮，且用一手固定近髮根處頭髮，另一手持梳子先梳通髮尾，再漸進地梳通近髮根處頭髮，以免牽扯到頭皮導致疼痛。
4. 對不易梳通之頭髮，可用 50% 酒精、水或髮油潤溼糾結處再梳。

(五) 適用對象

能下床活動者，可協助到浴室採坐姿洗頭；活動不便或無力之案主，則採床上洗頭；有心臟病、氣喘或呼吸不順暢的案主則採半坐臥爲宜。

(六) 禁忌對象

整體生命徵象不穩定，或頭部外傷、顱內壓增高者。

(七) 注意事項（詳見第三節之技術 20-4）

1. 向案主解釋、說明洗頭的過程並取得合作。
2. 準備床上洗頭，床輪踩煞車固定，維護安全。
3. 溫水：溫度介於 41-45 度，可用手腕內側試水溫。
4. 洗頭板／槽：挑選要點應依家中床鋪的擺放位置決定出水口的方向。
5. 水桶：接洗頭之汙水。
6. 大毛巾 1-2 條、長方形毛巾 2 條。
7. 先將事前準備的大毛巾「捲成條狀的大毛巾」墊在脖子下方，讓長輩可以舒服的躺在洗頭板上。
8. 防水中單：爲避免將床鋪弄溼，準備一個防水中單，亦可用大塑膠袋及大毛巾替代，鋪在床頭。
9. 再準備一條大毛巾，墊高洗頭板一側，以便利用高低差讓汙水流出。
10. 塗抹洗髮精，頭皮適度搓洗按摩（搓洗方式見圖 20-3）。
11. 勿用指甲抓頭皮，用指腹輕輕按摩，並留意力道及水溫。
12. 沖洗泡沫時，可用手遮掩長輩的耳朵，或是拿小毛巾捲成條狀，鋪在額頭和髮際線上，可避免肥皂汙水進入眼睛或臉上其他部位，造成不舒服。
13. 必要時給予頭髮潤髮乳，但要用清水沖洗乾淨。

圖 20-3　洗頭前後順序示意圖（前額、頭頂、後腦杓）

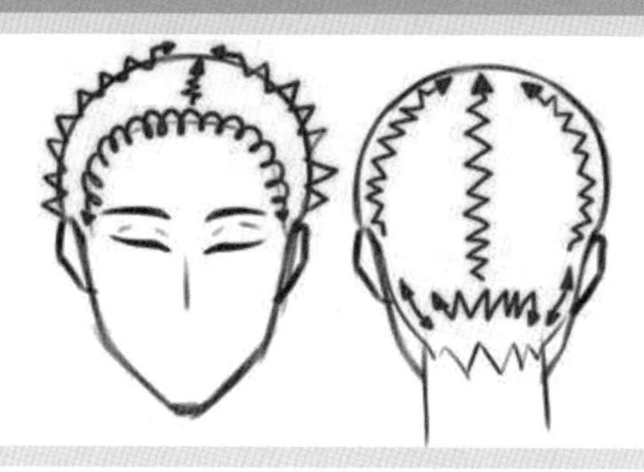

14. 沖洗乾淨後，再用放置脖子上的大毛巾將頭髮包起，並把頭髮擦乾。
15. 吹頭髮時，切記手必須護在頭皮跟吹風機之間，以避免出風口過熱，燙傷長輩。
16. 洗完頭若地板有打溼，須用拖把拖乾。
17. 有頭蝨的案主：
    (1) 若有頭蝨應立即隔離，避免傳染給其他人。
    (2) 工作人員戴上手套，使用滅蝨洗髮精或是其他除蝨藥水，滅蝨前先洗淨頭髮，取 5-10 毫升按摩頭髮，10 分鐘後再洗一次頭。
    (3) 一週後再重複滅蝨一次。
    (4) 滅蝨洗髮精刺激性較大，勿流入眼睛。

三、修整儀容：剃鬍鬚、去耳垢

(一) 目的

許多男士需要刮鬍子，成為日常中不可或缺的一件事，甚至形成一種儀式感，以維護清潔、提升自我形象，促進與他人交流互動。另外，清潔耳道及耳垢，可及早發現耳朵發炎或相關疾病（鄭皓元，2020）。

(二) 剃鬍鬚之注意事項（詳見第三節之技術 20-3）

1. 軟化鬍鬚：在人體眾多部位的毛髮中，鬍子是最硬的，溼潤的熱毛巾敷臉約 1-3 分鐘可以使鬍鬚吸飽水分；先順刮以降低剃鬚刀阻力，減少不必要的受傷；使用爽膚水收斂、鎮定敏感的皮膚。
2. 記錄：有無皮膚病變及傷口。

(三) 去耳垢之注意事項

1. 可用筆燈觀察外耳道有無異常，通常用棉花棒清理，**置入深度以 1 公分爲限，以免挖破耳膜或皮膚。**
2. 避免與別人共用掏耳朵工具。
3. 一定要防範他人不經意地觸碰，很容易弄破耳膜，進而導致中耳炎或聽力受損。
4. 清除耳垢後，仔細清洗耳廓及耳後。

四、口腔清潔與照護

(一) 口腔照護之重要性

根據黃純德（2017）研究顯示，口腔健康與全身健康有顯著性的相關，在老年人口腔中常見牙齒磨損脫落、齲齒、牙周組織肌肉及骨骼的結構退化、口腔黏膜萎縮、味蕾數量減少、唾液分泌量降低，上述種種因素導致咀嚼功能減退、罹患嚴重口乾症；換言之，口腔衛生不良對全身健康之衝擊不容小覷，直接或間接造成疼痛、偏食、飲食量減少、嚴重營養缺失、免疫力低下、降低睡眠品質等健康問題，時間過長更易增加罹患中風、心臟病、吸入性肺炎等疾病或使疾病惡化（馮容芬、郭淑芬、林小鈴，2021）。故維持良好口腔照護不僅減少長期照護個案疾病的發生及惡化，更可提升其生活品質，減輕其醫療費用及社會資源的耗用（劉紋妙、江青桂、胡月娟，2019）。所以人生活到老就要吃到老，經由優質的照護，發揮良好的咀嚼吞嚥功能來確保飲食生活品質，建構良好的口腔照護策略來提升舒適感，降低醫療資源量能；使每一個人都能「呷百二」是我們的終極目標。

(二) 評估口腔目前狀態

1. 口腔的基本構造：包括了牙齒、舌頭、口腔黏膜等，其中又以牙齒最爲重要。基本上牙冠部分由外往內分三層結構，最外層是堅固的琺瑯質，第二層是牙本質（象牙質），含有很多牙本質小管，最內層的神經末梢延伸到牙本質。
2. 齲齒（蛀牙）：形成有四大要素，包括牙齒、食物、時間、細菌。當這四大要素同時存在時，即可能引起蛀牙，並會有疼痛之感。口腔的細菌會隨著血液循環到大腦、心臟、肺臟、關節，甚至導致全身性的感染。較容易發生蛀牙的地方有下列幾個部分：牙齒咬合面的溝裂、牙齒的鄰接面、牙齒靠近牙齦的部分。
3. 牙周病：指的是牙齒周圍組織發生病變，這些組織包括牙齦、牙周韌帶、牙骨質、齒槽骨。牙菌斑堆積在牙齒或其他組織上，由於細菌釋放出的有毒物質，使得牙齦紅腫發炎，造成刷牙時會流血；更進一步，牙菌斑將演變成牙結石，甚至牙齦會有流膿現象，同時也因爲牙結石的存在及細菌的作用，會造成牙周組織的破壞及牙齒脫落（圖 20-4）。

圖 20-4　嚴重牙周病及齲齒

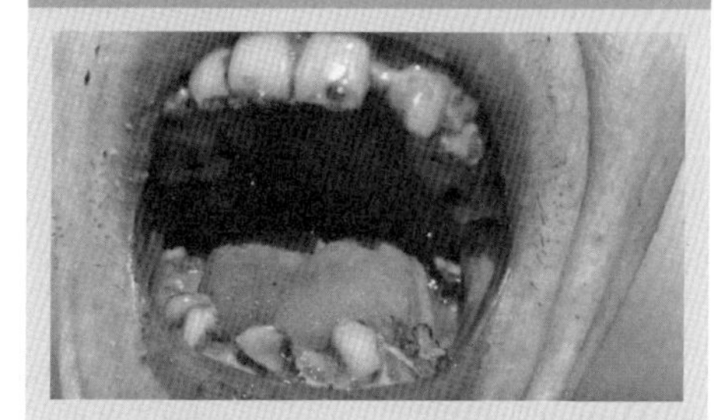

資料來源：南開科技大學長期照顧與管理系蕭玉霜助理教授提供。

(三) 口腔照護步驟

1. 口腔清潔：除去牙齒硬組織上的牙菌斑與儲留在口腔軟組織的食物殘渣，以減少口腔中細菌菌種與總菌量，預防或減少吸入性肺炎的發生。
2. 口腔運動：刺激及活化唾液腺的分泌機能；按摩與活化口腔顏面肌肉功能，以改善或促進口腔咀嚼功能及防止口乾症。
3. 口腔照護等級與方法：分成下列三級（表 20-2）：

表 20-2　口腔照護等級與方法

照護等級	第一級口腔照護	第二級口腔照護	第三級口腔照護
人群	一般健康人	生活自理功能較欠缺者	生活自理功能極度欠缺者
照護方式	指刷牙、牙膏、牙線的使用，針對生活功能可自理者、可自己潔牙者。	• 包括第一級口腔照護，以及口腔軟組織如舌頭、頰黏膜、口蓋、口腔底部的清潔。 • 針對口腔功能較不佳者、潔牙需部分協助者。	• 其主要對象為腦神經組織病變如中風、失智等且長期臥床、無法運作口腔功能者。 • 潔牙需大部分或全部協助（含一、二級口腔照護及口腔機能的維持及提升）。 • 口腔感覺的刺激與肌肉的運動、唾液腺的按摩、咀嚼及吞嚥機能的訓練。

資料來源：黃純德（2017）。

4. 清潔方式：
   (1) 一般清潔：刷牙法及使用牙線
   - 飯後務必潔牙：刷牙用具包括牙刷、電動牙刷、牙間刷、牙線、牙線棒、牙線輔助器、舌苔刷等，可以依個案需求選擇。
   - 建議使用軟毛小型刷頭牙刷，較容易刷到口腔每個部位，不傷牙齦及牙齒。

- 刷上下前排牙齒時，刷毛向上且牙刷與牙齦呈 45 度角。
- 從右邊外側後牙開始刷牙，每次刷 2-3 顆牙齒，每個部位刷 10-20 次，直到左邊外側後牙。
- 刷左側牙齒咬合面，牙刷與牙齒咬合面平行，然後刷左側牙齒內側，每個部位刷 10-20 次，直到左邊內側後牙。然後刷右側牙齒咬合面，最後刷右邊內側後牙。
- 刷完上排，接著刷下排，重複上述步驟，刷下排牙齒時，刷毛向下且牙刷與牙齦呈 45 度角（圖 20-5A）。
- 使用牙線棒（圖 20-5B）或牙線，或先取 30-45 公分牙線，將牙線繞在手指上或使用牙橋穿引器。

圖 20-5　牙刷與牙線棒操作方式

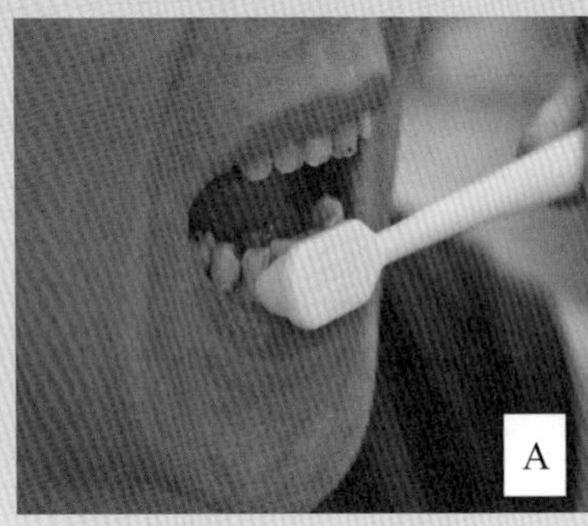

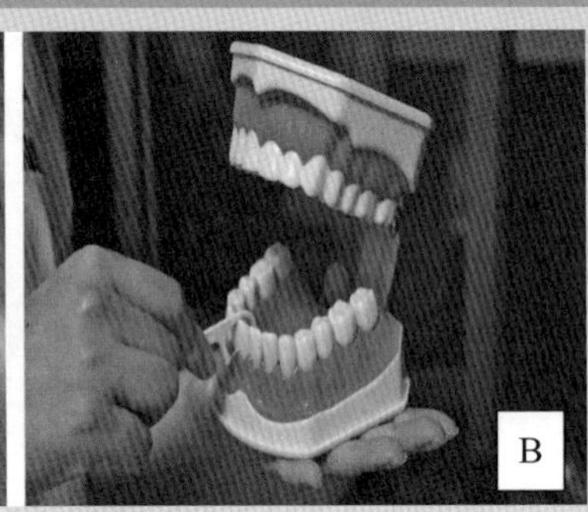

- 將牙線穿過牙縫。先將牙線拉到一側牙齒，以 C 型方式貼著牙齒上下移動，直到有澀澀的清潔感，然後換另一側，重複操作在不同齒縫，直到全部清潔完成。
- 舌頭可用舌苔刷清潔（圖 20-6B）。

圖 20-6　口腔照護用物（A）及舌苔刷使用（B）

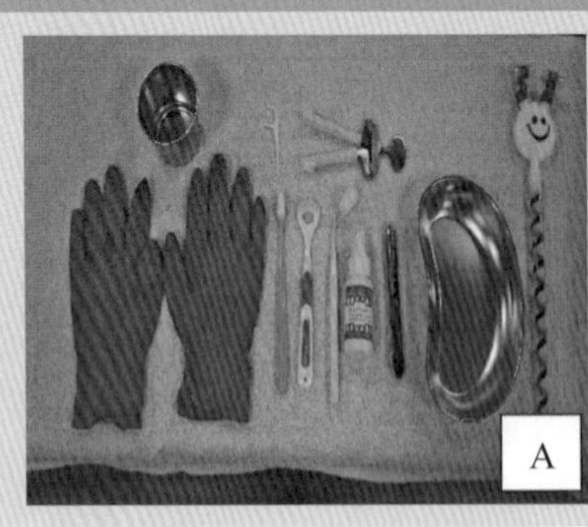

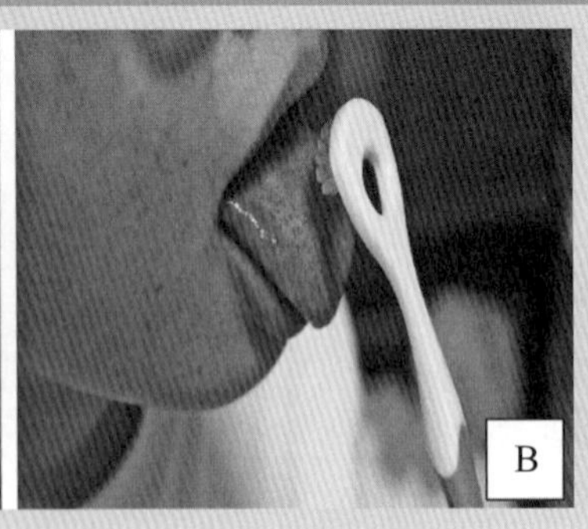

(2) 假牙清潔

- 餐後刷牙時，脫下活動假牙後，以專用刷或軟毛牙刷清洗乾淨，亦可使用肥皂水或洗碗精，切勿使用「牙膏」刷洗，以免造成活動假牙有刮痕。
- 活動假牙脫下後請務必放在固定容器內泡水，絕對不可浸泡「熱水、鹽水、醋水」，用常溫水或清水浸泡，保持溼潤以免變形。
- 切勿亂丟或用衛生紙包住，以免遺失或變形。
- 牙垢堆積會使樹脂變色或有異味，睡前將假牙徹底刷洗乾淨後，使用假牙清潔錠浸泡約「30 分鐘」輔助清潔，浸泡完用清水沖洗→再用清水浸泡，至隔天即可以配戴，切記勿泡清潔錠一整晚。
- 配戴局部活動假牙時，潔牙時請務必把活動假牙卸下清潔，眞牙於每餐後使用牙刷及牙線徹底做好清潔工作，才能預防蛀牙及牙齦炎。

(3) 漱口：牙齒清潔絕不是漱口水就能解決，建議口腔的清潔順序是：

- 先使用牙線將齒縫的食物殘渣去除。
- 使用牙刷將牙齒表面與牙縫清潔乾淨。
- 最後使用漱口水，清除縫隙中可能殘留的細菌。
- 建議使用漱口水時，至少在口中維持 30 秒到 1 分鐘，最久到 2-3 分鐘。
- 漱口水用完之後，不需要再以清水漱口，以免將有效成分沖掉。

(4) 特殊口腔護理（詳見第三節之技術 20-2）

- 目的：保持口腔良好狀態，可預防細菌在口腔內繁殖，防止口瘡或潰瘍發生，維持進食的良好感覺及味覺，增加口腔的舒適及美觀、減少異味，防止口臭。
- 適用對象：口腔手術、口腔潰瘍、頭部接受放射治療、放置鼻胃管，以及意識障礙無法自行執行口腔清潔者。
- 檢查方法：可用布包裹小湯匙，協助張開嘴巴和撥開內頰，用手電筒照射檢查牙齒、牙齦、口腔上端、兩側內頰及舌頭，是否有出現舌苔、紅腫、潰瘍或白點。
- 口腔檢查後，口腔黏膜完整的人，三餐飯後及睡前各做一次清潔，每次刷牙時間至少 2 分鐘。
- 若有紅腫、潰瘍、白點或個案無法自行清潔等情形時，協助 2 小時清潔一次。
- 意識清楚及口腔黏膜完整時，準備軟毛牙刷及牙膏自行清潔即可。
- 口腔有破損時，可以用口腔棉枝或潔牙棒代替牙刷，再依口腔情況準備漱口劑清潔。
- 若個案意識不清，可用小針筒代爲注水，用牙刷、口腔棉枝或潔牙棒清洗口腔，操作時請讓個案頭側向一邊，同時抽吸，避免嗆到。

- 清潔原則：
  - ◆ 先清潔下排牙齒再清潔上排牙齒。
  - ◆ 先清潔後牙再清潔前牙。
  - ◆ 先清潔牙齒內側再清潔牙齒外側。
  - ◆ 最後清潔兩側內頰、口腔上端及舌頭。

5. 失能或失智抗拒張口長輩之口腔照護：依日本牙醫師黑岩恭子（2023）之口腔照護研討會建議，應該著重在「恢復口腔機能」，亦即是口腔機能自立支援，也就是透過 Minimore Brush 輔具進入口腔內，透過按摩刺激阻止失能性的肌肉萎縮，進而促進唾液分泌及腦部活化；換言之，透過口腔機能訓練恢復進食尊嚴，漸進式移除鼻胃管改由口進食。黑岩恭子主張口腔機能訓練有 7 個步驟如表 20-3 說明。

表 20-3　失能或失智抗拒張口長輩之口腔照護步驟

步驟	目的	使用工具
第一步	放鬆	• 先使用瑜珈球在長輩身上以「掰掰」的手式進行振動按摩，特別是僵硬處，例如肩膀、膝蓋、後頸部。 • 期間觀察長輩臉部表情，約振動按摩 15 分鐘，待其放鬆再進行下一步。
第二步	擺位	• 頭部擺正後，使用枕頭、毛巾或瑜珈球等輔具協助長輩坐正。 • 頭部呈現輕點頭狀，下巴至咽喉約 3 指距離。
第三步	口腔運動	• 運用按摩棒或徒手按摩長輩唾液腺處： ◆ 耳下腺用食指、中指、無名指、小指，輕輕按住臉頰約在上顎的後牙旋轉按摩。 ◆ 顎下腺用四根手指頭，輕輕按在下顎的兩頰凹陷處前後來回按摩（10 次）。 ◆ 舌下腺用兩手大拇指按壓下巴後方凹陷處（5 次）（見口腔照護技術）。
第四部	固定頭部執行口腔按摩	• 因長輩出現肢體反抗，工作人員需站在其左後方。 • 運用下手臂內側貼在長輩頸部，並將長輩頭部固定在二頭肌位置，即可開始口腔照護工作。
第五步	抗拒張口排除	• 長輩緊閉雙唇時，將左手食指沾上保溼凝膠。 • 食指放入左臉頰內側，或是平放在下唇齒齦，此時長輩會自然張口，再將清潔刷放入口腔內執行清潔即可。

步驟	目的	使用工具
第六步	口腔按摩	• 將黏膜刷沾溼，瀝乾多餘水分後塗上保溼凝膠，依照長輩口腔弧度折彎刷頭（圖 20-7）。 • 此時頰肌角度會增加（亦即口腔嘴邊肉會凸起），按摩完後取出按摩刷，沾乾淨清水並由上至下瀝乾多餘水分入另一髒水杯（乾淨水杯與髒水杯勿共用）。 • 再塗上保溼凝膠，依照長輩口腔弧度折彎，以拿筆姿勢輕刷汙垢處，清出髒痰液。
第七步	引咳排痰	• 長纖軟毛沾溼，瀝乾多餘水分後塗上保溼凝膠，依照長輩口腔弧度折彎刷頭，順著舌頭往內進入到懸雍垂位置（顎扁桃體）（圖 20-8）。 • 使用刷毛左右輕刷引發長輩自主咳痰。 • 咳痰後靜置痰液吸附至刷毛，接著快速旋轉一圈，將痰液拉出，反覆數次。
備註：居家服務口腔護理＋唾液腺按摩：若無彎盆用杯子代替。		

資料來源：2024 年永信社會福利基金會研討發表；吳政學（2020）；黑岩恭子（2023）。

圖 20-7 黏膜刷使用（口腔清潔、刺激顎扁桃體引咳排痰）

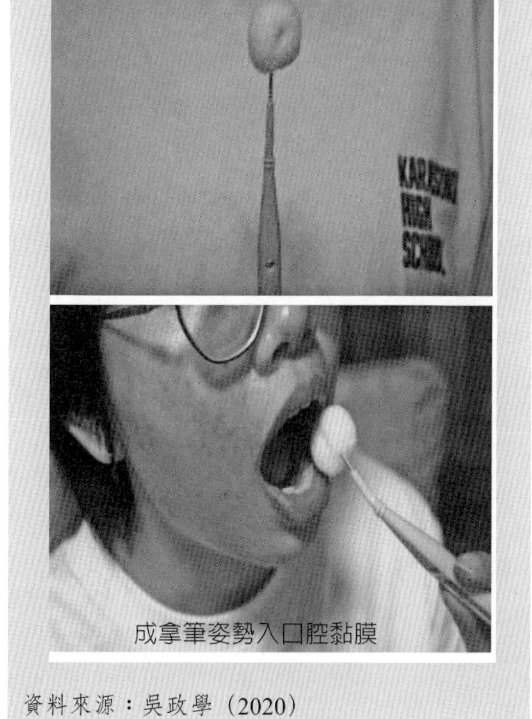

資料來源：吳政學（2020）

圖 20-8 口腔結構

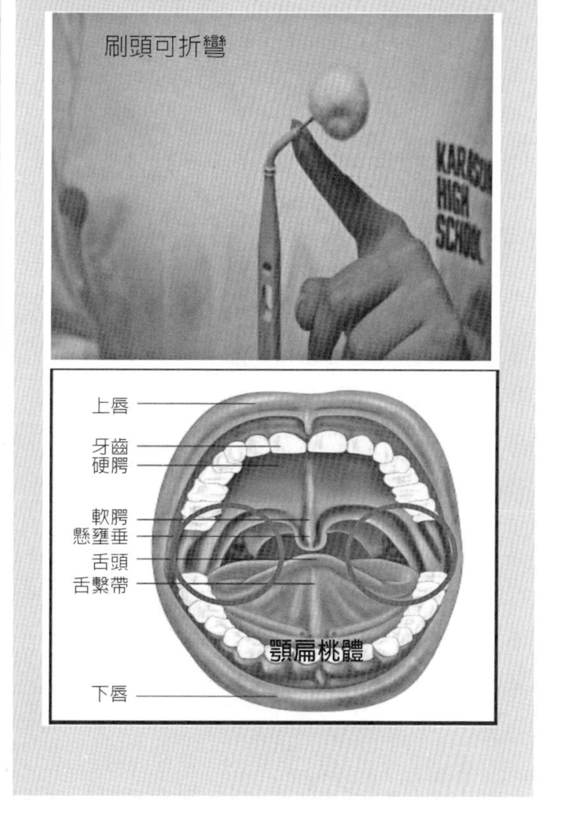

圖 20-9　口腔運動─吹龍使用技巧（請可配合的長輩嘴巴緊閉並雙頰鼓起，用力將 2 根鬍鬚分管吹出來）

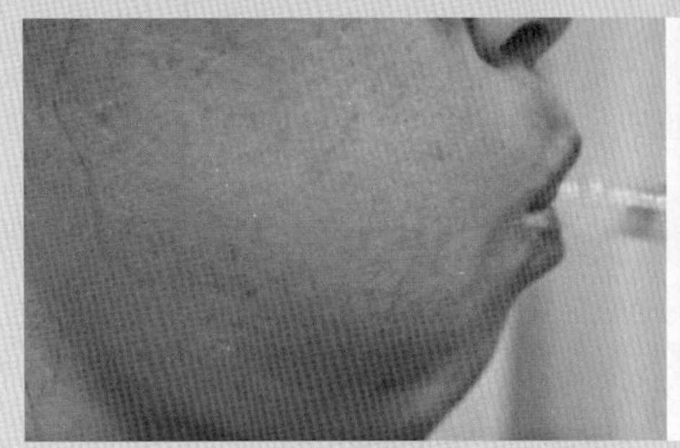

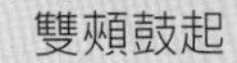

雙頰鼓起

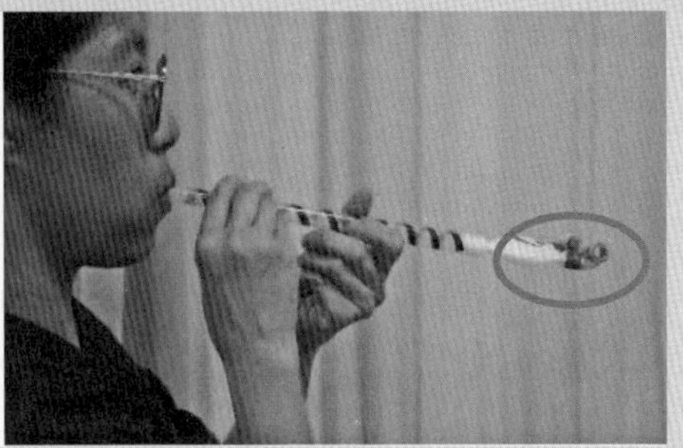

請案主用嘴唇含住緊閉並深呼吸

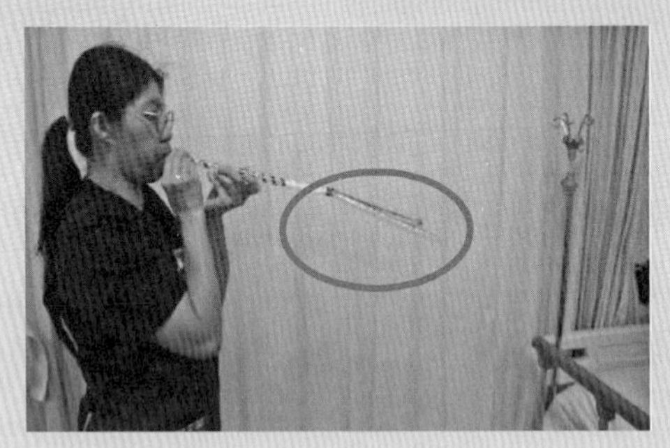

用力將吹龍的蜷縮龍鬚吹出來

五、修剪指（趾）甲

(一) 目的

長者修剪指（趾）其必要性是因爲末梢血液循環不良，神經功能退化，造成感覺異常，腳趾甲生長速度也會趨於緩慢；另外長者骨骼改變，足部局部壓迫，指（趾）甲可能出現增厚現象，但這也意味著可能不易感覺到指甲太長或太尖，也無法感受到剪指（趾）甲時的疼痛或傷口，更易引起感染或蜂窩性組織炎，故修剪手腳的指（趾）甲是要及早發現異常問題（如嵌肉、灰指甲、甲溝炎）。

(二) 準備用物

盛有溫熱水的臉盆（水溫 41-43℃）、紙巾、浴巾二條、毛巾二條、指甲剪一支、指甲挫刀一支。

(三) 注意事項（詳見第三節之技術 20-8）

1. 床邊或床上放置盛溫水的臉盆，下面鋪紙巾。
2. 將其雙手（腳）浸泡於水盆中 10-20 分鐘（分開浸泡），軟化指（趾）甲，並以毛巾擦乾雙手（腳）。
3. 手（腳）部塗上乳液，保持皮膚溼潤。
4. 用雙手握住一手（兩手輪替），在手背處從手指向手臂進行按摩，以促進血液循環。
5. **手指甲修剪成圓弧狀，腳趾甲修剪平齊，以免造成嵌甲**。指甲前端白色部分保留住 1 公釐以上，不要剪得太深或太多，以免剪傷皮膚；不要剪得過短，以免損傷甲床（如圖 20-10）。

圖 20-10　指甲修剪方法

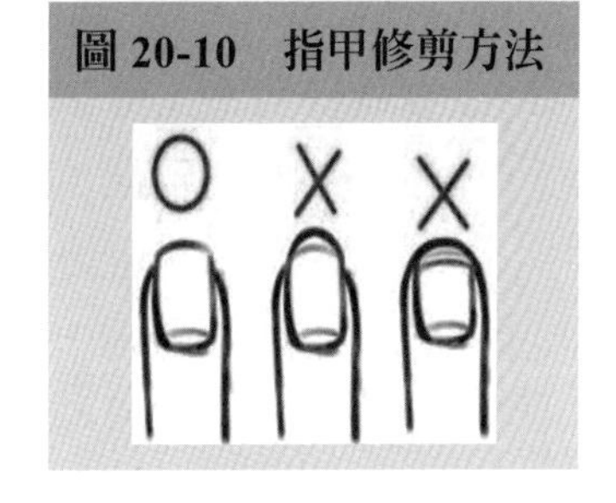

6. 修剪頻率：長者手指甲每月剪兩次，腳趾甲每月剪 2-3 次。
7. 修剪時間：在沐浴、泡手、泡腳後，指（趾）甲變軟時，再修剪指甲。
8. 盡可能在白天爲長者修剪指（趾）甲，並確保光線充足。
9. 以肥皂搓洗腳背、腳底、腳踝及每一腳趾及趾縫。
10. 以指甲剪將趾甲剪成平形，必要時以銼刀將指緣磨平。
11. 用雙手握任一腳（兩腳輪替）進行按摩，以促進血液循環，在足背處從腳趾向腳踝方向按摩。
12. 黴菌感染者指甲呈黃褐色，要執行護理時應戴手套，以防傳染。
13. 糖尿病患者及下肢循環不良者，用溫水和中性肥皂清潔足部，不可自行修剪老皮，若皮膚乾燥可使用乳液塗抹，但趾縫間不要擦乳液。
14. 每天檢查趾縫間是否清潔、乾燥，以及是否有傷口、膿皰、皮膚紅腫、雞眼。

六、協助沐浴（含床上）

(一) 沐浴必要性

依服務對象病情不同，可分爲淋浴、盆浴及床上沐浴三種。失能老人多長期臥床、行動不便及穿尿布，日常生活無法自理，容易產生身體的異味，另外失智長者會抗拒洗澡，家屬也會順勢而爲，甚至超過一個月未洗澡。**正如有些照顧者描述「我不喜歡接觸老人，因爲他們身上有怪怪的味道」、「接觸之後會讓我覺得不舒服」；但反觀有些照顧者，卻因而更努力的進行身體清潔的照顧工作，以協助去除身體異味，增進老人的舒適感，並減少感染機率，同時亦提升照顧者自身成就感**。故沐浴使身體清潔是滿足人類重要基本需求之一。

(二) 可自行沐浴時採淋浴或盆浴

1. 適用對象爲病情穩定且能下床活動者。
2. 環境準備及注意事項：
   (1) 要確保浴室溫度 24-26℃，若天冷可先用暖風機將浴室溫度提高。
   (2) 預先將熱水器溫度調校至適當溫度（水溫 41-43℃），切勿在脫去衣服後才慢慢調校水溫，避免將太熱或太冷的水灑到身上。
   (3) 做足防滑倒措施，包括慎防地面積水、鋪防滑墊，或在浴缸中利用便椅或穩固的膠椅坐下沐浴，減少因站立而失去平衡至跌倒。
   (4) 沐浴的用品應放於就手範圍，以便取用。
   (5) 衣服亦應放於就手範圍，按穿著時的先後次序疊好。
   (6) 準備用物：溫水 2 盆（41-43℃）、臉盆（裝溫水用）、小毛巾 3 條（洗臉、洗身體、洗會陰部）、長毛巾 1 條、肥皂或沐浴乳、乳液。
   (7) 清潔部位之次序應從眼和臉開始，然後到手臂、胸部、腹部，最後到腿部、背部及臀部。
   (8) 適當水溫是 36.5 度，而浸浴水則爲 43 至 46 度。
   (9) 沐浴時間在餐前、餐後一小時爲宜，以免消化不良。
   (10) 如果有傷口，沐浴時弄溼敷料，沐浴後須立即重新更換敷料。
   (11) 擦洗順序：溫水 → 肥皂 → 溫水洗淨，水髒時應立即更換洗澡水。
   (12) 擦拭時，用力輕重適中，速度不宜過慢，但以清潔乾淨爲首要原則。
   (13) 清潔原則：由上而下，由裡而外，由中心往周邊，由最乾淨的部位清洗到最髒的部位。
   (14) 需注意腋下、腹股溝、乳下等皺摺處之清潔及乾爽。

(三) 在床上沐浴（詳見第三節之技術 20-6）

1. 適用對象：意識昏迷、身體虛弱有跌倒風險、肌力衰退、關節攣縮、身上留置多條管路、術後暫時無法下床等活動受限者。
2. 床上沐浴注意事項：
   (1) 搖低床頭視情況採平躺 → 近側床欄先放下協助個案移向照顧者 → 鋪橡皮中單、大毛巾於個案身體之下，保護床褥清潔乾淨。
   (2) 先協助清洗上肢 → 再解開衣服鈕扣或帶子 → 先脫下健側或沒有注射點滴側的衣袖 → 協助個案側臥將脫下的衣袖塞入背下，身後由未脫的一側拉出衣服 → 再協助脫下患側（無力、受傷側）或有注射點滴側衣袖。注意隱私，給予長輩基本的尊重，尚未清洗或是已清洗完的部位可先用浴巾覆蓋。

(3) 用毛巾捲成擦澡手套或用小海綿。毛巾捲成擦澡手套的方法：將毛巾的一邊放在拇指與手指的基底部之間，毛巾的三分之一越過手掌，剩下的一邊繞過手掌心用拇指緊握住，毛巾的尾端向上塞入手掌掌緣。

圖 20-11　臉部擦拭清潔方向

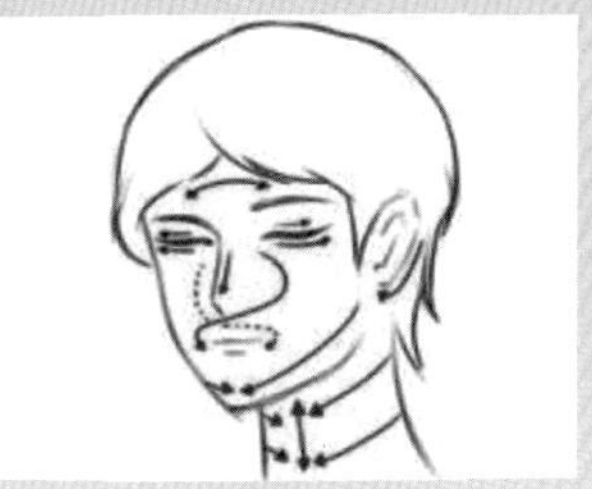

(4) 擦澡手套可防止指甲戳傷個案。先以肥皂清洗，再用溫水拭淨清洗部位。洗臉時眼睛由內往外，擦拭順序由雙眼、額頭、鼻、臉頰、下巴、頸部至雙耳，臉部易出油者視需要增加次數（圖 20-11）。

(5) T 字帶油質多應先打上肥皂，再以溫水清洗乾淨；鼻孔、耳朵以毛巾四個角清潔乾淨。

(6) 清潔正面（頸部、胸部、手臂、腹部、大腿、小腿）。**上肢**：將病患身上衣物脫除後，即使用大方巾予以覆蓋進而開始執行擦拭動作，大面積擦拭臉部、耳和頸部 → 清洗完頭頸部後更換另一條毛巾 → 清洗雙手 → 前胸 → 肚子 → 雙腳。**下肢**：以浴巾蓋住案主上半身，露出下肢，使案主膝部彎曲並用手臂支撐腿部，由小腿向大腿方向，注意腹股溝皺摺處之清洗。

(7) 清潔背部，翻身後擦背部→臀部（由上往下擦拭）。

(8) 清潔會陰與肛門，需更換新的一盆溫水及毛巾，清洗會陰及肛門。

- 女性清潔注意事項：女案主由恥骨聯合處往肛門擦洗，毛髮茂密處需使用沐浴乳或肥皂進行清潔（詳見技術 20-9）。
- 男性清潔注意事項：男案主要洗陰莖前端→陰莖→陰囊→肛門皺摺處，並使用乾毛巾拭乾（詳見技術 20-10）。
- 如有留置尿管，尿管前端 5 公分需清潔後進行消毒。

(9) 傷口處理與背部按摩：關節處以及皮膚皺摺處要特別加強清洗，避開傷口處，身體清潔後再進行傷口護理。亦可在沐浴結束皮膚乾淨後擦拭乳液，或睡前進行背部按摩（詳見技術 20-7）。

(10) 沐浴完畢，更換衣物應選擇寬鬆柔軟的衣服（詳見技術 20-5）。

3. 沐浴後記錄：頭髮及皮膚的汙垢、排汗狀態、皮膚狀態、生命徵象（體溫、脈搏、呼吸、血壓）、身體狀態、有無倦怠感或不舒適感、神態臉色、表情等。

七、背部護理

背部按摩原來是全身放鬆的護理之一，但是針對身障者或老年人而言，長期臥床或姿勢不動會影響情緒，甚至出現焦躁行爲，讓照顧者苦不堪言。故依據林建全等（2020）之研究，針對年齡在 20-65 歲定期接受頸、肩、背部按摩 1 年以上經驗的長期按摩組，相對於無按摩經驗者，其腦波所運算出的疲勞情緒度達顯著差異。按摩在日常生活中有助於紓解疲勞、提升情緒、智力及睡眠品質的效果，這項技術無疑是非侵入療法最佳方式之一。而另一項背部扣擊指的是胸腔物理治療，將肺部積聚痰液排除，減少肺炎住院機率，降低醫療成本（沈季香、楊麗玉，2020）。

(一) 目的

1. 按摩是於背部沐浴清潔後，對皮膚與肌肉組織施以觸或壓的刺激，此種刺激首先會產生腦內啡，腦內啡對循環系統產生作用，先是促進血液及淋巴循環，提高各組織的營養；同時也間接影響肌肉組織，消除肌肉疲勞，活躍內臟功能，促進全身新陳代謝，故適度的按摩可使人感到舒服與放鬆，甚至可促進睡眠及舒適感。
2. 背部扣擊和體位引流，是藉由身體擺位（體位引流）將肺節內的分泌物引流至較大呼吸道，利用重力原理將痰引流出，搭配扣擊可將痰液鬆動，進而加速痰液的移動，再配合咳嗽則可以移除氣道過多分泌物及異物，保持氣道通暢。

(二) 禁忌

心臟病患、背部受傷、術後個案、皮膚疾患、放射線治療者，不建議此按摩。

(三) 方法

1. 每次按摩約 4-6 分鐘，由遠側往心臟方向按推。
2. 按摩時可使用乳液或是精油以減少摩擦，並增加舒緩、放鬆的效果（乳液可適當滋潤皮膚，放射線治療個案不建議使用乳液）。
3. 50% 酒精：作用爲促進血液循環，凝固表皮角質蛋白，使皮膚變硬，增加皮膚對壓力之抵抗力，預防皮膚磨損，並使皮膚產生清涼感（老人、皮膚乾燥個案及過敏個案不宜使用）。
4. 背部扣擊：照顧者雙手成杯狀，交替拍打。

(四) 注意事項

1. 臥位：採俯臥或側臥。
2. 時間：通常於沐浴後、就寢前或個案有需要時。每種按摩法持續 3-5 分鐘，力道平穩且手不離開個案皮膚。

3. 背部扣擊於飯前及飯後 1 小時勿執行，避免嘔吐造或吸入性肺炎。

4. 按摩及扣擊手法（圖 20-12）：

圖 20-12　各種背部護理按摩手法

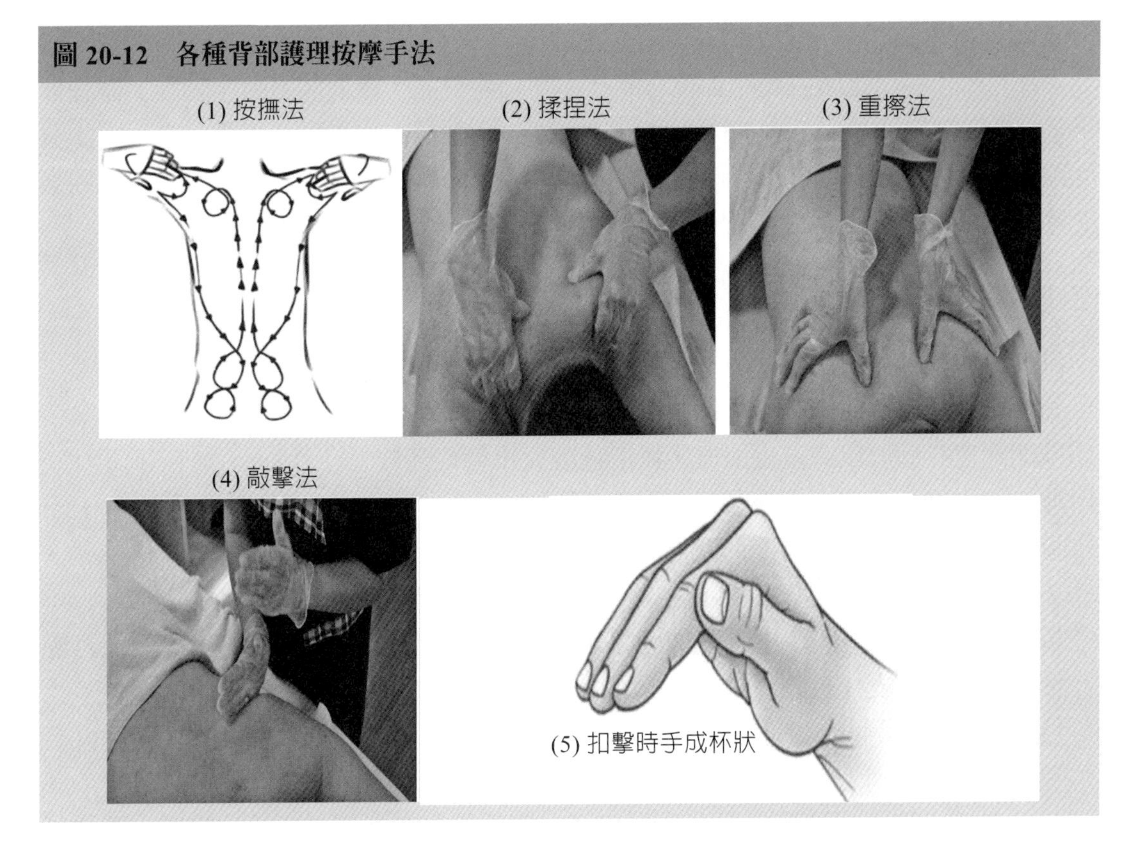

(1) 按撫法：兩手手掌平按案主尾骨部，由臀部沿著脊椎，以平穩之力量，長而慢及有節律之動作，推向個案頸間，兩手再由案主頸肩轉向兩肩，沿背之兩側向下回到尾骨部。

(2) 揉捏法：用雙手手指將肌肉大塊捏起，常見用於臀部及頸背部。

(3) 重擦法：用拇指或手掌心以較大壓力，沿著脊椎骨每一個關節處做環形動作，每分鐘 15 次。

(4) 敲擊法：用一手或兩手指側或兩手掌相握，以快速敲擊之動作輕敲背部（避開腰部腎、胃處），老年人、身體虛弱者、背部疾病或骨質疏鬆症者禁用此方法。

(5) 背部扣擊：扣擊時手呈杯狀，用手腕力量由下往上扣擊，一天至少 3-4 次，左右背各扣擊 3-5 分鐘，維持引流姿勢 5-10 分鐘，配合痰液的位置引流，目的是改善痰液的移動，易於咳出，增進或提升更有效的呼吸型態，適用於慢性阻塞性肺病、肺炎、支氣管擴張、肺塌陷、長期臥床、年紀大咳嗽能力差、痰多及有人工氣道者，進食前後 1 小時不可拍打。

八、更換衣褲

(一) 更換衣褲評估

首先要了解老化所引起的神經功能及運動功能衰退，會使肢體動作變慢，需評估關節攣縮活動度及最大活動範圍，避免造成疼痛。選擇衣物以吸汗棉質為主，因汗漬及劣質衣物貼於身上會有不舒適感，故更換衣物要有選擇及優先順序，此時也是觀察皮膚狀態（如紅疹、壓力性損傷）的機會。

(二) 注意事項

1. 詢問案主喜歡的衣服樣式。
2. 知悉健側與患側的區別，更換衣褲時，關節需要有**適當支托**。
3. 關閉門窗、圍屏風或拉上隔簾，以浴毯或大單替代蓋被。
4. 雙手健全的個案穿衣則先穿遠側再穿近側。
5. **協助脫衣：先脫健側，再脫患側（或先脫近照顧者之側）**，工作人員手伸入衣袖，先脫近側、健側或沒打點滴側之衣袖，並適當支托患肢。
6. **協助穿衣：先穿患側，再穿健側，工作人員先穿過袖口，先穿遠側、患側或打點滴側，並適當支托患肢**，整理背部衣服及扣好前排衣物扣子。
7. 協助脫褲：解開鈕扣、拉鍊或帶子，請案主抬高臀部，將內、外褲一起脫除（若有一側為患肢則先脫患肢）。
8. 協助穿褲：將內、外褲的左右腳先套好，協助案主穿遠側或患側的褲管，再穿近側或健側褲管。
9. 將兩褲管一起拉近案主臀部，協助抬高臀部以便將褲子拉至腰部。
10. 穿妥褲子，並拉好拉鍊、扣好釦子或繫上褲帶。

溫馨提示

脫衣褲重點：先脫健側（近側），再脫患側（遠側）。
穿衣褲種點：先穿患側（遠側），再穿健側（近側）。

九、使用便盆（椅）、尿壺及尿套

「上廁所」對一般人來說，也許是一件再稀鬆平常不過的日常了，但是對於被照顧者來說，床上使用便盆或穿著尿布解大小便，會覺得不舒服、有羞恥感，甚至解不出來，**故床上「上廁所」是需要被尊重並需要練習的**，照顧者秉持三不原則「**不催促、不嫌臭、不強迫**」是基本工作倫理。

(一) 目的

案主因肢體不便移動，或是虛弱無力而無法下床如廁時，可使用便盆（椅），讓案主可以進行排泄，也可以利用此方法採集尿液或糞便檢體。若長者身上有導尿管，排便後也需一併做導尿管護理（見技術 20-9）。

(二) 注意事項

1. 留意環境的隱私以及環境的溫度。
2. 協助長者將褲子脫至膝蓋下方。
3. 協助長者屈膝、腳底平踏於床上，一手拖住長者的腰部，協助長者抬臀；一手將便盆置於臀下（便盆口朝床尾）（圖 20-13-A）。
4. 便盆下方可以鋪上看護墊。
5. 長者若無法抬臀，則可先將長者轉向一側，再把便盆凹槽面貼緊長者臀部，一手按住便盆，另一手協助長者轉身，藉以將臀部置於便盆上（圖 20-13-B）。

圖 20-13　置入便盆方法

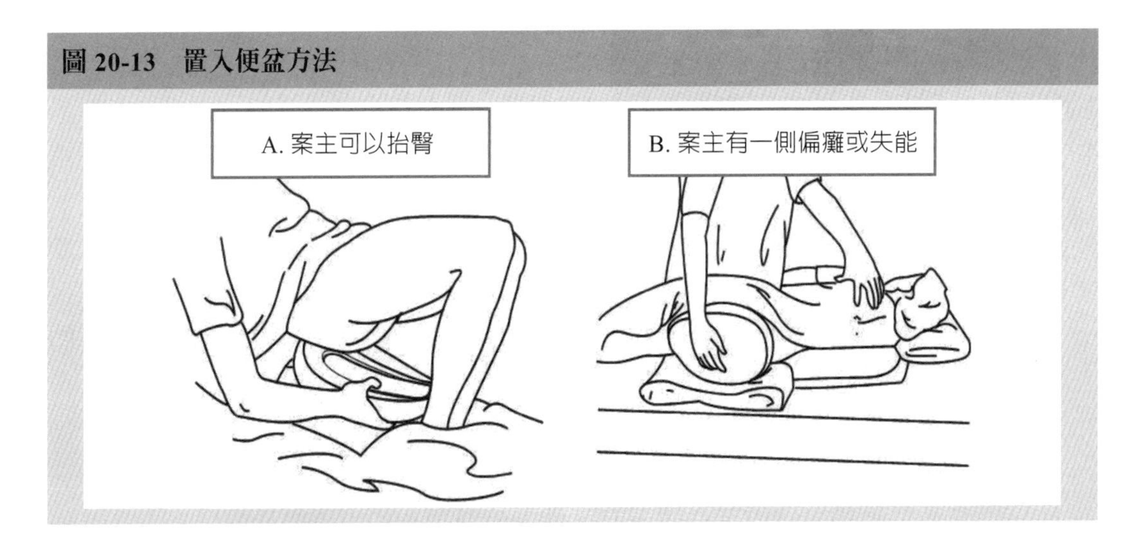

6. 協助長者半坐臥，可利用小枕頭或是被子支撐在背部，並詢問長者此姿勢是否方便使力。
7. 排便後以溼紙巾或衛生紙協助擦拭。
8. 若長者有腹瀉、糞便較稀，或是留置導尿管的情況，排便後再以清潔液清潔肛門口及會陰部，有留置導尿管的長者需進行導尿管護理。清潔後以衛生紙或是毛巾擦乾。

9. 移除便盆時，一手扶住長者腰部，協助抬臀，另一手將便盆移開，先置於床底下，用廢報紙蓋住。
10. 協助長者將褲子穿回。
11. 提醒照顧者，在協助的過程中**不催促**、**不嫌臭**，皆須留意長者的隱私。
12. 觀察排泄物的狀況是否有異常。

(三) 使用尿壺

1. 能自行控制排尿之臥床男案主適用，使用時要將壺頸朝上，尿道口勿碰到壺口（圖 20-14）。優點爲個案能自行拿取，能利用尿壺刻度測量尿量。

圖 20-14　尿壺使用

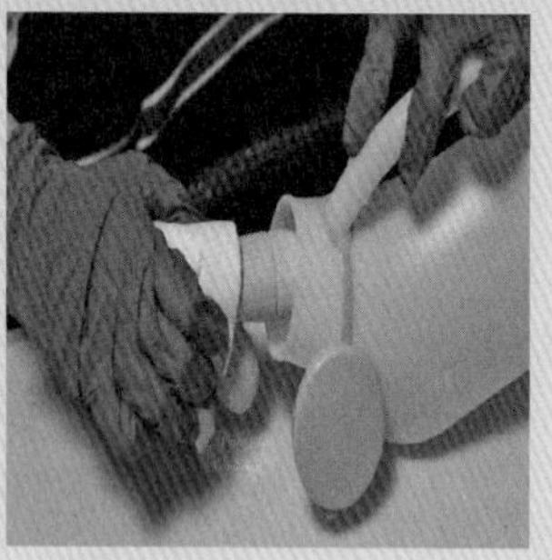

(四) 更換尿布

1. 選擇丟棄式尿布：吸水性強不回滲、透氧性佳，選擇合適尺寸尿布，注意勿包覆太緊，以腰圍和腿圍可放入一隻手指寬的鬆緊度最合宜，可減少摩擦及增加透氧性。
2. 不可重複使用紙尿布。
3. 每隔 2-3 小時檢查尿布，視情況增加檢查頻率。
4. 男病人視情況可選擇小便輔助用具如尿套或集尿袋，且應經常清洗更換並保持乾淨。
5. 首先攤開乾淨尿布，分清哪一面朝上，一般紙尿褲有前後兩面（圖 20-15），置於床旁備用。
6. 以衛生紙從會陰部往後方肛門擦拭排泄物，將皮膚擦拭乾淨，尤其是臀溝，髒的衛生紙或溼紙巾可以先扔在髒尿布裡。
7. 再以熱毛巾、乾毛巾依順序沖洗、擦拭會陰到肛門，輕輕按壓保持皮膚清潔舒適及乾爽（圖 20-16）。
8. 使病患側臥，將髒尿布捲至身體下方，鋪上乾淨尿布的半邊壓於髒尿布上（若病患可以自行抬高下身，則請病患抬高臀部）。
9. 使病患回到仰臥姿勢，抽出髒尿布，將乾淨尿布的側邊膠帶拉開並固定，確保尿布緊貼皮膚但不過於緊繃，以免造成不適。檢查尿布邊緣是否有漏尿的風險，輕輕按壓尿布的邊緣以確保包覆良好。

圖 20-15　尿布之黏貼處朝腹部（上）

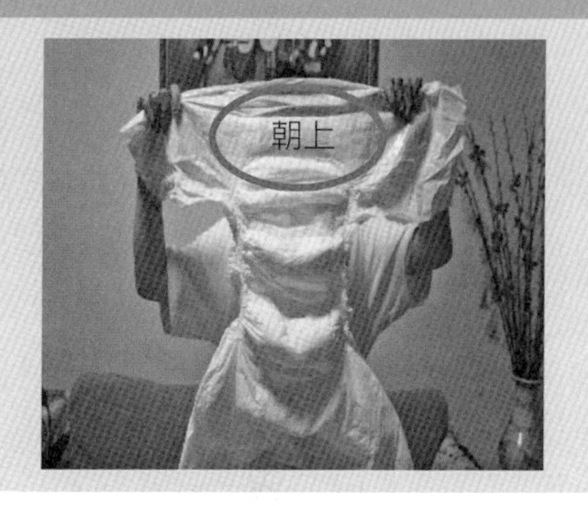

圖 20-16　由前往後擦拭

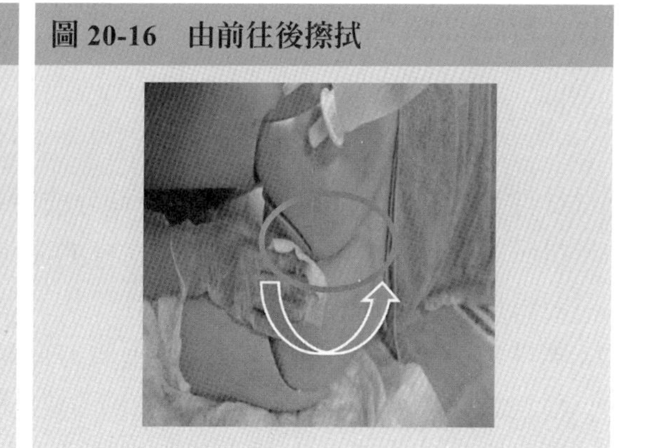

(五) 男性更換尿套

1. 尿套長度約2尺較為適合，先把套尿口反折約一指長度，套在陰莖上（圖20-17）。
2. 固定帶應注意鬆緊度，在固定時以自己的食指一起纏上去，纏好再退出指頭。
3. 尿套應保持平直，才不會造成尿液倒流。
4. 尿套放置位置於平躺時置於兩腿中間；側躺時則置側躺方向。
5. 尿套需適時更換，尿量不宜超過容量 6 成，且不宜重複使用。

圖 20-17　尿套使用

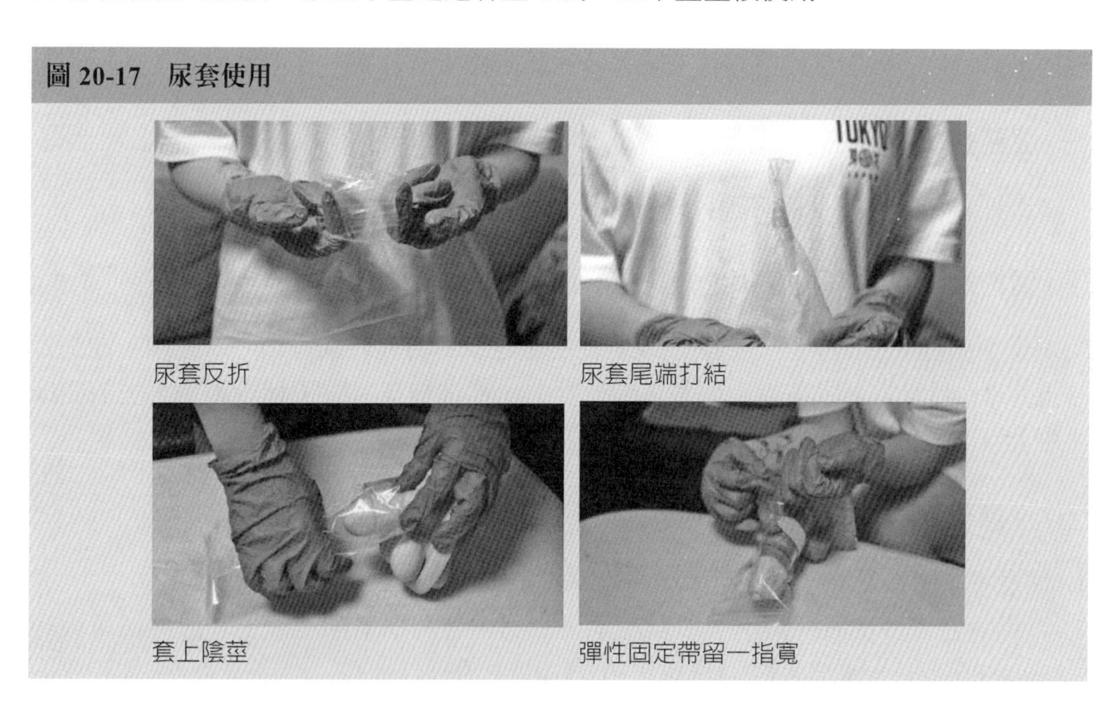

十、會陰部護理

(一) 會陰部構造

1. 女性會陰部：外陰部構造主要可分成陰蒂、大陰唇、小陰唇、尿道口以及陰道口，結構上以黏膜組織爲主。女性的尿道口及陰道口非常接近，容易因細菌逆行至尿道造成泌尿道感染。
2. 男性會陰部：在陰囊的中間有垂直方向略爲突起的結構，位在陰囊隔膜的外圍，稱爲會陰中縫，會陰中縫從陰莖下方往下往後延伸，一直到陰囊的後方爲止，陰囊是會陰部的延伸，有一些組織在內，包括睪丸動脈、睪丸靜脈及蔓狀靜脈叢。因爲構造不同，老化使得皮膚變得脆弱，加上使用尿布容易引起尿布疹及壓傷，有些個案有使用尿管留置更容易引起泌尿道感染，可藉由會陰部護理觀察異狀及早處理（王中林，2020）

(二) 會陰部護理

會陰部所處環境較爲潮溼而容易成爲細菌的溫床，而長期臥床個案因爲大小便失禁，排泄物浸潤肛門及會陰周圍皮膚，造成臀部或會陰部發紅、破皮機會增加，嚴重進而有泌尿道感染或失禁性皮膚炎的產生。透過加強其尿道、陰部及肛門口的清潔與護理，維持個案外陰部的清潔，去除異味，預防感染及紅臀，促進舒適感。

(三) 服務對象

長期臥床、有尿管留置者、尿失禁及大便後等。

(四) 備物及操作（詳見技術 20-9、20-10）

準備便盆、清潔手套、弱酸性或中性的肥皂或沐浴乳（或澡巾）、毛巾、沖洗壺（溫水 41-43℃）、尿布或看護墊（或便盆）、沖洗棉枝。臀下鋪看護墊，並放妥床上便盆（若無法抬屁股放便盆者，則可以使用尿布）。

(五) 注意事項

1. 注意案主隱私及舒適，拉起床簾並適當覆蓋。
2. 準備適合之沖洗液。常用溶液爲溫水，依案主狀況準備沖洗液，一般沖洗量大約 300-500 毫升，水溫大約 41-43℃（105-110°F）。
3. 檢查沖洗棉支的製造日期及有效日期。
4. 尤其男照服員更應取得案主同意（或有家屬在旁）。

5. 協助案主採適當臥姿，採屈膝仰臥姿，避免下滑。
6. 雙下肢照護（一腳用褲管包裹，另一腳用浴巾包覆），目的在於保暖。
7. 案主臀部下要鋪橡皮中單及保潔墊，沖洗後要保持床單乾燥。
8. 爲女性案主沖洗時，沖洗壺嘴朝向床尾，避免液體流入陰道。
9. 棉棒不可重複來回擦拭會陰部。
10. 觀察案主會陰部狀況及分泌物性狀。
11. 沖洗乾淨後，以乾毛巾輕拍擦乾會陰部。
12. 男女會陰沖洗步驟不同（見圖 20-18）。
13. 若案主留置尿管，則須執行尿管護理（詳見尿管護理技術）。

圖 20-18　男女會陰沖洗步驟要點

女性

1. 一手拿沖洗瓶，另一手拿棉枝。
2. 沖洗順序：
   (1) 第一支棉枝：由尿道口至肛門。
   (2) 第二支棉枝：遠側小陰唇。
   (3) 第三支棉枝：近側小陰唇。
   (4) 第四支棉枝：遠側大陰唇。
   (5) 第五支棉枝：近側大陰唇。
   (6) 第六枝棉枝：擦乾尿道口至肛門。
3. 最後，用棉枝、衛生紙或毛巾擦乾會陰部周圍及臀部。

男性

1. 戴上手套
2. 棉枝以沖洗瓶沾溼（或加中性肥皂）。
3. 輕輕將包皮往後推，露出龜頭。
4. 清洗後取一支棉枝擦乾，並將包皮推回。
5. 接著清洗順序：龜頭、陰莖、陰囊到肛門。
6. 以沖洗瓶及毛巾進行沖洗，沖洗原則由上往下至肛門。
7. 最後用棉枝、衛生紙或毛巾擦乾會陰部周圍及臀部。

資料來源：勞動部（2022）。技術士技能鑑定照顧服務員一級術科測試。

(六) 留置尿管照護

個案無法自行排尿或尿液解不乾淨，則需要經由尿道口插入導尿管至膀胱，幫助引流尿液排出。然而留置尿管有諸多注意事項，如表 20-4。

表 20-4　尿管留置的照護

尿管留置及拔除	管路固定重點
• 留置目的：個案無法自行排尿或尿液解不乾淨。 • 移除留置導尿管：可至泌尿外科門診，安排尿動力學檢查。	• 男性將導尿管固定於下腹部。 • 女性固定於大腿內側。 • 尿管固定處需留足夠長度以利活動，避免尿道口受牽扯。 • 活動前後應檢查導尿管位置，避免受壓及扭曲，維持通暢。 • 尿管不可直接壓迫皮膚，可在尿管與尿袋接合處用 3×3 紗布包覆，避免壓傷。
清潔及衛教指導	**尿袋看護重點**
• 每天需清潔尿道口、會陰周圍皮膚及肛門。 • 使用中性肥皂或再用清水洗淨。 • 鼓勵個案多攝取水分 1500-2000 毫升以上（需限水者，則依醫師指示），避免導尿管阻塞。 • 每日至少擠壓導尿管 3 次，避免沉澱物阻塞導尿管。 • 居家照顧時，需每日評估尿管變化，當出現泌尿道感染徵兆（尿液沉澱物多、混濁、異味重、膿尿、血尿、發燒等）；或滲漏、阻塞，應通知居家護理師或返院重新更換導尿管。	• 導尿管與尿袋維持密閉引流系統，避免碰觸地板，管子勿扭曲，尿袋位置應低於膀胱，以預防尿液逆流造成感染。 • 尿袋應至少每隔 8 小時傾倒一次，當尿袋內尿量超過二分之一時，需馬上傾倒。 • 協助個案移位或下床時，需先將尿袋內尿液倒乾淨，避免重力牽扯而滑落。 • 尿袋不需常規更換，原則上應與導尿管同時更換即可。

常見尿管異常處理方式如表 20-5。

表 20-5　尿管異常處理

異常狀況	處理方式
泌尿道感染前兆	• 需觀察尿液、體溫變化，並返院就醫，若醫師開立抗生素治療時，應依照醫師指示用藥，不可自行用藥或停藥。 • 每日攝取足夠水分，可補充蔓越莓汁、小紅莓汁、洛神花茶來達到酸化尿液，預防感染。
滲尿或阻塞	• 觀察尿液排出情形並觸摸下腹部是否有脹尿。 • 每日攝取足夠水分及加強擠壓尿管，預防阻塞。 • 若滲尿或阻塞未改善，需返院重置管路。
尿管滑脫	• 勿將滑脫的尿管放回尿道，需返院重置尿管。
血尿	• 需增加水分攝取，觀察管路有無阻塞情形，觀察體溫變化，如果有感染徵象或持續血尿，需就醫處理。

資料來源：以上參考衛福部 2018 年度「護理機構實證應用之臨床照護及指導培訓計畫」——護理機構個案鼻胃管和導尿管的置放評估與衛教方案指引。

最後，記錄會陰部並觀察異狀。

十一、腹部疼痛舒緩

案主常說腹痛，是常見現象，應先了解人體消化系統（圖 20-19）及腹痛原因（圖 20-20），及時執行疼痛評估，可作爲送醫之依據（詳見第十三章之處理）。簡易疼痛評估模式：善用疼痛評估指引（圖 20-21）讓照顧者藉由評估模式，以了解疼痛基本狀況。

圖 20-19　消化系統

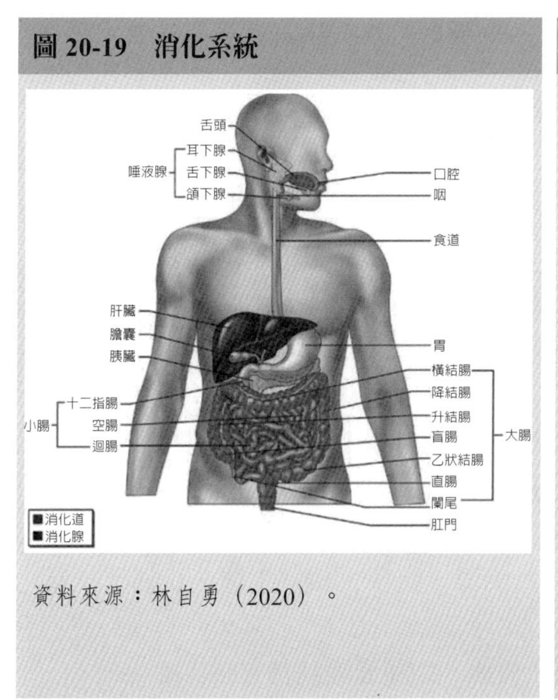

資料來源：林自勇（2020）。

圖 20-20　疼痛原因

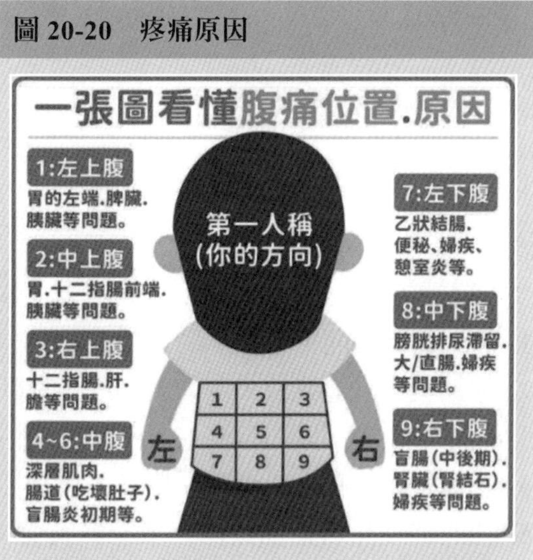

資料來源：大灣健全診所家醫科王威傑醫師。https://gooddoctorweb.com/post/316（2024/01/30）。

圖 20-21　疼痛評估指引

➢ 如何發現疼痛問題？發燒？疼痛：主訴下腹痛？悶痛？絞痛？左側？右側？有無擴散到其他部位？有無解便？痛多久？移動或休息時疼痛加劇或減緩？

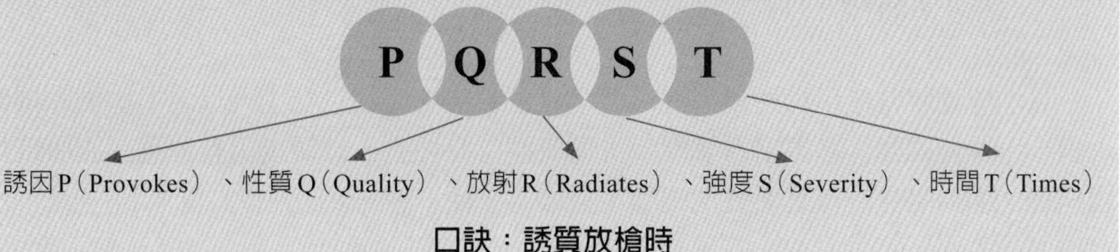

誘因 P（Provokes）、性質 Q（Quality）、放射 R（Radiates）、強度 S（Severity）、時間 T（Times）

口訣：誘質放槍時

資料來源：衛福部（2018）。護理機構實證應用之臨床照護及指導培訓計畫。

(一) 常見疼痛類型

腹痛是一種常見的症狀，許多不同的疾病和病症可能導致腹痛，了解和識別不同種類的腹痛是非常重要的指標（表 20-6）。

表 20-6　腹痛類型、症狀表述及疑似疾病

	隱痛	絞痛	胃脹氣	腹痛
疼痛描述	持續性的腹痛，通常感覺柔和且不明顯	劇烈的、間歇性的腹痛	腹部膨脹、灼熱和緊繃的感覺，常伴隨著嗝氣或打嗝	腹瀉或便祕
疑似疾病	消化不良、胃潰瘍或腸絞痛	消化道的阻塞或腸道的收縮引起的，例如腸絞痛、腸阻塞或胰臟炎	消化不良、食物過敏、過度進食或不良的飲食習慣	感染、食物不耐受、腸道炎

資料來源：馮容芬、郭淑芬、林小鈴（2021）。

(二) 處理方式

1. 可以暫時解開案主腰部的束縛或褲頭。
2. 協助案主舒適臥位，例如平躺或半坐臥。
3. 若在進食中，則先暫停進食，觀察生命徵象。
4. 指導緩慢的呼吸，深吸一口氣，再慢慢吐氣。
5. 適當的使用薄荷油擦拭。依據蘇文霓（2015）之研究顯示，薄荷屬植物（Mentha sp.）為唇形科之芳香植物，被認為具有抗病毒、抗菌、緩解水腫、止痛及抗氧化之功能。
6. 若疼痛未緩解則就醫求診，勿自行服用止痛藥，避免延誤病情。
7. 評估是否為未解便引起腹痛，若超過 3 日以上未解，給予甘油灌腸。
8. 在沒有醫囑情況下，嚴格**禁止挖大便**（避免造成肛門瘻管或膿瘍）。

十二、甘油球灌腸

甘油球灌腸常使用於便祕情況，醫學界定義便祕症狀包含 3 天以上未排便、排便次數少、排便困難、必須用力解便、排便時痛或有便血、排便後仍有便意、腹脹或是腹痛等；顯而易見的是糞便質地堅硬，猶如羊大便一般。

(一) 評估事項

最後排便日期，腹痛是否穩定，觸診腹部是否有鼓脹？

(二) 禁忌症

糖尿病患者血糖不穩定並伴隨肛門有傷口、肛門有瘻管、內外痔瘡處於出血期、重度高血壓及心血管疾病、活動性腸胃道出血者。

(三) 甘油球灌腸（詳見技術 20-12）

1. 糞便質地堅硬，甘油可軟化糞便。
2. 依案主的 ADL 功能，準備便盆或便盆椅。
3. 手術或檢查前之腸道準備。

(四) 執行甘油球灌腸之注意事項

1. 將防水中單（看護墊、尿布）鋪在床上，避免排便時弄髒床周圍。
2. 衛生紙備在旁邊隨時取用。
3. 灌腸時勿以站姿，避免發生直腸黏膜受損或穿孔等情況。
4. 請採左側臥雙膝彎曲，助於灌腸液流到直腸、乙狀結腸。
5. 將臀靠近床邊，以利甘油球前端順利插入肛門。
6. 若無法採取左側臥姿，則可採平躺臥位。
7. 執行者須戴上手套，以右手食指塗抹潤滑劑或凡士林後先進行肛門指診及潤滑。
8. 再以潤滑劑或凡士林塗抹於甘油球前端，先將前端管中空氣擠出後，再將前端完全插入肛門，插入深度約 2.5 公分。
9. 鼓勵案主放鬆心情，**張嘴哈氣**以放鬆肛門肌肉。
10. 灌腸後請儘量保持臥姿憋住 5-10 分鐘，再如廁排便。
11. 順時鐘按摩腹部，促使乙狀結腸腸內糞便及氣體排出。

(五) 甘油球灌腸後之注意事項

1. 灌腸後，解便時請注意排泄物之性質、顏色及量。
2. 灌腸後，肛門口、周圍皮膚如有破損或任何異常現象；解便時，肛門若出現疼痛感覺、周圍皮膚如有破皮或糞便中含有血絲、出血現象，應立即告知醫護人員或家屬。
3. 甘油球雖爲居家日常保健用品，但仍會因使用方法不當而造成肛門黏膜損傷，嚴重者會造成肛門膿瘍、肛門瘻管或因傷口感染導致敗血症等併發症，因此使用時宜小心，動作輕柔地插入肛門；另外非醫師醫囑，勿自行使用甘油球灌腸。

4. 居家使用時，如有任何以上不適症狀，請務必回診。

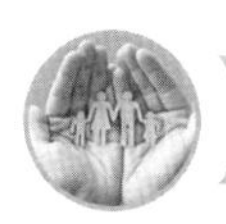

第三節　清潔與舒適協助技巧實作

課程內容：失能老人及身心障礙者個人衛生與照顧。

技術 20-1　鋪床與更換床單

(一) 目的

1. 幫助無法下床的案主維持舒適與提供活動。
2. 觀察案主。
3. 維持病房的整潔和美觀。

(二) 用物及設備

1. 床墊包套 1 條	2. 新式橡皮布中單（視需要）1 條
3. 枕頭套 1 條	4. 汙衣桶 1 個

(三) 步驟及要點說明

步驟	要點說明
➲ 準備工作	
1. 向案主解釋，洗手，準備用物。	✐將用物放置於床旁椅上。
2. 圍屏風或拉床簾並調節室溫。	✐避免陣風，以及維護案主隱私。
3. 移床旁桌椅，各距床頭和床尾約 60 公分（2 呎）。 4. 居家個案換床單時將床旁雜物先移開。	床頭與櫃子（或雜物）間隔 60 公分

5. 固定床輪，放下近（床旁椅）側的床欄。	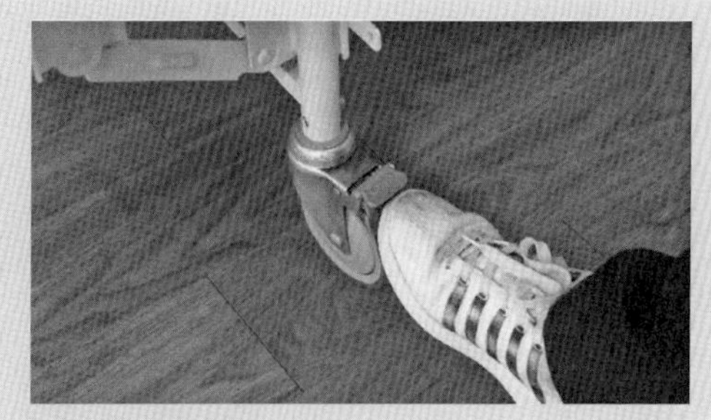 固定床輪
6. 一手伸入案主頸下，扶住案主頭部，另一手抽出枕頭，將枕頭放在床旁椅椅面上。	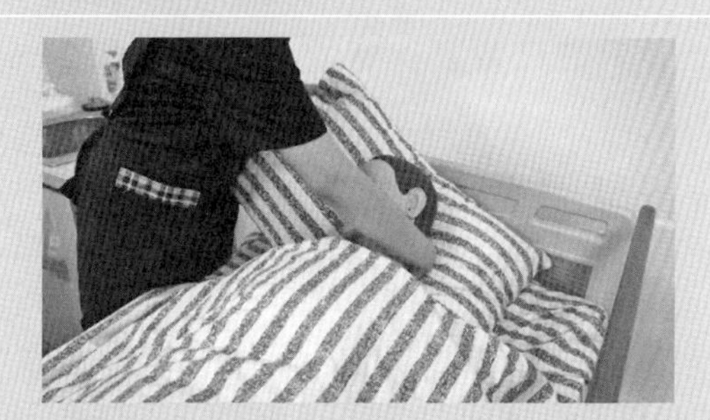 移除枕頭
➲ 執行	
1. 協助案主側臥於床上的一側。	✐預估案主翻身後的位置，視情況先將案主移到床邊。
(1) 拉起床欄，走到對側（即遠離床旁椅的一側） (2) 預防案主跌下床、身體碰傷或受壓等情形。 (3) 將案主靠近床旁椅側的手放在其胸前，腿彎曲；而將案主靠近工作者側的手微屈置於頭部旁邊、腿伸直。	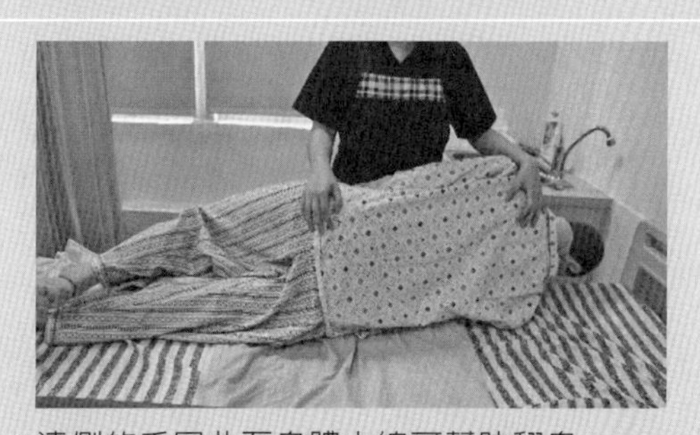 遠側的手屈曲至身體中線可幫助翻身
(4) 雙手拉案主遠側床單（或中單），幫助案主翻向工作者，之後拉起床欄。	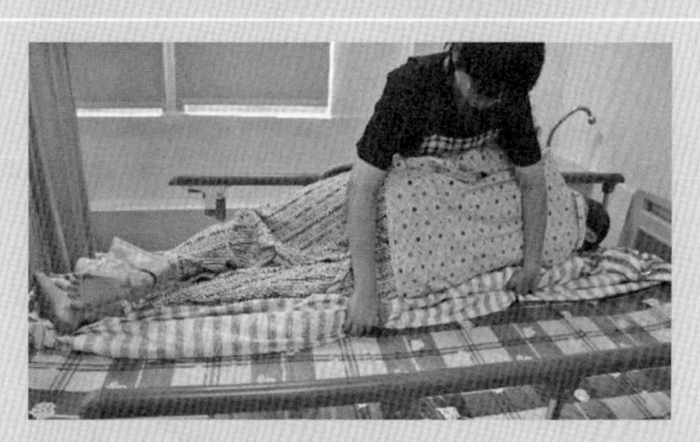 雙手拉起遠側床單或中單

<table>
<tr><td>(5) 回到床旁側，放下床欄。</td><td>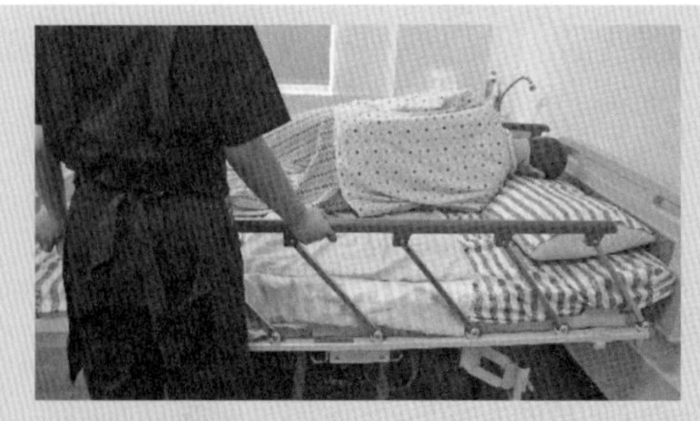
走到對側，放下床欄</td></tr>
<tr><td>2. 更換床墊包套、新式橡皮布中單（一側）：</td><td></td></tr>
<tr><td>(1) 取清潔的床墊包套或新式橡皮中單，對準床墊的中線打開。將近側半邊的床墊包套展開，另半邊的則向內捲到舊床墊包套的上方
(2) 取清潔的新式橡皮布中單，對準床墊的中線打開。將遠側半邊的新式橡皮布中單，向內捲到案主身體下方。</td><td>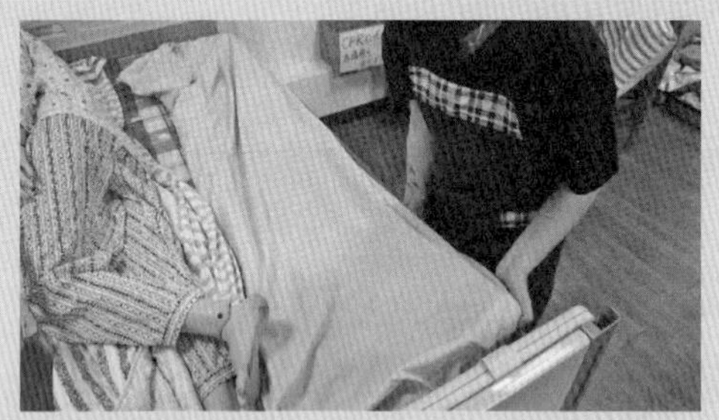
鋪上並對好上下床角
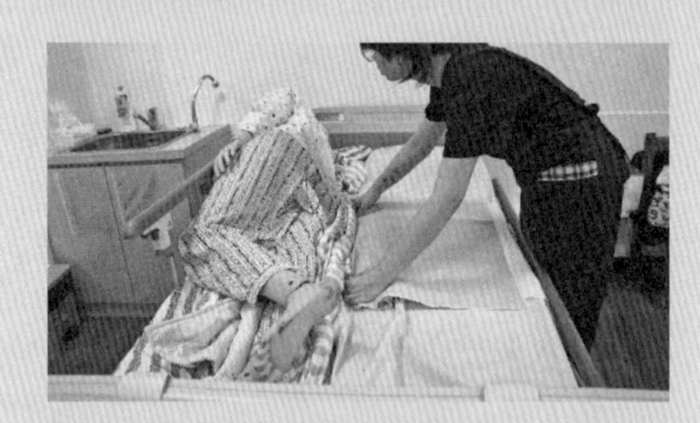
對準中線鋪上新式防水中單</td></tr>
<tr><td>3. 協助案主臥於清潔之床側：</td><td></td></tr>
<tr><td>(1) 拉起床欄，協助案主翻轉過身，側臥在清潔的床側。
(2) 可協助案主平躺後，再以翻身的方式協助案主側臥。
(3) 髒的包套及中單置入汙衣桶。</td><td>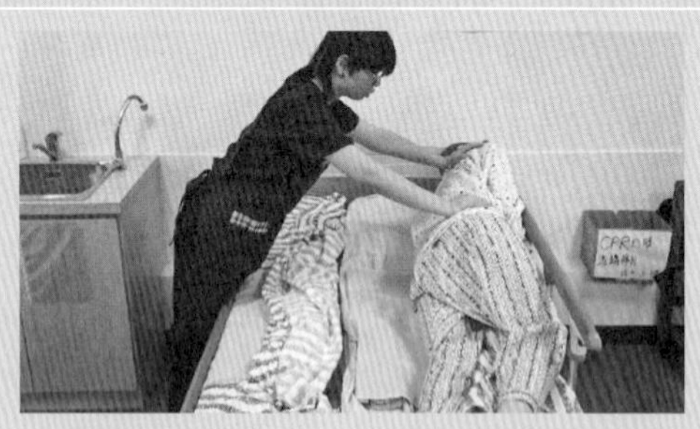
走到對側，拉起床欄，側臥在清潔的床側</td></tr>
</table>

4. 鋪設床墊包套及新式橡皮布中單：	
(1) 走到床的對側，放下床欄。打開並整平捲狀的清潔床墊包套，鋪完床墊包套及床角。 (2) 打開並整平擱置在案主身體下方的捲狀新式橡皮布中單，緊塞到床墊下，鋪妥床鋪。	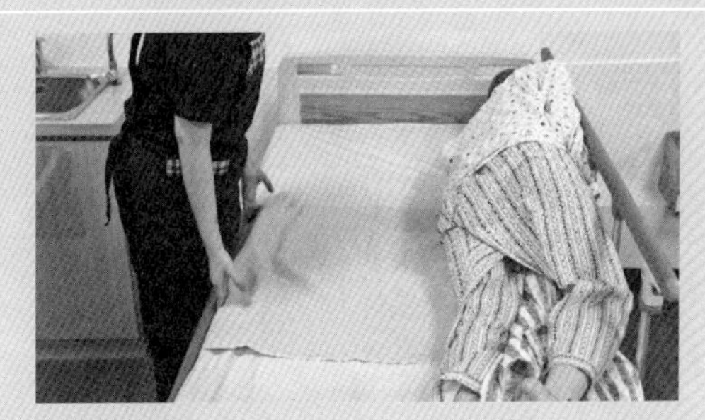 整平床包及新式中單
5. 協助案主仰臥於床中央。	
6. 更換枕頭套：	
(1) 將枕頭拍鬆，視需要換上清潔枕頭套。	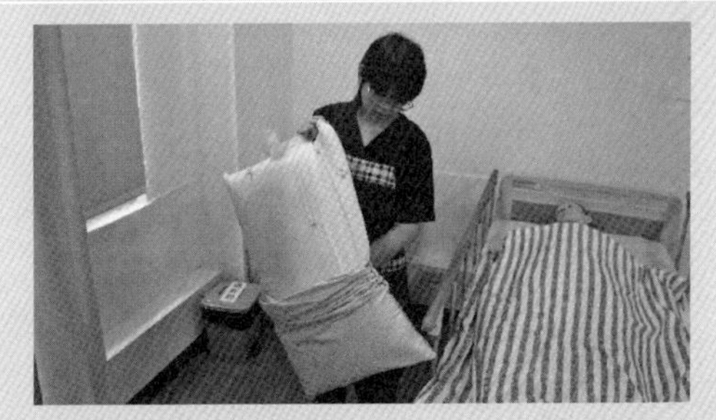 更換枕頭
(2) 將枕頭放回案主頭下。	✎注意勿使枕頭撞到案主臉部。
(3) 將枕頭放在對側床頭。	
(4) 一手伸到案主頸下，托住其頭部。	
(5) 另一手輕拉枕頭到案主頭下。	
➲ **整理工作及記錄**	
1. 整理案主單位。	
2. 洗手。	
3. 記錄。	✎視需要書寫。

技術 20-2 口腔清潔與照護

(一) 目的

1. 爲意識不清或病情嚴重之案主清潔口腔，增加舒適。
2. 爲有吞嚥困難或口乾症患者執行口腔按摩。
3. 保持口腔黏膜的溼潤與完整。
4. 預防口腔疾病形成。

(二) 用物及設備

1. 毛巾 1 條	2. 口潔棒或小牙刷（兒童牙刷）數支
3. 包妥紗布的壓舌板 1 支	4. 無菌棉棒數支
5. 漱口杯（盛水）1 杯	6. 漱口劑（視需要）1 杯
7. 吸管或注射器（空針）1 個	8. 感染性垃圾袋 1 個
9. 抽吸器（視需要）1 台	10.清潔手套 1 副
11.潤唇劑（如凡士林或護唇膏）適量	12.手電筒（視需要）1 個
13.衛生紙或紙巾數張	14.舌苔刷一支
15.保溼凝膠 1 瓶	16.黏膜刷一支

(三) 步驟及要點說明

步驟	要點說明
➲ 準備工作	
1. 洗手，準備用物，將用物以治療盤攜至案主單位。 2. 向案主自我介紹，解釋目的和程序。 3. 圍屏風或拉床簾（維護隱私）。	口腔照護用物

➲ 執行	
1. 協助案主頭側向護理人員或搖高床頭協助坐起。 2. 鋪毛巾於案主枕頭上、頜下及胸前	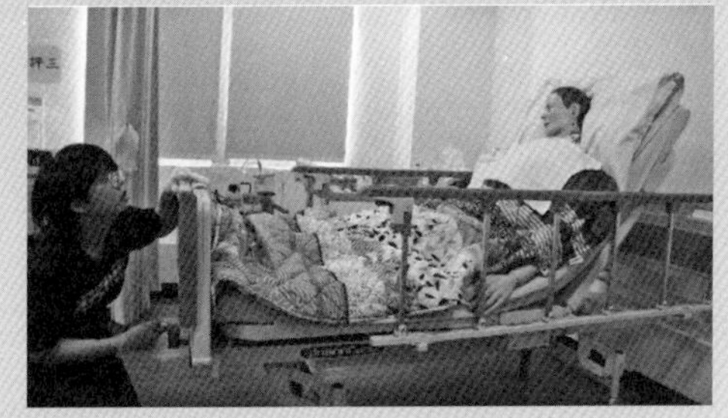 協助坐起並將毛巾至於胸前
3. 意識不清者可使用張口器協助張口；居家個案則用壓舌板替代 4. 戴清潔手套取包妥紗布的壓舌板輕輕地分開案主的上下排牙齒，用手電筒檢查口腔、牙齒及黏膜完整性。	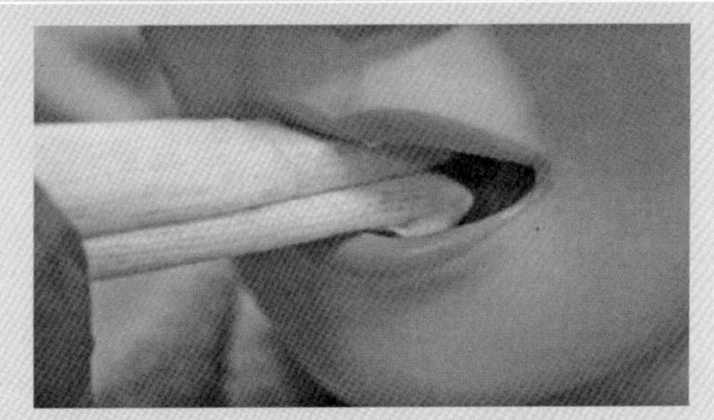 取包妥紗布的壓舌板輕輕地分開案主的上下排牙齒 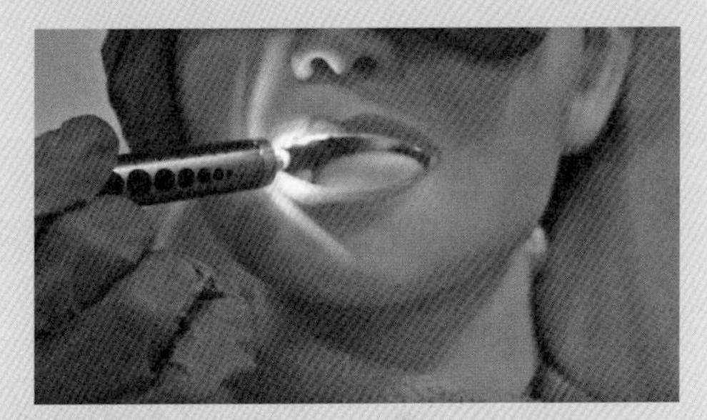 手電筒檢查口腔、牙齒及黏膜完整性
5. 以沾溼的小牙刷清潔口腔，包括牙齒內面、外面、咀嚼面、口腔內頰、上下顎、齒齦及舌頭。 6. 棉棒或牙刷與牙齦呈 45 度角，由牙齦刷向牙冠，每次刷兩顆牙齒，每個部位至少刷 10 次	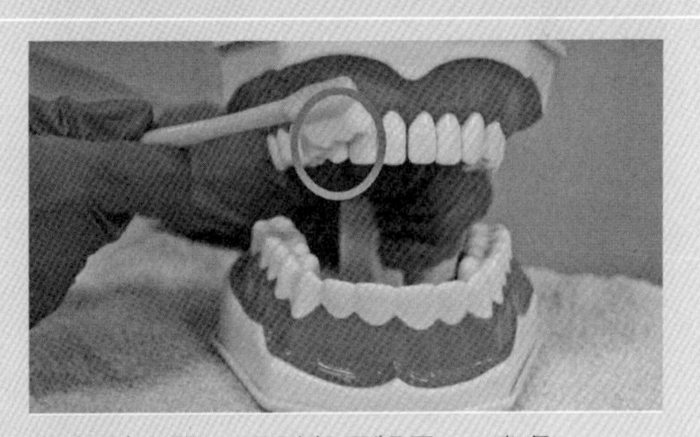 每次刷 2 顆，牙刷與牙齦呈 45 度角

7. 用舌苔刷舌頭約 10 下。 8. 也可用壓舌板包紗布，沾漱口水來清除舌苔。	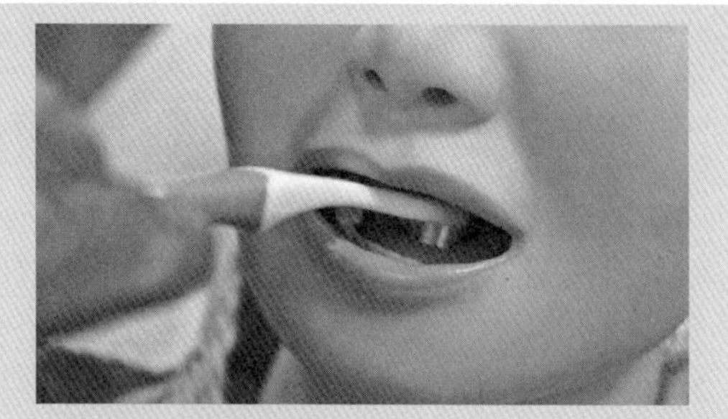 使用舌苔刷清潔舌苔
9. 意識清醒者可以開水漱口。 10. 意識不清者可用注射器（空針）沖洗，並以口水棒或抽痰管接抽吸器將水抽出。保持頭側一邊，以防止嗆到。 11. 擦淨嘴巴周圍。	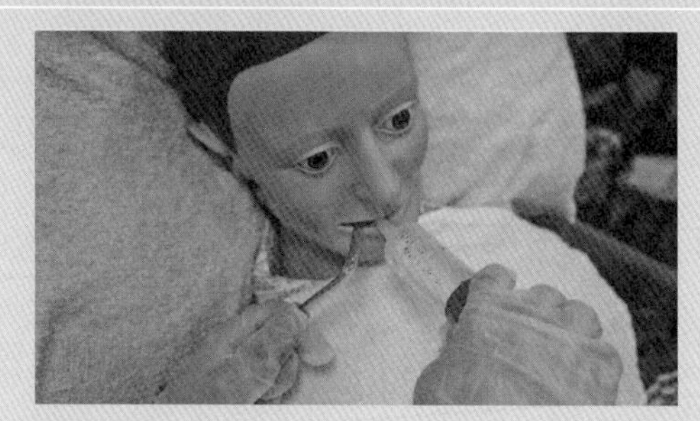 意識不清者頭側一邊，抽吸漱口水並用毛巾擦拭嘴巴周圍
12. 以棉棒沾潤唇劑，塗在唇上。	✎預防乾裂。
13. 協助案主恢復適當舒適的臥姿。	
14. 針對吞嚥困難案主執行口腔運動： (1) 輕撫嘴唇周圍。 (2) 按摩臉部（耳下腺、頸下線、舌下線），刺激利於口水分泌。 (3) 耳下腺用食指、中指、無名指、小指，輕輕按住臉頰約在上顎的後牙旋轉按摩。 (4) 顎下腺用四根手指頭，輕輕按在下顎的兩頰凹陷處前後來回按摩（10 次）。 (5) 舌下腺用兩手大拇指按壓下巴後方凹陷處（5 次）。	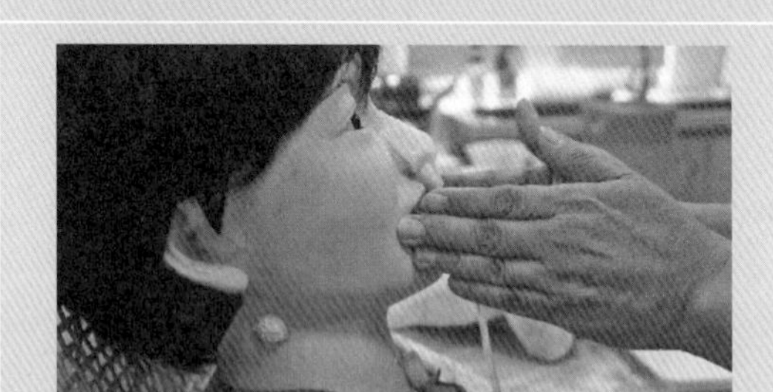 先輕撫嘴唇周圍 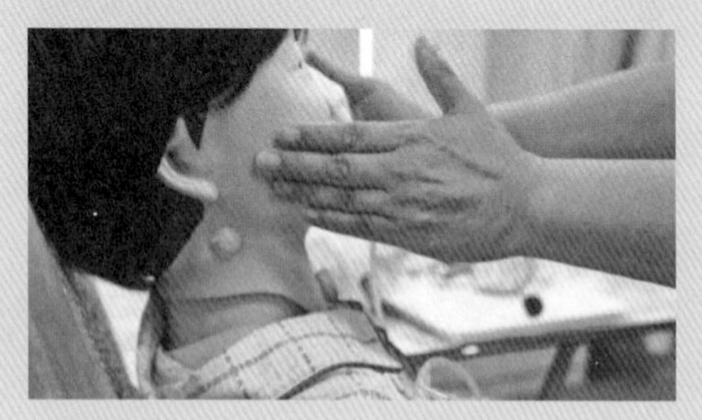 按摩耳下腺

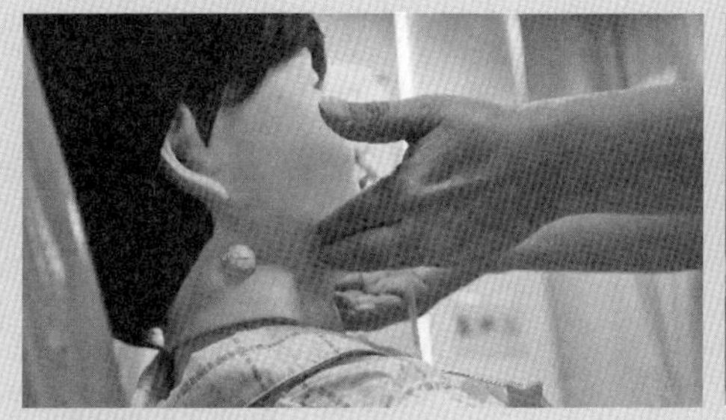

按摩顎下腺

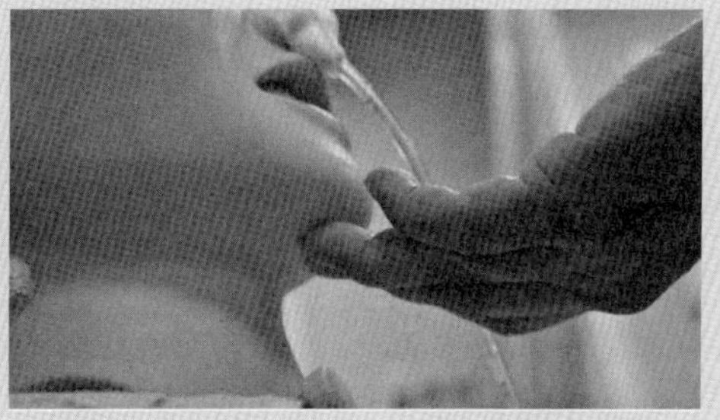

按摩舌下腺

15. 口輪匝肌按摩：
    (1) 協助案主坐起。
    (2) 雙手按摩肩部，先張開輕拍案主放輕鬆，再抓緊肩部肌肉約 3-5 下。
    (3) 左手背擠出口腔保溼凝膠，或用黏膜刷、徒手指腹，輕輕按摩口輪匝肌口腔內側黏膜。
    (4) 或戴手套徒手進入口輪匝肌黏膜按摩。
    (5) 每個動作按摩 10 次，按摩時口腔會刺激口水分泌，可請案主將口水吞下。

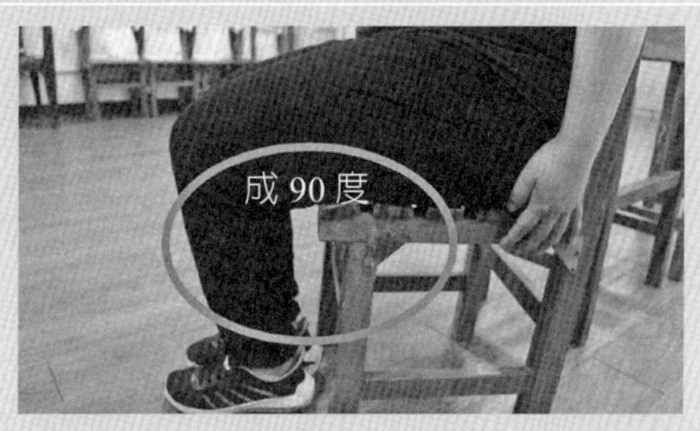

大腿與小腿成 90 度

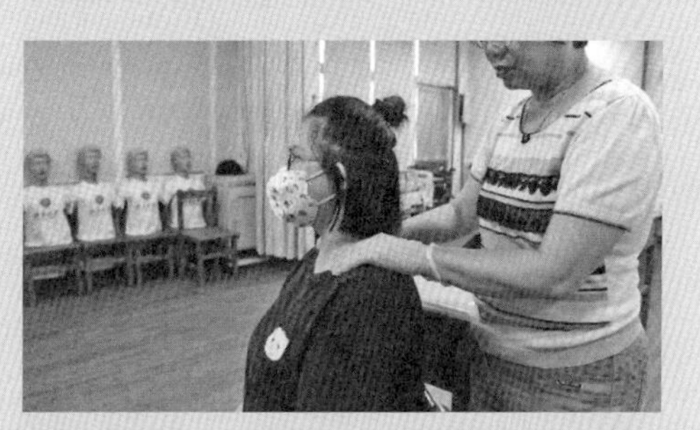

雙手按摩肩部放鬆肌肉

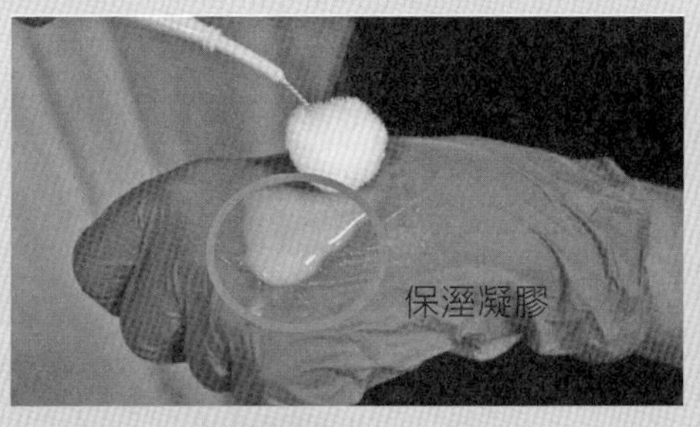

黏膜刷輕沾保溼凝膠

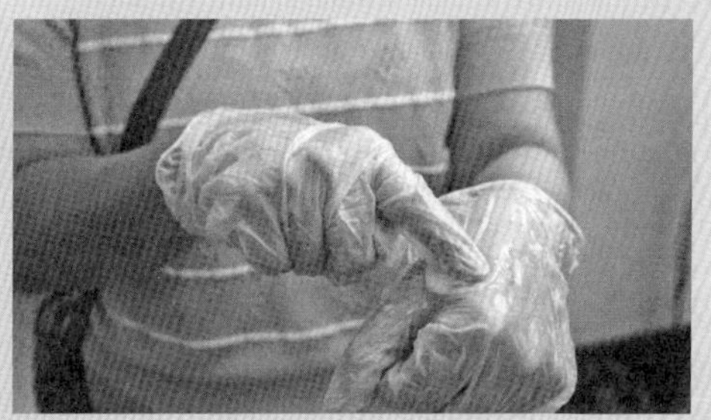

或將保溼凝膠擠出置於左手並用手指沾取

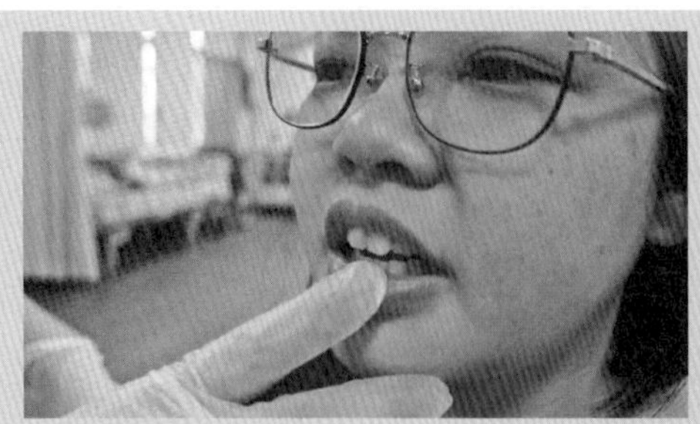	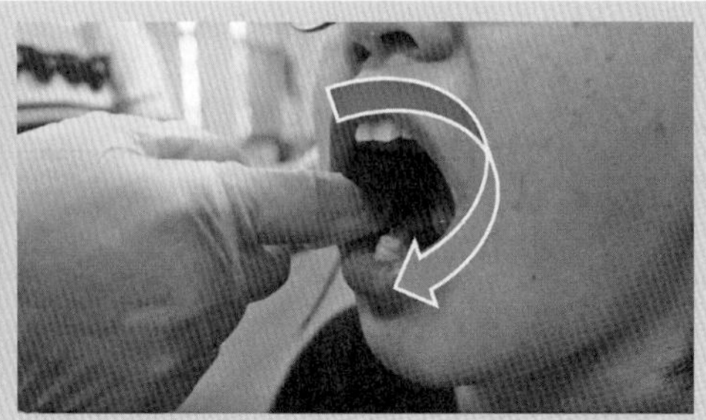
輕撫嘴唇	環形按摩口腔黏膜（右側、上唇、左側、下唇、舌頭表面內外側）
➲ 整理用物（及記錄）	✐整理案主單位。
1. 洗手	
2. 記錄。	✐記錄口腔之異常現象。

技術 20-3　修整儀容

(一) 目的

1. 維護案主臉部之整齊清潔。
2. 增進整體外觀的美感，以維護案主自尊。

(二) 用物及設備

1. 電動刮鬍刀、安全剃刀或拋棄式剃刀 1 個	2. 臉盆（內裝 41-43℃的溫水）1 個
3. 毛巾及大毛巾	4. 刮鬍膏或凝膠
5. 潤滑劑、乳液或冷霜（視需要）	6. 手套
7. 小鏡子	8. 床上桌

(三) 步驟及要點說明

步驟	要點說明
1. 確認案主並向案主及家屬說明。	✐取得案主合作並建立安全感。
2. 洗手、準備用物。	

3. 將床上桌安置於適當位置，並將用物置於床上桌。	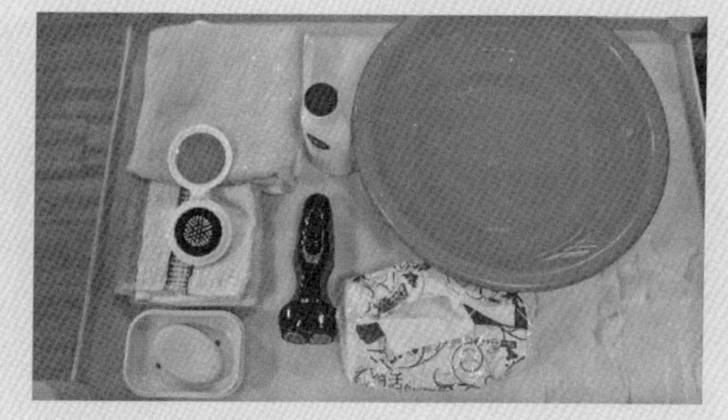 修整儀容用物
4. 視需要圍上屏風或拉上床簾。	✎維護案主隱私權。
5. 調整床高度並固定床輪。	
6. 協助案主移向床緣，使其靠近工作人員；並將床頭抬高，使案主頭側向工作人員。 7. **若案主體力許可，協助他坐起來；若無法坐起，則採半坐臥式。** 8. **將大毛巾、長毛巾置於枕頭上及圍於案主胸前，以大毛巾保護枕頭、被蓋及案主的衣服，以免被刮鬍膏弄髒。**	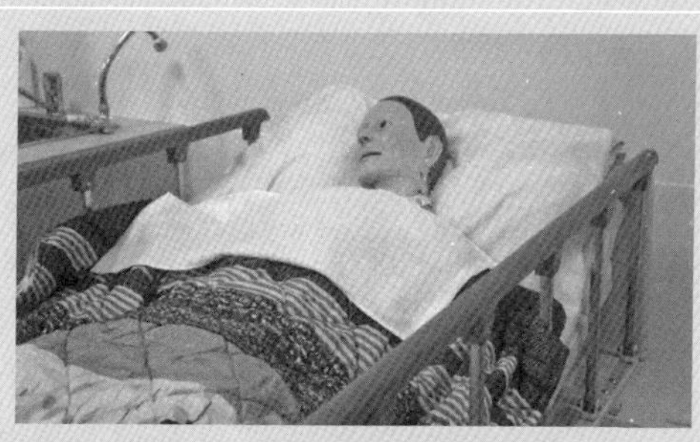 協助採半坐臥式，並置入大毛巾、長毛巾於枕頭上及胸前
9. 戴上手套。	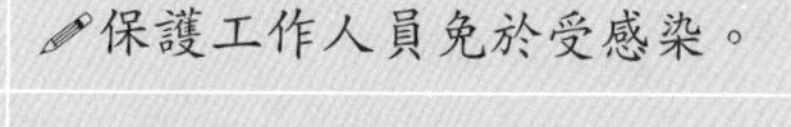 ✎保護工作人員免於受感染。
10.正確執行剃鬍鬚的步驟。	
(1) **使用電動刮鬍刀時：**	
①檢查刮鬍刀以確定它是乾淨的，必要時以小毛刷清潔。 ②以一手繃緊皮膚，另一手持刮鬍刀，打開開關，**順著毛髮生長的方向剃淨鬍子。** ③必要時塗上冷霜或乳液。	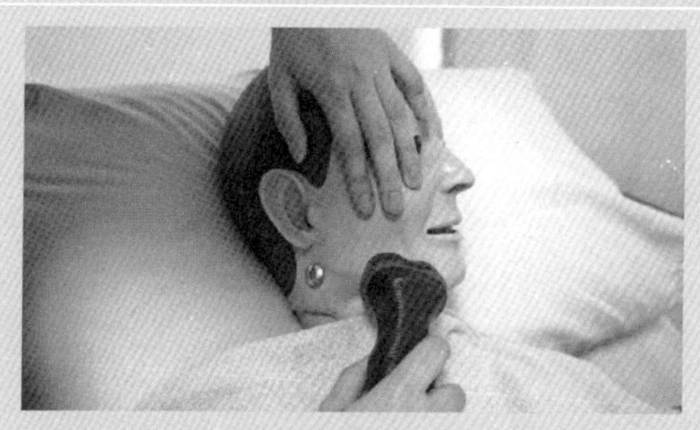 協助剃鬍子

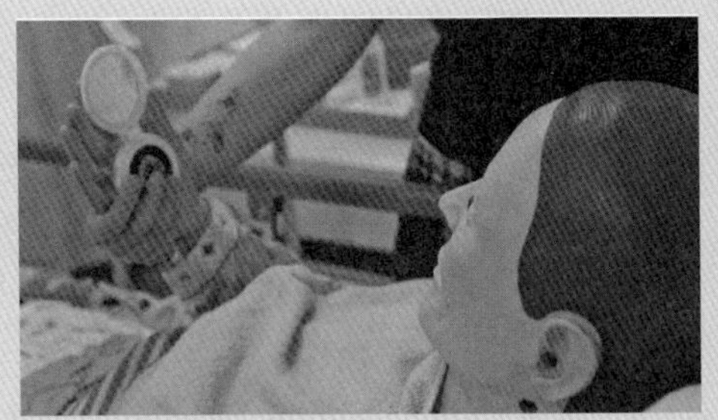 給案主小鏡子，讓他觀察鬍子	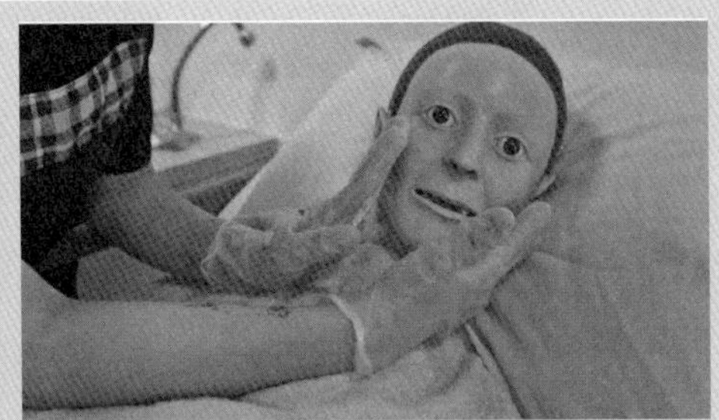 少許乳液擦拭臉部增進舒適
(2) 使用安全剃刀或是拋棄式剃刀時：	
①將溫毛巾敷於案主臉上數分鐘。 ②將刮鬍膏或凝膠塗抹於鬍鬚處。 ③以一手繃緊皮膚，另一手持剃刀，刀刃與皮膚呈 45 度角，順著毛髮生長方向，將鬍子剃淨。 ④剃完鬍子以溼毛巾擦淨殘留的刮鬍膏。 ⑤腮鬍及臉頰處的鬍子由上往下剃，下巴到頸部的鬍子則應由下往上剃。 ⑥以毛巾或面紙輕輕拍乾皮膚，必要時塗上冷霜或乳液。	✎小心避免刮傷鼻子及嘴唇周圍的皮膚。 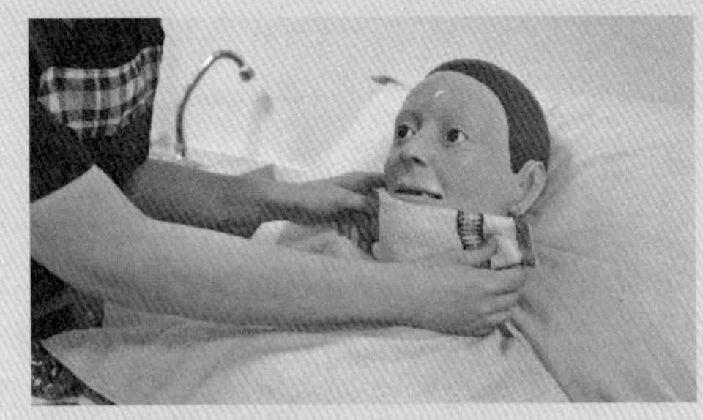 圖 3-6　熱毛巾敷臉以軟化鬍子
11. 移去胸前毛巾。	
12. 協助案主採舒適臥姿。	✎必要時將床欄杆拉起，並降低床高度。
13. 整理案主單位，拉開床簾或移走屏風。	✎離開前將呼叫鈴的「紅燈」線拉到案主伸手可及處。
14. 收拾用物，清潔後歸回原位。	✎拋棄式剃刀則整個丟入尖銳物品收集容器。
15. 洗手。	
16. 記錄：包含時間、案主反應等。	

技術 20-4　洗頭（包含床上）

(一) 目的

1. 維護案主頭髮的整齊清潔，增進舒適、美觀及自尊。
2. 刺激頭部血液循環，促進頭髮健康。

(二) 用物及設備

1. 洗頭槽（軟式或硬式）或洗頭機（少用）1 個	2. 橡皮中單（或大塑膠袋）1 個
3. 大毛巾 1 條	4. 毛巾 1 條
5. 洗髮精（露）適量	6. 潤髮乳適量
7. 水勺、沖洗壺 1 個	8. 水桶或臉盆 2 個（一個裝 41-43℃的溫水，一個裝汙水）
9. 梳子（取自案主）1 把	10. 髮油、泡沫膠，或 50% 酒精（視需要）適量
11. 吹風機 1 支	

(三) 步驟及要點說明

步驟	要點說明
1. 確認案主並向案主說明。	✎取得案主合作並建立安全感。
2. 穿圍裙，洗手，準備用物。 3. 將用物以治療車推至案主單位，置於方便取用之處。 4. **應以手腕內側測量水溫至適當溫度。**	測試水溫
5. 關閉門窗，圍屏風或拉上隔簾。	

6. 調整病床高度並固定輪子。 7. 將床頭搖平並移去枕頭。 8. 於洗頭槽及案主頸下鋪橡皮布中單（或塑膠袋＋大毛巾捲軸）。	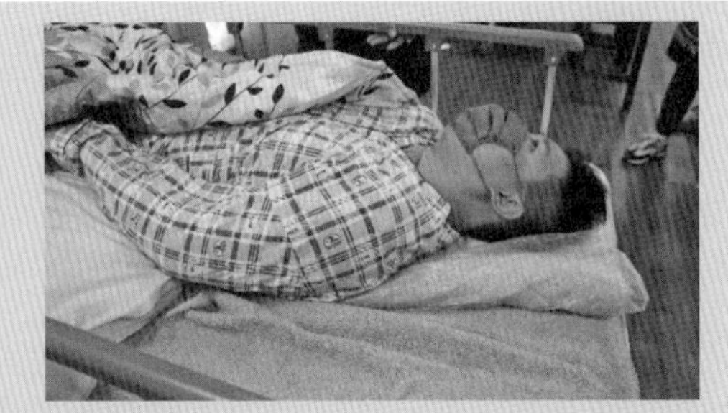 大塑膠袋與大毛巾朝外折成捲軸鋪於枕背下
9. 於頸部圍一條毛巾，以便保護衣領並擦乾頭髮。 10. 協助案主採斜躺，頭部儘量移近床緣，將洗頭槽置於頭下，使頸部靠放在洗頭槽凹緣處，洗頭槽排水口超出床沿，下接汙水桶。	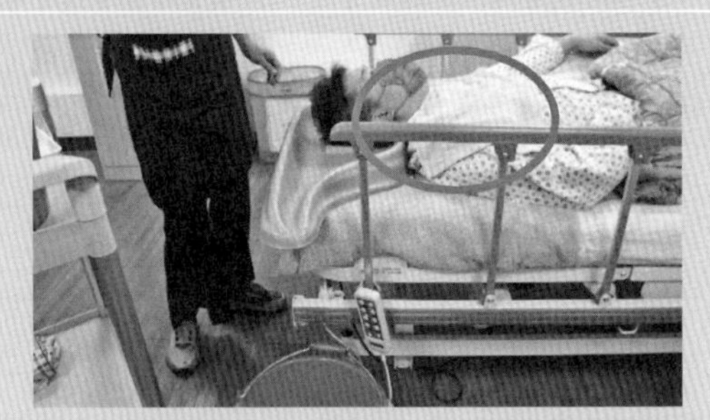 胸前圍上毛巾，頸部靠放在洗頭槽凹緣處 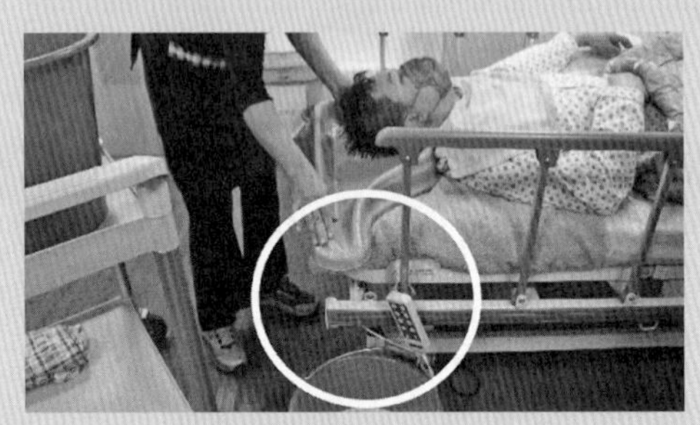 洗髮水順流至汙水桶
11. 以水沾溼頭髮，並詢問案主水溫是否合適。	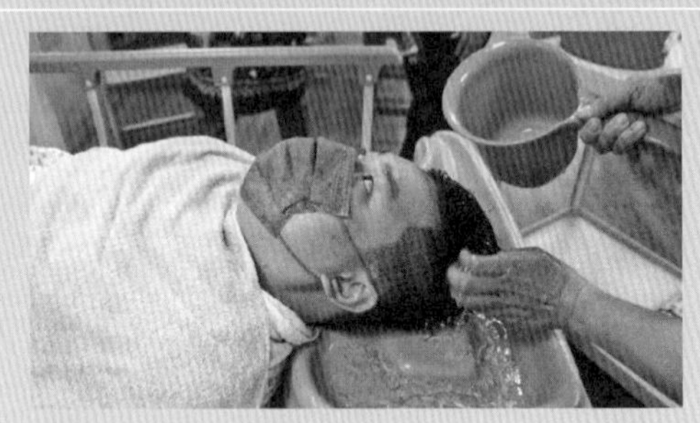 首次沖洗時，詢問水溫

12.倒適量洗髮精於手掌心搓出泡泡再抹於頭髮上，然後用雙手指腹搓揉頭皮及頭髮。	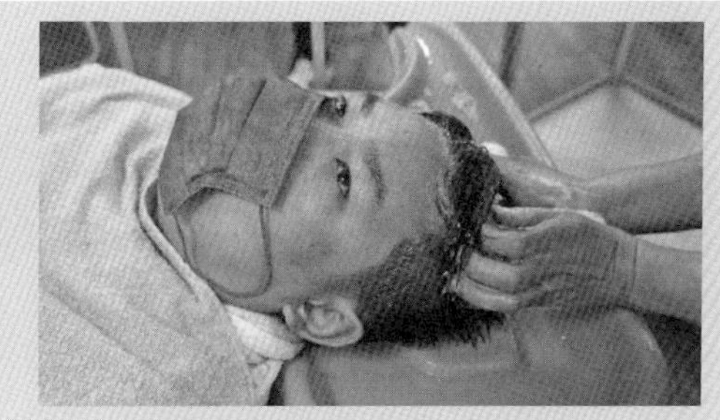 指腹搓洗以免傷害頭皮
13.利用水杓或沖洗壺取水沖淨頭髮，以除去汙垢，避免將水沖入耳道或眼睛，可在內耳塞入脂棉或沖水時以耳廓蓋住耳道。	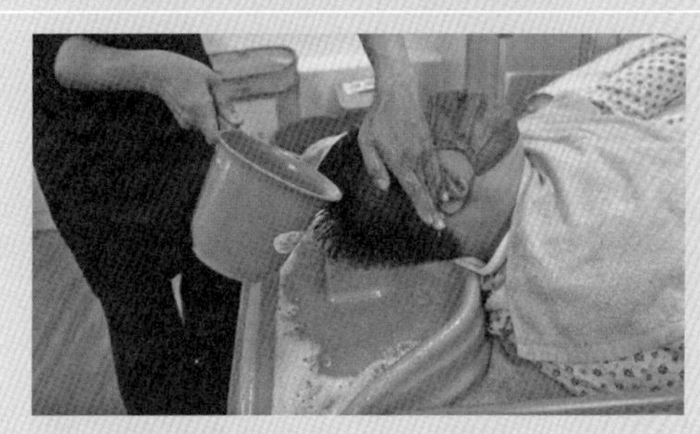 沖水時以耳廓蓋住耳道
14.重複 11-13 的步驟，直到洗淨爲止。洗髮精勿碰觸眼睛黏膜，以免刺激眼睛。	✐視需要以潤髮乳潤滑頭髮並以水沖淨。
15.移去洗頭槽，置於汙水桶內。	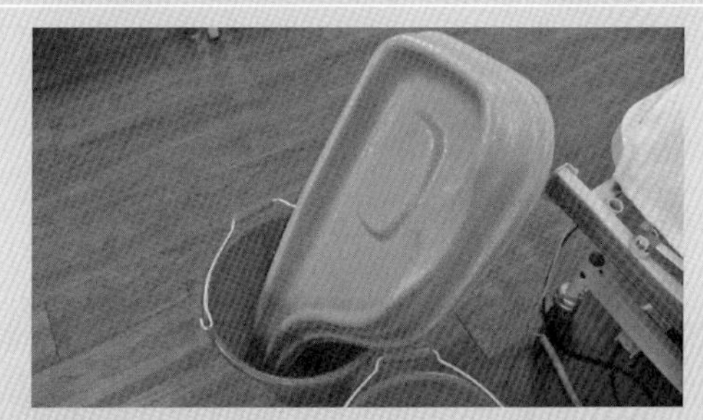 移去洗頭槽，置於汙水桶內
16.協助案主躺平，並以鋪於胸前的大毛巾擦乾頭髮並稍微按摩。	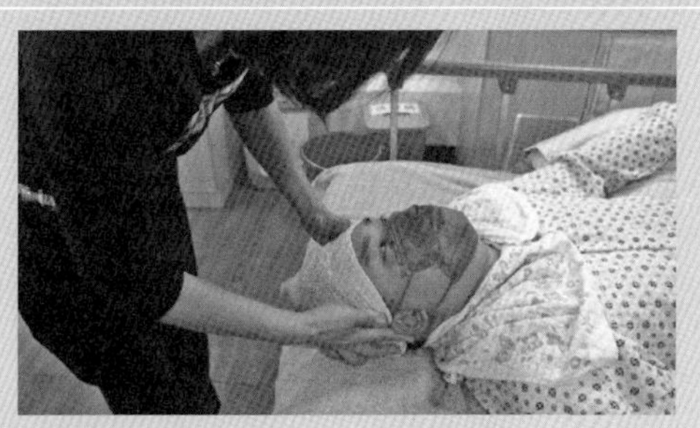 取胸前大毛巾擦乾頭髮並按摩頭部

17.讓案主採臥姿，以吹風機吹乾頭髮，並且梳理整齊。	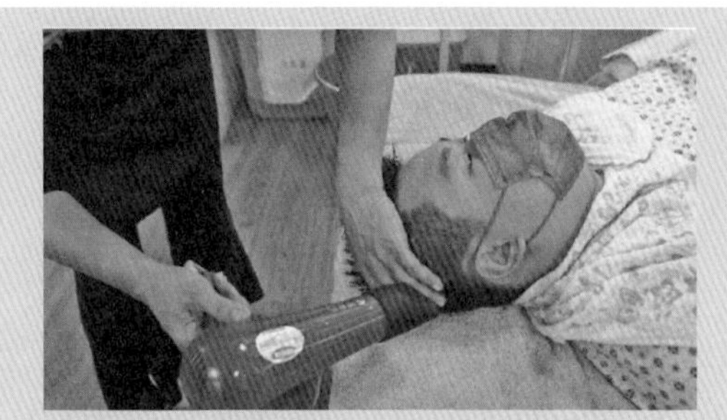 吹風機吹乾頭髮 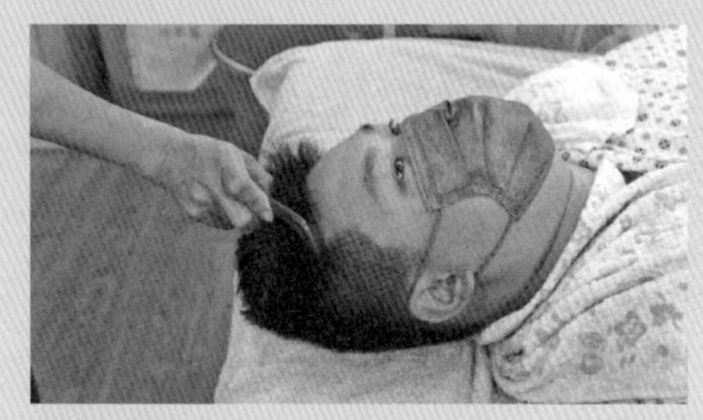 整梳頭髮
18.移去橡皮中單（或塑膠袋），放回枕頭。	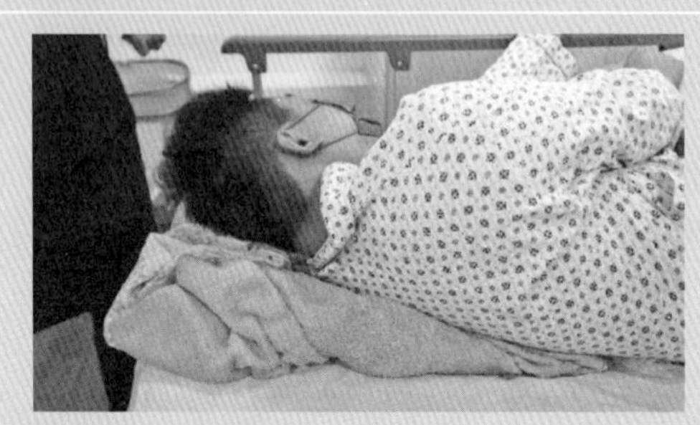 移除肩下塑膠袋及大毛巾
19.整理案主單位，移去屏風或拉開隔簾，並打開門窗。	
20.收拾用物，清潔後放回原位，布類丟入汙衣袋，水桶及洗頭槽洗淨後晾乾，地板拖乾。	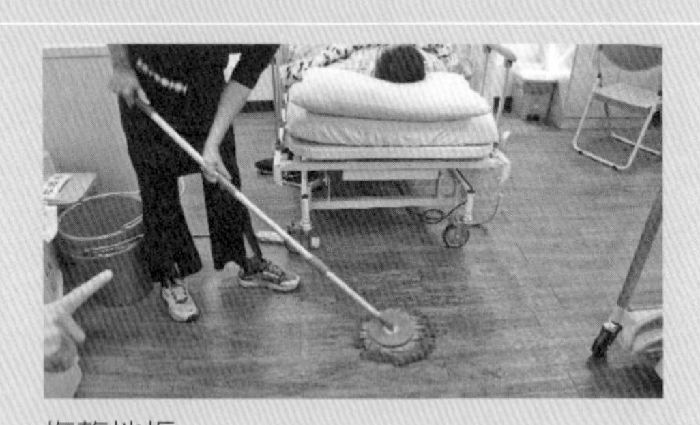 拖乾地板
21.洗手。	
22.記錄：包含時間、案主的反應等。	

技術 20-5　穿脫衣物（更衣）

(一) 目的

1. 更換清潔衣褲，促使案主舒適。
2. 減少穿脫衣服的困難度及不適。

(二) 用物及設備

1. 乾淨衣物 1 套	2. 浴毯或大單 1 條

(三) 步驟及要點說明

步驟	要點說明
1. 向案主及家屬說明解釋。	✐取得案主合作。
2. 洗手，準備用物。	
3. 關閉門窗，圍屏風或拉上隔簾。	
4. 調整病床高度以利工作。	
5. 以浴毯或大單替代蓋被。	
6. 協助脫衣服：	
(1) 解開衣服鈕扣或帶子。	
(2) 工作人員手伸入衣袖，先脫近側、健側或沒打點滴側之衣袖，並適當支托患肢。	先脫健側
(3) 協助案主微側臥，將脫下的衣袖塞入背下，移至另一側。	翻向對側，鼓勵健側拉住欄杆

	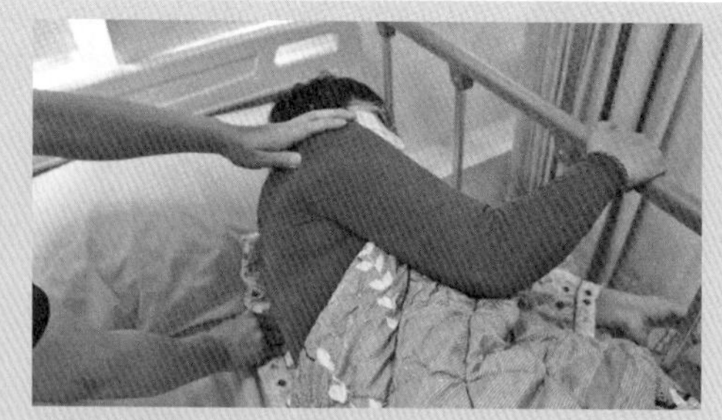 一手扶肩關節塞入衣服
(4) 脫除另一側衣袖。	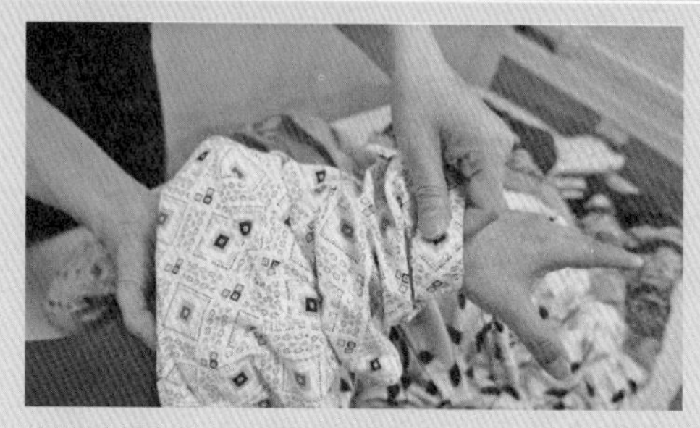 支托肘關節，脫除衣服
(5) 將髒衣服暫置於床尾欄杆上。	✐避免丟在地上，以免汙染。
7. 協助穿衣服：	
(1) 工作人員先穿過袖口，先穿遠側、患側或打點滴側衣袖，並適當支托患肢。	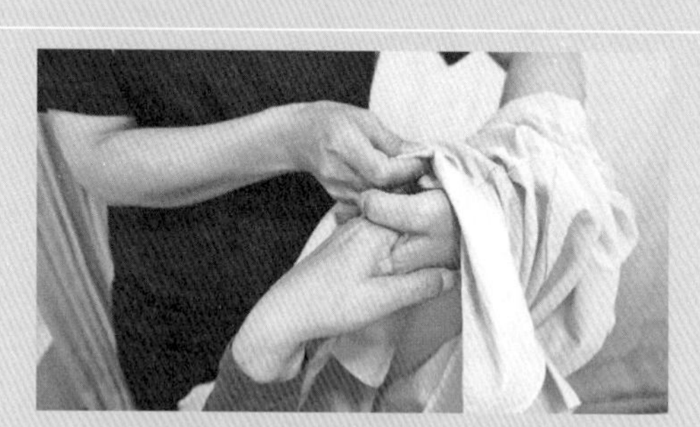 先穿過袖口，握案主手掌 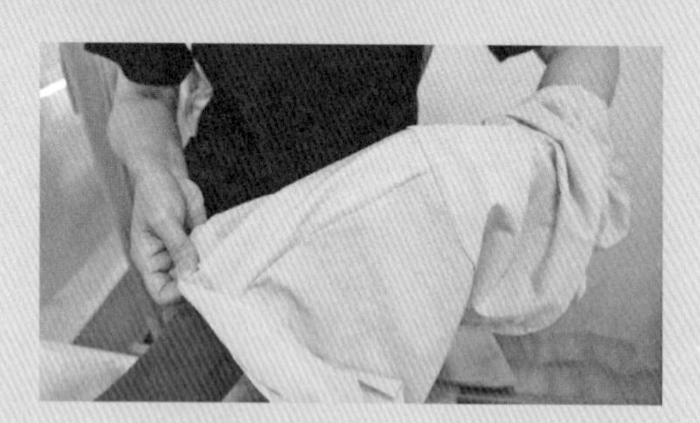 另一手將衣服拉起

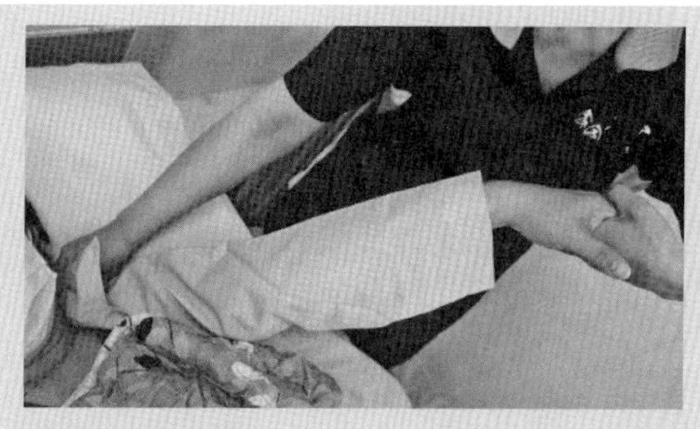

衣服拉起至肩部

(2) 協助案主微側臥，將背部衣服整理好，再協助平躺。

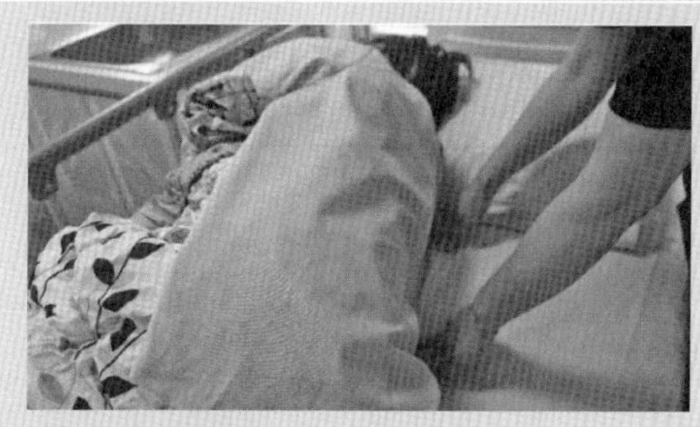

整理背部衣服

(3) 協助穿近側、健側或未打點滴側衣袖。

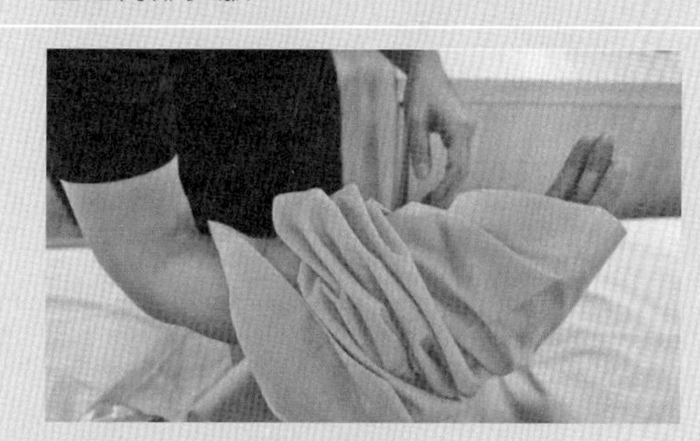

先穿過袖口，握案主手掌

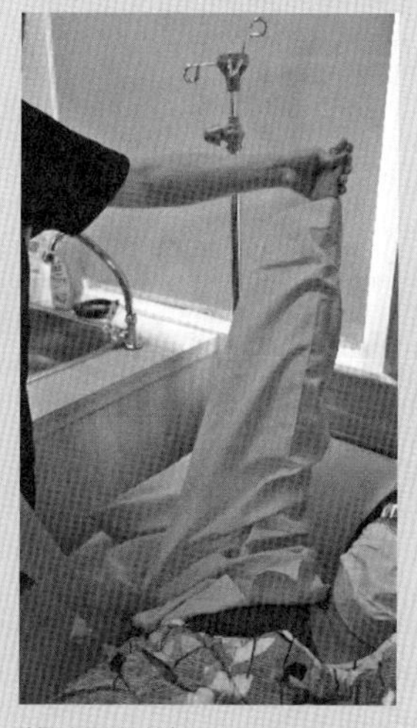

將衣服拉起至肩部

(4) 扣好鈕扣或繫好帶子。	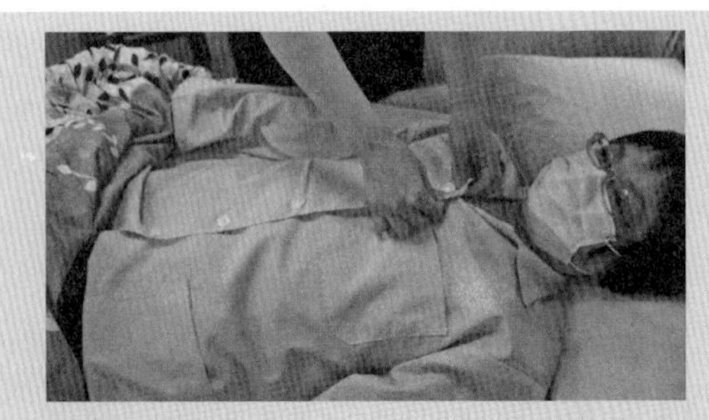 整理衣物並扣扣子
(5) 拉平衣服。	
8. 協助脫褲子：	
(1) 解開鈕扣、拉鍊或帶子。	✐儘量減少對案主的拉扯。
(2) 請案主抬高臀部，將內、外褲一起脫除。	✐案主下肢力量正常。
(3) **若有一側是偏癱，則先脫健側再脫患側。**	✐適當支托及覆蓋。 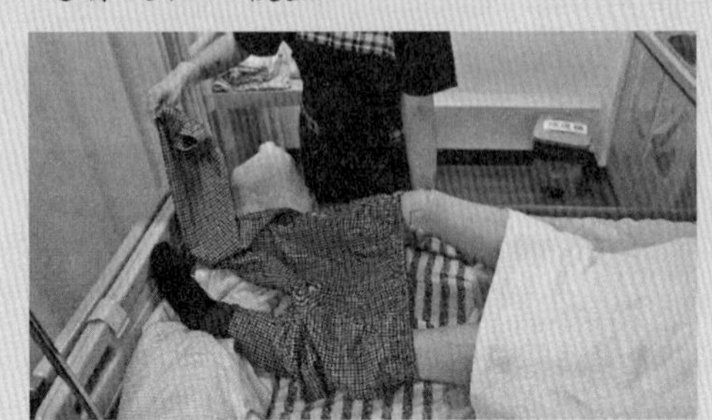 先脫健側 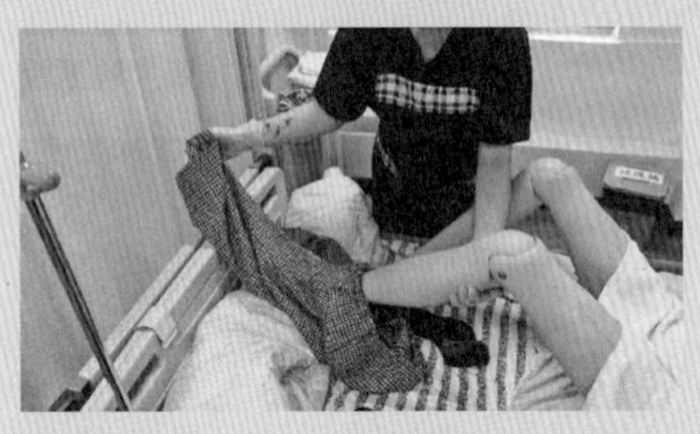 後脫患側
(4) 將髒褲子暫置於床尾欄杆上。	✐避免丟於地上，以免汙染。
9. 協助穿褲子：	
(1) 先協助案主穿遠側或患側的褲管。	✐工作人員先套上褲管

(2) 再協助穿近側或健側褲管。	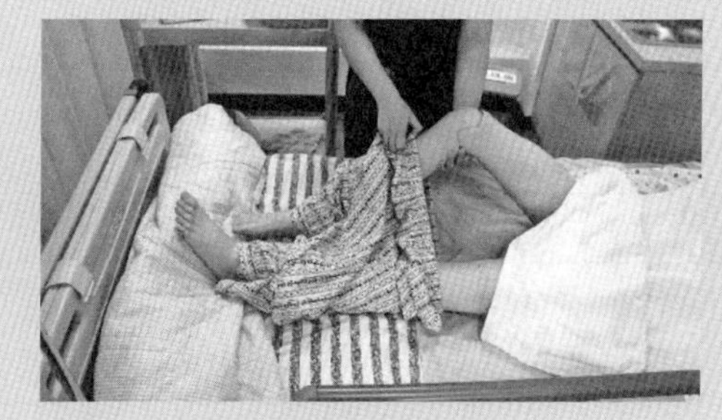 先穿患側，再穿健側
(3) 協助抬臀以便將褲子拉至腰部。	
(4) 穿妥褲子，並拉好拉鍊、扣好鈕子或繫上褲帶，整理拉平整齊。	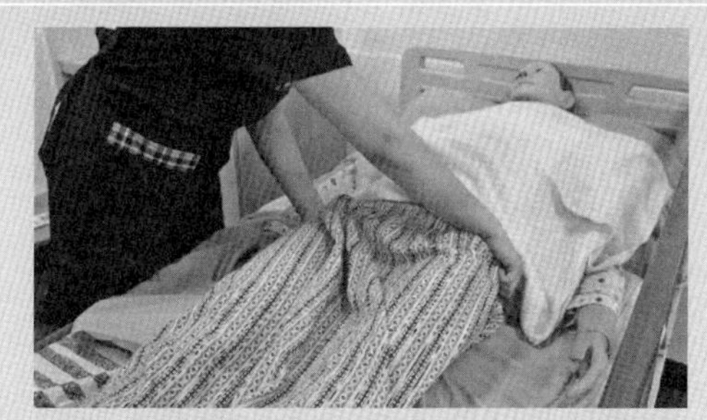 整理拉平褲子
10.取走替代的浴毯或浴巾。	✎換上涼被。
11.將髒衣褲送洗或交給家屬。	
12.移去屏風拉開隔簾，打開門窗。	
13.收拾用物。	

技術 20-6 床上沐浴

(一) 目的

1. 協助臥床無法自行沐浴的案主保持身體清潔，獲得舒適。
2. 促進血液循環。
3. 觀察案主的皮膚狀況。
4. 維持案主自尊。

(二) 用物及設備

1. 乾淨的衣褲 1 套	2. 臉盆 1 個
3. 溫水（準備時可較高，43-46℃）1 盆	4. 大毛巾 1 條

5. 洗臉巾 1 條	6. 擦澡巾 1 條
7. 身體清潔劑（如肥皂或沙威隆等）（視需要）適量	8. 潤滑劑（或乳液、爽身粉）適量
9. 清潔手套一副	10.便盆（視需要）1 個
11.棉棒數支	12.手電筒 1 個
13.「治療中」小牌 1 個	

(三) 步驟及要點說明

步驟	要點說明
➲ 準備工作	
1. 洗手，準備用物，將用物以推車推至案主單位。 2. 向案主自我介紹，解釋目的和程序。 3. 詢問案主是否需要便盆。 4. 圍屏風或拉床簾並調節室溫。	✐先協助排空膀胱與直腸，避免因沐浴刺激引起便意與尿意。 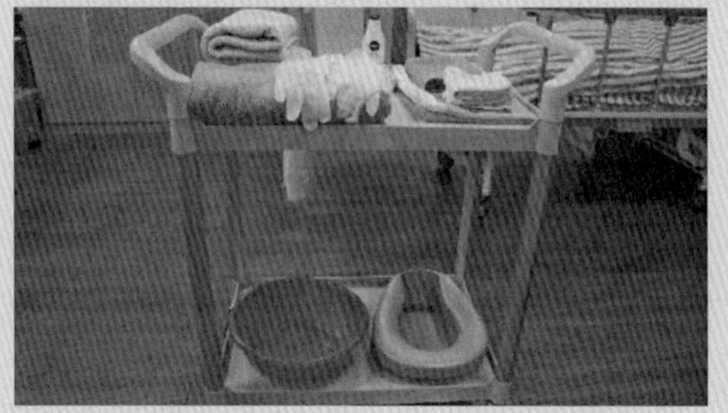 床上沐浴用物
➲ 執行	
1. 將臉盆盛約 1/2 至 2/3 滿的溫水。 2. 溫度約 43-46℃（109-114°F），將臉盆置於床旁桌上或椅子上。	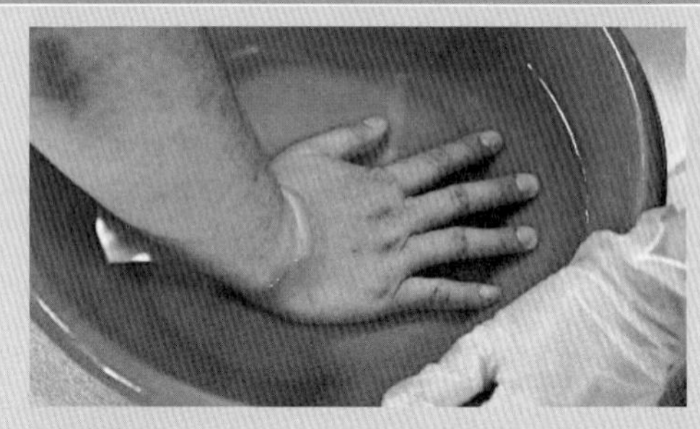 測試水溫
3. 調整床至適宜高度，放下近側床欄，移去枕頭。 4. 將大毛巾置於案主頭下及上半身。	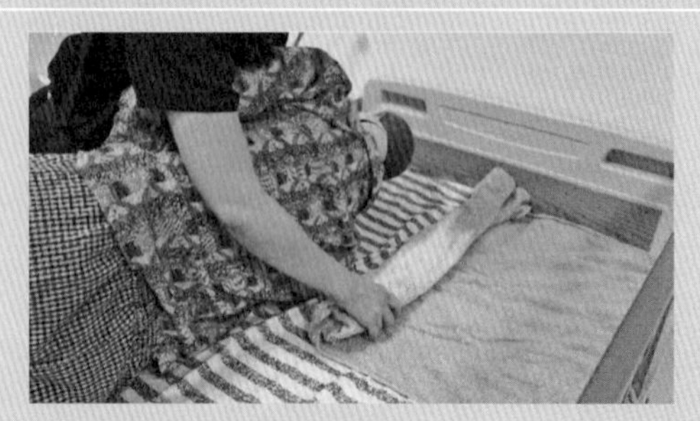 頭下及上半身鋪上大毛巾

5. 蓋被覆蓋適當部位。	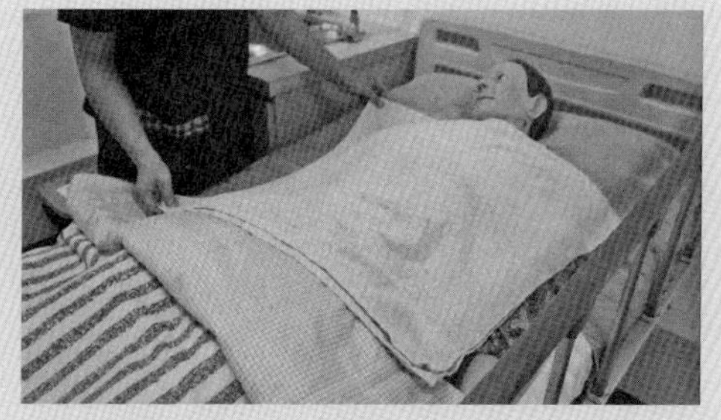 上半身蓋上大毛巾
6. 將新式防水中單置於臀下。 7. 戴清潔手套。	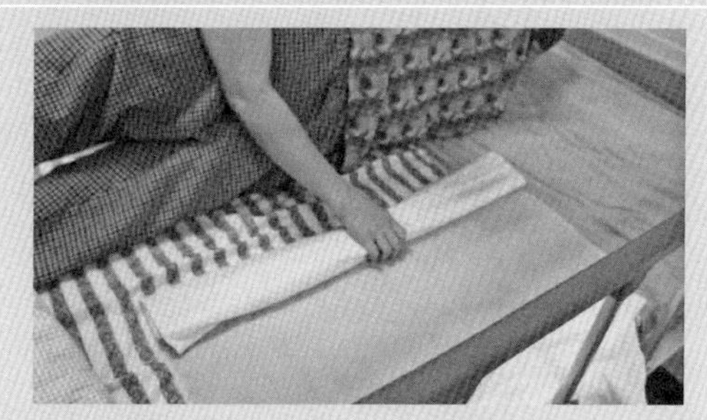 置入新式防水中單
8. 洗臉及頸部：	
(1) 先擦眼睛，如果睫毛沾有眼部分泌物時，可以溼毛巾敷於眼瞼上約 2-3 分鐘，待其軟化後再除去。 ① 擦拭時，請案主閉上眼睛，用毛巾的一角由內眥擦向眼外側，將案主的上下眼瞼擦乾淨。 ② 揉洗毛巾，再以同法擦淨另一側眼瞼。 (2) 再擦洗前額、鼻、耳、臉頰及頸部，直至乾淨爲止。 (3) 最後耳背清潔，尤其特別擦拭耳背上汙垢。 (4) 先擦乾淨處再擦較髒處，不要重複使用方巾在同一處來回清洗以避免感染。	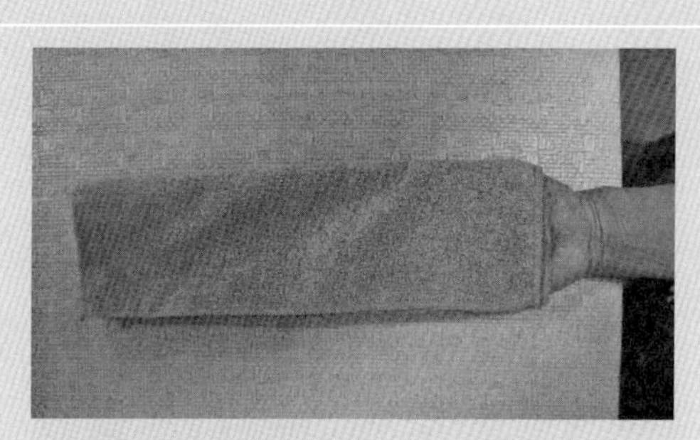 方巾對折至手掌呈長條形 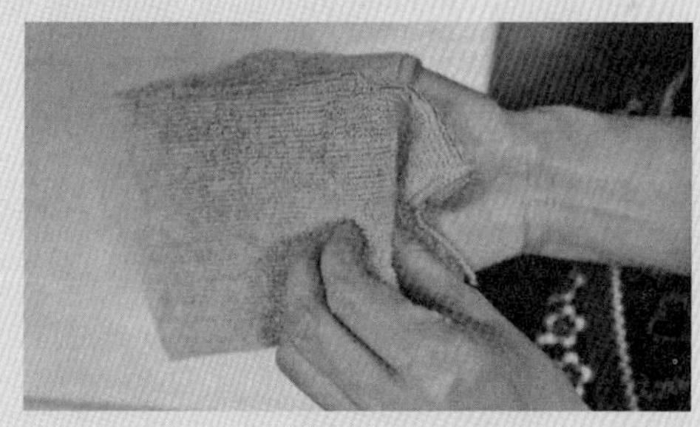 向手心反折，多餘部分塞入掌心

	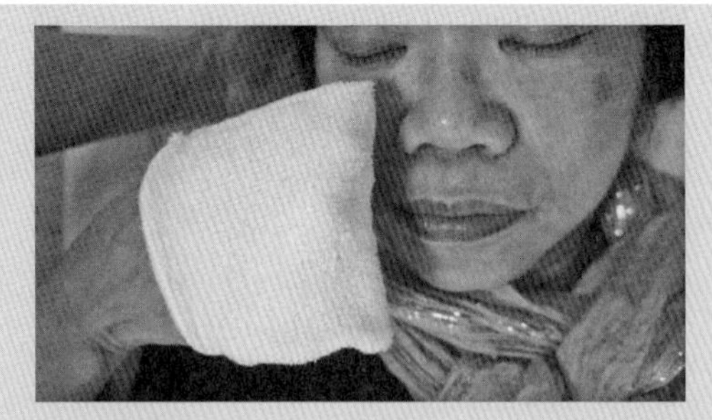 由内眥擦向眼外側
9. 以大毛巾擦乾臉頰及頸部，並取下大毛巾。	
10.協助案主脫衣褲，並以蓋被適當覆蓋，維護案主隱私並注意保暖。	
(1) 衣服： ①解開鈕扣或帶子	✐脫下的衣褲不可放置地上，可放於汙衣桶或床欄上。
②先脫近側、健側或未注射點滴之衣袖。	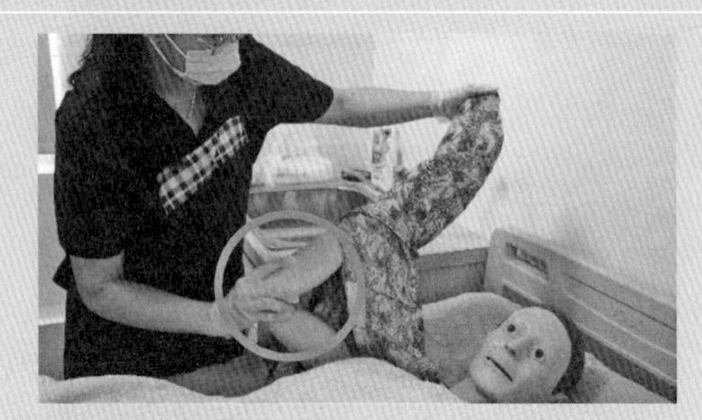 適當支托，脫下衣服
③協助案主側向一邊，將脫下之衣袖塞入案主背下。 ④將案主翻至另一側，脫對側衣服。	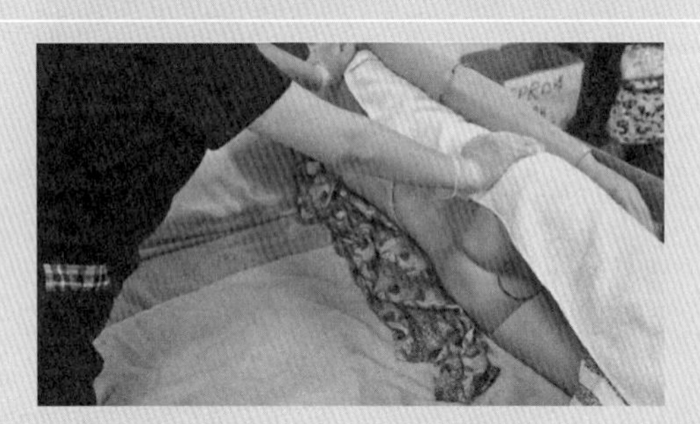 脫下之衣袖塞入背下，需適當覆蓋

(2) 協助案主將褲子脫下，用大毛巾覆蓋。	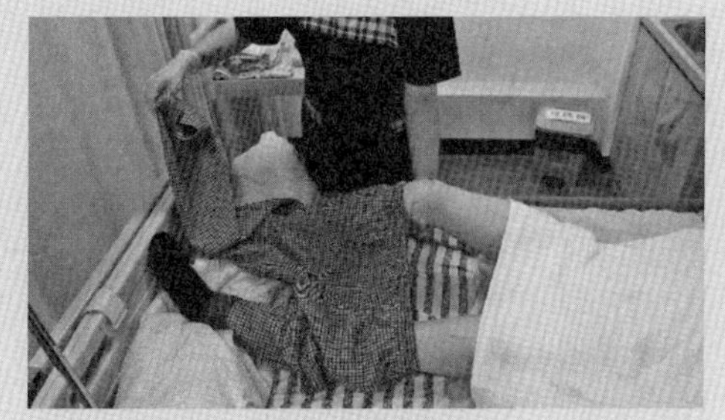 大毛巾覆蓋，先脫下患側褲子 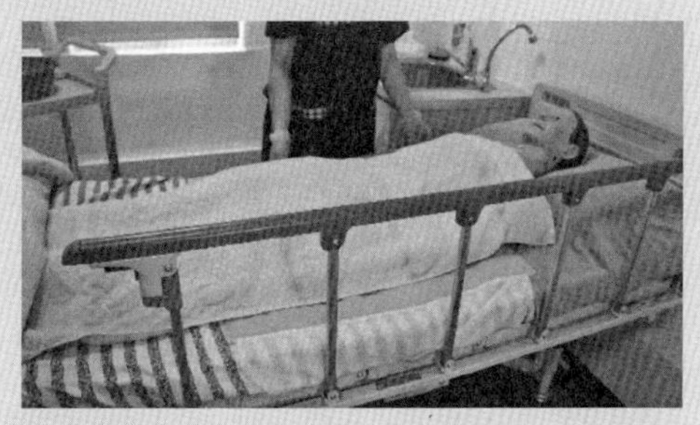 衣物脫下，全身適當覆蓋
11. 擦拭上肢：	✎清洗四肢時，需由遠心端向近心端擦拭，以增加靜脈回流
(1) 將擦澡巾沾溼並擰乾。 (2) 將洗臉巾換成擦澡巾並沾肥皂或沐浴乳。	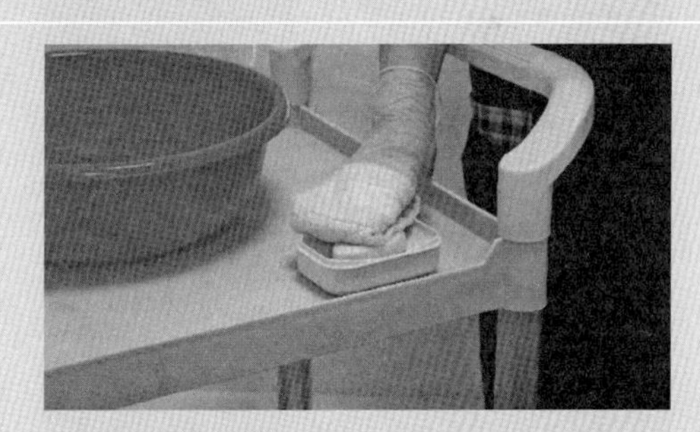 小毛巾沾溼肥皂
(3) 墊上長毛巾，以長而有力的按撫法由遠端（手指）往腋下方向擦洗整隻手臂。 (4) 最後擦洗腋下，並以長毛巾輕輕擦乾整隻手臂。 (5) 移除長毛巾至對側，以同法擦洗對側手臂。	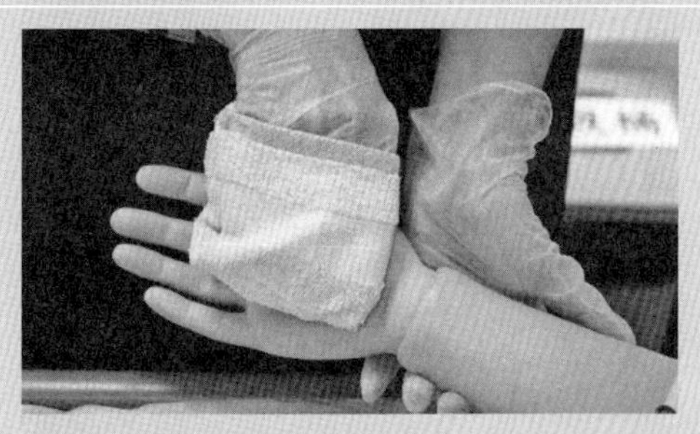 微抬高手臂，由遠端（手指）往腋下方向擦洗

	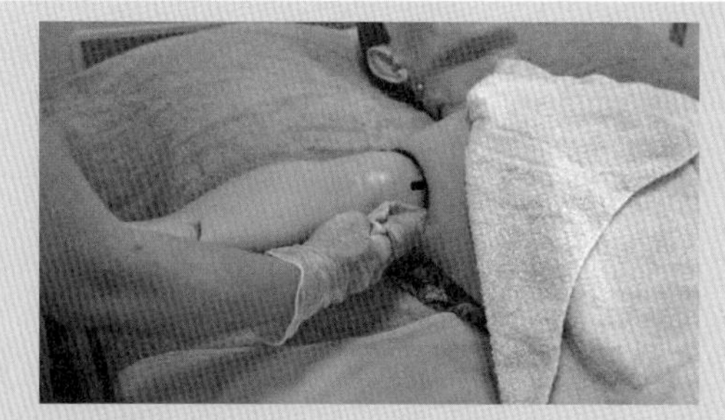 擦洗腋下
12.擦拭胸腹部：	
(1) 將大毛巾鋪於胸腹部並將蓋被往下摺至腹部。	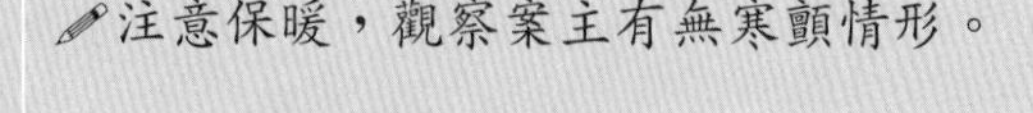 ✐注意保暖，觀察案主有無寒顫情形。
(2) 將擦澡巾沾溼並擰乾。	
(3) 一手略掀起大毛巾，另一手擦拭前胸。 (4) 再以同法擦拭腹部。 (5) 可將擦澡巾洗淨，重複清潔，直至乾淨爲止。 (6) 注意清潔臍部。	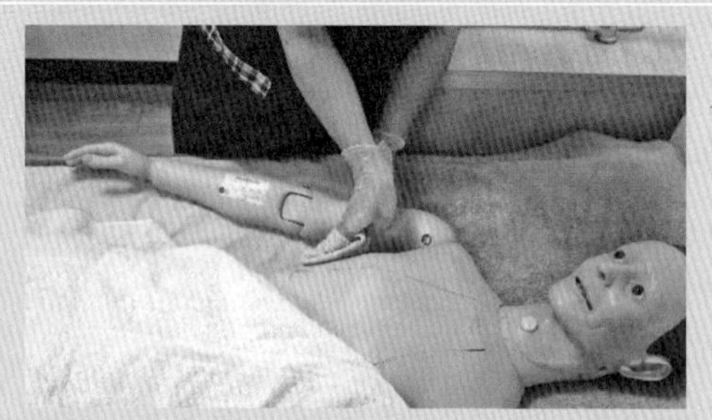 由內往外環型擦拭，要特別留意乳房下緣皺摺處 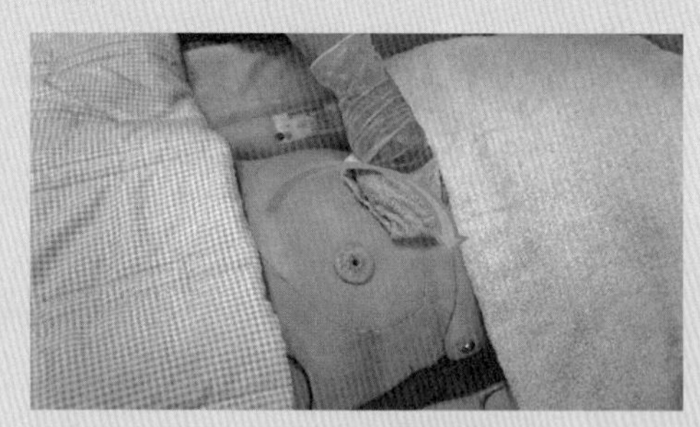 肚臍為中心，由內往外環型擦拭
(7) 以大毛巾輕輕拭乾胸腹部。	
13.清潔下肢：	
(1) 換清水（視情況）並將擦澡巾洗淨。	✐將浴毯往上蓋住胸腹部，露出下肢。

(1) 墊長毛巾於近側腿下，將蓋被掀起，露出近側下肢。 (2) 將擦澡巾沾溼並擰乾，以長而有力的安撫法由小腿擦向大腿及大腿內側。 (3) 尤其注意膝關節處之清潔 (4) 以大毛巾輕輕拭乾。注意不可暴露案主之會陰部。	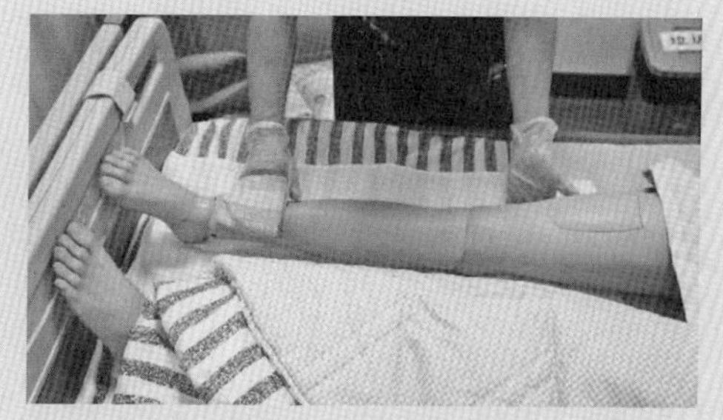 長而有力的按撫法由小腿擦向大腿及大腿內側 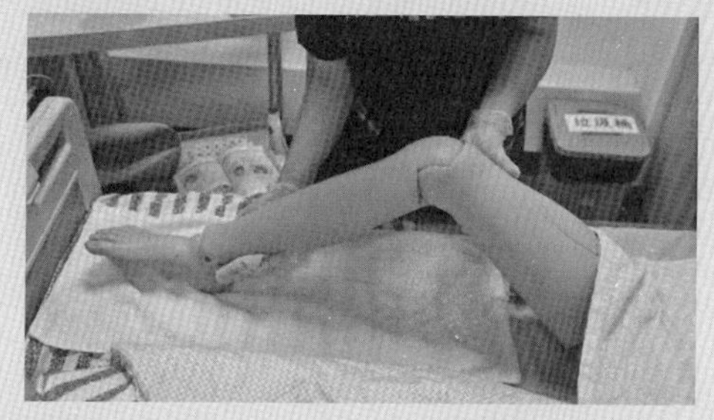 小腿下方由下往上擦拭（特別是膝關節處）
(5) 再以同法擦拭另一腿。	
(6) 屈曲案主近側肢體之膝關節，將大毛巾墊於足下，將臉盆置大毛巾上，再將案主足部輕放入臉盆，清洗足部。 **(7) 足部若有水泡、紅腫情形，趾縫間感染或有傷口則不可浸泡。**	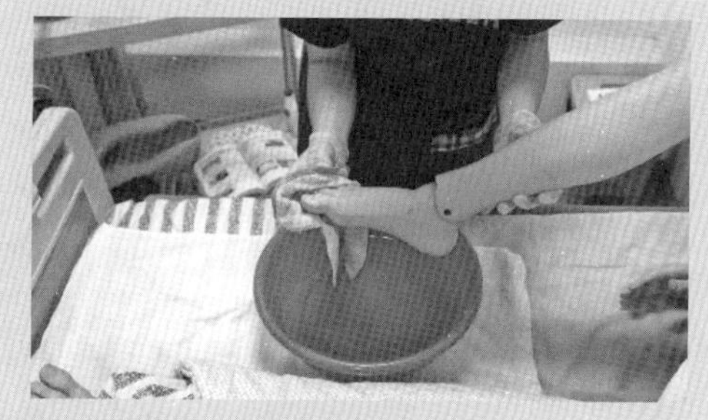 清洗趾縫間汙垢
(8) 同法清洗遠側足部。	
(9) 移開臉盆並以大毛巾拭乾足部。	✎**移除大毛巾。**
14. 清潔背部：	
(1) 換清水洗淨毛巾，協助側臥。	
(2) 將大毛巾鋪於背部並將蓋被下摺至腰部。	✎如案主側臥，則只掀開背部之蓋被，注意勿暴露前胸。
(3) 將擦澡巾沾溼並擰乾。	

(4) 擦洗背部：**清洗背部步驟由上至下**。	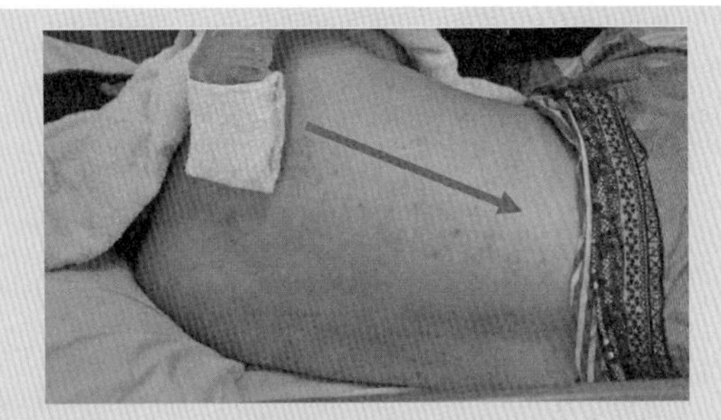 背部由上往下擦洗
(5) 以大毛巾拭乾。	
(6) 倒入少許潤滑劑（或乳液、爽身粉）於手掌中按摩案主背部。	✐背部護理見技術 20-7。
(7) 協助案主平臥或側臥，墊大毛巾、尿布於臀下。	
(8) 更換清水。	
15. 清潔會陰：	
(1) 以擦澡巾沾肥皂清潔恥骨、腹股溝及會陰部。 (2) 女案主的會陰部宜**由上到下，由前到後擦拭**（尿道口、肛門，臀溝），並用水沖洗，避免將肛門處的細菌帶入陰道或尿道口。	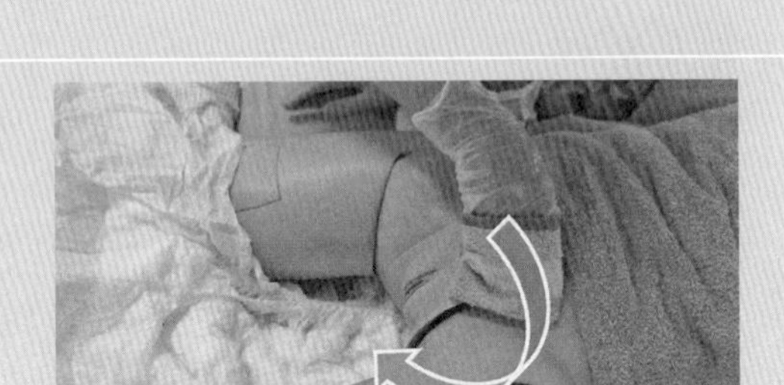 由上到下清潔恥骨、腹股溝及會陰部；由前到後擦拭尿道口、肛門、臀溝 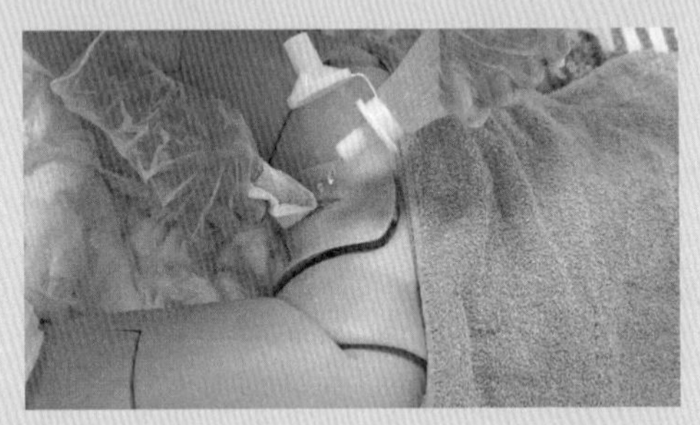 用清水沖洗會陰

	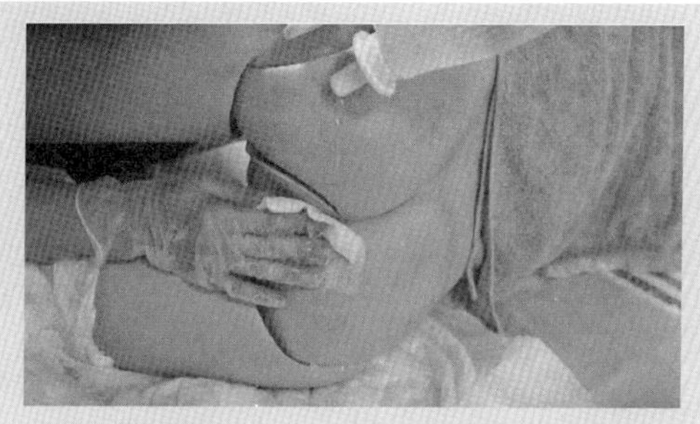 用水沖洗臀溝
(3) 男案主清潔會陰時，需將陰莖前端的包皮往後推，輕輕擦洗乾淨，接著再清潔陰莖、陰囊及腹股溝。	✐男會陰部清潔見技術 20-10。
(4) 更換尿布： ① 先包覆髒尿布將尿布捲至身體下方。 ② 再攤開乾淨尿布，有塑膠面朝下，沒塑膠面朝上貼近皮膚。 ③ 鋪上乾淨尿布的半邊壓於髒尿布下，使病患回到仰臥姿勢，抽開髒的尿布，鋪好乾淨尿布。	✐尿布更換見技術 20-11。 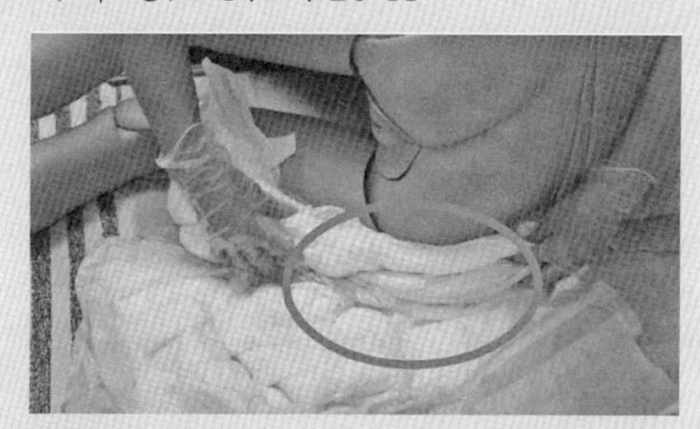 捲起髒尿布，置入乾淨尿布
④ 拉出側邊防漏滾邊。	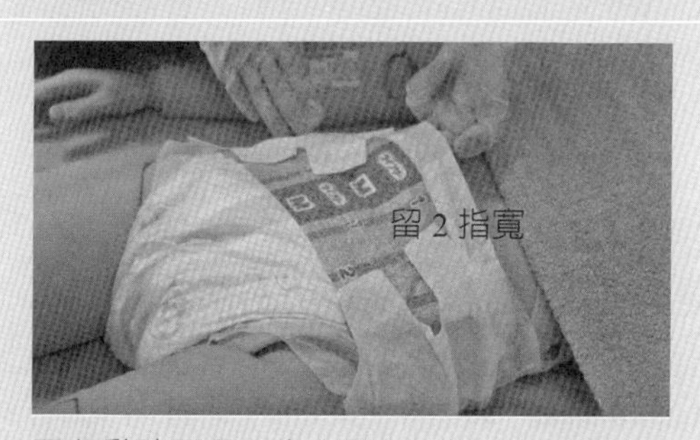 尿布黏貼預留 2 指空間
16. 協助案主換上乾淨衣褲：	✐更換衣物見技術 20-5。
(1) 衣服：	
① 先將衣袖整理好，套在手上	
② 先穿遠側、患側或注射點滴之衣袖。	

③協助側身，面向近側，將衣服塞入案主背下，再協助案主平躺。	
④協助另一側穿上衣服	
⑤拉上拉鍊、鈕扣或繫上帶子。	
⑥拉好衣服。	
(2) 協助案主將褲子穿上，先穿遠側、患側；再穿近側褲管。 (3) 檢視衣物完整性。	
➲ 整理用物（及記錄）	
1. 整理案主單位。	✐必要時更換床單。
2. 洗手。	
3. 記錄。	

技術 20-7　背部清潔及護理

(一) 目的

1. 清潔背部皮膚。
2. 使肌肉放鬆，增加舒適。
3. 促進血液循環，預防長期臥床者皮膚破損。

(二) 用物及設備

1. 清潔衣物 1 套	2. 臉盆 1 個
3. 擦澡巾 1 條	4. 大毛巾 1 條
5. 50% 酒精 1 瓶（視情況備用）	6. 潤滑劑（乳液或爽身粉）適量。
7. 身體清潔劑適量	

(三) 步驟及要點說明

步驟	要點說明
➲ 準備工作	
1. 洗手，準備用物，將用物攜至案主單位。	
2. 向案主自我介紹，解釋目的和程序。	
3. 將臉盆盛水（溫度約 41-43℃）約 1/2 至 2/3 盆，置於床旁椅上。	
4. 關門窗，圍屏風或拉床簾。	
➲ 執行	
1. 協助案主平躺。	
2. 協助脫去上衣，褲子脫至薦骨處，蓋被覆蓋適當部位。	✐維護案主隱私並注意保暖。
3. 協助側臥或俯臥，背向護理人員，並靠近床緣。	
4. 鋪大毛巾於背側下。	✐防浸溼床單。
5. 以床上擦澡法清潔背部、臀部。	
6. 倒少許乳液（或 50% 酒精）於手掌中。	✐老年人及皮膚乾燥者或易過敏者應避免使用。 ✐接觸案主前需先將雙手手掌搓熱。
7. 向案主解釋開始時會有溼涼感。	
8. 給予背部按摩，方法如下：	
(1) 按撫法： ① 刺激淺層組織血液循環，適用於大面積的部位。 ② 以長、慢的按摩動作由臀至肩再轉向兩側上臂，回到肩再往下經背回到臀部。	✐可常用於背部、肢體，有助於案主放鬆，減輕肌肉疼痛。 ✐最適用於按摩開始與結束之方法。

(2) 揉捏法： ① 以大拇指與其餘四指抓起肌肉後，有節律的捏緊和放鬆。 ② 方向由臀部開始，沿著脊柱兩側往上至肩部及頸背。 ③ 再重複揉捏另一側。	✐可促進血液循環及鬆弛肌肉，適用於臀部及頸背等多肉處。
(3) 重擦法： ① 用大拇指、食指或手掌心由薦骨處沿著脊椎骨至頸椎的兩側每一關節，做環形施壓動作。 ② 可用於骨突處、關節如足踝或指節處。	✐力量可逐漸增加。
(4) 敲擊法：用兩手掌小指側多肉處，以快速的切剁動作，輕敲多肉處如臀、肩或背部。	✐可上下來回交替進行。 ✐老人、患背部疾病者不適用。
(5) 叩擊法：用一手或兩手掌作成杯狀，輕輕拍打背部。	
9. 各種按摩法可交替使用，大約執行 3-5 分鐘，但開始與結束均採按撫法。	✐在肌肉溫和穩定地施加壓力有助於肌肉放鬆，產生鎮靜作用及促進血液循環。
10. 以大毛巾擦淨背部。	
11. 移去大毛巾。	
12. 協助案主穿衣及採舒適臥姿。	
➲ **整理用物（及記錄）**	✐整理案主單位。
1. 洗手。	
2. 記錄。	✐記錄案主背部皮膚狀況及案主反應等。

技術 20-8　指（趾）甲修剪

(一) 目的

1. 維持案主指（趾）甲的整潔美觀，以防止異味形成。
2. 避免指（趾）甲過長，以防止畸形、抓傷及感染。

(二) 用物及設備

1. 臉盆（盛 41-43℃的溫水）1 個	2. 防水布單
3. 床上桌	4. 毛巾
5. 指甲剪	6. 指甲銼刀
7. 指甲刷	8. 乳液或羊毛脂

(三) 步驟及要點說明

步驟	要點說明
1. 確認案主，向案主及家屬說明解釋。	✐指（趾）甲的生長速度因人而異，但平均顯示 2-3 週修剪手指甲，3-4 週修剪腳趾甲即可。
2. 洗手，準備用物。	✐修剪案主指（趾）甲前後應洗手，以防交互感染，必要時戴上手套。
3. 調整病床高度以利工作。	✐必要時拉上圍簾，以維護隱私。
4. 於床側鋪上防水布單，將臉盆置於防水布單上，並協助案主將雙手浸入溫水中（約 41-43℃）。 5. 若案主病情許可則協助坐起或採坐臥姿勢，臉盆置於床上桌使用。	✐浸泡溫水約 15-20 分鐘，可以軟化指甲吸收水分，利於修剪。 協助坐起，雙手浸泡於溫水中
6. 以毛巾清洗雙手並用指甲刷輕刷以移去指甲內汙垢。	✐勿用尖銳物品清潔汙垢，容易使指甲床受傷。
7. 以毛巾擦乾雙手。	
8. 工作人員應坐於案主身旁而非對面，方便修剪角度，避免剪到皮膚；沿著指尖的弧度修剪指甲成弧形，約保留 1 公釐左右指甲前端白色部分。	✐觀察指甲的色澤、外觀及特徵；分次修剪，避免剪太短易形成嵌甲；可用銼刀磨削增厚的指甲；手部擦上保溼乳液。
9. 換一盆溫水（約 41-43℃），將臉盆、防水布單移至床尾，並協助案主將雙腳浸入溫水中。	✐若案主病情許可則協助案主坐起，並將臉盆置床旁椅上使用。

	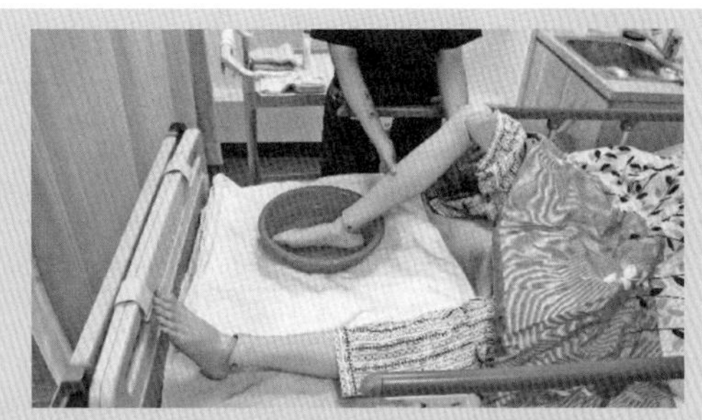 若無法一起浸泡雙腳，則先浸泡單腳 15-20 分鐘，使易於修剪
10.以毛巾清洗擦乾雙腳，並以指甲刷輕刷移去趾甲內汙垢。	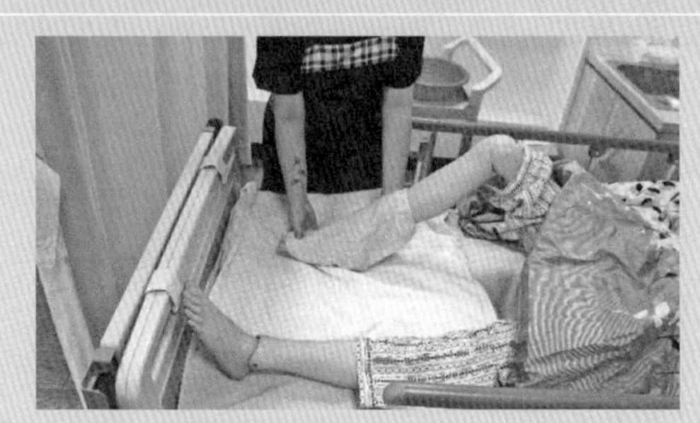 清潔擦乾雙腳
11.換清水，浸泡另一隻腳。	
12.趾甲修剪成平行。	✐以免傷害周圍組織及嵌入。
13.以指甲銼刀磨平趾甲邊緣。	✐足部長繭時，可先浸泡溫水後，以浮石或摩擦物磨去厚繭，但切勿用剪刀剪。
14.於足部塗擦乳液或羊毛脂。	✐保持皮膚溼潤
15.整理案主單位並協助案主採舒適臥位。	
16.整理、清洗用物，並歸回原位。	✐黴菌感染案主用過的指甲剪及銼刀必須加以消毒，且應專屬於案主個人使用。
17.洗手。	
18.記錄（包含時間、手部及足部的情況、案主的反應等）。	

技術 20-9　女會陰沖洗及尿管護理

(一) 目的

1. 清潔外陰部，增加舒適。
2. 清除陰道分泌物，防止產生惡臭。
3. 促進會陰傷口癒合。
4. 治療或檢查前之準備。

(二) 用物及設備

<table>
<tr><td>1. 沖洗壺內盛適量的指定溶液：
(1) 清水（溫度為 41-43℃，或依案主對溫度的感覺來調整）
(2) 1%Aq.Beta-iodine
(3) 生理食鹽水</td><td>2. 無菌沖洗棉棒 1-2 包
3. 小棉棒 1-2 包</td></tr>
<tr><td>4. 便盆（視情況鋪看護墊、成人紙尿布）1 個</td><td>5. 新式橡皮布中單（墊於便盆下防弄溼床單）1 條</td></tr>
<tr><td>6. 清潔手套 1 副</td><td>7. 感染性垃圾袋 1 個</td></tr>
<tr><td>8. 衛生紙數張</td><td>9. 紙膠帶或尿管固定帶</td></tr>
</table>

(三) 步驟及要點說明

步驟	要點說明
➲ 準備工作	
1. 洗手，準備用物，將用物以治療盤攜至案主單位。 2. 向案主自我介紹，以確認案主，解釋目的和程序。 3. 圍屏風或拉床簾。	會陰沖洗用物

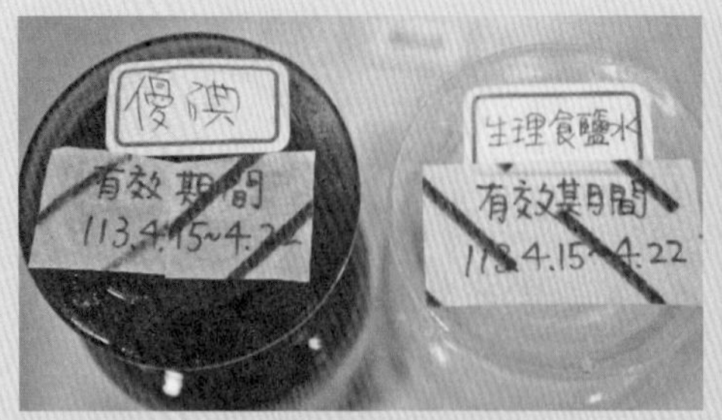

優碘及生理食鹽水在有效期限內

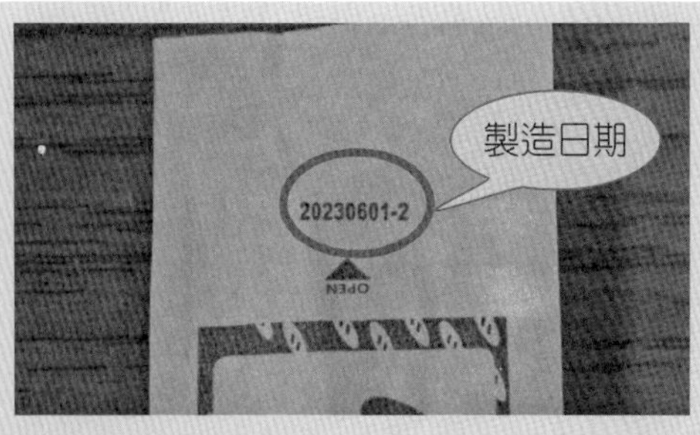

檢視棉棒製造日期

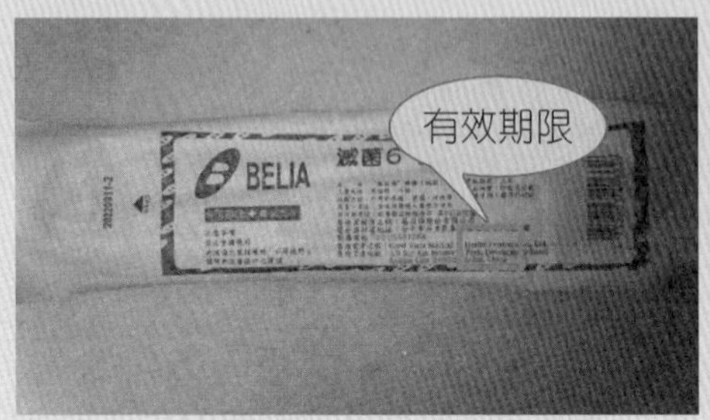

檢視棉棒有效期限

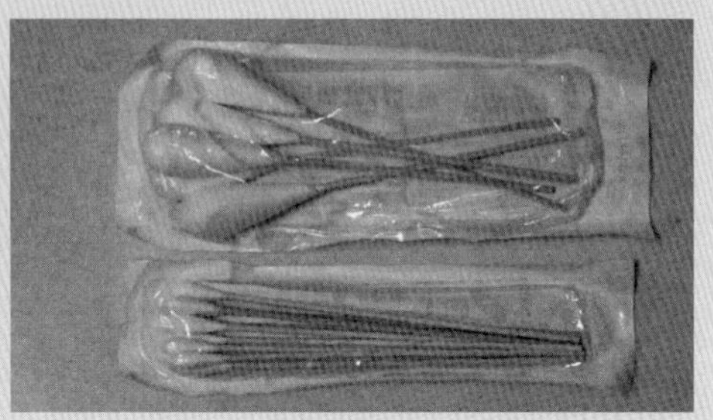
檢視小棉棒及沖洗棉棒外包裝完好無破損

➲ 執行

1. 將新式橡皮布中單置於案主臀下。
2. 案主採曲膝仰臥式，協助脫去褲子，蓋被往上拉露出會陰部，一腳用褲管包覆，另一腳則用大毛巾包覆。

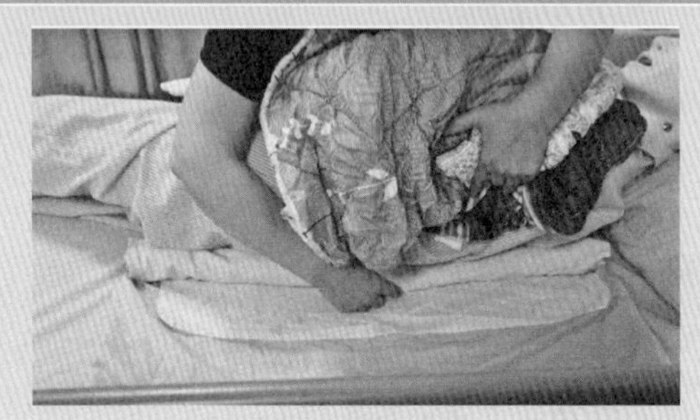
臀下置入新式防水橡皮中單

3. 維護案主隱私並注意保暖。

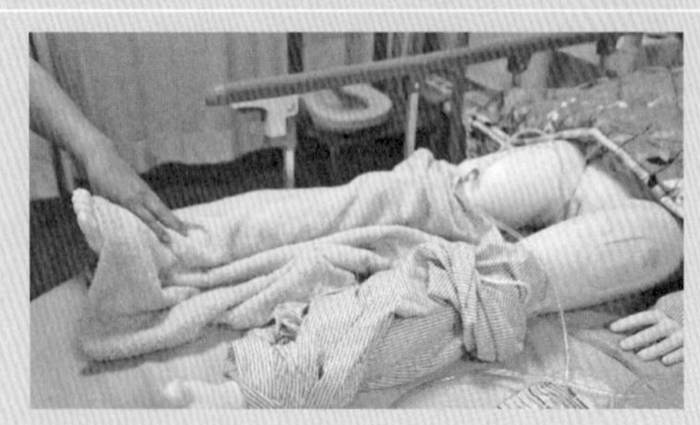
蓋被往上拉露出會陰部，雙腳覆蓋保暖

4. 將便盆（或看護墊、成人紙尿布）置於案主臀下，並置感染性垃圾袋於便盆尾端。
5. 上述目的爲盛接沖洗液，如果使用看護墊或骨科便盆，需注意沖洗水量之控制，防汙溼床單。

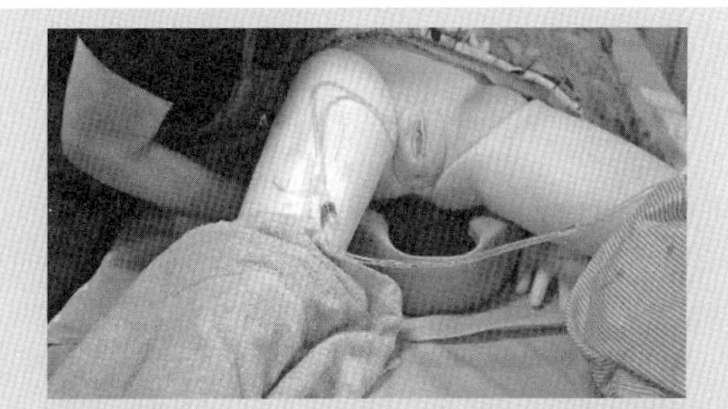

置入便盆，開口朝床尾

6. 準備案主姿勢，抬高床頭，一健側膝略彎曲。

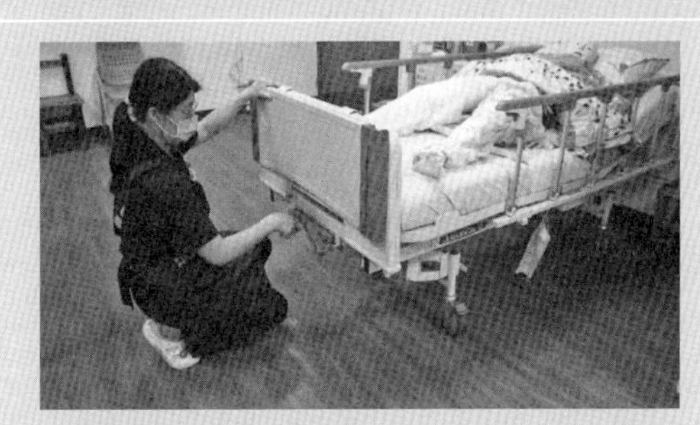

抬高床頭，避免下滑

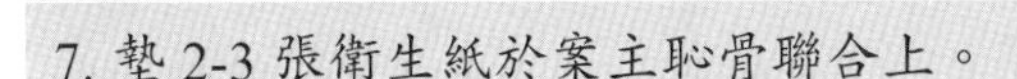

7. 墊 2-3 張衛生紙於案主恥骨聯合上。

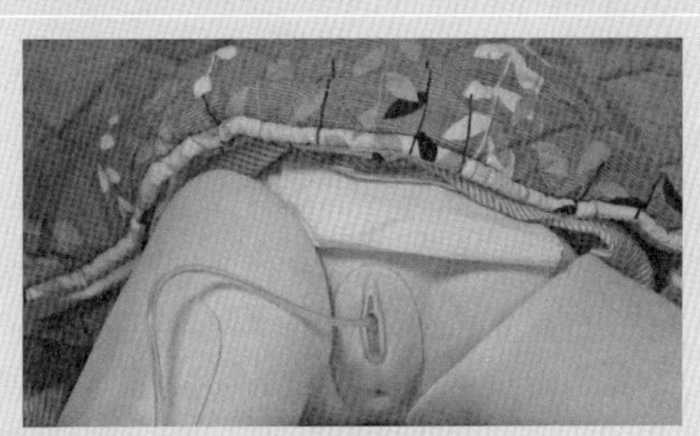

衛生紙防水流向腹部或腹股溝

8. 戴上清潔手套。

9. 打開無菌棉棒包，將大棉棒全部取出。

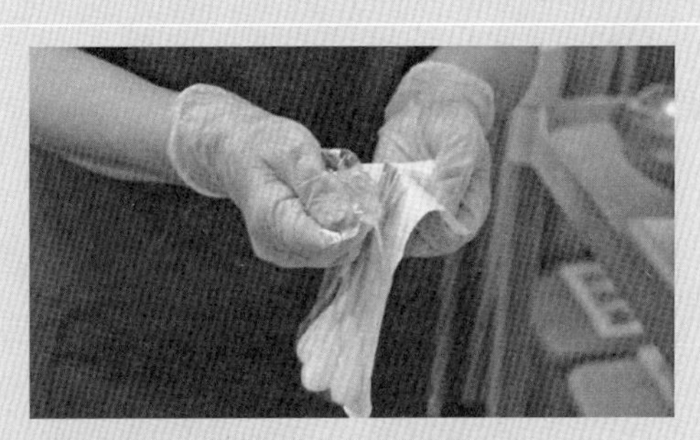

正確打開沖洗棉棒，不得汙染

	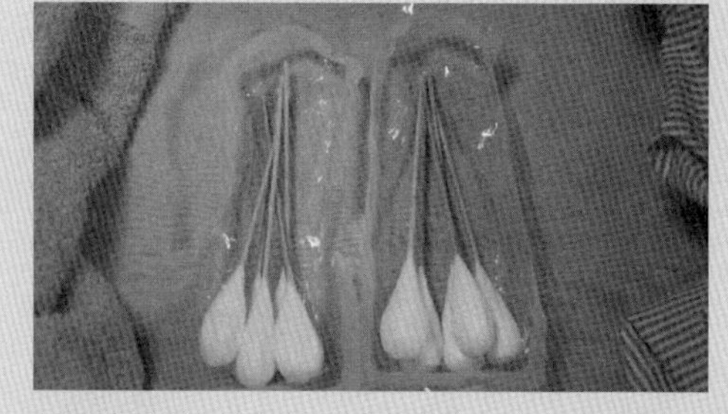 打開無菌棉棒包置於便盆前方
10.沖洗案主大腿內側並詢問水溫是否適宜；若案主昏迷則是照顧者用手腕內側測水溫。	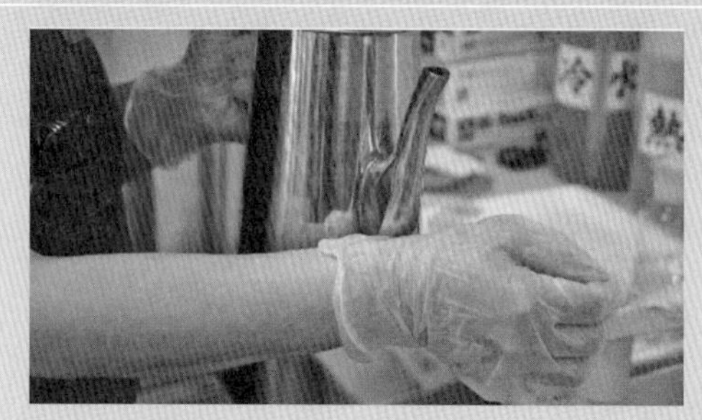 測試水溫
11.沖洗壺壺嘴朝床尾，不可提太高（距恥骨聯合 3-4 吋），防水濺溼床單。	一手握住沖洗壺，另一手握住棉棒將溶液慢慢由恥骨聯合處往肛門部位沖洗。
12.沖洗方式如下： (1) 取第 1 支棉棒順著水流方向清洗陰蒂、尿道口、陰道至肛門口後，以**免將肛門或陰道之細菌帶到尿道口**，將棉棒放於感染性垃圾袋內（或暨於便盆中） (2) 第 2 支棉棒擦拭遠側小陰唇。 (3) 第 3 支棉棒擦拭近側小陰唇。 (4) 第 4 支棉棒擦拭遠側大陰唇。 (5) 第 5 支棉棒擦拭近側大陰唇。 (6) 第 6 支棉棒擦乾會陰部周圍。 (7) **取原本放於恥骨聯合上的衛生紙拭乾臀部（尿道口、陰道口及肛門區拭乾）**。 (8) 若仍未沖洗乾淨可再使用第二包棉棒，直至沖洗乾淨。 (9) 會陰沖洗後脫除手套。	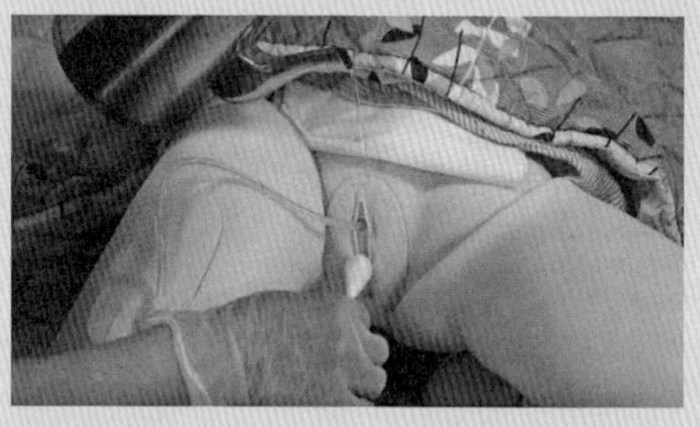 第 1 支棉棒需由上往下至肛門口擦拭，不可來回擦拭 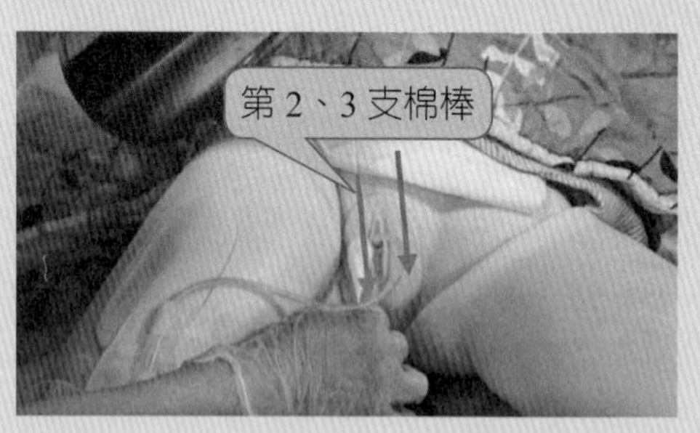 第 2、3 支棉棒擦拭遠側小陰唇及近側小陰唇

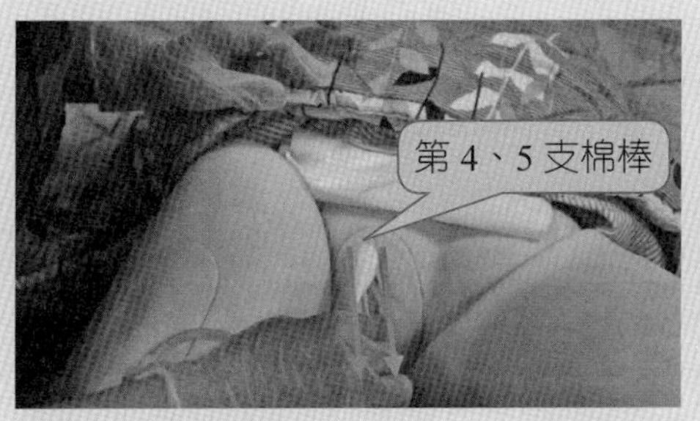 第 4、5 支棉棒擦拭遠側大陰唇及近側大陰唇	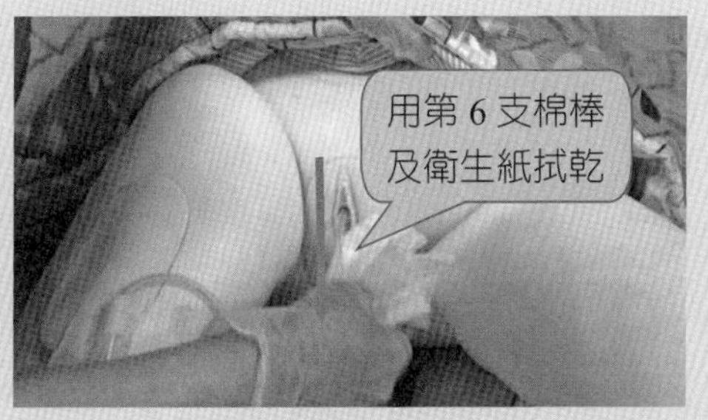 用第 6 支棉棒及衛生紙依由上往下的原則拭乾
13.尿管消毒：	
(1) 打開小棉棒，取 2 支放於床尾近便盆處。	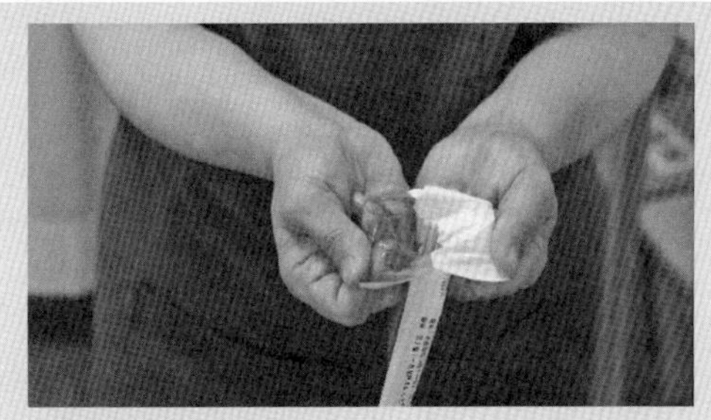 正確打開小棉棒
(2) 戴上手套，以無菌技術打開優碘蓋子，將 2 支棉棒輕沾優碘或倒出優碘沾溼棉棒。	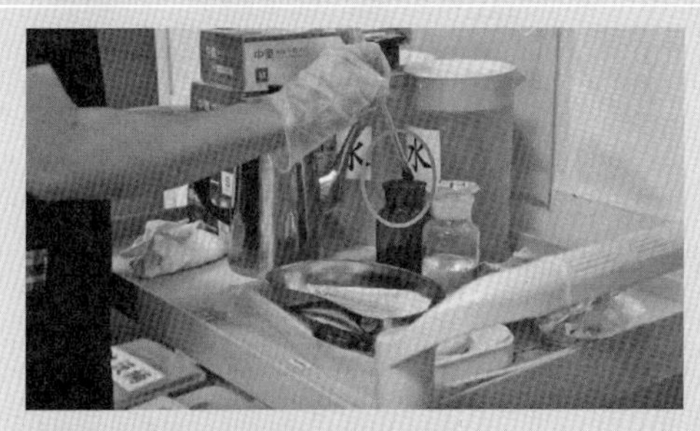 輕沾優碘，棉棒朝下勿觸碰瓶口
(3) 輕拉出導尿管約 0.5 公分，以便清除尿道口垢物。	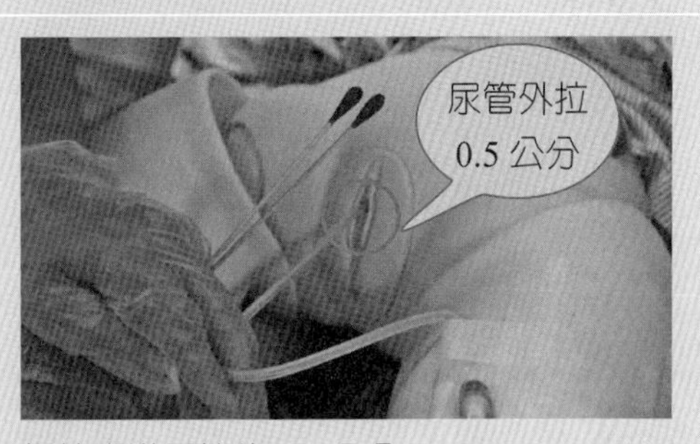 輕拉出導尿管約 0.5 公分

(4) 先用第 1 支沾溼優碘的小棉棒，沿尿道口及尿管環繞一圈，勿來回擦拭以避免感染。

(5) 第 2 支沾溼優碘的小棉棒，以環形方式消毒尿管，由尿道口往尿袋的方向，環繞一圈約 5 公分。

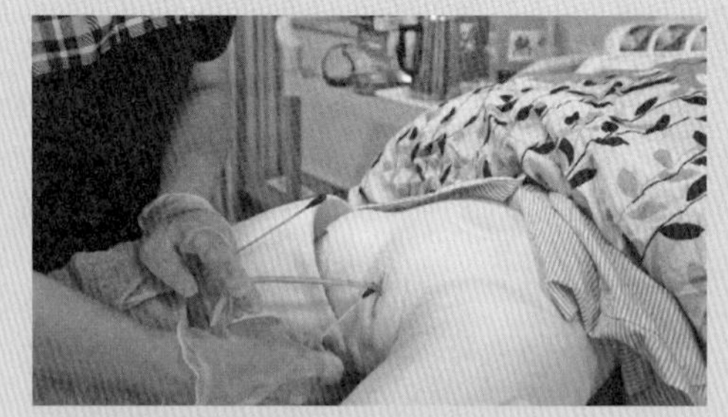

由內至外環型消毒尿道口之尿管

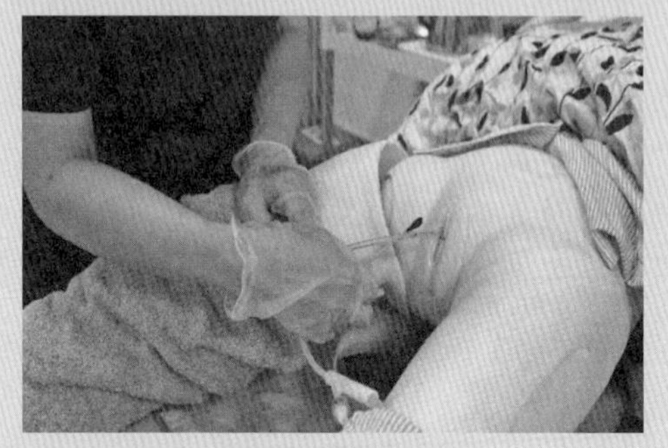

由內至外環型消毒尿管約 5 公分

(6) 另取出 2 支小棉棒，用生理食鹽水潤溼，勿碰觸瓶口以避免汙染。

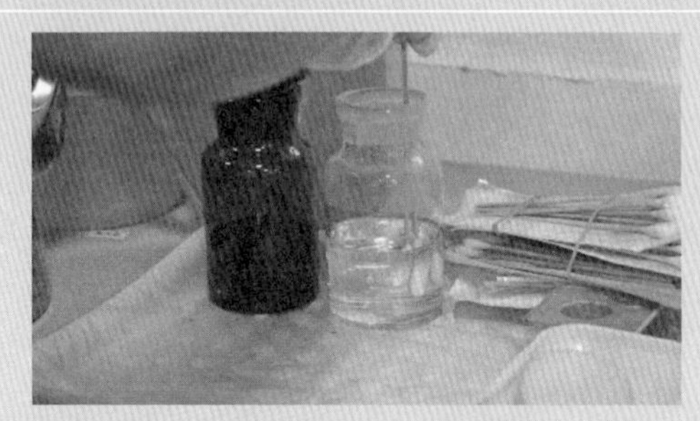

小棉棒沾溼生理食鹽水，勿碰觸瓶口

(7) 先用第 1 支沾溼的小棉棒繞尿道口的尿管一圈，確認優碘已經擦拭乾淨。

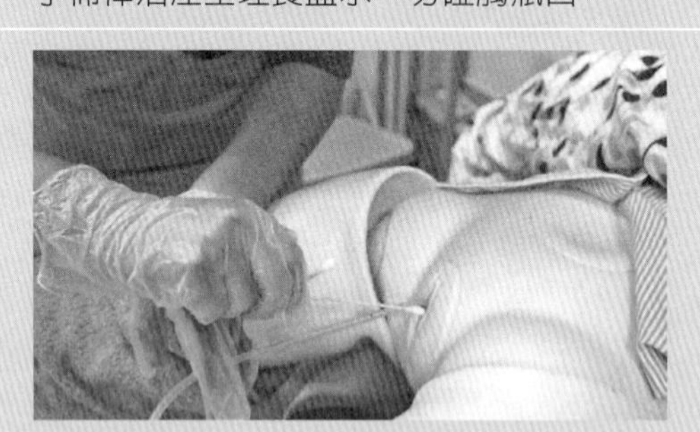

第 1 支沾溼棉棒由內至外環型清洗尿管之優碘

(8) 第 2 支沾溼的小棉棒由尿道口往尿袋方向環繞一圈約 5 公分的範圍，以環形方式將優碘擦拭乾淨。
(9) 可以再取生理食鹽水棉棒清潔至乾淨爲止（無優碘殘留）。

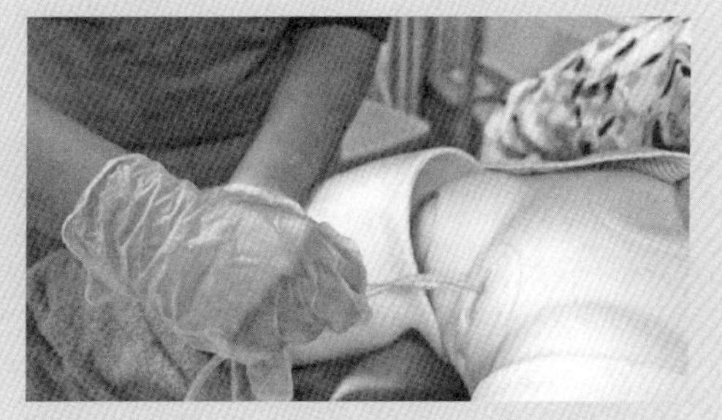

第 2 支棉棒清潔至乾淨。

14. 更換尿管膠帶的固定位置：

(1) 脫去手套，移去便盆或看護墊。

(2) 輕輕撕去固定膠帶，尿袋換邊固定，固定位置由右大腿移到左大腿，或由左大腿移到右大腿。
(3) 協助將尿袋穿過褲管，固定於床欄，並將另一邊褲管穿好。
(4) 先撕下 4 段膠帶貼於床沿，方便取用。

✐移動尿袋會高於膀胱時，必須反折避免尿液逆流造成感染。

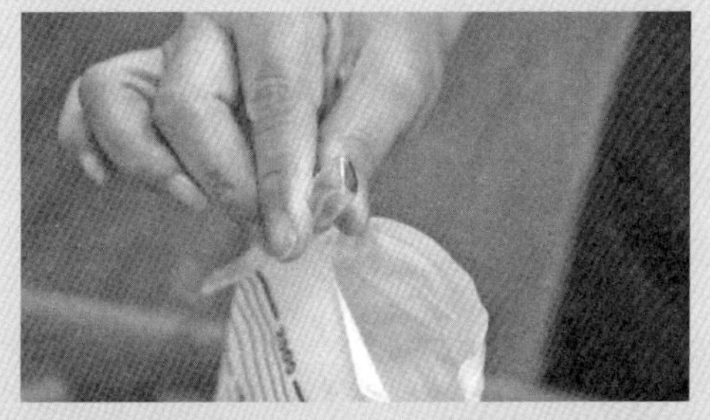

尿管反折，尿袋必須低於膀胱以下，避免尿液逆流至膀胱

(5) 紙膠以架橋方式黏貼。
(6) 用新的膠帶將尿管以井字形貼至另一側大腿（女性貼於大腿內側）。

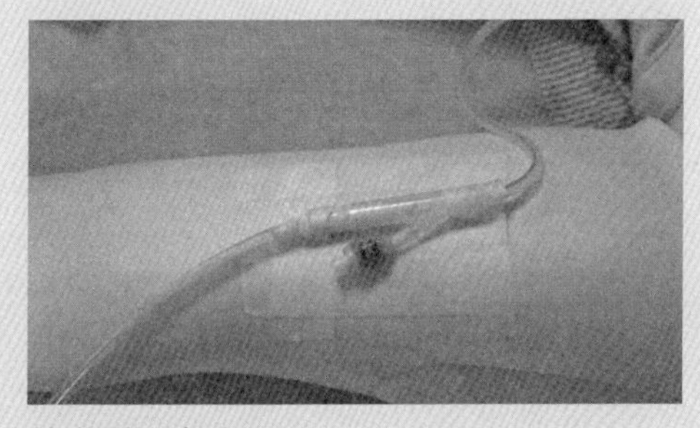

井字型固定法

(7) **尿袋開口隨時關閉，避免汙染，尿管保持通暢，避免受壓，避免感染。**
(8) 更換尿袋會寫上 7 天的到期日。
(9) 觀察尿袋的到期日及異常狀況，例如阻塞、滲尿、出現沉澱物、尿量過少或尿管滑脫等。

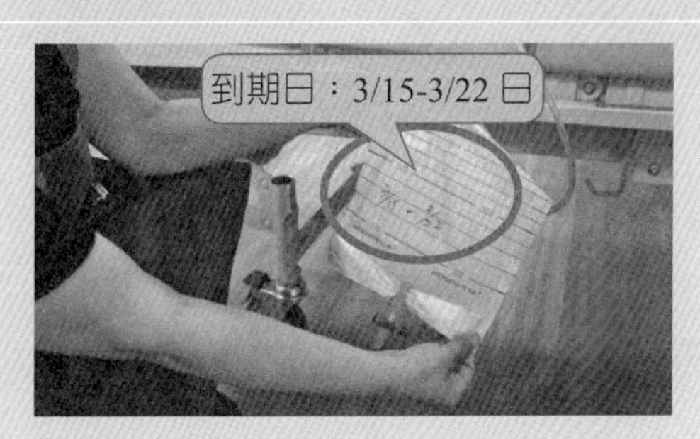

觀察尿液性狀及氣味

(10) 移除防水中單，協助穿好衣褲，並採舒適臥姿。	
➲ 整理用物（及記錄）	
1. 整理案主單位及記錄。	✐記錄尿量、味、顏色、性狀及外陰部異常情況等。
2. 洗手。	

技術 20-10　男會陰沖洗及尿管護理

(一) 目的

1. 清潔外陰部，避免異味產生，增加舒適。
2. 促進會陰傷口癒合。
3. 治療或檢查前之準備。

(二) 用物

1. 沖洗壺內盛適量的指定溶液： (1) 清水（溫度為 41-43℃，或依案主對溫度的感覺來調整） (2) 肥皂一塊	2. 無菌沖洗棉棒 1-2 包
3. 便盆（或看護墊、成人紙尿布）1 個	4. 新式橡皮布中單（墊於便盆下防弄溼床單）1 條
5. 清潔手套 1 副	6. 感染性垃圾袋 1 個
7. 衛生紙數張	8. 小毛巾 2 條

(三) 步驟及要點說明

步驟	要點說明
➲ 準備工作	✐同女性會陰沖洗。
1. 洗手，準備用物，將用物以治療盤攜至案主單位。 2. 向案主自我介紹。 3. 圍屏風或拉床簾。	

➲ 執行	
1. 新式橡皮布中單置於案主臀下。	
2. 將便盆（或看護墊、成人紙尿布）置於案主臀下，並置感染性垃圾袋於便盆尾端。	✐目的爲承接沖洗液，如果使用看護墊或骨科便盆，需注意沖洗水量之控制，防汙溼床單。
3. 案主採曲膝仰臥式，協助脫去褲子，蓋被往上拉露出會陰部。準備案主姿勢，抬高床頭，一健側膝略彎曲。	✐**一腳用褲管包覆，另一腳則用大毛巾包覆保暖。**
4. 墊 2-3 張衛生紙於案主恥骨聯合上。	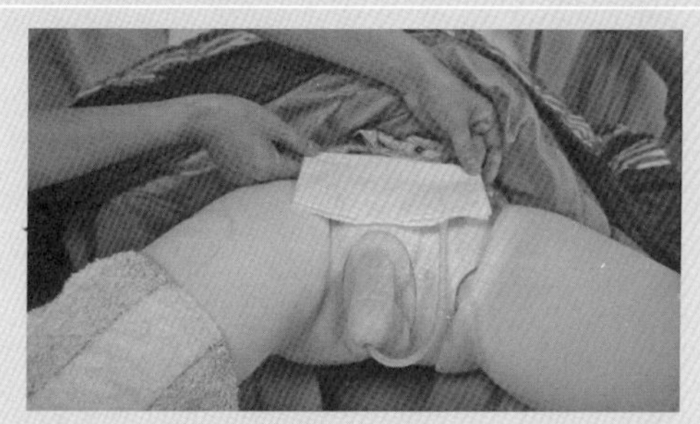 防水流向腹部或腹股溝
5. 戴上清潔手套。	
6. 肥皀置於床尾；正確打開無菌沖洗棉棒包，將大棉棒全部取出置於床尾。	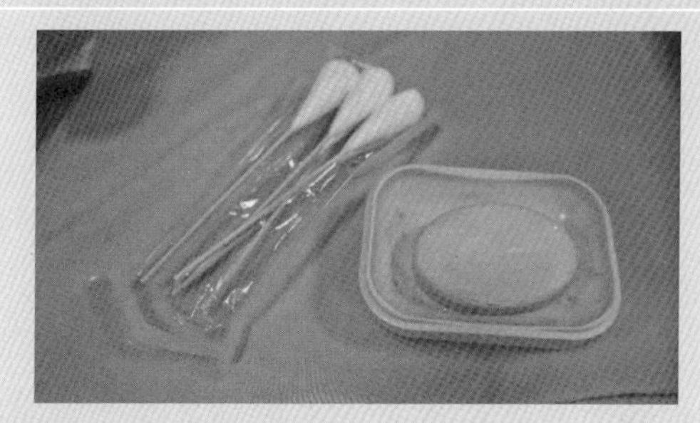 肥皀及大棉棒，置於床尾兩腿中間
7. 沖洗案主大腿內側並詢問水溫是否適宜。	✐若案主昏迷則是照顧者用手腕內側測水溫。
8. 一手握住棉棒沾溼及沾擦肥皀。	
9. 一手握住陰莖，露出龜頭，取第 1 支沾有肥皀棉棒清洗龜頭。 10. **棉棒需由上往下擦一次，不可來回擦拭，以免將肛門細菌帶到尿道口。**	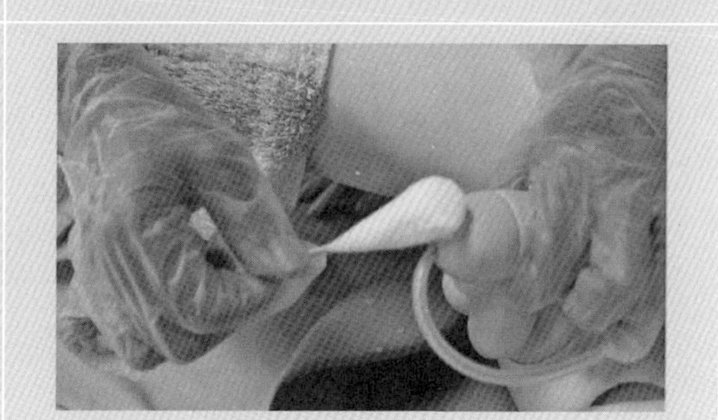 沾溼肥皀棉棒清洗龜頭

11.一手持沖水壺，另一手持第 2 支棉棒沖洗龜頭。	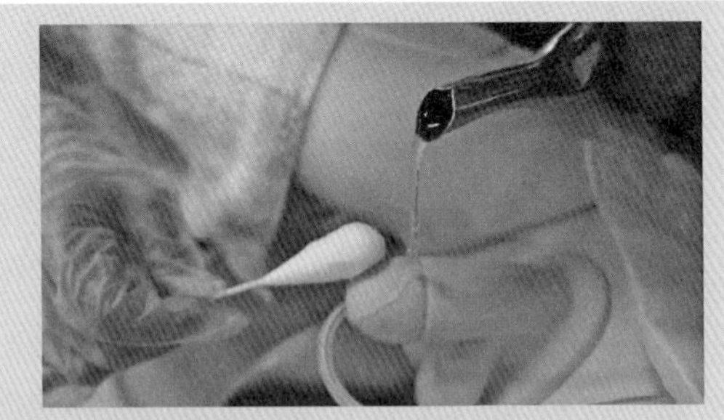 以清水沖洗龜頭
12.將毛巾包在掌心，以潤溼的毛巾沾肥皂，清洗的順序爲由上到下，陰莖、陰囊及肛門。	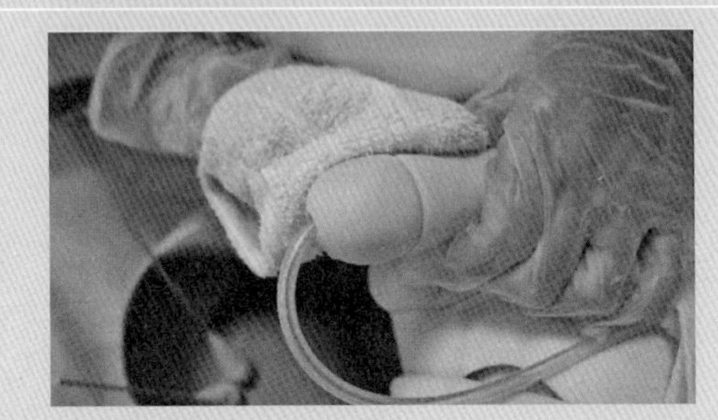 清洗陰莖、陰囊及肛門
13.沖洗壺應距離陰阜 5-10 公分，不可直接碰觸陰阜，毛巾由陰莖、陰囊及肛門清洗，不可來回擦拭。	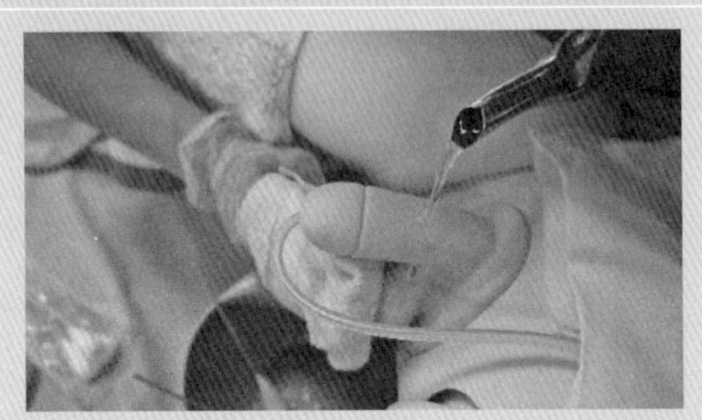 一手沖水，另一手握毛巾開始沖洗陰莖、陰囊至肛門
14.取乾毛巾包在手上，擦拭陰莖、陰囊至肛門處。	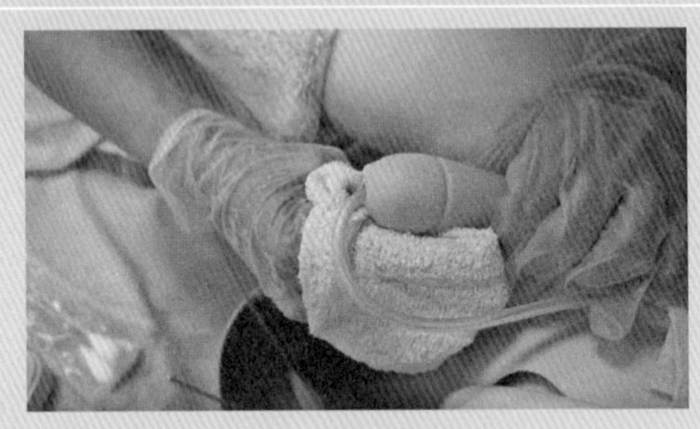 取另一乾毛巾由上至下擦拭
15.取原本放於恥骨聯合上的衛生紙由上往下的原則拭乾臀部。	

16.尿管消毒：	✐尿管消毒方式同女性尿管消毒，見技術20-9之第13項。
(1) 打開小棉棒，取出2支放於床尾近便盆處	
(2) 以無菌技術打開優碘蓋子，將2支棉棒輕沾優碘或輕倒出優碘沾溼棉棒，棉棒勿觸碰瓶口。	
(3) 輕拉出導尿管約0.5公分，以便清除尿道口垢物。	
(4) 先用第1支沾溼優碘的小棉棒，沿尿道口及尿管環繞一圈。	✐確認尿管上面已經塗上優碘，勿來回擦拭以避免感染。
(5) 第2支沾溼優碘的小棉棒，以環形方式消毒尿管。	✐由尿道口往尿袋的方向，環繞一圈約5公分。
(6) 再取出2支小棉棒，用生理食鹽水潤溼。	
(7) 先用第1支生理食鹽水小棉棒，環形清洗尿道口的尿管一圈。	✐確認優碘已經擦拭乾淨。
(8) 第2支生理食鹽水小棉棒，由尿道口往尿袋方向環繞一圈約5公分的範圍，以環形方式將優碘擦拭乾淨。	✐生理食鹽水須將優碘清潔至乾淨爲止。
17.更換尿管膠帶的固定位置：	✐更換尿管固定方式同女性方式，見技術20-9之第14項。
(1) 移去便盆或看護墊	✐動作要輕柔，避免打翻。
(2) 輕輕撕去固定膠帶，協助案主將固定尿管的膠帶換邊，將膠帶的固定位置由右下腹移至另一側下腹部。 (3) 尿袋必須低於膀胱以下，又或者尿管反摺，避免尿液逆流至膀胱。	
(4) 先撕下4段膠帶貼於床沿，方便取用。	

(5) 用新的膠帶將尿管以井字形貼至另一側下腹部。	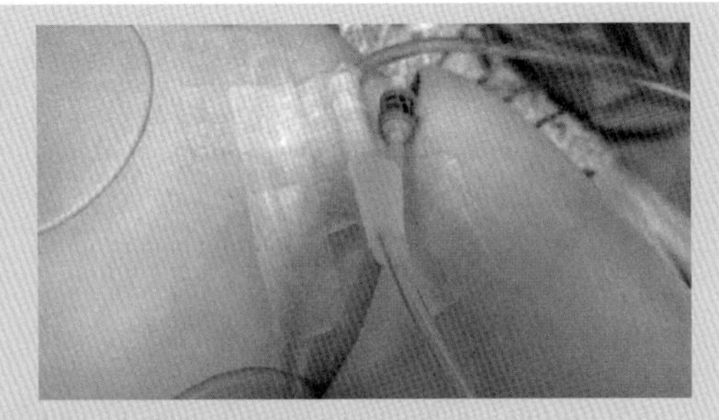 男性的尿管固定於下腹部
(6) 協助將尿袋穿過褲管，固定於床欄，並將另一邊褲管穿好。	✐尿袋穿過褲管。
(7) 尿袋開口隨時關閉，避免汙染，尿管保持通暢，避免受壓。	✐避免感染。
(8) 觀察尿袋的異常狀況。	✐例如阻塞、滲尿、出現沉澱物，尿量過少或尿管滑脫等。
(9) 移除橡皮布中單後，脫除手套。	
(10) 協助案主穿好衣褲，並採舒適臥姿，蓋被蓋好。	
➲ **整理用物（及記錄）**	
1. 整理案主單位及記錄。	✐記錄尿量、味、顏色、性狀及外陰部異常情況等。
2. 洗手。	

技術 20-11　使用便盆（椅）及尿布

(一) 目的

1. 協助無法下床活動的案主維持正常排泄功能。
2. 留取標本。

(二) 用物及設備

1. 便盆（以便盆巾覆蓋）1 個	2. 新式防水布中單 1 條
3. 衛生紙數張	4. 臉盆（盛溫水約 1/2 盆）1 個
5. 肥皂 1 塊	7. 毛巾 1 條
6. 小尿布 1 片	8. 溼紙巾數片

(三) 步驟及要點說明

步驟	要點說明
➲ 準備工作	
1. 確認案主，向案主及家屬說明解釋。	
2. 洗手。	
3. 將便盆以便盆巾覆蓋，攜至案主單位，置於床旁椅上。	✐天冷時要先溫熱便盆或以衛生紙墊於便盆座部。 ✐使用便盆時應注意維護案主的隱密性。
➲ 執行	
1. 反摺一邊蓋被至腰部。	✐避免暴露案主。
2. 協助案主脫去近側的褲子。	✐若案主偏癱，則協助脫去健側褲管，將脫下之褲子拉向另一側並支撐案主患側（脫衣物技術詳見技術 20-5）。
3. 鋪新式橡皮中單、橡皮治療巾、看護墊於臀下。	
4. 在許可情況下，協助案主採曲膝仰臥式，用雙足抵住床墊用力並抬高臀部以置入便盆（或看護墊、成人紙尿布）。 5. 便盆開口朝床尾。	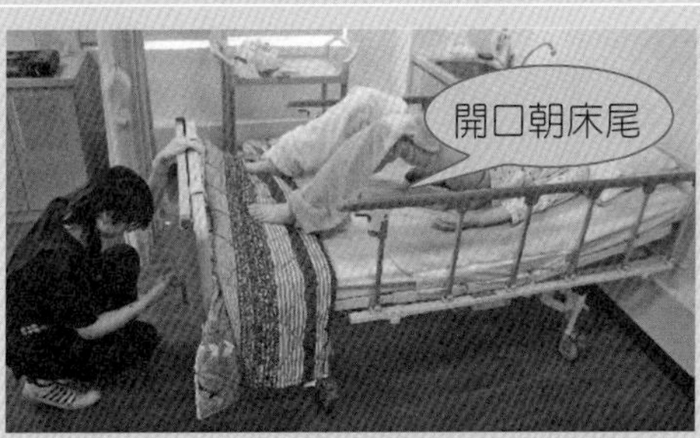 可助案主採坐姿或屈膝仰臥式，置入便盆。 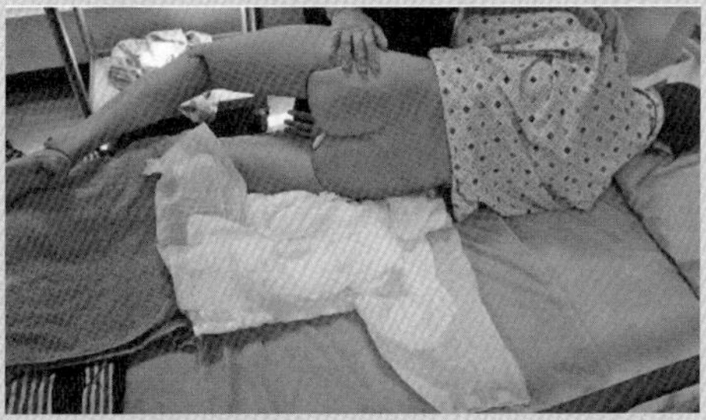 或是置入尿布
6. 將衛生紙及叫人鈴或對講機延長線置於案主伸手可及之處。	✐給予案主充分時間大小便，切勿催促。

7. 以臉盆取洗手用清水。	
8. 等案主解完便後，請案主雙足施力抬高臀部，取出便盆。	✎以一手支托案主背部，一手伸進臀下取出便盆。
9. 清潔會陰及臀部，無法自助的案主應協助其用溫水清潔會陰、臀部及臀溝（由上往下擦拭）。	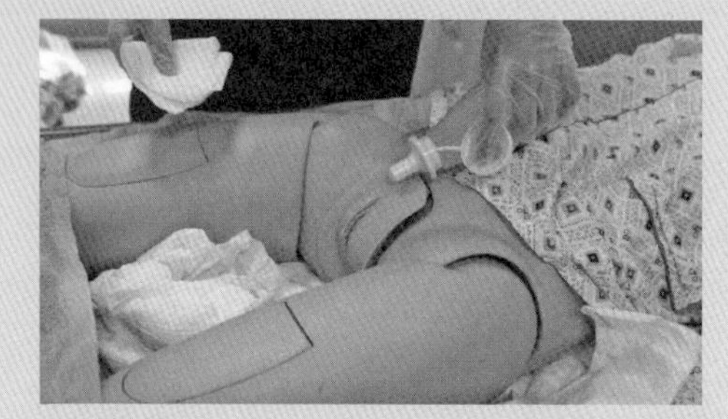 輕水沖洗會陰及臀部，由上往下擦拭。 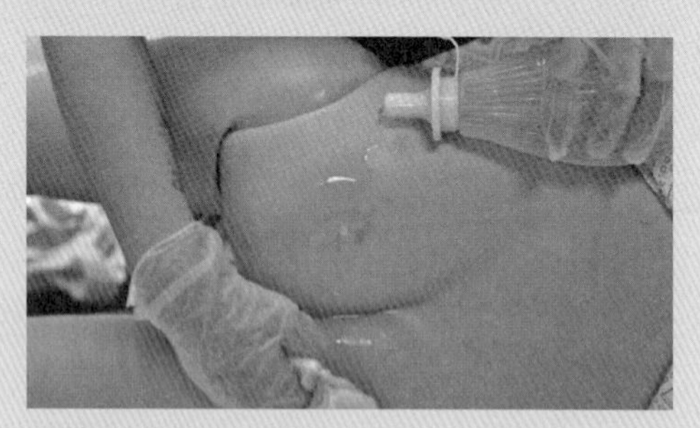 沖洗臀溝
10. 移除髒尿布，先用小尿布覆蓋臀部，再使用成人尿布。	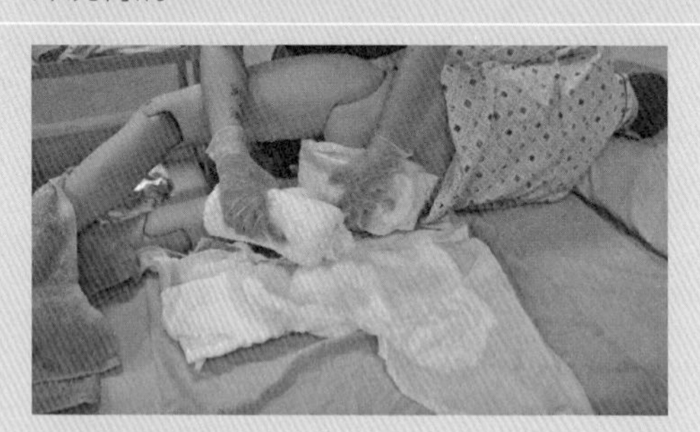 一手移除髒尿布，另一手用小尿布包覆臀部
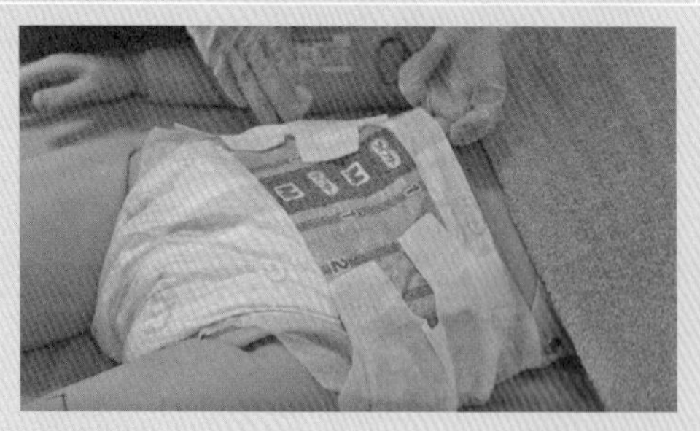 黏貼處需留 2 指寬	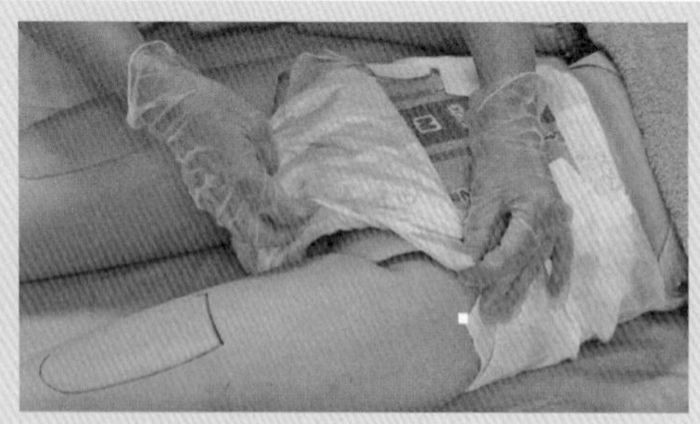 拉出側邊防漏滾邊

11. 移除橡皮中單自臀下取出，暫掛於椅背上。	
12. 協助案主穿妥褲子並整理好衣服。	✐穿衣物技術詳見技術 20-5
13. 拉開隔簾，打開門窗。	
14. 將便盆內排泄物倒掉。	✐傳染病案主排泄物應先消毒後再倒除。
15. 清洗消毒便盆，並歸回原位。	✐可用便盆消毒器來清洗並消毒。
16. 洗手。	
17. 記錄	✐包含時間、解出大便的量、顏色、性狀、氣味及解便次數等。

技術 20-12 甘油球灌腸

(一) 目的

1. 軟化糞便，使糞便易於排出。
2. 協助診斷（採集樣本）。

(二) 用物及設備

1. 彎盆 1 個	2. 甘油球（20cc）1 粒
3. 衛生紙數張	4. 清潔手套 1 副
5. 看護墊 1 片	6. 便盆或床旁便盆椅 1 個

(三) 步驟及要點說明

步驟	要點說明
1. 確認案主，向案主及家屬說明及解釋。	✐獲得案主合作。
2. 洗手，準備用物。	
3. 將用物攜置案主單位。	
4. 拉上床簾或關上房門。	

<table>
<tr><td>5. 協助案主灌腸姿勢，採取左側臥或膝胸臥式。
6. 將防水中單、看護墊（或尿布）置於案主臀部下方。
7. 協助案主露出灌腸部位，脫下一腳的褲管。</td><td>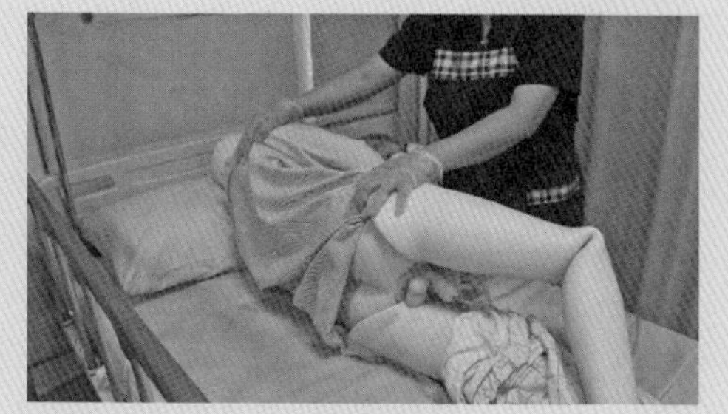
協助左側臥，右膝彎曲</td></tr>
<tr><td>8. 戴上清潔手套。</td><td></td></tr>
<tr><td>9. 準備潤滑液（或凡士林）。</td><td>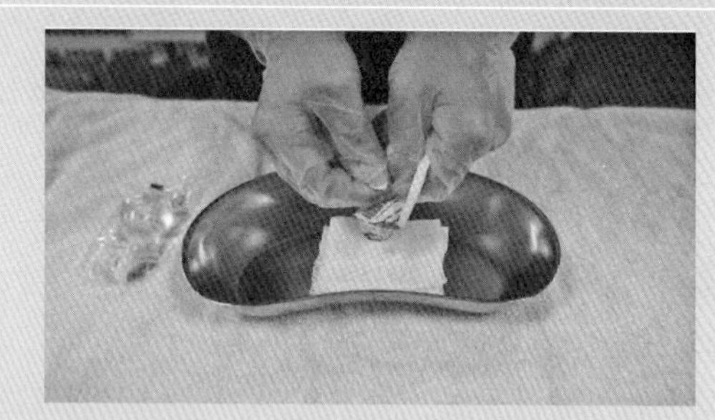
擠潤滑液於紗布上</td></tr>
<tr><td>10. 拿掉甘油球前端蓋套。</td><td></td></tr>
<tr><td>11. 甘油球前端塗上潤滑液或凡士林。</td><td>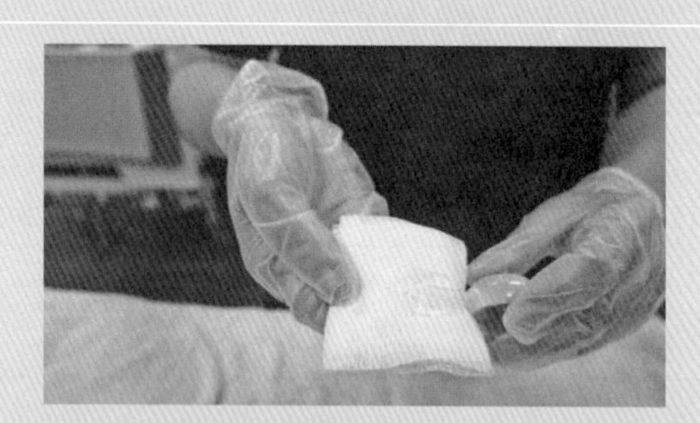
甘油球前端塗潤滑液</td></tr>
<tr><td>12. 以非慣用手輕撥開臀部露出肛門，另一手將甘油球前端插入肛門，緩慢擠入灌腸液。
13. 注意甘油球前端較堅硬，容易造成肛門疼痛及破皮。
14. 灌腸液快擠完時，勿鬆開甘油球，移除甘油球前端後才可鬆開。</td><td>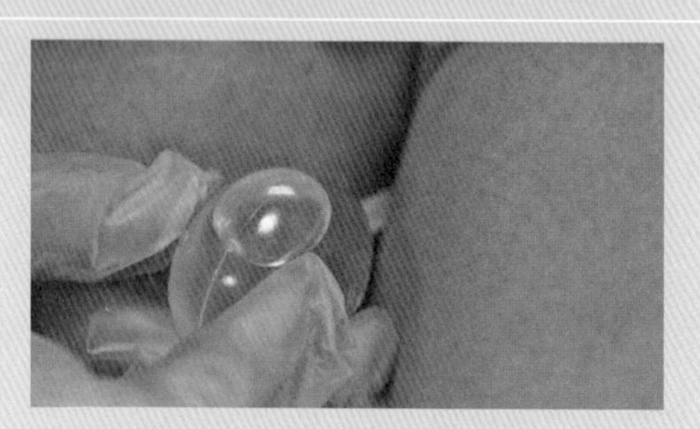
另一手撐開肛門口，將甘油球輕擠入</td></tr>
</table>

15.用衛生紙壓住肛門，請案主儘量忍住便意 15-30 分鐘，使有足夠時間軟化糞便，以達排便效果。	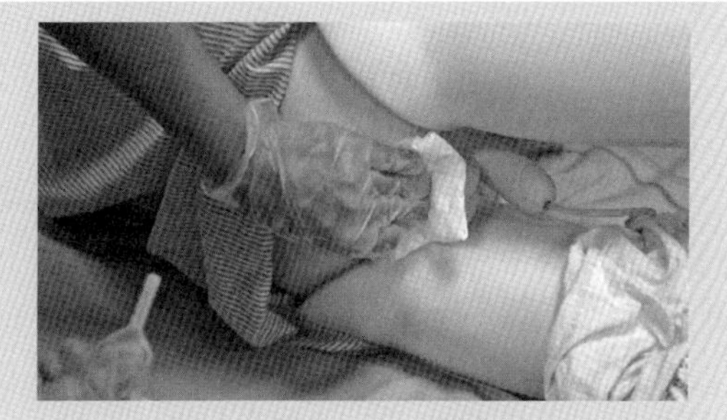 衛生紙壓住肛門，此時可採取任何舒適臥姿
16.案主無法再忍住時，立刻協助案主使用便盆（床旁便盆椅）或上廁所解便。	✎給予案主充分解便時間。
17.灌腸後處理：	
(1) 整理用物。	
(2) 解便後，協助排便後清潔衛生。	✎觀察排泄物性質，如果需檢測則先留樣本後再丟棄。
(3) 協助穿好褲子，移去看護墊並洗手。	
(4) 整理案主單位，拉開床簾。	
(5) 洗手。	

課後問題

1. 只解尿一次或少量，尿布還可繼續使用，才不會浪費。
2. 服務對象需要上大小便時儘量催促他請他快一點，以節省時間。
3. 以下為更換床單的一般原則，何者不正確？(A) 更換床前後皆要洗手　(B) 避免以抽拉方式換床單，以免服務對象皮膚受損　(C) 勿過度翻動服務對象　(D) 所有鋪床的床單必須平整，所以可以抖動，避免因皺摺造成服務對象壓力性損傷。
4. 關於鋪床的姿勢，何者正確？(A) 應儘量彎腰　(B) 兩腳儘量伸直　(C) 脊住保持平直　(D) 重心放於背部。
5. 下列有關頭髮糾結的處理方法，何者錯誤？(A) 剪刀剪掉糾結的部分　(B) 梳頭髮時以一手固定近髮根處　(C) 以酒精或髮油先潤再梳　(D) 先梳髮尾再往上梳到髮根處。
6. 幫服務對象執行沐浴清潔時需要注意的事項，下列何者正確？①關閉門窗，調節室溫 22-26℃；②任何時間皆可執行清潔；③先清潔軀幹 → 四肢 → 頭頸部；④隨時關注務對象的身體有無異常現象　(A) ①②　(B) ②③　(C)3 ③④　(D) ①④
7. 洗頭時最好用什麼來搓揉頭髮及頭皮？(A) 指甲尖端　(B) 指腹　(C) 美容院常用的刷子　(D) 梳子。

8. 幫服務對象清潔臉部、修面時，何者不正確？(A) 刀刃與剃鬍子的部位應成 60-70 度 (B) 先用溫熱毛巾，以軟化鬍鬚 (C) 一手緊貼皮膚，以順毛的方向剃 (D) 清潔完後可塗抹乳霜，增進舒適感。
9. 下列何種服務對象不適合採用特別口腔清潔法？(A) 口腔手術病人 (B) 張口呼吸病人 (C) 意識不清病人 (D) 採軟食飲食者。
10. 下列何物不適合作爲乾燥嘴唇的潤滑劑？(A) 凡士林 (B) 冷霜 (C) 橄欖油 (D) 甘油。
11. 口腔有潰瘍的服務對象最好多久施行一次口腔清潔？(A)1-2 小時 (B)3-4 小時 (C)5-6 小時 (D)7-8 小時。
12. 施行背部護理時，開始與結束最好採何種按摩法？(A) 扣擊法 (B) 按撫法 (C) 揉捏法 (D) 重擦法。
13. 適宜於沐浴的水溫爲：(A)36-37℃ (B)38-40℃ (C)41-43℃ (D)44-46℃。
14. 下列有關修剪指（趾）甲的原則，何者有誤？(A) 手指甲應剪成圓弧形 (B) 腳趾甲剪成平形 (C) 足部長厚繭時可用剪刀剪除 (D) 修剪時應有充足光線。
15. 協助有留置導尿管的服務對象移位時，下列措施哪一項是正確的？(A) 尿袋不可高過膀胱 (B) 只要方便移位就好了 (C) 先移位，尿袋自然會拖過去 (D) 尿袋已滿不用擔心，移好位置再倒尿。
16. 當服務對象使用尿管時，下列哪項敘述不正確？(A) 蓄尿袋務必保持在膀胱位置之下 (B) 遵守無菌技術原則，清潔尿道口以下的導尿管 (C) 會陰護理應每日兩次 (D) 尿管的固定，女性貼於下腹部，男性貼於大腿內側。
17. 會陰沖洗時，沖洗壺水的正確方向爲？(A) 朝向床頭 (B) 朝向床尾 (C) 朝向左邊 (D) 朝向右邊。
18. 會陰沖洗時，棉棒擦洗的方法何者爲正確？(A) 由上往下擦至會陰 (B) 由會陰往上擦洗至恥骨聯合處 (C) 由左側擦至右側 (D) 由內側擦至外側。
19. 協助服務對象甘油灌腸時，下列何者錯誤？(A) 執行服務對象採左側臥 (B) 灌腸液快擠完時，可直接鬆開甘油球 (C) 灌完後需請服務對象儘量忍住，使有足夠時間軟化糞便 (D) 若服務對象有便祕情況可採用。
20. 牙齒清潔絕不是漱口水就能解決，建議口腔的清潔順序以下何者爲是？(A) 先使用牙線將齒縫的食物殘渣去除 (B) 使用牙刷將牙齒表面與牙縫清潔乾淨 (C) 最後使用漱口水，清除縫隙中可能殘留的細菌 (D) 建議使用漱口水時，至少在口中維持 30 秒到 1 分鐘，最久到 2-3 分鐘 (E) 漱口水用完之後，不需要再以清水漱口，以免將有效成分沖掉 (F) 以上皆是。

答案：

1.	2.	3.	4.	5.	6.	7.	8.	9.	10.
×	×	(D)	(C)	(A)	(D)	(B)	(A)	(D)	(D)
11.	12.	13.	14.	15.	16.	17.	18.	19.	20.
(A)	(B)	(C)	(C)	(A)	(D)	(B)	(A)	(B)	(F)

參考文獻

王中林（2020）。生殖系統。於王懷詩總校定，**解剖生理學**（四版）（頁 18-1～33）。永大。
王采芷、洪論評、楊士央、蕭玉霜（2020）。**照顧服務員單一級檢定學術科大全**（初版）。五南。
吳政學（2020）。肌肉系統。於王懷詩總校定，**解剖生理學**（四版）（頁 7-1～70）。永大。
沈季香、楊麗玉（2020）。探討胸腔物理治療對肺部感染病人住院天數、醫療費用之影響。**護理雜誌，67**(2)，58-64。
林自勇（2020）。消化系統。於王懷詩總校定，**解剖生理學**（四版）（頁 14-1～45）。永大。
林建全、甘能斌、謝錦城、高婷玉、莊順發、溫小娟（2020）。長期接受頸、肩、背部按摩對於情緒健康照顧的研究。**健康管理學刊，18**(1)，63-78。
邱淑玲、胡月娟、侯瑞葉（2023）。身體清潔與舒適。**照顧服務員訓練指引**（七版）（頁 331-380）。華杏。
勞動部（2022）。**技術士技能檢定照顧服務員單一級術科測試應檢人參考資料**。
馮容芬、郭淑芬、林小鈴（2021）。消化系統疾病與護理。於王桂芸、劉雪娥、馮容芬總校訂，**新編內外科護理學上冊**（六版）（頁 12-1～39 頁）。永大。
黃士滋（2022）。舒適的需要。**實用基本護理學上冊**（九版）（第七章）。華杏。
黃純德（2017）。全身衰弱症高齡者的失落的一環：口腔照護。**長期照護雜誌，21**(3)，191-201。https://doi.org/10.6317/LTC.21.221
黑岩恭子（2023）。**提升口腔機能及口腔照護**。永信社會福利基金會發表研討會。
嘉義基督教醫院（2022）。**胸腔物理治療**。https://www.cych.org.tw/ndsec/health_education/H005%E8%83%B8%E8%85%94%E7%89%A9%E7%90%86%E6%B2%BB%E7%99%82.pdf
臺北榮總護理部健康 e 點通（2024）。**腹部的照護**。https://ihealth.vghtpe.gov.tw/media/343。
劉波兒（2013）。移遞便盆法。於蘇麗智等編譯，**實用基本護理學**（上冊）（頁 368-370）。臺北：華杏。
劉紋妙、江青桂、胡月娟（2019）。長期照護個案與口腔健康。**護理雜誌，66**(1)，21-26。https://doi.org/10.6224/JN.201902_66(1).0
衛生福利部（2019）。整體疼痛症狀照護及指導方案指引。**護理機構實證應用之臨床照護及指導培訓計畫**。https://dep.mohw.gov.tw/DONAHC/cp-4068-50597-104.html
鄭皓元（2020）。皮膚系統。於王懷詩總校定，**解剖生理學**（四版）（頁 4-1～13）。永大。
謝嫣娉、徐明仿、李劭懷、陳湘婾譯（2022）。亀井智子原著總校閱，**當代老人照顧實務技術**（一版）。華杏。
蘇文霓（2015）。**薄荷精油之成分分析及其抑制皮膚發炎之功效**。臺灣大學生化科技學系碩士學位論文。https://doi.org/10.6342/NTU.2015.10766

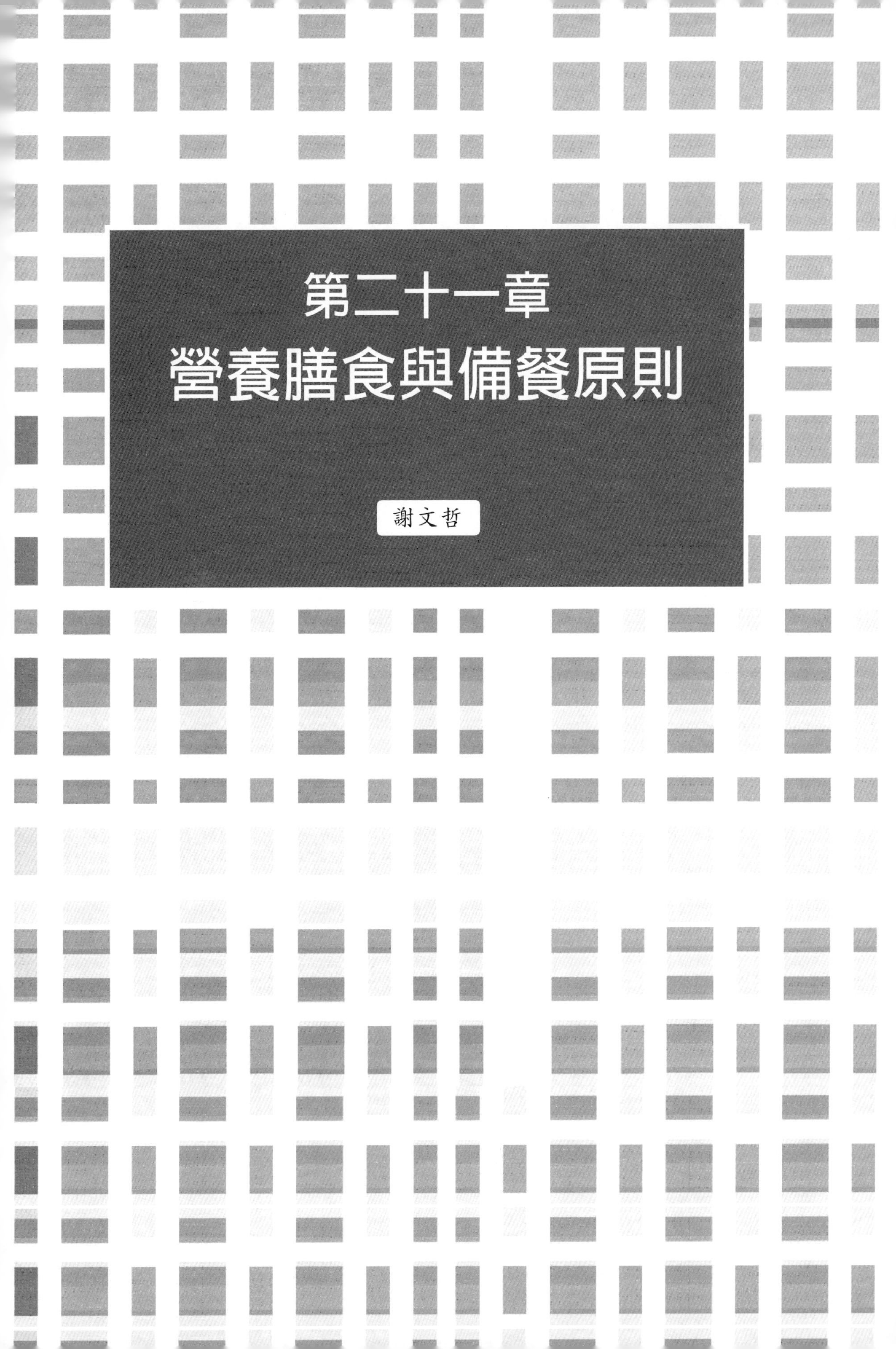

第二十一章
營養膳食與備餐原則

謝文哲

課程綱要

一、營養素的功能與食物來源。

二、認識服務對象的營養需求。

三、各種特殊飲食的認識。

四、疾病飲食注意事項。

五、備餐的衛生。

六、吞嚥困難飲食（細泥、細軟食等）及自製灌食的設計與製備。

學習目標

一、了解影響食物攝取和營養狀態的因素。

二、認識國民飲食之指標。

三、熟知營養素的功能及其主要的食物來源。

四、了解服務對象的生理變化及其營養需求。

五、認識特殊飲食的種類、目的、適用對象及一般原則。

六、了解常見疾病飲食的種類、目的及適用對象。

七、認識服務對象常見之生理問題如便祕、腹瀉、脫水、壓瘡等，以及慢性疾病如糖尿病、慢性腎臟病等之飲食策略。

八、正確協助服務對象進食。

九、認識備餐的衛生。

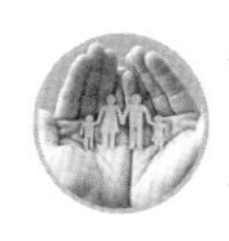

第一節　營養素的功能與食物來源

我們身體所需求的營養素大多從食物中獲取，所以只要我們具備基本的營養知識，認識與理解營養素的功能以及所能提供的食物來源，即可以幫助我們選擇合適的食物，用以攝取並維持健康。人體所需求的營養素總共分爲六大類型：醣類、蛋白質、脂質、維生素、礦物質及水。而主要攝取的食物種類，依照國民健康署之定義分爲六種：全穀雜糧類、豆魚蛋肉類、蔬菜類、水果類、乳品類、油脂類及堅果種子類（衛生福利部國民健康署，2018）。每種類型的食物提供不同的營養素，所以每種類型之食物應攝取達到每日建議量（圖 21-1），才能達成均衡飲食，用以維持健康。

圖 21-1　每日飲食指南

全穀雜糧類
1.5-4碗
豆魚
蛋肉類
3-8份
蔬菜類
3-5份
乳品類
1.5-2杯（一杯240毫升）
水果類
2-4份
水
油脂與堅果種子類
油脂3-7茶匙及堅果種子類1份

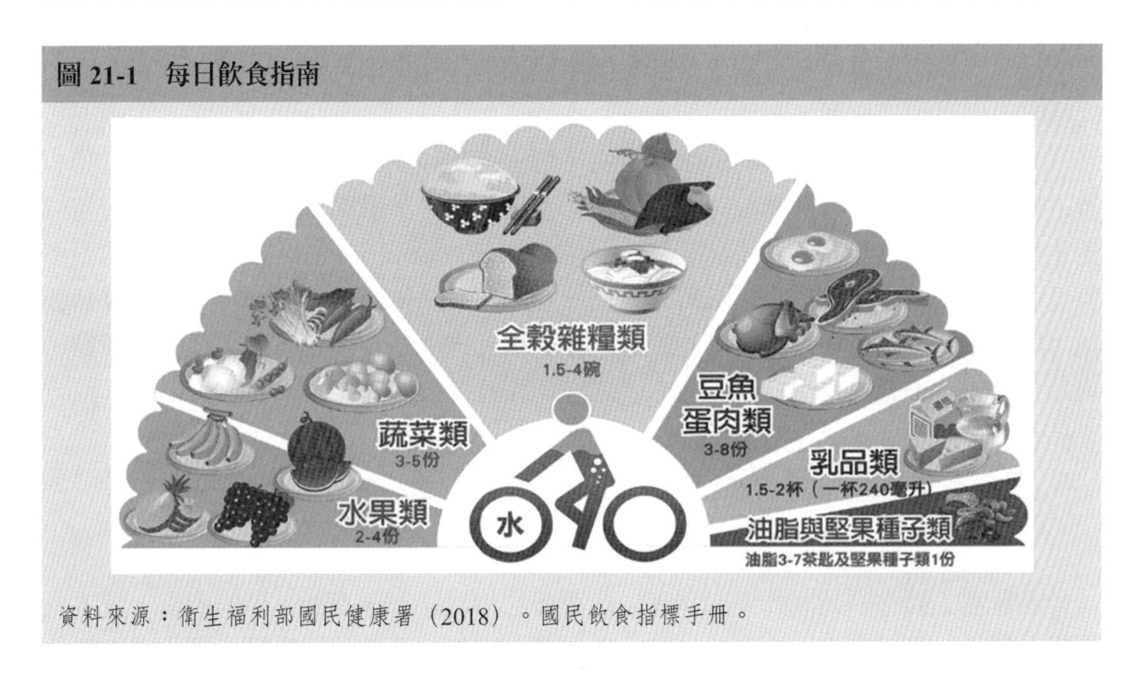

資料來源：衛生福利部國民健康署（2018）。國民飲食指標手冊。

一、醣類

醣類的功能廣泛，是大多數生物體重要的能量來源之一，同時也作爲生物體中能量的貯存型態，也參與細胞結構的建造、細胞信號傳遞、免疫反應和基因表達調控等生物過程。我們日常所攝取的營養素以醣類占比最多，大多由植物中獲得。而醣類作爲食物來源，簡單分爲植物性來源與動物性來源。

(一) 植物性來源

醣類以不同的形式貯存於植物中，主要分布於全穀雜糧類、蔬菜類、水果類。全穀雜糧類，主要富含的成分爲澱粉，例如米、麵、紅豆、綠豆、地瓜、芋頭、玉米等。水果類，富含果糖、蔗糖與葡萄糖。蔬菜類與一些植物的麩皮、果皮，則含有較多的纖維（fiber），由植物的多醣體組成，大多爲無法被人體腸道消化的纖維素（cellulose），攝取纖維可以增加食物體積，進而延緩胃的排空速度，增加飽足感，適量的水溶性纖維因具有保水性，可以促使腸道蠕動，軟化糞便進而幫助排便。

(二) 動物性來源

肝醣主要貯存於動物肌肉或肝臟中，當身體組織中緊急需要熱量來源時，可以立即補給。乳糖的主要來源爲哺乳類動物所生成，能夠促進礦物質鈣、磷、鎂在腸道中的吸收，促進腸道蠕動，幫助排便。

人體藉由攝取食物獲得的碳水化合物，經由消化作用分解成單醣，經由腸道吸收後，轉化爲多醣形式的肝醣貯存於肝臟與肌肉細胞中，於身體活動時，提供身體組織產生熱能利用。於正常狀態下，人體中樞神經系統（central nervous system）的主要能量供應來源爲血糖；當血糖低時，貯存於肝臟與肌肉細胞中的肝醣可以轉換成葡萄糖，釋放在血液中，提供給全身的細胞組織使用，進而穩定血糖。每 1 公克的醣類，可以產生 4 大卡的熱量。

二、脂質

脂質爲人體在長時間的運動過程中，重要的供給來源。而飲食中的脂質，每 1 公克脂質氧化，可以產生 9 大卡的熱量。在人體中，每 1 公斤的體脂肪，藉由脂質的氧化作用，大約生成 7,700 大卡，人體啟動體脂肪的氧化機制，主要因應飲食中的醣類攝取不足，或是身體內的肝醣無法及時分解氧化，供給維持生理機能的熱量。

人體中貯存脂質的地方有很多，可簡略分爲皮下的脂肪組織、骨骼肌和內臟器官組織中。脂質於人體中有其他的重要功用，分述於下：

1. 結構成分：脂質是細胞膜的重要組成部分，尤其是磷脂質和膽固醇。細胞膜是細胞的保護屏障，也是細胞內外資訊傳遞的重要通道，脂質的存在確保了細胞膜的完整性和功能性。
2. 保護器官：脂肪組織於內臟器官中形成保護層，保護器官避免受外部撞擊和損傷。脂肪還可以包裹和保護神經組織，提供緩衝作用，有助於維持身體的穩定性和平衡。

3. **維持體溫**：在體內形成的脂肪層，有助於維持體溫。脂肪是一種良好的絕緣材料，可以減少體內熱量的散失，從而在寒冷環境中提供保護。
4. **生成荷爾蒙**：膽固醇亦爲生成體內荷爾蒙的重要材料，例如睪固酮與雌激素。
5. **脂溶性維生素的吸收**：有助於脂溶性維生素 A、D、E 和 K 在體內的吸收和運輸。這些維生素對於視力、骨骼健康、抗氧化和凝血等方面都至關重要。

大部分的動物性油脂含有較多的飽和脂肪和膽固醇。由於飽和脂肪酸不含有雙鍵，室溫下呈現的型態爲固態，例如豬油、雞油、牛油與奶油等，所以攝取過多的動物性飽和脂肪，容易造成心血管疾病、大腸癌、乳癌、子宮頸癌等癌症。

不飽和脂肪酸在室溫下呈現的型態爲液態，大多來源於植物油，例如橄欖油、葵花籽油、花生油、麻油以及沙拉油等。日常飲食所使用的食用油應該多選擇單元不飽和脂肪酸較多的油品，例如橄欖油、苦茶油、芥花油、油菜籽油、花生油等。

當食用油脂與堅果種子類食物時，多以堅果種子爲主，例如花生、瓜子、葵瓜籽、芝麻、腰果、杏仁、核桃等，來取代精製過的食用油，由於堅果種子含有脂肪，雖能提供維生素 B 群、E 與礦物質鎂、鉀，但攝取應適量，不宜過多。

三、蛋白質

組成蛋白質的基本單元爲胺基酸（amino acid），蛋白質是維持人體生長及修補全身組織的重要營養素，也是生成荷爾蒙、酵素與細胞中的遺傳因子的重要來源。人體所需的蛋白質是由 20 種不同類型氨基酸所組成，其中的 11 種胺基酸人體可以自行合成，其餘 9 種必需胺基酸：苯丙胺酸（Phenylalanine）、纈胺酸（Valine）、蘇胺酸（Threonine）、色胺酸（Tryptophan）、異白胺酸（Isoleucine）、亮胺酸（Leucine）、甲硫胺酸（Methionine）、離胺酸（Lysine）和組胺酸（Histidine）無法在人體中自行生成，需依靠飲食攝取而獲得，所以在攝取蛋白質來源的食物時，應優先選擇人體所需的 20 種胺基酸存在的食品，以利吸收。

動物性蛋白質來源的食物主要含有人體所需的 20 種胺基酸，亦稱爲完全蛋白質，例如奶類與奶類製品、蛋類、魚類與肉類；而植物中的豆類缺乏必需胺基酸中的甲硫胺酸（Methionine）；穀類因爲必需胺基酸中的離胺酸（Lysine）含量較低，所以素食者應同時攝取全穀類與豆類食品，作爲彼此所欠缺的氨基酸補充，或是同時增加雞蛋與乳製品的攝取。

豆、魚、蛋、肉類食物是蛋白質的重要來源，應增加植物性蛋白質的攝取比例，選擇脂肪含量較低的，並避免油炸和過度加工的食品。魚類食物除了含有豐富的動物性蛋白質，其中可以多選擇富含油脂 Omega-3 的魚類，例如鯖魚、鮭魚，以降低身體的發炎反應。蛋類主要指各種家禽的蛋，含有豐富的蛋白質，並且是在人體消化吸收後蛋白質轉化率最佳的；蛋黃的部分，也含有豐富的維生素 A、維生素 B1、B2 和鐵、磷等礦物質。肉類食品包括家禽和家畜的肉、內臟及其製品，肉類含有多種礦物質，但是肉類食品中也含有較多的脂肪，對心血管的健康較不利，宜選用脂肪含量較少、精瘦的肉品。

四、維生素

維生素是人體所需的微量有機化合物，在人體許多生化反應中，有著關鍵的輔助功能，能調節人體內能源的利用，對於生長發育、新陳代謝、生殖皆爲不可缺乏的角色，對於維持人體內的恆定（homeostasis）相當重要。維生素 D 可藉由陽光催化生成，而維生素 K 是藉由人體腸道中的細菌合成，其餘維生素通常無法由人體自行合成，因此需要從飲食中攝取。維生素分爲二大類，其一爲可溶於脂肪的脂溶性維生素如維生素 A、D、E、K；另外一類則爲可溶於水的水溶性維生素如維生素 B 群與維生素 C。

(一) 維生素 A（Vitamin A）

爲脂溶性維生素，必須由食物中補充，對視力、免疫功能、皮膚健康和細胞生長有重要作用。而維生素 A 的缺乏可能導致夜盲症、乾眼症，嚴重時可導致角膜潰瘍和失明。在免疫功能方面，維生素 A 的缺乏，也有皮膚乾燥、粗糙與增加感染的風險。食物攝取方式分成動物性與植物性，動物性食物以視黃醇（活性維生素 A）的形式存在，而植物性則是以維生素 A 的前驅物——類胡蘿蔔素的形式存在，其中類胡蘿蔔素裡面最重要的成分是 β- 胡蘿蔔素（β-carotene），進入身體後再經過肝臟轉換爲維生素 A。食物來源有蛋黃、牛奶、優格，食用富含 β- 胡蘿蔔素的黃、紅色蔬果和綠色葉菜等，例如菠菜、油菜、綠花椰菜、胡蘿蔔、地瓜、紅馬鈴薯、紅椒、西瓜、芒果、木瓜、南瓜、哈密瓜、豌豆、枸杞等，也是補充維生素 A 的好方法。

(二) 維生素 B 群（Vitamin B complex）

爲水溶性維生素，維生素 B 群在能量代謝、神經系統功能、皮膚健康、血液生成和 DNA 修復等多方面都扮演著至關重要的角色，其在人體中展現的性質與功能的相互關係十分密切。食物攝取來源大多類似，這些維生素通常可以從均衡的飲食中獲得，例如全穀類、瘦肉、蛋、乳製品、綠葉蔬菜和豆類等食品。

(三) 維生素 C（Vitamin C）

爲水溶性維生素，是一種強效的抗氧化劑，有助於保護細胞免受自由基損傷，並參與膠原蛋白合成，對於傷口修復占有重要的一環，支援皮膚健康和免疫功能。缺乏可能導致壞血病，所以也稱爲抗壞血酸（Ascorbic Acid），但攝取過量也會出現壞血病的症狀，缺乏時可能有牙齦出血和牙齒鬆動、皮膚出現紅斑和瘀點等症狀。大多數人可以透過飲食獲得足夠的維生素 C，主要存在於各種水果和蔬菜中，包括柳丁、檸檬、葡萄柚等柑橘類水果、草莓、藍莓和覆盆子等莓果類；蔬菜部分有花椰菜、菠菜、青椒和甘藍等。

(四) 維生素 D（Vitamin D）

爲脂溶性維生素，人體可以藉由曝晒陽光中的 UVB 波長而生成足夠的需求量。維生素D的主要功能爲促進礦物質鈣和磷的吸收，有助於骨骼和牙齒的形成和維持。於骨骼方面，如果缺乏維生素 D，如果發生於兒童，導致骨骼鈣化不足，使得骨骼變形和軟化的佝僂病；成人方面，缺乏維生素 D 則會骨骼變脆、易骨折，骨質密度下降，進而形成骨質疏鬆症。另外維生素 D 有增強免疫功能，有助於抵抗感染和炎症，降低自體免疫疾病的風險。

維生素 D 大多存在於動物性食物如魚類、蛋黃等；而植物性食物來源，則選用紫外線照射植物，例如酵母、蘑菇、香菇、黑木耳等，主要還是鼓勵每日曝晒 10-20 分鐘的太陽。

(五) 維生素 E（Vitamin E）

爲脂溶性維生素，具有強大的抗氧化特性，能夠中和自由基，保護細胞膜和其他細胞結構免受氧化損傷，進而降低慢性疾病風險。另外在提升抵抗感染和疾病的能力，增強免疫力，和維持皮膚健康等方面有重要作用。食物來源：維生素 E 主要存在於一些植物油、堅果、種子和綠葉蔬菜中，例如小麥胚芽油、葵花籽油、紅花油、橄欖油、玉米油，以及杏仁、葵花籽、榛子、花生，和菠菜、甘藍、芥菜、納豆、肝臟、雞蛋、乳製品等。

(六) 維生素 K（Vitamin K）

爲脂溶性維生素，可於人體中的腸內細菌合成。維生素 K 的主要功能爲控制肝臟中促進凝血因子的合成，其功能爲血液凝固和防止過度出血。另外能參與骨鈣素的合成，這有助於骨骼強化，減少骨質疏鬆和骨折的風險。食物來源：菠菜、羽衣甘藍、芥菜、綠花椰菜、甘藍菜等。

五、礦物質

礦物質大約占人體全部體重的 5%，大多存在於骨骼中。依照攝取需求又分爲巨量礦物質與微量礦物質。巨量礦物質爲每日所需超過 100 毫克，例如鈣、磷、鎂、鈉、鉀；微量礦物質則每日所需量低於 100 毫克，例如鐵、鋅。

(一) 鈣（Calcium）

爲組構骨骼和牙齒的主要材料，也參與神經傳導和肌肉收縮與舒張，缺乏時可能導致肌肉痙攣和抽搐。長期鈣缺乏，可能導致骨骼中鈣的流失，增加骨質疏鬆和骨折的風險。鈣質的來源分成動物性及植物性兩種。動物性食物：牛奶、優格等乳製品、帶骨的小魚、乾蝦米以及牡蠣等；植物性食物：板豆腐、豆干、黑芝麻、海帶、紫菜、芥藍菜、莧菜、金針及高麗菜等。

(二) 磷（Phosphorus）

爲構成骨骼和牙齒的一部分，缺乏可能導致骨質疏鬆和骨折風險增加。蛋白質是生物體內最基本的大分子，磷在蛋白質的功能中扮演著重要的角色，可以簡略的分爲二大功能，首先使蛋白質能夠保持其特定的結構，從而實現其特定的功能；第二，作爲細胞之間的訊息傳遞，參與能量代謝和 DNA 合成，缺乏可能影響能量代謝和細胞功能。所以食物中的豆魚蛋肉類、奶類、堅果類和全穀根莖類皆可作爲含磷量豐富的攝取來源。

(三) 鎂（Magnesium）

可參與酶的活性，包括能量代謝和蛋白質合成。鎂幫助血管和肌肉放鬆，進而促使血壓降低。鎂也調節神經傳導，有助於放鬆、舒緩情緒，進而幫助入睡。鎂參與肌肉收縮和神經傳導，缺乏時可能導致肌肉痙攣和抽搐。大部分堅果和種子都含有鎂，例如杏仁、核桃、芝麻、南瓜籽等。有些全穀根莖類食品如燕麥、糙米、南瓜等富含鎂。蔬菜中的綠葉部分通常含有豐富的鎂，例如菠菜、羽衣甘藍、芥藍菜等。

(四) 鈉（Sodium）

可維持細胞內外的電解質平衡，影響神經傳導和水平衡，是調節體液平衡的關鍵元素，缺乏可能導致脫水和低血壓，但過多時也會造成水腫或是高血壓。由於鈉參與神經傳導，缺乏時可能導致頭暈、頭痛和神經功能的異常。鈉作爲調味劑，主要來源有食鹽、醬油、胡椒鹽等；日常生活中，含鈉量高的食品有醃漬食品、加工肉品與鹹味零食，攝取量過多容易造成高血壓，應儘量減少食用。

(五) 鉀（Potassium）

可維持細胞內外的電解質平衡，參與神經傳導和肌肉收縮，缺乏時可能導致肌肉無力和疲勞。另可調節血壓，對心臟功能影響至關重要。富含鉀的食物主要來自蔬果類食品，例如菠菜、甘藍、花椰菜、胡蘿蔔、番茄、香蕉、橙子、李子、葡萄、草莓、桃子等。

(六) 鐵（Iron）

是紅血球中血紅素的主要成分，也是人體生成能量時重要的輔助因子，所以缺鐵衍生成的缺鐵性貧血，會表現出疲勞、虛弱和頭暈等症狀。鐵參與免疫細胞的功能，缺乏可能導致免疫功能受損和感染風險增加。

富含鐵質的食物來源有紅肉類食品、肉品、蛋、海鮮、深綠色蔬菜和穀類。由於動物性蛋白中的血紅素鐵容易被人體吸收，故茹素者應搭配維生素 C 含量多的食物，以增強人體吸收植物中的鐵質。

(七) 鋅（Zinc）

人體中超過 300 種以上的酶（enzyme）都需要鋅維持運作，這些酶作用在味覺與嗅覺、消化吸收、神經功能、免疫功能、DNA 和蛋白質皆需要鋅參與合成，進而促使細胞分裂和生長，許多組織在修復過程中也需要鋅的參與，免疫細胞也需要鋅的調節，所以缺乏時，容易導致傷口感染和免疫功能下降。

因爲鋅參與細胞分裂和生長，所以掌控生殖系統的發育和功能，若是發育期的兒童或青少年缺乏鋅，將導致性腺發育不全和性功能障礙的可能性大增。

富含鋅的食物有肉品、海鮮、乳品及相關乳製品、豆類與豆製品、堅果與種子、全穀類與糙米，蔬菜中的白菜、蘆筍和蕃茄也含有一定量的鋅。

六、水

人體內的新陳代謝皆需要水的運送，將養分運送到各組織器官與清除代謝廢物和毒素，通過尿液與汗水排出體外；水是生物體內化學反應和生物運作的重要媒介，所以人體的正常功能維持需要適當的水分平衡，包括維持血液、細胞和組織的水分平衡。體溫升高時，藉由汗液蒸發來降低體溫，從而防止過熱和中暑。皮膚爲人體首要的防護層，充足的水分攝取有助於防止皮膚乾燥、粗糙和出現皺紋，促進皮膚細胞的更新和修復。正常人體無疾病因素影響，每公斤體重則需要30-40毫升的水分，以女性體重50公斤來計算，則每日需要水分爲1500-2000毫升；體重70公斤的男性，則每日需要水分爲2100-2800毫升。

第二節　認識服務對象的營養需求

一、老年期的生理變化

老年期的熱量攝取因個人的生活方式、代謝率、活動水平、身體組成和整體健康狀況而異。隨著年齡的增長，荷爾蒙的改變，使得身體各器官的功能衰退，人體的基礎代謝率（Basal Metabolic Rate, BMR）會減慢，老年人也應生理功能的衰退而減少運動量和肌肉量，進一步降低了他們的能量需求。因此老年人攝取過多的食物產生的熱量，進而造成過胖的現象，衍生相關代謝性疾病。

老年時期的嗅覺、味覺的退化，影響老年人對食物的選擇，對於攝取高熱量、高脂肪或高鹽食物的可能性增加，導致容易肥胖、高血脂與高血壓的生成。而骨質流失以及忽略口腔保健，導致牙齒脫落，也會影響咀嚼能力，進而影響老年人選擇食物的類型以及對食物的消化與營養素的吸收，餐食供應上應提供質地柔軟容易消化的食物爲主。

二、老年期的營養需求

(一) 醣類

爲提供身體熱量的主要來源，可以多選擇原型態食物，例如地瓜、芋頭、玉米等的全穀雜糧類型食物，以及適度的蔬果，可以增加維生素與礦物質的攝取，同時增加飲食中的纖維素含量，有效防止便祕及降膽固醇的作用。另外，若是攝取過多精緻澱粉類及其加工製品，會增加身體醣類代謝負擔，影響血糖波動度，進而引起糖尿病。

(二) 脂肪的攝取

老年人應該避免食用高脂肪、高熱量的加工食品，並選擇低脂肪乳製品和肉類。烹調時，應多選用植物性來源的油品，另外增加無調味的堅果、種子、橄欖油和植物油等的不飽和脂肪，注意飲食中的總脂肪攝取量，以維持健康的體重和心血管健康。

(三) 蛋白質的攝取

由於肌肉的流失，如果沒有疾病上的問題需要限制蛋白質，老年期的蛋白質攝取量應維持於理想體重每公斤 0.8 到 1 公克（潘文涵等，2022）。由於老年人牙齒功能的不健全，則應選擇好咀嚼與吞嚥的蛋白質食物如豆、蛋、魚、肉、奶，並且增加適度的運動，增進肌肉的強度，以延緩肌少症（Sarcopenia）的發生（衛生福利部國民健康署，2018）。

(四) 維生素與礦物質

老年人因牙口不好而減少蔬菜水果的攝取，長時間下來容易引起維生素缺乏的相關症狀。老年人常因行動不方便而減少戶外活動及晒太陽，使得皮下組織能夠自行合成的維生素 D 含量不足，加上肝腎機能衰退，無法代謝生成足夠的維生素 D。如果身體缺乏足夠的維生素 D，進而影響鈣質的吸收利用，從而導致骨骼變得脆弱和易碎，增加骨折的風險。

因為鈣質的缺乏，導致骨質疏鬆，增加骨折的風險。攝取富含鈣質的食物，植物性來源有豆類、豆製品及深色蔬菜等；動物性來源可選擇乳酪、優格、起司或牛奶等乳製品，另外還有帶骨小魚、蝦類、蛤及牡蠣等。

鎂跟鈣在人體內有協同作用，適度的攝取鎂，可以幫助血壓穩定。老年人血壓過高，可以適度攝取一些無調味的堅果類食品，以幫助血壓的舒緩。

老年人胃酸分泌量減少，又加上牙口狀態不良，對於質地較硬的肉品攝取量減少，也容易引發缺鐵性貧血，所以在動物性來源的肉品選擇上，可以選擇質地較細膩的軟質食材，或是剁成細碎，例如絞肉、海鮮或選用雞蛋；而深綠色蔬菜、乾果或豆類可以在烹調中搭配維生素 C 豐富的蔬果，或加上一些食用醋調味。

(五) 水分

老年人常常因為沒有口渴的感覺，或是行動不便，因而減少飲水量，如此，容易發生脫水的現象，或便祕的問題。老年人如果沒有特殊疾病而需要限水的需求，也應達到每公斤體重 30-40 毫升的水分攝取量，以維持正常的生理代謝。

三、認識服務對象常見之生理問題

1. 便祕、腹瀉、脫水，請對照第十三章疾病徵兆之認識及老人常見疾病之照顧事項。
2. 壓瘡：壓瘡的定義、好發部位及發生的原因，請對照第二十三章。

壓瘡的飲食建議：臨床上，發生壓瘡的個案，其複合性疾病因子較多，所以應由專業營養師評估營養素的供給方式與比例。發生壓瘡的個案，如果沒有複合性慢性疾病的干擾，飲食供應上則注重均衡攝取適合的熱量、高蛋白質、維生素、礦物質和水分。

(一) 足夠的熱量

在傷口修復時，除了維持基礎的生理需求熱量，另外傷口修復也需要足夠的熱量維持。熱量給予方面，理想體重範圍內，原則上以每公斤體重 30-35 大卡，體重過輕則逐步增加熱量，可給予每公斤體重 35-40 大卡。

(二) 蛋白質修復

蛋白質是修復和再生皮膚組織的關鍵，如果沒有需要限制蛋白質的相關慢性疾病，傷口修復則需要每公斤體重 1.25-1.5 公克。處於高代謝期時，每公斤體重需要 1.5-2 公克，當給予蛋白質量每公斤體重超過 2 公克時，也許會造成脫水或腎功能衰退，因此要小心監測。傷口修復上，需選擇優質蛋白質來源的食物，例如肉類、蛋、奶。茹素者則建議全穀類與豆類一起食用，鼓勵改爲蛋奶素，以增進傷口修復的速度。

(三) 維生素 C

傷口修復的過程中，需要膠原蛋白填補，缺乏維生素 C 會導致膠原蛋白無法有效合成，進而傷口的修復度差。而富含維生素 C 的食物包括柑橘類水果、奇異果、芭樂、青椒和甜椒。

(四) 維生素 A

維生素 A 透過其活性形式視黃酸（Retinoic Acid, RA）調控細胞分化，對多種細胞類型的發育和功能維持至關重要，有助於維持皮膚的健康和修復。而維生素 A 的前驅物 β- 胡蘿蔔素，在抗氧化過程中發揮了重要作用，能夠中和自由基，透過減少氧化損傷，提高免疫細胞的功能。富含視黃酸的食物如牛奶、奶酪等乳製品、肝臟、鱈魚、鮭魚和蛋類；富含 β- 胡蘿蔔素的食物如胡蘿蔔、甘薯、菠菜、南瓜、甘藍、紅辣椒等。

(五) 維生素 B 群

維生素 B 群在傷口修復過程中發揮了多重作用，包括促進細胞增殖和分化、增強免疫功能、支持蛋白質合成和能量代謝等。透過適當的飲食和補充，維生素 B 群可以顯著促進傷口的快速癒合，減少感染風險，並支持整體健康。

(六) 鋅

鋅參與細胞分裂和生長，且能調節免疫反應，減少過度的炎症反應，從而促進傷口的癒合。富含鋅的食物來源有肉品、海鮮、乳品及乳製品、豆類與豆製品、堅果與種子、全穀類與糙米，蔬菜中的白菜、蘆筍和蕃茄也含有一定量的鋅。

(七) 適量的水分

由於壓瘡個案的組織液會從傷口散失，所以充足的水能保持皮膚的溼潤，防止乾燥和裂紋。乾燥的皮膚容易受到摩擦和壓力的損傷，增加再次壓瘡的風險。水有助於細胞增殖和新組織的形成，加速傷口的修復。且血液以水作為載體，從而提供充足的營養和氧氣到受損組織，促進傷口癒合。

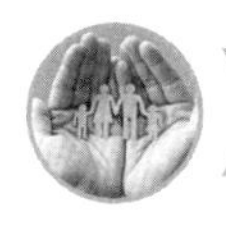

第三節　各種特殊飲食的認識

一、管灌飲食

主要提供為吞嚥功能障礙，或無法經口進食的案主，但其腸胃道功能有足夠的消化吸收能力，以維持案主的營養均衡的流體飲食方式。考量案主疾病問題，應定期給予營養師評估管灌飲食的內容。

相關介紹，請對照第十二章第二節協助進食（含鼻胃管及胃造口）。

二、由口進食的飲食與質地

2019 年衛生福利部國民健康署出版的「高齡營養飲食質地衛教手冊」，則將飲食質地簡易區分成固態食物與液態食物，並依照質地種類細分成 7 種級別，而固態食物則依照牙齒、牙齦的咀嚼功能與舌頭推進食物吞嚥功能的不同，細分 4-7 級，於此級數範圍中，給予應該對應的級別尺寸建議，並且以餐具作為不同級別壓力測試進行分級，使用圖像方式呈現，讓人能更快速理解（圖 21-2、21-3）。

圖 21-2　飲食質地分類應用簡易流程圖

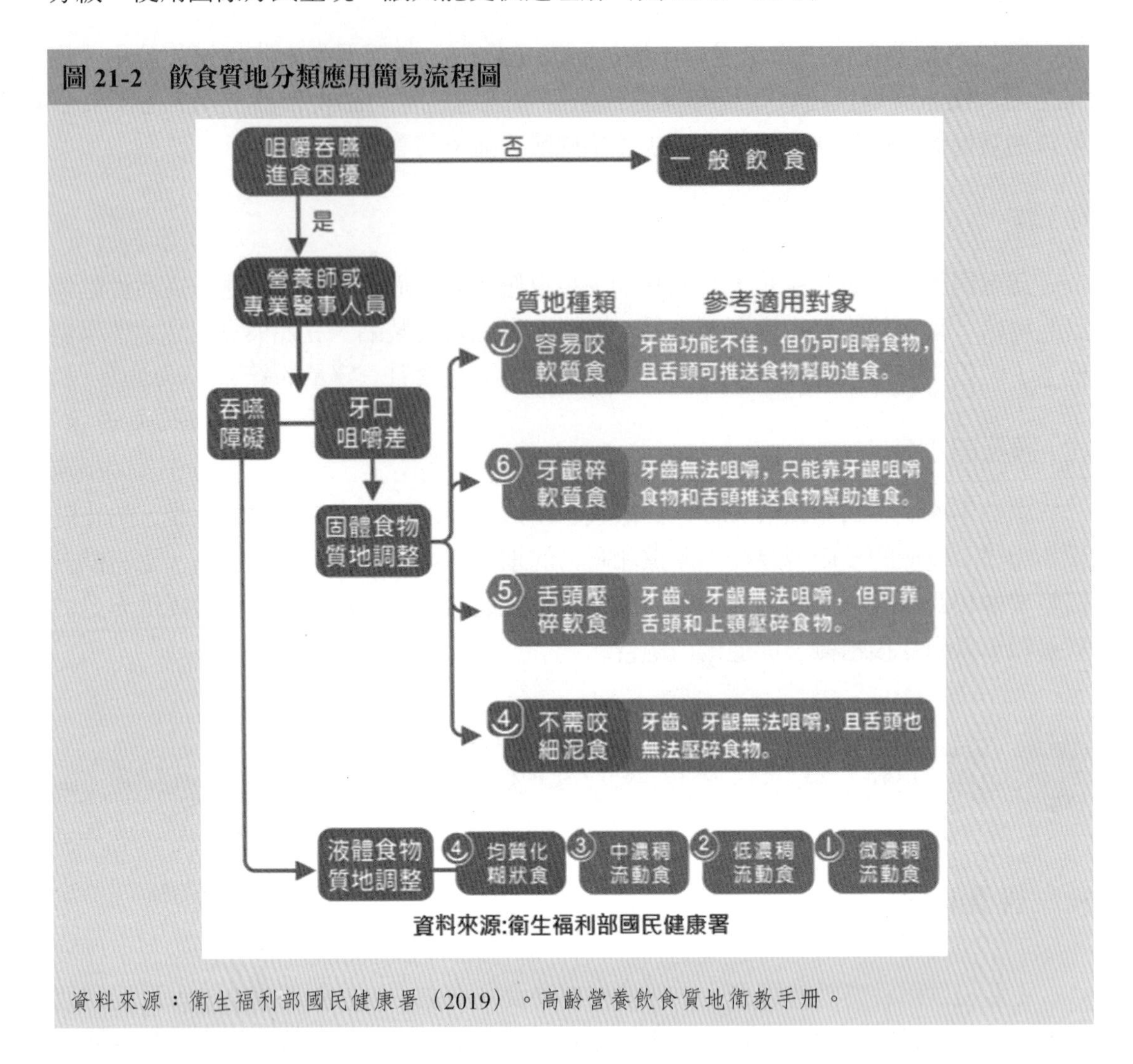

資料來源：衛生福利部國民健康署（2019）。高齡營養飲食質地衛教手冊。

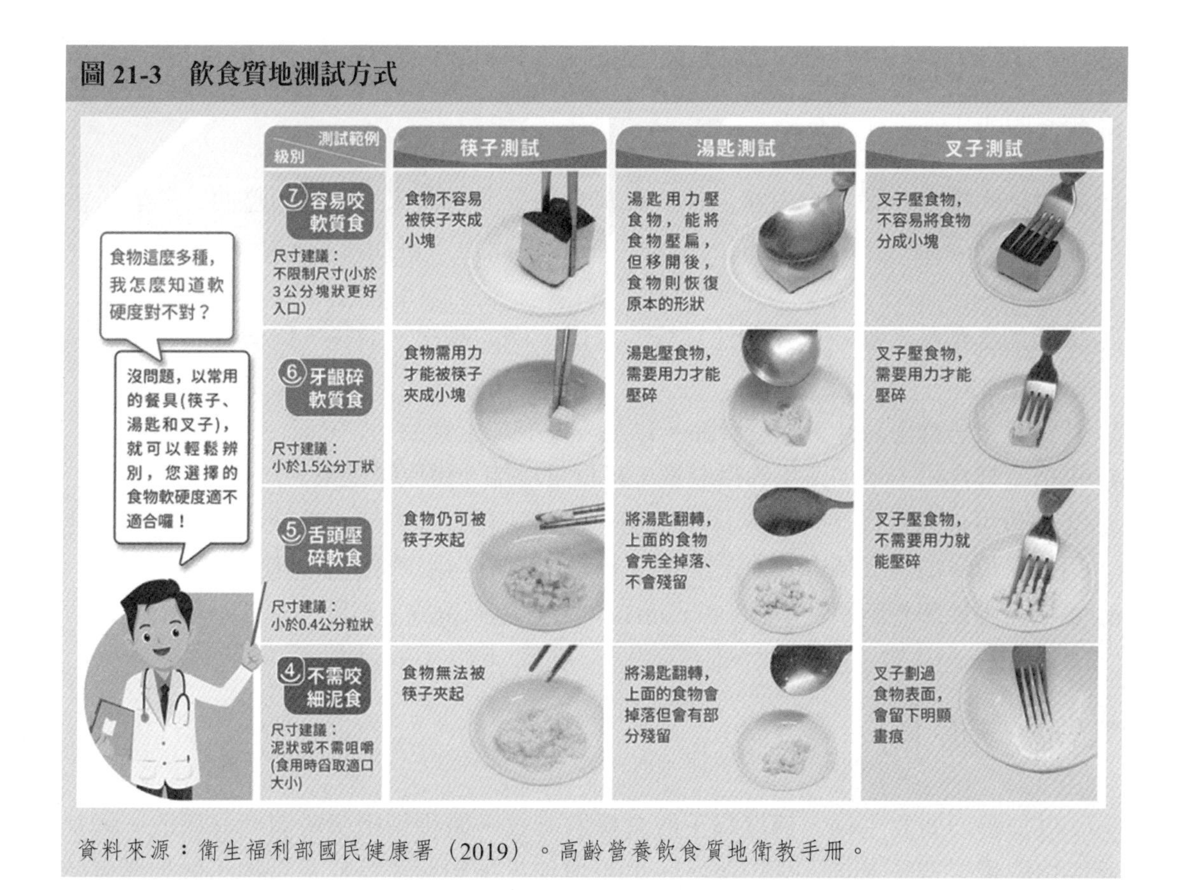

圖 21-3　飲食質地測試方式

資料來源：衛生福利部國民健康署（2019）。高齡營養飲食質地衛教手冊。

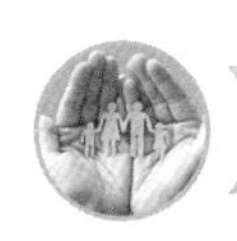

第四節　疾病飲食注意事項

臨床上使用的特殊飲食是指經過醫師或營養師設計的特定飲食方案，旨在改善病患的健康狀況或管理特定疾病。這些飲食方案可能根據病患的疾病類型、症狀嚴重程度以及整體健康狀況而有所不同。以下是一些常見的臨床上使用的特殊飲食。

一、高血壓飲食（低鈉飲食）

限制每日飲食中鈉的攝取量，降低過多鈉離子造成的水分滯留，用以降低血壓。把人體想像成一個封閉的水資源系統，藉由心臟這個馬達的收縮，將血液擠壓到動脈，所生成的壓力，就產生收縮壓（Systolic）；心臟舒張時，血液回流的壓力，則是舒張壓（Diastolic）。高血壓是指靜止狀態時所測得的血壓，收縮壓持續≧ 140 mmHg 或舒張壓≧ 90 mmHg。高血壓與心血管疾病、腦血管疾病、腦中風、糖尿病、腎臟疾病等重大慢性病的風險密切相關。

➢ 飲食原則

1. 減少鈉的攝入，除了食用鹽之外，日常含鈉量高的調味品，例如醬油、烏醋、番茄醬、沙茶醬……等。儘量少用刺激性的調味粉，例如辣椒粉、胡椒鹽、咖哩粉等。
2. 降低加工食品、罐頭食品和速食等的攝取，例如麵線、油麵、醃漬食品、甜／鹹餅乾等。
3. 外食時，忌食用湯汁、醃漬食品，以及少攝取加工食品。
4. 選擇新鮮食材，增加蔬果的攝取量，每日可增加一份原味堅果。
5. 烹調時可以多採用蔥、薑、蒜、白醋、八角、花椒、肉桂、檸檬汁等調味品，運用蒸、烤、燉等烹調方式，保持食材本身的鮮味，用以降低鹽的使用量。
6. 維持血壓於理想範圍（< 130/80 mmHg），避免過重或是肥胖。

二、糖尿病飲食

以營養均衡爲主軸，適度修正飲食攝取方式，減少精緻澱粉與糖分攝取，增加蔬菜攝取量。若是老年人牙口不好，可以增加瓜果類蔬菜等軟質食物，增加燜煮時間，以達食材軟化容易進食。降低油炸類食品與飽和脂肪高的食物如豬油、牛油、雞油……等。遵循醫囑，按時服用藥物。另外改變生活型態，適度的運動提升代謝以維持身體健康，用以預防與治療肥胖、血脂異常、心血管疾病、高血壓與腎病變。

(一) 低血糖的症狀與處理

1. 發生低血糖現象，立即食用含有 10-15 公克醣類食物，例如 2-3 顆方糖、1-2 包即溶糖包、汽水或果汁 120-150 毫升；15 分鐘後，症狀若未恢復正常，則上述方式再給予一次，並且送醫治療。
2. 低血糖處理後（案主意識恢復清醒），於 1 小時之後還需再檢查個案的血糖值，以避免低血糖再度發生，或是因爲給予糖分過度造成的高血糖問題。

(二) 糖尿病個案相關數值控制（表 21-1）

1. 維持血糖在正常範圍，以預防或減少糖尿病相關併發症如慢性腎病變、心血管疾病、神經病變與傷口修復不良的發生性。
2. 維持血脂肪在正常範圍，以減少大血管疾病的危險性。

3. 控制血壓，以降低心血管疾病的危險性。
4. 控制體重於理想體重範圍內；如果肥胖，減重 5-10%，每個月減少體重控制於 2-4 公斤，並且加強負重型運動以增進肌肉穩定性。快速減重容易造成肌肉組織的流失與肝腎功能負擔。

表 21-1　糖尿病個案血糖、血壓、血脂肪建議控制目標

項目	建議控制目標
糖化血色素（HbA1c）	< 7 %
空腹血糖	80-130 mg/dL
飯後血糖	< 160 mg/dL
血壓（BP）	< 130/80 mmHg
三酸甘油酯（TG）	< 150 mg/dL
低密度脂蛋白膽固醇（LDL -Cholesterol）	< 100 mg/dL
高密度脂蛋白膽固醇（HDL -Cholesterol）	男：> 40 mg/dL 女：> 50 mg/dL

三、腎臟病飲食

針對慢性腎臟病（Chronic Kidney Disease, CKD）的患者設計，主要限制蛋白質攝取，以延緩腎功能衰退，以減少併發症。

(一) 限制蛋白質的攝取量

蛋白質代謝產生的代謝廢物需要通過腎臟排泄，因此慢性腎臟病患者每日的蛋白質攝取量，應該根據臨床上檢測分析出的腎功能階段進行調整，以減輕腎臟負擔。

(二) 低鈉飲食

攝入過多的鈉會導致體液滯留和高血壓，對腎臟功能不利。腎臟病患者應限制食用鹽和高鈉食物，例如鹹肉、醃製品、罐頭食品和速食等加工食品。調味上建議選用無鹽或低鹽進行烹調，降低沾醬的使用。

(三) 低鉀飲食

由於腎臟功能的退化，使得鉀離子排除不易，可能導致高鉀血症，因此需要限制高鉀食物的攝入，例如香蕉、柑橘類、菠菜等。對於腎功能嚴重受損的患者，需要更加嚴格地控制含鉀的相關食品攝入。

另外植物需要藉由葉綠素進行光合作用來產生所需要的養分，鉀離子在細胞內起到了維持葉綠體結構和功能的重要作用，所以腎功能衰退的患者在攝取蔬菜前，需先用熱水川燙促使鉀離子流失，且避免菜湯、精力湯、肉湯或果汁這類品項。另外，低鈉鹽的特點雖然爲鈉含量減少，但鉀含量增多，腎功能衰退與腎病之患者，則不適合攝取。

腎功能衰退的患者禁止食用楊桃與其相關製品，楊桃裡面的神經毒素爲Caramboxin，在腎功能衰退的個案中造成神經系統障礙，出現意識不清及肢體麻木等神經毒性的症狀，嚴重會導致死亡（張友駿、顏妙芬，2016）。

(四) 避免高磷食物的攝取

腎臟爲主要途徑以排出多餘的磷，所以當腎功能不全時或慢性腎臟病患者，則容易出現高磷血症，過高的血磷濃度會促使腎小管內鈣磷鹽的沉積，導致腎小管間質的鈣化，進而加重腎臟疾病的進展。而高磷血症進而影響鈣磷代謝，使鈣質從骨骼溶解出來，導致骨質疏鬆、骨病變等骨骼疾病。而鈣質沉積於血管內壁上，增加動脈粥狀硬化的風險，進而增加心血管疾病發生的可能性。

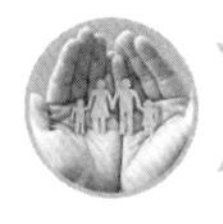

第五節　備餐的衛生

依據「餐飲從業人員衛生操作指引手冊」（衛生福利部食品藥物管理局，2022），爲確保餐飲從業人員遵守衛生規範，以維護食品的安全和品質。

一、廚房工作人員個人衛生注意事項

1. **佩戴口罩**：在廚房工作時，應戴上口罩，避免食品受到汙染。
2. **佩戴髮帽**：工作時穿戴整潔的衣服及髮網帽，將頭髮完整包覆不露出爲原則，以避免頭髮、頭皮屑及其他雜物落人食品中。
3. **佩戴手套**：供餐人員應穿戴用過即丟的塑膠手套，以避免手汙染食物。

4. **工作穿著**：與食品直接接觸的從業人員，需穿工作鞋，不可穿涼鞋，以避免刀具掉落切傷；不可穿戴手錶、手鐲、戒指等飾物，不能蓄留指甲、塗抹指甲油、化妝品，以避免接觸食物造成汙染。
5. **洗手和消毒**：進入食品作業場所前、如廁後或咳嗽、打噴嚏時，須用衛生紙或毛巾掩住口鼻；手部受到汙染時，應按照標示的步驟正確地洗手或消毒。每次進行不同動作前，都應澈底清潔手部，以避免汙染食物。
6. **生食和熟食分開處理**：直接處理水果或熟食時，應將手部澈底洗淨和消毒，或者穿戴消毒清潔完善的不透水手套。
7. **試菜應用專屬餐具**：不可直接用手、鍋鏟直接接觸食物試菜，若需要試吃也須使用試吃用的餐具。
8. **應避免個人習慣**：禁止吸菸、嚼檳榔、嚼口香糖、飲食，不可以隨地吐痰，以免汙染食物或餐具。
9. **設置工作人員飲用水放置區**：在前處理區和烹調作業區設置統一管理的飲用水放置區。
10. **處理切傷**：如果不慎切傷手指，應立即包紮。如果需要繼續工作，應戴上防水、長度達肘部的橡膠手套，以防止水流入感染傷口。

二、認識食物中毒

依據「餐飲衛生安全管理面面觀」對食物中毒的定義，二人或二人以上，攝取相同的食物，發生相似的症狀（腹瀉、嘔吐），並且於所食用的食物檢體與個案的嘔吐物、糞便等檢體中分離出相同的致病源，則為食物中毒（衛生福利部食品藥物管理署，2015）。由於臺灣一年四季氣候大多溫熱潮溼，適合細菌滋生繁殖，食物如果放置於室溫下過久，就有可能滋生細菌，所以烹煮完一定要盡快食用完畢。

三、準備餐食的工作注意事項

1. **生、熟食區隔**：廚具、餐具，例如砧板、菜刀、分裝食物的容器，應該以生、熟食區隔，分開使用，並且要區隔處理食材空間和擺放位置，可以選擇不同顏色區分，最好能讓使用人員能夠一眼清楚分辨使用，例如紅色—熟食、藍色—生食，以避免交叉汙染。
2. **食材區隔**：進貨時應立即把熟食和海鮮、肉類分開放置，以避免相互汙染。

3. 接觸生的肉類、海鮮後，都要用溫熱水和洗滌劑將手、砧板和碗盤洗淨。
4. 絕對不可以把煮熟的食物放在已裝過生肉或生海鮮且未洗淨的容器中。

(一) 正確的使用冰箱

1. 冰箱不是儲藏室，盛裝容量應維持在 50-60%，不可塞太滿，才有利於冷空氣循環裝置運作。
2. 貨品要維持先進先出的原則，每件物品皆註記日期，以確保食材的品質於有效期限內使用完畢。
3. 送入冰箱的食物要用保鮮膜或加蓋，可以隔絕空氣，減少食物氧化，以避免食物中的水分散失，減少細菌的接觸，延長保鮮時間。
4. 紙箱包裝的內容物要先取出、分別冷藏；紙箱不能直接進冰箱，以避免紙箱吸溼發霉，導致黴菌滋生汙染食物。
5. 魚及肉類的冷藏溫度應控制於 3-7℃，且須盡速烹調、供餐完畢。
6. 冷凍庫溫度要維持於 -18℃以下，冷凍前應分裝，每次取出要烹煮的數量，以避免反覆解凍。

(二) 溫度保存與殺菌方式

在臺灣，細菌生長的溫度帶大多為 10-60℃間，以下整理分類出食物保存的溫度限定規範（表 21-2）、氯液殺菌法－氯液 200ppm 調配比例（表 21-3），以及熱消毒殺菌法（表 21-4）。

表 21-2　食物保存的溫度限定規範

項目	規範
冷凍溫度	物品中心溫度在 -18℃以下
冷藏溫度	物品中心溫度在 7℃以下
熱藏溫度	物品中心溫度在 60℃以上
廚房	溫度：20-25℃間
	溼度：50-55%
	樓板高度：2.4 公尺以上
	光度：工作台──200 米燭光以上 非工作台──100 米燭光以上

表 21-3　氯液濃度 200 ppm 配製方法

漂白水	清水
1 cc	250 cc
2 cc	500 cc
4 cc	1L（1000cc）
10 cc	2.5L（2500cc）
20 cc	5L（5000cc）

表 21-4　熱消毒殺菌法

方法	餐具（例如：砧板）	毛巾、抹布
煮沸殺菌法	1 分鐘以上	100℃沸水，煮沸 5 分鐘
蒸氣殺菌法	2 分鐘以上（餐具）	100℃蒸氣，加熱 10 分鐘
熱水殺菌法	80℃以上熱水，加熱 2 分鐘	
乾熱殺菌法	85℃之乾熱，加熱 30 分鐘	
氯液殺菌法	氯液餘氯 200ppm 以上，浸置 2 分鐘	

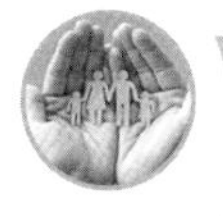

第六節　吞嚥困難飲食（細泥、細軟食等）及自製灌食的設計與製備

依據「高齡營養飲食質地衛教手冊」（衛生福利部國民健康署，2019），老年人牙齒脫落，影響其咀嚼能力，進而影響老年人選擇食物的類型，此時藉由改變食物的大小或是烹煮方式，或是選用質地較軟的食材，皆可增加進食的可及性。另外，因爲疾病所造成的吞嚥功能障礙，可以藉由食物增稠劑調整成不同濃稠狀，以增進吞嚥的容易度。依照咀嚼、吞嚥困難程度分級，將食材切成不同級數要求的大小與濃稠度，可參閱第七節備餐實作。

(一) 改變食物質地

依照個案的咀嚼能力以及吞嚥功能，將食材切成如前圖 21-2、圖 21-3 的分級樣貌，也可以使用調理工具，例如果汁機、調理機或是調理棒等，將食材的物理性質改變，成爲容易咀嚼吞嚥的樣貌。

(二) 改變烹調方式

可以多選用清蒸、燉、煮等含水量較多的烹調方式，延長食材的烹調時間，進行食材軟化，以降低咀嚼吞嚥的困難度。

(三) 選擇質地較柔軟的食物類型

1. 豆魚蛋肉類：可以多選用豆腐、蛋、魚類等質地柔軟的蛋白質來源品項；肉品部分可以切削成薄片，或是絞肉，也可以運用木瓜酵素、鳳梨酵素對蛋白質分解的特性，先進行抓醃，以達到肉質軟化。
2. 蔬菜類：可選用纖維質短的蔬菜，例如瓜果型蔬菜、白菜、茄子或是嫩芽。
3. 水果類：可選用香蕉、木瓜、葡萄等軟質水果。
4. 乳品類：每天攝取其相關製品 1-2 份，以增進鈣質且能補充蛋白質，例如優格、起司。
5. 全穀雜糧類：可多添加水分進行烹煮，以增加其澱粉成分的糊化，使其容易咀嚼吞嚥。
6. 堅果類：可以用磨豆機、調理棒或是果汁機磨成粉狀，撒在菜餚中，不僅增添風味，且能補充人體所需礦物質。由於大多堅果爲油脂性，所以烹調食材以清淡少油爲主，以避免攝取過多油脂。

(四) 食物增稠劑的功用

食物增稠劑的功能爲調整液體的黏稠度，使個案在吞嚥過程中，能順利藉由吞嚥反應將食物進入食道，而不會落入氣管中，造成嗆咳，嚴重時引發吸入性肺炎。

使用食物增稠劑時，則依照所需要的濃稠度將粉末加入所需要調整質地的液體中，使其完全溶解且均勻攪拌，靜置至少 30 秒，才能發揮食物增稠劑的功效。

食物增稠劑的來源如下：

1. 日常烹調勾芡用的太白粉、糯米粉、蓮藕粉，或是製作果凍的洋菜粉、吉利丁等都是日常調理採買方便的食品。
2. 商業配方的食物增稠劑，其優點爲不容易解離，維持食物的濃稠穩定度高，對於吞嚥困難的個案較不容易產生嗆咳。

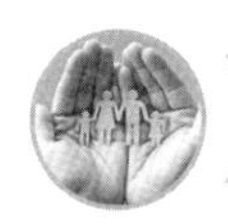

第七節　備餐實作

以火龍果與牛奶作爲不同食物質地分級的示範。

分級	質地	製作方式	範例
7	容易咬的軟質食物 約 3 公分的立方體	案主牙齒功能不佳，但可以咀嚼，且舌頭可以推進食物吞嚥。 將火龍果去皮，切成長寬高約為 3 公分的立方體。	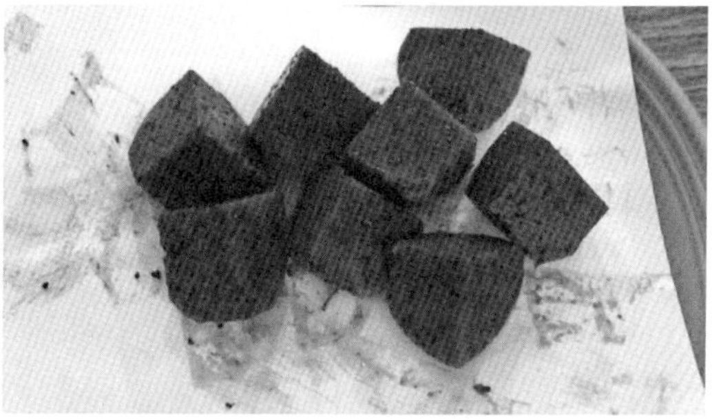
6	牙齦可碎軟質食物 約 1.5 公分的立方體	案主只能靠牙齦咀嚼，且舌頭可以推進食物吞嚥。 將火龍果去皮，切成長寬高約為 1.5 公分的立方體。	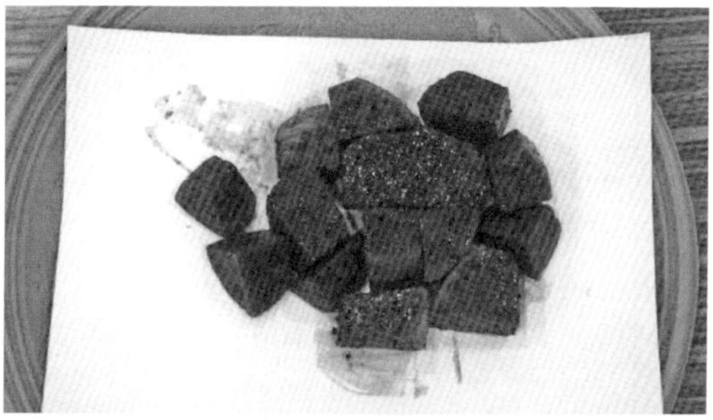
5	舌頭可碎軟質食物 小於 0.4 公分的顆粒狀	案主牙齒、牙齦皆無法咀嚼，只能用舌頭、上顎壓碎食物吞嚥。 將火龍果去皮，剁碎成小於 0.4 公分的立方體。	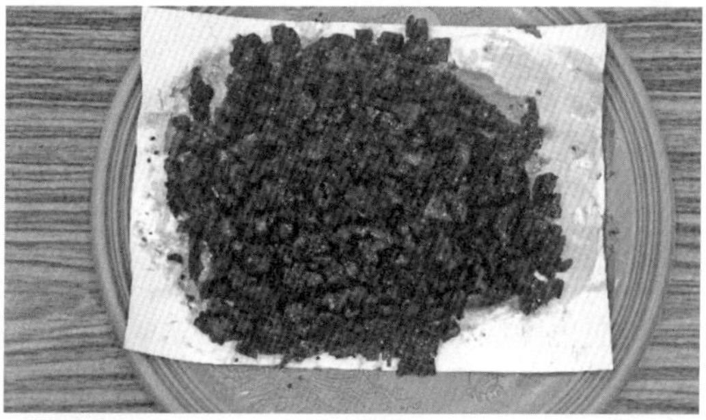
4	不須咬的細泥餐 泥狀不需要咀嚼	案主牙齒、牙齦無法咀嚼，且舌頭與上顎無力，僅能透過吞嚥作用進食。 運用果汁機或調理棒將去皮的火龍果打成泥狀供給。	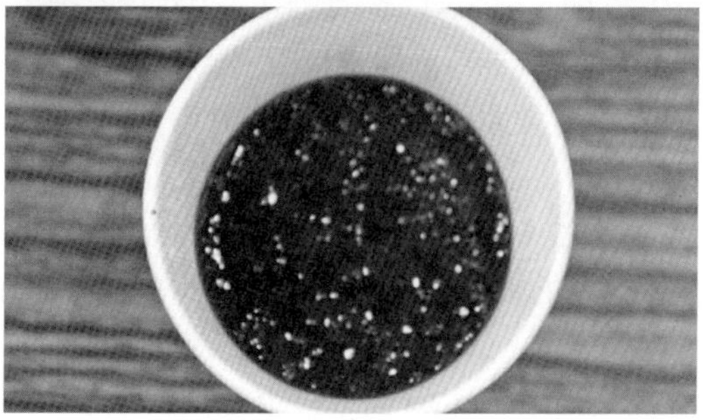

分級	質地	製作方式	範例
3	中濃稠 流動食 蜂蜜狀	滑順、沒有結塊，似優格，可以直接用杯子或是湯匙食用。 牛奶 100c.c. 加入增稠劑 1.5 公克。	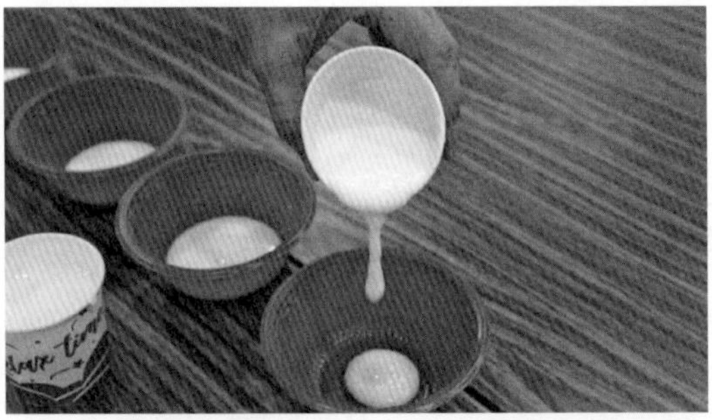
2	低濃稠 流動食 花蜜狀	吸取時候，需要花費一點力氣。 牛奶 100c.c. 加入增稠劑 1 公克。	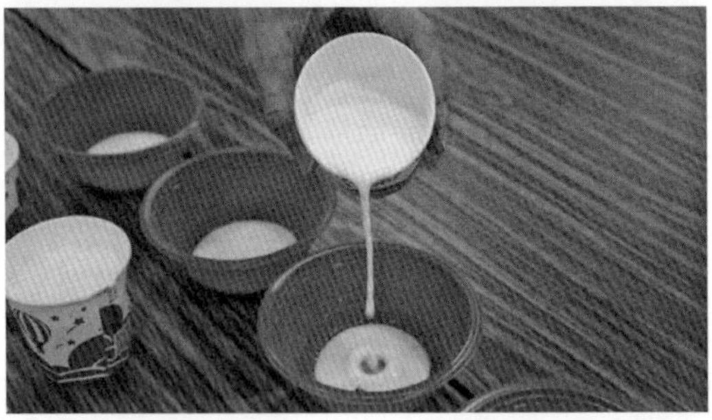
1	微濃稠 流動食	比水稍微濃稠的液體。 牛奶 100c.c. 加入增稠劑 0.5 公克。	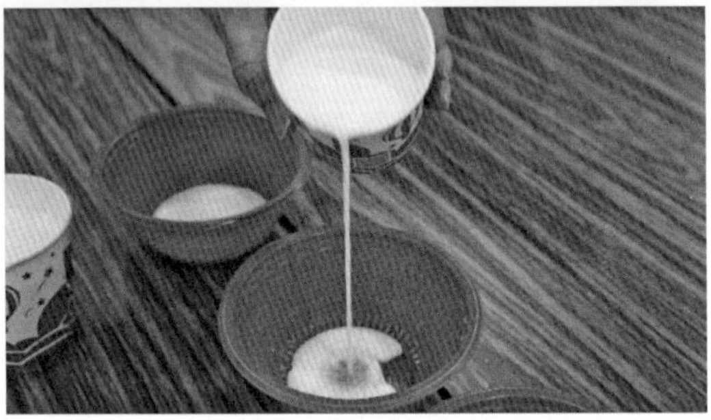

課後問題

1. 糖化血色素爲多少以上，確診爲糖尿病？(A)6.5 (B)6 (C)5.5 (D)5。
2. 發生低血糖，如何處理？(A) 給予汽水或果汁 120-150cc (B)2-3 顆方糖泡成糖水 120-150cc (C) 立即食用 10-15 公克醣類 (D) 以上皆是。
3. 腎臟病飲食要特別注意何種水果？(A) 草莓 (B) 西瓜 (C) 楊桃 (D) 芒果。
4. 肌少症主要關聯六大類食物中哪一種？(A) 水果類 (B) 豆魚蛋肉類 (C) 油脂類 (D) 以上皆是。
5. 膳食纖維多存在於何種食物？(A) 水果類 (B) 蔬菜類 (C) 全穀雜糧類 (D) 以上皆是。
6. 65 歲以上銀髮族一日所需要補充的鈣質爲多少？(A)1000mg (B)900 mg (C)800 mg (D)700mg。
7. 食物衛生中，熱藏溫度至少要控制在多少以上，才能延緩細菌滋生？(A)40℃ (B)50℃

(C)60℃　(D)70℃。

8. 選出正確的食物貯藏溫度：(A) 冷凍，食物中心溫度 -18℃　(B) 冷藏，食物中心溫度 7℃　(C) 熱藏，食物中心溫度 60℃　(D) 以上皆是。

答案：

1.	2.	3.	4.	5.	6.	7.	8.
(A)	(D)	(C)	(B)	(D)	(A)	(C)	(D)

參考文獻

胡月娟、李復惠、林麗鳳、洪芸櫻、杜玲、呂淑華、陳鳳櫻、邱淑玲、鐘淑英、蘇以青、嚴毋過（2014）。**照顧服務員訓練指引**（5 版）。華杏。

張友駿、顏妙芬（2016）。解密楊桃：與腎臟的糾葛。**臺灣家庭醫學雜誌，26**(4)，228-234。

衛生福利部食品藥物管理局（2022）。**餐飲從業人員衛生操作指引手冊**。

衛生福利部國民健康署（2015）**餐飲衛生安全管理面面觀**。

衛生福利部國民健康署（2018）。**每日飲食指南手冊**。

衛生福利部國民健康署（2018）。**國民飲食指標手冊**。

衛生福利部國民健康署（2019）。**吃進健康，營養新食代——高齡營養飲食質地衛教手冊**。

衛生福利部國民健康署（2023）。**慎選吃得巧 活躍新生活——老年期營養資源手冊**（再版）。

劉珍芳（2012）。**「國人膳食營養素參考攝取量及其說明」第七版——維生素 C**。行政院衛生署食品藥物管理局。

潘文涵、羅慧珍、林嘉伯、劉承慈、葉松鈴、林以勤、吳思芸（2022）。**「國人膳食營養素參考攝取量」第八版——蛋白質**。衛生福利部國民健康署。

蕭寧馨、許珊菁（2022）。**「國人膳食營養素參考攝取量」第八版——鈣**。衛生福利部國民健康署。

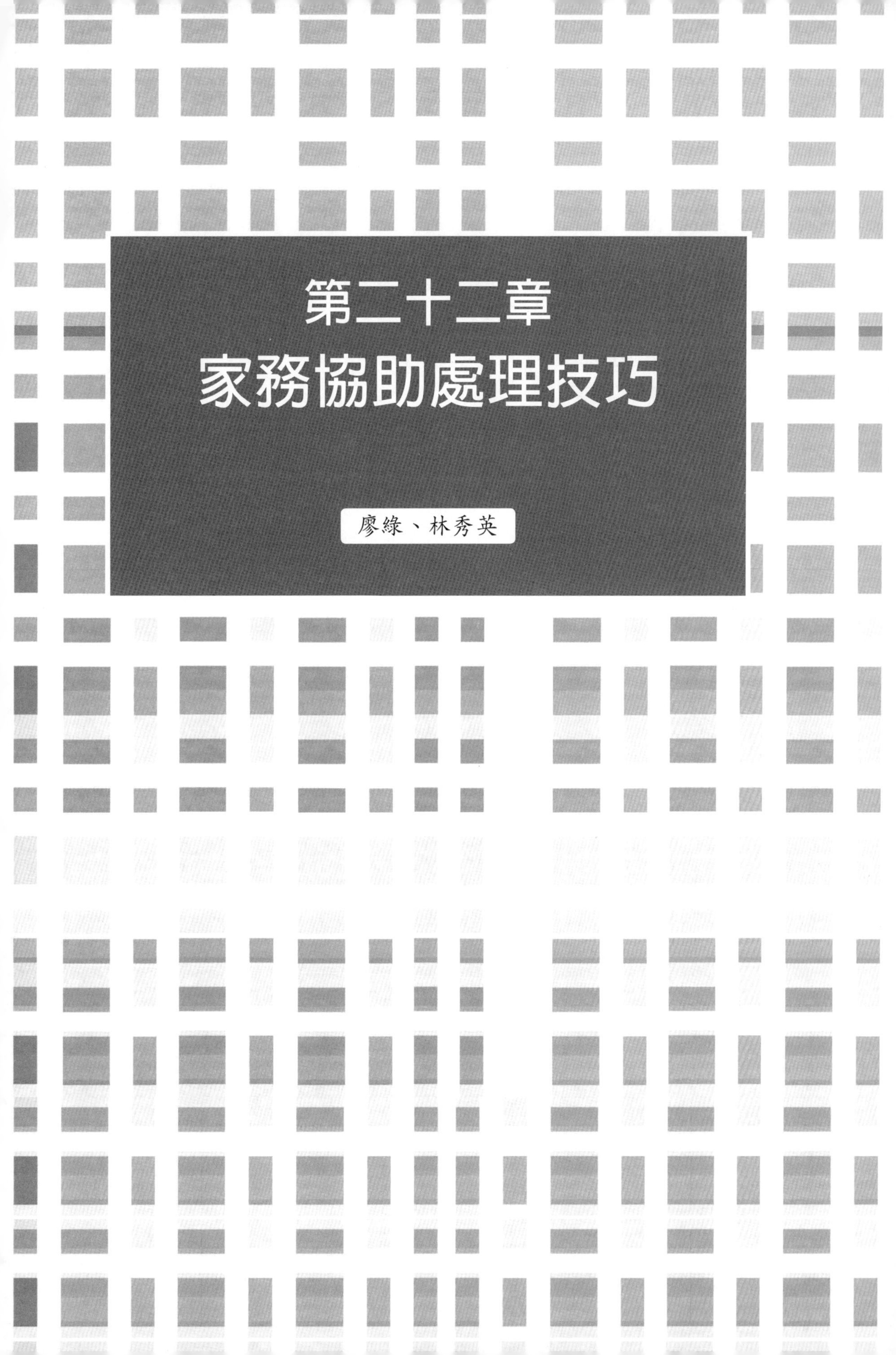

第二十二章
家務協助處理技巧

廖綠、林秀英

課程綱要

一、家務處理的功能及目標。

二、家務處理的基本原則。

三、家務處理應有的態度。

學習目標

一、認識協助案主處理家務的工作內容及範圍。

二、了解協助案主處理家務的基本原則。

三、了解家務處理應有的態度。

前言

由 119 送來一位 75 歲急診個案，沒有家屬陪同（獨居），全身布滿化膿傷口引發感染而發燒送醫治療。李爺爺因職業傷害造成雙眼失明，以前有太太整理家務，但是太太過世後，李爺爺無心也無力照顧自己了，故此個案轉介給社工介入。第一次訪視李爺爺，發現他的住處已許久沒打掃，堆積的雜物已壓迫到居住空間，有扇窗戶破了一個洞，卻僅僅用張紙板將破窗遮住。工作人員不由得擔心，堆積的雜物很可能讓全盲的爺爺跌倒；破窗如果下雨，雨水可能溢入屋內；冬天冷風從窗戶灌入，李爺爺如何禦寒？於是對爺爺說會找人來修理窗戶，沒想到李爺爺竟然說，「修理要花錢，反正只有我一個人，我已經習慣了。」（雙連關懷視障基金會，2024）另一案例，80 歲阿嬤家中堆滿雜物不願清理，經工作人員詢問原因後，阿嬤很無奈說出：「現在剩我一個人，家裡塞滿東西才不會寂寞。」藉此獲得安全感（橘世代新聞，2023），更因爲雜物堆滿，進入家中只有一條爬進去的通道，阿嬤有可能跌倒。以上案例的共通點就是獨居，第 1 例盲視導致無法處理家務，第 2 例利用雜物「豐富空間」，以「塞滿」獲得安全感卻同時容易發生跌倒狀況。但這是個案還是普遍現象？因人口老化已是不可逆的事實，故還有許多藏在社會角落的弱勢人群未被發現。依內政部「111 年老人狀況調查」中，我國 65 歲以上人口與 106 年比較，增加 82.4 萬人，65 歲以上者在「處理家務」、「備餐」、「獨自外出」、「洗（晾晒）衣服」等 4 項工具性日常生活活動（Instrumental Activities of Daily Living, IADLs）至少一項需人協助比例爲 18.41%，4 項需要要協助項目，優先順序以「處理家務」占 16.30% 最高。由此可見，提供居家服務之處理家務項目，是維持環境安全及防止感染的基石，可看出居家照顧已逐漸成爲需要長期照顧老人的主流服務模式。

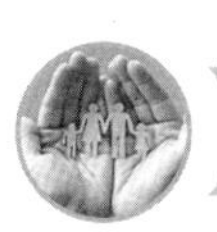

第一節　家務處理的目標

1. 維護服務對象的健康與安全。
2. 維持符合服務對象期待的生活品質。
3. 降低並且控制感染的發生。
4. 良好的家務處理實務工作，不僅能夠提升受照顧者的生活品質，也對家庭成員整體的福祉有莫大的影響。〔資料來源：衛生福利部（無日期），長期照顧專業人員數位學習平臺網頁〕

一、範圍

根據國民健康署 2017 年「國民健康訪問調查」，3,280 位 65 歲以上老人中，每 6 人就有 1 位在一年內有跌倒的經驗（495 人，占 15.5%）。跌倒發生後，會造成身體不適、疼痛、生活品質變差、生活依賴及心理上懼怕跌倒的壓力，使健康照護上的需求及複雜程度增加，亦可能會造成長期臥床甚至死亡。故國民健康署呼籲長者及家屬，防跌要從生活小細節做起，維持居家環境，是防跌的好方法。家務協助是要避免環境髒亂、影響個案健康之重要服務項目，所以民眾及家屬依需求申請居家服務後，經長照個案管理師、照顧專員評估（如下表 22-1），到現場實際勘察環境後制定家務協助的頻次及範圍（見圖 22-1）。

表 22-1　個案工具性日常生活活動功能量表（IADLs）【以最近一個月能力爲主】

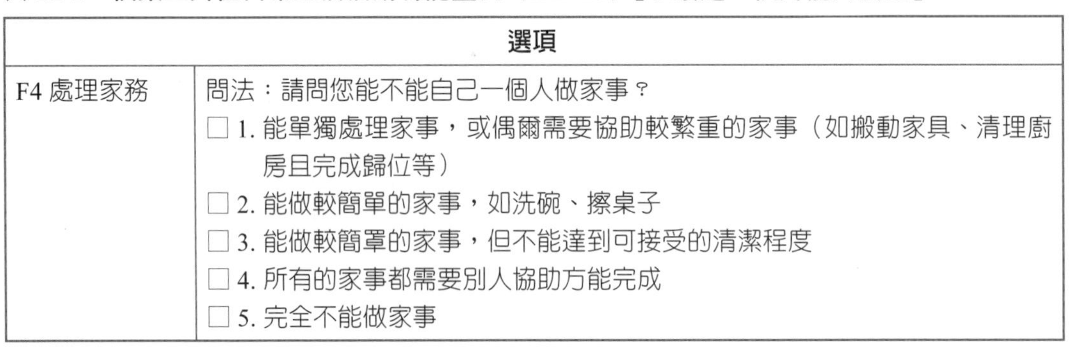

選項	
F4 處理家務	問法：請問您能不能自己一個人做家事？ □ 1. 能單獨處理家事，或偶爾需要協助較繁重的家事（如搬動家具、清理廚房且完成歸位等） □ 2. 能做較簡單的家事，如洗碗、擦桌子 □ 3. 能做較簡單的家事，但不能達到可接受的清潔程度 □ 4. 所有的家事都需要別人協助方能完成 □ 5. 完全不能做家事

資料來源：衛生福利部（2017）。新型照顧管理評估量表。

圖 22-1　個案管理師、照顧專員評估後，規劃處理家務之範圍（範例：○○○長照居家服務公司案例）

BA15-1〔家務協助（自用）〕*14 單位（3 次 / 週）
範圍：客廳桌椅擦拭 / 地面掃拖、浴廁刷洗、案主房間地板 / 床面，輪流整理）

二、工作內容

做家務對於 ADL 功能不好的長輩來說是一種負擔，家務協助目的在於減輕負荷，讓居服員至家中清潔環境，減輕子女照顧壓力以有喘息時間，故照顧管理評估內容針對此項有自用（獨居）及共用（與子女同住）區別。依據衛生福利部（2020）之長期照顧給付及支付基準說明，其中照顧組合之 B 碼爲居家服務，家務協助爲

BA15-1（獨居、自用）及 BA15-2（非獨居、共用），這兩種組合的區別在於長照需要者是否獨居或非獨居，費用計算上有差異。

1. 獨居之長照需要者：居家生活空間的清理或洗滌、衣物洗滌及晾曬烘乾（含至自助洗衣店洗衣）、熨燙、衣物簡單縫補等家事服務。
2. 非獨居之長照需要者：睡眠及主要居家生活空間之清理或洗滌、衣物洗滌及晾曬烘乾（含至自助洗衣店洗衣）、熨燙、衣物簡單縫補等家事服務。
3. 清理洗滌方式包含吸塵／溼式清洗，沖洗／除塵等，非大掃除。
4. 上述非獨居之長照需要者家務協助須爲長照需要者本身所需，若係長照需要者與家人共用之區域，則本項組合之金額僅支付 50%，另外 50% 須由長照需要者負擔支付。
5. 本組合所稱之獨居者定義如下：
   (1) 長照需要者自己一人居住。
   (2) 長照需要者與家人同住，每名家人須符合下列條件之一：
      - 年齡未滿 18 歲。
      - 年齡 18 歲以上未滿 65 歲，並領有身心障礙證明（手冊）。
      - 年齡 18 歲以上未滿 65 歲，且長照需要等級爲 2 至 8 級。
      - 年齡 65 歲以上。
      - 50 歲以上經確診之失智症者。
6. 長照需要者使用之臥室及浴室，不論是否與家人共用，均不屬於共用區域。
7. 同住之長照需要者共用此項照顧組合時，若住同一臥室，僅擇一長照需要者扣其照顧及專業服務額度及部分負擔，若住不同臥室，則均須扣其照顧及專業服務額度及部分負擔。

(一) 環境整頓及安全維護

1. 地板維持乾淨清潔：掃地、拖地、暢通、乾淨、乾燥，去除地毯及踏墊皺褶及捲起的邊緣，腳踏墊底下加上防滑墊。
2. 打掃順序：先高再低、先乾再溼、由內往外；因爲地心引力使灰塵跟一些髒汙會飄落到低處。
3. 室內環境：擺設整齊，清除任何影響行動的障礙物。
4. 照明：經常出入房間裝小夜燈，廁所協助更換燈泡，燈光要明亮，尤其夜間通往廁所的路徑要有安全的照明及扶手。
5. 走道暢通：維持輪椅可以通過，雜物收納整齊，電線靠牆收好，避免絆倒。
6. 樓梯整潔，應有穩固的扶手。
7. 浴室：刷洗淋浴設備、浴缸、洗臉盆及馬桶。維持乾燥，置防滑墊。

8. 垃圾及雜物的清理，防止蚊蠅滋生。
9. 用電安全：電器用品、延長線的檢視及維護。
10. 公共區域：把放在沙發及椅子上的枕頭移開，並用吸塵器清掃底下空間。
11. 大型家具（如衣櫃固定）：詢問案主意見是否丟棄。
12. 尖銳物品如刀、針、剪刀等，應該有固定的收納地方。

(二) 降低並控制感染的發生

1. 衣物清潔：使用洗衣機洗衣服、晾晒和收摺衣服。
2. 被褥清潔：定期更換清洗床單、枕頭套，曝晒冬被、夏被等；若服務對象有大小便失禁情況，需每天更換、清洗床單。
3. 替換季節性物品：收拾笨重的毛衣和厚大衣。
4. 飲水機、開飲機定期清洗保養。
5. 檢視收納櫃食物、食材、佐料的有效日期。
6. 檢視冰箱食物若有腐敗發霉一律丟棄。
7. 廚房於煮飯後，清潔檯面，勿殘留食物，避免蟑螂過境。
8. 廚餘及垃圾分類須按環保局規定辦理。
9. 若有幫服務對象代購或備餐，將食物放入置物盒，分門別類放好。
10. 每日倒垃圾或加有蓋子的垃圾桶，避免滋生蚊蠅蟑螂。
11. 電風扇葉片有卡灰塵，需定期清洗，避免空氣汙染。
12. 消毒房門門把：房子最易滋生細菌及忽視的地方。
13. 擦拭電器用品：尤其電視遙控器最容易滋生細菌。
14. 洗衣機空間：擦拭洗衣機與檯面，避免黴菌在裡面滋生；建議進行一年一次的機器消毒來除掉內部的黴菌及殘留的洗衣精，使用多用途消毒劑或醋溶液來清潔機門邊的橡膠密封條，以及裡面的皂液器。
15. 用溼抹布擦掉散落在洗衣房各處的絨毛輕粉塵。
16. 控制居家感染／漂白水使用控制居家感染的發生：要經常洗手、適當處理排泄物，維持家庭環境清潔。
17. 衣物清洗時，有受到汙染的衣物，應經過消毒後才進行清洗。
18. 抹布應該分類使用，一條抹布從廚房擦到客廳，完全不符合衛生清潔原則。
19. 沾有糞便、血液等物品與衣物，應該與一般物品與衣物分開處理，並進一步給予消毒殺菌。
20. 漂白水的稀釋如果是 1：100，就是取 10 毫升的漂白水再加上 1000 毫升水。
21. 漂白水稀釋液的消毒步驟：(1) 先清掃；(2) 稀釋漂白水；(3) 進行擦洗；(4) 靜置 5-10 分鐘；(5) 清水再擦洗一遍。

22. 一般沾有糞便、血液、分泌物的衣物可使用漂白水消毒法，通常在冷水先浸泡15-30分鐘。

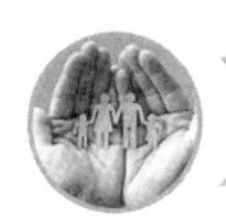

第二節　處理家務的基本原則

一、工作倫理

工作倫理是指工作人員在組織中對職權行為和人際互動的價值判斷，包括個體的態度和價值觀以及反映這些態度和價值觀的外在行為。然而長期照顧工作是提供服務對象身心照顧，當然也會面臨許多不可預期且複雜的挑戰，照顧服務人員在處理倫理議題時，依據受訓過程的專業教育訓練，以及本身過去經驗與價值觀作為決策判斷時，思考如何做才能提供更好的服務品質？以下是對工作倫理要求的說明：

1. 尊重服務對象生命，以服務對象為中心，給予服務對象適切的照顧。
2. 對任何服務對象，不論年齡、語言、風俗、飲食、習慣、種族、信仰、生活方式、社會角色等均同等對待，並給予最大尊重。
3. 盡最大能力完成服務對象與家屬所交付之工作，不投機取巧。
4. 工作態度要親切，與服務對象、家屬及工作人員保持和諧。
5. 作業前後應確保服務對象隱私，並針對服務對象資料及病情給予保密。
6. 不得向服務對象家屬解釋病情或介入醫療建議。
7. 在工作中，拒絕偷竊財物行為，願為自己的行為負責
8. 發現周遭人事物等不當事件，若因疏忽而可能影響服務對象安全，須立即告知機構主管，協助處理（胡正申、陳立直、郭盛哲，2014；許雅喬、朱美珍，2022）。

二、居服員導入5S理念

案家猶如是居服員另一工作場所，必須建立一個良好的環境，以確保個案的安全與健康，避免意外發生，故加強工作人員的責任感以及提高工作效力，而工作場所（案家）整潔（5S現場整理），正是改善案家安全工作環境之基礎（職業安全健康局，2003）。

1. **整理**：「要提高效率，應從整理開始」，為了避免工作場所出現凌亂情況，應清楚地將需要和不需要的物品分別出來，而「整理」就是把不需要的物品搬離現場。

2. 整頓：「避免浪費尋找時間，應有完善儲存方案」，爲了讓工作人員容易找尋和放回需要的物品，「整頓」就是把這些物品有條理地安放和處理，有條理地安放需要的物品，以工作人員易於找到和取得爲原則。
3. 清掃：「要確保工作場所清潔整齊又安全，應經常進行清掃工作」，清掃是指掃除、清理汙垢的動作，其著眼點不單要把工作場所打掃得整齊清潔，亦可在清掃時檢查各項設施、工具、機器是否在正常狀態。
4. 清潔：「只有保持清潔及無汙穢的工作環境，才可使工作人員工作時既安全又健康」，清潔是指乾淨無汙穢，也就是把黴菌及汙穢除去的乾淨狀態。要確保工作場所清潔，機構需要持續保持整理、整頓及清掃等活動。
5. 修養：「5S 是以修養爲始終、創造良好安全文化」，此處所強調的是創造一個具有良好安全習慣的工作場所。

三、使用工具

工欲善其事，必先利其器。工作人員必須先準備工具，方能完成任務。儘量使用家屬自備的清潔用物，以中性環保清潔劑爲主，避免汙染環境產生荷爾蒙。可以請家屬添購以下物品（表 22-2），但不強制要求。

表 22-2　家務執行之基本工具

1.	2.	3.	4.	5.	6.	7.	8.	9.
掃把 畚箕	蘇打粉 白醋	拖把 海綿 抹布	硬毛刷 馬桶刷	水桶 噴水瓶	洗潔精 除塵布	洗衣精 或肥皂	護手手套 圍裙	多用途清潔劑（含廚房）

四、工作前的準備

1. 照顧服務員到服務對象家時，須注意儀容整潔及個人衛生、修剪指甲，並儘量不要戴飾物，呈現出專業職業形象。
2. 工作前、後都要洗手以減少感染的機會。準備一套乾淨衣服、口罩及手套，避免將案家的細菌帶到另一案家或帶回自己家中。
3. 檢查並確認當日服務對象的身心狀況、工作項目及內容，與服務對象或照顧者取得共識，安排今日工作時間表。
4. 首先需要確認並熟悉當日的工作項目及其內容。若有不明白或不清楚的地方，則必須詢問服務對象或是其他家人，以共同澄清疑問。

5. 準備當日工作項目用具，如果對工作項目有疑問應請示照顧管理專員。
6. 了解每項工作內容後，將會用到的工具備妥，例如若當日需清潔地板、清洗並消毒廚房，則此時必須檢查並確認工具及消毒用具是否齊全並備妥。
7. 到服務對象家時，應先與服務對象及其家人打招呼，確認服務對象在家並告知服務要開始。若案家或服務對象要求超出原評估約定項目須報告督導員，以重新評估所需事項，不要私下答應。
8. 工作前依照服務對象的需求，充分說明安排的一日工作並取得共識與首肯。
9. 照顧服務員須將照顧服務對象之工作及家務處理內容綜合起來，調整安排適當時間將每件事物有效率完成。服務前預先擬出一份排班時間表，包含當日各項工作及執行時間，以幫助並提醒自己完成工作。

五、工作時的要求

1. 依照評估的工作計畫，儘量配合服務對象家務處理方式、習慣與標準提供照顧服務以滿足需求。
2. 照顧服務員於工作前、後都應洗淨雙手以減少感染的機會。
3. 忠實地依照約定服務項目於時間內完成任務，密切觀察服務對象的健康狀態，以回報與做記錄。
4. 服務時皆需以顧及服務對象的隱私、安全與衛生、財務不受損爲原則。
5. 從事環境清潔整理時，可以戴手套、口罩及圍裙，視需要可以戴髮帽保護自己。
6. 清潔整理環境時，若發現服務對象遺失的財物，應立即交還服務對象。
7. 不可好奇去窺探櫃子（無論有無上鎖），或未獲同意整理貴重物品。
8. 當清潔用品不足時，請家屬或找時間去代購，不以無物品爲藉口忽略服務。
9. 尊重服務對象的自主權，要做任何的改變前必須徵得服務對象的同意。
10. 工作時若遇到任何的困難問題，例如性騷擾、暴力、不合作及約定外的工作項目等，應立即向照顧管理專員報告，避免衝突。
11. 安排的一日工作無法完成時，立即報告照顧管理專員，經過認可後才可變更服務項目與內容，不可擅自更改服務項目與內容或省略應服務項目。
12. 照顧服務員在工作中感覺身體不適時，或在家臨時無法前往服務時，應提早通知所派遣的服務單位並請假，以便安排替代人員。

13. 照顧服務員要以一致性的服務程序、型態及方式工作，讓服務對象熟悉服務流程與方式，使其不會因更換照顧服務員而需重新適應。

六、工作後的記錄

1. 將用具清洗晾乾並放回原處。
2. 離開案家時必須洗手並與服務對象及家屬打招呼，今日服務結束。
3. 確實記錄特殊狀況與報告服務單位主管。
4. 檢討服務對象的滿意度，討論應改進或修正之處，提升工作效率與品質。

七、環保 5R 原則

廚餘及垃圾分類，依據「一般廢棄物回收清除處理辦法」（2023）、「資源回收再利用法」（2009）處理，爲落實我國物質永續循環利用及節能減碳重要政策方向，降低資源消耗與環境負荷，於「資源循環利用法」草案中納入 5R 精神，包括：

1. 減量（Reduction）：源頭減量，減少製造端之原料使用量及消費端之廢棄資源產生量。
2. 再使用（Reuse）：物品丟棄前應予以再使用。
3. 回收再利用（Recycling）：將廢棄資源化爲可用之物質。
4. 能源回收（Energy Recovery）：無法再利用者，進行能源回收。
5. 國土再造（Land Reclamation）：竭盡前述方式仍無法再利用或回收者，則妥善處理至安定化、無害化後，用於國土再造。

關於資源回收分類說明有多種語言標示，如圖 22-2，並由環保局統一定點回收。

圖 22-2　資源回收分類說明

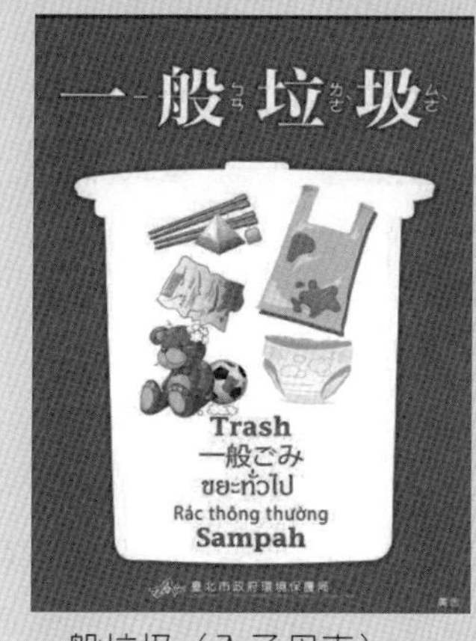

一般垃圾（入子母車）

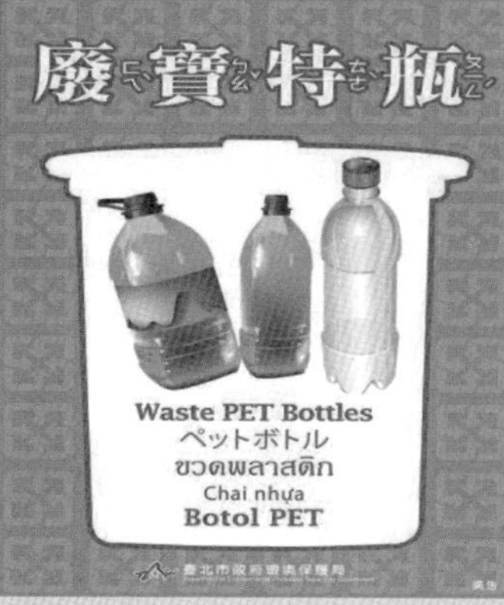

廢寶特瓶

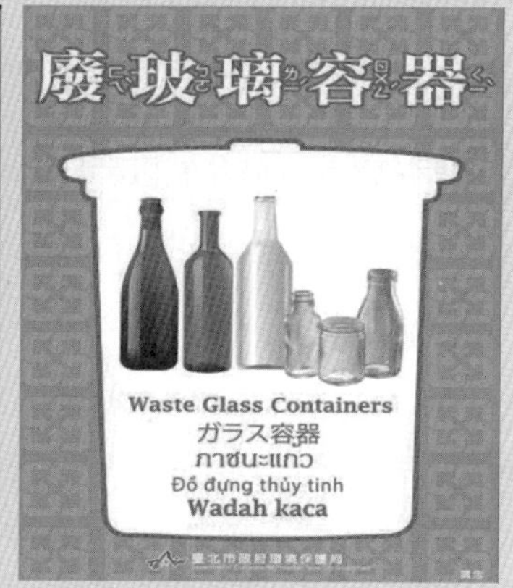

廢玻璃

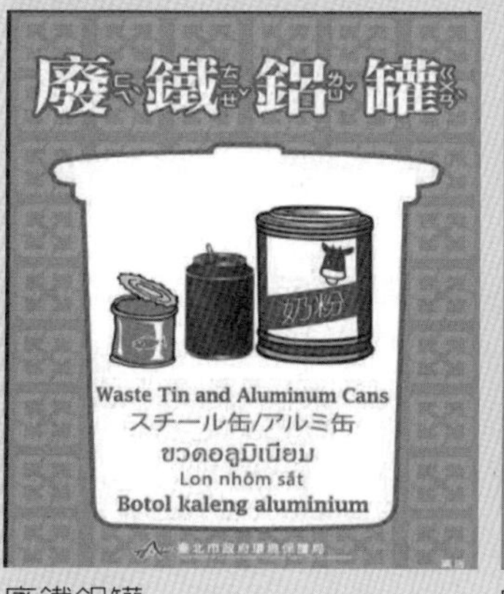

廢鐵鋁罐

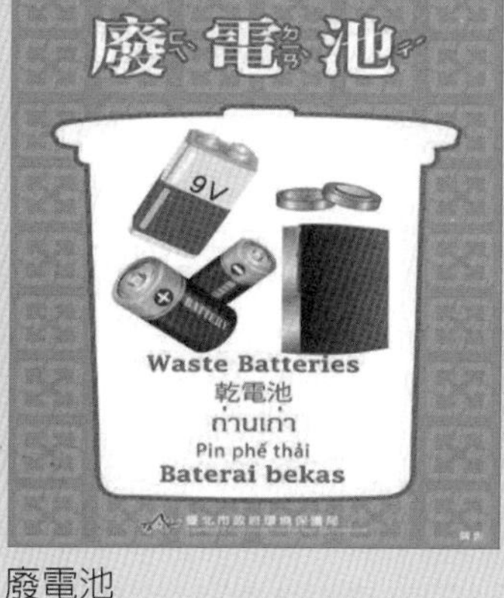
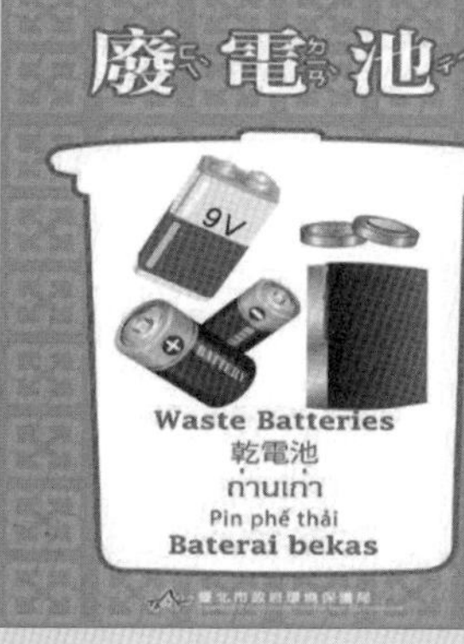

廢電池

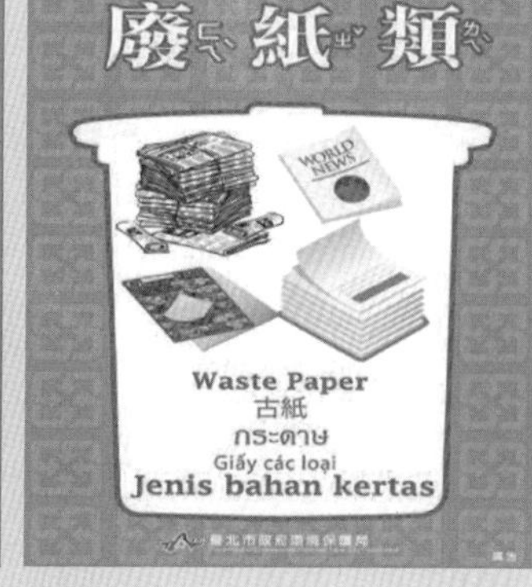

廢紙類

資料來源：圖片使用來自於臺北市環境保護局。

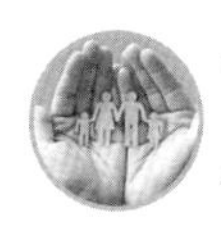

第三節　家務處理應有態度

一、認識家務處理工作內容

(一) 居家服務員該做哪些事？又該做多少呢？

有一些申請居家照顧家事服務項目的人抱怨居家服務員（簡稱居服員）：「他說洗衣只能洗我的衣服，其他家人的都不洗。」「他擦床居然只擦一半，我太太睡的部分就不擦！」「他煮飯只煮我吃的，我家人還不能一起吃⋯⋯」

初聞這些反應，似乎頗不近人情。然而，再聽聽居服員的心聲：「我不是家庭幫傭，不該請我來爲你們全家打掃、煮飯。」「我是來協助家事服務，不是家事都由我來做。」「如果眞的需要大掃除，可以自費請家事清潔員，而不是找居服員。」

(二) 居服員是協助，而不是取代照顧者

有些申請者認爲，目前居家服務的劃分範圍太限縮，需要有限度的放寬；但也有些居服員指出，之所以會有這樣的範圍設定，是因爲他們過往太常被當成「家事幫傭」，只好先劃清界線保護自己。看來居服員與申請居家服務的個案對家事協助項目與內容有很大的歧異。

首先，接受服務的案主與其家屬要釐清兩件事：(1) 長照 2.0 的服務是提供「協助」，而不是「取代原本的照顧者」；(2) 居服員的工作是減輕照顧者的壓力，而不是「完全接下照顧者的擔子」。如果沒有這兩點認知，後續在事務範圍與相處態度上自然會有所不同。

(三) 家務協助是要避免髒亂，影響案主健康

居服員的工作是協助照顧案主的身體健康，而非環境整潔或備餐。而之所以也提供一定程度的家務協助，主要目的是希望維持環境乾淨，避免髒亂，導致案主的身體狀況變得更差。

因此家務協助的範圍不會太大，諸如掃地、拖地、擦桌子、使用洗衣機洗衣服、晾晒和收摺衣服，以及換床單等。那麼，爲什麼不一開始就由政府規定清楚「哪些可以做、哪些不做」？因爲每個個案的需求不盡相同，很難統一限制。照顧管理專員除了會先向案主說明服務項目與範圍，若眞的有需要，也會給予彈性調整。在臺灣，我們想讓更多個案都能接受到居家照顧的服務，但長照體系人力明顯不足。「先求有，再求好」，導致目前的服務可能先做到「廣」，但深度尙有改善空間。然而，若要增加居服員數量與熱情，絕對不是廣設相關科系就能達到。除了串連其他專業人員進入體系支援，讓居服員可以更專注在協助案主維持身心健康之外，社會大眾、案主與其家屬對居服員的看法與態度也是關鍵。期許我們的「長照 3.0」可以逐漸進步，往更好的方向努力。

二、家務處理工作態度

(一) 應建立前後一致的工作程序

1. 集中管理並有工作計畫表讓案主適應及熟悉工作流程，因爲案主生活中任何小改變都可能造成他極大的壓力。
2. 建立一致性的服務，可協助案主適應服務員，亦可使服務員交接順利。

(二) 工作中要保持個人的衛生及儀容

1. 頭髮衣著應求整齊，指甲剪短磨平並少戴飾物。
1. 多帶一套乾淨衣服換穿，以防將此案家的細菌帶給下一個案家或自己。
2. 完成工作後離開案家前必須洗手，以免傳染細菌給下一個案家或自己。

課後問題

1. 家務處理有二大功能：(A) 維護受照顧者的健康與安全 (B) 維持符合受照顧者期待的生活品質 (C) 以上皆是。
2. 家務處理的功能不包含下列哪一項：(A) 營造一個安全、清潔的環境 (B) 降低個案家中感染的發生 (C) 增加個案的收入 (D) 提升個案的身心健康。
3. 家務工作服務前，應先了解：(A) 案家背景 (B) 家庭成員 (C) 服務內容 (D) 以上皆是。
4. 首次到受照顧者家中服務，首先：(A) 自我介紹 (B) 環境認識評估 (C) 了解彼此期望 (D) 以上皆是。
5. 照顧服務員至案家從事家務服務時，最妥善的工作方法爲何：(A) 依照服務員個人家務處理經驗工作 (B) 依照一般長輩的工作方法提供服務 (C) 先詢問案主每項家務處理的工作方式並依照辦理 (D) 依照督導員指示提供家務服務。
6. 案主或家屬要求工作內容不在服務內，照顧服務員：(A) 給予婉拒 (B) 指責案主或家屬 (C) 隨意答應，(D) 以上皆可。
7. 案主或家屬要求照顧服務員留下電話，方便聯絡時，如何處理：(A) 留下機構電話 (B) 留下個人手機號碼 (C) 留下個人家中電話 (D) 以上皆可。
8. 提供關懷支持，包括：(A) 可以一邊聊天 (B) 一邊適度的詢問受照顧者的感受 (C) 給予具體的肯定與讚美 (D) 以上皆是。
9. 照顧服務員提供關懷與精神支持，必須具有：(A) 耐心 (B) 愛心 (C) 同理心 (D) 以上皆可。
10. 下列何者是家務處理的基本原則：(A) 便利舒適原則 (B) 安全原則 (C) 清潔衛生原則 (D) 以上皆可。

答案：

1.	2.	3.	4.	5.	6.	7.	8.	9.	10.
(C)	(C)	(D)	(D)	(C)	(A)	(A)	(D)	(D)	(D)

參考文獻

全國法規資料庫（2009，1 月 21 日）。**資源回收再利用法**。https://law.moj.gov.tw/LawClass/LawAll.aspx?pcode=O0050049

全國法規資料庫（2023，11 月 23 日）。**一般廢棄物回收清除處理辦法**。https://law.moj.gov.tw/LawClass/LawAll.aspx?pcode=O0050024&kw=%e5%9b%9e%e6%94%b6

李逸、邱啟潤（2013）。服務使用者觀點之「好居家服務員」特質探討。**護理暨健康照護研究，9**(2)，148-156。https://doi.org/10.6225/JNHR.09.2.148

胡正申、陳立孟、郭盛哲（2014）。居家照顧服務員倫理議題：居服員、督導員與機構主管的三個層面。**復興崗學報，104**，199-225。https://www.airitilibrary.com/Article/Detail?DocID=04298063-201406-201407180010-201407180010-199-225

香港職業安全健康局（2003）。**電子及通訊業良好工作場所**。https://www.oshc.org.hk/oshc_data/files/bulletins/ibsh/2016/Telecom30.pdf

國民健康署（2023）。**跌不償失——老人居家防跌 5 要點**。https://www.mohw.gov.tw/cp-4635-51615-1.html

許雅喬、朱美珍（2022）。社會工作倫理議題長期照顧服務的倫理思維——案主與居服員系統間的擺盪。**社區發展，180**，228-242。https://cdj.sfaa.gov.tw/Journal/Content?gno=12961

陳正芬、楊惠淳（2021）。「做」簡單，「教」很難：照顧實務指導員試辦計畫之行動研究。**人文社會科學研究，15**(3)，1-31。https://doi.org/10.6284/NPUSTHSSR.202109_15(3).1

陳薈雅、林雅萍、林耀盛（2022）。落身於家：人文臨床視野下的居家照顧倫理。**應用倫理評論，73**，29-46。https://www.airitilibrary.com/Article/Detail?DocID=10282483-202210-202211030012-202211030012-29-46

臺北市政府保護局（2024）。**資源循環一共創未來**。https://dep-recycle.gov.taipei/page/download/index.aspx?root=1

衛生福利部（2017，3 月 28 日）。**新型照顧管理評估量表**。https://www.mohw.gov.tw/dl-15878-85fb3fa5-9172-431a-986e-35d16c6ff701.html

衛生福利部（2020）。**長期照顧（照顧服務、專業服務、交通接送服務、輔具服務及居家無障礙環境改善服務）給付及支付基準**。109 年 2 月 4 日衛部顧字第 1091960012 號公告修訂。https://www.mohw.gov.tw/cp-2698-39060-1.html

衛生福利部（無日期）。長期照顧專業人員數位學習平臺。https://ltc-learning.org/info/10000053

衛生福利部國民健康署（2023，5 月 30 日）。**民國 106 年國民健康訪問調查**。https://www.hpa.gov.tw/Pages/Detail.aspx?nodeid=364&pid=13636

衛生福利部統計處（2024，6月7日）。**111年老人狀況調查**。https://dep.mohw.gov.tw/dos/lp-5095-113-xCat-y111.html

鄭美娟（2014）。居家服務工作人員工作面貌之探討。**台灣社區工作與社區研究學刊，4**(2)，1-43。https://www.airitilibrary.com/Article/Detail?DocID=P20111124002-201410-201412040029-201412040029-1-43

橘世代新聞（2023-10-11）。**家中堆滿雜物不願清理！80歲嬤：剩我一個人，塞滿才不寂寞**。https://orange.udn.com/orange/story/121407/7497764

獨立評論。**居家服務員該做哪些事？又該做多少呢？**https://opinion.cw.com.tw/blog/profile/428/article/9305

雙連關懷視障基金會（2024）。**獨居的視障老人誰來照顧**。https://www.suanlien.org.tw/civicrm/contribute/transact?reset=1&id=5

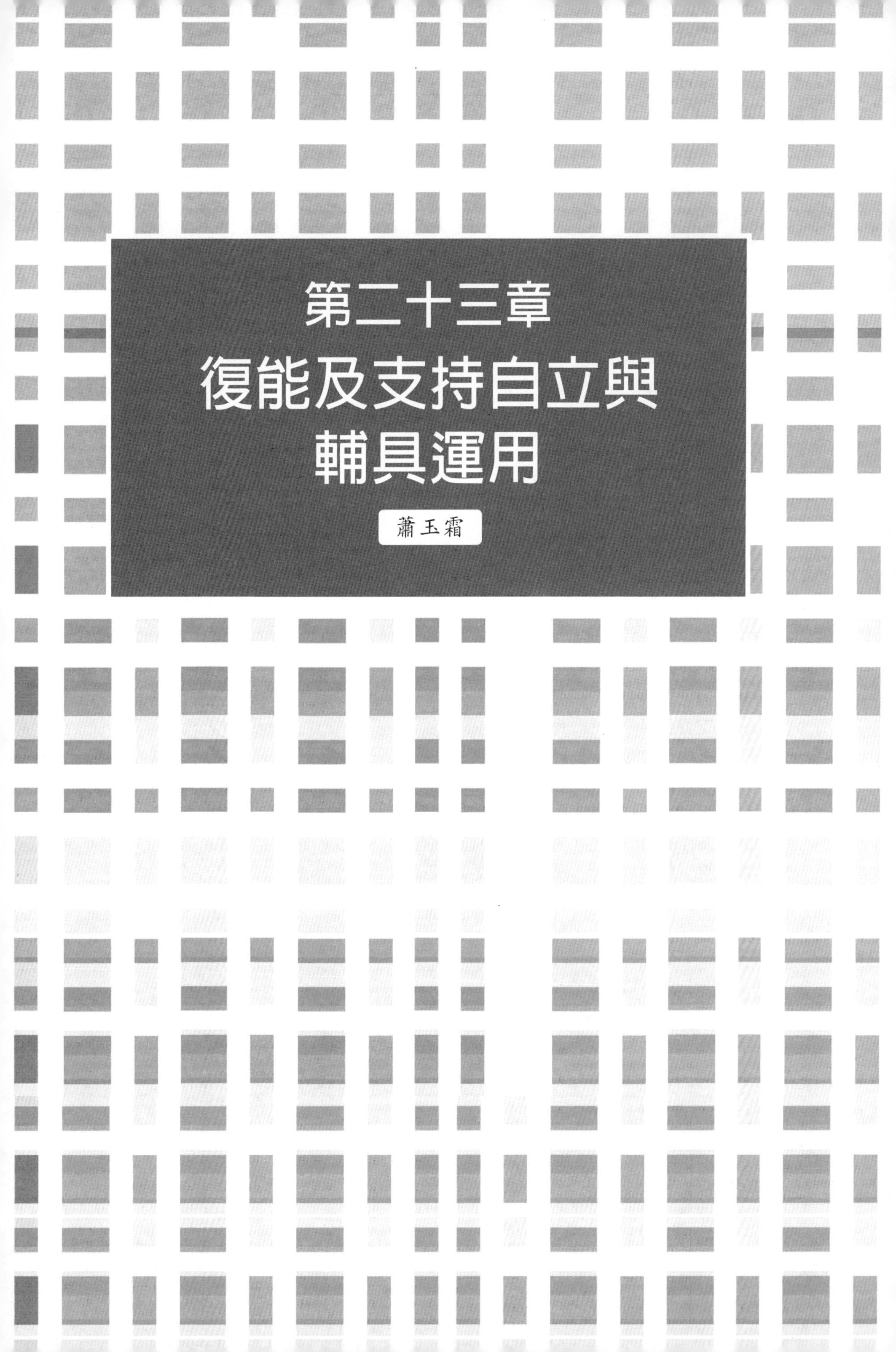

第二十三章
復能及支持自立與輔具運用

蕭玉霜

課程綱要

一、復能及支持自立精神與執行。
二、如何鼓勵自我照顧。
三、運動與活動的定義與重要性。
四、移位與擺位的注意事項。
五、簡易被動肢體關節活動。
六、自主性運動的協助。
七、壓傷（壓瘡）的定義、好發部位及發生的原因。
八、如何預防壓傷（壓瘡）。
九、介紹長照設施中常舉辦之活動類型。
十、介紹生活輔具的功能、用途與使用，包括食、衣、住、行及工作者如何輕鬆使用輔具。
十一、生活輔具 DIY。
十二、居家安全看視原則。
十三、居家安全環境塑造。
十四、安全照顧技巧。

學習目標

一、了解長照復能及支持自立的意涵，以及學習復能及支援自立之照顧模式及照顧落實的重要性。
二、了解如何於專業人員提供專業服務時，能參與及協助執行復能之計畫，並學習如何透過日常生活之協助訓練，提升受照顧者自主能力。
三、說明活動與運動的重要性與種類。
四、學習移位與擺位時的注意事項。
五、說明被動運動的項目。
六、說明主動運動的項目。
七、認識壓傷（壓瘡）、好發部位及原因。
八、學習壓傷（壓瘡）的預防方法。
九、認識長照設施常舉辦之活動類型。
十、了解生活輔具的功能與使用方法。
十一、善用現成生活物品發揮輔具的功能。
十二、了解居家安全看視的重要性。
十三、學習居家安全看視及居家安全環境塑造。
十四、學習運用安全照顧技巧。

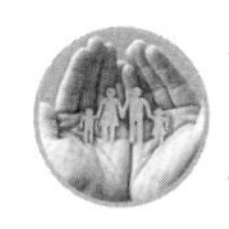

第一節　身體移位與擺位

一、身體維持姿勢之目的

身體依靠肌肉與骨骼呈現外觀狀態，以完成從事各種活動時的身體部位變化。身體維持各種姿勢的目的，包括維持正常解剖位置、維持身體關節或肌肉長期的伸展、維持身體舒適的姿勢、肌肉骨骼的完整性與預防變形、保持皮膚完整性、維持神經肌肉功能、預防產生壓傷、維持心肺功能、有健全呼吸型態及血液循環、協助特殊治療、提供適當擺位、有助於治療效果。

照顧服務員透過服務對象擺位與身體姿勢之觀察，可以了解其身體的健康狀況，**適時協助與維持適當的擺位、移位。不過照顧服務員工作時，也應該維護自己工作時的姿勢適當性，以在身體健康下維護服務對象的需求。**

二、執行身體移位與擺位之原則

當服務對象失去身體活動的能力時，需要由照顧者協助移位或擺放身體位置。移位為由一位置移到另一位置，可徒手也可使用輔具，例如移位板（如圖 23-1）、移位轉盤、移位扶手（如圖 23-2）、移位帶（如圖 23-3）或移位滑布（如圖 23-4）協助，不僅安全又省力，也可增進服務對象之參與。

圖 23-1　移位板

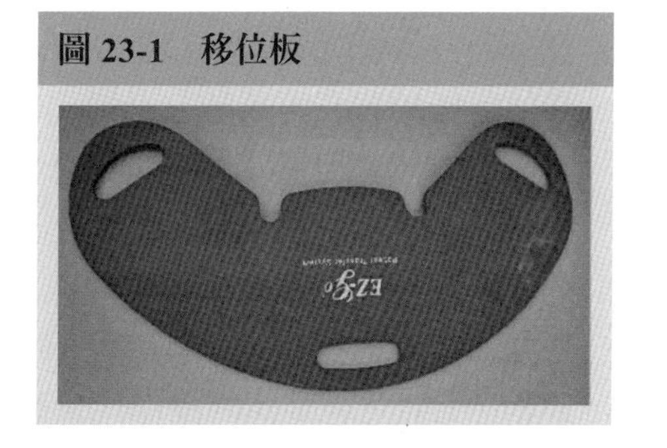

擺位需要適時提供必要的支撐，調整身體處於正確的解剖位置，讓骨骼與肌肉保持正常張力，避免產生錯誤代償，可達預防或減緩身體攣縮與畸形，或防止皮膚受損發生壓瘡。尤其是坐姿時，要留意保持骨盆平穩的接觸椅面，確保脊椎、頭、肩膀、骨盆等在同一直線上的正中直立，背部適當的背靠可以提供達到良好的軀幹支撐。不過理想坐姿也要依據服務對象的失能概況提供擺位支托，避免勉強施行造成傷害。

執行服務對象身體移位或是擺位，例如床上移至輪椅，照顧服務員身體姿勢必須運用槓桿原理、身體力學等，適時調整以達工作省力，並縮減工作時間，更可避免拉傷、扭傷、疲累而造成下背痛。身體力學是指人體站立與移動時，必須適當調整關節與肌肉的活動度與範圍，以避免疲累或損傷。移位可分為人力輔助及機械動力兩

圖 23-2　移位轉盤坐墊、移位扶手

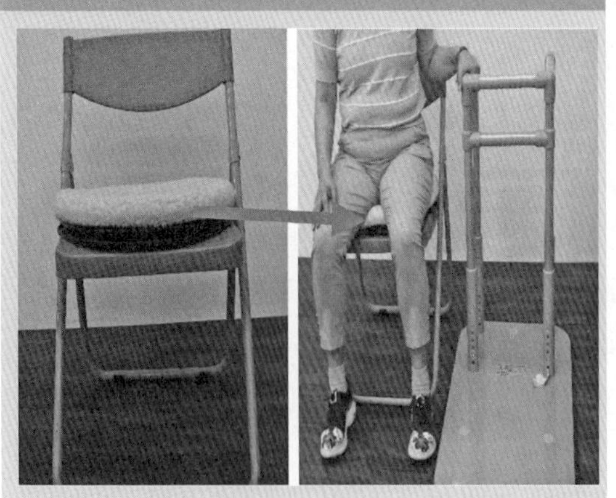

圖 23-3　移位帶

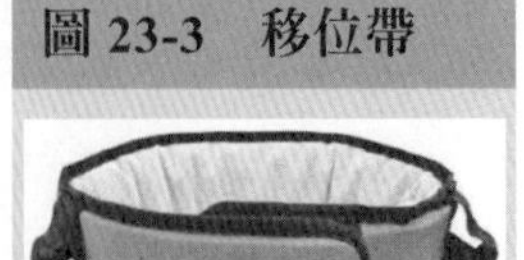

圖 23-4　移位滑布

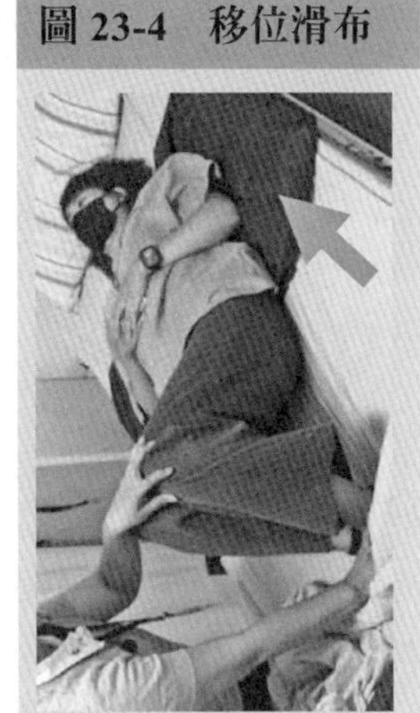

大類，人力輔助例如中單、移位腰帶、移位板或轉盤；機械動力指的是要靠機械式，或是電動的移位機等。維持良好身體力學的原則簡述如下，操作請見本章第八節的實作。

(一) 身體移位與擺位原則

1. 身體姿勢的變換與擺位，應站在服務對象健側，並須維護隱私，提供適當的覆蓋。
2. 移位臥床的服務對象時，必須提供適當的支托，讓身體維持正常解剖位置，亦即是身體位置呈現呈一直線，可降低肌肉張力，預防肌肉扭曲與造成拉傷。改變姿勢時，須辨識身體各部位的負擔，以及注意關節與肌肉的活動度與範圍。
3. 照顧者的姿勢應將身體儘量放低、腰要直、膝要彎、腳要開，讓底面積變大，以增加穩定度，並避免腰、背受傷。再運用或對抗地心引力（重力）的動作，例如將物品以推、拉或滾的動作代替搬運或抬舉。
4. 執行床上之身體移位或擺位時，照顧者切忌拉扯服務對象之手臂，以一手在大腿後方，一手在肩胛骨處協助服務對象翻身。

(二) 其他擺位原則

1. 運用各種輔具或肢體支托，尤其是頸部，來維持服務對象身體的正常解剖位置，以及核心肌群，例如運用大小枕頭、棉被進行擺位，勿讓身體與關節懸空，但是也不可支托過大，反而增加其肌肉張力（請見本章第三節輔具之使用）。
2. 容易受壓迫處及骨突處，例如尾骶骨，除了加強翻身與促進循環外，可以水球或枕頭予以減壓。
3. 至少每 2 小時需變換一次姿勢，變換的方向則包括仰臥、右側臥及左側臥等。並配合拍打、關節活動來促進該部位循環（請見第二十章之背部護理章節）。

4. 仰躺：
   (1) 枕頭支撐頭頸部，脖子後方不可懸空。
   (2) 膝蓋自然伸直即可，勿在膝蓋下方墊枕頭，若肢體有變形則以不懸空爲原則，以小毛巾或小枕頭支托。
   (3) 患側的肩胛骨後方以枕頭支撐，手臂外展，掌心朝上，手指伸直，不要抓握物品。
   (4) 患側的臀部外後方以枕頭支撐，避免大腿骨外轉，維持下肢正常的相對位置。
   (5) 可使用枕頭或垂足板，把腳踝置於正中位（90 度）以避免垂足。如圖 23-5。
5. 側臥：
   (1) 躺向健側邊成半俯臥姿勢，肩胛骨外展，枕頭從腋下完全支撐，手臂伸直。
   (2) 患側大腿關節略向前傾，整個下肢用枕頭支撐，健側下肢伸直。
6. 坐姿（床上或輪椅）：
   (1) 服務對象骨盆向椅背貼近，腳板平放於地面，患側肩膀腋下用枕頭完全支撐。此時背靠在靠背上。
   (2) 坐姿之擺位時，踝、膝、髖大約在 90 度的位置，腳底可以矮凳或空箱子維持，腳底不可懸空（特別是床上坐姿）。如圖 23-6、圖 23-7。
   (3) 當服務對象軀幹控制差時，可使用中單或安全帶固定在輪椅椅背上，切忌綁住胸口，維持坐姿穩定，便不易滑落。

圖 23-5　床上擺位

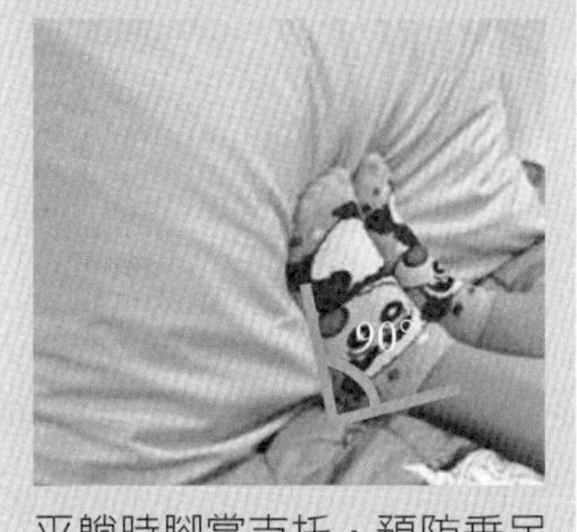

平躺時腳掌支托，預防垂足

圖 23-6　床上擺位－坐姿

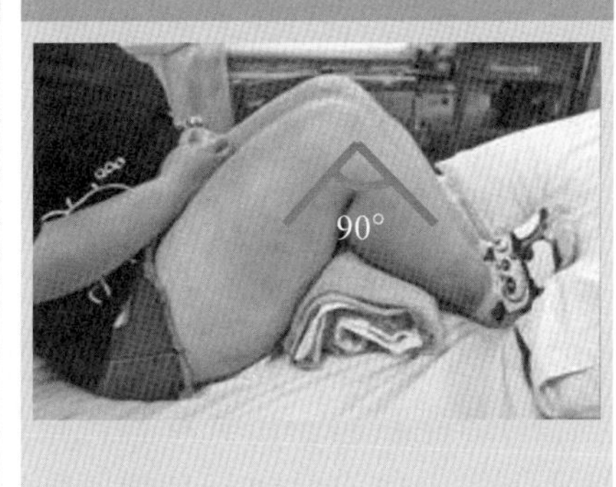

圖 23-7　坐姿擺位

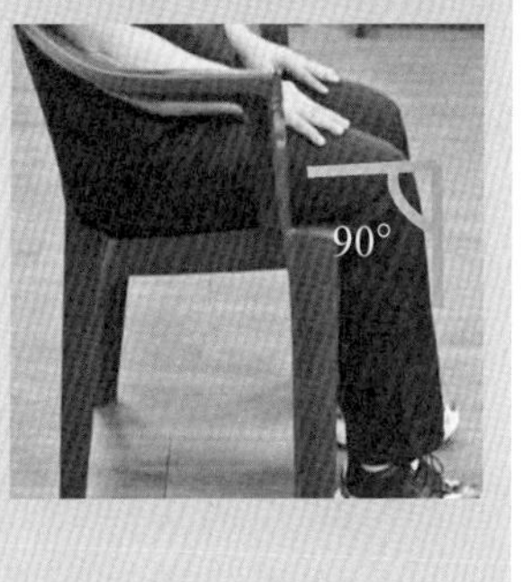

(三) 其他移位原則

1. 當需要搬運服務對象或拿取物品時，應雙足分開壓低重心，使用大肌肉或肌肉群。例如要拿起重物時，使用兩手比單手爲佳。
2. 運用身體的肌肉和關節維持身體姿勢，以及身體正常解剖位置。例如拿取桌面物品時，背部挺直，雙膝微曲，將重量平均落在二腳，面向桌面。
3. 搬運或抬舉物品時應將身體儘量靠近物品，亦即是運用槓桿原理省力地完成工作。
4. 運用手臂來支托物品；實際上做抬舉動作的是小腿肌肉，而不是背肌。
5. 照顧服務員執行服務時，儘量靠近服務對象，讓用力的方向與工作目標一致；以蹲弓箭步和髂關節之移動，調整身體高低和轉位，勿彎腰或扭腰部讓腰部、背部處肌肉扭曲，造成拉傷。如圖 23-8。

圖 23-8　蹲弓箭步和髂關節之移動，調整身體高低和轉位

6. 徒手移位，必須確保服務對象與照顧者安全，其次是舒適，以及鼓勵服務對象的參與。被移位者做到這三個動作就能協助出力：雙腳著地、膝蓋後收彎曲角度略小於 90 度、上半身微前傾，如協助服務對象上下床的姿勢，請見本章實作。
7. 移位時，可視服務對象能力，請其以雙手抓住床欄，做抬臂動作可使身體向上或向下、向左或右邊移動。若配合移位滑布，可更容易完成移位。
8. 坐起：可視服務對象能力，請其健側腳置於患側腳之下，健側手握住患側手掌。將患側腳勾住帶至床緣外。再以健側手臂用力逐漸將身體撐起坐於床緣。進而用健側手掌置於床上並支撐身體，即可坐起。

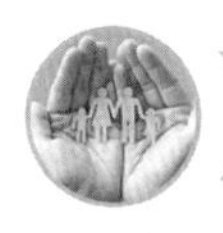

第二節　運動、運動障礙與被動運動

一、活動與運動

當身體系統改變姿勢或移位之動態時，稱之爲活動（activity），係執行消耗能量的行動，讓身體保持最佳的功能狀態，藉著身體耗費能量的過程（如氧氣輸送過程），達到維持基本生理健康的需求。當執行身體各種動作（走、站、蹲、改變姿勢或維持某一姿勢的過程），以調整體能、滿足個人的日常活動、促進健康，或執行身體的活動，來維持人的舒適或進行治療，以矯正畸形或恢復健康，稱之爲運動（exercise）。前者的目的爲滿足生理需要，後者的目的則在調整體能與促進健康。身體執行活動與運動需具備三要素：有執行活動與運動能力；有執行活動與運動的動機；執行活動與運動的環境沒有障礙。以下我們就以運動一詞統稱之。

根據世界衛生組織（World Health Organization, 2017，以下簡稱 WHO）提出運動包括復健、保健和促進健康：

1. 復健，係指已經失去健康功能，要回復健康的運動。例如中風後復健。
2. 保健，則爲增進身體功能，以保持健康。例如筋骨痠痛者透過活動或拉筋改善。
3. 促健，健康無明顯問題，希望更健康或是體能更好。規律運動，每週至少要運動 5 次，每次超過 60 分鐘。

依據學者研究（Livingston. et al., 2017）指出，在日常生活的食、衣、住、行、育、樂等活動中的自我處理，都是預防及延緩策略，無作爲或失敗結果則呈現老化、退化或病化。國健署（2015）提出爲了解身體的功能，則須了解心肺功能、肌力、肌耐力、柔軟度等的能力，亦即是體適能指標。年長者的體適能，則是評估年長者需要並且想要完成日常生活活動時的獨立完成能力，例如旅行或是出外購物等能夠完全獨立不假他人的幫助，是年長者好的生活品質的評估標準。

二、身體運動障礙

因疾病或老化導致運動異常，或是廢用症候群（周幸生等譯，2009），讓肌肉或關節的永久性短縮使肌肉塊變小，或是因爲肌肉束的長期高張性痙攣，使正常肌肉或肌腱的彈性組織被非彈性組織取代（纖維化）時，就會出現攣縮，進而影響到關節活動度，例如痙攣型腦性癱瘓者。攣縮的肌肉會固定在某項姿勢，呈現畸形且無法伸展，好發部位爲手指、手腕、手肘、腳趾、腳踝、膝部、頸部、髖部與脊椎等。預防方法爲協助服務對象每天下床活動，並適時使用支托輔具，例如足托板、手捲軸等。

導致運動障礙的因素說明如下：

(一) 疾病因素

當身體出現疾病造成服務對象的關節活動範圍受限，或是肌肉無力、構造缺陷產生運動障礙。例如神經病變、鉀離子缺乏、先天性髖關節脫位、關節炎、關節攣縮、肌肉萎縮等。

(二) 治療因素

因爲治療之需要，必須限制服務對象的行動，而影響服務對象的運動能力，引發服務對象的運動障礙。例如上石膏、白內障手術、使用頸圈，或某些術後禁止下床等。

(三) 心理因素

服務對象因身體之傷口會疼痛而不敢動，例如認知症、腦性痲痺者、弱智等，害怕與人群或社會互動；或是手術後，害怕疼痛不敢動或下床。此時應了解服務對象運動障礙的因素，如果不是因全身狀況或藥物作用引起，則應照會身心科，以改善此問題。

(四) 環境因素

因為住院對周遭環境不熟悉，而不敢下床活動；或因身上連接某些維生設備，而無法自由下床活動，皆會引起運動障礙；也有因缺乏無障礙環境或輔具，導致服務對象無法運動。

三、服務對象活動能力評估

關於服務對象活動能力評估，即為日常生活活動（Activity of Daily Living，簡稱ADL）表（國民健康署，無日期），為目前常用的評估工具，評估服務對象進食、輪椅與床位間的移動、個人衛生、上廁所、洗澡、平地上走動、上下樓梯、穿脫衣服鞋襪、大便控制與小便控制等十項，分別給予 0 分（需完全協助）、5 分（需部分協助）及 10 分（可自行完成）（如表 23-1）。日常生活活動表又稱**巴氏量表**（Barthel's score）

表 23-1　日常生活活動表

項目	分數	內容
進食	10	□自己在合理的時間內（約十秒鐘吃一口）可用筷子取食眼前食物。若需使用進食器具時，應會自行穿脫。
	5	□需別人穿脫輔具或只能用湯匙進食。
	0	□無法自行取食或耗費時間過長。
在輪椅與床位間的移位	15	□可獨立完成，包括輪椅的剎車及移開踏板。
	10	□需要稍微的協助（例如予以輕扶以保持平衡）或需要口頭指導。
	5	□可自行從床上站起來，但移位時仍需別人幫忙。
	0	□需別人幫忙方可坐起來或需由兩人幫忙方可移位。
個人衛生	5	□可獨立完成洗臉、洗手、刷牙及梳頭。
	0	□需別人幫忙。

項目	分數	內容
上廁所	10 5 0	□可自行進出廁所，不會弄髒衣物，並能穿好衣服。使用便盆者，可自行清理便盆。 □需幫忙保持姿勢的平衡、整理衣物或使用衛生紙。使用便盆者，可自行取放便盆但須仰賴他人清理。 □需要別人幫忙。
洗澡	5 0	□可獨立完成（不論是坐浴或淋浴） □需要別人幫忙。
行走於平地	15 10 5 0	□使用或不使用輔具皆可獨立行走 50 公尺以上。 □需稍微扶持或口頭指導方向可行走 50 公尺以上。 □雖無法行走，但可獨立操縱輪椅（包括轉彎、進門及接近桌子，床沿）並可推行輪椅 50 公尺以上。 □需要別人幫忙。
上下樓梯	10 5 0	□可自行上下樓梯（允許抓扶手、用拐杖）。 □需稍微幫忙或口頭指導。 □無法上下樓梯。
穿脫衣服	10 5 0	□可自行穿脫衣服、鞋子及輔具。 □在別人幫忙下，可自行完成一半以上的動作。 □需別人幫忙。
大便控制	10 5 0	□不會失禁，並可自行使用塞劑。 □偶爾會失禁（每週不超過一次）或使用塞劑時需別人幫助。 □需別人處理。
小便控制	10 5 0	□日夜皆不會尿失禁，或可自行使用並清理尿套。 □偶爾會尿失禁（每週不超過一次）或尿急（無法等待便盆或無法及時趕到廁所）或需別人幫忙處理尿套。 □需別人處理。
總　分		

註：中度依賴 ADL65 分以上，重度依賴 ADL35-60 分，極重度依賴 ADL30 分以下。

四、治療性運動

運動的種類，包括主動運動、被動運動。主動運動又分成協助主動運動、等張運動、阻力運動、等長運動或靜態肌肉收縮運動。治療性運動是由醫師寫醫囑，經物理治療師或護理師的協助和指導來實行。照顧服務員可在護理師的指導或監督下（護理人員法規範），爲服務對象做一些被動運動。

(一) 主動運動

主動運動是指服務對象自己可以獨立完成之運動，不需外力或他人協助。

1. **協助主動運動**：由自己啟動動作，做到其能力的最大極限，照顧服務員僅從旁協助，並鼓勵完成主動運動。適時支持服務對象的遠端部位，和彎曲關節至最大限度。由於服務對象的主動參與，可以引發服務對象的肌肉張力和強度，並維持其關節活動度的最大範圍。運動時或運動後，必須觀察其身體狀態，提醒若有不適須主動告知，並提供適時休息。
2. **等張運動**：由服務對象自行進行的運動，藉由肌肉收縮移動一身體部位，例如阻力運動。規律執行此運動，可以維持關節功能及增加肌肉強度。
3. **阻力運動**：這是由服務對象自己進行的運動，藉由運動某部位肌肉時，給予一外加相反的力量，讓服務對象依能力克服該阻力，使各部位肌肉發揮最大能力，進而加強肌力之肌力。例如使用彈力帶（請見第六節）、比腕力或舉啞鈴，皆可達成阻力運動之目的。

   以上運動皆為等張運動，即肌肉張力不變，長度改變以帶動關節活動的運動。
4. **等長運動**：這是由服務對象自己進行的運動，藉由某部位肌肉用力收縮之靜態運動，服務對象依自己的能力用力，將肌肉緊縮至最大程度，肌肉長度不變，關節不動（姿勢或角度皆不變），維持數秒，然後放鬆肌肉，深呼吸，以保有肌力或增進肌力。例如手臂或小腿伸直，用力收縮，即為等長運動。此運動因無肌肉長度的改變與關節的移動，故等長運動不能維持關節的功能。

(二) 被動運動

進行被動運動的目的為維持或增加關節最大的活動度，由照顧服務員協助固定服務對象的近端關節，支持遠端部位，平滑的轉移關節，使關節彎曲至最大限度，避免造成疼痛。被動運動之原則簡述如下：

1. 進行被動運動前，須先協助採取舒適的姿勢如臥姿或坐姿，並面對服務對象以能及時觀察服務對象反應。
2. 關節的活動應告知服務對象，以其不感覺痛或關節稍緊為指標，並在最大正常角度範圍內，以防進一步傷害。若感到疼痛、疲累或有不舒服時，應告知照顧服務員，或照顧服務員應密切觀察服務對象不舒服的表情或呻吟聲音，以立刻停止操作，以免服務對象關節受傷。
3. 以關節部位為運動單位，由身體的近端漸至遠端，大關節漸至小關節，包括所有關節活動平面，每一動作做十次，如此為一組被動關節運動，每天重複二至三次。重複操作也可以維持關節的彈性與活動性，以預防攣縮。

4. 照顧服務員在執行服務對象被動運動時，需配合移動重心，利用雙腳以弓箭步或馬步，降低身體高度，以維持動作與身體力學。
5. 服務對象欲進行的被動運動的部位應儘量靠近操作者的身體，以免耗力、拉扯（圖 23-9）。
6. 近端關節的前後提供適當支托，可控制好關節活動及避免服務對象受傷和疼痛，再以手適當握住服務對象關節遠端的身體部位（圖 23-9）。

圖 23-9　被動運動時靠近操作者，支托服務對象身體

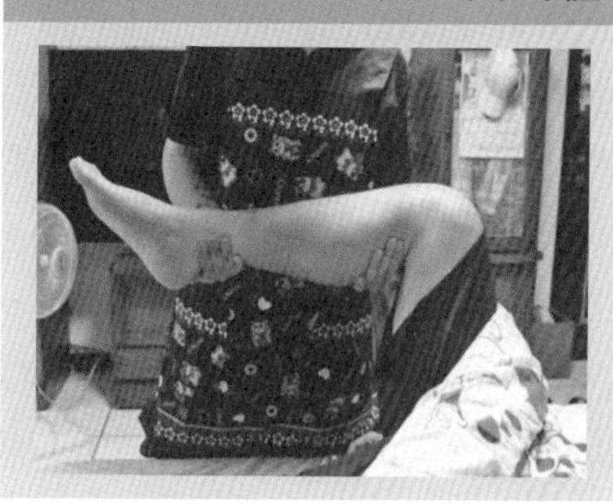

執行被動運動時，應適時指導服務對象運用健側肢體，來幫助患側（麻痺）肢體做運動。關節被動運動的常用術語簡述如下：(1) **外展**：肢體移動離開身體中線；(2) **內收**：肢體移向身體中線；(3) **屈曲**：彎曲關節，使關節的角度縮小；(4) **伸展**：肢體由屈曲回復伸直；(5) **旋前**：旋轉前臂使掌心朝下；(6) **旋後**：前臂朝外轉，掌心朝上；(7) **外翻**：肢體轉向外側之移動；(8) **內翻**：肢體轉向內側的移動；(9) **轉動或旋轉**：骨骼繞中心軸移動；(10) **外旋**：肢體旋轉之方向遠離身體中線；(11) **內旋**：肢體朝向身體中線方向旋轉；(12) **迴轉或環行**：全臂伸直以肩部為圓心畫一大圓的動作；(13) **前伸**：下頷向前推出；(14) **後縮**：下頷由前伸回到原來的位置；(15) **上舉**：聳肩；(16) **下壓**：放下肩膀。操作手法與動作請見本章第八節實作。

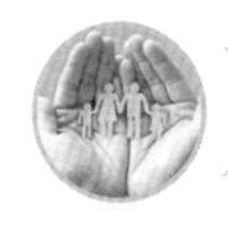

第三節　輔具之使用

疾病或老化引起失能，失能者可以藉由適合的輔具，在獨自或協助下完成，改善日常生活的自理能力。輔具大致分成生活輔具、轉位輔具與步行輔具三種。例如小兒麻痺或下肢不利移動者，使用輪椅可移動遠離床和房間，甚至工作或外出旅遊，增進社交互動的機會。輔具的選擇，首先由維持身體的基本功能的擺位開始，再依其他需求增加支撐功能，例如坐墊、背靠、側支撐、膝內支撐墊或骨盆帶等，來協助固定或提升坐姿穩定度與支持，增進身體功能與日常生活能力。進而再考慮生活輔具或行動輔具，例如沐浴或用餐等。輔具選擇時可諮詢相關醫事人員，再考量經濟能力來購買，堅固牢靠、質輕、裝置良好是必要條件。輔具的底面應鑲嵌止滑底座（參圖 23-11A），增進行動安全性。而且應該定期清潔、檢查保養，確保安全。雖然市面上已有不少輔具方便購買及使用，建議照服員亦可提供居家家具替代性使用。

一、生活輔具

生活輔具係指在日常生活中，可以增加自我照護能力的用具，例如閱讀書報的放大鏡、輔助聽力的聽唔（圖 23-10）；沐浴椅（圖 23-11A）、便盆椅（圖 23-11B）、止滑墊、加長柄的沐浴刷；進食或用餐能力的改良，例如加粗握把湯匙、彎曲型湯匙、握筷器、吸盤食器、斜口杯等等（圖 23-12）；附有放大鏡的指甲剪及其他改良的文具輔具；穿著輔具，例如穿衣桿、穿襪輔具、穿鞋輔具、長柄取物夾等，都可以增進穿著的能力，隨時整理服裝儀容。利用這些輔具有助於服務對象維持正確的身體排列位置與預防合併症。還有維持肢體固定位置的足托板可預防垂足、手捲軸可預防手指與手腕關節的攣縮。目前市面上已有不少現成的輔具提供選擇購買，但是對於居家服務的服務對象，照顧者可以先選用家中現有物品來滿足服務對象之需求，如果經濟許可，再使用現有替代物，或可搜尋相關資訊學習自製輔具，並指導家屬自行製作。

圖 23-10　聽唔

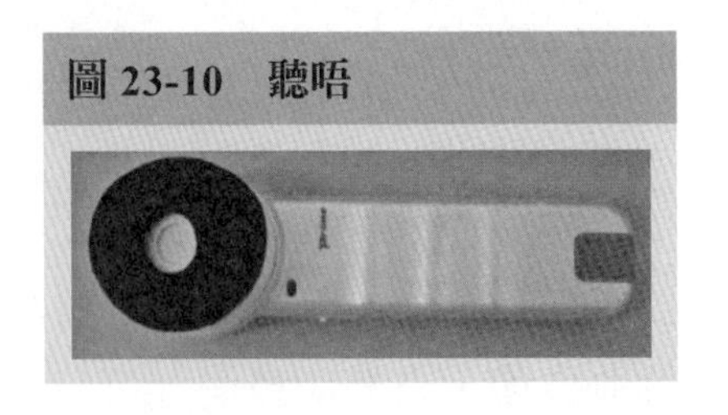

圖 23-11A　沐浴椅

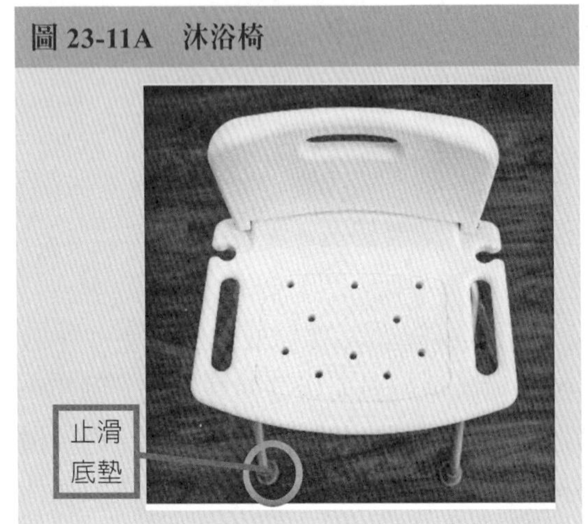

圖 23-11B　便盆椅

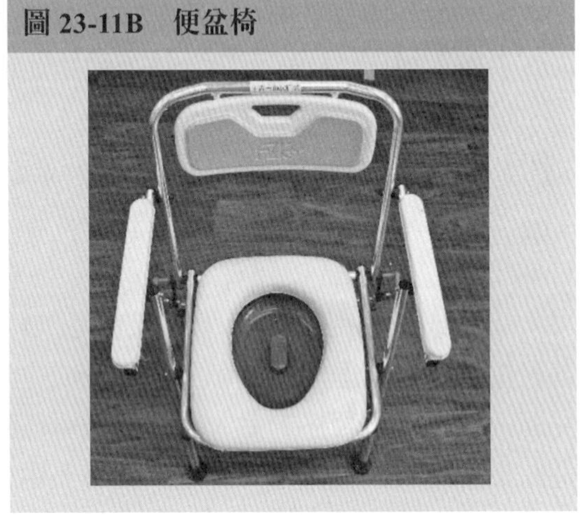

圖 23-12　改良的餐具輔具

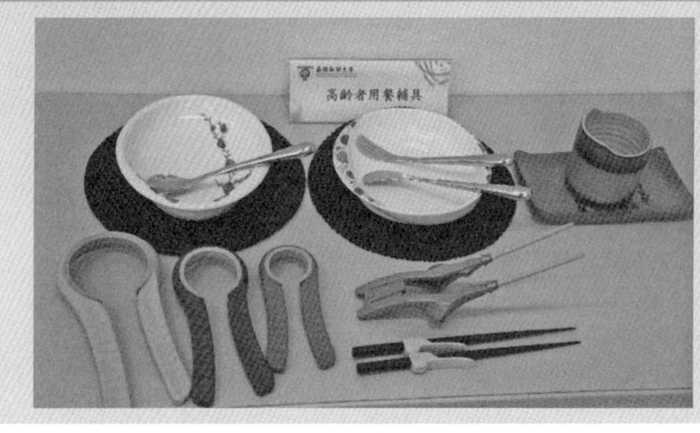

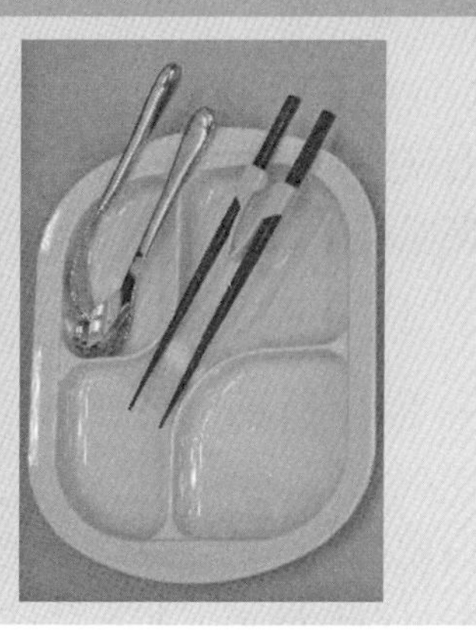

在家事方面，可以選用適合服務對象生活能力的輔具，例如使用電動輪椅，或在輪椅上附加托盤固定區，可自行控制行動得以取用物品，節省往返的力氣；托盤上亦可設計凹陷空間，以及托盤下設計吸盤以安放碗盤。可配合床上桌作爲備餐或清理物品之平台，也可選用升降式流理台，以提升生活的能力。爲利於單手失能者生活能力，可使用有釘子、高起邊緣的切菜砧板，以及改良式水果削皮器等改良的烹調輔具，以固定肉類、蔬果，再做切割或削皮動作。臥室輔具如電動床、氣墊床、氣墊椅、安全扶手（如圖 23-13）、活動式床上餐桌（如圖 23-14）等。

圖 23-13　各類安全扶手

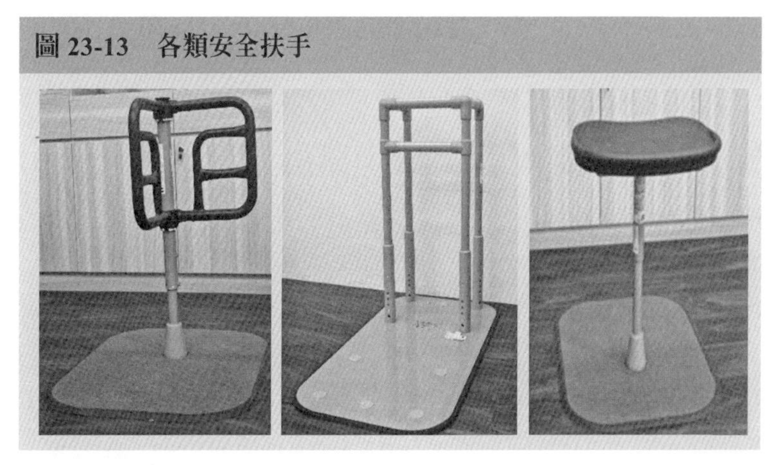

圖 23-14　移動式床上桌

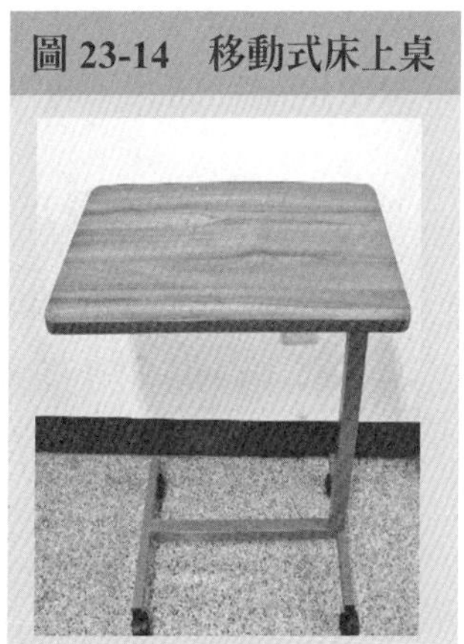

二、移位輔具

服務對象使用可以自行操作移位的用具，例如移位板（如圖 23-1）、移位轉盤坐墊、移位扶手（如圖 23-2）、移位帶（如圖 23-3）或移位滑布（如圖 23-4）等，可以增進移位便利與安全，改善難以移動或抬腳的問題。他人協助操作移位，包含轉位帶、搬運帶、簡易轉位架、固定式移位機、移動式移位機、**掛於天花板的**軌道式移位機、軌道爬梯機等，都是減輕照顧者負荷及增進服務對象受照顧時之舒適度。當照顧服務對象四肢較無力或失去功能時，建議使用磨擦力較小的移位滑布，輕輕滑動身體便能移動到想要的位置。

三、步行輔具

服務對象因為疾病導致行動時平衡或穩定度不足，無法承擔體重，此時可藉由步行輔具分擔體重，並改善行動時平衡或穩定度。不僅可以支托身體、減少疼痛或合併症，也可以提升活動力。使用步行輔具（以下稱助行器）的種類，視服務對象身體狀況、相關醫事人員的評估，或醫囑指示而定。助行器的種類可分成枴杖、手杖、四腳支架及輪椅四種。助行器使用方法，可由物理治療師或護理師來指導。當服務對象一腳或雙腳無法用力時，可以使用枴杖來增加身體及下肢的支撐，增進身體的穩定度。枴杖的使用依據暫時或永久性者，以及身體可負重的能力選擇適合的枴杖，透過訓練增進其行走的能力。

枴杖可分成單枴手杖與腋下枴杖。單枴手杖的底面積小，提供的穩定度也相對較低，使用者的平衡能力需更佳；其中的四腳手杖有較高穩定度，老人較適用。腋下枴杖適合上肢強健及平衡較佳的使用者。一般需支撐較多的體重時（> 1/4 體重），就會選擇用枴杖而非手杖。

(一) 枴杖長度的測量方法

1. 身高乘以 77%；或身高減去 40 公分。
2. 平躺測量，從腋下量至腳跟再加 5 公分。
3. 站立測量，從腋下 5 公分處量至第五足趾外緣向前約 10 公分，向外約 10 公分（圖 23-15）。

圖 23-15　柺杖的持法與測量

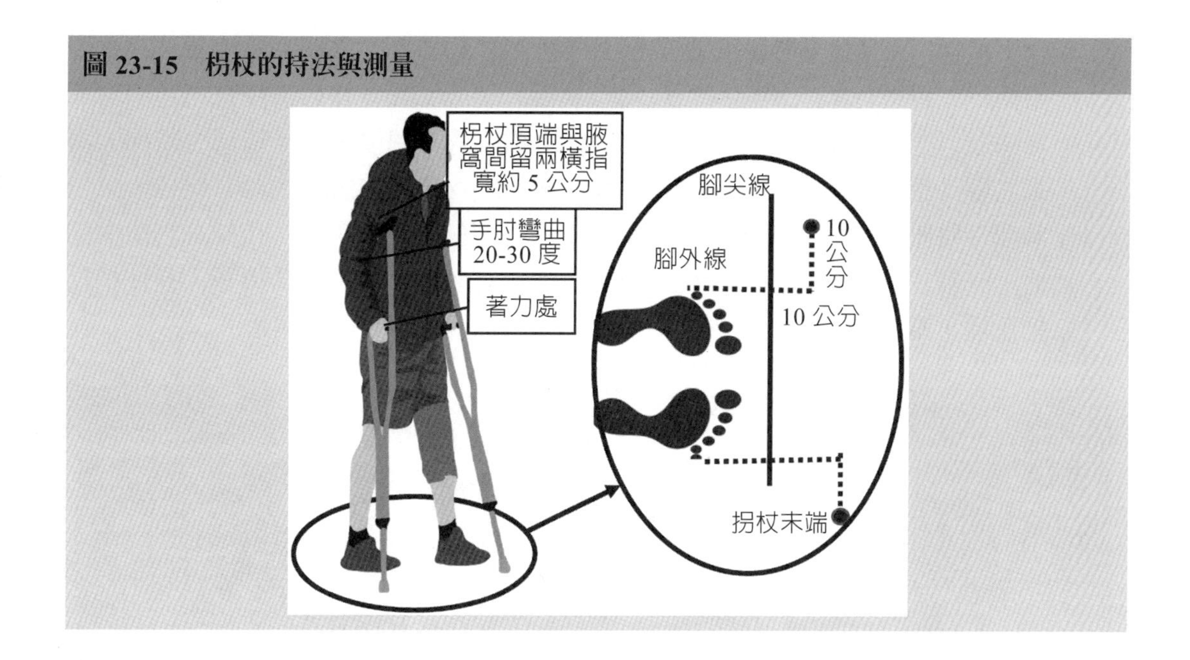

(二) 使用柺杖的姿勢與持法

使用柺杖時，身體需保持直立，上臂夾緊以控制重心，預防向前或往後倒。移位時身體不可外傾，手腕保持向上翹的力量，臀部直立或前挺。柺杖的著力點在手握柄，而非腋下平台（圖 23-15）。腋下平台夾在腋下 5 公分（約兩指寬）的肋骨處，才能保持身體直立，不會壓迫腋下神經（圖 23-15）。站立時，柺杖頂端與腋窩間留兩橫指寬之距離。前臂柺杖使用於雙上肢需支托時，較腋下柺杖使用靈活佳，適用於下半身麻痺者。

1. 柺杖行走步態：柺杖行走的步態，依據服務對象障礙類型、嚴重度、身體狀況、手臂和軀幹的力量及身體的平衡而定。分為四點步態、兩點步態、三點步態、上下樓梯。使用方法簡述如下：
   (1) 四點步態：此種步態是用於雙腿仍可以支撐身體重量時，採用三點和地面接觸行走，安全性較佳，但是行動速度較慢。行走順序為：左側柺杖先出，再邁出右腳（患肢），進而右側柺杖前進，再行動左腳（健肢）。如圖 23-16。
   (2) 三點步態：此種步態適用於當服務對象患肢不能承受重量，但手臂及健肢正常者，可使用這種步態，行走速度較快。行走順序為：二側柺杖先前移，右腳（患肢）前進，再左腳（健肢）前進。如圖 23-17。
   (3) 兩點步態：適用於服務對象雙足皆可部分負重，且肌肉協調好，手臂力量強。行動時採用二點同時著地，故速度較快。行動順序為：左側柺杖右腳（患肢）同時前進，重心移向左邊，右側柺杖和左腳（健肢）再邁出。如圖 23-18。

(4) 上下樓梯：上下樓梯時需要服務對象手臂可以施力撐住整個身體重量，以維持平衡時才可進行。上樓梯時順序爲：左腳（健肢）先上樓梯，枴杖再連同右腳（患肢）上樓梯，如圖 23-19。下樓梯時順序爲：枴杖先下至較低的階梯，再來右腳（患肢）下樓梯，左腳（健肢）再邁出下樓梯，如圖 23-20。

(5) 站起：當服務對象由椅子上站起時，先握住枴杖手掌把手處，稍微身體微向前彎，一腳往前一腳往後，雙腿分開約與肩同寬，後腳儘量靠著椅子，握住枴杖把手處，當身體抬起來成站立姿勢時，向下推把手處，即可站起。

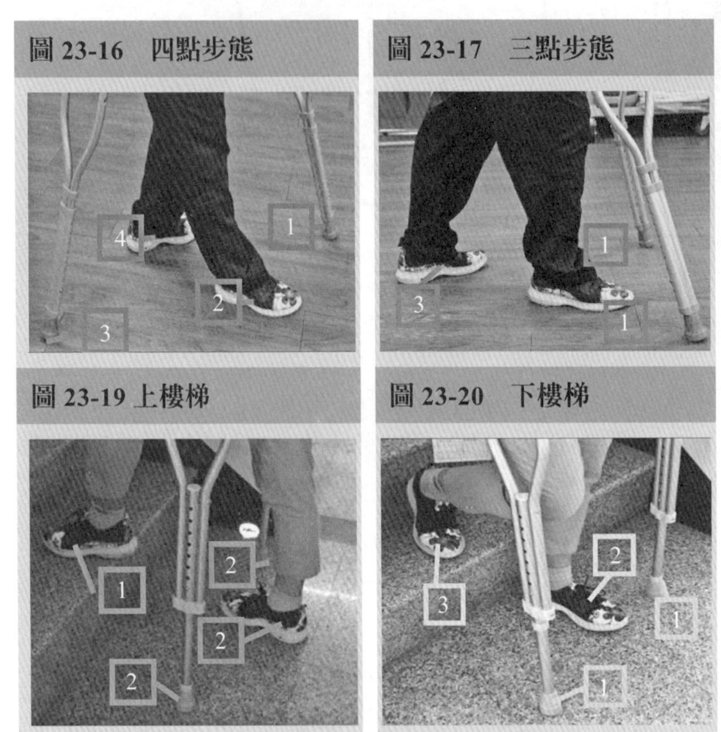

圖 23-16　四點步態

圖 23-17　三點步態

圖 23-19 上樓梯

圖 23-20　下樓梯

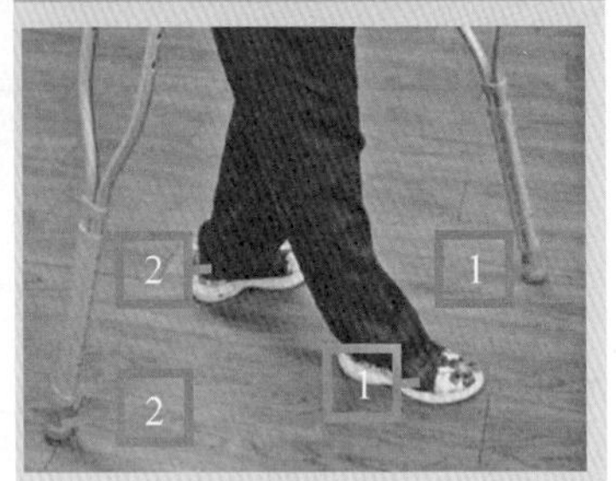

圖 23-18　二點步態

㈢ 手杖

當服務對象行走不穩定時，可使用手杖作爲支撐以分擔腳部的載重，走路轉彎時也可以降低所需的肌肉力量，並減輕下肢血液循環的壓力。手杖以其接觸地面的點，分成一般（T 字）手杖（圖 23-21）、多腳拐杖（圖 23-22）。

圖 23-21　T 字拐杖

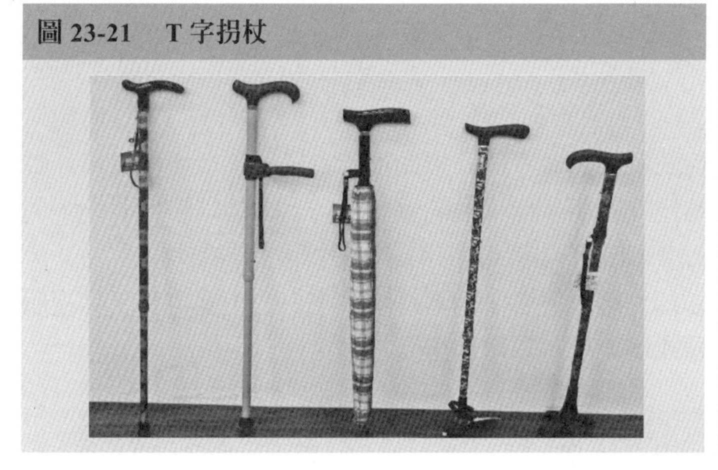

圖 23-22　多腳拐杖

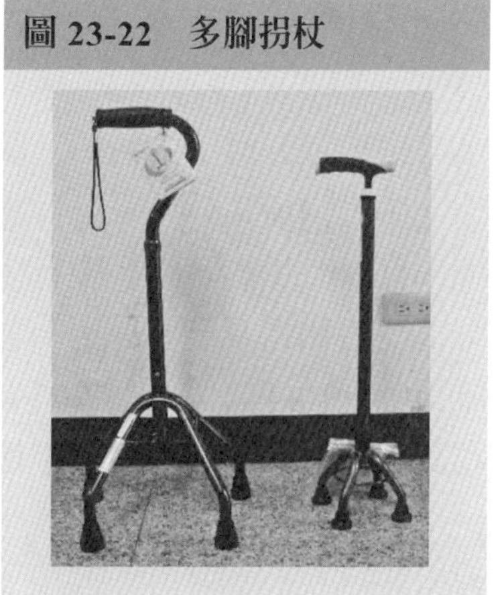

1. 手杖材質有木頭、藤、竹或鋁製，四腳助行器多採用不銹鋼與鋁製。手杖的底面應鑲嵌止滑底座，增進行動安全性。使用手杖因爲輕、巧，活動較方便，四腳助行器則可提供穩定且較大的支托。後者較適合室內使用，或較平坦的路面，但是走起來較慢。
2. 手杖的長度測量：服務對象站直手肘彎曲 20-30 度，由手掌量至第五腳趾外側 15 公分處，手能自由向前，而不影響身體重心的改變。
3. 手杖使用時，服務對象握於健側手，適當地靠近身體以防傾斜，手杖與患肢同時前進，健腳再邁出。上樓梯時技巧同拐杖，健肢先踏上樓梯，手杖和患肢再同時上樓梯。下樓梯時，手杖與患肢同時下樓梯，健肢再下樓梯。

(四) 四腳助行器

四腳助行器可以提供服務對象身體較大的支撐力。種類包括固定式助行器、二階式助行器、帶輪式助行器、四輪助行器等。選購時服務對象宜到場親自體驗，並調整適合的使用高度，以增進舒適度與安全性，並減少身體關節的負荷與傷害。

圖 23-23　標準四腳助行器

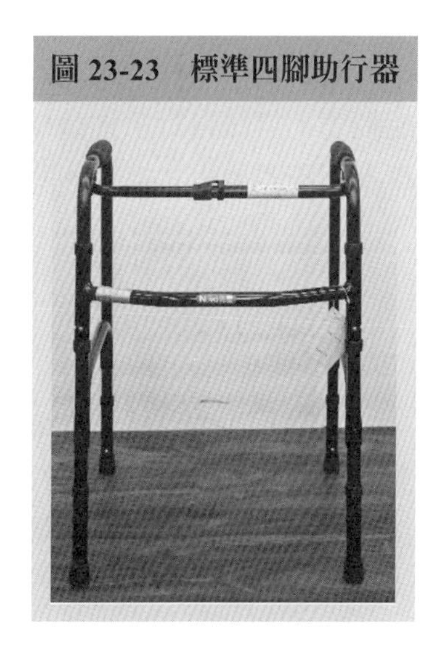

四腳助行器的測量法與手杖類似，把手處需與服務對象肘關節彎曲約 20-30 度。標準型四腳步行器（圖 23-23）的用法是：服務對象輕舉步行器，置於身前約 15 公分處，繼而挪動患腳，健腳再跟進。若服務對象無法移動助行器，則需使用附滑輪助行器。依不同狀況使用適合的助行器，可增進復健或避免廢用症候群的效果。

四、輪椅

輪椅可分爲手推輪椅（圖 23-24）、電動輪椅。

手推輪椅又分爲「自行推行式輪椅」、「他人協助推行輪椅」，前者後輪尺寸較大，且附有手推輪圈，後者後輪尺寸較小、無手推輪圈、輕巧、方便攜帶與收納；尚分爲一般輪椅及高背輪椅。頭頸部控制不佳者可使用高背輪椅及頭靠（圖 23-25），維護感覺功能缺失、不易察覺腳掉到踏板下者，則需在踏板上附加小腿靠帶，**另視服務對象需求在兩膝間加上小枕頭或瑜珈球，以增進坐姿之穩定度**。

圖 23-24　手推輪椅

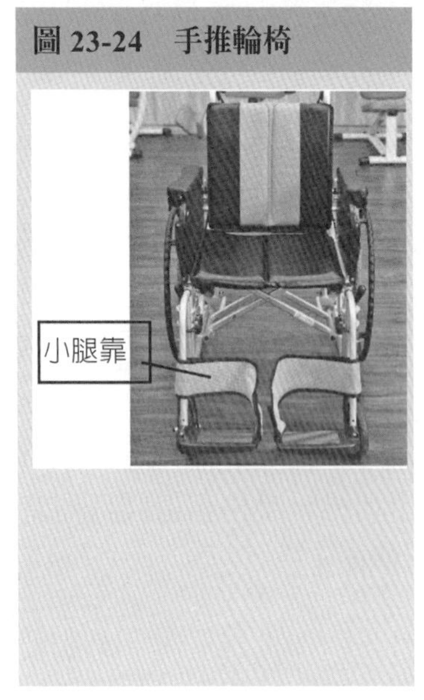

圖 23-25　高背輪椅

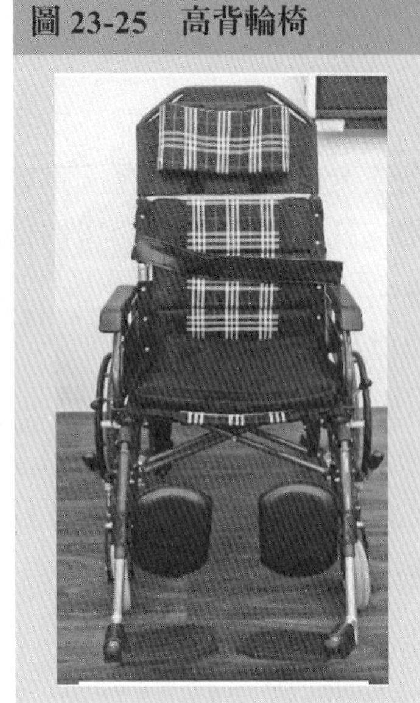

圖 23-26　電動代步車車

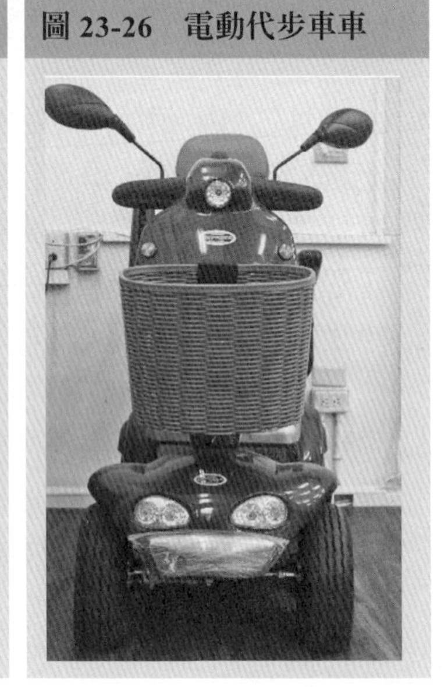

電動輪椅以往使用於體力及耐力較差，無法長時間推行輪椅者，或是上肢手部功能較差，無法自行手推輪椅者。現在的身障者可使用電動輪椅到處趴趴走，加上福祉車，服務對象可以自行移動上下車、收合輪椅後自行駕車，大大增加活動便利性。

五、其他行動助行車

電動代步車（圖 23-26）適用於無法長時間行走，但是手部操控能力尙佳的服務對象，可具備自行轉位與行走能力，可活動較遠的距離，鋰電池電動代步車還能上飛機，可以無障礙地探索世界各地。不過使用電動代步車後行動方便，要避免長者因減少行走的機會，而降低下肢肌力。

另外尚有樂齡長輩使用的助行車（圖 23-27）方便散步、買菜或購物，在步行中若累了，腳痠了，則可充當座椅歇息。有些品牌是鋁合金，因輕巧、可調整高度、收合方便，可上一般汽車、高鐵或飛機，服務對象可視需求和經濟能力選購。

圖 23-27　行動助行車

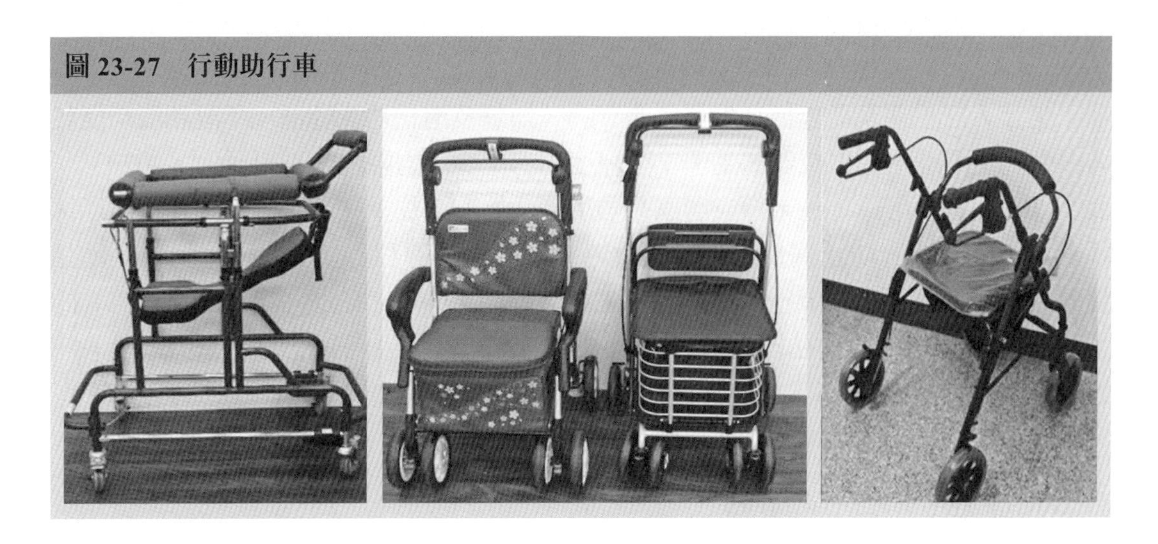

六、輔具補助與租借

輔具使用可自行購買或**租借，臺灣**目前可申請輔具的補助管道，包括健保署支架及義肢補助、各縣市社會局生活輔助器具補助、學校學習輔具補助、勞工局及勞動力發展署之工作輔具補助、衛生福利部（低收入戶）之居家輔具及復健服務、衛生福利部居家及社區服務專案，以及勞保局之職災工作輔具補助。輔具的資訊，可上網至衛生福利部社會及家庭署輔具資源入口網（無日期），了解各縣市輔具展相關資訊。「衛生福利部社會及家庭署（無日期）多功能輔具資源整合推廣中心」，整合國內外各種輔具服務資源，和推廣輔具服務，包括輔具產品、輔具廠商、輔具人才、輔具中心等資料庫，以及彙整輔具相關之福利政策、學術成果、實務服務及產業發展等資訊。輔具的回收或租借可查詢衛生福利部社會及家庭署（無日期）輔具資源入口網，了解各縣市輔具產品、補助、販售或租賃訊息等。

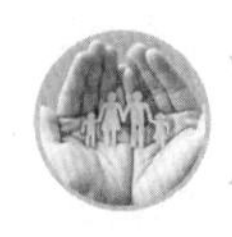

第四節　復能及支持自立

一、復能及支持自立的精神

老年人之生理衰退包括身體循環的衰弱、知覺及消化功能降低、體溫調節功能較差、對陌生環境適應力減弱、生理安全幅度小、應變能力降低等（謝佩倫，2020）。長久下來活動力下降，甚至造成居家「廢用症候群」，加重失能性。日本長期照顧即採取「自立支援、防止病情惡化」及改善工作人員待遇和工作環境，以提升照顧品質，並實施護理費用的調整，進行日常生活活動（Activity of Daily Living, ADL）的照顧與問題改善，使其在自己可做範圍內，有支配自己生活的能力（厚生労働省，2024a；一般社団法人日本自立支援介護・パワーリハ學會，2023）。

二、復能及支持自立的執行

老化嚴重的日本，爲提升長者的身體機能，持續執行預防性的介護保險政策，更於 2016 年展開全國加強預防長期照顧和預防和自立支援的政策。包括支持老年人獨立日常生活、長期照顧的預防照顧，以減少照護需求。日常生活活動（ADL）的照顧與問題改善，使其確保身體、心理、社會三個層面的獨立性，例如進食、洗澡、更衣、如廁、移位、步行、購物、烹飪、做家事、交通……等等方面變得獨立，可以提升服務對象的生活品質（Quality of Life, QOL）（厚生労働省，2016）。有研究表明：老年人生活獨立性下降的原因，包括肌肉無力、營養狀況惡化、自我隔離、失去動力，以及發生急性住院醫療的事件。因此，應加強日常生活獨立的知識與行爲（厚生労働省，2024b；一般社団法人日本自立支援介護・パワーリハ學會，2023）。

臺灣進行相關的預防性政策與研究，包括衛生福利部（以下簡稱衛福部）展開老年人整合照護（Integrated Care for Older People，以下簡稱 ICOPE），從社區關懷據點工作人員提供指導，廣泛地在社區進行參與長者健康整合式功能評估。包括「認知功能、行動能力、營養、聽力、視力、憂鬱情形、用藥及生活目標」等，並依評估結果給予建議，達到預防及延緩失能之成效（國健署，2021）。衛福部（2022a）於 2021 年公布的「高齡社會白皮書」中，「自立支援」照顧被列爲策略之一。還有林金立於 2011 年將自立支援照顧模式導入臺灣，以實務與研究主張與家屬建立信任的照顧關係，且脫離低階工作者的形象，才是眞正推進自立支援照顧模式（林金立，2018）。學術界南開科技大學陳聰堅、蕭玉霜於 2019 年申辦教育部大學社會責任實踐計畫（USR Hub）之「自立支援照顧意識推廣——強壯老化最幸福」計畫，發現參與者在參與該計畫之自立支援課程前後，對於上下肢肌力、上下肢柔軟度、心肺耐力、敏捷性與動態平衡、身心機能有明顯改善及影響（蕭玉霜，2023）。

三、如何執行自立支援

自立支援強調在生活日常中，建立生活自理和運動習慣，在生活日常中可以維持良好姿勢、步態及活動、梳頭髮、穿衣服、座椅上站起來、上下樓梯或車子、搬動物品、抱小孩、接聽電話、上下公車、逛街、爬樓梯等活動。執行自立支援重點，提供並鼓勵長輩參與生活自理，文獻顯示與家人分享參與的內容，增進其了解並支援，可以提升社區長輩參與的動機與滿意度，以及社交和自信心（吳政軒，2022，林珈瑩，2023）。預防重於治療的研究顯示，運動、營養可以阻斷腦發炎與損傷機轉，改善腦血流與血管新生，有助預防及延緩失智與失能（蔡佳良，2023；Livingston, et al., 2017）。最好的訓練在日常生活中，照顧者應能規劃生活自我照顧訓練計畫，循序漸進地陪伴在日常生活中落實生活自理。

需要營養的長者因缺牙、消化能力減退，或進食困難，需要注意進食訓練，並適時調整食物質地來改善（蕭玉霜、葉淑惠，2018）。關於食物選擇可見國健署（2023）發行的「慎選吃得巧、活躍新生活——老年期營養資源手冊」，須關注年齡增加，腸胃蠕動速度變慢，加上老年人身體活動量減少、飲食中缺乏膳食纖維、水分攝取不足，進而產生的便祕的困擾。相關運動請見本章第六節，營養部分請見第二十一章營養膳食與備餐原則。

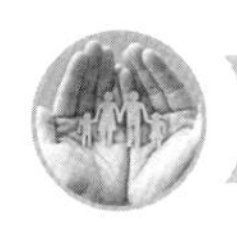

第五節　壓傷（壓瘡）

一、壓傷（pressure injury）/ 壓瘡（pressure ulcer）

當造成的原因爲長期活動受限，包括醫療性原因限制的活動如肢體約束，或是服務對象長期臥床未活動，讓皮膚受壓、組織血液循環受阻，引起組織潰瘍稱爲壓傷（壓瘡）。美國國家壓傷諮詢委員會（National Pressure Injury Advisory Panel, NPIAP）於 2016 年將壓瘡（pressure ulcer）改稱壓傷（pressure injury），或稱壓力性損傷，臺灣長照協會於 2019 年統一稱爲壓力性損傷（下文以壓傷稱之）。

(一) 壓傷形成的原因

當醫療性制動，例如肢體約束，或是長期臥床等，造成對象身體固定不動，或是疾病、糖尿病或營養不良者導致水腫或皮膚表皮脆弱等，在移動時產生摩擦和剪力，或是大小便處理不當，導致皮膚衛生及循環不良皆會造成壓傷。長期活動受限，導致皮膚局部血流供應下降，無法供應組織足夠營養，讓組織的修補速度降低，組織變性、破損；肌肉拉傷、扭傷及產生壓瘡；骨骼關節纖維化、僵硬；呼吸系統，影響胸部有效擴張、運動新陳代謝等。長期活動受限的狀態若是醫療性制動，例如足踝扭傷需要休息避免組織受損，但若是擔心服務對象跌倒而發生的約束，屬於非醫療性制動的不當約束。

(二) 容易造成壓傷的部位

容易造成壓傷的部位，包括骨頭突出的部位如肩胛骨、肘關節、坐骨粗隆、股骨大轉子、膝蓋、薦骨、跟骨、足踝；皮膚有皺摺的部位如攣縮手掌、耳後、腹股溝、雙臀之間；還有管路的固定如鼻胃管、導尿管；和石膏包圍或有受到壓迫的地方如頸圈、背架或支架穿戴不恰當而形成的壓迫點。坐位時容易產生壓迫點處如圖 23-28，仰臥位時容易產生壓迫點處如圖 23-29。

圖 23-28　坐位時容易產生壓迫點處

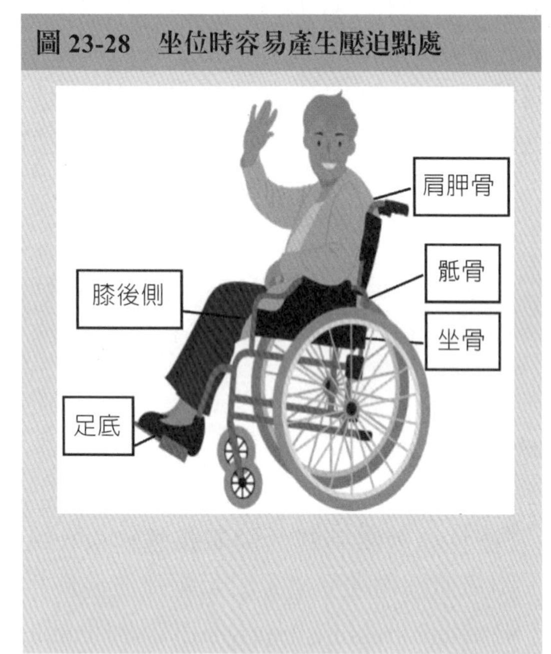

圖 23-29　仰臥位時容易產生壓迫點處

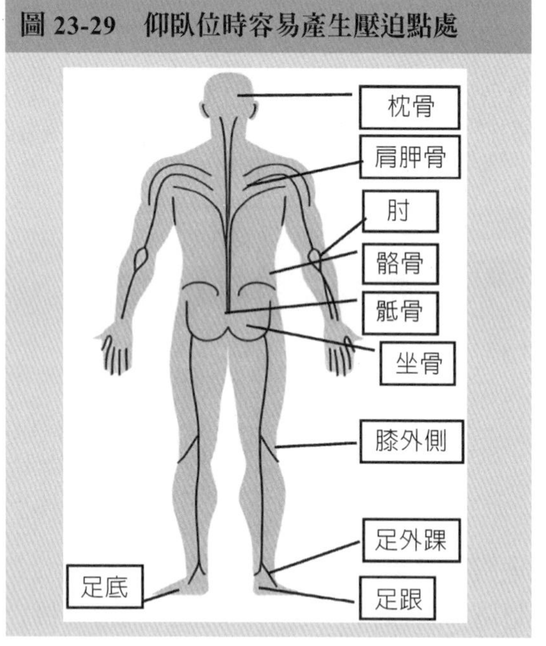

二、壓傷的預防與護理

1. 確實至少 2 小時定時翻身一次（坐輪椅者每 15 分鐘用手撐起臀部），避免壓力集中身體同一部位，可利用枕頭來調整臥姿或坐姿，分散骨突處的壓力。翻身後應執行壓迫位及背部扣擊，以改善循環。
2. 服務對象皮膚得保持清潔，避免皮膚太乾燥或太潮溼，特別是皮膚皺摺處。可抹易吸收的保溼乳液，可避免乾燥、增溫、潮溼，以提升皮膚耐受性。
3. 定期更換管路固定部位，例如每日更換鼻胃管黏貼位置，以轉換受壓點。
4. 黏貼管路之膠布應選擇易移除的材質，不會剝離表皮，不留殘膠者。
5. 善用敷料減壓，例如矽質敷料可減少剪力，海綿墊、棉捲能分散壓力，親水性或泡綿敷料能吸溼、透氣及重新分配壓力。
6. 適當的傷口照護與營養，除可避免壓傷的產生，也可以幫助傷口癒合。
7. 使用托板或枕頭預防垂足和髖部外旋、合宜姿位擺位、定時翻身。
8. 保護性約束時應安撫服務對象、家屬情緒，並每 15-30 分鐘觀察末梢血液循環及評估，每 2 小時鬆綁 15-20 分鐘，執行全關節運動及局部皮膚護理。
9. 盡早移除服務對象身上的醫療裝置，或管路固定以皮膚接觸面越少越佳。

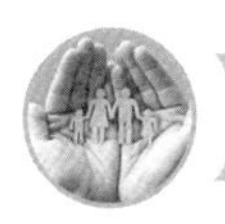

第六節　介紹長照設施中常舉辦之活動類型

為去機構化，計畫性地為住民們安排活動是必要的措施，所以衛福部在評鑑基準規定，訂有辦理各類文康活動或團體工作年度計畫，內容多元，涵蓋動態及靜態活動，並符合服務對象需求，且有鼓勵服務對象參與之策略。相關活動安排簡述如下：

一、運動須知

1. 活動前，應穿著透氣、吸汗或寬鬆適宜衣服。
2. 吃飯前後一小時內不宜運動。
3. 鞋底以富彈性而不滑為佳。
4. 活動前建議以 ICOPE 問卷了解服務對象現況（見本章第四節），有高血壓、心臟病、糖尿病、關節置換，或關節炎及急性扭傷等健康問題者，應經由專業醫師確認運動強度，或由物理治療師指導合適的運動方法、運動強度及注意事項。
5. 不可做到「喘得說不出話來」，過程中如有不適，應隨時停止切勿勉強。

6. 應設計合適的暖身運動、緩和運動。
7. 運動前或運動中有頭暈、胸痛、心悸、臉色蒼白、盜汗等情形時，應立即停止運動。
8. 運動時禁止屏氣用力、閉目，以免失衡跌倒，或身體傷害。
9. 身體活動的安排應適量、適時，約在 30-60 分鐘，不可將幾天或幾次的活動量合併起來做。
10. 做完身體活動，不可馬上洗熱水浴。
11. 請準備好毛巾擦汗、並隨時補充水分。
12. 注意運動環境安全及足夠的光源；檢查座椅安全性；暖身運動。

二、生活活動類型

1. 日常生活活動：增加基礎活動量、提升代謝率，包括利用椅子起立坐下（可扶或不扶椅子握把）、爬樓梯、搬動各種尺寸的器物，每週 3-5 次。
2. 伸展運動：增加身體柔軟度及各關節的活動度、減少動作受限。針對上下肢各大肌群進行牽拉，每次伸展時間維持 10-30 秒。每個肌群累積：每天 5 分鐘、每週 2-3 次。
3. 肌力訓練：增加力量、爆發力與增加肌肉量，例如利用啞鈴、彈力帶、自體重量來訓練肌力，各肌肉群以每組 12-15 下、每次 1-2 組，循序漸進增加。每週建議肌力訓練約 2-3 次。
4. 有氧運動：增進心肺適能、全身循環系統效能，例如走路、騎自行車、游泳、水中有氧、陸上有氧運動等，每週 3-5 次、每次 30-60 分鐘，漸進，達到有些喘、有流汗的身體感受。若體力無法負荷長時間運動，或是一天中沒有足夠長時間運動，可每次 10 分鐘以上多次累積，達到每天超過 30 分鐘以上。
5. 平衡訓練：增進神經動作控制、協調及平衡能力，例如踮腳尖走路、單腳站立、走直線、向後走、側向走等，每次 20-30 分鐘，每週 3-5 次。

三、身體性的休閒活動

服務對象長期住在長照機構，爲去機構化，安排身體性的休閒活動是必要的措施，內容以可全身活動，兼具趣味性，甚至緩和的競爭性，以提高參與的意願。在安排服務對象做身體性的休閒活動時，宜注意下列幾項原則：

1. 應了解個人能力，安排適合的活動。
2. 依據服務對象能力，安排個別或團體活動，並計畫性地增加活動複雜度及強度，或是需要用力及心肺耐力的體適能運動。
3. 活動安排應有熱身與緩和活動的設計，避免安排過分用力或劇烈的活動。
4. 避免安排競爭性的活動，應注意安全，並避免衝突與傷害。
5. 依據服務對象能力，安排身體活動融入日常生活（見本章第四節）。
6. 適合居家服務對象的身體性休閒活動如下：
   (1) 散步：依服務對象體能而定，調整散步的距離或時間。
   (2) 騎固定式腳踏車：易學，但是要視服務對象身體穩定性能力執行，以及調整每分鐘所踩轉數與摩擦力。
   (3) 健身操：改善身體的柔軟度，依據服務對象能力，安排如肩膀、胸部、腿部運動、伸展運動、體前彎、體側彎與體後展、膝蓋繞環、手臂繞環運動、直立轉體運動、扭腰動作及頸部運動、腳踝屈曲與伸展。
7. 其他：依據服務對象體能狀況，安排太極拳、外丹功、舞蹈（坐姿或立姿）或桌球等活動。

四、益智怡情性的休閒活動

1. **園藝**：可以收集不用之保麗龍盒，或保特瓶，讓服務對象種植蔬菜、花或樹，體會與分享生命力與價值觀。
2. **養小動物**：適合的環境，依據服務對象體能狀況，養鳥或魚缸（魚池）養魚，或飼養狗、貓等。
3. **桌遊、插花、繪畫、書法**：例如玩牌、下棋、打麻將或繪畫等，藉由遊戲、休閒活動，增進人際互動與手、眼、腦協調以及認知能力。
4. **跳舞或唱歌**：卡拉 OK 的設備或手機平板，都可以提供不同強度或姿勢的舞蹈或歌唱的活動，或結合音樂體適能，讓服務對象心曠神怡。

五、靈性的休閒活動

禱告、禮佛或唸佛號。除了可以提供心靈慰藉，也可以透過禱告、禮佛或唸佛號進行口腔肌肉運動。若沒有祈禱室或佛堂之設計，可利用屏風、隔簾之隱蔽空間，運用手機或平板的基督像、佛像，讓服務對象進行其宗教活動，獲得靈性的平安。

六、肌力訓練之運動——以彈力帶運動爲例

彈力帶是主要運動項目之一，可以促進肌肉張力，並於加強關節周遭的肌肉肌力後，減輕關節的壓力及疼痛，且有助於關節潤滑、緩解關節炎。但是什麼樣的運動適合呢？以下以日常生活所需要使用的上肢、下肢、柔軟度、髖關節、腳踝等重要部位肌肉訓練，介紹 6 項彈力帶運動。

1. 準備動作：檢查座椅安全性、暖身操、選擇適合的彈力帶，彈力帶磅數越高、阻力越大，依能力選擇適合磅數的彈力帶。
2. 運動名稱：水平腿部推蹬、軀幹伸展彎曲、腿部伸展曲腿、胸部推舉、坐姿划船、臀部外展內收等。可改善步行、站立、站起和坐下動作的不穩定（操作方法請見第八節實作）。

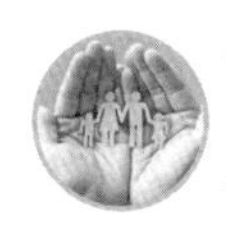

第七節　居家安全看視

一、居家生活安全與照顧

老化引發的變化：因瞳孔變小，對光反應變得比較遲緩，尤其更不容易看清楚動態物體。對光線調節的速度、視力與色彩對比的敏銳度、深淺距離感覺等功能減退。另外神經元突觸變少、傳遞物質減少，使得神經元衝動傳導速度變慢，對刺激產生反應的時間變長，造成老年人感覺與反射較爲遲緩，加上肌肉張力、強度減少及關節僵硬，容易步態不穩與意外傷害等（謝佩倫，2020）。如果是白內障、青光眼、黃斑部病變等造成更嚴重的視力問題，影響姿勢或平衡之穩定性，都將增加跌倒風險。所以在行動和居家生活上，都有需要注意安全的措施。國民健康署（2016）編訂認知症衛教及資源手冊，提供家屬及民眾參考。

特別是認知症症狀之特殊性，因爲記憶力、辨識力、判斷力、執行力、現實導向、空間感、語言等方面的逐漸退化，並複合身體功能失能的問題，導致生活上的障礙或危險。因此衛福部以居家服務提供「安全看視」社區的照顧資源，安全看視（BA18 及 BA19）係爲維護心智障礙者（認知症、精神障礙、智能障礙及自閉症）人身安全，故限於心智障礙者使用服務。經照管師評估確定後，提供每位患者的家庭，每月最多可申請 15 小時的居家服務。依據對象概況，可提供服務內容包括至案家陪伴、支持（如遊戲或嗜好）、看視注意安全或協助（如日常生活參與），並注意異常狀況。照顧服務人員完成照顧服務員進階訓練之認知症訓練課程，可以執行「安

全看視」服務（衛福部，2022b）。安全看視的原則包括接受認知症照顧訓練、了解個案之病情進展狀況、了解及評估個案居家環境狀況、依照個案需求提供安全看視服務、定期檢視個案病情變化及居家安全、紀錄個案變化、定期與個案家屬討論照顧狀況，讓家屬了解並共同關心個案。

二、居家安全項目

衛福部國健署（2016）主張居家安全包括室內與室外環境，提供 8 項「居家安全環境檢核表」，讓民眾自我檢視家中的環境，以達防跌保平安。簡述如下：

1. 逃生口：居家的正門、後門、陽台或窗戶都可作爲緊急逃生之用，平時保持通道淨空，勿堆置雜物。
2. 消防設施：室內備有有效期間內之滅火器，放置於易取得處。備有堪用的手電筒。房間、客廳、廚房裝置住宅用火災警報器。
3. 地板：維持平坦及乾燥，並鋪設防滑防撞軟墊。
4. 門窗：
   (1) 落地門窗有可辨識之防撞措施，窗戶設有防跌落的安全裝置。
   (2) 窗戶加設護欄。
   (3) 窗台高度不得小於 110 公分，樓層 10 層以上者不得小於 120 公分；窗戶旁不可放置小凳或可攀爬物品。
   (4) 鐵捲門：開關及遙控器放在幼童無法觸碰處，且裝有偵測到物體則立即停止之安全裝置。
   (5) 所有的門從裡面可鎖住，亦可從外面打開。
   (6) 通往外面馬路或宅院外的柵欄或門附有門鎖，以防幼童或失智長者自己跑出去。
5. 電器：
   (1) 密閉電器（如洗衣機、烘乾機、冰箱等）幼童無法自行開啟，或放置位置遠離幼童。
   (2) 提供熱源電器（如座立式檯燈、開飲機、熱水瓶、微波爐、烤箱、電熨斗、電熱器、捕蚊燈、脫水機等）及電風扇置於幼童無法觸碰的地方，或加裝有防護設施（如防護罩）。
   (3) 電器用品放置平穩不易傾倒，電線隱藏在幼童無法碰觸或拉動之處。
   (4) 插座及電線置高於 110 公分以上 ，或隱蔽於家具後方、使用安全防護等方式讓幼童無法碰觸（其他請參見本書第十八章意外災害的緊急處理〉。

6. 繩索：窗簾繩、電線、延長線及其他繩索類物品收置於幼童和長者無法碰觸到的地方。
7. 家具設施：
   (1) 家具及家飾（如雕塑品、花瓶、壁掛物等）平穩牢固，不易滑動或翻倒。
   (2) 家具無凸角或銳利邊緣，或已做安全處理。
   (3) 幼童碰觸得到的櫥櫃門加裝幼童不易開啟之裝置。
   (4) 摺疊桌放置在幼童無法接觸到的地方。
   (5) 加裝安全保護蓋於未使用之插座（插孔）。
8. 物品收納：
   (1) 易引起幼童窒息之危險物品如繩索、塑膠袋、尿布、錢幣、彈珠、鈕扣或其他直徑小於 3.17 公分的物品等，收納於幼童無法碰觸的地方。
   (2) 會造成割刺傷的危險物品如維修工具、刀剪利器、玻璃物品、圖釘文具、零碎物件、飾品等收納於幼童無法碰觸的地方。
   (3) 會造成誤食中毒或灼傷的有機溶劑、清潔劑、殺蟲劑、乾燥劑、鹼水、酒精、含酒精飲料、電池、溫度計、化妝品、藥品等，外瓶貼有明顯的標籤及成分，妥善收納，以避免誤食。
   (4) 會造成燒傷的物品如打火機、火柴、香燭等收納於幼童無法碰觸的地方。
   (5) 幼童不玩的玩具收納妥當，未散置於地面。

三、居家安全看視

家是最安全的地方，卻也潛藏了一些危險，必須留意居家環境中的危險事項，包括空間、家具與電器，才能具體提供安全措施。平時應養成安全的生活習慣，習慣性檢視、注意周遭環境，避免雙手都拿東西，改變姿勢時速度要減慢，常用的東西要放在方便、易拿的位置，家具擺放的位置要固定，善用扶手或固定的家具，可以降低危險因子，預防跌倒（衛福部國民健康署，2021）。特別是認知症者，必須增進環境的辨識度，排除環境危險因子，以及塑造居家安全環境。說明如下：

(一) 排除環境危險因子

以 8 項「居家安全環境檢核表」每年分析一次，回想三個月到一年之內跌倒及差一點跌倒次數及身體功能，以及改善發生時之原因。若有跌倒發生或新罹患神經肌肉系統疾病或其他嚴重疾病則要再重新評估，減少危險因子。避免使用玻璃門或落地窗，在玻璃門上可加上圖案或螢光貼條，以免認知症者誤認爲是一個開著的門而撞上。使用對比色或加上簡單圖案，以區分門內外、樓梯及高度的變化。客廳、桌上及走道，應避免擺放易倒、易碎的物品。家具必須穩固，尖銳角需以防護條包覆。使用有扶手座椅，椅墊不宜太軟。樓梯及出入口 1.5 公尺內應淨空，照明良好，不堆放物品。需要使用步行輔助工具者（助行器、枴杖等），要確定輔具安全，末端裝上橡皮套。

(二) 居家環境安全與辨識塑造

1. 客廳環境：
   (1) 家具位置、家中物品擺放整齊，不要常更動。
   (2) 危險及貴重物品需收納在失智者看不到或拿不到的地方。
   (3) 避免使用延長線，未使用的電線插座需使用安全插頭覆蓋。
   (4) 在客廳中放置清楚且字體大的日曆、家人照片、大時鐘，以增加人、時、地的認同感。
2. 臥室環境：
   (1) 臥房盡可能安排在一樓，若在樓上，應注意窗戶、陽台的安全措施。
   (2) 室內須加裝小夜燈，特別是下床，或通往廁所的走道上，必要時在牆角放置馬桶椅。
   (3) 對於上下床不方便的服務對象，可在床旁放置穩重的家具或扶手，有助於行動安全。
3. 廚房環境：
   (1) 裝置具安全開關的瓦斯爐及瓦斯外洩偵測器，或偵煙感測器，或使用防乾燒瓦斯爐。
   (2) 冰箱須定期整理，丟棄過期及腐爛的食物。必要時可加裝安全鎖，避免失智者打開冰箱或一直吃冰箱東西。
   (3) 尖銳器具如菜刀、剪刀，以及清潔劑應有安全鎖的櫥櫃存放。
   (4) 滾燙的食物應有安全置放處，以防止燙傷，必要時可將廚房門上鎖。
4. 浴室環境：
   (1) 保持浴室地板乾燥，並貼上止滑條以免滑倒。
   (2) 在浴缸、馬桶座旁設置扶手，扶手顏色應較明顯與牆壁成對比。
   (3) 廁所外面張貼明顯標示或圖示，門、牆或門把可採用對比顏色，或將廁所門打開，方便認知症者容易找到。
   (4) 使用冷、熱水合一的水龍頭，需將熱水調整在適當溫度以避免燙傷，選用上下開關或定溫水龍頭。
   (5) 避免獨自將認知症者留在浴室中，以免造成危險。

5. 樓梯環境：

(1) 樓梯或階梯可選用對比色的止滑貼條或油漆，或貼上螢光膠帶，利於辨識樓梯的開始和結束以防止滑倒和摔落。

(2) 如有需要，可於樓梯口設置安全門擋，擋住樓梯。

(3) 樓梯不適合鋪地毯，如果樓梯鋪有地毯，需定期檢查地毯有無破損。

6. 房屋外部：

(1) 在屋外的台階裝上欄杆以防止跌倒。

(2) 妥善維護台階、走道、草地。

(3) 注意路邊突起、走道上的裂縫及可能使人絆倒的東西。

(4) 泳池與熱水池可以蓋住或建造可上鎖的圍牆。

(5) 車庫或工具房裡的危險工具與物品應安全放置，必要時可上鎖。

(6) 應規劃張貼住屋之逃生路線圖。

(7) 當老年人離開房子時，身上一定要帶著身分證明。對於有疾病或記憶喪失的人，確定他們戴著身分證明手環。

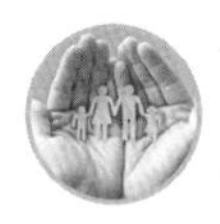

第八節　活動與運動技術實作

一、實作項目

1. 透過上下床至輪椅，學習移位與擺位的注意事項。
2. 簡易被動肢體關節活動預防壓傷（壓瘡）。
3. 自主性運動：彈力帶。
4. 透過協助個案日常生活之自主能力及專業服務人員指導活動調整、介紹生活輔具的使用，包括食、衣、住、行及工作者如何輕鬆使用輔具。
5. 生活輔具 DIY。
6. 安全照顧技巧。

二、實作：協助上下床及坐輪椅 (A)

(一) 目的

1. 協助中風、虛弱或肢體活動障礙的病人上下床，增加病人活動量及社會互動。

2. 減少長期臥床時間以避免肺部痰液積聚，以及降低皮膚發生壓力性損傷機會。
3. 預防關節萎縮，並能維持及增進身體的活動功能。

(二) 注意事項

1. 管路：
   (1) 有人工氣道或痰多的病人，下床前需確認是否需抽痰。
   (2) 有管路的病人（如氧氣管、導尿管、引流管等），需檢查確認長度與擺置良好。
2. 鼻胃管灌食或用餐後，需休息 30-60 分鐘後再下床。
3. 使用尿布或尿套的病人，請完成清潔後再下床。
4. 病人變換姿位時，視服務對象表情及生命徵象等反應採漸進式活動，可避免姿勢性低血壓。

(三) 準備用物

視服務對象情形，準備輪椅、腹部固定帶、移位帶、小腿靠、枕頭等提供適當支托，或保暖外套、毛毯。

(四) 步驟及說明

步驟	說明
➲ 準備工作	
1. 向服務對象自我介紹，說明及協助坐輪椅過程。 2. 逐一檢查輪椅是否安全可用，包括踏板、滾輪、剎車、坐墊，收起腳踏板試推。 3. 將輪椅推置服務對象臥姿之健側，與床平行或呈 45 度角，固定輪椅。 4. 將衣鞋置放合適位置。 5. 洗手（脫掉手錶）。	試推 試坐坐墊穩固 檢查輪胎胎壓 檢查煞車 轉動腳踏板 檢查輪椅項目

➲ 準備服務對象	
1. 將蓋被褪至床尾。 2. 讓服務對象雙手交握置於適當位置（例如交握置於腹部）。	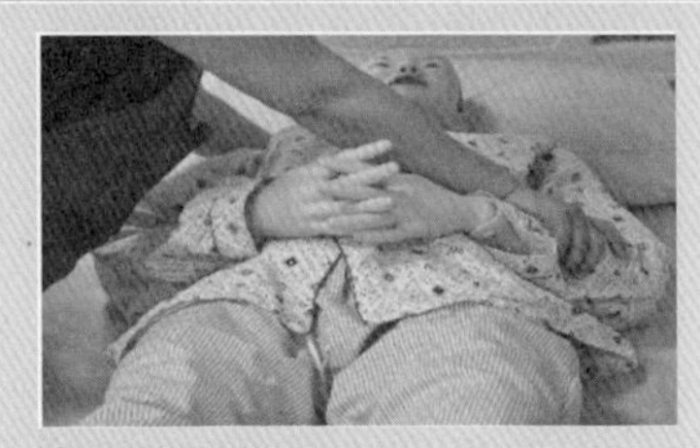 服務對象雙手交握
➲ 協助服務對象下床坐輪椅	
1. 站在服務對象所需移向的一側床邊，面對服務對象，隨時注意服務對象安全與反應。 2. 一手托住頭頸往上推，一手扶在對側大腿往下壓，以槓桿原理兩手同時將服務對象扶起。	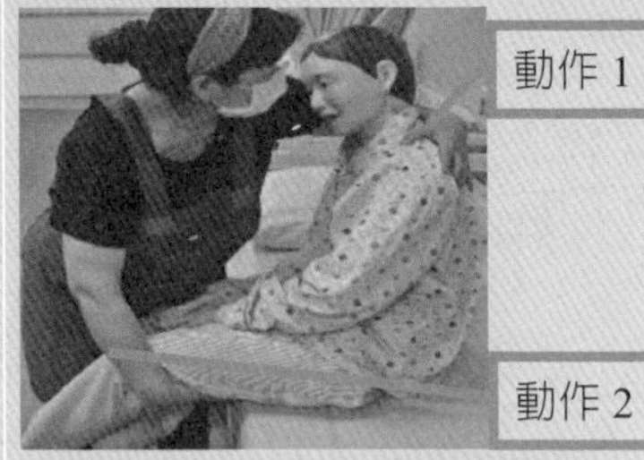 以槓桿原理將服務對象扶起
3. 協助坐於床緣，隨時保護服務對象的安全。 4. 注意其安全，測量脈搏，觀察其臉色、脈搏、呼吸，直到其臉色、脈搏及呼吸穩定。	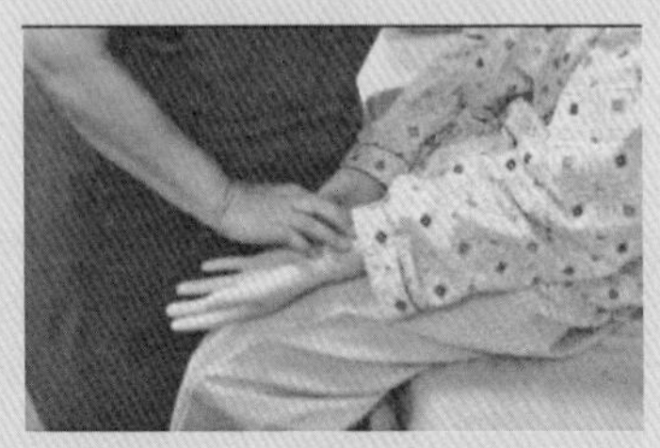 測量脈搏
5. 照顧服務員可利用身體力學的原理搬運服務對象。 6. 照顧服務員以弓箭步一腳在服務對象的膝蓋中間，移動方向的一腳在後（重心在此）。 7. 讓服務對象雙手環住照顧服務員雙肩，照顧服務員使用移位帶（或拉住服務對象褲頭），使其身體微前傾的同時，以後腳爲軸心將服務對象移往輪椅。	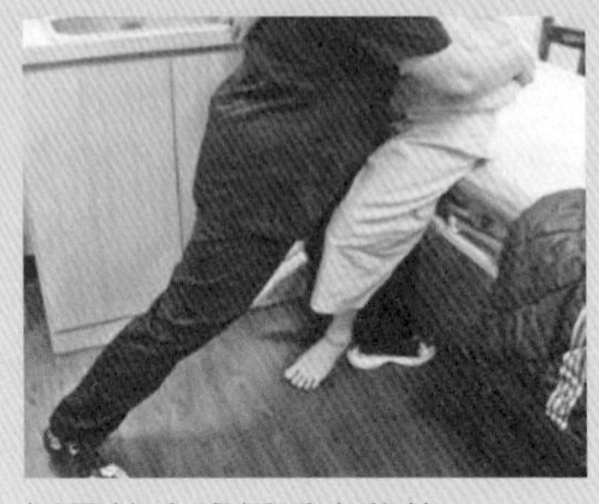 以弓箭步降低重心移位

8. 將服務對象雙手安全舒適放妥，雙腳置於腳踏板上，必要時備以腳蹬讓膝蓋成 90 度。 9. 確定服務對象坐姿舒適，衣著平整，穿妥外套（先穿患側，後穿健側）、鞋襪，並注意身體保暖情形。 10. 確認繫上安全帶，解開輪椅固定開關，穩定推動前進。	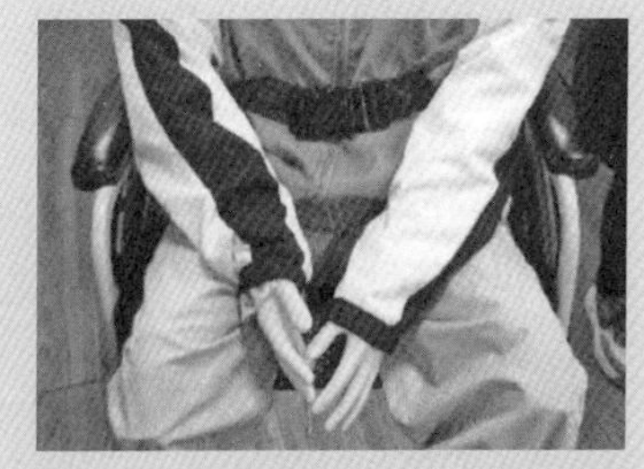 雙手安全舒適放妥
➲ 協助服務對象上床	
1. 固定輪椅，收起腳踏板，脫除鞋襪。 2. 先協助健側適當支托下脫除外套，後脫患側，隨時保護服務對象的安全。 3. 照顧服務員可利用身體力學的原理搬運服務對象，應以右（健）側靠床。 4. 照顧服務員以弓箭步一腳在服務對象的膝蓋中間，移動方向的一腳在後（重心在此）。 5. 讓服務對象雙手環住照顧服務員雙肩，照顧服務員使用移位帶（或拉住服務對象褲頭），使其身體微前傾的同時，以後腳爲軸心將服務對象移往床上。	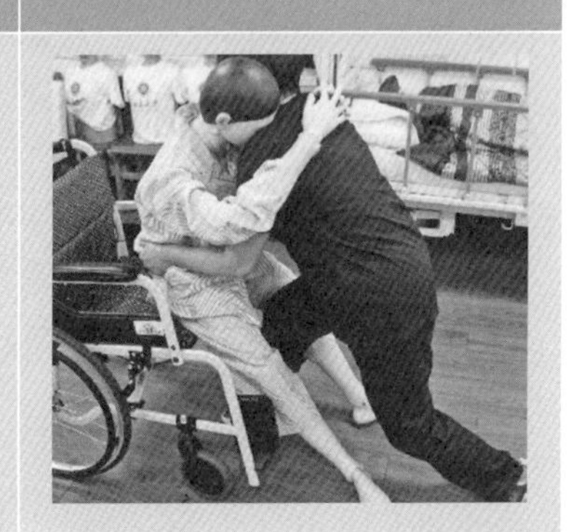
6. 注意其安全，觀察其臉色、脈搏、呼吸，直到其臉色、脈搏及呼吸穩定。 7. 以臀部爲軸心，一手托住頭頸預備往下壓，一手扶在近側大腿預備往上推，以槓桿原理兩手同時將服務對象轉至床上。	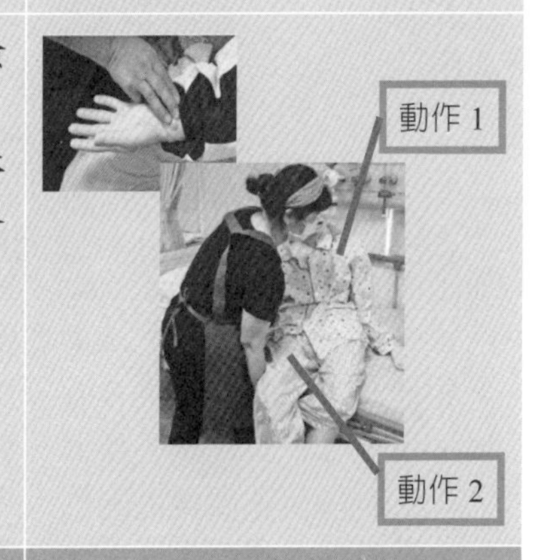
➲ 事後處理工作	
1. 將床邊物品收放整齊，輪椅收好並固定。 2. 洗手。	

三、行動輔具——助行器

為了讓失能者便於日常生活，必須藉由適合的輔具，使其獨自或在協助下可完成日常生活的自理能力。本實作輔具之使用介紹如下：

實作技術與說明	相關照片
➲ 一般步行器（四角拐）	
1. 助行器外型呈ㄇ字型，底面積寬大穩定，可支撐使用者部分體重，適用於下肢較無力或平衡能力不佳者，但是雙手和雙腳有一定的肌力。 2. 選用前須先評估使用者的四肢肌力及平衡能力，以選擇合適的助行器，例如加二輪或四輪之附滑輪式步行器。以免因支撐及穩定度不夠，造成跌倒或降低活動意願，或因移動困難而降低使用意願。 3. 每一步向前都要抬起助行器向前、一腳向前跨步、另一側腳向前跟上，重複上述三個步驟。	一般步行器（四角拐） 附滑輪式步行器
➲ 附滑輪式步行器	
1. 前面加兩個輪子，後面會有主動煞車輔助，用穩定的力量向前推，往前平移穩定容易，少了抬起的麻煩步驟，速度也加快，增進移動意願。後方支柱的設計，輕鬆下壓會立即自動煞車。例如罹患帕金森氏症者使用兩輪助行器，預防動作啟動困難時，難切換不同的動作模式，增進帕金森氏症患者的容易度。 2. 小輪比較適合室內平坦地面；而大輪比較可以應付戶外的崎嶇路面；而後方支柱直接用原本橡皮墊行走。此種步行器阻力最大。	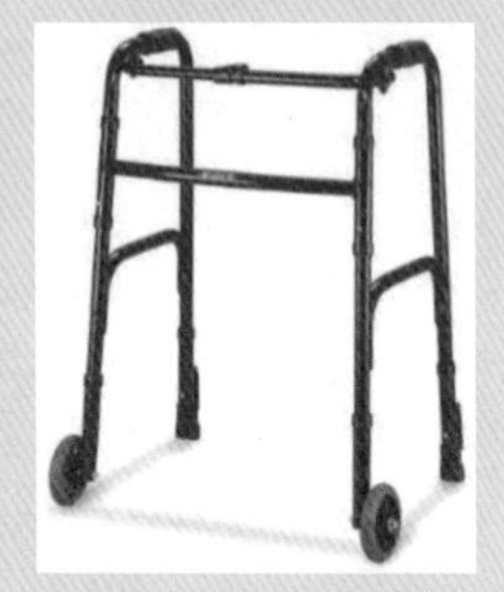 附滑輪式步行器

四、移位輔具

爲了讓失能者移位便利輕鬆，可使用適合的輔具。例如移位滑板和移位滑布，使用說明如下。

實作技術與說明	相關照片
➲ 移位轉盤坐墊	
此座墊可以 360 度旋轉，利用轉盤轉動的方式，方便服務對象起身、入座或入浴。例如上下車、上下床、浴室或坐椅。適用於下肢較無力者。讓乘坐者可以自行或照顧者協助轉位用，布套爲可拆式，可水洗。	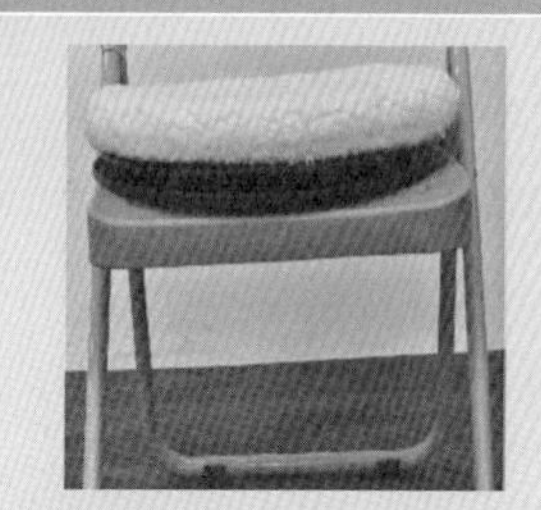 移位轉盤坐墊
➲ 移位滑板	
可以坐在滑板上，直接以水平位移方式移到床上或椅上。移位滑板表面材質能減少摩擦阻力，避免剪力產生，讓移位變簡單。 1. 請服務對象臀部稍微抬高，將移位滑板置於其下方約 1/3 處。 2. 服務對象可自行或由照顧者協助移位，以雙手扶住扶手輕推，便輕鬆安全地移位。 3. 請服務對象臀部稍微抬高，將移位滑板取出。	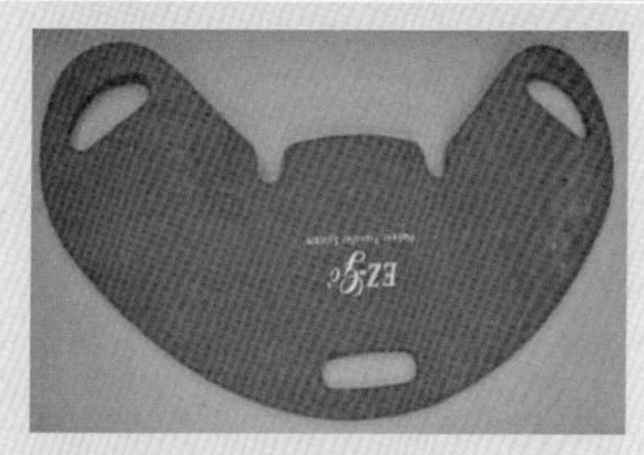 移位滑板
➲ 移位滑布	
1. 滾筒式雙層設計，讓摩擦力變小。 2. 移位滑布用於水平位移及直的移位，在躺姿下使用。 3. 向上移動方式 (1) 移動：移位滑布（墊）長度需大於服務對象肩膀到臀部的範圍。將雙層移位滑布開口朝下，以側臥方式鋪在頭部和臀部下後仰臥。 (2) 服務對象可施力時，鼓勵彎曲膝蓋，一手協助固定腳踝用力，一手適時輕推膝蓋，即可啟動移位滑布，使服務對象往上移動至適當位置。	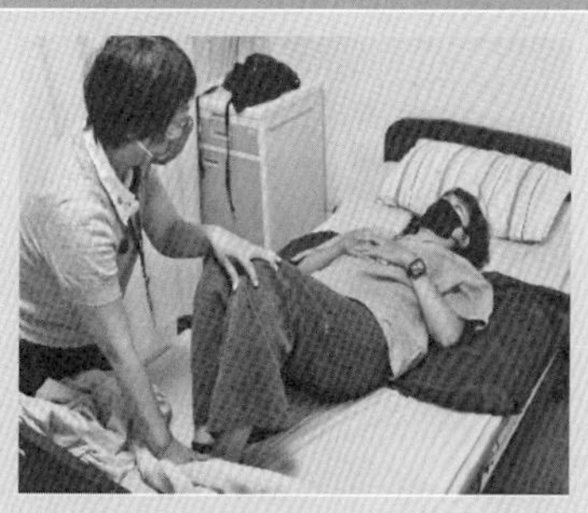 向上移動方式

(3) 如果無法施力，則可直接移動上層滑布至適當位置。

4. 橫向移動：

(1) 移位滑布（墊）長度需大於服務對象肩膀到膝蓋的範圍。將雙層移位滑布開口朝側面，側臥方式鋪在頭部和膝蓋下後仰臥。

(2) 將手固定在服務對象的肩部、骨盆，往目標位置推動。或直接移動上層滑布至適當位置。

5. 移去滑布，讓服務對象採側臥式移去滑布。

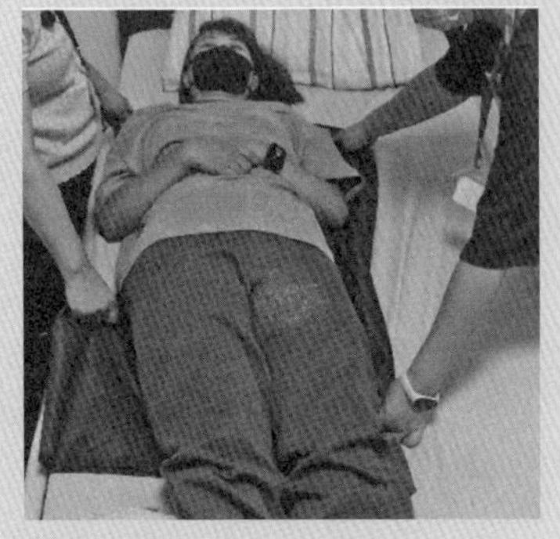

橫向移動

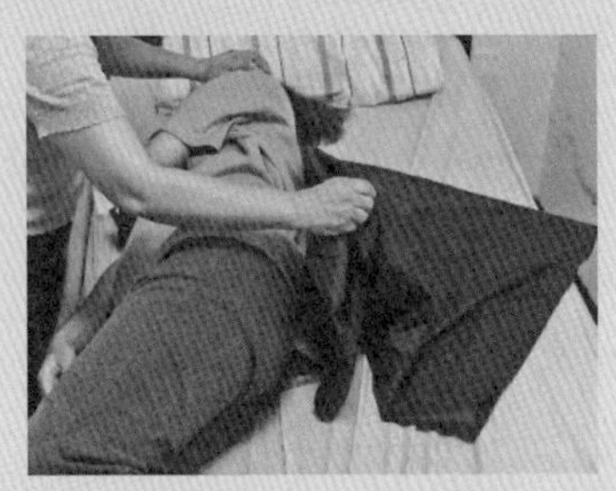

側臥式移去滑布

五、實作：被動運動（PROM）

1. **確認案主並向案主說明**，取得案主合作並建立安全感。
2. 關節的活動，以病患不感覺痛或關節稍緊爲指標，並在最大正常角度範圍內，以防進一步傷害。
3. 以關節部位爲運動單位，由身體的近端漸至遠端，大關節漸至小關節，包括所有關節活動平面，每一動作做 10 次，每一組被動關節運動，每天重複 2-3 次。
4. 若有關節僵硬情形，則須先給予熱敷後再執行被動關節運動，可增進效果與舒適。
5. 操作如下：

實作技術與說明	相關照片
➲ 肩關節運動	
(1) 起始動作，將案主的手臂與身體呈一直線。 (2) 一手托住個案上臂、一手握住手腕處，往頭部方向托高至個案可忍受的角度。 (3) 外展，一手托住個案上臂、一手握住手腕處，將案主的手臂遠離身體中線。 (4) 內收，一手托住個案上臂、一手握住手腕處，將手臂往身體中線移動，越過中線。 (5) 外轉，由起始動作，一手握住手肘、一手握住手腕，執行手肘向外旋轉。 (6) 內轉，一手握住手肘、一手握住手腕，執行手肘向內旋轉。	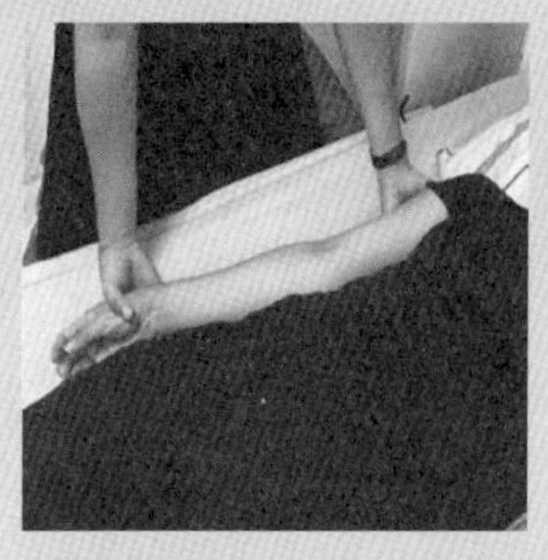 肩關節運動 (1) 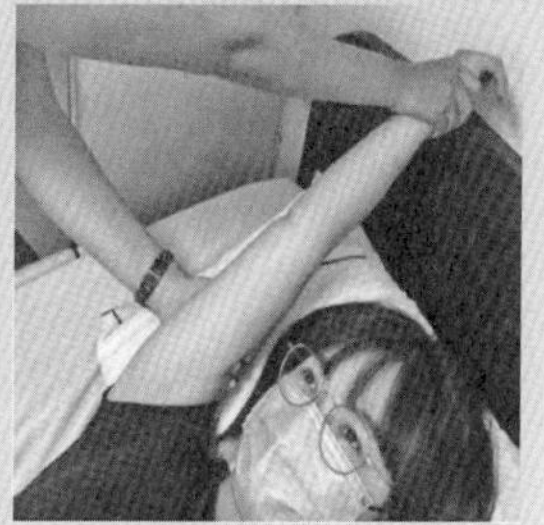 肩關節運動 (2) 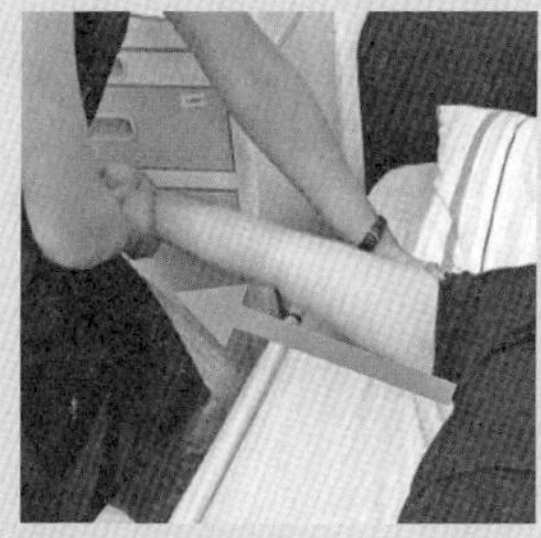 肩關節運動 (3) 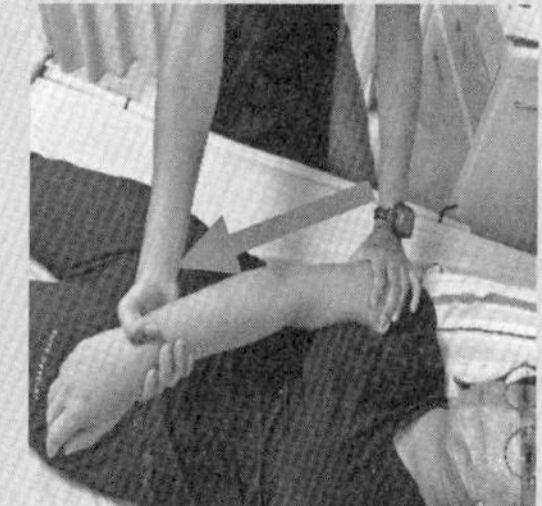 肩關節運動 (4) 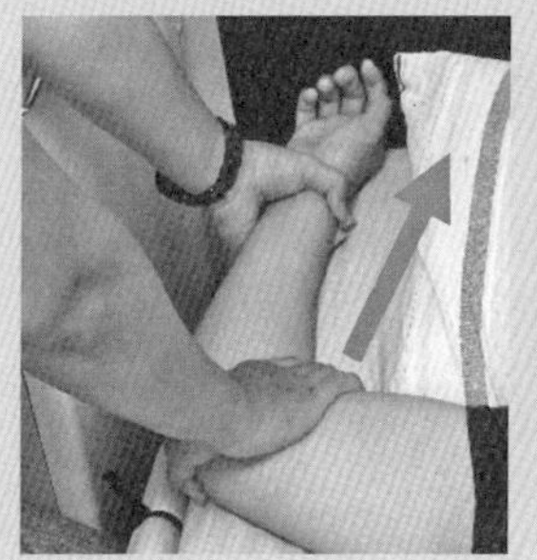 肩關節運動 (5) 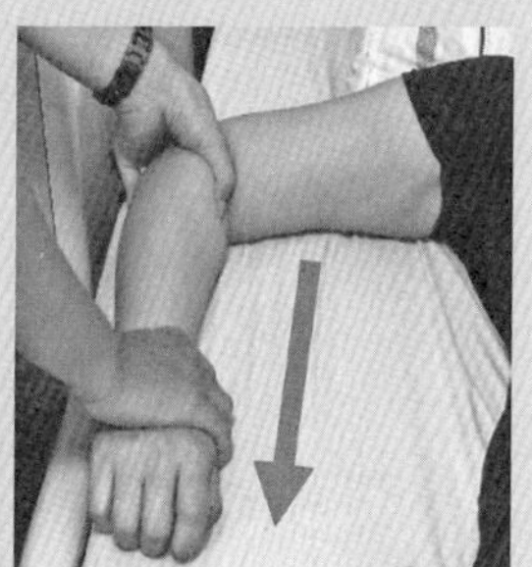 肩關節運動 (6)
➲ 肘關節運動	
(1) 起始動作，將案主的手臂與身體呈一直線。 (2) 一手握住手肘、一手握住手腕，將手肘執行彎曲。	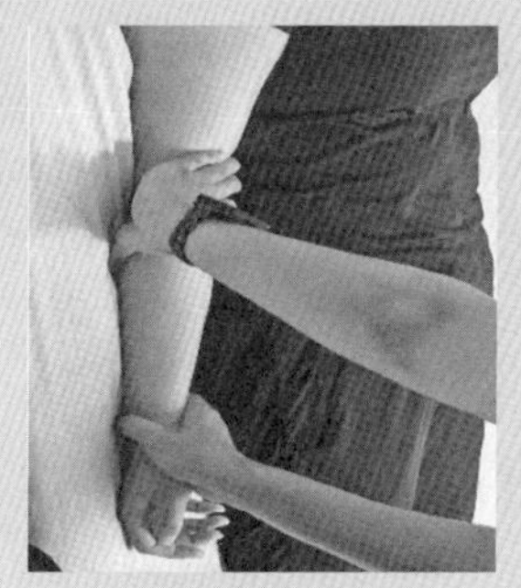 肘關節運動 (1) 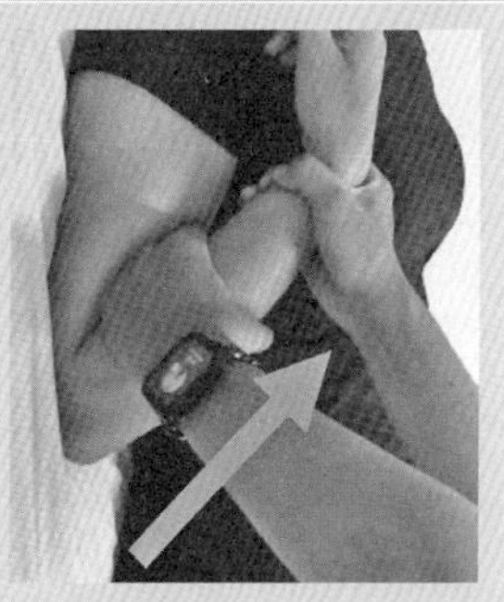 肘關節運動 (2)

➲ 手腕關節運動

(1) 一手握住手腕、一手握住手掌，執行手掌屈曲。
(2) 一手握住手腕、一手握住手掌，執行手掌伸展使手掌往手臂彎曲。

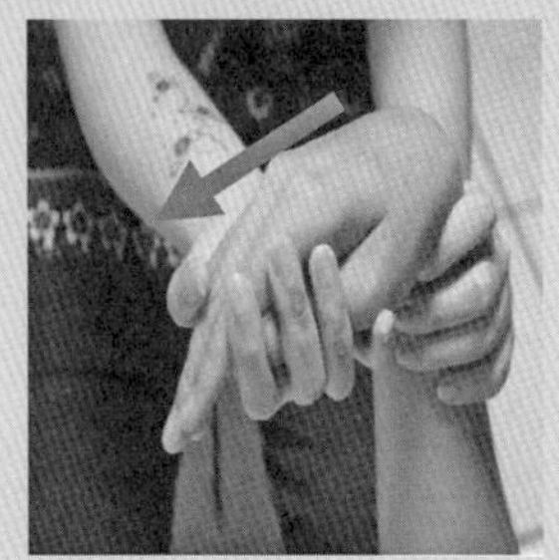
手腕關節運動 (1)

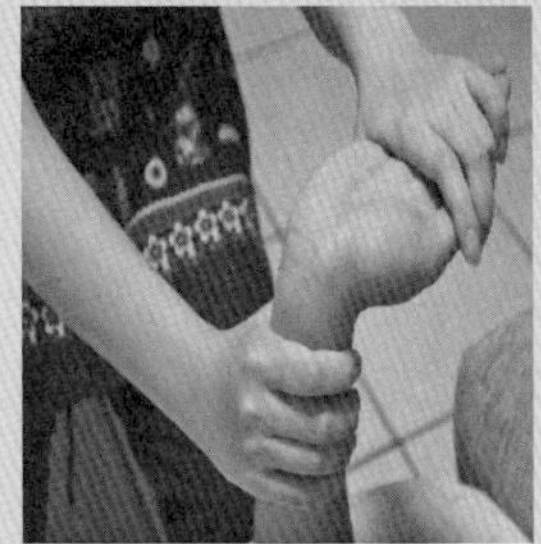
手腕關節運動 (2)

➲ 手指關節運動

(1) 一手握住案主手腕，另一手包覆其5指，施力使手指彎曲成握拳狀。
(2) 手指伸直，分別以兩隻手握住案主的大拇指及2-5指，施力向外伸展。

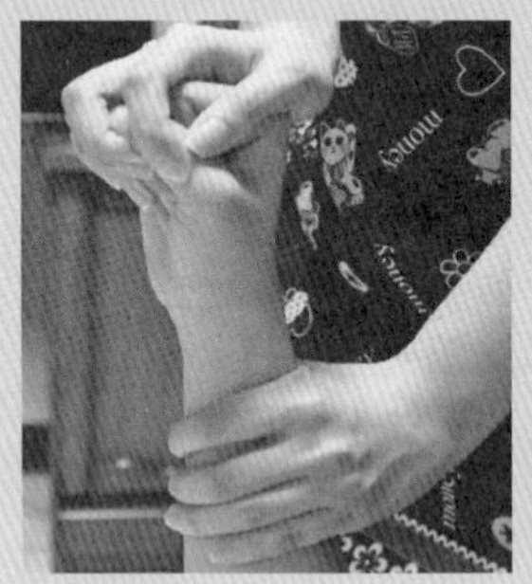
手指關節運動 (1)

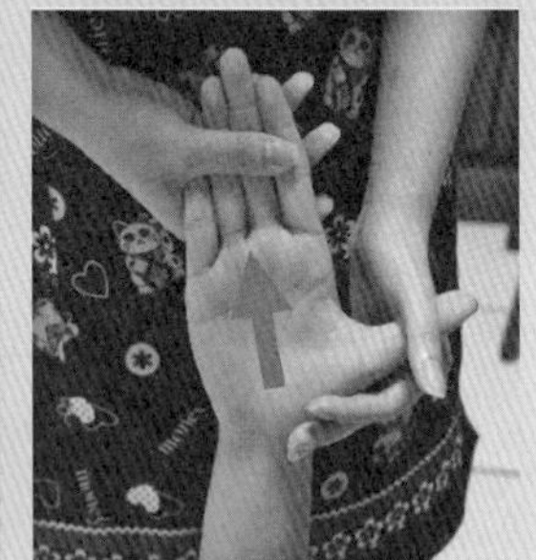
手指關節運動 (2)

➲ 髖關節運動

(1) 大腿起始位置。
(2) 執行大腿外展，一手伸入膝下，另一手置於腳跟下方將大腿遠離身體中線。
(3) 執行大腿內收，一手伸入膝下，另一手置於腳跟下方將大腿往另一大腿移動，超過身體中線。
(4) 一手伸入膝下，另一手置於腳跟下方彎曲膝蓋後，執行髖關節內旋轉。

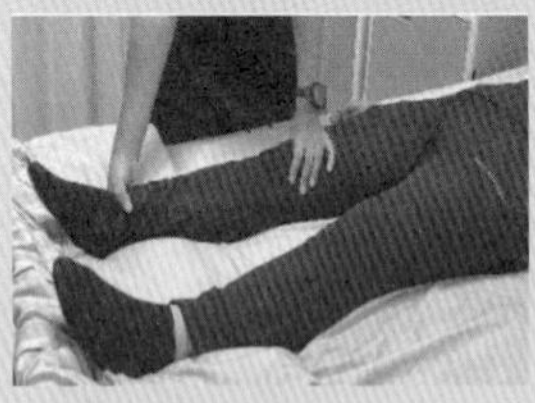
髖關節運動 (1)

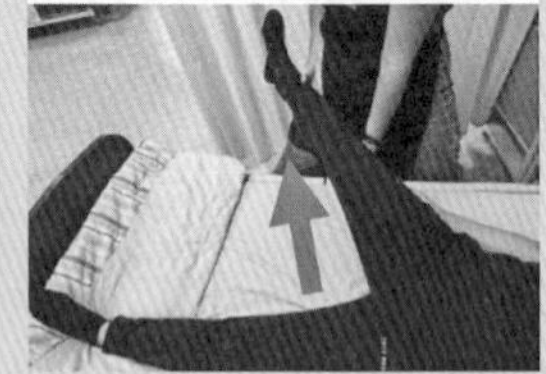
髖關節運動 (2)

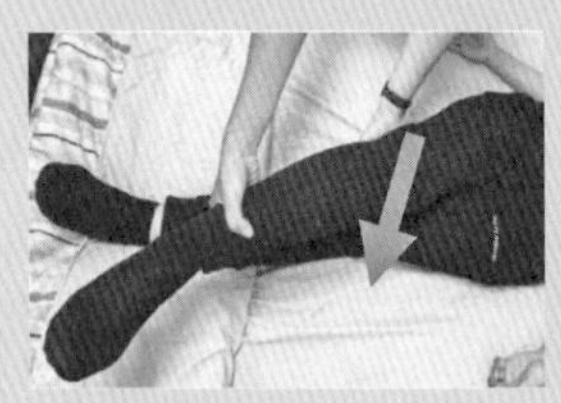
髖關節運動 (3)

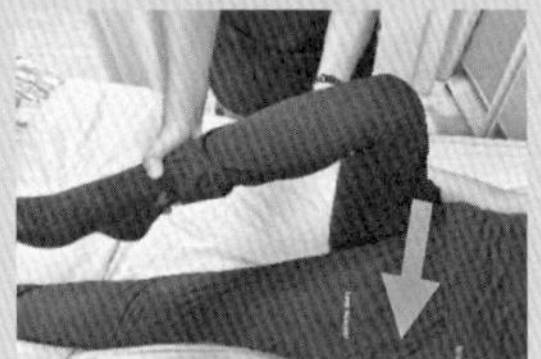
髖關節運動 (4)

(5) 一手伸入膝下，另一手置於腳跟下方彎曲膝蓋後，執行髖關節外旋轉。
(6) 一手伸入膝下，另一手置於腳跟下執行抬起小腿、彎曲膝蓋後，視能力移動往復部輕壓（更彎）。

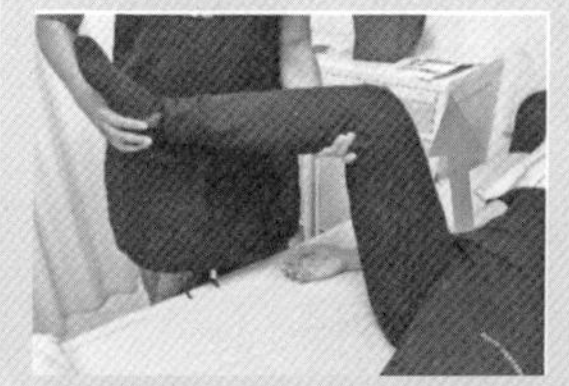
髖關節運動 (5)

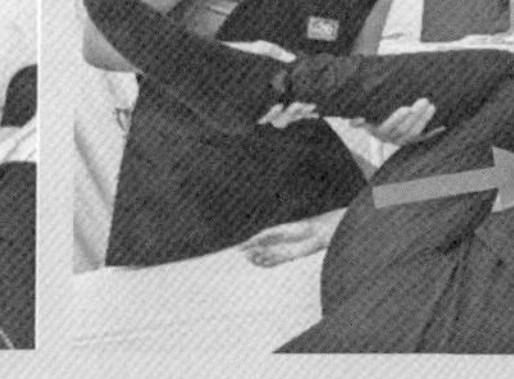
髖關節運動 (6)

➲ 腳踝關節運動

(1) 向腳背加壓，使腳踝伸展向腳背，使腳踝屈曲。
(2) 向腳底加壓，使腳踝伸展向腳背，使腳踝屈曲。
(3) 腳踝關節外翻。
(4) 腳踝關節內翻
(5) 腳趾彎曲。
(6) 腳趾伸直。

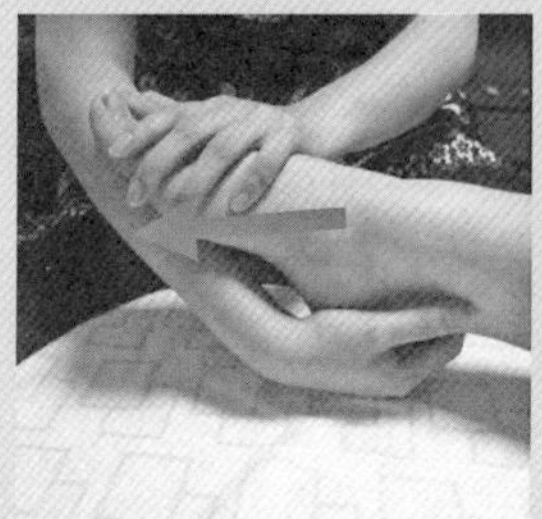
腳踝關節運動 (1)

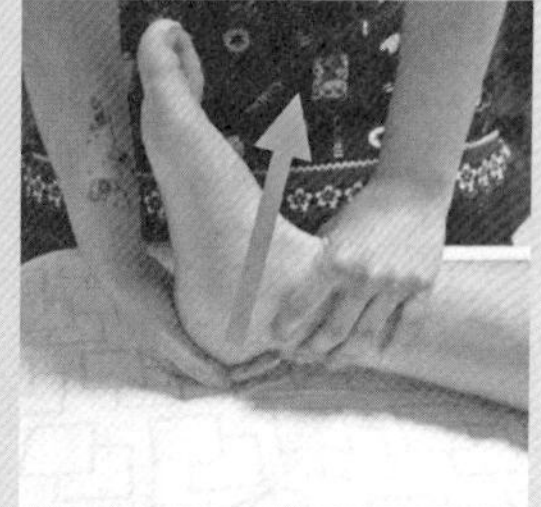
腳踝關節運動 (2)

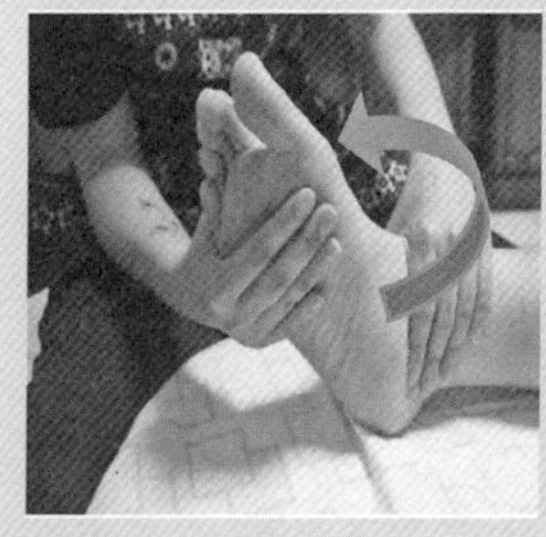
腳踝關節運動 (3)

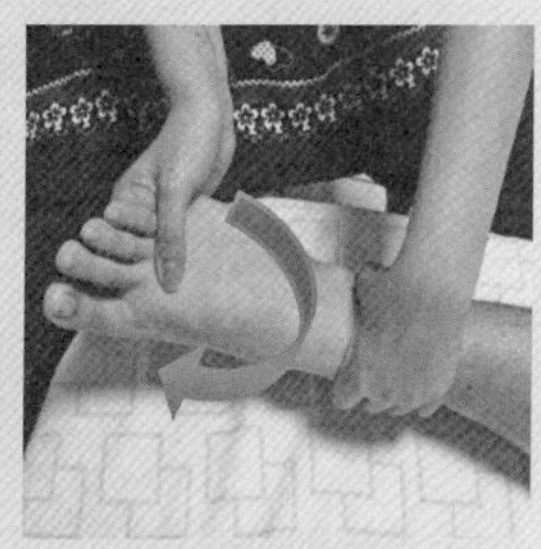
腳踝關節運動 (4)

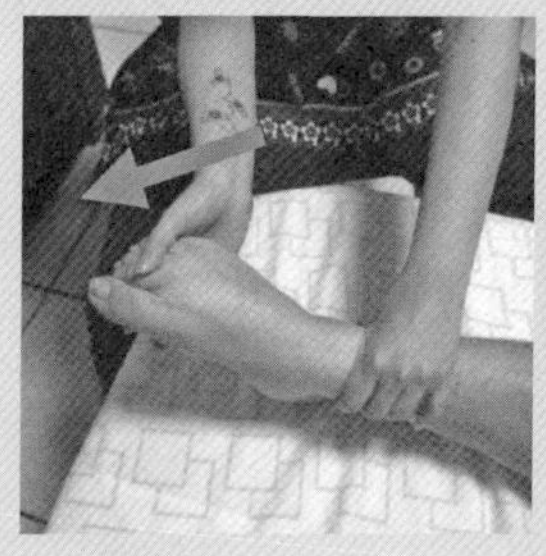
腳趾彎曲

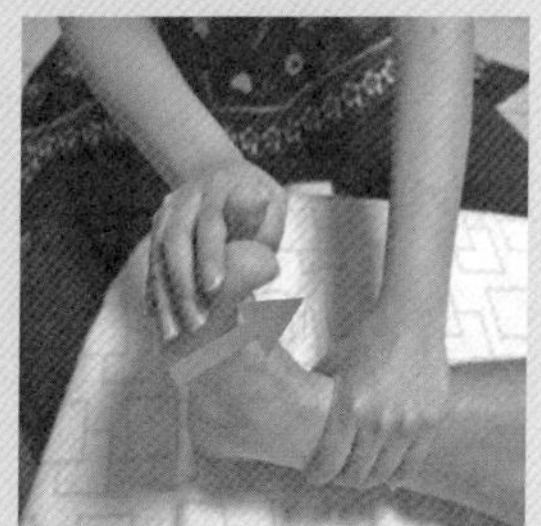
腳趾伸直

六、彈力帶運動內容及實作（資料引用自聯興醫療儀器動作）

運動名稱	運動肌肉群	功能	操作方法
水平腿部推蹬	可以協助重新啟動大腿前、後側的股四頭肌和膕肌，臀大肌和小腿後側的比目魚肌，同時還可運動到髖、膝、踝關節。	1. 改善站起和坐下動作的不穩定 2. 使不易因站起和坐下不穩而跌倒，還可讓因老化、退化而縮短的肌肉拉長，改正站立的髖膝關節彎曲姿勢。	1. 採坐姿、將彈力帶踩壓在雙腳下。 2. 手握彈力帶由內往外繞左右手，動作時上肢雙手向上拉，上肢不動、下肢動。 3. 兩腳緩慢向前推蹬，每次推蹬約花 8 秒。

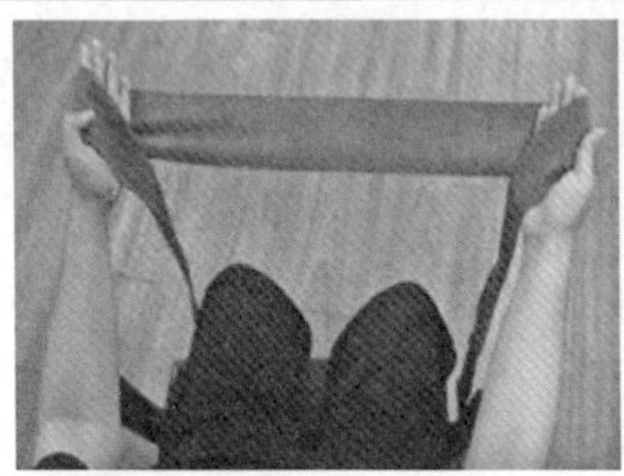

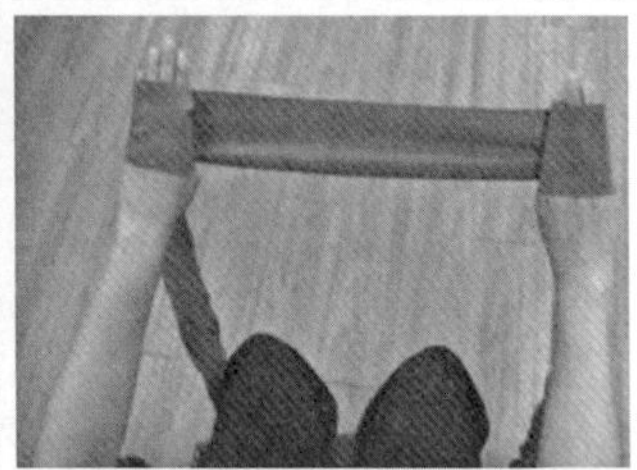

抓握彈力帶之分解動作

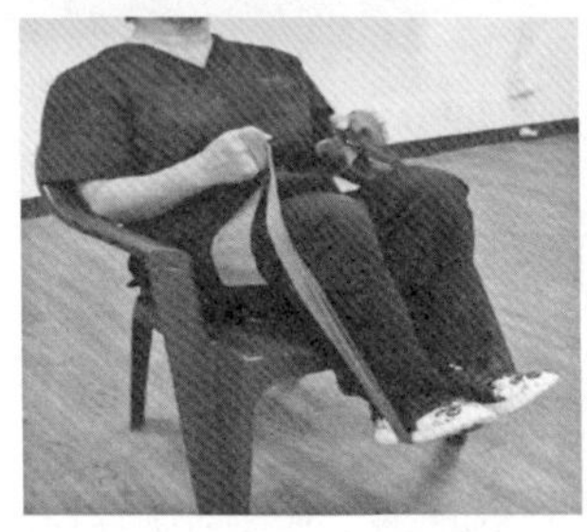

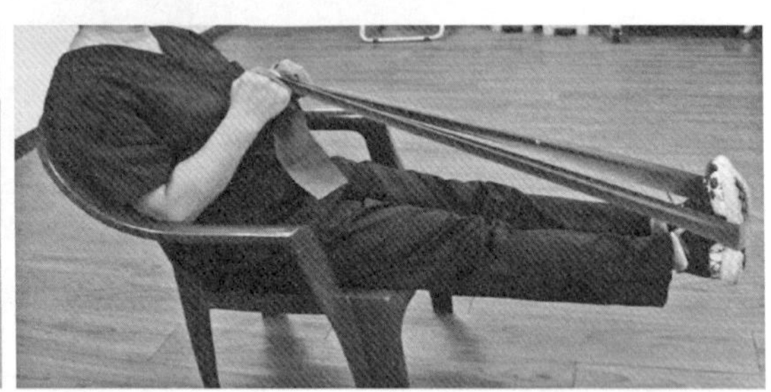

水平腿部推蹬分解動作

運動名稱	運動肌肉群	功能	操作方法
軀幹伸展彎曲	活化股關節在伸、屈動作時所需用到的肌群。	1. 訓練腰腹肌群，讓背部伸展肌與腹直肌更有力。 2. 改善站起時前傾狀況，讓重心在改變姿勢由坐到站時更穩定。	1. 雙腳踩住彈力帶，上身下彎至左右手到小腿部。 2. 握繞彈力帶，下肢不動、上肢回正。

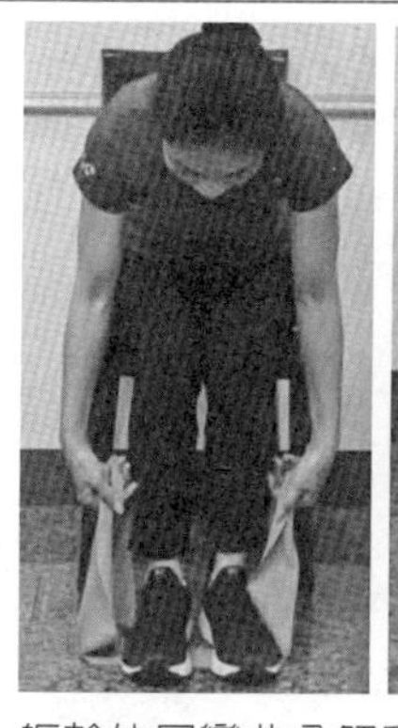
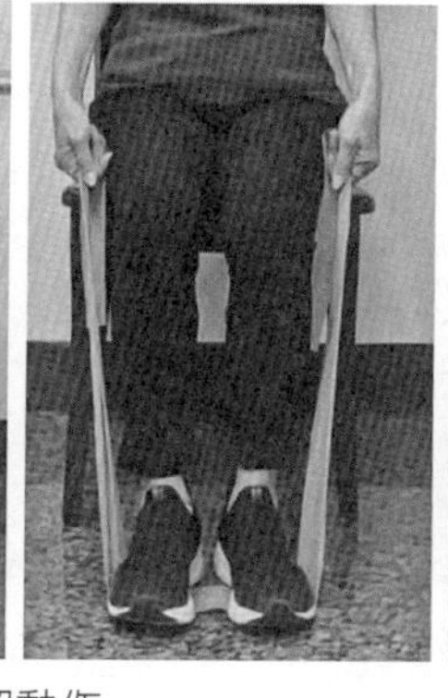
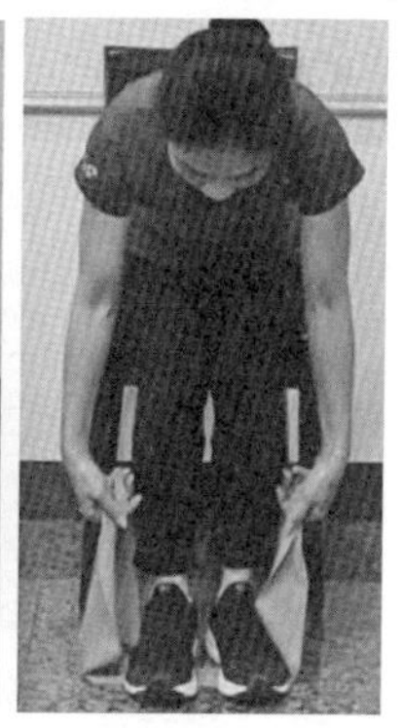

軀幹伸展彎曲分解動作

運動名稱	運動肌肉群	功能	操作方法
腿部伸展曲腿	有助於活化膝關節周圍肌肉群。	穩定站姿及步行動作。	1. 下肢單腳踩壓彈力帶。 2. 雙手拉彈力帶至胸前定點。 3. 做弓腳伸縮蹬腿動作。 4. 左右腳循環。

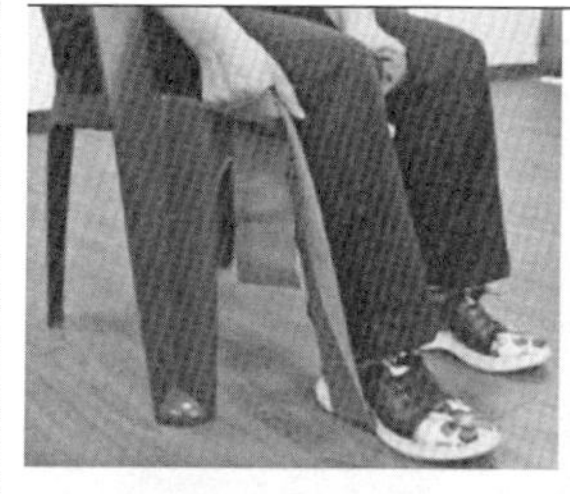
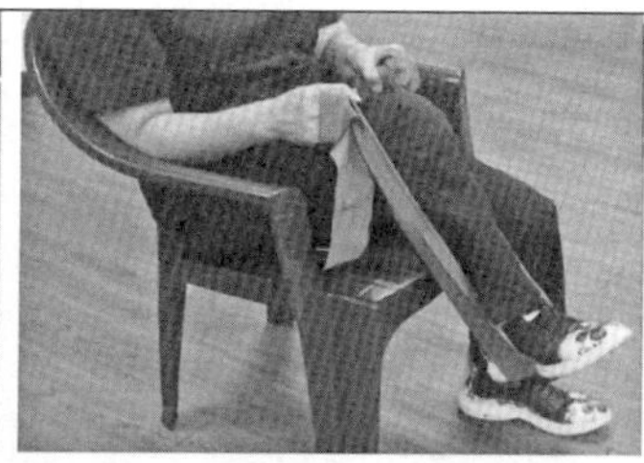
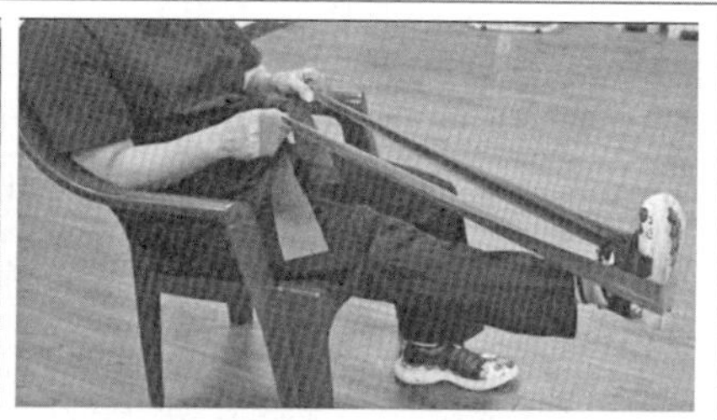

腿部伸展曲腿分解動作。先左單腳、右單腳、再雙腳。

運動名稱	運動肌肉群	功能	操作方法
胸部推舉	可訓練上肢舉起和放下的動作，提升胸廓的可動性，同時增進肩膀及肘關節四周肌肉活動幅度。	刷牙洗臉梳頭動作自如、關閉門窗不費力、打掃拖地或洗刷馬桶更輕鬆。	1. 下肢（臀部坐）踩住彈力帶。 2. 雙手握拉彈力帶慢慢上拉成 45 度角至雙手側舉。

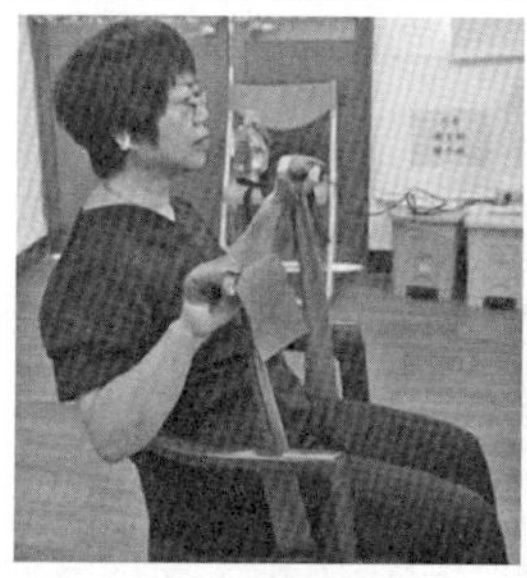
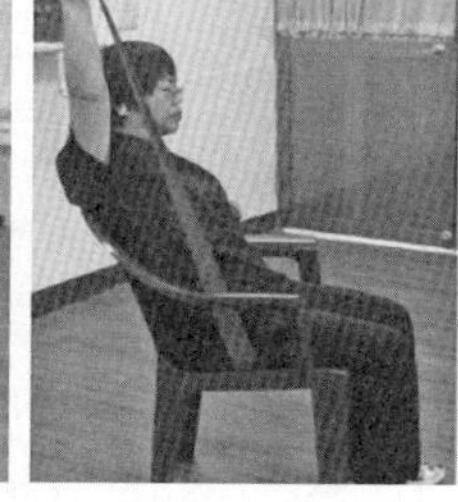

胸部推舉分解動作

坐姿划船	藉由類似划船的動作，可活動因而拉長的菱形肌、背肌，並活化上肢三角肌和二頭肌等肩胛骨周圍肌肉，同時還可收穩定下盤重心之效。	改善身體體態以及不良姿勢如坐姿彎腰、站姿駝背，可以免於腰痠背痛之苦，撿拾物品不費力。	做划船動作：上肢左右手由內往外繞握彈力帶，雙手做划船動作。

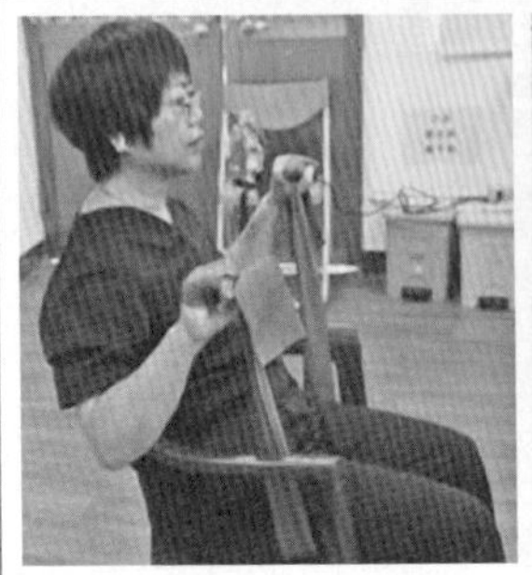
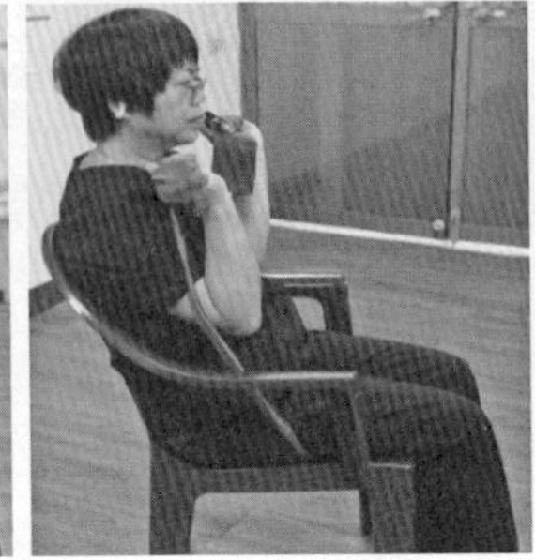
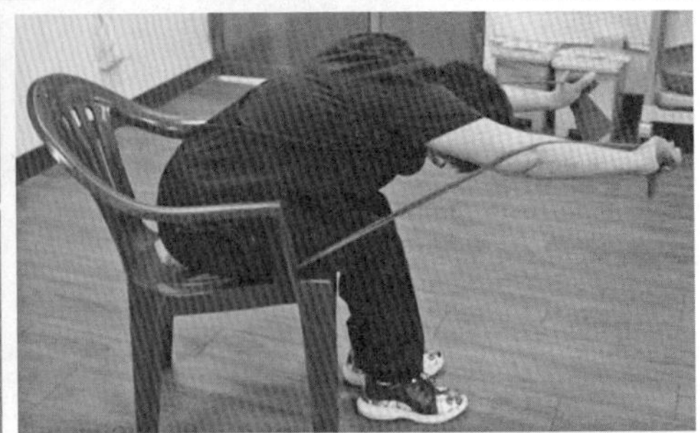

坐姿划船分解動作

運動名稱	運動肌肉群	功能	操作方法
臀部外展內收	藉由重複臀部外展、內收，強化大腿內外側肌群，使病人在邁步向前、兩腳交替前進時，重心可以更穩固，不易因重心短暫的轉移而不穩、跌倒。	1. 上床或下床抬腿自如、跨騎腳踏車或機車更輕鬆。 2. 勤練習可幫助如廁後起身更輕鬆。	1. 雙腳併攏，彈力帶繞綁大腿，雙腿外展（髖關節）。 2. 大腿部分做開合狀。

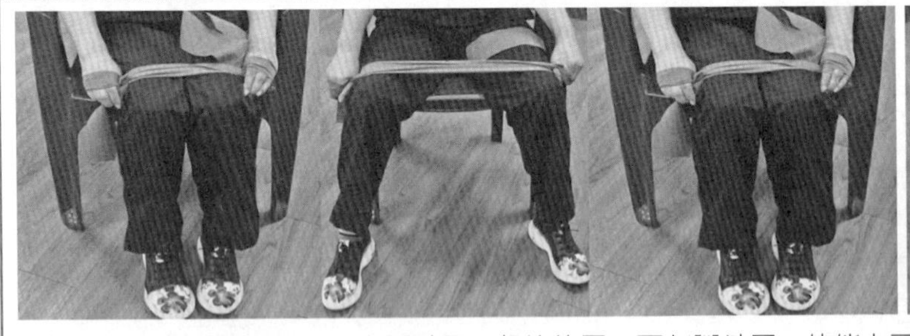
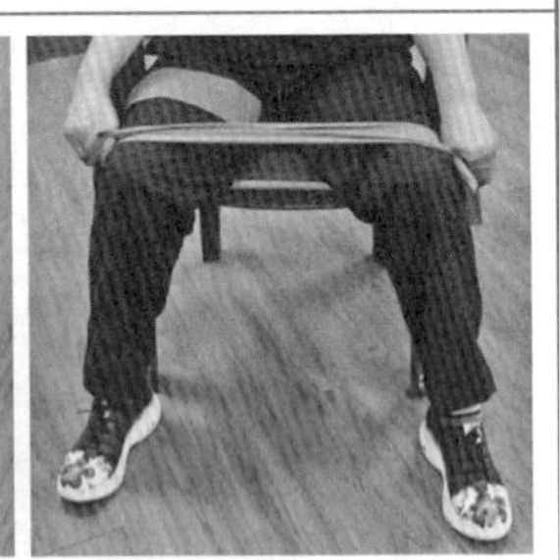

臀部外展內收分解動作。先右腳外展，起始位置，再左腳外展。依能力可在同時兩腳外展。

課後問題

1. 下列有關臥床休息服務對象的陳述，何者有誤？(A) 臥床休息的服務對象不可以參與其日常活動　(B) 臥床休息有助於減輕疼痛及促進癒合　(C) 臥床休息的合併症包括壓瘡、便祕、尿路感染與肺炎　(D) 臥床休息、不活動的服務對象，很易導致關節僵硬、肌肉萎縮。
2. 臥床休息的服務對象，雙足極易向腳掌彎曲，所以應給予使用：(A) 床板　(B) 粗隆捲軸　(C) 垂足板　(D) 手捲軸。

3. 服務對象平躺時，髖關節極易向外翻，所以應給予使用：(A) 床板 (B) 粗隆捲軸 (C) 垂足板 (D) 手捲軸。
4. 被動的關節範圍運動應由誰來執行之：(A) 服務對象 (B) 醫療團隊的任何成員 (C) 服務對象在醫療團隊成員的協助下執行 (D) 服務對象使用一些輔助器以執行之。
5. 照顧服務員在爲服務對象執行關節範圍運動時，下列注意事項哪一項除外？(A) 支托住做運動的肢體 (B) 緩慢、平穩與輕柔的挪動關節 (C) 用力做關節的全範圍運動 (D) 依護理師指示運動關節部位。
6. 所謂關節的屈曲乃指：(A) 身體部位的彎曲 (B) 身體部位的拉直 (C) 挪動身體部位朝向身體 (D) 挪動身體部位遠離身體。
7. 下列何者非按摩的禁忌？(A) 惡性腫瘤 (B) 急性發炎 (C) 輕微水腫 (D) 靜脈栓塞。
8. 有關按摩的注意事項，下列何者不正確？(A) 服務員應保持雙手溫暖 (B) 可配合塗抹冷霜或滑石粉 (C) 動作應溫和而有頻率 (D) 於服務對象吃飽飯後馬上進行按摩可幫助消化。
9. 下列有關老人居家安全的敘述，何者不正確？(A) 燈光要足夠 (B) 地面保持乾燥 (C) 浴室有扶手 (D) 降低桌椅高度。
10. 有關老年人日常生活安全照護的措施，下列何者不適當？(A) 家中常用物品要置於容易拿取的地方 (B) 住家浴室、易滑地板要設置止滑墊 (C) 老人所穿的鞋子要有防滑作用 (D) 因外界太不安全，老人應儘量居家不要外出。

答案：

1.	2.	3.	4.	5.	6.	7.	8.	9.	10.
(A)	(C)	(B)	(C)	(C)	(C)	(C)	(D)	(D)	(D)

參考文獻

吳政軒（2022）。**推廣自立支援照護以醫院延緩失能活動訓練成效爲例**。南開科技大學福祉科技與服務管理所碩士論文。https://hdl.handle.net/11296/8df2eq

周幸生、歐嘉美、蔡素華、康百淑、葉明珍、白司麥、張秉宜、程仁慧譯（2009）。Gertude K. McFarland., Elizabeth A. McFarland 著，**新臨床護理診斷 2 版**。華杏。（原著出版於 2001 年）

林金立（2018）。同體共存的長期照顧── 自立支援的臺灣實踐。**社區發展季刊**。https://cdj.sfaa.gov.tw/Journal/Content?gno=8327

林珈瑩（2023）。**自立支援導入社區關懷據點之成效探討 ── 以中部某大學 USR 實踐計畫爲例**（碩博士論文）。https://ndltd.ncl.edu.tw/cgi-bin/gs32/gsweb.cgi/ccd=kL9TpS/record?r1=1&h1=1

社會及家庭署（無日期）。多功能輔具資源整合推廣中心。https://newrepat.sfaa.gov.tw/repat-catrap/know-catrap/history

社會及家庭署（無日期）。輔具資源入口網。https://newrepat.sfaa.gov.tw/home/repat-center

國民健康署（2015，10 月 15 日）。**教育部體育署一〇四年度臺灣年長者功能性體適能現況評估研究**。https://www.sa.gov.tw/Resource/Attachment/f1474259369474.pdf
國民健康署（2016，10 月）。**認知症衛教及資源手冊**。https://www.hpa.gov.tw/File/Attach/6984/File_6328.pdf
國民健康署（2020，4 月 17 日）。**居家環境檢核表**。https://www.hpa.gov.tw/Pages/Detail.aspx?nodeid=876&pid=4925
國民健康署（2021，3 月 24 日）。**老人防跌工作手冊**。https://www.hpa.gov.tw/Pages/EBook.aspx?nodeid=4347
國民健康署（2023，5 月 25 日）。**老年期營養資源手冊**。https://www.hpa.gov.tw/Pages/List.aspx?nodeid=170
國民健康署（無日期）。**巴氏日常生活活動量表**。https://www.hpa.gov.tw/File/Attach/1186/File_344.pdf
蔡秀鸞、陳敏麗、燕翔、陳麗華、陳亭儒、簡淑慧……黃月芳（2019）。**最新實用內外科護理學**（六版）（頁 118-27～18-30）。永大。
蔡佳良（2023，4 月 3 日），想靠運動變聰明、抗老化？成大蔡佳良從腦科學找「撇步」。**人文島嶼**。https://humanityisland.nccu.edu.tw/tsai-c-l/
蔡宜燕、劉彥君、李佳琳、楊月穎、邱逸榛（2015）。口腔健康評估量表——非牙醫專業人員中文版發展與信效度檢定。**長庚護理，26**(4)，400-409。https://doi.org/10.3966/102673012015122604003
衛生福利部（2021，5 月）。110 **年度「預防及延緩失能之長者功能評估服務試辦計畫」工作手冊**。取自 https://www.klchb.klcg.gov.tw/wSite/public/Attachment/01205/f1625039772640.pdf
衛生福利部（2022a，12 月 20 日））。**高齡社會白皮書**。https://www.sfaa.gov.tw/SFAA/Pages/Detail.aspx?nodeid=1372&pid=11419
衛生福利部（2022b，01 月 20 日）。**長期照顧服務申請及給付辦法**（附表四 照顧組合表）。https://law.moj.gov.tw/LawClass/LawAll.aspx?pcode=L0070059
蕭玉霜（2023）。大學社會責任實踐計畫種子型（USR Hub）計畫——**「自立支援照顧意識推廣——強壯老化最幸福」**。（109 年計畫主持人爲陳聰堅、110-111 年更改爲蕭玉霜）
蕭玉霜、葉淑惠（2018）。呑嚥障礙者營養照護之現況與展望。**榮總護理，35**(1)，2-9。https://doi.org/10.6142/VGHN.201803_35(1).0001
聯興儀器股份有限公司（無日期）。Alexia 阻力訓練機說明書。
謝佩倫（2020）。老人生理變化及照護需求。載於張佳琪（主編），**老年護理學：照護理論與應用**（頁 21-50）。華杏。
一般社団法人日本自立支援介護・パワーリハ学会（無日期）。**自立支援介護とは**。取自 https://jsfrc- powerreha.jp/care-for-independent-living/
厚生労働省（2016，無日期）。**介護予防と自立支援の取組強化について**。https://www.mhlw.go.jp/file/05-Shingikai-12301000-Roukenkyoku-Soumuka/0000126549.pdf

厚生労働省（2024b，1 月 22 日）。**令和 6 年度介護報酬改定に関する審議報告**。https://www.mhlw.go.jp/content/12300000/001195261.pdf

厚生労働省（2024a，2 月 14 日）。**自立支援に資する介護等の類型化及びエビデンスの體系的な整理に関する研究**。https://mhlw-grants.niph.go.jp/project/157664

Livingston, G., Sommerlad, A., Orgeta, V., Costafreda, S. G., Huntley, J., A., Mukadam, N. (2017). *Dementia prevention, intervention, and care*. Retrieved from http://dx.doi.org/10.1016/s0140-6736(17)31363-6

World Health Organization (2017a). *Global Strategy and Action Plan on Ageing and Health*. Retrieved from https://www.who.int/publications/i/item/9789241513500

World Health Organization (2017b). *Global action plan on the public health response to dementia 2017_2025*. Retrieved from http:/www.who.int/mental_health/neurology/dementia/action_plan_2017_2025/en

National Pressure Ulcer Advisory Panel (2017). *Best practices for prevention of medical device-related pressure injuries posters*. Retrieved from http://www.npuap.org/resources/ educational-and-clinical-resources/best-practices-for-prevention-of-medical-device-related-pressure-injuries/

Luttgens, K., & Hamilton, N. (2012). *Kinesiology: Scientific Basis of Human Motion* (12th ed.). Madison, WI: Brown & Benchmark. https://accessphysiotherapy.mhmedical.com/content.aspx?bookid=965§ionid=53599866

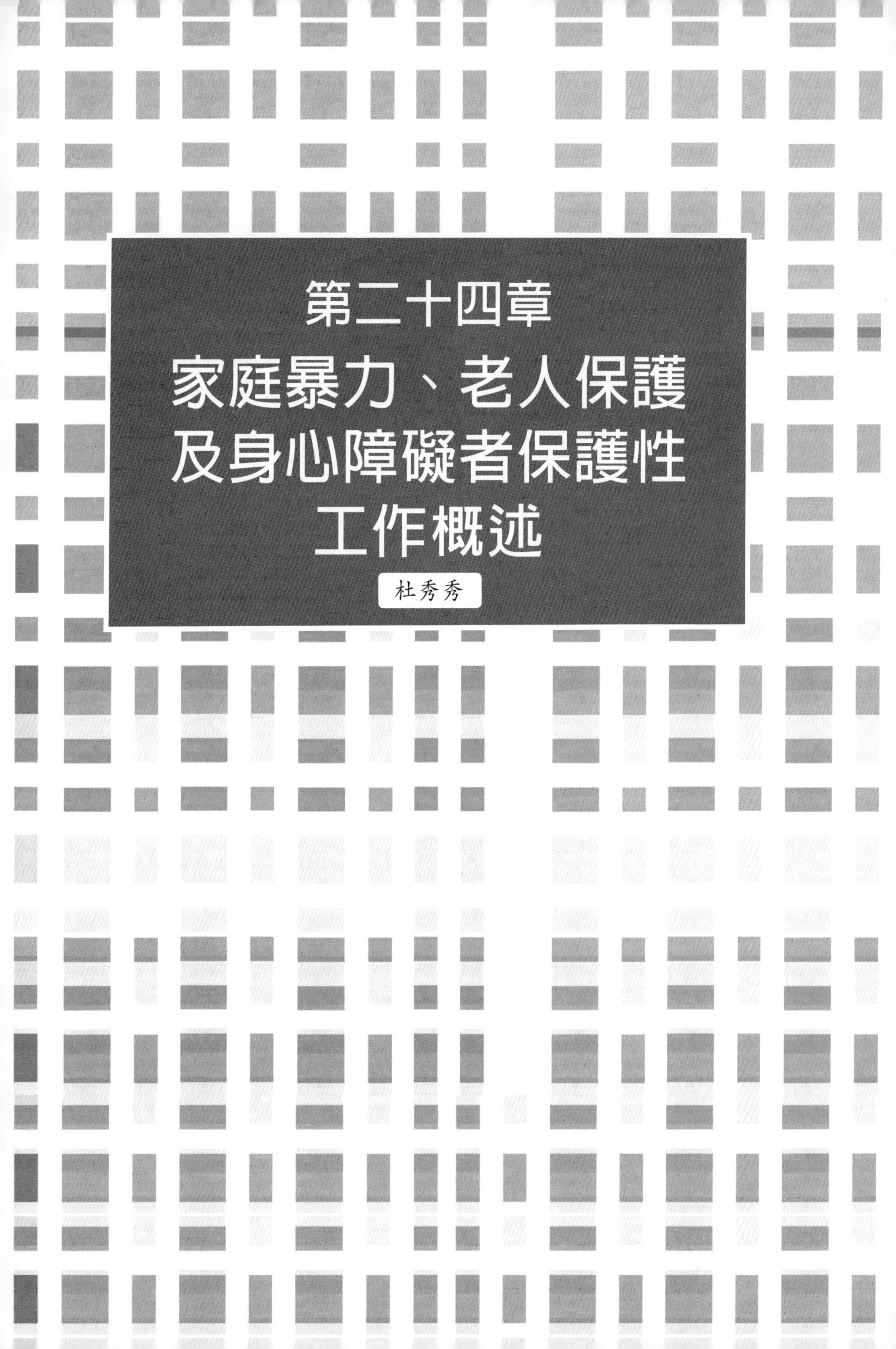

第二十四章
家庭暴力、老人保護及身心障礙者保護性工作概述

杜秀秀

課程綱要

一、認識家庭暴力防治。

二、認識老人保護。

三、認識身心障礙者權益維護。

四、從家庭暴力、老人及身心障礙者實務案例中學習。

學習目標

一、認識家庭暴力、老人保護及身心障礙者保護服務相關法規、通報及服務措施。

二、透過家庭暴力、老人保護及身心障礙者保護事件之實務案例，提高照顧服務員之敏感度。

前言

在華人文化中，尊崇孝道、養兒防老、君臣父子的倫常中，都是敬重老人、視老人為寶為尊。俗話說：家有一老如有一寶，是我們耳熟能詳的觀念，曾幾何時，當人口疾速老化，扶養比成為壓力，照顧老人成為家庭沉重的負擔，支持身心障礙者成為家庭難以獨扛的任務，家庭被壓垮、照顧者被榨乾，聳動的照顧悲歌，這類新聞時有所聞。

照顧服務員主要是提供照顧服務給需要被照顧的服務對象。其中，以老人和身心障礙者為主，因疾病、損傷、老化、失能，成為接受照顧服務的人。無論是在家庭、社區或機構照顧，老人與身心障礙者可能成為家庭暴力中的受害人，近年，老人保護案件持續攀升，身心障礙者保護需求也越加重要。

由於人口老化與少子化的趨勢，家庭照顧人力不足，仰賴照顧服務員承接起長期照顧工作，提供照顧服務。照顧服務員的專業知能需要因應照顧需求不斷地更新，不僅僅是提供身體照顧、家務服務、營養膳食、輔具運動、疾病照顧與急救等等照顧技術，將保護性工作相關法規與概念提供給照顧服務員，是非常重要的一件事。一方面是看見照顧服務員的角色與功能至為重要，照顧服務員極可能第一時間察覺被照顧者需要協助；另方面，照顧服務員需要對相關法規與我國現行服務流程具有初步的了解，能夠培養敏感度，皆可從本章節得到適切的指引。

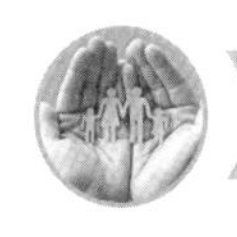

第一節　認識家庭暴力

我國「家庭暴力防治法」第 2 條定義，家庭暴力是家庭成員間實施身體、精神或經濟上之騷擾、控制、脅迫或其他不法侵害之行為。家庭暴力罪指家庭成員間故意實施家庭暴力行為而成立其他法律所規定之犯罪。

根據我國衛生福利部（2023）針對家庭暴力事件統計指出，2023 年臺灣家庭暴力事件總數為 132,147 件。其中婚姻 / 離婚 / 同居關係暴力事件的案件數高達 60,856 件（占總數 46%）、兒少保護案件有 22,862 件（占 17.2%）、直系血（姻）親卑親屬虐待尊親屬〔（孫）子女虐待父母、祖父母〕案件有 17,729 件（占 13.5%），其他的家暴事件約 30,700 件（占 23.3%）（衛生福利部 2023）。「家庭暴力防治法」在 1998 年制定，同年施行，迄今歷經二十多年。期間經歷多次修正，2007 年將沒有結婚的男女同居關係或同志關係納入法條，設置家庭暴力事件服務處、推動家庭暴力安全網方案；2009 年因應新移民家庭型態，主責移民業務之相關人員增列為責任通報人員；2015 年再修法周延被害人保護、被害人接受陪同偵訊之權利；2023 年再修法強化親密關係暴力被害人遭散布性影像案件之移除、下架處理機制。

早年新聞事件多出現幼童、婦女遭家庭暴力對待，在 2004 年我國進入高齡化社會後，老人保護通報件數也逐年增加，2023 年就有 25,911 件（衛生福利部 2023）。2025 年我國即將進入超高齡社會（65 歲以上老人比例高達 20%），老人發生家庭暴力事件的增加，值得加以關注。家庭暴力受害對象可能是家庭中任一成員，不僅是孩童、婦女，也可能是成人或老人，老人面臨家庭暴力的樣態、事件，隨著超高齡化，成為保護工作重要的課題。

一、家庭暴力型態

依「家庭暴力防治法」第 2 條規定，家庭暴力指的是家庭成員間實施「身體」、「精神」或「經濟」上之騷擾、控制、威脅或其他不法侵害之行為。以下分別就「身體」、「精神」、「經濟」三個層面加以說明：

(一) 身體暴力

身體暴力包括鞭、毆、踢、捶、推、拉、甩、扯、摑、抓、咬、燒、扭曲肢體、揪頭髮、掐喉或使用刀械器具攻擊等方式，對受害者造成身體的痛苦傷害與暴力跡象。因此，在照顧服務員進入家庭工作時，發現家庭成員皮膚有紅、腫、熱、痛，不明疹疤、燙傷水泡、不合理破皮、瘀青、骨骼關節處有不明的變形、頭頸或四肢有勒痕等等，或居家環境有乾涸的血跡、未經打掃的剩飯、棍棒鐵鍊等奇怪的工具放在大廳，須提高警覺，可能有發生家庭暴力的疑慮。

(二) 精神暴力

精神暴力分為言詞虐待、心理虐待、性虐待。言詞虐待是用言詞、語調對被害人進行脅迫和恐嚇，以企圖控制被害人。例如謾罵、吼叫、侮辱、諷刺、恫嚇、威脅、冷嘲熱諷、揚言使用暴力的方式，用言語傷害被害人或傷害被害人的親友，藉此讓被害人飽受精神折磨。心理虐待則是竊聽、跟蹤、監視、冷漠、鄙視、羞辱、不實指控、試圖操縱被害人，足以引起被害人精神痛苦的不當行為。性虐待則是強迫性幻想或特別的性活動、逼迫觀看性活動、色情影片或圖片等虐待行為。

照顧服務員發現家庭成員對話方式、語調、用詞有異，在居家環境看見散落的色情影片、圖片，即可提高警覺，小心辨識是否有精神暴力在此家庭中發生；在機構中的照顧服務員，也可能發現家屬來機構訪視時與長輩頻繁衝突或動手動腳，或是訪視結束後，長輩神情有異、情緒沮喪、影響食慾與睡眠，都是需要提高警覺的跡象。

(三) 經濟暴力

學者指出，經濟暴力包括經濟剝奪、阻止工作、經濟控制、財務獨斷（王珮玲、顏玉如，2018）。例如不給生活費、過度控制家庭財務、強迫擔任保證人、強迫借貸等行爲。經濟暴力不易被發現，服務員可能察覺家庭成員生活窘迫，沒有可運用的零用錢，或對於債務有高度焦慮，擔心不動產被拍賣，擔心存摺或證件遺失，極有可能正處於經濟暴力之中。

二、家庭暴力通報

依據「家庭暴力防治法」第 8 條規定，各縣市家庭暴力防治主管機關爲社會局（處），業務執行機關則是依照家庭暴力防治法規定設立家庭暴力防治中心，或是由社會局（處）內部社工科、婦幼科辦理。

「家庭暴力防治法」第 50 條，專業人員發現疑似家庭暴力，應 24 小時內通報主管機關，通報單位包括縣市警察局（110 報案），或是通報縣市政府社會局（處）、家庭暴力防治中心（113 專線）以及「關懷 E 起來」線上通報，這是我國在 2007 年底建置完成網路通報之入口網站，可以電話諮詢，線上塡寫通報單，通報人可以持續查詢通報案家處理進度，是一個非常便捷有效，能第一時間盡快篩案，確認是否爲暴力事件並進入服務流程。

照顧服務員近身照顧服務長輩或身心障礙者，最有機會發現疑似家庭暴力的蛛絲馬跡，照顧服務員對家庭暴力的型態多一些了解與留意，需要時與團隊中的社工師、個管師、居服督導或護理師多加討論，有機會盡早預防暴力的發生與惡化，保護長輩人身安全。照顧服務員通報時，無論是警察局報案、使用「113 專線」、運用「關懷 E 起來」線上通報，都提供通報人個資的匿名保護，必要時可以聯繫警察單位提供安全維護，且可以了解後續服務事項；外籍照顧服務員也可以進行通報，我國「113 專線」除了國語、臺語，還提供英語、越南語、印尼語、泰語、柬埔寨語、日語，共有八種語言，方便外籍照顧服務員進行通報。此外，無須擔心自己多慮而錯誤通報，因爲通報後，由專業人員進行謹愼的調查與篩案，辨識需要被保護的服務對象，能夠及早介入、阻止暴力。

三、家庭暴力服務流程

當通報人進行通報後，業務執行機關〔通常是家庭暴力防治中心或當地社會局（處）的社工科或婦幼科〕就會評估是否符合開案指標。依照「家庭暴力防治法」第8條，主管機關協同相關單位應辦理：

1. 提供24小時電話專線服務。
2. 提供被害人24小時緊急救援、協助診療、驗傷、採證及緊急安置。
3. 提供或轉介被害人經濟扶助、法律服務、就學服務、住宅輔導，並以階段性、支持性及多元性提供職業訓練與就業服務。
4. 提供被害人及其未成年子女短、中、長期庇護安置。
5. 提供或轉介被害人、經評估有需要之目睹家庭暴力兒童及少年或家庭成員身心治療、諮商、社會與心理評估及處置。
6. 轉介加害人處遇及追蹤輔導。
7. 追蹤及管理轉介服務案件。
8. 推廣家庭暴力防治教育、訓練及宣導。
9. 辦理危險評估，並召開跨機構網絡會議。
10. 其他家庭暴力防治有關之事項。

長期照顧服務範疇多屬成人保護案件，所提供之服務處遇包括協助完成處理家庭暴力案件調查紀錄、協助照片存證、就業服務、經濟扶助、擬定安全計畫、法律協助、心理諮商與治療、孩童問題處理、自殺防治、庇護安置、醫療服務、陪同服務、聲請保護令、協談服務、戶政問題協助、追蹤、網絡協調聯繫等一系列的服務。

依據各直轄市、縣（市）政府家庭暴力暨（及）性侵害防治中心受理家庭暴力事件服務流程圖，當照顧服務透過通報管道進行通報後，接案人員進行初步評估與篩案，先判斷是否遭受身體或精神虐待符合管轄範圍，進行婚姻暴力、兒少保護、老人保護或其他案件的分類，初步評估，確認符合開案指標，擬定處遇服務計畫、提供服務、危機處理，獲得適當保護、暴力風險有效降低，符合結案指標使得結案。可自行參考衛生福利部保護服務司公告之「受理家暴案件服務流程圖」以更清楚服務流程。

四、家庭暴力的刑事程序

根據「家庭暴力防治法」第三章第29及30條，與「刑事訴訟法」第92條規定，警察人員發現家庭暴力罪之現行犯時，應逕行逮捕之，檢察官、司法警察官或司法警察偵查犯罪認被告或犯罪嫌疑人犯家庭暴力罪或違反保護令罪嫌疑重大，且有繼續侵害家庭成員生命、身體或自由之危險，而情況急迫者，得逕行拘提之，由檢察官親自執行時，得不用拘票。針對老人及身心障礙者的保護工作，不僅有保護令的保障，司法系統與警政系統也可以依照當時情形將相對人與老人或身心障礙者隔離開來，保障當事人的人身安全。

五、家庭暴力的民事保護令

遭受家庭暴力的被害人依據「家庭暴力防治法」第 9、10 條，可以申請保護令，保護自己免於暴力的威脅。民事保護令有三種，包括緊急保護令、暫時保護令和通常保護令。聲請程序有以下三種：

1. 先填具書面聲請狀，聲請暫時保護令或通常保護令。
2. 在被害人或相對人的住處或家庭暴力發生地的所管轄區之地方法院提出聲請。
3. 由提供家庭暴力事件服務的社工人員協助聲請保護令。

通常保護令有效期間爲 2 年以下，通常保護令快要到期失效前，法院可以依當事人或被害人的聲請撤銷、變更或延長。每次聲請延長最多可以延長 2 年；暫時保護令或緊急保護令核發時不需經過審理程序。

提出緊急保護令的聲請時，聲請人直接到法院或電話陳述家庭暴力事實，法官認爲被害人有受家庭暴力之急迫危險者，4 小時內以書面核發緊急保護令，並以電信傳眞或其他科技設備傳送緊急保護令給警察機關；除此之外，暫時保護令與通常保護令則是在核發後 24 小時內發送當事人、被害人、警察機關及直轄市、縣（市）主管機關。

表 24-1　各類保護令的比較

	通常保護令	暫時保護令	緊急保護令
聲請人	1. 被害人本人 2. 法定代理人、三等內親屬 3. 檢察官 4. 警察局（分局） 5. 直轄市、縣市主管機關	1. 被害人本人 2. 法定代理人、三等內親屬 3. 檢察官 4. 警察局（分局） 5. 直轄市、縣市主管機關	1. 檢察官 2. 警察局（分局） 3. 直轄市、縣市主管機關
聲請方式	書面	書面	書面、言詞、電信傳真 其他科技設備傳送

	通常保護令	暫時保護令	緊急保護令
聲請內容	1. 禁止暴力 2. 禁止騷擾、接觸、跟蹤，通話、通信或其他非必要聯絡 3. 命相對人遷出 4. 命相對人遠離特定場所，交付汽、機車等必需品使用權 5. 暫定親權 6. 暫定未成年子女會面交往 7. 給付被害人居住租金或未成年子女扶養費 8. 給付醫療、輔導、庇護所或財物損害費用 9. 命相對人完成處遇計畫，負擔律師費 10.禁止相對人閱覽被害人及未成年子女之戶籍、學籍、所得來源等資訊	1. 禁止暴力 2. 禁止騷擾、接觸、跟蹤，通話、通信或其他非必要的聯絡 3. 命相對人遷出 4. 命相對人遠離特定場所 5. 交付汽、機車等必需品使用權 6. 暫定親權 7. 禁止相對人閱覽被害人及未成年子女之戶籍、學籍、所得來源等資訊 8. 其他必要命令	1. 禁止暴力 2. 禁止騷擾、接觸、跟蹤，通話、通信或其他非必要的聯絡 3. 命相對人遷出 4. 命相對人遠離特定場所 5. 交付汽、機車等必需品使用權 6. 暫定親權 7. 禁止相對人閱覽被害人及未成年子女之戶籍、學籍、所得來源等資訊 8. 其他必要命令
審理方式	開庭審理	得不經審理	得不經審理
生效時期	法院核發時生效	1. 法院核發時生效 2. 尚未聲請通常保護令者，視為已聲請	1. 法院核發時生效 2. 尚未聲請通常保護令者，視為已聲請
效期	2 年	失效前均有效	失效前均有效
撤銷、變更、延長	1. 失效前，法院得依當事人或被害人之聲請，撤銷、變更或延長。 2. 延長期間為 2 年以下，不限次數。	失效前，法院得依當事人或被害人之聲請，或依職權為撤銷、變更	失效前，法院得依當事人或被害人之聲請，或依職權為撤銷、變更

資料來源：整理自司法院網站資料。

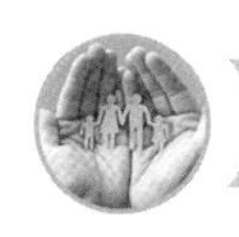

第二節　認識老人保護

早在2020年世界衛生組織（簡稱WHO）提出以人權為基礎的「健康老化十年」（指2020-2030年），認為每一位老人應該享有人權的普及性、不可剝奪性及不可分割性，並享有涉及生心理、社會等各項權利，免於剝削、暴力及虐待，是老人重要的人權（衛福部，2022）。

我國國家發展委員會「中華民國人口推估2022年至2070年」報告指出，2025年將進入超高齡社會，意指65歲以上老年人口占總人口比例達到20%以上，目前我國老人人口超過400萬人之多，代表著有一定比例的老人是健康老人，也有相當多老人需要照顧者協助。無論是健康老人或失能長輩，老人保護就是指老人發生照顧被疏忽、生活困境、不當醫療對待、被身心虐待、經濟受限制，使老人無法獨立、無法自主、沒有尊嚴、沒有社會參與機會，老人遇到這些違反人權的情事，就需要被保護，針對這些問題所提出的法規、服務策略、流程、模式等等，即是老人保護相關範疇。

過去這些年，老人保護案件開始以各種型態出現在新聞媒體的版面中，引發社會重視。民國2017年高齡街友安置於長照機構，半年後不明原因死亡；2020年出現長照機構高齡奶奶神情恐懼、全身多處瘀傷，疑似機構虐待的新聞；2021年傳出照服員虐打長輩新聞與外籍照服人員將戲謔長輩影片上傳自媒體；2023年長輩在機構因無人看顧，自行滑動輪椅從樓梯重摔，同年居家高齡奶奶與子女爭執重摔流血；2024年子女帶長輩外出就醫後，回到住宿機構門前掌摑長輩，遭鄰居注意拍照報警。面對超高齡的當今社會，老人陷於危險的社會新聞頻頻出現，老人保護的重要性不容忽視。

因各種困境而遭到老人保護通報件數逐年增加，除了提升家庭與社區的保護意識，老人權益與尊嚴的守護也有賴長照人員、相關工作人員及政府機關共同來維護。

2022年底統計在一般護理之家工作之照顧服務員有12,451人，2023年底統計在長照機構工作之照顧服務員有15,709人，截至2024年6月勞動部統計在長照機構與家庭中擔任照顧工作的外籍移工有239,430人，由此可知相當多就業人力投入長期照顧服務工作。長期照顧專業人員都需要具備老人權益與保護的知識，才能留意老人是否暴露在風險中，在工作中留意老人需保護的情事發生時，才能正確的回應。

表24-2　我國近5年老人保護通報件數

老人保護通報件數					
年度	108年	109年	110年	111年	112年
件數	17,373件	19,344件	21,745件	23,141件	25,911件

資料來源：整理自衛生福利部統計專區截至2023年底資料。

「老人福利法」第 41 條指出：老人因配偶、直系血親卑親屬或依契約負照顧義務之人有疏忽、虐待、遺棄或其他情事，致其生命、身體、健康或自由發生危難者，直轄市、縣（市）主管機關得依老人之申請或依職權予以適當保護及安置。

所以發現老人受到身心理的照顧不當，或是有生命健康方面的危機，政府必須出面採取必要的措施以確保老人人身安全受到保障。在「老人保護通報及處理辦法」第 5 條保障老人人身安全的措施包括：

1. 確認老人之安全狀態。
2. 老人有就醫需求者，協助其就醫。
3. 協尋老人之家屬。
4. 依老人之申請或依職權予以適當保護安置。
5. 提供其他必要之保護措施。

直轄市、縣（市）主管機關爲前項第四款之處理時，並應通知老人家屬、監護人、輔助人或實際照顧老人之人。但通知顯有困難或顯不符老人利益時，不在此限。

在本章節，我們將認識老人保護型態、發現老人保護情事如何進行通報、通報後需老人保護之案件將如何給予服務等等。

一、老人需要保護的受虐型態

依據衛福部（2022）「老人保護工作指引手冊」的定義，年滿 65 歲以上老人遭受不當對待，包括「老人福利法」第 41 及 42 條所規範之老人因配偶、直系血親卑親屬或依契約負照顧義務之人有疏忽、虐待、遺棄等情事，或無人扶養，致有生命、身體、健康或自由發生危難者；「家庭暴力防治法」所規範之家庭成員對 65 歲以上者實施身體、精神或經濟上之騷擾、控制、脅迫或其他不法侵害之行爲；以及依「性侵害犯罪防治法」規定之對 65 歲以上者有性侵害行爲等，都是老人需要保護的受虐型態。以下分別加以說明：

(一) 身體虐待

對老人施以暴力行爲，例如毆打、推、搖、踢、捏，使老人身體受傷；不適當的醫療，包括太多或太少醫療都是虐待；強迫餵食、不當的洗澡等等，各種體罰讓老人身體疼痛、傷害或身體功能受傷，其結果可能會導致永久性創傷、障礙甚至死亡。更有甚者，對不能抗拒的老人施以性行爲，或利用權勢違反老人意願的性行爲、性騷擾，造成老人心生畏怖，感受敵意與冒犯，都是非常嚴重的身體虐待。可觀察老人是否不明原因的外傷或瘀傷，移位、移行困難，內衣被撕破、弄髒或有血汙，生殖器或尿道疼痛或發癢，會陰部有結疤、瘀傷或出血，抗拒如廁與其他身體檢查，都是在服務中可以留意的跡象。

(二) 精神虐待

透過口語、非口語方式造成老人心理上的痛苦傷害，例如言語上的攻擊、威脅、恐嚇、脅迫、侮辱及騷擾，故意排斥、孤立、隔離老人，阻擾老人與親友、社會互動，以各種方式造成老人心理及情緒上痛苦、折磨或恐懼。在實務上，家庭成員因照顧老人的意見不同，財產分配的明爭暗鬥，在照顧老人的決策上互相較力，逼迫老人表態、選邊站或是阻斷老人與親友子女見面機會，未充分溝通，暗地裡將老人安置於家人不知情的機構等等。子女、親友的戰爭，使老人受苦、受折磨。

(三) 疏忽

照顧者忽略或忘記了老人日常生活需要協助，獨自將老人遺留在一處，導致老人有生命、身體危險或生活陷於困境者。或是照顧者刻意不提供老人日常生活所必需的物品或協助，例如藥品、食物、洗澡等日常生活需求，使老人生命、身體有危險或生活陷於困境者。

尚有部分自理能力的老人，不顧及自我健康安全、拒絕尋求幫助或心理上呈現自我放棄之狀態，疏忽自己的需求。無論是他人的疏忽或自己的疏忽，有意爲之或無意間忽略，都可能使老人需要保護。

若是老人已開始使用日間或住宿服務，工作人員業務忙碌，聆聽長輩說話的時間不多，往往多表達多說話的長輩比較容易得到關注，安靜的長輩容易被忽略。此外，工作人員因不熟悉流程、不熟悉照顧操作技巧、企圖簡化工作內容以減少忙碌，就很容易造成服務提供過程的疏忽。

雖然老人因爲身體老化，導致骨質疏鬆、行動不穩、各種慢性疾病交互作用，但當老人發生跌倒、骨折、感染、壓傷、皮膚破損、體重減輕、非預期就醫的狀況，不宜一味認爲是老人退化所致，需審慎檢查確保老人未遭受疏忽對待。

(四) 遺棄

依法規或契約有扶養義務而不能給予適當照顧，任老人流落街頭，有人身安全與健康風險；將老人送醫後，置之不理、不繳納醫療費用，或是將老人送到長照機構住宿卻不前往訪視，也不繳納住宿費用；不僅是在法定責任的遺棄，也是在不提供情緒支持的情況下，給予長輩情緒上的嚴重傷害。

(五) 財產虐待／侵占

當老人認知衰退、失智或混亂，無法有效管理自己的財產，不能處理自己的事務，對自己的財產也記不清楚了，老人的財產就容易受到親人覬覦。周遭的人認爲有機可趁，利用非法或不適當的方式，盜取、詐騙、侵占、榨用、偷竊老人的金錢、財產、所有權；對老人財產偷、拐、搶、騙、謀取利潤、移轉、詐騙、侵占、任意使用、自行代賣、隱瞞與侵占；僞造、變造老人簽名、用印在一些文書票據上；強迫或欺騙老人簽下贈與、遺囑；沒收老人財物及不准老人擁有個人物品，取走老人存摺、提款卡，以不適當的方式使用老人財產；未經解釋從老人帳戶提款、誘騙老人簽下不明白意義的文件、家庭成員自老人的財產中不當得利。

照顧服務員可能有機會遇到家庭成員取走老人提款卡、存摺、證件或宣稱有某些文件需要老人簽名用印，或是帶著照顧服務員不曾見過的陌生人對老人進行訪談。當服務過程中遇到此等情事，又見家屬神色有異，我們可以提高警覺並通報主管（居家督導員、個管師、機構主管），使老人財務獲得保護。

進一步說，在服務實務上，照顧服務員能留意成人監護與財產信託的基本概念，有助於分辨與老人往來的其他家庭成員或訪客是否爲合法監護人或信託代理人，照顧服務員的多一分留意，使老人獲得財產的保護。

表 24-3　成人監護與財產信託的重點整理

老人身體狀況 財產保護作為	健康	心智障礙或失智導致判斷力下降	死亡
成人監護	可以辦理「意定監護」，自己選定監護人，為契約關係，本人受監護宣告時發生效力。	可以辦理「指定監護」，由配偶、四親等內之親屬、最近一年有同居事實之其他親屬、主管機關、社會福利機構或其他適當之人選，擔任監護人。	監護權因當事人死亡終止。
財產信託	可以辦理自益信託或他益信託。	由監護人或委任人辦理自益信託或他益信託。	信託關係不因死亡結束。

資料來源：整理自中華民國老人福利推動聯盟：高齡者財務權益保護暨信託監察人培訓課程。

二、老人保護通報

依照「老人福利法」第 43 條與「老人保護通報及處理辦法」，專業人員於執行職務時知悉老人有疏忽、虐待、遺棄或其他受虐情事之一，應著手進行安全通報。應該通報的專業人員包含了醫事人員、社會工作人員、村（里）長與村（里）幹事、警察人員、司法人員及其他執行老人福利業務之相關人員，填具通報表，以網際網路、電信傳眞或其他科技設備傳送方式，通報直轄市、縣（市）主管機關；情況緊急時，得先以言詞、電話通訊方式通報，並於 24 小時內塡具通報表。

在第一線工作的照顧服務員，就是法規所提及「老人福利業務之相關人員」，我們正是應該要進行通報的專業人員。

老人保護通報亦可使用「113 專線」以及「關懷 E 起來」線上通報，遇到立即性危險之情形，則優先撥打 110 或 119 報案。使用住宿機構服務的老人，可能遇到家人安置後避不見面，未負擔住宿費用，機構一方面依據家屬簽署之住宿契約發出存證信函，要求家屬出面，同時也須將老人恐遭棄養之情況通報社會局（處）。根據老人福利推動聯盟 2019 年進行機構住宿式服務類長期照顧機構老人保護觀念調查結果顯示，僅有 64% 人員知悉線上通報系統，52% 人員知道 113 保護專線，僅有 30% 人員知道可以撥打 110 及 119。這個調查結果提醒我們老人保護通報管道仍然有許多夥伴不知情、無法善用。

三、通報後服務流程

家庭暴力防治單位接到通報後便開始進行評估，具身心障礙身分者須 24 小時內完成訪視調查，4 個工作天內提出調查報告；其他老人則需在 3 個工作天內聯繫、10 個工作天內完成老人保護個案受案評估摘要。如果符合緊急處遇標準，則安排醫療驗傷、保護令聲請或緊急安置；同時評估是否符合開案指標，若符合則應於 7 個工作天內完成老人保護個案初評表。衛生福利部所訂開案指標：

1. 老人生命有立即性危險。
2. 老人身體明顯受傷。
3. 老人日常基本維生遭剝奪。
4. 老人人身自由受控制。
5. 老人疑被惡意遺棄。
6. 老人生命有危險之虞，包括：(1) 老人相信施虐者將來可能會殺害他；(2) 施虐者曾以危險或粗暴行爲對待使其有致命之虞；(3) 施虐頻率、手法及傷害程度有越來越嚴重趨勢；(4) 施虐者疑有精神疾病或有藥酒癮，且未（持續）就醫，致施暴情形增加。
7. 老人曾有通報紀錄或有再度受暴之虞。
8. 老人或施虐者疑有自殺風險。
9. 老人經常感到恐懼不安或情緒憂鬱。

10.法院已為監護或輔助宣告。

開案之後，須擬定處遇計畫，並依計畫提供服務，每 3 個月評估撰寫老人保護個案評估及摘要表，當評估符合結案指標則可進行結案。

依據衛生福利部保護服務司揭示「老人保護案件受案評估與處遇流程」，當照顧服務員透過通報管道進行通報後，接案人員進行初步評估與篩案，先判斷是否為緊急處遇保護個案，優先處理醫療驗傷、聲請保護令與緊急安置，確認符合開案指標，開（併）案服務，不符合開案指標給予諮詢、短期服務。開案服務過程，擬定服務計畫、提供服務、獲得適當保護、生活風險有效降低。可自行參考衛生福利部保護服務司公告之「老人保護案件受案評估與處遇流程圖」以更清楚服務流程。

四、獨立倡導關懷

2015 年「長期照顧服務法」第 46 條規定，地方主管機關對接受機構住宿式長照服務使用者，其無扶養義務人或法定代理人，應自行或結合民間團體監督其長照服務品質，長照機構不得拒絕。這將是臺灣邁入老人獨立倡導服務的新紀元（黃松林、吳玉琴、楊秋燕、郭佳寧，2016）。

獨立倡導人每月進入機構服務，和住民有說有笑，分享著不為外人道的心聲，正向引導住民，帶著能量支持住民，友善的與機構交流，也帶著鼓勵、祝福給住宿長照機構。

獨立倡導人的功能包含傾聽、陪伴、關懷、鼓勵、贈與、穩定、倡權。獨立倡導制度對弱勢老人的保護措施，是很重要的一環。

圖 24-1　老人接受獨立倡導服務情形

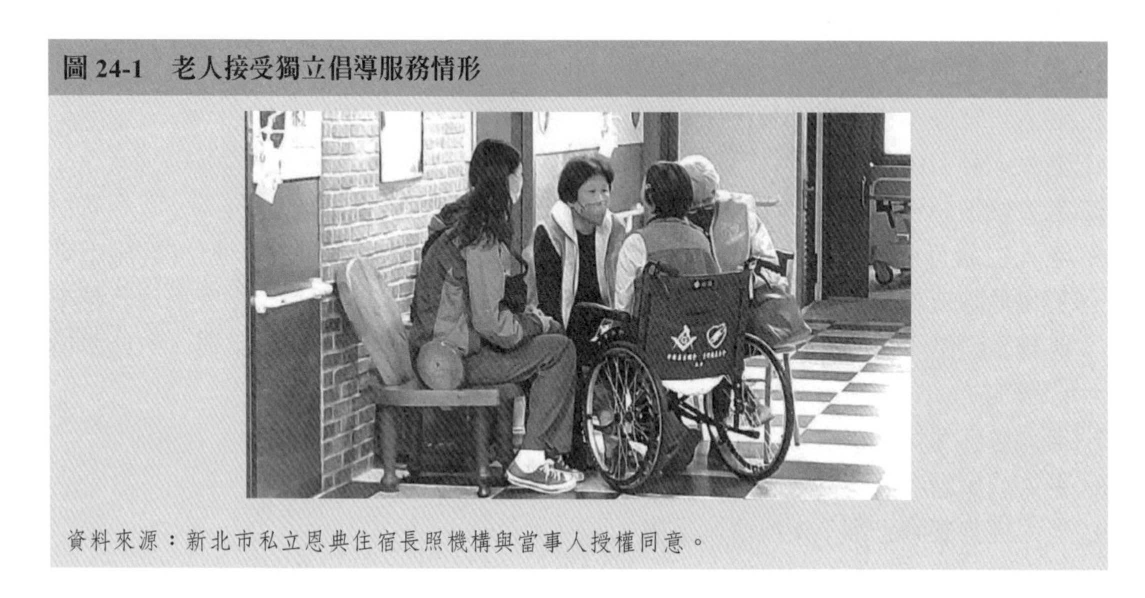

資料來源：新北市私立恩典住宿長照機構與當事人授權同意。

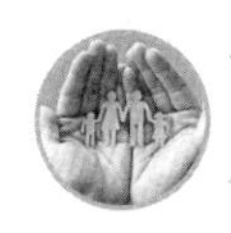

第三節　認識身心障礙者保護工作

根據「身心障礙者權益保障法」定義身心障礙者，是指身體系統構造或功能有損傷或不全導致顯著偏離或喪失，影響其活動與參與社會生活，經醫事、社會工作、特殊教育與職業輔導評量等相關專業人員組成之專業團隊鑑定及評估，領有身心障礙證明。共分別爲以下八個類別，區分爲輕度、中度、重度與極重度。

第一類：神經系統構造及精神、心智功能。

第二類：眼、耳及相關構造與感官功能及疼痛。

第三類：涉及聲音與言語構造及其功能。

第四類：循環、造血、免疫與呼吸系統構造及其功能。

第五類：消化、新陳代謝與內分泌系統相關構造及其功能。

第六類：泌尿與生殖系統相關構造及其功能。

第七類：神經、肌肉、骨骼之移動相關構造及其功能。

第八類：皮膚與相關構造及其功能。

身心障礙者因其障礙類別，可能受到不同程度與不同面向的生活影響與限制，同時也可能暴露在需要被保護的各種型態中。根據衛生福利部（2023）針對家庭暴力事件通報被害及相對人概況結果顯示，家庭暴力事件通報，被害者同時具有身心障礙身分者的通報，近 5 年居高不下，每年都超過萬件，身心障礙者的保護工作至爲重要。

表 24-4　我國近 5 年身心障礙者保護通報件數

年度	108	109	110	111	112
具身心障礙身分的被害人	10,837 件	11,521 件	11,594 件	11,513 件	12,358 件

資料來源：整理自衛生福利部統計專區截至 2023 年底資料。

一、身心障礙者需要被保護的型態

身心障礙者需要被保護的型態與其基本權利、疾病損傷、社會參與限制、自我照顧能力有關。「身心障礙者權益保障法」第 75 條指出，對身心障礙者不得有下列行爲：遺棄、身心虐待、限制其自由、留置無生活自理能力之身心障礙者於易發生危險或傷害之環境、利用身心障礙者行乞或供人參觀、強迫或誘騙身心障礙者結婚、其他對身心障礙者或利用身心障礙者爲犯罪或不正當之行爲。這些都是身心障礙者應被保護的範圍，以下分別加以說明：

(一) 遺棄

身心障礙者因其障別與限制，衍生生活不同階段之就醫、就學、就業、就養的困境。因此，在不同階段都有可能因各種理由，遭受不提供生活幫助、養育或保護的對待；身心障礙者可能被遺棄在家庭或機構，不提供生命維持的基本照顧。在實務上，發現中途致障的身心障礙者，原先是家庭經濟生產者，轉而成爲依賴者，被家人安頓於機構後，不再探視或不再付費；因此，遺棄在家中獨居，久未關心，或遺棄在機構，不再過問，都時有所見。

(二) 身體虐待

身心障礙者的身體虐待，包含主動施以暴力行爲，例如毆打、推、搖、踢、捏，使其身體受傷，不適當的醫療，強迫餵食，不當洗澡，各種粗魯對待等等，不當體罰讓其身體疼痛、傷害或身體功能受傷，其結果可能會導致永久性創傷、障礙，甚至死亡。對沒有抵抗能力與不能分辨的身心障礙者加諸性行爲，或利用角色、權威、身心障礙者的信任與依賴，違反意願的發生性行爲、性騷擾，都是身體虐待。

對身心障礙者而言，還有另一個層面的身體虐待，就是明知其身體限制，故意不提供適當的協助，使身心障礙者身體痛苦。例如故意不提供生活必需的行動輔具、生活輔具、義肢、義耳、輪椅、進食輔具等，讓身心障礙者身體無法自主、飢餓無法滿足、行動受到控制、聽不到外界聲音，讓身心障礙者身體髒汙、吃過期壞掉的食物、床鋪充滿髒汙而不清理，都是對身心障礙者身體的虐待。

(三) 疏忽

忽略身心障礙者食、衣、住、行等照顧的需求，忽略生活作息中身體基本照顧、活動參與、人際互動、經濟安全等需求，包括忽略情緒支持，忽略食物提供，忽略金錢的需用，忽略健康維護的照顧。可能是無心或故意爲之，都是對身心障礙者虐待的一種。

(四) 精神虐待

精神虐待包含口語虐待、非口語的虐待，對身心障礙者批評、醜化、貶抑、羞辱、蔑視、取不雅綽號，傷害自我形象和自尊心；用嘲笑、恐嚇、辱罵的言語、行爲使身心障礙者感到恐懼。非口語虐待中，控制其經濟來源，剝削生存所需的經濟資源，使身心障礙者無法經濟自主；侵占身心障礙者生活津貼，導致身心障礙者生活困頓，陷入極大的不安。

(五) 限制自由

故意拿掉身心障礙者的輔具，以繩索、鐵鍊、籠子等器具限制身心障礙者行動。身心障礙者本身沒有足夠的自我照顧能力，沒有給予適當的照顧，例如長期臥床、重度障礙、沒有行動能力者，沒有獲得適當的照顧，留置無生活自理能力之身心障礙者於易發生危險或傷害之環境；或是故意將身心障礙者安頓在不適配的機構，給予不恰當約束，使其失去下床活動機會。限制身心障礙者使用無障礙交通工具，剝奪身心障礙者外出的機會，使身心障礙者失去行動的機會與可能性。

另一種限制自由是剝奪其意思表達的自由，無法說、無法聽、無法參與、無法表示意見，削弱其個人權能。

(六) 利用行乞、勸募或供人參觀

一直以來，利用身心障礙者在街頭販賣以博取民眾同情，賺取暴利，或是使用身心障礙者的名義、故事、照片、影音，刻意煽動民眾達到募款目的，表面上是公益性質，但其方法及手段都有過度利用身心障礙者與濫用社會大眾同情的疑慮。當個人或團體打著幫助身心障礙者的旗號，卻造成身心障礙者的名譽、人格受到損害，就變成實質的傷害。

在新聞媒體上，也時有所聞，利用身心障礙者募款或販賣，爲此控制身心障礙者的飲水、食物、人身自由，阻斷外在聯繫等手段，甚至期間加以上述提及的身心虐待類型，是對身心障礙者多重的虐待。

(七) 利用身心障礙者為犯罪或不當行為

這種不當行爲種類很多，例如利用身心障礙者心智限制，理解有限，誘騙結婚，發生性行爲，因結婚不當獲利；或是被利用與新移民結婚，使新移民獲得在臺居留與工作的身分，但是事實上卻沒有見到面、共同生活；或是結婚的目的是爲了方便、隱藏、嫁禍其犯罪行爲給身心障礙者。再者，身心障礙者也很容易被誘騙擔任詐騙集團的車手，不明所以的加入詐騙集團，誘導身心障礙者犯罪，例如偷竊、從事性交易；欺騙身心障礙者辦領信用卡、現金卡、手機門號、人頭戶，簽署本票或買賣契約，供他人使用，或欺騙身心障礙者從事擔保行爲，造成嚴重的財務虧損。

二、身心障礙者保護工作原則

依據許玢妃、趙善如（2015）「身心障礙者保護工作指引」指出，身心障礙者保護工作原則涵蓋以下五項重點：

1. 尊重身心障礙者的人性尊嚴，在家內外免遭一切形式的剝削、暴力和虐待。
2. 尊重身心障礙者及家庭有「知」的權利，支持身心障礙者的生活環境與社會氛圍。
3. 以身心障礙者的生命安全為優先考量，促進他們身體、認知、心理功能的恢復、康復及重返社會。
4. 確保身心障礙者有權公平使用相關福利服務資源，提供支持與服務時，考慮因性別、年齡、家庭狀況而異的具體需求。
5. 依據「身心障礙者保護通報及處理辦法」第 3 條規定，醫事人員、社會工作人員、教育人員、警察人員、村（里）幹事及其他執行身心障礙服務業務人員，知悉身心障礙者有「身心障礙者權益保障法」第 75 條各款情形之一者，應於 24 小時內進行通報（衛福部，2017）。

三、身心障礙者保護案件通報

依據「身心障礙者保護通報及處理辦法」第 3 條，專業人員知悉身心障礙者有保護案件，應於 24 小時內填具通報表，以電信傳真或其他科技設備傳送方式通報主管機關，與前文所提 110 報案專線、113 保護專線、119 救護專線、「關懷 E 起來」線上通報，都可以運用。

身心障礙者保護工作可能與家庭暴力防治、兒童及少年保護、老人保護、性侵害防治相關，可以依據身心障礙者本身權益與需求及適用的保護系統提供協助。所以我們可以看到在家庭暴力防治或老人保護案件中，也會統計具有身心障礙身分的案件數，目前對於身心障礙者保護案件區分為 18 歲以下屬於兒童少年受虐案件，65 歲以上屬於老人虐待、家庭暴力、遺棄相關案件，18 歲以上至 64 歲以下身心障礙者，則是一般成人身心障礙者保護工作。照顧服務員的工作實務上，遇到的身心障礙者保護服務之服務對象，以中高齡及老年身心障礙者居多，其保護樣態跟前面所提家庭暴力與老人保護高度相關。

主管機關接獲通報後，應於 24 小時內受理，並在 4 日內完成調查報告。評估被通報的身心障礙者是否有緊急安置、就醫或保護處置。對於身心障礙者保護服務在「身心障礙者權益保障法」第七章保護服務，有詳細規定。確實具有需求者，後續進入身心障礙者保護服務。

四、身心障礙者保護案件服務流程

依據衛生福利部「身心障礙者保護工作指引」，當照顧服務透過通報管道進行通報後，接案人員進行初步評估與篩案，先判斷是否有立即危險，緊急處遇保護個案；非緊急危險，進入一般處遇，進行調查，確認有身心虐待事實，給予裁罰，進一步擬定處遇計畫，視需要提供家庭服務。調查無虐待情事，亦須評估有無家庭潛在需求，符合結案指標，方可結案。可自行參考衛生福利部保護服務司公告之「身心障礙者保護之通報及受案流程圖」以更清楚服務流程。

五、身心障礙者權利公約與身心障礙者保護工作的關係

「身心障礙者權利公約」（聯合國，2006）是爲了維護身心障礙者權益，保障其平等參與社會、政治、經濟、文化等之機會，促進其自立及發展，由聯合國公布之公約。我國則是在 2014 年施行國內法。公約第 1 條宗旨指出係促進、保障與確保所有身心障礙者充分及平等享有所有人權及基本自由，並促進對身心障礙者固有尊嚴之尊重。身心障礙者包括肢體、精神、智力或感官長期損傷者，其損傷與各種障礙相互作用，可能阻礙身心障礙者與他人於平等基礎上充分有效參與社會。公約第 3 條列出 8 大一般性原則包括：

1. 尊重固有尊嚴，包括自由做出自己選擇之個人自主及個人自立。
2. 不歧視。
3. 充分有效參與及融合社會。
4. 尊重差異，接受身心障礙者是人之多元性之一部分與人類之一分子。
5. 機會均等。
6. 無障礙。
7. 男女平等。
8. 尊重身心障礙兒童逐漸發展之能力，並尊重身心障礙兒童保持其身分認同之權利。

違反這些原則被視爲違反身心障礙者基本人權的對待，在「身心障礙者權利公約」中提到身心障礙者的兒童特別保障、婦女特別保障、禁止歧視、生命權、危險情況與人道緊急情況、法律之前平等、司法保護、人身自由與安全、免於酷刑或殘忍、不人道或有辱人格之待遇或處罰、免於剝削、暴力與虐待、保障人身完整性、遷徙自由、自立生活與融合社區、個人行動能力、表達與意見之自由及近用資訊、隱私權、尊重家居與家庭、受教權、健康權、康復權、工作權、適足之生活水準與社會保障、參與政治與公共生活、文化生活、康樂、休閒與體育活動。意即公約保障身心障礙者

應適切而公平的獲得上述權利，且在各種情境下無法獲得時，有合理調整的必要。

身心障礙者保護工作關乎對於身心障礙者基本人權的保護，在「身心障礙者權利公約」所提及的權利其實適用所有人的人權條約，只是我們需要透過「身心障礙者權利公約」，強調這些人權條約一樣適用在身心障礙者身上。因此，對於「身心障礙者權利公約」所提及的任一權利受到剝奪、限制與否認，都應視爲身心障礙者保護工作的一環，「身心障礙者權利公約」與身心障礙者保護工作有緊密的關係，可以用來檢視身心障礙者是否獲得恰當的對待。

特別値得注意的是公約第 12 條提到法律之前的平等承認，指出身心障礙者享有與一般人一樣在法律面前平等權利，也就是說不會因爲身心障礙而剝奪其法律能力。

實務上，我們因爲身心障礙者認知障礙被認爲沒有決策能力，以監護宣告來代替身心障礙者做決定；如果身心障礙者被認爲有部分的理解能力，但能力有限，需要他人協助引導才能做決定，就會以聲請輔助宣告來取得輔助決定的法律位置。

「身心障礙者權利公約」對於身心障礙者的法律能力這件事很明確的表示，任何人不能因爲身心障礙者好像能力比較不足，就合理的認爲可以代替身心障礙者決定，因爲身心障礙者的許多基本權利如受教權、工作權、選舉權、生育權、家庭權、醫療權等等也都建立在法律決定權的行使，因此監護宣告形同失去所有決定的機會，即使是輔助宣告都要小心使用，不能過度干涉身心障礙者的生活自主。

目前我國「身心障礙者權益保障法」第 81 條提到，身心障礙者有受監護或輔助宣告之必要時，直轄市、縣（市）主管機關得協助其向法院聲請。受監護或輔助宣告之原因消滅時，直轄市、縣（市）主管機關得協助進行撤銷宣告之聲請。有改定監護人或輔助人之必要時，直轄市、縣（市）主管機關應協助身心障礙者爲相關之聲請。法院爲身心障礙者選定之監護人或輔助人爲社會福利機構、法人者，直轄市、縣（市）主管機關應對其執行監護或輔助職務進行監督；相關監督事宜之管理辦法，由中央主管機關定之。這跟「身心障礙者權利公約」有所不同，根據「身心障礙者權利公約」則是希望盡可能地運用輔助宣告，因爲監護宣告使身心障礙者失去許多基本人權的決定權，失去各種社會參與機會。

當一個身心障礙者因被權益剝削而面臨專業服務的需求時，必須以符合個人最佳利益的法規進行選擇，亦即應考量「家庭暴力防治法」、「老人福利法」、「身心障礙者權益保障法」，各個法規何者較能給予對應的保障，接受保護服務。身心障礙者因其多重身分而有人身安全議題時，也需以身心障礙者最佳利益爲考量，就實際需求選擇適當且完善的保護系統。選擇符合服務對象「個人最佳利益」的適用法規，以進行通報或處遇。

表 24-5　國內 5 大保護系統服務對象與被保護行爲樣態整理表

保護系統	保護對象	主要被保護的行為樣態
兒少	18 歲以下之兒童及少年，且遭受到不當對待。	兒少法第 49 條所指之行為。
家庭暴力	家庭成員（配偶、前配偶、現有或曾有同居關係、家長家屬或家屬間關係者、現為或曾為直系血親或直系姻親及現為或曾為四親等以內之旁系血親或旁系姻親）。 年滿 16 歲，男女朋友關係者。	1. 家庭暴力：指家庭成員間實施身體、精神或經濟上之騷擾、控制、脅迫或其他不法侵害之行為。 2. 目睹家庭暴力：指看見或直接聽聞家庭暴力。 3. 騷擾：指任何打擾、警告、嘲弄或辱罵他人之言語、動作或製造使人心生畏怖情境之行為。 4. 跟蹤：指任何以人員、車輛、工具、設備、電子通訊或其他方法持續性監視、跟追或掌控他人行蹤及活動之行為。
性侵害防治	遭到他人以強暴、脅迫、恐嚇、催眠術或其他違反意願之方法而為性交或猥褻之被害人。	被害人遭受到刑法第 221 條至第 227 條、第 228 條、第 229 條、第 332 條第 2 項第 2 款、第 334 條第 2 款、第 348 條第 2 項第 1 款及其特別法等罪之傷害者。
老人保護	65 歲以上之老人，且遭受到不當對待。	1. 老人因直系血親卑親屬或依契約對其有扶養義務之人有疏忽、虐待、遺棄等情事，致有生命、身體、健康或自由之危難。 2. 老人因無人扶養，致有生命、身體之危難或生活陷於困境者。 3. 依法令或契約有扶養照顧義務而對老人遺棄、妨害自由、傷害、身心虐待、留置無生活自理能力之老人獨處於易發生危險或傷害之環境、留置老人於機構後棄之不理，經機構通知限期處理，無正當理由仍不處理者。
身心障礙保護	18-64 歲之身心障礙者，且遭受到不當對待。	1. 遺棄。 2. 身心虐待。 3. 限制其自由。 4. 留置無生活自理能力之身心障礙者於易發生危險或傷害之環境。 5. 利用身心障礙者行乞或供人參觀。 6. 強迫或誘騙身心障礙者結婚。 7. 其他對身心障礙者或利用身心障礙者為犯罪或不正當之行為。

資料來源：摘自衛生福利部身心障礙者保護工作指引。

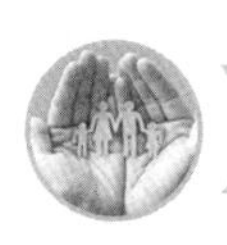

第四節　保護性工作實務案例

照顧服務員在保護性工作中扮演關鍵重要的角色，當照顧服務員具有保護性工作的概念，在服務中提高警覺，能發揮有效的預防、通報、支持服務的功能。透過下列案例，能讓我們更理解照顧服務員的重要角色。

一、阿梅的例子

阿梅是一個80歲的女性長輩，平常自己在家，需要等媳婦或孫女下班才會協助更換尿布，家屬在協助長輩換尿布時，邊換邊喊「好臭」、「好髒」，因爲上班很累，回家還要幫阿梅換尿布，常常會用力拉扯尿布、藉機拍打阿梅身體，發洩情緒。阿梅的家人幫他安排居家服務員協助，由於阿梅罹患失智症，常常搞不清楚情況，居服員用不雅綽號稱呼阿梅，居服員覺得開開玩笑反正阿梅很快就忘記了。居服員的服務項目有洗澡一項，居服員以關心阿梅健康爲由，對阿梅的身體東摸摸西捏捏，取笑阿梅。

阿梅越來越無法自理了，家屬決定將阿梅送到機構住宿，機構照服員沒拉隔簾、沒關浴室門，就開始協助長輩換尿布或洗澡，也常常大聲談論阿梅家裡的私事，批評阿梅的子女不孝。這個情形被家屬知道了，阿梅的家人很生氣，家屬不跟機構聯絡也不付錢，當機構工作人員告知家屬，阿梅健康狀況異常，家屬拒絕將阿梅送醫治療，延誤了就醫時機。

阿梅的日常生活情形是否讓您感到熟悉？在這個故事中您看見了哪些老人保護的重要課題呢？老人被照顧、被協助的需求，往往在漫長的等待中，等待子女下班、等待照服員上班、等待鄰居發現、等待孫子女放學，等待不到所需要的協助時，就可能衍生新的風險。被照顧的過程中，許多老人有阿梅的經驗，被嫌棄大便太臭、太多，被嫌棄大便時機不對，這種嫌棄讓老人感到尊嚴受損、相當委屈。無論是家人或照顧服務員在忙碌與照顧壓力下提供照顧服務，無意間下手重了一些，翻身時用力翻動老人、換尿布時用力拉扯、清潔時用力摩擦皮膚、或掐、或捏、或拍打，失去溫柔的對待，是虐待？還是照顧？往往只是方寸之間。照顧服務員有機會發現阿梅的家人不當對待阿梅的情形，照顧服務員也需要留意自己在工作中，是否也誤犯了上述案例中不適宜的行爲？沒拉隔簾、沒關浴室門，就開始協助長輩換尿布或洗澡，大聲談論阿梅家裡的私事，批評阿梅的子女不孝，都是顯而易見的錯誤。

阿梅故事中，涉及公然侮辱、施暴（拉扯、拍打身體）行爲、任意碰觸長輩身體、未維護長輩隱私權、家屬疏忽遺棄、延誤就醫、機構工作人員違反作業、倫理規定等等，無論是家屬、居家服務或機構服務都隱含著對老人身體或精神上的可能傷害，實在需要直接服務人員給予支持關懷，並留意日常作息中是否已涉及老人虐待。

二、阿銘的例子

阿銘在工作中發生腦中風，造成身體半癱、無法言語，且認知混亂，無法正確表意，由於出事送醫住院過程，聯絡子女都沒有出面，因此由手足協助安頓在長照機構，日子一久手足也無力再承擔，子女仍持續失聯，因此由社會局接手公費安置阿銘，無論是社工或機構都無法取得更多阿銘的資訊，也聯繫不上雇主、家屬，因此，阿銘是否符合職災申請、失能給付，以及身心障礙鑑定申請，都沒有家屬可以協助，必須由機構社工與社會局社工一起協力完成。由於是公費安置，沒有任何家屬前來訪視，阿銘在機構中孤立無援，除了工作人員依機構流程提供服務，政府部門定期探視，阿銘缺乏情緒支持與社會支持，過去的社會網絡也無從得知；阿銘住在機構中，若有任何不適或想法也沒有合適的宣洩與表達管道，雖然機構中有社工也有多種工作人員，但機構照顧的服務對象也多，能給阿銘的關注有限⋯⋯。

我國於2013年起，衛福部社會及家庭署委託民間單位，參考國外案例，培訓一群「獨立倡導關懷人」。他們進入機構，傾聽長輩的聲音，成爲長輩與機構間的橋梁。並藉由獨立倡導機制協助長輩增加信心、決策力，希望他們在最終不論在任何時間與議題，都可自我倡導。至今，全國培育超過千位倡導關懷人志工，幫助許多孤苦無依的長輩。因此，以阿銘爲例，雖中途致障，因而住進長照機構且缺乏家人支持，除了一線的照顧服務員可以給予關懷，也可以媒合「獨立倡導人」給予支持，有了「獨立倡導人」的協力，讓阿銘在機構住宿期間獲得更多支持。

由上述阿梅與阿銘的例子，這些都是社區中可能看見的案例，其中需要保護的情形出現在生活作息的細節中，很多時候可能感到習以爲常，忽略了需要保護的事實，同時照顧者也可能無意中竟成爲加害者，過去10年政府推動「獨立倡導人」的服務，形成保護工作的另一股助力。

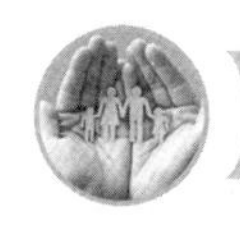

第五節　結論

身爲照顧服務員，可以加以留意服務對象的性別、社經地位、失能或失智、身心障礙等，是不是更容易發生受虐情事？家庭或社區中，成員有藥酒癮、身心障礙、失業、照顧負荷，是否容易成爲施暴者？老人或身心障礙者體諒家人壓力、怕失去依靠、家醜不可外揚等等（張宏哲，2018），是不是因而不求助？而這些現象可以是一線照顧服務員心裡常常留意的警示鐘。照顧服務人員可從自己的工作位置與工作場域，評估自己在照顧服務中可能會遇到的處境，發揮自己的專業身分進行通報。

我國保護系統的通報管道多元而方便，但是對照顧服務人員而言，埋首在照顧工作，眞有所疑慮時甚少使用通報，通常是直接反映給相關主管，因此對通報方式就顯得不熟悉，建議透過通報演練，來增加照顧服務員的通報辨識敏感度以及執行通報的能力。

保護性工作所關心的人，也是照顧服務員的服務場域中正在服務的對象。一般來說，我們以爲在家庭中，因爲屬於私領域，恐有隱藏須保護的事件正在發生中；事實上，在社區式服務或機構式服務雖然受政府評鑑或社會人士關注，仍然不可輕忽保護事件的發生。照顧服務員具備保護性工作概念具有多種益處，一方面面對形形色色需要照顧服務的對象，具備預防暴力的敏感度，了解可能受虐、受暴的各種型態，知道我國保護性系統的環環相扣，從法規的建置、通報的便利性、後續服務輸送的完整性，可以在服務時以備不時之需，並站在照顧服務的第一線，成爲保護性工作的重要夥件。

課後問題

1. 以下哪一個不是我國民事保護令的一種？(A) 暫時保護令　(B) 特殊保護令　(C) 通常保護令　(D) 緊急保護令。
2. 以下何者不是老人保護工作的責任通報者？(A) 社工　(B) 照顧服務員　(C) 村里長　(D) 學校老師。
3. 以下哪一個不是進行保護通報的管道？(A)113 專線　(B)110 專線　(C)119 專線　(D)165 專線。
4. 以下哪一個不是家庭暴力型態？(A)疏忽暴力　(B)身體暴力　(C)精神暴力　(D)經濟暴力。
5. 以下哪一種人員的設置是爲了保護弱勢老人的權益？(A) 觀護人　(B) 獨立倡導人　(C) 移民業務人員　(D) 機構負責人。
6. 113 專線不具備哪一國語言？(A) 日本　(B) 柬埔寨　(C) 英語　(D) 緬甸。
7. 一般而言，專業人員發現保護性案件，應於多少時間內進行通報？(A)72 小時內　(B)48 小時內　(C)24 小時內　(D)12 小時內。
8. 長輩可以運用什麼方法保障自己的經濟安全？(A) 指定監護　(B) 財產信託　(C) 以房養老　(D) 以上皆是。
9. 刻意不提供老人基本生活照顧與生活必需物品，是屬於哪一種疏忽？(A) 日常疏忽　(B) 被動疏忽　(C) 主動疏忽　(D) 自我疏忽。
10. 照顧服務員如何參與保護性工作？(A) 提高危機敏感度 (A) 熟悉保護通報方式　(C) 具有保護工作概念　(D) 以上皆是。

答案：

1.	2.	3.	4.	5.	6.	7.	8.	9.	10.
(B)	(D)	(D)	(A)	(B)	(D)	(C)	(D)	(C)	(D)

參考文獻

中華民國老人福利推動聯盟（2022）。**老人保護工作指引手冊**。衛生福利部保護服務司。https://dep.mohw.gov.tw/DOPS/cp-1147-72884-105.html

王珮玲、顏玉如（2018）。「親密關係經濟暴力量表」之發展。**社會政策與社會工作學刊，22**(2)，135-179。

全國法規資料庫（103 年 08 月 20 日）。**身心障礙者權利公約施行法**。https://law.moj.gov.tw/LawClass/LawAll.aspx?pcode=D0050194

全國法規資料庫（109 年 05 月 27 日）。**老人福利法**。https://law.moj.gov.tw/LawClass/LawAll.aspx?pcode=D0050037

全國法規資料庫（109 年 11 月 27 日）。**老人保護通報及處理辦法**。https://law.moj.gov.tw/LawClass/LawAll.aspx?pcode=D0050196

全國法規資料庫（110 年 01 月 20 日）。**身心障礙者權益保障法**。https://law.moj.gov.tw/LawClass/LawAll.aspx?pcode=D0050046

全國法規資料庫（112 年 02 月 15 日）。**性侵害犯罪防治法**。https://law.moj.gov.tw/LawClass/LawAll.aspx?pcode=D0080079

全國法規資料庫（112 年 12 月 06 日）。**家庭暴力防治法**。https://law.moj.gov.tw/LawClass/LawAll.aspx?pcode=D0050071

全國法規資料庫（113 年 07 月 03 日）。**行政機關執行保護令及處理家庭暴力案件辦法**。https://law.moj.gov.tw/LawClass/LawAll.aspx?pcode=D0080021

全國法規資料庫（113 年 07 月 31 日）。**刑事訴訟法**。https://law.moj.gov.tw/LawClass/LawAll.aspx?pcode=C0010001&

李智仁（2024）。**認識財產信託服務與信託監察人角色**。中華民國老人福利推動聯盟：高齡者財務權益保護暨信託監察人培訓課程。

孫迺翊等（2017）。**身心障礙者權利公約**。台灣新世紀文教基金會。

國家發展委員會（2022）。**中華民國人口推估 2022 年至 2070 年**。https://www.ndc.gov.tw/nc_14813_36128

張宏哲（2018）。**107 年度老人受暴情形調查研究計畫**。衛生福利部保護服務司。https://dep.mohw.gov.tw/DOPS/cp-1147-56182-105.html

許坋妃、趙善如（2015）。**身心障礙者保護工作指引**。衛生福利部保護服務司。https://dep.mohw.gov.tw/DOPS/cp-1147-37534-105.html

勞動統計查詢網（2024）。**外籍看護在台工作人數**。2024 年 8 月 14 日取自 https://statfy.mol.gov.tw/statistic_DB.aspx

黃松林、吳玉琴、楊秋燕、郭佳寧（2016）。獨立倡導服務與長期照顧品質。**社區發展季刊，153**，143-153。

衛生福利部（2017）。**老人保護案件受案評估及處遇服務流程圖**。https://www.mohw.gov.tw/dl-14539-094a4e1c-c95b-4d1d-998c-a1ba3b1950f7.html

衛生福利部（2017）。**受理家暴案件服務流程圖**。https://dep.mohw.gov.tw/DOPS/cp-1155-7963-105.html

衛生福利部統計專區（2023）。**老人保護通報件數統計**。2024 年 8 月 14 日取自 https://dep.mohw.gov.tw/DOPS/lp-1303-105.html

衛生福利部統計專區（2023）。**家庭暴力事件通報被害人案件類型統計**。2024 年 8 月 14 日取自 https://dep.mohw.gov.tw/DOPS/lp-1303-105.html

第二十五章
性別平等

周麗楨

課程綱要

一、性別平等了嗎？

二、從聯合國人權公約看性別。

三、臺灣 #MeToo 運動。

四、性侵害、性騷擾、性霸凌。

五、職場上之性別平等。

學習目標

一、了解走上性別平等路上的艱鉅與挑戰。

二、了解 CEDAW 的基本核心精神。

三、認識臺灣 #MeToo 運動與性別暴力。

四、認識性侵害、性騷擾、性霸凌之定義、預防與處理。

五、了解性別平等工作相關的法條

前言

作爲性別平等教科書，本章希望以精簡而廣大的精神，引領讀者快速進入性別平等的核心。本章第一問是性別平等了嗎？許多讀者或者認爲什麼時代了，有必要再炒作性別議題嗎？是製造無謂的對立吧？諸君請耐心觀看我們蒐羅的數據。國際人權法規 CEDAW 之所以與時俱進、臺灣 #MeToo 運動之效應，在在告訴我們性別暴力仍是生活日常。長期照顧人員因近距離與受照顧者接觸，在面對性別暴力的可能攻擊下尤應具備覺察的智慧與應變能力，並期許自己成爲具有深度性別平等意識的從業人員。

因此熟悉法規，掌握立法精神，維護自身與他人的權利，從而消除性別歧視，建立尊重而包容的友善社會，是文明社會人人之企盼。

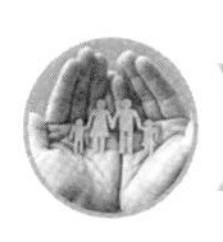

第一節　性別平等了嗎？

一、同婚法的通過

2016 年臺灣歷史上出現首位女性總統。爲了保障性少數者權益，2017 年 5 月 24 日，司法院公布釋字第 748 號解釋文，大法官就釋憲聲請，裁決現行《民法》未保障同性二人的婚姻自由及平等權已屬違憲（立法院，2017）。2018 年 11 月 24 日，全國性公民投票，其第 10、12 案通過，同性婚姻會以修改民法以外的其他立法形式讓釋字第 748 號釋憲案得以實現。「司法院釋字第 748 號解釋施行法」於 2019 年 5 月 17 日經立法院三讀通過，以專法形式，使相同性別之二人，得爲經營共同生活之目的，成立具有親密性及排他性之永久結合關係，並明定自 2019 年 5 月 24 日施行（立法院，2019）。

臺灣成爲亞洲第一個施行同婚的國家，獲得世界媒體廣泛報導，世人也以此讚揚臺灣性別平等的飛躍進步。2019 主要國家 GII（性別平等指標）排名，我國名列第 6，在亞洲則排名第一（行政院性別平等會，2019）。

然而性別平等了嗎？ 同婚公投時諸多謠言四起，許多民眾隨之起舞，在在呈現臺灣民眾性別平等意識的匱乏。公投結果多數民眾主張使用專法，而非修改民法，造成後續諸多同志家庭生活的缺憾。以同志收養無血緣子女爲例，遲至 2023 年 5 月 16 日才修法通過（立法院，2023）。有心收養無血緣子女的同志伴侶，歷經多年艱辛方才圓夢。可喜的是行政院性別平等處調查數據顯示 2018 年公投時同意同性婚姻比例是 37.4%，到了 2021 年提升到 60.4%，進步幅度非常驚人。

二、父權體制的盤根錯節

臺灣在法律和制度上不斷修正調整。多數家庭父母對兒子、女兒，都一樣疼愛。乍看一切都在進步中。但是，很多歧視、偏見是深植在腦海裡、在心裡持續發生的，我們可以檢視爲何多數女性在生命成長歷程中仍然很難擺脫性騷擾、性侵害的糾纏。臺版的 #MeToo 於 2023 年爆發，2024 年接續有創意私房（臺版 N 號房）事件，最令人髮指的是此事件包含未成年色情影片的傳播。其中黃姓藝人甚至包羅 #MeToo 與創意私房雙重加害者身分。事件發生後壁壘分明劃分出加油支持者與撻伐者，還意外衍生出張直播主不當支持言論而遭終止代言的插曲。可見許多的偏見不一定一時能清楚辨識出來。

當大家被黃姓藝人等性別暴力的陰影襲擊時，傳來臺灣第一個變裝藝術家妮妃雅獲得美國「魯保羅變裝皇后秀第 16 屆」（RuPaul's Drag Race season 16）總冠軍的好消息，「魯保羅變裝皇后秀」堪稱奧運等級的競技舞台，得獎非常不容易。妮妃雅奪冠的日子（2024 年 4 月 20 日），恰好是「玫瑰少年」葉永鋕逝世的那一天。妮妃雅的自信光彩，對照著 24 年前葉永鋕玫瑰少年的悲劇，是極大的反差。

我們欣然於臺灣新一代年輕人擁有揮灑的空間，璀璨生命如此自然綻放、發出異彩。然而性別的進步是不斷累積的成果，下一步還是艱難，有很遠的路要走。

2024 年巴黎奧運號稱男女運動員數量一樣，特別宣揚 12 位在性別平等上做出貢獻的女性，如此用心良苦，的確令人振奮，卻不免反襯性別至今仍實質存在著不平等。此外，在今年性別爭議中摘金的阿爾及利亞拳擊女將哈利夫（Imane Khelif）及我國拳擊選手林郁婷，雙人一路挺過攻擊，展現極高的韌性。女性不是只有一個樣子，刻板的女性想像，該退散了。

三、全球整體性平偏見調查帶來的省思

放眼世界，聯合國開發計畫署於 2023 年 6 月 12 日公布最新「性別社會規範指數」（Gender Social Norms Index, GSNI），調查數據來自 80 個國家和地區，覆蓋全球 85% 的人口。有偏見的性別社會規範在全球普遍存在，將近 90% 的人至少有一項偏見。全球 69% 人口認爲男性比女性是更好的政治領袖，只有 27% 認爲女性享有與男性相同的權利對民主至關重要。此外，46% 認爲男性應該擁有更多工作權利，43% 認爲男性更適合擔任企業高管，28% 認爲大學教育對男性更重要，58% 認爲墮胎從來都不正確。聯合國開發計畫署指出，對女性福祉更直接的傷害，對於暴力行爲的看法可以由小見大，四分之一以上的人認爲男人毆打妻子是正當的。桑蒂雅各（Aroa

Santiago）告訴路透社：「我們必須扭轉這些性別偏見和社會規範，但最終目標是改變男女之間、人與人之間的權力關係。」研究人員表示，疫情期間反呈倒退現象，全球性別不平等的情況在過去 10 年間處於停滯狀態，預計世界將難以達成聯合國 2030 年前實現性別平等的目標（王嘉語譯，2023）。

四、性與性別

在進入人權公約討論之前，有必要先釐清性與性別，了解性別多樣性。將有助於理解人權公約所稱之性別，已擴及多元性別之範疇，並避免因褊狹的性別認知造成性別歧視，影響任一性別的個人發展。

性（sex）：指的是跟生理／身體相關的性別，或稱生理性別；包括生理上的女性、生理上的男性，或是生理性別曖昧的陰陽人（雙性人）等等。（我生下來的是）

性別（gender）：指的是在社會上表現出的性別身分，或稱社會性別。例如溫柔順從等是傳統想像裡的女人樣貌，是社會面向上的性別。實際上，即使同樣生爲女性，怎麼可能只有一種典型女人的樣子。「刻板印象通常都是過度簡化或過度誇大某一群體或某一類別的人之特性，而且容易忽略個別成員的異質性。」（黃淑玲、游美惠，2012）

跨性別（TransGender）：指其認同的性別和出生時的生理性別不一致，或者外在的性別表現（像是社會性別、性別裝扮等等），和男女二分的主流社會期望不同。（我覺得我是）

同性戀，指性傾向不是異性戀者。（我愛的是）

同、雙性戀和跨性別合稱 LGBT，加入陰陽人／雙性人則成爲 LGBTI。加上酷兒則爲 LGBTIQ（Lesbian：女同性戀；Gay：男同性戀；Bisexual：雙性戀；Transgender：跨性別；Intersex：陰陽人；Queer：酷兒）

《消除對婦女一切形式歧視公約》（CEDAW）第 28 號一般性建議：締約國在《公約》第 2 條之下的核心義務「導言 5」申言性別之影響：

> 「性別」指的是社會意義上的身分、歸屬和婦女與男性的作用，以及社會對生理差異所賦予的社會和文化含義，正導致男性與婦女之間的等級關係，亦造成男性在權力分配和行使權利時處於有利地位，婦女則處於不利地位。婦女和男性的社會定位受到政治、經濟、文化、社會、宗教、意識形態和環境因素的影響，亦可透過文化、社會和社區的力量加以改變。（聯合國 47 屆會議，2010）

社會化性別形塑性別刻板化，將限制個人的成長，影響個人人生規劃如教育學習、就業之選擇。所以透過文化、社會和社區的力量可以解構性別刻板化。人們可以「獨立、堅強，同時也能溫柔、敏感，強調以情境來判定行爲的合宜性，而不是根據他 / 她的行爲符不符合其性別來判斷。」（黃淑玲、游美惠，2012）

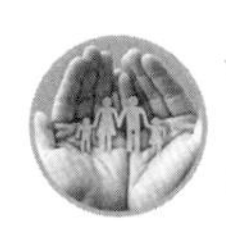

第二節　從聯合國人權公約看性別

一、聯合國 9 大核心人權公約在我國之實施

聯合國 9 大核心國際人權公約
1. 消除一切形式種族歧視公約（1965）
2. 經濟、社會與文化權利國際公約（1966）
3. 公民與政治權利國際公約（1966）
4. 消除對婦女一切形式歧視公約（CEDAW）（1979）
5. 禁止酷刑和其他殘忍、不人道或有辱人格的待遇或處罰公約（1984）
6. 兒童權利公約（1989）
7. 保護所有移徙工人及其家庭成員權利國際公約（1990）
8. 保護所有人免遭強迫失蹤國際公約（2006）
9. 身心障礙者權利公約（2006）

聯合國 9 大核心人權公約如上表。臺灣雖長期被迫排除在聯合國體系之外，仍將 6 部人權公約以制定施行法等方式完成國內法化，包括《公民與政治國際權利公約》（ICCPR）、《經濟、社會與文化國際權利公約》（ICESCR）、《消除對婦女一切形式歧視公約》（CEDAW）、《兒童權利公約》（CRC）、《身心障礙者權利公約》（CRPD）及《消除一切形式種族歧視國際公約》（ICERD）。我國早在 1967 年即已簽署《兩公約》，但因 1971 年退出聯合國後，40 餘年來皆未批准《兩公約》，幾經波折終於在 2009 年 3 月 31 日，立法院三讀通過《兩公約》，並制定《公民與政治權利國際公約及經濟社會文化權利國際公約施行法》（立法院，2009）。

政府針對各人權公約提出國家報告，邀請國際人權專家來臺審查，此一「自主承諾、在地審查」的臺灣模式，在國際上普遍獲得肯定。

目前人權團體仍積極倡議國內法化，行政院也規劃或評估中的核心人權公約，尚有：保護所有移徙工人及其家庭成員權利國際公約（ICMW）、保護所有人免遭強迫失蹤國際公約（ICPPED）、禁止酷刑和其他殘忍、不人道或有辱人格的待遇或處罰公約（CAT）（監察院國家人權委員會，2024）。

爲符應本章性別平等之要義，以下將集中於介紹《消除對婦女一切形式歧視公約》之通過與核心精神。

二、聯合國《消除對婦女一切形式歧視公約》之通過

聯合國《消除對婦女一切形式歧視公約》（CEDAW）於1979年通過，1981年生效。1982年成立CEDAW委員會，每年召開3次會議，由全球23個婦女人權專家組成，任期4年，負責監督各個締約國的落實情況。CEDAW開放給所有國家（state）簽署加入，不限於聯合國會員國，至2016年已有189國簽署、簽署國每4年要繳交國家報告（聯合國，2016）。

CEDAW是全面性有機發展的國際法體制，從1986年起通過第1號一般性建議至2022年已累積有39號一般性建議〔第八十三屆會議（2022）第39號一般性建議：關於原住民族婦女和女童〕。它是國際共通的性別人權對話平台，具有共同標準及價值。明訂消除歧視與保障婦女人權之實踐爲國家義務，內容闡明男女平等享有一切經濟、社會、文化、公民和政治權利，締約國應採取立法及一切適當措施，消除對婦女之歧視，確保男女在教育、就業、保健、家庭、政治、法律、社會、經濟等各方面享有平等權利。確立婦女人權低落不彰肇因於政治、經濟、社會、文化、習俗、性別刻板印象及定型化思考觀念之行爲模式所造成，故應積極消除（聯合國，2022）。

三、我國CEDAW之簽署與推動

行政院於2006年7月8日函送公約由立法院審議，經立法院於2007年1月5日議決。2007年2月9日總統頒布簽署加入書。2009年我國CEDAW初次國家報告發表，因我非聯合國會員，改以邀請委員會專家到我國審查的方式進行。爲明定CEDAW具國內法效力，行政院於2010年5月18日函送「消除對婦女一切形式歧視公約施行法」草案，經立法院2011年5月20日三讀通過，總統6月8日公布，自2012年1月1日起施行。此法促成行政院組織改造，院本部成立「性別平等處」，爲我國第一個性別平等專責機制，並將「行政院婦女權益促進委員會」擴大爲「行政院性別平等會」（以下簡稱性平會），由性別平等處擔任性平會幕僚工作，統合跨部

會各項性別平等政策，督導中央各部會及地方政府落實性別主流化，使政府整體施政能落實性別平等及納入性別觀點，為我國推動性別平等工作重要的里程碑。（行政院性別平等處，2012）。

我國和國際齊步走，意謂性別平權的推動，是以國家之力並結合國際專家的監督共同來完成。和所有簽署國一樣，我國每 4 年要繳交國家報告書，呈現國家推行的成果，並邀請相關學者專家及民間團體代表審閱。2022 年我國提出 CEDAW 第 4 次國家報告。有關 CEDAW 的資訊如國家報告書等，在行政院性別平等會和 CEDAW 資訊網，可以輕易查取。

四、消除對婦女暴力是 CEDAW 核心精神

CEDAW 條文內容	
第一部分	第一條　歧視
	第二條　政策措施
	第三條　保障基本人權和基本自由
	第四條　暫行特別措施
	第五條　性別刻板印象和偏見
	第六條　販賣人口、賣淫
第二部分	第七條　政治和公共生活
	第八條　代表權
	第九條　國籍權
第三部分	第十條　教育
	第十一條　就業
	第十二條　健康
	第十三條　經濟和社會福利
	第十四條　農村婦女
第四部分	第十五條　法律
	第十六條　婚姻和家庭生活
第五部分	第十七條　CEDAW 委員會
	第十八條　國家報告
	第十九條　議事規則
	第二十條　委員會會議

第六部分	第二十一條　委員會報告
	第二十二條　專門機構角色
	第二十三條　對其他條約影響
	第二十四條　締約國的承諾
	第二十五條到第三十條　公約的行政

CEDAW 共有 30 條，內容詳如上表。除監督機制與一般條款外，實質條文僅 16 條，卻涵蓋了女性在婚姻、家庭、教育、經濟、就業、政治、法律、健康等各生活領域的基本權利保障。CEDAW 的運作方式好像一棵樹，公約條文猶如樹幹，而一般性建議猶如分枝，針對新出現的議題解釋並擴大公約的意義。CEDAW 核心概念有三：

1. 不歧視：從不歧視到禁止歧視。締約各國譴責對婦女一切形式的歧視，協議立即用一切適當辦法，推行消除對婦女歧視的政策。
2. 實質平等：易流於形式平等或保護主義式平等，應加以辨識。必要時需運用矯正式平等以達成實質平等。形式平等認爲男人和女人必須一視同仁，沒有分別。此方式忽視不同性別的特殊需求，或較難取得某些機會的管道。保護主義的平等，認知到男女間的差異，但這種差異被認爲是弱點，並採取管制、控制或排除女性的方式來提供平等，而不是將環境導正爲有利於婦女的環境。矯正式平等是認知到造成性別差異的原因，能應用各種政策法令計畫優惠措施等方法解決結構上的不平等。
3. 國家義務：國家有尊重、保護、實現及促進義務（行政院性別平等處 CEDAW 教育訓練參考版，2016）。

不「歧視」首見於 **CEDAW** 第 1 條：

> 在本公約中，「對婦女的歧視」一詞指基於性別而作的任何區別、排斥或限制，其影響或其目的均足以妨礙或否認婦女不論已婚未婚在男女平等的基礎上認識、享有或行使在政治、經濟、社會、文化、公民或任何其他方面的人權和基本自由。

本條宣示基本人權與自由不因性別而有差異或限制。在《經濟社會文化權利國際公約》亦明確宣示不得因性別或其他身分而受歧視。其第 2 條第 2 款：

> 本公約締約國承允保證人人行使本公約所載之各種權利，不因種族、膚色、性別、語言、宗教、政見或其他主張、民族本源或社會階級、財產、出生或其他身分等等而受歧視。

所謂「其他身分」包括性取向與性別認同，此明確於「日惹原則」。2005 年致力於多元性別族群人權的非政府組織即共同提議，應該要提出針對多元性別族群人權適用的一般性原則，嗣後由「人權國際服務」及「法律人國際委員會」籌備，邀請 29 位人權專家起草、制定及討論了 29 項原則，並在 2006 年 11 月於印尼日惹召開專家會議，一致通過《關於將國際人權法應用於性傾向和性別認同相關事務的日惹原則》，2017 年又在日內瓦商討通過了《關於將國際人權法應用於性傾向、性別認同、性別表達及性別特徵相關事務的日惹補充原則和國家義務》。這份文件本身不算是國際法法源，但它已被許多聯合國文件和國內法院判決（如印度、尼泊爾等）援引，而逐漸產生權威性的解釋效力（台灣人權促進會，2018）。多元性別人權的討論，雖無對應法源，但因此而有援引論證依據。我們明確知悉，對婦女歧視之關注已擴及於多元性別。

CEDAW 中的性別暴力議題，在一般性建議第 12、19、35 號詳細重複加強論述，足以確立 CEDAW 是以消除對女性暴力為核心的國際條約。以下羅列部分一般性建議，可對比出婦女與暴力主題之嚴肅與重要。

一般性建議	
第 12 號	婦女與暴力（1984）
第 15 號	愛滋病（1990）
第 18 號	身心障礙婦女（1991）
第 19 號	婦女與暴力（1992）
第 24 號	婦女與健康（1999）
第 27 號	高齡婦女（2010）
第 35 號	婦女與暴力（更新第 19 號一般性建議）（2017）

第 35 號一般性建議：關於基於性別的暴力侵害婦女行為（更新第 19 號一般性建議，2017）第 10 點說明：

> 委員會認為基於性別的暴力侵害婦女行為是一種將女性在地位上從屬於男性及其陳規定型角色加以固化的根本性社會、政治和經濟手段。在其整個工作中，委員會表明，此種暴力對實現男女平等以及婦女享有《公約》所規定的人權和基本自由構成了嚴重阻礙。（聯合國，2017）

性別的暴力的本質是「將女性在地位上從屬於男性及其陳規定型角色」的手段。它無所不在普遍於所有的人際接觸或網路社交環境。CEDAW 第 5 條：

締約各國應採取一切適當措施：

(a) 改變男女的社會和文化行為模式，以消除基於性別而分尊卑觀念或基於男女任務定型所產生的偏見、習俗和一切其他作法；

(b) 保證家庭教育應包括正確了解母性的社會功能和確認教養子女是父母的共同責任，當然在任何情況下都應首先考慮子女的利益。（聯合國，1979）

即是著力於消解性別固化的陳規、偏見、習俗，從而消除性別暴力。國際間將性別暴力視爲性別不平等的原因及結果，是推動性別平等的重中之重。

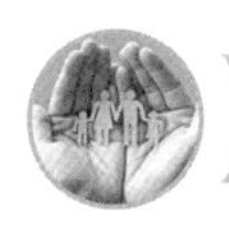

第三節　臺灣#MeToo運動

一、Netflix 臺劇《人選之人—造浪者》的效應

提起性別暴力，2023 年臺灣的 #MeToo 運動喚起大家對性別暴力的普遍關注。「很多事情不能就這樣算了，如果這樣的話，人就會慢慢地死掉。」《人選之人—造浪者》2023 年在 Netflix 上線，「張亞靜」被同事性騷擾，被老師拍攝私密照的劇情，激起被侵害者勇敢說出自己的遭遇（人選之人—造浪者，2023）。

「#MeToo」（我也是）最早在 2006 年由美國社運人士塔拉納．伯克（Tarana Burke）開始使用，向那些受性侵害、性騷擾的女性們表達同理，並替她們發聲。2017 年，好萊塢金牌製作人哈維．溫斯坦（Harvey Weinstein）被指控性侵害。因《紐約時報》記者鍥而不捨調查，一連串醜聞爆發。好萊塢女星艾莉莎．米蘭諾（Alyssa Milano）因此在推特發起「#MeToo」運動，鼓勵有類似經驗的人們勇敢站出來。短短一天，就有 20 萬人於社群平台上使用「#MeToo」響應，並引發全球效應。部分男演員也站出來訴說自己被性騷擾的經歷，部分男演員則承認自己疏於關注此議題，而承諾將做出改變。繼哈維．溫斯坦的性騷擾風暴爆發後，近 50 位名人遭指控性侵或性騷擾。2018 年金球獎上女星們爲了聲援「Time's Up」（終止職場性騷擾惡習），身著黑色禮服來響應並支持這項活動（換日線編輯部，2023）。

2023 年的臺灣，從政壇延燒到包括學術與藝文各界，受害者將深埋心底的陳年過往勇敢地攤在陽光下，臺灣 #MeToo 運動因而持續發酵。爲了了解這波臺灣 #MeToo 運動，「臺灣防暴聯盟」整理自 2023 年 5 月 31 日至 7 月 7 日爆出的 94 件 #MeToo 事件：

其中性騷擾59件（占62.8%）、性侵害27件（占28.7%）、性私密影像（含偷拍）5件、性別歧視／霸凌言語3件；屬權勢關係（含名氣關係、上／下屬、前／後輩、師／生等）則有78件，占超過八成。（現代婦女基金會、臺灣防暴聯盟共同記者會，2023）

此調查顯示權勢性騷擾、性侵害占性別暴力比例超過八成。無論職場或校園，特別引發關注，成了後來性平三法修法的重點之一。

二、高達4成受害者不曾對外求助

根據婦女基金會2023年「性暴力事件求助態度網路調查」，發現高達9成被害者不敢報警、4成從未對外求助。以衛福部每年約1萬件通報推估，則實際發生的性暴力案件數令人震驚。

現代婦女基金會總督導張妙如指出，「性暴力的恐懼和羞恥」、「周遭知情者的默不作聲」、「加害者的持續威脅」、「處理流程的二度傷害」與「社會輿論的冷嘲熱諷」，是讓被害者不願對外求助的主要原因（婦女基金會，2023）。

社會輿論的冷嘲熱諷，呼喚出完美受害者的迷思。誰是完美受害者？在性侵案件中，被害人常受到各種質疑，當男生被性侵會有「男性力量大，不可能」等等聲音。而當女性爲被害人時，反而認爲受害女性是因爲衣著暴露，或言行不檢點。「完美受害者」是一個社會上普遍存在的迷思，即「受害者就該有受害者的樣子」，誤以爲必須符合特定的條件和行爲，包括特定性別、年齡、社會地位、行爲舉止、穿著等方面的特徵，才有可能受害或值得被同情。完美受害者的偏見，無形的框架加劇受害者的創傷，亦可能造成噤聲、怪罪自我等現象，使其無法對外求援（陽明交大，誰是完美受害者展覽，2023）。

被害當下的反應，也有許多迷思。多數人認爲被害人在遭受性侵害時，一定會強烈反抗拒絕，或在第一時間報案；實務上，很多被害人受侵害當下，往往處於驚嚇或呆滯的狀態，這種僵住現象，即便彪悍壯碩如館長（陳之漢）在突然遭受性騷擾時，也是愣住，任由加害者摸胸達5分鐘。

加害者常常是熟人，甚至是備受尊重的人，事件發生後，讓被害者充滿痛苦和矛盾，難以在第一時間求助。上對下的權力不對等關係，讓他們很難立刻脫離受害環境，因此可能持續多次受侵犯。澳洲的調查更顯示，在兒少時期遭受性侵的被害人，平均要20至25年才有辦法說出當年發生的事情（勵馨基金會，2022）。

三、不想讓你一個人、性平三法同時修法

#MeToo 事件後，政府與民間共同撐住受害人。勵馨基金會「不想讓你一個人，#MeToo 音樂會」設計五大主題：「# 我們不要就這樣算了」、「# 不是你的錯」、「# 做你的回聲，我們都是重要他人」、「# 浪起後如何走的更遠？」、「#We are One，不想讓你一個人」，分別象徵臺灣社會要更加邁向性別友善的新階段：

> 讓被害人能夠傾訴、撫慰創傷，得到支持；周邊的人成為被害人的重要他人，加害人學習道歉，承擔起原有的責任。同時臺灣社會有足夠的勇氣和能力，從文化、法治、教育、心理及性別等各面向，「公平」的看見被害人所受的傷，「透明」檢視體制的不健全，在面對性別的不公義，「負起責任的」採取行動對錯誤提出回應，重新建立起社會各族群間的信任與連結。（勵馨基金會，2023）

因應 #MeToo 運動，行政院於 112 年 7 月 13 日通過《性騷擾防治法》、《性別工作平等法》（法案名稱改爲《性別平等工作法》）及《性別平等教育法》等「性平三法」修正草案（同年月底立法院三讀通過，完成性平三法修法）（行政院新聞傳播處，2021）。

蔡英文總統臉書（2023 年 7 月 13 日）亦明列本次的修法重點如下：

1.「有效」打擊加害人的裁罰處置
   這次修法，特別針對主管、雇主、機關首長，加重處罰。若是雇主利用權勢進行性騷擾，民事、刑事、行政罰都加重。
   明確規範性騷擾的管轄權。過去，在職場上延伸到下班後發生的性騷擾行為，可能會適用不同的規範跟程序；但透過這次修法，我們將適用的規範一致化，即便是下班後發生的行為，如果是同一人持續性性騷擾，也同樣由《性別平等工作法》加以處罰。
   另外，軍警校院及矯正學校也都納入《性別平等教育法》，把適用範圍再擴大。
2. 完備「友善」被害人權益保障
   網路媒體不可報導或公開足以識別受害者身分的資訊，避免二次傷害。
   申訴時效延長，若發生在未成年，成年後 3 年內都可申訴，若遇到雇主性騷，可在離職後 1 年、事件發生 10 年內申訴。

3. 引進民間資源，建立人才庫

確保調查的獨立性，若負責人或主管所犯情節重大，可停職或調整職務。引入民間專業人士或團體之第三方，協助調查。為了校園安全，也會建立加害人資料庫，避免有相關行為者進入校園服務。

另外，《性別平等教育法》定義「校園性別事件」，除原有的性侵害、性騷擾、性霸凌，也增訂納入「校長或教職員工違反與性或性別有關之專業倫理行爲」。也就是利用師生權勢關係發展違反專業倫理的關係，就是過去俗稱的師生戀。《校園性侵害、性騷擾、性霸凌防治準則》，因而更名爲《校園性別事件防治準則》。

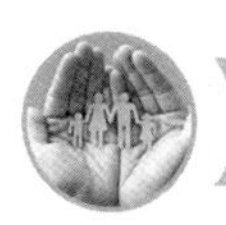

第四節　性侵害、性騷擾、性霸凌

性別暴力是生活日常？2018 年 3 月 7 日上午「醫師勞動條件改革小組」執行委員魏若庭、李宜軒等人在立法院舉行記者會，表示 80% 女醫師及 63% 男醫師曾遭遇職場性騷擾。又，18 歲到 74 歲的臺灣女性，有 26% 經歷過親密關係暴力：精神虐待、身體虐待、經濟虐待、性暴力、性騷擾（醫師勞動條件改革小組記者會，2018）。

一、性騷擾之定義

性騷擾是性別暴力中最易發生的，受害者以女性居多，樣態最複雜，故於篇幅多所偏重。以下分別羅列性平三法中對性騷擾的定義。

《性別平等教育法》第 3 條第 3 款第 2 項：

（二）性騷擾：指符合下列情形之一，且未達性侵害之程度者：

1. 以明示或暗示之方式，從事不受歡迎且與性或性別有關之言詞或行為，致影響他人之人格尊嚴、學習、或工作之機會或表現者。
2. 以性或性別有關之行為，作為自己或他人獲得、喪失或減損其學習或工作有關權益之條件者。（2023）

《性別平等工作法》第 12 條：

本法所稱性騷擾，指下列情形之一：

一、受僱者於執行職務時，任何人以性要求、具有性意味或性別歧視之言詞或行為，對其造成敵意性、脅迫性或冒犯性之工作環境，致侵犯或干擾其人格尊嚴、人身自由或影響其工作表現。

二、雇主對受僱者或求職者為明示或暗示之性要求、具有性意味或性別歧視之言詞或行為，作為勞務契約成立、存續、變更或分發、配置、報酬、考績、陞遷、降調、獎懲等之交換條件。

本法所稱權勢性騷擾，指對於因僱用、求職或執行職務關係受自己指揮、監督之人，利用權勢或機會為性騷擾。

有下列情形之一者，適用本法之規定：

一、受僱者於非工作時間，遭受所屬事業單位之同一人，為持續性性騷擾。

二、受僱者於非工作時間，遭受不同事業單位，具共同作業或業務往來關係之同一人，為持續性性騷擾。

三、受僱者於非工作時間，遭受最高負責人或僱用人為性騷擾。

前三項性騷擾之認定，應就個案審酌事件發生之背景、工作環境、當事人之關係、行為人之言詞、行為及相對人之認知等具體事實為之。（2023）

《性騷擾防治法》第 2 條：

本法所稱性騷擾，指性侵害犯罪以外，對他人實施違反其意願而與性或性別有關之行為，且有下列情形之一：

一、以明示或暗示之方式，或以歧視、侮辱之言行，或以他法，而有損害他人人格尊嚴，或造成使人心生畏怖、感受敵意或冒犯之情境，或不當影響其工作、教育、訓練、服務、計畫、活動或正常生活之進行。

二、以該他人順服或拒絕該行為，作為自己或他人獲得、喪失或減損其學習、工作、訓練、服務、計畫、活動有關權益之條件。

本法所稱權勢性騷擾，指對於因教育、訓練、醫療、公務、業務、求職或其他相類關係受自己監督、照護、指導之人，利用權勢或機會為性騷擾。（2023）

綜合以上性平三法有關性騷擾可歸納爲三：

1. **敵意環境**：對他人實施違反其意願、爲不受歡迎且與性或性別有關之言詞或行爲，致影響他人之人格尊嚴、學習，或工作之機會或表現者。
2. **交換條件**：以性或性別有關之行爲，作爲自己或他人獲得、喪失或減損其學習或工作有關權益之條件者。
3. **權勢性騷擾**：對於因僱用、求職或執行職務關係受自己指揮、監督之人，利用權勢或機會爲性騷擾。

究竟什麼樣的行爲可以構成性騷擾？根據《性騷擾防治準則》第 2 條，常見的樣態有：

> 本法第七條第四項之性騷擾樣態，指違反他人意願且不受歡迎，而與性或性別有關之言語、肢體、視覺騷擾，或利用科技設備或以權勢、強暴脅迫、恐嚇手段為性意味言行或性要求，包括下列情形：
> 一、羞辱、貶抑、敵意或騷擾之言詞或行為。
> 二、跟蹤、觀察，或不受歡迎之追求。
> 三、偷窺、偷拍。
> 四、曝露身體隱私部位。
> 五、以電話、傳真、電子通訊、網際網路或其他設備，展示、傳送或傳閱猥褻文字、聲音、圖畫、照片或影像資料。
> 六、乘人不及抗拒親吻、擁抱或觸摸其臀部、胸部或其他身體隱私部位。
> 七、其他與前六款相類之行為。（2023）

然而界定性騷擾的主要依據是被害人的感受。「只要對他人實施違反其意願而與性或性別有關之行爲，即使加害人辯稱碰觸被害人僅是表達關心，但只要讓對方感覺到被冒犯、不舒服，而不當影響對方正常生活之進行，就有可能構成性騷擾。」「界定性騷擾的最重要因素是被害人的感覺與意願，因此同樣一種行爲發生在不同人的身上，其結果也會有所不同。」（衛福部，2024）惟實務認定仍需依被害人主觀認知及客觀合理標準等綜合考量，例如審酌事件發生之背景、環境、當事人之關係、行爲人之言詞、行爲及相對人之認知等具體事實進行判斷。

遇到性騷擾怎麼辦？嚴重的性騷擾行爲可能演變成性侵害或強制猥褻，因此遇到性騷擾一定要勇於制止、勇敢說不。以下提供衛福部 6 點建議（衛福部，2024）：

1. 相信自己的直覺：雖然不是每件事都會構成性騷擾，但請相信自己的直覺。
2. 尋求情緒支持：你可以向朋友或同事說出自己的感受，不要因此自責、失去信心，或任何羞愧。
3. 向性騷擾者直接說「不」，要求停止性騷擾。
4. 詳實記錄每次性騷擾行爲事件發生的過程（人、事、時、地、物）作爲申訴之用。
5. 尋求證人及其他證據：以錄音作爲蒐證方式時，應同時注意《刑法》第 315 條之 1 妨害祕密罪之規定，建議以自己作爲對話的一方時再錄音，或由同事、友人與其對話時錄音。
6. 向管轄單位申訴：如適用性騷擾防治法者，向行爲人所屬單位提出申訴。申訴時行爲人爲政府機關（構）首長、各級軍事機關（構）及部隊上校編階以上之主官、學校校長、機構之最高負責人或僱用人者：向單位所在地之直轄市、縣（市）主管機關提出申訴。行爲人不明或爲前二款以外之人：向性騷擾事件發生地之警察機關提出申訴。

另外，注意針對不同類型的性騷擾案件所提出之申訴期限。善用求助資源：

(1) 113 保護專線。

(2) 113 線上諮詢。

(3) 各直轄市、縣（市）政府性騷擾聯絡窗口〔社會局（處）〕。

性暴力是長期照護工作潛藏的隱憂。老人也有愛和歸屬感的需求，臥病老人性需求的不當表達，讓照服員感到不舒服，一定要嚴厲拒絕、回報主管。以下是保護自己的方法（白惠文，2020）：

1. 勇敢堅定且溫和的表達拒絕。
2. 做紀錄，並通報單位主管，內容包括工作日期、發生時間、地點、在場有哪些人、說了什麼話、案主做了哪些行爲舉止等等。
3. 單位主管第一時間要站出來先了解整件事情，協助照服員面對問題。
4. 在職訓練：照顧時技術性避免的情況演練。例如透過站在案主後方或是行動不便的一側，來避開鹹豬手；如何錄影、錄音蒐證等訓練。
5. 機構內部定時有支持團體，幫助照服員在安全的環境下說出工作的狀況。主管也比較容易察覺潛在的問題與狀況，提早介入協助。
6. 機構單位需要建立流暢的通報流程，讓照服員有健康且安全的職場環境。
7. 法律諮詢的管道，讓照服員感受有後援。

性平三法皆屬行政法的範疇，若性騷擾認定成立，地方政府可以依法對行爲人開罰，處 1 萬元以上、10 萬元以下罰鍰；若利用權勢性騷擾者，可加重罰鍰至 6-60 萬元，罰鍰皆交付地方政府。

二、性侵害之定義

妨害性自主罪，見於《刑法》第 221 條至 228 條。其中猥褻易與性騷擾混淆，應當明辨。所謂猥褻乃指性交以外之一切滿足自己之性慾，或以挑逗他人引起性慾色慾之侵犯他人性自主權之行爲，使被害人感受嫌惡或恐懼。

《刑法》第 221 條：

對於男女以強暴、脅迫、恐嚇、催眠術或其他違反其意願之方法而為性交者，處三年以上十年以下有期徒刑。前項之未遂犯罰之。

《刑法》第 10 條第 5 款：
稱性交者，謂非基於正當目的所為之下列性侵入行為：
一、以性器進入他人之性器、肛門或口腔，或使之接合之行為。
二、以性器以外之其他身體部位或器物進入他人之性器、肛門，或使之接合之行為。

《刑法》第 224 條：
對於男女以強暴、脅迫、恐嚇、催眠術或其他違反其意願之方法，而為猥褻之行為者，處六月以上五年以下有期徒刑。

《刑法》第 227 條：
對於未滿十四歲之男女為性交者，處三年以上十年以下有期徒刑。
對於未滿十四歲之男女為猥褻之行為者，處六月以上五年以下有期徒刑。
對於十四歲以上未滿十六歲之男女為性交者，處七年以下有期徒刑。
對於十四歲以上未滿十六歲之男女為猥褻之行為者，處三年以下有期徒刑。
第一項、第三項之未遂犯罰之。（法務部，2024）

性侵害構成要件爲妨害他人性自主，故非合意之性行爲皆屬之。惟與 16 歲以下未成年之性行爲，不論合意或不合意，皆屬性侵害。

性侵害發生後可以怎麼做？不要換衣物、立即到醫療院所診療驗傷、蒐集證據，透過醫療證據提出控訴。同時採取避孕措施、性病檢驗及預防等自我保護行動。

三、性霸凌之定義

《性別平等教育法》第 3 條第 3 款：
（三）性霸凌：指透過語言、肢體或其他暴力，對於他人之性別特徵、性別特質、性傾向或性別認同進行貶抑、攻擊或威脅之行為且非屬性騷擾者。

如葉永鋕、妮菲雅（曹米駬）在求學時皆曾因性別氣質陰柔、迥異於男性陽剛社會性別，而遭性霸凌。有別於性騷擾、性侵害，性霸凌之受害者反以男性居多。

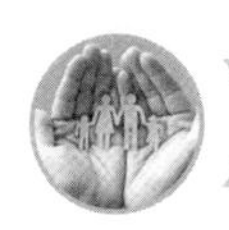

第五節　職場之性別平等

《憲法》保障人人平等，故不分性別，人民擁有平等之生存權、工作權。《性別平等工作法》則爲更細緻展示職場性別平等之規章。以下以國際法《CEDAW》所陳述之工作平等爲開端。

一、《CEDAW》第 11 條闡明工作平等

CEDAW 第 11 條內容：

1. 締約各國應採取一切適當措施，消除在就業方面對婦女的歧視，以保證她們在男女平等的基礎上享有相同權利，特別是：
   (1) 人人有不可剝奪的工作權利；
   (2) 享有相同就業機會的權利，包括在就業方面相同的甄選標準；
   (3) 享有自由選擇專業和職業，提升和工作保障，一切服務的福利和條件，接受職業培訓和進修，包括實習培訓、高等職業培訓和經常性培訓的權利；
   (4) 同等價值的工作享有同等報酬，包括福利和享有平等待遇的權利，在評定工作的表現方面，也享有平等待遇的權利；
   (5) 享有社會保障的權利，特別是在退休、失業、疾病、殘廢和老年或在其他喪失工作能力的情況下，以及享有帶薪度假的權利；
   (6) 在工作條件方面享有健康和安全保障，包括保障生育機能的權利。
2. 締約各國為使婦女不致因結婚或生育而受歧視，又為保障其有效的工作權利起見，應採取適當措施：
   (1) 禁止以懷孕或產假為理由予以解僱，以及以婚姻狀況為理由予以解僱的歧視，違反規定者予以制裁；
   (2) 實施帶薪產假或具有同等社會福利的產假，而不喪失原有工作、年資或社會津貼；
   (3) 鼓勵提供必要的輔助性社會服務，特別是通過促進建立和發展托兒設施系統，使父母得以兼顧家庭義務和工作責任並參與公共事務；
   (4) 對於懷孕期間從事確實有害於健康的工種的婦女，給予特別保護。
3. 應根據科技知識，定期審查與本條所包涵的內容有關的保護性法律，必要時應加以修訂、廢止或推廣。

內容含括平等工作權、就業機會、就業甄選方式，以及平等享有職場福利、培訓進修、同工同酬、社會保障和健康與安全保障等。

二、《性別平等工作法》

《性別平等工作法》共七章，如下表。

性別平等工作法（112 年 8 月 16 日修正）
第一章　總則（第 1 條到第 6 條）
第二章　性別歧視之禁止（第 7 條到第 11 條）
第三章　性騷擾之防治（第 12 條到第 13-1 條）
第四章　促進工作平等措施（第 14 條到第 25 條）
第五章　救濟及申訴程序（第 26 條到第 37 條）
第六章　罰則（第 38 條到第 38-3 條）
第七章　附則（第 38-4 條到第 40 條）

《性別平等工作法》第二章性別歧視之禁止（第 7 條到第 11 條）與 CEDAW 第 11 條內容近似。

第 7 條　雇主對求職者或受僱者之招募、甄試、進用、分發、配置、考績或陞遷等，不得因性別或性傾向而有差別待遇。但工作性質僅適合特定性別者，不在此限。

第 8 條　雇主為受僱者舉辦或提供教育、訓練或其他類似活動，不得因性別或性傾向而有差別待遇。

第 9 條　雇主為受僱者舉辦或提供各項福利措施，不得因性別或性傾向而有差別待遇。

第 10 條　雇主對受僱者薪資之給付，不得因性別或性傾向而有差別待遇；其工作或價值相同者，應給付同等薪資。但基於年資、獎懲、績效或其他非因性別或性傾向因素之正當理由者，不在此限。

雇主不得以降低其他受僱者薪資之方式，規避前項之規定。

第 11 條　雇主對受僱者之退休、資遣、離職及解僱，不得因性別或性傾向而有差別待遇。

工作規則、勞動契約或團體協約，不得規定或事先約定受僱者有結婚、懷孕、分娩或育兒之情事時，應行離職或留職停薪；亦不得以其為解僱之理由。

違反前二項規定者，其規定或約定無效；勞動契約之終止不生效力。

第四章促進工作平等措施（第14條到第25條）含生理假、產假、陪產假、育嬰留職停薪哺（集）乳時間、彈性減少上班時數（略）、家庭照顧假（略）等。

第14條　女性受僱者因生理日致工作有困難者，每月得請生理假一日，全年請假日數未逾三日，不併入病假計算，其餘日數併入病假計算。

前項併入及不併入病假之生理假薪資，減半發給。

第15條　雇主於女性受僱者分娩前後，應使其停止工作，給予產假八星期；妊娠三個月以上流產者，應使其停止工作，給予產假四星期；妊娠二個月以上未滿三個月流產者，應使其停止工作，給予產假一星期；妊娠未滿二個月流產者，應使其停止工作，給予產假五日。

產假期間薪資之計算，依相關法令之規定。

受僱者經醫師診斷需安胎休養者，其治療、照護或休養期間之請假及薪資計算，依相關法令之規定。

受僱者妊娠期間，雇主應給予產檢假七日。

受僱者陪伴其配偶妊娠產檢或其配偶分娩時，雇主應給予陪產檢及陪產假七日。

產檢假、陪產檢及陪產假期間，薪資照給。

雇主依前項規定給付產檢假、陪產檢及陪產假薪資後，就其中各逾五日之部分得向中央主管機關申請補助。但依其他法令規定，應給予產檢假、陪產檢及陪產假各逾五日且薪資照給者，不適用之。

前項補助業務，由中央主管機關委任勞動部勞工保險局辦理之。

第16條　受僱者任職滿六個月後，於每一子女滿三歲前，得申請育嬰留職停薪，期間至該子女滿三歲止，但不得逾二年。同時撫育子女二人以上者，其育嬰留職停薪期間應合併計算，最長以最幼子女受撫育二年為限。

受僱者於育嬰留職停薪期間，得繼續參加原有之社會保險，原由雇主負擔之保險費，免予繳納；原由受僱者負擔之保險費，得遞延三年繳納。

依家事事件法、兒童及少年福利與權益保障法相關規定與收養兒童先行共同生活之受僱者，其共同生活期間得依第一項規定申請育嬰留職停薪。

育嬰留職停薪津貼之發放，另以法律定之。

育嬰留職停薪實施辦法，由中央主管機關定之。

第 18 條　子女未滿二歲須受僱者親自哺（集）乳者，除規定之休息時間外，雇主應每日另給哺（集）乳時間六十分鐘。

受僱者於每日正常工作時間以外之延長工作時間達一小時以上者，雇主應給予哺（集）乳時間三十分鐘。

前二項哺（集）乳時間，視為工作時間。

第五章救濟及申訴程序（第 26 條到第 37 條），救濟及申訴攸關個人權益。視違反法條類型及加害者身分，分別向雇主、地方主管機關、中央主管機關申訴。救濟及申訴程序新法更動甚多，尤其關注權勢性騷擾。以下僅列 32-1、32-2、32-3 條。其餘文長請自行參閱法規。

第 32-1 條　受僱者或求職者遭受性騷擾，應向雇主提起申訴。但有下列情形之一者，得逕向地方主管機關提起申訴：

一、被申訴人屬最高負責人或僱用人。

二、雇主未處理或不服被申訴人之雇主所為調查或懲戒結果。

受僱者或求職者依前項但書規定，向地方主管機關提起申訴之期限，應依下列規定辦理：

一、被申訴人非具權勢地位：自知悉性騷擾時起，逾二年提起者，不予受理；自該行為終了時起，逾五年者，亦同。

二、被申訴人具權勢地位：自知悉性騷擾時起，逾三年提起者，不予受理；自該行為終了時起，逾七年者，亦同。

有下列情形之一者，依各款規定辦理，不受前項規定之限制。但依前項規定有較長申訴期限者，從其規定：

一、性騷擾發生時，申訴人為未成年，得於成年之日起三年內申訴。

二、被申訴人為最高負責人或僱用人，申訴人得於離職之日起一年內申訴。但自該行為終了時起，逾十年者，不予受理。
申訴人依第一項但書規定向地方主管機關提起申訴後，得於處分作成前，撤回申訴。撤回申訴後，不得就同一案件再提起申訴。

第 32-2 條　地方主管機關為調查前條第一項但書之性騷擾申訴案件，得請專業人士或團體協助；必要時，得請求警察機關協助。
地方主管機關依本法規定進行調查時，被申訴人、申訴人及受邀協助調查之個人或單位應配合調查，並提供相關資料，不得規避、妨礙或拒絕。
地方主管機關依前條第一項第二款受理之申訴，經認定性騷擾行為成立或原懲戒結果不當者，得令行為人之雇主於一定期限內採取必要之處置。
前條及前三項有關地方主管機關受理工作場所性騷擾申訴之範圍、處理程序、調查方式、必要處置及其他相關事項之辦法，由中央主管機關定之。
性騷擾之被申訴人為最高負責人或僱用人時，於地方主管機關調查期間，申訴人得向雇主申請調整職務或工作型態至調查結果送達雇主之日起三十日內，雇主不得拒絕。

第 32-3 條　公務人員、教育人員或軍職人員遭受性騷擾，且行為人為第十二條第八項第一款所定最高負責人者，應向上級機關（構）、所屬主管機關或監督機關申訴。
第十二條第八項第一款所定最高負責人或機關（構）、公立學校、各級軍事機關（構）、部隊、行政法人及公營事業機構各級主管涉及性騷擾行為，且情節重大，於進行調查期間有先行停止或調整職務之必要時，得由其上級機關（構）、所屬主管機關、監督機關，或服務機關（構）、公立學校、各級軍事機關（構）、部隊、行政法人或公營事業機構停止或調整其職務。但其他法律別有規定者，從其規定。
私立學校校長或各級主管涉及性騷擾行為，且情節重大，於進行調查期間有先行停止或調整職務之必要時，得由學校所屬主管機關或服務學校停止或調整其職務。
依前二項規定停止或調整職務之人員，其案件調查結果未經認定為性騷擾，或經認定為性騷擾但未依公務人員、教育人員或其他相關法律予以停職、免職、解聘、停聘或不續聘者，得依各該法律規定申請復職，及補發停職期間之本俸（薪）、年功俸（薪）或相當之給與。

機關政務首長、軍職人員，其停止職務由上級機關或具任免權之機關為之。

三、勞動市場的性別比例（以照護人力爲例）

照顧服務員性別比——居家服務				
年度	男性人數	女性人數	就業比重	男性比例 %
2016	738	8,250	1：11.18	8.21
2017	847	8,954	1：10.57	8.64
2018	1,610	13,397	1：8.32	10.7
2019	2,553	16,578	1：6.49	13.3

資料來源：衛生福利部統計處（2020，11 月 16 日）。長期照顧十年計畫——居家服務。

機構照顧服務員性別比				
年度	男性人數	女性人數	就業比重	男性比例 %
2016	2120	12493	1：5.89	14.5
2017	2122	13079	1：6.16	16.22
2018	2217	13,513	1：6.10	14.09
2019	2234	13,686	1：6.13	14.03

資料來源：衛生福利部統計處（2020，8 月 31 日）。老人長期照護、安養機構工作人員。

112 年居服員年齡分布與性別比例				
	男性人數	男性比例 %	女性人數	女性比例 %
總數（56,420）	9,304	16.5	47,116	83.5
未滿 25 歲	522	5.6	1,282	2.7
25-34	2,100	22.6	4,488	9.5
35-44	2,188	23.5	9,278	19.7
45-54	2,307	24.8	14,962	31.8
55-64	1,697	18.2	13,644	29.0
65 歲以上	490	5.3	3,462	7.3

資料來源：衛生福利部統計處（2024，1 月 30 日）。112 年長期照顧居家服務使用者及照顧服務員性別分析。

長期照護人力女性占絕大比例，顯然性別刻板印象仍深植人心。男性居服員已逐年提升，2023 年男性比例提升至 16.5%，但男女比例依然懸殊。隨著社會文化的演進，性別框架將會逐漸消弭，唯有眞正從性別觀念中解放出來，勞動場域才能眞正平等。

課後問題

1. 下列哪一項行爲可能構成性騷擾？(A) 故意嘲笑別人的身體或是講黃色笑話，讓人覺得不舒服　(B) 對友人告白受挫，還是不斷的電話邀約，讓人不勝其擾　(C) 雖沒有直接碰觸，但是故意靠得非常近，令人不自在　(D) 以上皆是　(E) 以上皆非。
2. 以下何者錯誤？(A) 如果遇到性侵害，我可以向警察機關報案或打 113 找家庭暴力暨性侵害防治中心協助　(B) 會遭受性侵害，是因爲穿著太暴露　(C) 若不幸遭到性侵害，被害人應該立刻到醫院接受診療、驗傷　(D) 我們應該要尊重自己與他人的性自主權。
3. 以下哪些法規或事件是臺灣邁向性別平等的表現？(A)2019 年同婚法通過　(B)2023 年臺灣 #Me Too 運動持續發酵　(C)2024 年妮妃雅奪得「魯保羅變裝皇后秀第 16 屆」總冠軍　(D)2010 年制定「消除對婦女一切形式歧視公約施行法」　(D) 以上皆是。
4. 以下何者錯誤？(A) 所謂「性別平等」是一種立足點的公平對待，不因性別不同而有所差異，對不同性取向者也應尊重　(B) 女生在職場升遷速度及薪資水準仍較男性爲低，職場上仍充斥著性別偏見與歧視　(C) 女性比男性細心更適合從事家務工作　(D) 職場工作能力和性別無關。
5. 遭受性別暴力難以對外求助的原因：(A) 社會輿論的冷嘲熱諷（譴責受害者）　(B) 害怕原有生活秩序被破壞　(C) 性暴力帶來的羞恥與自責　(D) 以上皆是　(E) 以上皆非。

答案：

1.	2.	3.	4.	5.
(D)	(B)	(D)	(C)	(D)

參考文獻

王嘉語譯（2023，6 月 12 日）。**聯合國：性別歧視 10 年沒改善 對女性偏見根深蒂固**。中央社。https://www.cna.com.tw/news/aopl/202306120312.aspx

台灣人權促進會（2018，5 月 16 日）。**保障多元性別族群權利，國家該做哪些事？**https://reurl.cc/xpE4OV

白惠文（2020，7 月 15 日）。淺談照護職場性騷擾。**創新長照雜誌，8**。https://www.ankecare.com/article/842-20655

立法院（2018，5 月 17 日）。**制定司法院釋字第 748 號解釋施行法**。https://www.ly.gov.tw/Pages/Detail.aspx?nodeid=33324&pid=183416

立法院（2023，5 月 23 日）。**司法院釋字第七四八號解釋施行法全文現行條文**。https://lis.ly.gov.tw/lglawc/lawsingle?0^0303031881818103030318F28181332353189189899343139B81
立法院（2023，3 月 6 日修正）。**性騷擾防治準則**。全國法規資料庫。https://law.moj.gov.tw/LawClass/LawAll.aspx?pcode=D0050136
立法院（2023，8 月 16 日修正）。**性別平等工作法**。全國法規資料庫。https://law.moj.gov.tw/LawClass/LawAll.aspx?pcode=N0030014
立法院（2023，8 月 16 日修正）。**性別平等教育法**。全國法規資料庫。https://law.moj.gov.tw/LawClass/LawAll.aspx?pcode=H0080067
立法院（2023，8 月 16 日修正）。**性騷擾防治法**。全國法規資料庫。https://law.moj.gov.tw/LawClass/LawAll.aspx?PCode=D0050074
立法院（中文繁體版）（2012，6 月 5 日）。**消除對婦女一切形式歧視公約（CEDAW）**。全國法規資料庫。https://law.moj.gov.tw/LawClass/LawAll.aspx?pcode=Y0000042
行政院性別平等處（2012，6 月）。**落實「消除對婦女一切形式歧視公約（CEDAW）」法規檢視種子培訓營講義**。file:///C:/Users/user/Downloads/CEDAW%E6%B3%95%E8%A6%8F%E6%AA%A2%E8%A6%96%E8%AC%9B%E7%BE%A9%E7%B2%BE%E7%B0%A1%E7%89%88.pdf
行政院性別平等會（2019）。**性別不平等指數（Gender Inequality Index, GII）**。https://gec.ey.gov.tw/Page/B08994C9CFD296BA
行政院新聞傳播處（2021，5 月 23 日）。**同婚合法將滿 2 週年 超過 6 成民眾支持同性婚姻**。https://www.ey.gov.tw/Page/9277F759E41CCD91/69ace747-128c-4c9a-913b-fbb4a24f44cd
吳欣芳（2022，5 月 27 日）。**停止檢討被害人吧！性侵事件中並沒有「完美被害人」**。公益傳播。https://www.hopemedia.tw/
法務部（2024，7 月 31 日修正）。**刑法**。全國法規資料庫。https://law.moj.gov.tw/LawClass/LawAll.aspx?pcode=C0000001
婦女基金會（2023，4 月 26 日）。**性暴力事件求助態度網路調查**。https://www.38.org.tw/news/2/710
換日線編輯部（2023，6 月 9 日）。**從世界到臺灣：#MeToo 風潮如何席捲全球**。https://crossing.cw.com.tw/feature/MeToo
黃淑玲、游美惠（2012）。**性別向度與臺灣社會**。巨流圖書。
衛福部（2018）。**109 年度臺灣婦女遭受親密關係暴力統計調查計畫期末報告**。https://dep.mohw.gov.tw/DOPS/cp-1147-64194-105.html
衛福部（2024，3 月 7 日）。**如果發生性騷擾事件，我應該採取什麼措施**。https://dep.mohw.gov.tw/dops/fp-1218-6693-105.html
勵馨基金會（2022，8 月 26 日）。**同理 支持 破除完美被害人迷思**。議題觀察。https://www.goh.org.tw/perspectives/rape_myth/
勵馨基金會（2023，4 月 26 日）。**性暴力事件求助態度網路調查**。https://www.38.org.tw/news/2/710

勵馨基金會（2023，7 月 24 日）。**不想讓你一個人，#MeToo 音樂會**。https://www.goh.org.tw/latest-news/metooxconcert20230722/

聯合國（2024，5 月 28 日，網頁更新）。**兩公約 ICCPR & ICESCR**。國家人權委員會。https://nhrc.cy.gov.tw/cp.aspx?n=8682

聯合國（2023，11 月 27 日中文繁體版）。**CEDAW 第 1 號至第 39 號一般性建議**。性別平等處。https://gec.ey.gov.tw/Page/D704A5B282D840C7/b99bc3b0-800b-4cc5-b3c9-d9b6516bb3ee

聯合國（2024，3 月 27 日，網頁更新）。**核心人權公約**。國家人權委員會。https://nhrc.cy.gov.tw/cp.aspx?n=8681

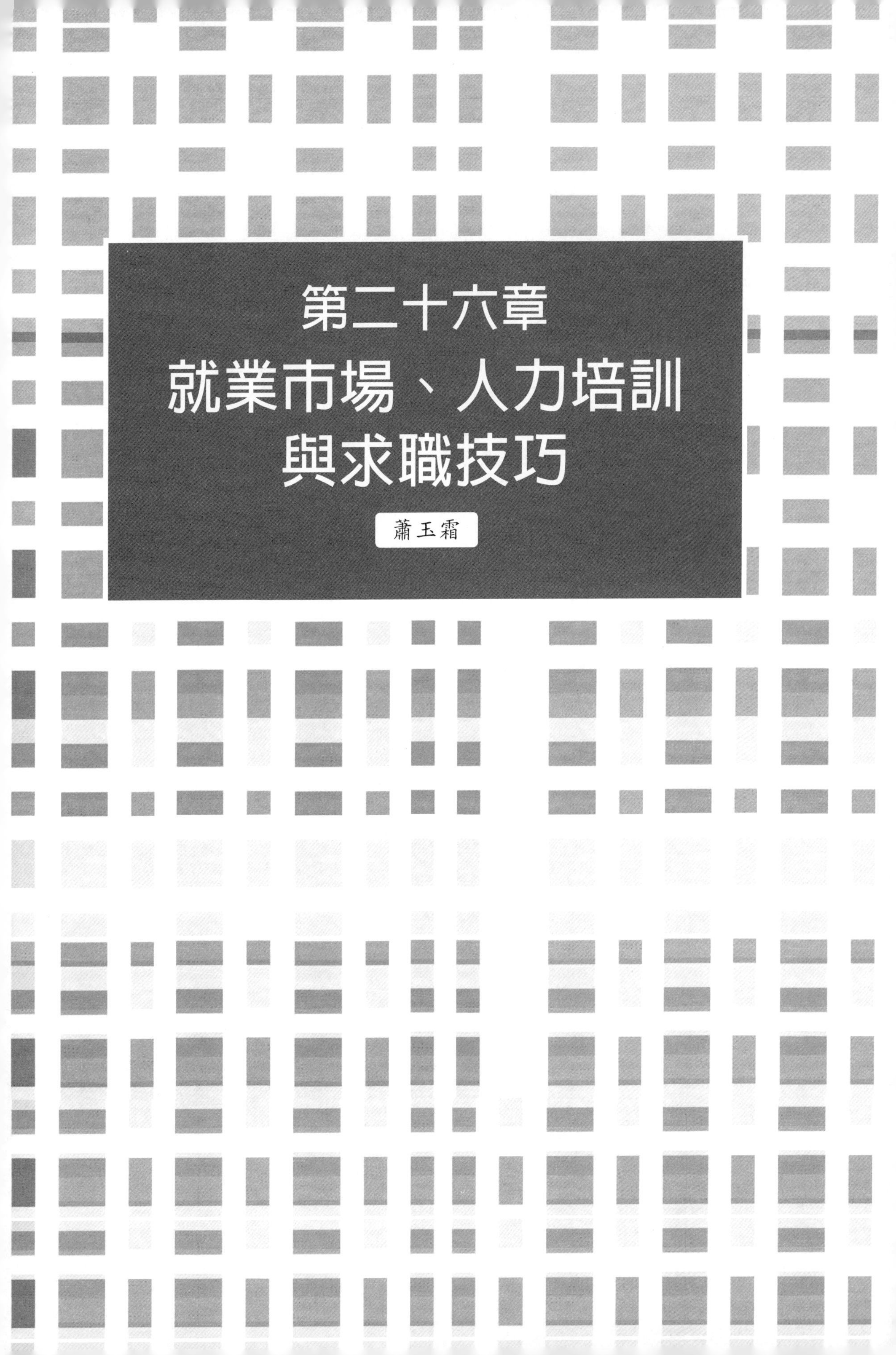

第二十六章 就業市場、人力培訓與求職技巧

蕭玉霜

課程綱要

一、就業市場趨勢分析。

二、照顧服務員人力培訓與就業相關政策。

三、了解求職技巧與準備。

學習目標

一、可以了解長照就業市場需求。

二、可以了解長照人力及資源發展策略。

三、可以說出長照求職技巧與準備。

四、可以說出長照求職時的防騙自我保護原則。

五、可以說出長照求職時面試前準備重點事項。

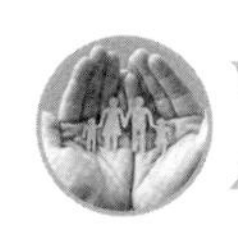

第一節　就業市場趨勢分析

一、人口老化與長期照顧需求概況

再檢視國發會之中華民國人口推估（國發會，2022）數據，將於 2025 年邁入超高齡社會；至 2070 年，老年人口中逾 3 成爲 85 歲以上長者；扶養比預估於 2060 年超過 100 人，並於 2070 年增加至 109.1 人。老年人口的快速成長，推估 2039 年扶養比將爲每 2.0 位青壯年人口扶養 1 位老年人口，截至 2070 年則爲每 1.1 位青壯年人口即需扶養 1 位老年人口。實際上，臺灣已在 2018 年 3 月老年人口占總人口 14.1%，正式邁入「高齡社會」。

依據內政部（2024）人口指標統計，人口數三段年齡組，2024 年 3 月統計人口數共 23,416,375 人，幼年人口（0-14 歲）2,780,451；工作年齡人口（15-64 歲）16,284,751 人，老年人口數爲 4,351,173 人，占總人口數 18.58%，相關人口數三段年齡組整理如表 26-1。2023 年扶養比（每百位工作年齡人口所需扶養之依賴人口數）爲 43.42 人，扶幼比（每百位工作年齡人口所需扶養之幼年人口數）爲 17.07，扶老比（每百位工作年齡人口所需扶養之老年人口數）爲 17.62 人，老化指數（每百位幼年人口所當老年人口數）爲 153.83，彙整製表如表 26-2。隨老年人口增加持續攀升，自 1993 年底 28.24 上升至 2018 年底破百達 112.6（即老年人口數已超越幼年人口數），以上數據逐一說明我國人口老化程度比推估值快速。

表 26-1　人口數三段年齡組（單位：人）

	2022 年	2023 年	2023 與 2022 年比較
人口數	23,264,640	23,420,442	155,802
幼年人口（0-14 歲）	2,819,169	2,793,413	-25,756
工作年齡人口（15-64 歲）	16,359,678	16,330,044	-29,634
老年人口（65 歲以上）	4,085,793	4,296,985	211,192

資料來源：本作者整理自 2023 年內政部人口查詢網。

表 26-2　臺灣依賴人口比例（單位：%）

	2022 年	2023 年	2023 與 2022 年比較
扶養比	42.21	43.42	1.210
幼年人口依賴比	17.23	17.11	-0.120
老年人口依賴比	24.97	26.31	1.340
老化指數	144.93	153.83	8.900

資料來源：本作者整理自 2023 年內政部人口查詢網。

臺灣老年人口於 2017 年首次超越幼年人口，預估將持續攀升至 2050 年，然後始微幅下滑，自 2042 年起老年人口將維持在 700 萬人以上之規模，並於 2050 年達高峰 766 萬人，將可能衍生大量的高齡照護需求及支出，人口年齡結構推估圖如圖 26-1。隨著工作年齡人口高齡化且持續遞減，工作年齡人口於 2015 年達到高峰 1,737 萬人後遞減，2070 年 776 萬人，較 2022 年減少一半以上；2007 年起 45-64 歲中高齡開始成爲工作年齡人口之主要年齡層，推估至2070年占比將上升至約5成，如圖26-2（國發會，2022）。

圖 26-1　工作年齡人口推估圖

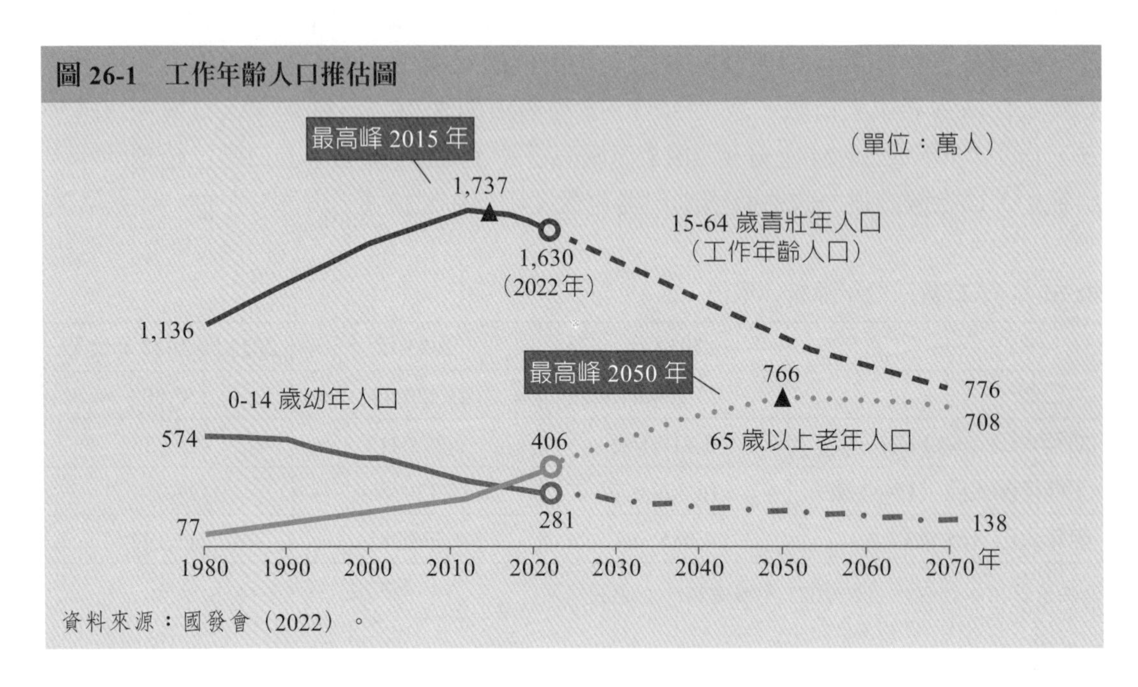

資料來源：國發會（2022）。

圖 26-2　人口年齡結構推估圖

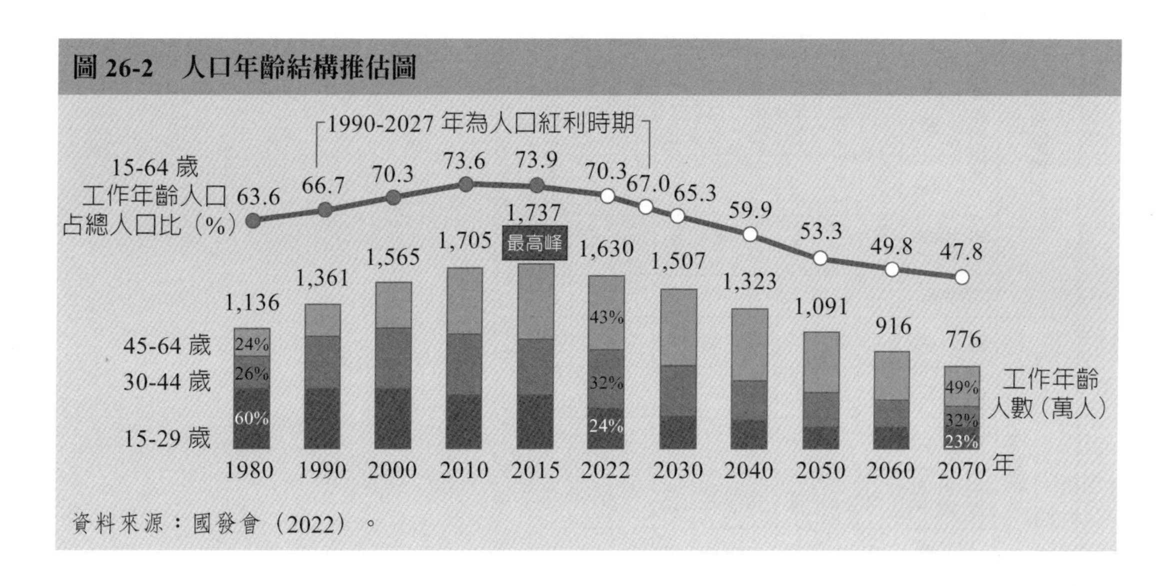

資料來源：國發會（2022）。

根據衛生福利部（2024a）臺灣社區失智症流行病學調查結果，社區 65 歲以上長者失智症盛行率爲 7.99%，失智症盛行率在女性中有 9.36%，高於男性的 6.35%；推估 2024 年 65 歲以上失智症人口數約 35 萬人；2031 年將逾 47 萬人；2041 年 65 歲以上失智症人口數近 68 萬人。顯示認知症人數隨著年紀增長隨之增加，相關年齡別失智症盛行率詳如表 26-3。

表 26-3　2024 年臺灣失智症盛行率調查結果

年齡	65 歲以上	65-69	60-74	75-79	80-84	85-89	≥ 90
失智症盛行率 %	7.99	2.40	5.16	9.10	16.00	20.04	29.45

資料來源：衛生福利部（2024a）。最新臺灣社區失智症流行病學調查結果。

政府爲因應高齡人口日增衍生之長照需求，自 1998 年起逐一推動長期照顧政策，並於 2015 年公告實施「長期照顧服務法」，迄今實施爲長照 2.0 計畫，計畫性擴大服務對象及服務項目（見本書第一章第一節）。服務成效自 106 年度推估長照需求人數由原長期照顧十年計畫之 51 萬餘人，大幅增加爲 73 萬餘人，至 115 年度將逾百萬人。其辦理成效，衛生福利部（2024b）從「112 年衛生福利部老人長期照顧、安養機構概況」（如表 26-4）之入住人數顯示入住人數逐年遞減，顯示居家或社區式服務之服務量增加，確實符合民眾的需求。

居家或社區式服務之服務量增加，衛生福利部（2022a）已依行政院主計總處等機關最新發布之調查資料，更新調整長照需求人數推估參數，例如參照 2020 年人口及住宅普查結果，將 65 歲以上老人失能率調整爲 13.3%，並於 2022 年 6 月 13 日函

表 26-4　2023 年衛生福利部老人長期照顧、安養機構概況

年度別	總計					長期照顧機構															安養機構				
						長期照護型機構					養護型機構					失智照顧型機構									
	機構數	可供進住人數	實際進住人數			機構數	可供進住人數	實際進住人數			機構數	可供進住人數	實際進住人數			機構數	可供進住人數	實際進住人數			機構數	可供進住人數	實際進住人數		
			計	男	女			計	男	女			計	男	女			計	男	女			計	男	女
104 年	1,067	59,869	46,297	20,897	25,400	49	2,279	1,874	810	1,064	992	51,628	40,492	18,049	22,443	1	64	62	27	35	25	5,898	3,869	2,011	1,858
105 年	1,082	61,115	47,155	21,247	25,908	52	2,596	2,059	895	1,164	1,006	53,202	41,690	18,611	23,079	1	64	59	26	33	23	5,253	3,347	1,715	1,632
106 年	1,099	62,421	48,295	21,518	26,777	50	2,570	2,098	885	1,213	1,028	54,699	42,839	18,930	23,909	1	64	61	23	38	20	5,088	3,297	1,680	1,617
107 年	1,098	62,724	49,575	22,017	27,558	51	2,807	2,273	973	1,300	1,027	54,865	44,011	19,372	24,639	1	64	60	22	38	19	4,988	3,231	1,650	1,581
108 年	1,091	62,651	50,966	22,636	28,330	49	2,724	2,262	945	1,317	1,021	54,811	45,409	20,038	25,371	2	140	129	51	78	19	4,976	3,166	1,602	1,564
109 年	1,078	61,775	52,244	23,163	29,081	46	2,529	2,219	936	1,283	1,011	54,565	47,114	20,878	26,236	2	140	127	52	75	19	4,541	2,784	1,297	1,487
110 年	1,081	61,532	52,297	22,927	29,370	43	2,355	2,038	837	1,201	1,017	54,958	47,530	20,861	26,669	2	138	122	47	75	19	4,081	2,607	1,182	1,425
111 年	1,067	60,925	50,623	21,888	28,735	41	2,280	1,927	776	1,151	1,003	53,927	45,717	19,851	25,866	2	138	116	40	76	21	4,580	2,863	1,221	1,642
112 年	**1,057**	**60,060**	**50,515**	**21,731**	**28,784**	**39**	**2,115**	**1,884**	**746**	**1,138**	**995**	**53,622**	**46,063**	**19,847**	**26,216**	**2**	**138**	**109**	**34**	**75**	**21**	**4,185**	**2,459**	**1,104**	**1,355**

資料來源：衛生福利部社會及家庭署及直轄市、縣（市）政府（衛生福利部 2024b）。https://www.mohw.gov.tw/dl-18148-331bdb10-5d73-4a00-b8fb-51ef7144e607.html

請地方政府將調整後之2022年底長照需求推估人數，作爲當地資源布建之參考及協助對預算精準之掌握，以利長照政策之推展。

綜合以上資料顯示，隨著高齡人口增加，失能與認知症人口也增加，工作人口隨之減少，扶養比持續增加，如此情況將影響家庭、個人人生發展，也將持續影響國家生產力經濟。因此長照需求推估人數之更新，才可能實際作爲當地資源布建之基礎，實際符合民眾之需求。不過長期照顧需求增加，所需之照顧人力，卻是少子化時代的一大缺口。未來長照政策中不僅需要從長計議，而且需要務實的研擬人力補充與教育計畫，才能對應人力需求以及提升照顧品質。

二、就業市場趨勢

依據長期照顧服務需求人數（高推估）顯示2018年長期照顧服務需求總人數達765,218人，在未來2026年長期照顧服務需求總人數更高達1,003,043人。可見未來照顧服務人員的需求量將大幅增加，政府長照相關政策也適時因應調整。舉如「107年衛生福利部施政計畫」之「建置優良長照體系」，策略包括充實長照人力資源、持續普及整體長照服務體系ABC據點、提升失智照顧服務資源布建、普及失智照護服務等。以及勞動部就業安定基金，補助地方政府辦理照顧服務員職業訓練等。檢視勞動力發展署（2023）辦理照顧服務員結訓人數及訓後就業率，110年度照顧服務員訓練之結訓人數7,368人及訓後就業率75.1%，均較109年度減少，其中自訓自用訓練計畫留用率僅達47.69%，107-112年度勞動力發展署辦理照顧服務員結訓人數及訓後就業率（如表26-5）。

表26-5　107-112年度勞動力發展署辦理照顧服務員結訓人數及訓後就業率

年度	結訓人數（單位：人）			訓後3個月就業率（%）
	總計	男	女	
107年	8,307	1,927	6,380	71.7
108年	8,908	1,969	6,939	71.6
109年	9,117	2,121	6,996	78.0
110年	7,368	1,657	5,711	75.1
111年	8,650	2,040	6,610	75.1
112年	9,201	2,122	7,079	75.8

資料來源：勞動力發展署（2023）。辦理照顧服務員結訓人數及訓後就業率。

雖然專班訓練計畫之績效考核機制仍待改善，無法確實評核地方政府此項辦理之實質效益。不過從以上照顧服務員之就業率，顯而易見訓練機制仍有待策略改善，以確實補充現行長照人力缺口。其他國家皆以正式學制作爲主要人力來源，臺灣雖然也有老人福利系或長期照顧系之正式學制，但是長久以來僅有照顧服務員單一級技術士技能證照，對鼓勵專業化之力道仍顯有不足，故而畢業後從事長期照顧服務或留任率不高。期待未來政策朝著專業化修正，鼓勵年輕學子投入，以正向導引長期照顧服務品質。

三、照顧服務員就業方向

針對高齡人口增加，以及衍生之失能與認知症人口照顧需求，政府長照相關政策爲充實我國長期照顧人力需求，確保照顧及支持服務品質，衛福部（2023）特訂定「照顧服務員資格訓練計畫」。以提供服務對象：日常生活活動功能或維持獨立自主生活能力不足，需他人協助者。服務項目包括：

1. 家務及日常生活照顧服務。
2. 身體照顧服務。
3. 服務範疇不得涉及醫療及護理行爲，但在護理人員指導下，得協助執行技術性之照護工作（指臨床實習課程所列項目三內容）。

四、照顧服務員人數概況與需求推估

依據衛生福利部（2024c）統計處資料顯示，2021-2024 年長期照顧十年計畫 2.0——照顧服務人數——按長照需要等級分來看，不同等級的服務對象，仍是每年成長（如表 26-6）。但是一般護理之家照顧服務員人數卻逐年下降（如表 26-7），據此分析，機構式照護工作人員不足，將降低服務品質與服務量。不過，嚴重失能等級的服務對象，在長期照顧的體力與經濟雙重壓力下，家屬仍然必須有住宿式機構的資源，作爲喘息服務或長期住宿的選擇。當照顧服務員的人力往居家或社區服務流動時，長照政策必須嚴陣以對，進而改善，才能眞正提供民眾多元的需求。

表 26-6　長期照顧十年計畫 2.0——照顧服務人數——按長照需要等級分（單位：人）

年 ＼ 級別	合計 Total	第 2 級 CMS 2	第 3 級 CMS 3	第 4 級 CMS 4	第 5 級 CMS 5	第 6 級 CMS 6	第 7 級 CMS 7	第 8 級 CMS 8
2021	64,416	44,266	46,975	53,289	42,142	28,166	24,472	25,106
2022	313,399	53,126	57,884	62,787	48,001	31,564	29,475	30,562
2023	**359,290**	**66,034**	**71,400**	**72,935**	**52,329**	**32,070**	**31,330**	**33,192**

資料來源：本表為作者編制。引自衛生福利部長期照顧司（衛福部，2024c）。

註：計算範圍為 2021 年起全年中對於「居家服務」、「日間照顧」、「家庭托顧」無論是否使用單項服務或多項服務，最後皆以歸人計算。

表 26-7　109-111 年度一般護理之家護理人員及照顧服務員人力（單位：人）

年度 ＼ 人員類別／性別	總計			護理人員			照顧服務員		
	總計	男	女	總計	男	女	總計	男	女
109 年	19,017	2,349	16,668	4,973	182	4,791	14,044	2,167	11,877
110 年	18,219	2,360	15,859	4,840	228	4,612	13,379	2,132	11,247
111 年	17,115	2,258	14,857	4,664	201	4,463	12,451	2,057	10,394

資料來源：本表引自衛生福利部長期照顧司（衛福部，2024c）。

五、照顧服務員就業動向

勞動部（2023）爲改善工作人員不足，以提高服務品質與服務量，政府積極辦理補助照顧服務員訓練班（如表 26-5），完成訓練時數且考試及格後，取得照顧服務員訓練結業證明書，即可從事照顧服務員工作。再從表 25-7，看到照顧服務員的從業人數，以及從事的職務類別，包括社區式機構服務員、住宿型機構照顧服務員、醫院照顧服務員、社區關懷據點照顧服務員。各類工作屬性不同，包括工作時數、工作時間、薪資、工作負擔以及福利等。以目前的工作環境，照顧服務員顯然偏愛居家服務以及社區式服務的工作型態，若要調整照顧服務員就業動向，勢必要進行整體檢討，重新研擬補充長照之人力策略，以吸引人力回流。

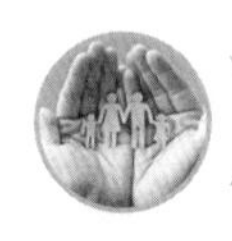

第二節　照顧服務員人力培訓與就業相關政策

一、照顧服務政策與法規之現況

臺灣爲因應人口快速老化及照顧服務員不足等情形，計畫性實施：2008-2017 年長期照顧十年計畫、2013-2016 年長期照護服務網計畫，以及 2015-2018 年長期照顧服務量能提升計畫（詳見本書第一章之長期照顧服務發展史）。據此以滿足在地老化的原則，發展與普及居家、社區的長照資源，增加民眾長照服務的選擇性。並逐漸擴大服務使用對象（除了老年失能人口外，納入身障失能者）、培訓更多照顧服務員、建立更多服務資源及服務據點。

二、照顧服務員資格訓練計畫

衛生福利部（2023）2008 年爲因應臺灣長期照顧人力需求，提升照顧服務品質，促進居家服務員、病患服務人員就業市場相互流通，增加就業機會，並整合居家服務員、病患服務人員訓練課程爲照顧服務員訓練課程。2022 年公告名稱修正爲「照顧服務員資格訓練計畫」，並已納入衛福部（2020）公告於 2020 年起應增列家庭暴力、老人保護及身心障礙者保護工作概述（含相關政策與法律）之時數，內容簡述如下：

(一) 主管機關

本計畫之主管機關，在中央爲衛生福利部，在地方爲直轄市、縣（市）政府。

(二) 服務對象

日常生活活動功能或維持獨立自主生活能力不足，需他人協助者。

(三) 服務項目

1. 家務及日常生活照顧服務。
2. 身體照顧服務。
3. 服務範疇不得涉及醫療及護理行爲，但在護理人員指導下，得協助執行技術性之照護工作（指臨床實習課程所列項目三內容）。

(四) 實施要項

1. 受訓對象：年滿 16 歲以上、身體健康狀況良好，具擔任照顧服務工作熱忱者。
2. 訓練單位：
   (1) 接受直轄市、縣（市）政府補助或委託辦理本計畫者，或符合下列資格之單位且具合格實習訓練場所，或與合格實習訓練場所定有合作計畫者，得擬具計畫，以核心課程訓練地之所在為準，送當地直轄市、縣（市）政府審查核定：
   ①依法設立具公益性質之醫療、護理、長照、社會工作、老人福利、身心障礙福利法人。
   ②設有醫學、護理學、社會工作、老人照顧、長期照顧相關科系所之大專院校。
   ③設有長期照顧相關科之高中職校。
   ④經衛生福利部或直轄市、縣（市）政府評鑑合格之醫療機構、護理機構及評鑑等第甲等（含）以上之老人福利、身心障礙福利機構。
   ⑤依長期照顧服務法相關規定設立且經評鑑合格之長期照顧服務機構。
   ⑥依工會法設立且與照顧服務相關之工會。
   (2) 第四款實習訓練場所得接受直轄市、縣（市）政府補助或委託辦理，或擬具計畫送所在地之直轄市、縣（市）政府審查核定後辦理本計畫，但訓練課程內容以實作課程、綜合討論與課程評量及臨床實習課程為限。
   (3) 取得衛生福利部辦理之照顧服務員資格訓練網路（線上）課程學習證明之學員，需通過辦訓單位考核，始得隨班附讀參加實作課程、綜合討論與課程評量及臨床實習課程。
   (4) 訓練單位申請辦理實體課程之班別，除每班固定名額外，須額外提供班級人數之 10% 為隨班附讀名額，並於申請計畫書中載明隨班附讀之名額及預算編列。
3. 實作課程學習場域：應具有實作各課程單元之教學器材設備及場地或合作單位配合。
4. 實習訓練場所：經直轄市、縣（市）政府評估適合辦理且能容納訓練對象完成足夠個案臨床實習課程之下列單位之一者，實習訓練場所得視需要請實習人員提出健康檢查證明文件：
   (1) 經衛生福利部或直轄市、縣（市）政府評鑑合格之護理機構。
   (2) 評鑑等第甲等（含）以上之老人福利、身心障礙福利機構。
   (3) 經評鑑合格之長期照顧服務機構。
   (4) 原住民族及離島地區提供長期照顧相關服務之衛生所。
   (5) 符合上述規定之單位，若要成為實習訓練場所，尚需符合以下之規範：

①以單一之住宿式機構實習：包含護理之家、老人福利機構之長期照顧機構（長期照護型、養護型、失智照顧型）、身心障礙住宿機構、依長期照顧服務法設立之住宿式長照機構）；若採多元單位實習者，須以住宿式機構爲主實習單位（至少 20 小時），另搭配其他的實習單位（如社區式長照機構、居家式長照機構），辦訓單位應於訓練計畫書敘明原因與作法，且明確規劃實作與實習於跨單位間之進行方式。

②住宿式機構實習：49 床（含）以下，同時段實習學員至多 20 人（含）；50 床（含）以上，同時段實習學員至多 40 人（含）。

③居家服務場域實習，辦訓單位應先取得案家同意，且實習學員不宜超過 3 人。

(6) 機構違反下列情事，經查證屬實，3 年內不得選任爲實習訓練場所：

①因虐待住民（個案）。

②超收住民（個案）。

③使用非法照顧服務員。

④人力比不足。

⑤違反機構應配合之相關法令規定。

5. 收費標準：訓練收費標準由直轄市、縣（市）政府核定之。

6. 師資條件：

(1) 與授課主題相關之大專院校醫學、護理學、物理治療、職能治療、營養學、法律、社會工作、老人照顧、公共衛生或長期照顧相關科系所講師以上資格者，須檢附相關證明文件佐證。

(2) 與授課主題相關之大專以上畢業，且具實務工作經驗 3 年以上者，須檢附相關證明文件佐證。

(3) 臨床實習課程、實作課程須設有實習指導老師與實習督導員，其相關規定如下：

①實習指導老師

A. 職責：參與臨床實習課程（含實習評量）之規劃、執行與回饋檢討，並實際指導實習督導員執行學員實習之各項任務。

B. 資格：

(A) 具護理人員資格，並符合下列條件之一者：

a. 於教學醫院工作經驗至少 5 年，兼具有長照機構工作經驗；或具長照機構全職工作經驗至少 5 年。

b. 具高中職以上學校教授護理或照顧服務課程經驗至少 2 年，兼具長照機構工作經驗至少 3 年。

c. 具備居家護理所之居家護理師全職工作經驗至少 3 年。

(B) 具照顧服務員資格，並符合下列條件之一者：

a. 具大專以上長照相關科、系、所畢業且具實際照顧服務全職工作經驗至少 5 年。

b. 具高中職以上學校教授護理或照顧服務課程經驗至少 2 年，兼具長照機構工作經驗至少 3 年。

C. 人力配置：

(A) 實習指導老師與實習督導員比例爲 1：8。

(B) 實習指導老師若實際帶領學生實習，則師生比爲 1：12。

(C) 實習指導老師若實際帶領學生實作課程，則師生比爲 1：25；超過 25 名可搭配實習督導員。

②實習督導員

A. 職責：實際擔任學員實作與實習之技術示範、指導與評值。

B. 資格符合下列條件之一者：

(A) 具護理人員資格，於地區或區域醫院工作經驗至少 2 年，兼具有長照機構工作經驗；或具護理人員資格，具醫學中心之工作經驗至少 1 年，兼具有長照機構工作經驗；或具備居家護理所之居家護理師工作經驗至少 2 年。

(B) 具照顧服務員資格且具實際照顧服務工作經驗至少 3 年；或具照顧服務員資格且具實際照顧服務工作經驗至少 2 年，且擔任照顧服務組織管理工作至少 1 年。

C. 人力配置：實習督導員與學員師生比爲 1：12。

7. 成績考核：

(1) 受訓對象，除核心課程採網路（線上）課程訓練者外，參加核心課程之出席率應達 80% 以上，並完成所有實作課程、綜合討論與課程評量及臨床實習課程者，始可參加成績考核。

(2) 核心課程採網路（線上）課程訓練者，應於線上完成全數課後測驗，並提供 6 個月內之線上學習證明予實習訓練場所，並通過辦訓單位考核，始得參加實作課程及臨床實習課程；並應於網路（線上）學習證明有效期限 6 個月內完成所有實作課程、綜合討論與課程評量及臨床實習課程者，始可參加成績考核。

(3) 依照顧服務員訓練實習綜合考核表之規定，成績考核服務技術占 80%、服務態度倫理占 10%、總評占 10%；及格成績爲 80 分。

8. 結業證明：

(1) 訓練期滿後，訓練單位應將結訓人員名冊、出席情形及考核成績等相關資料，以核心課程訓練之所在地爲準，送當地直轄市、縣（市）政府備查。但核心課程採網路（線上）訓練者，以實習訓練場所之所在地爲準，送當地直轄市、縣（市）政府備查。

(2) 經考評及格者，由審查核定之直轄市、縣（市）政府核發結業證明書；並應將所在地直轄市、縣（市）政府同意備查之日期、文號載明於結業證明書內，以利查核。

(3) 明定結業證明書格式範例。

9. 照顧服務員依規定參加訓練並取得結業證明書者，不同直轄市、縣（市）政府應予以相互採認。

(五) 訓練課程內容與時數

訓練課程及訓練時數，包括：

1. 核心課程：50 小時。
2. 實作課程：8 小時。
3. 綜合討論與課程評量：2 小時。
4. 臨床實習課程：30 小時。
5. 直轄市、縣（市）政府得依其業務需要增列照顧服務員分科訓練課程內容與時數。但網路（線上）訓練之核心課程內容與時數，以衛生福利部辦理爲限。
6. 訓練課程應依序完成：核心課程、實作課程、綜合討論與課程評量及臨床實習課程。

三、照顧服務員用人單位自訓自用訓練計畫

勞動部勞動力發展署（2018）爲提升失業者一技之長、促進國民就業機會，並充實本國照顧服務人力，積極鼓勵民間單位辦理自訓自用計畫，特定「照顧服務員用人單位自訓自用訓練計畫」，此計畫規定簡述如下：

(一) 依據

勞動部勞動力發展署 2017 年 1 月 24 發訓字第 10625000461 號令訂定發布「補助地方政府辦理照顧服務員用人單位自訓自用訓練計畫」，以及依據「長期照顧服務法」第 4 條第 6 款「照顧服務員資格訓練計畫」，衛福部（2023b）衛部顧字第 1111961835 號函所規定之時數爲基礎。

(二) 辦理單位

包括勞動部勞動力發展署及其各分署、地方政府、訓練單位。其中訓練單位須爲照顧服務員用人單位，且符合衛福部所訂「照顧服務員訓練實施計畫」第 5 點第 2 款規定的民間單位。

(三) 參訓學員資格及實習單位及師資

同「照顧服務員訓練實施計畫」。

(四) 自訓自用原則

1. 每班人數以 20 人爲上限，預訓人數須等有實際職缺人數時再另行開新班，實際職缺須於預定結訓日（含）前出缺者爲限。
2. 訓練單位及合作用人單位應依承諾僱用切結書之勞動條件僱用結訓學員，除學員中途離、退訓、個人因素放棄或成績考核不及格外，應足額僱用，如未依承諾之勞動條件足額僱用結訓學員，則培訓單位自該班結訓日（含）起 2 年內，不得作爲本計畫之訓練單位或合作用人單位。

(五) 訓練課程總時數及規定

以「照顧服務員資格訓練計畫」之時數爲基礎，再加上就業時增進求職及自我保護相關。

四、特殊訓練

爲維護長照服務品質，衛福部（2021）2021 年 1 月 19 日公告「衛部顧字 1101960203A 號函」，辦理各類長照人員訓練課程審認及積分採認事宜，申報／執行下列服務之人員應完成相關特殊訓練，使得支付費用。特殊訓練如下：

1. 照顧服務員進階訓練（AA11）：服務失智症者之照顧服務人員應完成失智症照顧服務 20 小時訓練課程、服務身心障礙者（不含失智症者）之照顧服務人員，應完成身心障礙支持服務核心課程 20 小時訓練。
2. 服務足部照護（BA08）：照顧服務人員應完成足部照護 10 小時課程訓練。
3. 服務人工氣道管內（非氣管內管）分泌物抽吸（BA17a）及口腔內（懸壅垂之前）分泌物抽吸（BA17b）：照顧服務人員應完成「口腔內（懸壅垂之前）及人工氣道管內分泌物之清潔、抽吸與移除 16 小時課程訓練」。

爲維護長照服務品質，衛福部（2022b）再次公告「衛部顧字第 1111960935 號函」，辦理各類長照人員訓練課程審認及積分採認事宜，並將相關課程名稱及內容以及辦理方式與採認原則，繪製爲「衛生福利部長照人員訓練課程辦理方式與採認原則一覽表」，作爲各單位辦理訓練之遵循依據。其整體課程應於 6 個月內辦理完成，包含實體操作或情境演練及課堂教學（含以直播視訊方式辦理）併行辦理者；課程訂有訓練期限者，仍應依其訂定之期限規定。

五、政府就業協助與績效成果

爲提升照顧服務員加入長照工作就業成效，勞動部（2024）研擬各種鼓勵方案，目前鼓勵失業勞工受僱照顧服務業包括辦理僱用獎助措施、推動跨域就業津貼、辦理缺工就業獎勵等三項。未來求職時可詢問就業服務站承辦員有關獎勵規定。簡要說明如下：

(一) 辦理照服員就業獎勵

爲鼓勵失業勞工受僱照顧服務業，並配合長期照顧服務體系發展，協助充實照顧服務人力，制定「鼓勵失業勞工從事照顧服務工作作業要點」及「鼓勵失業勞工受僱特定行業作業要點」，雇主可檢具依法核准辦理照顧服務之有效許可證明文件，向公立就業服務機構辦理求才登記，媒合合適之臺灣籍照顧服務員，從事居家服務單位、日照中心或照顧機構等服務工作，依任用概況提供就業之工作獎勵金。

(二) 照服員訓練

勞動部勞動力發展署爲提升勞工之照顧服務專業技能，並提升其投入照顧服務工作，補助地方政府鼓勵照顧服務員用人單位辦理「照顧服務員自訓自用及專班」，於訓後聘僱結訓學員，落實訓用合一。運用爲改善長照人員不足，以協助衛福部之人力培訓，採訓練雙軌辦理，以充實照顧服務人力資源，亦能促進中高齡者、婦女及一般失業者就業，延長退休年限。

六、照顧服務員培訓成果與就業意向

依據衛生福利部 2016 年「長期照顧十年計畫 2.0（核定本）」資料顯示：2006-2014 年勞動部共計訓練照顧服務員 47,689 人，其中 46,478 人取得結業證書；2006-

2013 年就業率均達 6 成以上，結業後從事照顧服務職類相關工作之就業率約 41.5%。再從衛福部委託辦理照顧服務員訓練結業就業意向結果顯示，培訓學員從未從事照顧服務工作者計 41.2%，現在從事或曾從事過照顧工作者計 58.8%，其中未從事照顧服務工作者參訓原因主要爲照顧自己家人。

再檢視 110 年度照顧服務員訓練之結訓統計，受訓人數及訓練後 3 個月就業率均較 109 年度下降。106 至 109 年間結訓人數及訓後就業率均逐年增加，109 年度訓後就業率 78% 爲近 10 年最高（見表 26-8），顯示國人對於照顧服務員職業訓練、就業意願及市場接受度逐漸提升，惟 110 年度結訓人員及訓後 3 個月就業率均呈下降，可以再進一步研究檢討就業率下降原因，並研擬提升留任的改善策略。

表 26-8　106-110 年度發展署辦理照顧服務員結訓人數及訓後就業率統計表（單位：人；%）

年度		106	107	108	109	110
結訓人數	男	1,640	1,927	1,969	2,121	1,657
	女	5,506	6,380	6,939	6,996	5,711
	合計	7,146	8,307	8,908	9,117	7,368
訓後就業率（訓後 3 個月）		67.7	71.7	71.6	78.0	75.1

資料來源：勞動統計查詢網（2024）。

七、照顧服務工作之肯定與留任

經過本章的闡述，了解長期照顧工作的重要性，所以從政策面進行相關鼓勵的辦理計畫，來促進從業人數的相關規定，就此可了解照顧服務工作之價值、意義、責任、成就與貢獻。不過要促進社會對照顧服務員專業之肯定，則需要注意事項如下：

1. 照顧服務的自我肯定，並增進自我的專業之認知、知識、情意與技能。
2. 自我之職涯規劃，擘劃人生願景。
3. 培養良好的健康及體力，以因應長照工作的壓力。
4. 肯定自己的工作，展現愛心、耐心、專業照顧形象。
5. 以政策實施專業形象之行銷，促進社會對照顧服務員專業之的肯定。

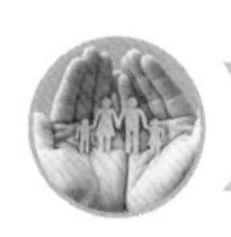

第三節　求職技巧

雖然政府透過各種政策培育更多的照顧服務人員，但是想要進入此工作領域，除了具備照顧服務資格，仍要充實面試的技巧和自我保護的能力。

一、了解照顧服務業徵才訊息來源

1. 勞動部臺灣就業通、網路人力銀行等。
2. 於各縣市地方政府就業服務中心（處、站），提供求職求才登錄服務、就業諮詢、就業研習班、地方之長照服務訓練、新移民就業服務、就業市場統計年報等訊息。另外還有缺工獎勵各種措施，登錄時主動訊問承辦人員，建議求職前可以網路搜尋相關資訊。
3. 照顧或是醫療機構如社會福利機構、照顧服務勞動合作社、老人養護中心、長期照顧中心、樂山教養院、伊甸基金會、紅十字會等機構之徵才活動。
4. 提供照顧服務員訓練課程的機構。

二、認識適合自己的職場

1. 受訓獲結業證書，可以從事相關照顧工作。
2. 有些單位爲提升照顧服務品質，鼓勵員工通過照顧服務員單一級技術士技能檢定，取得資格者，每月提供津貼。
3. 通過照顧服務員單一級技術士技能檢定，有機會擔任居家服務督導員、外籍照顧服務指導員，或是長照機構業務負責人。
4. 求職前應細心評估自身的興趣以及身體體能負荷狀況、家庭生活的負擔、工作時間，以及到達交通工具與工作場所距離，和可得到的報酬來決定工作。
5. 居家照顧服務員，因所照顧病患有急性與慢性的差異，每天依據服務時間與能力（有些個案需要接受特殊服務教育訓練證書），當中可能需到不同個案家中幫忙，工作時段較彈性與備機動性，頗適合須照料孩童上下學的婦女。

三、求職前準備

(一) 求職防騙自我保護原則

1. 上網查詢應徵機構基本相關資料、合法設立登記資料。
2. 邀請家人或親戚朋友陪伴面試，如無人陪伴，可以事先告知家人或可信任的親友自己的面試地點。
3. 特別留意應徵機構提出的徵才待遇福利是否過於優厚，不符合一般行情。
4. 應徵機構提出徵才內容，是否只簡略載入機構名稱及地址、電話、聯絡者、手機號碼、郵政信箱。
5. 應徵機構的薪資、工作時數及福利是否符合勞基法的規定。
6. 應徵當日堅持七大守則：
   (1) 拒喝食：堅持婉拒飲用或食用對方提供的不明飲料或食物。
   (2) 拒絕提供文件：堅持婉拒提供個人證件或個人信用卡給應徵機構保管。
   (3) 拒絕辦卡：堅持婉拒應徵機構要求應徵者當場辦卡。
   (4) 拒絕簽約：堅持婉拒應徵機構要求應徵者當場簽訂契約。
   (5) 拒絕購物：堅持婉拒應徵機構要求應徵者須購買一定商品才能錄取。
   (6) 拒絕不法：堅持婉拒應徵機構要求應徵者須從事不法工作。
   (7) 拒絕繳費：堅持婉拒應徵機構要求應徵者須繳交不合理或不正當用途的費用。

(二) 面試前重點事項

面試前自我準備原則：

1. **蒐集面試前應準備的資訊**：
   (1) 事前檢閱機構徵才條件、應徵要求事項、應檢附文書資料、注意事項。
   (2) 不清楚的項目應打電話詢問，例如應徵要求事項、應檢附文書資料、注意事項詳細內容。
   (3) 詢問或搜尋相關法規資訊，了解徵才機構的要求事項、應檢附文書資料是否合理。
   (4) 上網搜尋應徵機構的文化背景、理念、服務內容、特色，了解應徵機構的型態是否符合自己的期待，並將這些資訊融入面試。
2. **整理面試前應準備文件**：在確認應徵機構確實是合法設立登記後，才能提供證件影本，確認確實具照顧服務員的資格。應準備文件有：照顧服務員結業證書影本或照顧服務員證書、履歷表。

3. 了解及演練面試時的應對態度與技巧：
   (1) 剛接受照顧服務員訓練結業者，應先了解及演練面試時的應對態度與技巧，以便握有錄取的最高勝算。
   (2) 事前演練能讓自己心情比較踏實且面試順利，增加錄取機率。
4. 彙整面試時經常會被問到的問題及知悉正確回答的說詞：
   (1) 面試前事先知悉面試主管的問題，可以讓面試的心情與壓力減緩很多。
   (2) 面試前事先知悉面試主管問題的應答說詞，可以讓自己成長與提升專業知識與概念。

(三) 履歷表填寫原則

1. 個人基本資料：塡寫姓名、年齡、電話、住址、方便聯絡的時間。
2. 教育程度：由最高學歷開始書寫，註明學校、科系、修業起訖年月。
3. 應徵工作項目：寫上個人「應徵職務名稱」。
4. 工作資歷：
   (1) 若是剛接受照顧服務員結業訓練者，可寫以往的工作經驗、職稱、工作內容、個人個性特質、爲人處事的態度、做事的理念。
   (2) 已有照顧服務的工作經驗者可以寫個人工作經驗。
5. 專業技術檢定或特殊能力：
   (1) 可列舉個人專業技術檢定證書。
   (2) 只要是與工作能力有關的項目都可列舉，以增加自我的價值。
6. 自傳：
   (1) 以 500-600 字最佳，書寫內容與應徵職務相關，強調個人專業才能符合機構所求。
   (2) 強調個人對此份工作的期待與寄望，個人的人生規劃、工作願景。
7. 期望待遇與福利：
   (1) 缺乏工作經驗或剛出社會者應多方面蒐集與個人應徵職場相關的情報資訊，有助於了解此行業的薪資待遇與福利的資訊。
   (2) 如果擔心會錯失錄取機會，註明「依公司規定」也是可以的。

(四) 事前準備應試時合適的儀容與態度

1. 了解面試及相關資訊流程。
2. 準備一套乾淨端莊合宜的衣著。
3. 手指甲應修剪乾淨，女士以淡妝爲原則。

4. 眼鏡以搭配自己臉型爲得體合適。
5. 面試前先在家裡面對鏡子練習表情及應對舉止，其原則有：
   (1) 目光直視對方並面帶笑容表示尊重，態度眞誠懇切。
   (2) 語調輕聲細語，說話時不可以口含食物、咀嚼口香糖、吃含蒜味或特殊氣味的食物。
   (3) 交談時不可打哈欠，如果打噴嚏時，應摀嘴並說聲「對不起（抱歉）」。
   (4) 面試時，身體坐姿向前傾一點，應注意自己的坐姿或站姿及行爲舉止動作，禁踏腳、雙腿翹腳。
   (5) 聆聽面試主管講話時，應面帶微笑及適當的回應，避免面無表情或過於誇張的表情。
   (6) 面試前應先將手機關機。
   (7) 禁說口頭禪或夾帶粗話當作發語詞。
   (8) 應誠實回答問題。
   (9) 禁以手不斷推眼鏡架、手指支撐著面頰、雙手交疊胸前、雙手交叉在身後、不斷撥弄領帶、圍巾或咬指甲。

(五) 自我調適面試前的心情

1. 應模擬面試時可能被問的問題，以及試著回答什麼、如何回答是比較合適的。
2. 需先給予自己心理建設，建立信心，避免恐懼緊張。
3. 面試時應有的思緒：
   (1) 彙總面試問題的重點。
   (2) 帶著眞誠懇切的心情。
   (3) 擁有精神飽滿愉悅的心情。
4. 面試時應對態度：
   (1) 展現和善溫文的笑容。
   (2) 表現沉穩專注的氣度。
   (3) 謙虛和順地回覆問題。

(六) 應徵機構舉辦徵才的模式

1. 面試：應徵機構面試主管採當面提出問題詢問應徵者。
2. 照顧服務技術考試：應徵機構面試主管採當場機動式抽考應徵者照顧服務技術。

(七) 面試時應徵機構經常提問的問題

1. 請問你了解照顧服務員需要從事哪些工作項目嗎？
2. 請問你可以接受機構業務的需求安排白班及夜班照顧服務員的工作嗎？
3. 請問你可以接受每月只預約 2 日休假日，其他休假由機構給予安排休假嗎？
4. 請問你可以配合機構給予安排在職教育課程嗎？
5. 請問你可以配合機構給予安排照顧服務對象及工作區域嗎？
6. 請問你可以配合機構給予安排培訓計畫嗎？
7. 請問你可以配合機構給予安排照顧服務技術課程與技術考核嗎？
8. 當長輩之家屬需要你給予協助時，請問你會如何處理呢？
9. 當有 2-3 位長輩同時有需要你給予協助時，請問你當時會如何處理呢？

課後問題

1. 請問照顧服務業徵才訊息來源有哪些？
2. 請問特殊訓練有哪些？
3. 請問面試時，應徵機構經常提問的問題有哪些？
4. 請問求職前，應該準備事項有哪些？

答案：

1. 詳見本章第三節：一、了解照顧服務業徵才訊息來源（p. 666）。
2. 詳見本章第二節：四、特殊訓練（pp. 663-664）。
3. 詳見本章第三節：三、求職前準備之（七）面試時應徵機構經常提問的問題（p. 670）。

參考文獻

內政部統計處（2024，6 月）。內政部統計處查詢網。**人口年齡**。https://statis.moi.gov.tw/micst/webMain.aspx?sys=100&funid=defjsp

國發會（2022，8 月）。**人口推估 2022-2070 年**。https://pop-proj.ndc.gov.tw/

勞動力發展署（2024 年 6 月 17 日）。**補助地方政府辦理照顧服務員用人單位自訓自用訓練計畫**。https://laws.mol.gov.tw/FLAW/FLAWDAT01.aspx?id=FL083333

勞動部（2024，4 月 12 日）。**鼓勵失業勞工受僱照顧服務業**。https://thmr.wda.gov.tw/cp.aspx?n=402BF5E7BE28DB7C

勞動部（2024，6 月）。統計查詢網。https://statfy.mol.gov.tw/

勞動部（無日期）。**辦理照顧服務員結訓人數及訓後就業率**。https://statdb.mol.gov.tw/html/mon/%E7%85%A7%E6%9C%8D%E5%93%A1%E7%B5%90%E8%A8%93%E4%BA%BA%E6

%95%B8%E5%8F%8A%E5%B0%B1%E6%A5%AD%E7%8E%87.pdf
楊莉敏 2022，10 月）。**就業安定基金、勞工保險局作業基金、勞工退休基金（舊制）、勞工退休基金（新制）及積欠工資墊償基金 112 年度預算評估報告**。https://www.ly.gov.tw/Pages/Detail.aspx?nodeid=46109&pid=226984
衛福部（2020，3 月 13 日）。**衛部顧字第 1091960655 號函**。https://reurl.cc/r9MqbE
衛福部（2021，1 月 19 日）。**衛部顧字第 1101960203A 號**。https://reurl.cc/MOqqep
衛福部（2022a，8 月 30 日）。**111 年度決議及附帶決議辦理情形報告表**。https://www.mohw.gov.tw/dl-84558-fcfd04de-24b3-4f15-946d-1378b881e1d7.html
衛福部（2022b，6 月 1 日）。**衛部顧字第 1111960935 號**。https://reurl.cc/GjWWld
衛福部（2023，8 月 24 日）。**照顧服務員資格訓練計畫**。https://www.mohw.gov.tw/cp-18-71164-1.html
衛福部（2024a，3 月 21 日）。**最新臺灣社區失智症流行病學調查結果**。https://www.mohw.gov.tw/cp-16-78102-1.html
衛福部（2024b，3 月 21 日）。**老人長期照顧、安養機構概況**。https://www.mohw.gov.tw/dl-18148-331bdb10-5d73-4a00-b8fb-51ef7144e607.html
衛福部（2024c，1 月 3 日）。**長期照顧十年計畫 2.0——照顧服務人數按長照需要等級分**。https://1966.gov.tw/LTC/lp-6485-207.html

國家圖書館出版品預行編目(CIP)資料

照顧服務員資格訓練指引／何麗娟, 吳佩姍, 杜秀秀, 周麗楨, 林秀英, 林桂連, 洪子鑫, 葉淑惠, 廖綠, 蕭玉霜, 謝文哲, 釋照量合著；蕭玉霜主編. -- 初版. -- 臺北市：五南圖書出版股份有限公司, 2025.01
面； 公分
ISBN 978-626-393-967-7(平裝)

1.CST: 照護服務員

419.8 113018071

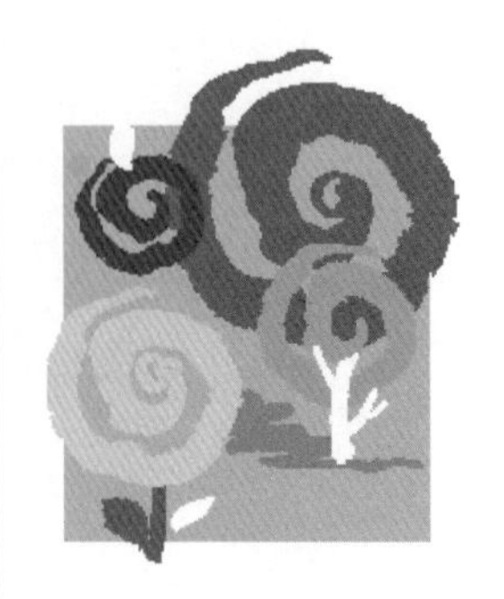

1J1P

照顧服務員資格訓練指引

主　　編 — 蕭玉霜

作　　者 — 何麗娟、吳佩姍、杜秀秀、周麗楨、林秀英
林桂連、洪子鑫、葉淑惠、廖　綠、蕭玉霜
謝文哲、釋照量

編輯主編 — 李貴年

責任編輯 — 何富珊

文字校對 — 黃淑真

封面設計 — 封怡彤

出 版 者 — 五南圖書出版股份有限公司

發 行 人 — 楊榮川

總 經 理 — 楊士清

總 編 輯 — 楊秀麗

地　　址：106台北市大安區和平東路二段339號4樓

電　　話：(02)2705-5066　　傳　　真：(02)2706-6100

網　　址：https://www.wunan.com.tw

電子郵件：wunan@wunan.com.tw

劃撥帳號：01068953

戶　　名：五南圖書出版股份有限公司

法律顧問　林勝安律師

出版日期　2025年1月初版一刷

定　　價　新臺幣880元